Schriften der Mathematisch-naturwissenschaftlichen Klasse
der Heidelberger Akademie der Wissenschaften
Nr. 13 (2004)

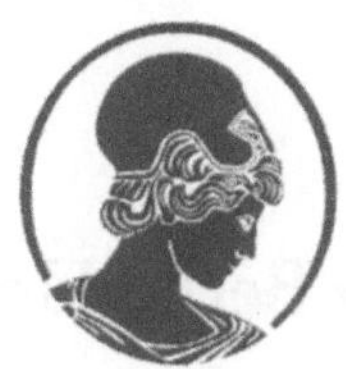

Springer-Verlag Berlin Heidelberg GmbH

Jürgen Peiffer

Hirnforschung in Deutschland 1849 bis 1974

Briefe zur Entwicklung von Psychiatrie und Neurowissenschaften sowie zum Einfluss des politischen Umfeldes auf Wissenschaftler

Mit 11 farbigen Abbildungen

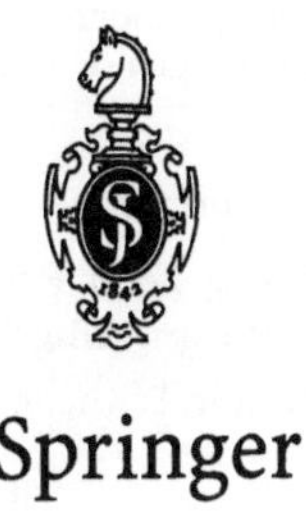

Springer

Dr. med. Jürgen Peiffer
o. em. Univ. Professor
Nervenarzt und Neuropathologe
Haldenbachstr. 17
72074 Tübingen

ISBN 978-3-642-62221-2 ISBN 978-3-642-18650-9 (eBook)
DOI 10.1007/978-3-642-18650-9

Bibliografische Information der Deutschen Bibliothek
Die Deutsche Bibliothek verzeichnet diese Publikation in der Deutschen Nationalbibliografie; detaillierte bibliografische Daten sind im Internet über <http://dnb.ddb.de> abrufbar

springer.de

Ursprünglich erschienen bei Springer-Verlag Berlin Heidelberg New York 2004
Umschlaggestaltung: E. Kirchner, Heidelberg

08/3150hs 5 4 3 2 1 0

Unsere letzte Forderung
für die Praxis und die Theorie
wird immer die Humanität sein.*

* Rudolf Virchow: Autorität und Schulen.
Archiv pathol. Anatomie und Physiol. 5: 1–12, 1853

Inhaltsverzeichnis

Teil I. Einleitung

Teil II. Das Spektrum der Themen und Problemkreise

Teil III. Briefbestand

Teil IV. Kurzbiographien

Kapitel 2

Ausgewählte Briefe in vollständiger Abschrift der Originale (in den Regesten mit + gekennzeichnet)

[Aus Gründen der Platzersparnis wurden die Briefe nicht jeweils auf eigener Seite gedruckt, sondern hintereinander folgend. Angegeben sind jeweils die archivarische Quelle, die laufende Nummer und die Korrespondenzpartner]

Lfd. Nr.: 1
Von: Emil du Bois-Reymond
An: K. Bogislaus Reichert
Quelle: StBB-PK, Sign. Du Bois-Reymond 3k 1841, Bl. 196

Berlin, 02.12.1849

Verehrter Freund,
Ich beeile mich, Ihnen eine Nachricht zu geben, die vielleicht für Sie von großer Wichtigkeit sein kann. Ich weiß nicht, ob Sie bereits durch die Zeitungen unterrichtet sind, dass Purkinje von Breslau nach Prag geht. Es wird demnach die Professur der Physiologie in Breslau frei. Die Reihe der Candidaten, die Müller vorschlagen wird ist Schwann, Reichert, Remak (!?). Ich habe im September Schwann in Neuss besucht und glaube mit Bestimmtheit versichern zu können, dass er nicht daran denkt, Lüttich zu verlassen, wo er glänzend gestellt ist und angenehm im Mittelpunkt des Europäischen Verkehrs lebt. Müller wird Sie vor Remak empfehlen und so könnten Sie, wenn Sie darauf reflectirten, Ihrer Berufung nach Breslau seitens des Ministeriums gewiß sein, wenn nicht etwa Remak durch besondere Verbindungen, die er in Breslau unterhalten haben mag oder durch eine letzte Empfehlung seines ehemaligen Lehrers Purkinje bei der Facultät ein zu großes Übergewicht erlangen sollte. Purkinje's Stelle ist übrigens nicht besonders dotirt, indessen die Rückkehr ins deutsche Vaterland wird bei Ihrem Herzen wohl ein Paar hundert Thaler bei Ihrer Kasse aufwiegen. Ich würde Ihnen nunmehr rathen, stehenden Fußes an die Facultät und an den Minister (v. Ladenberg Exc.), und natürlich auch an Müller zu schreiben. Ich dachte ein Brief an den in solchen Dingen immer noch allgewaltigen Humboldt (bis zu Neujahr in Potsdam im K. Schloße) würde auch nichts schaden. Ich werde im Lauf der nächsten Wochen Gelegenheit haben, Ladenberg meine Aufwartung zu machen und nicht verfehlen, Ihnen auf alle Fälle hier das Wort zu reden.

Meine Schachpartie steht im Augenblick so, dass ich die Königsberger Professur im Sommer ausgeschlagen und dafür hier die Stellen übernommen habe die Helmholtz von Brücke übernahm als dieser nach Wien ging, die Prosectur an der Akademie nämlich und die Assistenz am Museum. Helmholtz ist in Königsberg verheirathet und Peters verließ die Prosectur (nachdem er im Concurs vor dem Senat der Akad. d. Künste gegen mich durchgefallen). Ich habe bei jener Gelegenheit so energisch erklärt, in Berlin bleiben zu wollen, bis mein Werk vollendet sei, dass ich darauf rechnen kann, in Ruhe gelassen zu werden, um so mehr als Müller die Geschicke lenkt, welcher meine Wünsche kennt und berücksichtigt.

Von meinem Buch ist eben der 2. Bd. erschienen. Es ist grundlos gemein von mir, daß ich es Ihnen nicht zugeschickt, aber ich bin durch den Stand meiner Finanzen bei dem hohen Preis des Werkes gezwungen worden, zunächst die Personen zu berücksichtigen, von denen ich nicht so gewiß wie von Ihnen sein konnte, dass Sie es mir verzeihen würden, bei der Vertheilung meiner dona auctoris übergangen zu werden.

Es sollte mich unsäglich freuen, wenn sich die Aussicht verwirklichen sollte, die solchergestalt eröffnet ist, Sie binnen Jahresfrist wieder hier zu sehen. Meine Grüße Ihrer Frau Gemahlin; ich hoffe der unvermeidliche Wiederbeginn unserer Zänkereien über Lebenskraft wird ihr nicht so schrecklich scheinen, dass sie diese Furcht abhalten könnte, Sie anzutreiben, sich schnell um Breslau zu bewerben.
Ihr treu ergebener E. du Bois-Reymond

Lfd. Nr.: 3
Von: Julius Cohnheim
An: Rudolf Virchow
Quelle: Literaturarchiv der Berlin-Brandenburgischen Akademie der Wissenschaften Berlin, Nachlass Rudolf Virchow. Sign. 65, 177–182

Kiel, 27.11.1868

Hochverehrter Herr Professor!
Sie haben gewiss, fürchte ich, bereits einen Vergleich gezogen zwischen Kühnes Schreibfaulheit aus dem vorigen Sommer u. meinem jetzigen Stillschweigen. In der That, ich erschrecke beinahe bei dem Gedanken, dass ich jetzt gerade schon vier Wochen habe vorübergehen lassen, ohne eine Zeile an Sie, hochverehrter Herr Professor, zu richten, ohne auch nur ein Wort des aufrichtigsten und innigsten Dankgefühls gegen Sie auszusprechen, von dem meine Seele so ganz erfüllt ist und das Sie mir leider! keine Gelegenheit gegeben haben, noch auf dem Abschiedsessen am 24.10. vor aller Welt kund zu thun. Einen vollen Monat! Inzwischen wird Ihnen vielleicht zu Ohren gekommen sein, dass in der ersten Woche meines hiesigen Aufenthaltes meine Gedanken recht oft und recht lebhaft bei Ihnen verweilt haben, nicht blos in dankbarer Erinnerung dessen, was ich alles von Ihnen gehabt, sondern mit recht ehrlichem und herbem Kummer darüber, dass ich Ihre Assistentenstelle mit der hiesigen Professur vertauscht hatte. Westphal hat Ihnen, wenigstens sollte er es in meinem Auftrage, wohl erzählt, wie abscheulich uns anfangs hier alles vorkam; nicht blos das ganze Leben; denn das ist noch heute genauso widerwärtig, erträglich eben nur für eine echte, kleinstädtische deutsche Professorennatur, für die ich in Berlin, und ich glaube nicht am wenigsten durch den steten Verkehr mit Ihnen, gründlich verdorben bin. Sondern vor Allem waren es die ganz directen Berufsverhältnisse, die mir anfangs ganz verzweifelt vorkamen und so, dass ich es für positiv unmöglich hielt, hier zu einer nur einigermaßen befriedigenden Wirksamkeit zu gelangen. Zu meiner angekündigten Vorlesung fanden sich zunächst keine Studenten, da hier wie auf manchen anderen kleinen Universitäten dieselben vom 4ten Semester ab in die Kliniken zu laufen gewohnt und geschult waren, die Kliniken hier aber täglich 5, sage fünf Stunden in Anspruch nehmen; beinahe zwei Wochen vergingen ohne eine Sektion. Das sog. Institut zeigte die größten Mängel in Bezug auf Dichtheit und Wohnlichkeit, die mir bei der kurzen Inspektion im September nicht auffallen konnten und jedenfalls nicht gezeigt waren; dazu war

keine Spur auch nur des geringsten brauchbaren Instrumentariums vorhanden! Halten Sie es für möglich, geehrtester Herr Professor, kein Kaninchen-, geschweige Hundetisch, keine Reagenzgläschen, keinen Trichter oder dgl, kein brauchbares Sectionsmesser – das Sectionsbesteck wurde früher immer von der medicin. Klinik geliehen, keine Holzteller, keine Gasbrenner, obwohl wir Gasleitung im Haus haben! So sah das Inventar des Institutes aus, in dem ich arbeiten sollte. Das Einzige, was reichlich vorhanden, waren alle mögliche Sorten vegetabilische und mineralische Farben, dazu ca. 6 Injektionsspritzen, aber davon, wie denken Sie darüber? keine einzige graduierte, und dann ganz unglaubliche Mengen von Objekt- und Deckgläschen, auch mikroskopische Präparate, nach Hunderten zu zählen, zugleich aber auch nicht ein einziges, wirklich den modernen Anforderungen entsprechendes Mikroskop. Nun, in diesem Augenblick sieht es bereits anders aus, u. wenn Sie mich heute mit Ihrem Besuch beehren würden, ich wette, hochgeehrter Herr Professor, Sie sollten es ganz behaglich in meinem Gebäude finden, u. wenn Sie irgend eine Arbeit machen wollten aus dem Gebiete, zu dessen Cultivierung Sie mich auferzogen haben, so sollte es Ihnen an keinem Hülfsmittel fehlen. Nur mit meiner Sammlung dürften Sie nicht ins Gericht gehen. Es sind sicher 800 – 1000 Präparate, die ich hier vorgefunden, aber kein einziges aufgestellt. Alle miteinander sind in mehr oder weniger enghalsige Gläser einfach hineingeworfen, keines zugeschnitten, statt einer sachlichen Etikette immer nur ein Hinweis auf das betreffende Sectionsprotokoll. Dazu ist mir dann ferner die alte pathol.-anatom. Sammlung zur Verfügung gestellt, die Kupfers Vorgänger, der alte Behn, im Laufe der Jahre zusammengesucht hat, u. die bisher in der Anatomie stand. Alle diese Präparate sind vortrefflich, wenigstens mit größter Sorgfalt aufgestellt, vorzüglich erschlossen, überdies durfte Niemand auch nur den Schränken sich nähern, u. dabei ganz genaue Register. Aber, Du lieber Gott, was sind das für Sachen! Beispielsweise befindet sich unter der Rubrik „Scrophulosis" wirklich aufgeführt „Ein Kanarienvogel, der vom August 1822 – April 1826 ohne Federn gelebt!", u. unter den Präparaten von „Krankbildungen des Herzens und Gefäßsystems" sind unter Andern neun Gläser mit „merkwürdig geformten" Blutgerinnseln. Indess ist doch, wie Sie denken können, auch manches Brauchbare darunter, und nachdem ich etliche Tage im Institute und in der Behnschen* Sammlung umhergewühlt, habe ich wenigstens zunächst für den Abschnitt, den ich jetzt lese, nämlich Cirkulationsorgane, doch eine ziemliche Auswahl Demonstrationspräparate gefunden. Wie oft habe ich aber bei dieser Arbeit Ihrer gedacht, wie Sie in schönen Sommertragen mit neidwürdiger Geduld, Stunden lang in den alten Spirituspräparaten umherarbeiteten und dabei Ihre vornehmen Assistenten ganz behaglich und ungestört am Arbeitstische bei ihren eigenen, vermuthlich unaufschiebbaren Aufgaben sitzen ließen. Beruflich kommt bei mir erst die Hauptssache, wenn ich von Warmbronn Gläser bekommen haben werde. Vorlesung halte ich übrigens 5mal wöchentlich über spec. pathol. Anatomie vor 10 Leuten. Ich lese jetzt, wie erwähnt, Krankheiten der Circulationsorgane, schiebe übrigens, so oft ich etwas Frisches habe, Demonstration ein, aber, mein Gott, wie selten ist das! seit vorigem Donnerstag, jetzt gerade neun Tage, ist keine Section gewesen. Ad vocem übrigens einer früheren Unterhaltung zwischen uns, der von Bartels [?] im neuesten rothen Heft beschriebene Fall von Echinococcus der Rückenmarkshäute ist wirklich echt und unzweifelhaft; ich besitze das betreff. Präparat.

Wegen der Flensburger Sammlung nordischer Alterthümer, in Betreff derer Sie mich nachzuforschen beauftragt hatten, habe ich bisher nur herausbringen können, dass sie in Kisten eingepackt hier im Schlosse steht. Claus Groth, der Vorstand des Museums vaterländ. Alterthümer ist, wusste auch nichts Näheres, er verwies mich auf Hendelmann, die nicht so strahlende politische Größe, der, wie ich höre, jetzt reinster Absolutist und mittlerweise hier völlig in Vergessenheit gerathen ist; ich habe ihn aufgesucht, aber verfehlt, denke indess bis ich Weihnachten nach Berlin komme, mich so informiert zu haben, dass ich Ihnen wenigstens alles das erzählen kann, was irgend jemand hier von der Sache weiß, denn Sie können sicher sein, dass ich mich recht sehr dafür interessieren werde: steckt darin doch die Möglichkeit einer Aussicht, einmal Sie, hochverehrter Herr Professor, hier zu sehen! Wir wollen dann versuchen, Ihnen unser Kiel von seiner besten Seite zu präsentieren und Sie sollen einmal sehen, nicht blos wie Mediziner, sondern auch eine Menge von anderen Leuten und nicht die schlechtesten, werden hier, in der Residenz der Herrn von [...]-Pleßen, Ihnen einen Empfang bereiten, mit dem Sie zufrieden sein werden.

Das Leben, das Sie jetzt führen, ist freilich wohl wieder kein beneidenswerthes. Dabei bekamen wir in der Form doch immer blos von den großen Plenarsitzungen zu hören, und müssen lediglich errathen, wie viel Arbeit erst noch hinter den Culissen, in Commissionen und Fraktionssitzungen steckt. Wer etliche Jahre, wie ich, Sie aus nächster Nähe beobachtet hat, in diesem aufreibenden Ortswechsel zwischen Institut und Kammern, nur der kann ein wenig schätzen, was für eine Last auf Ihnen jetzt in solcher Zeit liegt. Wie gern möchte ich noch heute, wie früher, das Wenige von der Arbeit Ihnen abnehmen, was Sie für Sie zu thun mir gestatteten! Nun, gerade in Ihrem regelmäßigen Erscheinen in der Kammer sehe ich gern und mit Freude eine Bürgschaft dafür, dass Wegener seine Sache gut versieht, und zwar umso mehr als Sie ja auch in den Sitzungen nicht gefehlt haben als Ponfick krank war. Daß ich Letzteres überhaupt weiß, verdanke ich lediglich Fischer; sonst höre ich leider nur zu wenig vom Institute, an dem ich doch mit allen meinen Gedanken und Erinnerungen hänge. Jedenfalls erfüllt es mich schon jetzt mit dem größten Behagen, wenn ich an die zwei Weihnachtsferienwochen denke, die ich – ich halte fest an der mir von Ihnen gütigst ertheilten Erlaubnis – im Physikatszimmer in alter Weise zu arbeiten vorhabe. Sollten Sie dann noch irgend Etwas mit mir anfangen können, Sie wissen, hochgeehrter Herr Professor, es wird mir nach wie vor und immer die größte Ehre sein, wenn ich zu Ihrer Verfügung stehen darf.

Doch es ist eigentlich eine arge Rücksichtslosigkeit, dass ich Ihre, bei Gott gezählten Minuten durch mein Gerede in Anspruch nehme, das für Sie doch von etwas zweifelhaftem Interesse sein wird. Sie müssen es schon, verehrtester Herr Professor, dem Umstande zu gute halten, dass Sie mich Jahre lang daran gewöhnt haben, vor Ihnen alles auszukramen, was ich in Gedanken oder auf dem Herzen hatte. Seien Sie drum nicht böse, empfehlen Sie mich vielmehr mit guter Meinung Ihrer geehrten Frau Gemahlin und bewahren Sie eine freundliche Erinnerung Ihrem dankbaren und treuen Cohnheim.

Verlautet schon irgend Etwas von der Correctur meiner beiden Aufsätze? Darf ich Sie vielleicht noch damit beschweren, den Ponfick und besonders Sangerhausens, Vater und Sohn, von mir bestens zu grüßen?

C.

* [Wilhelm Friedrich Georg Behn (1808–1878) war seit 1837 Direktor des Anatomischen Institutes Kiel, seit 1848 Ordinarius für Anatomie, emeritiert 1864]

Lfd. Nr.: 5
Von: J. Cohnheim
An: R. Virchow
Quelle: ABBAW, Nl, Virchow, NI/390/72, 195–200

Montreux, 15.04.1874

Verehrtester Herr Professor!
Ich habe mir erlaubt, heute an Sie eine Kiste, adressiert an das Pathol. Institut, zu schicken, in der sich viele Schädel befinden, mit denen es folgende Bewandtnis hat.

Vor einigen Wochen wurde zufällig in dem Fundament einer sog. Chapelle – jetzt Bibliothekgebäude von Montreux –, die dicht neben der eigentlichen Kirche von Montreux gelegen ist, ein Loch entdeckt, vielleicht durch Regen oder muthwillige Beschädigung des Mörtels durch Kinder, vielleicht auch durch Kratzer von Hunden oder Füchsen erzeugt. Dieses Loch führte in ein kellerartiges Gewölbe unter der Chapelle, und Jungen vom hiesigen College, die hineinkrochen, brachten daraus eine Anzahl Schädel und sonstige Knochen zum Vorschein, größtentheils von Menschen, aber auch von Thieren, angeblich z. B. einen Pferdekopf. Diese Schädel lagen ganz oben zwischen Steinen u. Schutt; es sollen angeblich noch große Mengen davon unter diesen oberen gelegen haben. Doch kann ich darüber Bestimmtes nicht aussagen; denn da gleich anfangs sich ein Geschrei vom Privilège erhob, so ist nicht bloß das Loch bald wieder zugemacht, sondern es ist auch bisher nicht möglich gewesen, den Zutritt zu diesem Gewölbe von oben, d. h. der Bibliothek aus zu erhalten, in deren Boden sich eine Tür zu diesem Gewölbe befinden soll. Es ist mehrfach versucht worden, theils den Pastor, theils den Syndique dafür zu interessieren, indessen haben sie sich bisher nicht darauf einlassen wollen, und was die Abstimmung über die Verfassungsrevision, d. 19. d. M., [betrifft,] ist da zunächst auch Nichts zu machen.

Von den Schädeln, die die Jungen aus dem Keller herausgebracht haben, sind nun etliche zerstreut und weggekommen, eine Anzahl aber ist von den Schülern an ihre Lehrer im College gebracht worden, und von diesen habe ich dann die vier besterhaltenen ausgesucht. Außer diesen waren noch vier da, davon ein paar augenscheinlich ganz moderne Knabenschädel, und die anderen sehr defect und beschädigt. Keiner hatte einen zugehörigen Unterkiefer, doch habe ich drei Unterkiefer, die auch daherstammen können, einer Sendung beigesetzt, wiewohl keiner zu den gesandten Schädeln passt.

Was nun den ganzen Fund anlangt, so ist mir selbst und Allen, die bisher an Ort und Stelle gewesen, es das Wahrscheinlichste, daß die ganze Masse der Knochen an dieser Stelle dadurch zusammen gehäuft ist, daß man gelegentlich des Baues der Chaussee oder Änderung u. Ausbaus des Kirchhofes alles, was man von Knochen in alten Gewölben daselbst gefunden hat, in dieses Gewölbe geworfen hat. Notorisch ist an dieser Stelle um und unter der Kirche viele Jahrhunderte lang begraben worden und vor ein paar Jahren stieß man bei der Herstellung der Chaussee daselbst auf mehrere (ein angeblicher Zeuge sagte mir „drei") Reihen vom Skeletten über einander, von denen aber Nichts aufbewahrt worden, vielmehr beim Graben alles zerschlagen und zertrümmert sein soll (jetzt wird schon seit, wie ich glaube, mehr als hundert Jahren an der Kirche Nichts begraben, sondern die Begräbnisplätze sind weiter unten angelegt). Ist diese Auffassung richtig, so lässt sich schon darum eine Zeitbestimmung dieser Schädel nicht machen, weil eben in dem Gewölbe Knochen aus sehr verschiedenen Jahrhunderten zusammengeworfen sind: – wie ja auch von den vier gesandten Schädeln der dolichocephale augenscheinlich viel älter ist, als die kurzen. Ingleichen ist ja hier in Montreux die alte Hauptstraße über den Simplon vorbeigegangen, so daß es auch nicht weiter auffallen kann, wenn Überreste von sehr verschiedenen Völkerstämmen sich gerade hier vorfinden.

Bei alledem war mir beim ersten Anblicke dieser auf einer und derselben Stelle gefundenen Schädel die enorme Differenz unter ihnen so auffallend, daß ich dachte, der Fund würde auch Ihr Interesse, lieber Herr Professor, erregen, u. ich deßhalb sogleich beschloß, Ihnen die betreff. Exemplare zu senden. Sollten Sie hiernach den Wunsch hegen, der ganzen Sache noch näher zu treten, so würde ich natürlich mit größtem Vergnügen Ihnen zu Diensten sein; aber ich verlasse morgen Montreux, um zunächst nach Gersau überzusiedeln. Als den geeignetsten Vermittler kann ich Ihnen aber den russischen Staatsrat Professor Marcusen bezeichnen, mit dem Sie, wie er sagt, persönlich bekannt sind. Derselbe bleibt noch ca. 4 Wochen hier, wohnt in Pension Vantice, ganz in der Nähe des Fundortes; er hat auch die Jungen mit den Schädeln zuerst gesehen und mich erst darauf aufmerksam gemacht; er hat ferner nichts zu thun, und da er immer ganz gesund war, auch im Laufe des Winters sich mehr mit den hiesigen Verhältnissen resp. Persönlichkeiten bekannt gemacht, als ich es imstande war. Von Marcusen würde mit Vergnügen bereit sein, etwaigen weiteren Wünschen Ihrerseits zu entsprechen. Er empfiehlt sich einstweilen Ihrem Andenken aufs Beste.

Übrigens komme ich selbst in den allerletzten April- oder ersten Maitagen nach Berlin, u. werde so selbstverständlich den Versuch machen, verehrtester Herr Professor, Sie zu sprechen: aber ob das, Angesichts des Abgeordnetenhauses, gelingen wird? Jedenfalls wollen Sie aus diesen meinen Vorhaben entnehmen, dass ich – unberufen! – wiederhergestellt bin in meinem Allgemeinbefinden, Körperumfang und Stimme. Ich gehe jetzt noch auf zehn bis zwölf Tage nach Gersau am Vierwaldstätter See, Hotel und Pension Müller, um eine Übergangstation vor der Rückkehr nach Breslau zu haben.

Meine Frau, der ebenso wie meinem Sohne der hiesige Aufenthalt sehr gut gethan hat, empfiehlt sich Ihnen angelegentlichst und bittet Sie, auch Ihrer Frau Gemahlin ihre ergebensten Grüße ausrichten zu wollen; natürlich bitte auch ich selber darum
Ihr treu ergebenster Cohnheim.

Lfd. Nr.: 11
Von: Emil du Bois-Reymond
An: Theodor W. Engelmann
Quelle: SBB Slg. Darmstaedter 3 k 1841

Berlin, 15.02.1876

Geehrter Herr College!
Ich bin Ihnen für die Übersendung der Photographien um so dankbarer, als mir ein sehr schönes Präparat, welches ich Herrn Merkel verdanke, und welches nach Art Ihrer Photographie nb [notabene]die verschiedenen Stadien gleichzeitig zeigte, verloren gegangen ist. Ich habe über den Zusammenhang der optischen Erscheinungen mit den elektromotorischen meine eigenen Gedanken, ziehe es aber vor, damit zurückzuhalten, da ich kein Freund eitler Speculationen bin. Sie würden aber vielleicht sehr

wichtigen Einsichten die Brücke bauen, wenn Sie, an der Hand Ihrer Erfahrungen und im Besitz der Technik und auch der Zeit einmal consequente Bemühungen darauf richten wollten, den Zustand des Muskels an der Sehne zu untersuchen. Ich bin fest überzeugt, dass die parelektronomische Strecke sich in diesen Verhältnisses durch irgendeinen Umstand, vermuthlich Fixierung des Umkehrungsstadiums auszeichnen wird. Daß die paraelektronomische Strecke bei der Zusammenziehung entsteht, und wahrscheinlich deshalb, weil an der Sehne die sonst in der Länge der Faser zur Ausgleichung der Welle vorhandene Gelegenheit fehlt, werden Sie nächstens aus einer Abhandlung von mir erfahren. An die Wasseraufnahme, von der Sie reden, erlauben Sie mir, nicht zu glauben. Sie erklärt nichts, ist ad hoc erfunden und wer sagt Ihnen, dass nicht noch zehn andere Möglichkeiten da sind, das optische Phänomen zu deuten?

Sie würden mich sehr verbinden, wenn Sie mir per Postkarte recht bald das Citat Ihrer Abhandlung „De electro-motorische verschijnselen der spierzelfstandigheid van het hart" behufs Anführung in einer Abhandlung, die ich eben drucke, schicken wollten. Der Separatabdruck, den ich Ihrer Güte verdanke, giebt keine Auskunft (Onderzoekingen gedaan etc. Derde Reeks III, ? Bd. ? 1874).
Hochachtungsvoll Ihr ergebener E. du Bois-Reymond.
Bitte mich Prof. Donders zu empfehlen.

Lfd. Nr.: 14
Von: Theodor W. Engelmann
An: Emil du Bois-Reymond
Quelle: SBB-PK Engelmann 3 k 1880

Utrecht, 16.06.1877

Hochverehrter Herr Professor,
Mit herzlichem Danke erwidere ich zunächst Ihre mir durch Donders überbrachten Grüsse, und die freundliche Mittheilung der Verhandlung der physiol. Gesellschaft vom 2. Juni. Letztere haben natürlich mein besonderes Intereße erregt, obschon mich nichts gerade überrascht hat. Die von Gad erhobenen Einwürfe lagen so auf der Hand, dass ich sie mir natürlich während meiner Arbeiten selbst machte. Auch habe ich damals gleich (Anfang April 1876) zur Prüfung derselben ganz analoge Versuche wie die von Tschiriew angestellt, wobei ich bis zu 7 Nerven gleichzeitig anwandte. Die Resultate waren aber so, dass ich unmöglich darin eine Berechtigung zu der nun von Gad versuchten Erklärung finden konnte. Da ich nun in meinem Aufsatz den Einfluss, den die eigenthümlich gezähnelte Gestalt der Demarkationsfläche auf die Wirkung nach aussen haben muss, bei Besprechung der Versuche am Froschherzen erwähnt habe, bei den Versuchen an Vögel- und Säugerherzen nochmals darauf zurückgekommen bin (S. 134), schien mirs überflüssig, bei den Nerven diesen Punkt wieder zu berühren; um so mehr als selbst für den Fall dass die gedachte Erklärung für die Nerven ausreichend gewesen wäre, dieselbe doch keinesfalls für die Herzen der Säuger und Vögel und für die glatten Muskeln genügt haben würde. Diess habe ich mit im Sinne gehabt, wenn ich Seite 144 u. 145 sagte, ich sähe „keine andere Möglichkeit für eine genügende Erklärung, – im Besonderen nicht für eine Erklärung welche die offenbar durchaus analogen Erscheinungen am Herzen und den glatten Muskeln mit umfasste". Dass der erwähnte Umstand bei den Nerven einen merklichen Einfluss haben wird, scheint mir

unzweifelhaft. Auch nach dem Lesen von Gad's Mittheilung scheint es mir aber unmöglich, hieraus zu erklären, dass die manifeste Kraft, wie ich oft fand, unmessbar klein (sicher weniger als 0.0001 D) ist, während nach Abtragen eines Stückchens von nur einem halben Millimeter Länge sofort eine Kraft von 0,030 D und mehr hervortritt.

Noch einen anderen Punkt, den Einfluss der Gestalt der Demarkationsfläche am Nerven betreffend, habe ich in meinem Aufsatz nicht berührt: die elektrotonisierende Wirkung der Fasern aufeinander. Ich glaube, und Versuche die ich gleichfalls schon im April 1876 anstellte bestätigen, dass dieser Einfluss merklich in Betracht kommt; aber er findet in einem für die Präexistenzlehre ungünstigen Sinne statt.

In meinem Conceptmanuskript steht ein ziemlich langer Passus über beide Punkte, den ich aber schliesslich ausliess, da ich nicht glaubte, dass Jemand aus diesen Punkten die wesentliche Lösung der Schwierigkeiten suchen würde.

Sehr verlangend bin ich nun zu vernehmen, wie Sie über die Erscheinungen urtheilen werden, die mein nächster – augenblicklich im Druck befindlicher – Artikel bringen wird. Sie betreffen den Einfluss des Blutes und der Nerven auf die Kraft subcutan durchschnittener Sartorien. Anhaltende Blutcirculation, die das Weiterschreiten der Starre in den Muskelröhren hemmt, drückt die Negativität des Querschnitts allmählich auf Null und nahezu Null herab, während die durch Anfrischen zu erzielende Kraft sehr bedeutend bleibt. In ähnlichem Sinne wirkt Erhaltung des Zusammenhangs mit dem centralen Nervensystem.

Die mikroskopischen Erscheinungen geben durchaus keinen Anhalt zur Anwendung des von Gad bei den Nerven durchgeführten Erklärungsprincipes. – Weitere Schwierigkeiten für die Präexistenzlehre scheinen mir im Verhalten künstlicher (innerhalb der Sarkolemmröhren angelegter) Längsschnitte zu liegen. Hierüber habe ich schon im vorigen Jahre der Amsterdamer Akademie berichtet; die ausfuhrliche Publication hat sich aber verzögert. Einen Abdruck des betr. Sitzungsberichtes erlaube ich mir Ihnen zu senden. Wollten Sie mir gelegentlich Ihr Urtheil mittheilen, so würde ich Ihnen zu aufrichtigem Danke verpflichtet sein!

Wenn meine Angriffe auf die Präexistenzlehre in gewißen Kreisen aus anderen als sachlichen Gründen willkommen geheissen werden, wie Sie in Ihrem Briefe an Donders äussern, so kann auch mir diess nur wahrhaft Leid thun, schon unseres Standes wegen. Wo Wißenschaft ist, soll auch Pietät sein. Mangel an dieser rächt sich auch an jener und zunächst an den betreffenden Personen. Ich habe keinen herzlicheren Wunsch als den, Sie möchten in beiden Beziehungen keinen Grund bekommen, mich zu verurtheilen.

Meine Frau erwidert Ihre Grüße aufs Angelegentlichste. Ich bleibe mit den besten Empfehlungen an Ihr Haus

Ihr verehrungsvoll ergebener Th. W. Engelmann.

Lfd. Nr.: 15
Von: Emil du Bois-Reymond
An: Theodor W. Engelmann
Quelle: SSB Slg. Darmstaedter 3 k 1841

Berlin, 01.07.1877

Hochgeehrter Herr College!
Ich danke Ihnen sehr für die übersandten Abdrücke und Ihre schriftlichen Erläuterungen. Wie die Sachen stehen, halte ich nicht für zweckmäßig, brieflich darüber zu verhandeln. Hermann's neueste Bekanntmachung kann ich nicht unbeantwortet laßen, dabei werde ich Gelegenheit haben, Ihre Thatsachen zu besprechen.

Ich bitte Sie wiederholt, glauben zu wollen, dass ich wißenschaftliche Streitigkeiten nicht persönlich nehme und mich Ihnen nach wie vor in freundschaftlicher Werthschätzung verbunden fühle.

Bitte empfehlen Sie mich Prof. Donders und übermitteln Sie ihm meinen Dank für seinen freundlichen Brief. Ich bin von Arbeit erdrückt, und kann ihm augenblicklich nicht schreiben.
Mit verehrungsvollem Gruß an die Damen
Ihr ergebenster Emil du Bois-Reymond

Lfd. Nr.: 27
Von: Anton Dohrn
An: Rudolf Virchow
Quelle: ABBAW Nl Virchow Nr. 484

Neapel, 05.11.1880

Geehrter Herr Geh. Rath!
Ich kann nun nach Berlin meinen Dank für die Briefe und Bemühungen senden, die Sie aus der Pyrenaeen-Halbinsel mir Kund gaben. Ich habe sofort in umfangreichen Scripten an die Herren mich gewandt, und auch Auftrag ertheilt, unsere Publicationen an sie zu senden. Vedremo!

Heute muß ich Ihnen mittheilen, daß durch den plötzlichen Tod eines meiner Assistenten ein Platz in der Station vacant ist. Ob er aber den Ansprüchen Ihres Sohnes conveniert, ist mir darum zweifelhaft, weil weniger Freiheit für eigene wissenschaftliche Arbeit mit ihm verknüpft ist, als Ihr Hr. Sohn wohl bedarf und beanspruchen kann. Die amtl. Aufgabe waere, mikroskopische Präparate von Seetieren (Larven etc.), embryologische Präparate von allen Wirbeltierclassen, Insecten, Mollusken etc. anzufertigen für den Verkauf. Der frühere Assistent hatte eine grosse technische Gewandtheit, eine tüchtige medicinische, physiologisch-anatomische Bildung, benutzte seine Fähigkeiten aber mehr zum Gelderwerb, als zur selbstaendigen wissenschaftlichen Arbeit. Ausserdem war er noch verpflichtet, mir selbst in die Haende zu arbeiten durch Herstellung von Injectionen, embryologischen Präparaten nach meinen Anweisungen etc., da ich zu beschäftigt bin, um meine umfangreiche Arbeit bei den vielen Unterbrechungen allein und rasch genug durchführen zu können. Mehrere tausend Praeparate liegen nun da, darunter höchst werthvolle embryologische von Schlangen, Eidechsen, Schildkröten, Haifischen etc.

Der Nachfolger müßte also zunächst dies Alles übernehmen, sich einarbeiten und fortsetzen.

Ich glaube nicht, daß dies eine Stellung für Ihren Sohn ist, aber da er mich seiner Zeit fragte, ob ein besoldeter Posten frei waere, halte ich mich für verbunden, ihm das jetzt Kund zu thun. Der Posten ist im Zool. Anzeiger ausgeboten. Gehalt beträgt zunächst zweitausend Mk., würde aber Modification nach unten erleiden, wenn die Arbeitskraft des betr. Bewerbers nicht ganz für sein Amt zu Gebote stünde, sondern für eine eigene Arbeit zum Theil reserviert bliebe. Zu dieser Einschraenkung nöthigt mich das finanzielle Interesse der Station.

Ob Ihr Hr. Sohn daran denkt meinen früheren Vorschlag anzunehmen, eine der Monographien zur Fauna und Flora zu übernehmen, habe ich nicht erfahren.

Anläßlich letzterer möchte ich noch fragen, ob es wohl angebracht sei, medicinische Kreise für die Theilnahme an der Subscriptions-Gesellschaft zu gewinnen, welche in der Bildung begriffen ist. Ca. 100 Abonnenten habe ich schon beschafft; es bedarf aber der dreifachen Zahl, um das Ziel zu erreichen, das ich mir gesteckt habe. Es wäre vielleicht möglich, die groesseren und wohlhabenderen Medicinischen Gesellschaften zu bestimmen, beizutreten, – handelt es sich doch um Tendenzen, deren jede Unterstützung solcher Kreise gemäss wäre. Ich bat Prof. Kronecker um seine Vermittlung; er sagte aber, dass ein Wort von Ihnen der Sache ganz andere Beine machen würde als all sein Sprechen.

Schließlich erlaube ich mir noch die Frage, ob Georg Reimer wohl drauf einginge, Ihr Archiv zur path. Anatomie, das wir bis zum Jahre 1875 ganz gekauft haben, von da an uns gratis ergaenzte, oder ob das gegen seine herkömmlichen Gebräuche verstößt: Er hat uns früher viel geschenkt; seit der Reichssubvention sieht man die Station aber als reich an, was sie indess durchaus nicht ist; – ganz abgesehen von den schweren Deficits der Vorjahre, die langsam zu tilgen blieben. Ich würde, wenn sie es gut heißen, gern an Reimer schreiben, event. gern unsere „Mitteilung aus der zoologischen Station“ als Tauschobject anbieten.

Hoffentlich ist Ihnen die Fahrt nach Spanien und Portugal gut bekommen, und sind Sie den Anforderungen des Berliner Winters wieder gerüstet. Verzeihen Sie mir, dass ich mit so viel Fragen und Bitten zu kommen fortfahre, – aber der Papierkorb ist Ihnen zur Hand und ich murre nicht, wenn sie mir darin einen Platz anweisen.
Mit der Bitte mich Ihrer Frau Gemahlin und ganzer Familie in freundliche Erinnerung zu bringen und mit herzlichsten Grüßen
Ihr Anton Dohrn

P. S.: Römer, Falk Wehrenpfennig, Lasker waren Alle hier, haben die Station redlich arbeiten gesehen. v. Bunsen steht jetzt bevor. So hilft das Sehen dem Hören nach.

[Beigefügt die bereits in Arbeit begriffenen Monographien der Fauna und Flora des Golfs von Neapel und angrenzender Meeresabschnitte mit Aufzählung der siebzehn verschiedenen Arbeiten und deren Autoren (Chun, Emery, Dohrn, Graf Solms, Spergel, Lang, Mayer, Berthold, Spengel, Eisig, Andres, Ludwig, Hubrecht, Della Valle, Trinchese, Brock, Falkenberg, Schautz)]

Lfd. Nr.: 37
Von: Emil du Bois-Reymond
An: Prof. Foerster
Quelle: SBB Slg. Darmstaedter 3 k 1841

Berlin, 07.11.1882

Hochgeehrter Herr College!
Ihre Auffassung der studentischen Verhältnisse entspricht ganz der meinigen. Ich glaube auch dass die beste Art, solche Psychosen der Menge zu bekämpfen, darin besteht, dass man sie möglichst still verlaufen lässt, und meines Erachtens haben meine Vorgänger im Rectorat, – unter uns sei es gesagt, darin gefehlt, dass sie der Sache viel zu großes Gewicht beilegten. So lange die Studierenden einzeln oder in ihren Vereinen sich nicht disciplinarischer Vergehen schuldig machen, welche das Eingreifen der Universitätsgerichtsbarkeit herausfordern, solange werde ich sehr froh sein, nichts mit ihnen zu thun zu haben. Mehreren der leitenden Persönlichkeiten unter den Studierenden scheint leider im Gefühle ihrer Wichtigkeit das Maß für das Schickliche verloren gegangen zu sein, und ohne einige Zurechtweisungen in formaler Hinsicht wird es wohl nicht ablaufen. Ich zweifle aber nicht, dass binnen kurzem die See des Berliner Studentenlebens, wenn auch zunächst noch hohl [hoch?], sich ganz geglättet haben wird.
Mit der vorzüglichsten Hochachtung
Ihr ergebenster E. du Bois-Reymond.

Lfd. Nr.: 42
Von: Paul Mayser
An: August Forel
Quelle: Medizinhistor. Institut Univ. Zürich

Riedlingen, 12.05.1883

Sehr verehrter Herr Director!
So wenig ich meine verzögerte Antwort mit Hetztagen entschuldigen kann – denn meine Tage fließen ruhig u. glatt dahin wie ein Gedicht, so müssen Sie doch die Triftigkeit meiner Entschuldigungsgründe für diese verspätete Antwort anerkennen.

Zunächst habe ich auf mein Gesuch um Herausgabe meines ärztl. Approbationsscheines bzw. einer beglaubigten Abschrift desselben, das ich vor ca. 8 Tagen eingereicht habe, von einem hohen Ministerium noch gar keine Antwort bekommen. Vor Mitte der nächsten Woche darf ich auch gar keine erwarten, da die Herren ihr Pfingsten um meiner Approbation willen nicht durch Arbeit entheiligen werden.

Wenn übrigens Herr Dr. Gerber noch länger zu bleiben gedenkt, so hat es ja auch mit der Meldung keine zu große Eile.

Dasselbe denke ich von meiner Habilitation. Bedenken Sie, daß ich zunächst in meinen zwei Jahren Bettliegens an Psychiatrie u. noch mehr an Hirnanatomie zu viel vergessen habe, um mich vor einem gelehrten Collegium sicher zu fühlen. Auch habe ich einige Bedenken gegen gewisse Angaben in meiner Fischarbeit, die ich wohl noch durch Nachuntersuchungen controlieren dürfte, abgesehen davon, daß die Großhirnhemisphären bzw. deren Olfactoriusantheil samt dem Olfactorius noch gar nicht behandelt sind. Die Probevorlesung machte mir weniger Kummer. Damit hoffe ich in wenig Tagen fertig zu werden. Etwa „Gegenwärtiger Stand unserer Kenntnisse von den Functionen der Großhirnrinde" (Fritsch, Hitzig, Goltz, Munk) oder aus der theoretischen Psychiatrie „Die Kahlbaumsche Katatonie" oder „Sinnestäuschungen" oder „psych. Zeichen" etc. etc. Oder sind Sie der Meinung, daß etwas ganz Originelles ausgeheckt werden müsse? Das wäre wohl auch nicht das Schlimmste. Indessen hielte ich es doch fürs Sicherste, wenn Sie bei der Auswahl der Vorlesungen fürs kommende Semester einstweilen auf mich gar keine Rücksicht nehmen wollten, denn ich fürchte, daß ich die Größe meiner derzeitigen psychiatr. Unwissenheit noch nicht gehörig taxiere und mich vielleicht bald lackirt fände, wenn ich Vorlesungen halten sollte.

Mein dritter und letzter Schmerz ist endlich meine Unwissenheit in betreff der Abhaltung des Physicatsexamens. Auf verschiedene Erkundigungen hin erfahre ich heute, daß ich mindestens bis Oktober oder November zu warten habe. Das Examen zerfällt in zwei Theile, einen practischen und einen theoretischen. Zwischen beiden liegt ein Zeitraum von einigen Wochen, doch konnte ich nicht erfahren wie viele. Ihre Zahl hängt ab von der Zahl der Candidaten, die ich gleichfalls nicht erfahren konnte. Für alle Fälle brauchte ich höchstens 2 mal nach Stuttgart zu reisen.

Es soll mich freuen, wenn ich Ihnen mit dem vorhergehenden genug gethan habe; mehr auszurichten war mir nicht möglich.
Mit den besten Grüßen und Empfehlungen bin ich Ihr ergebenster P. Mayser.

Lfd. Nr.: 63
Von: Walter Holbrook Gaskell
An: Ludwig Edinger
Quelle: EdrO

Cambridge, 2.4.1886

Dear Dr. Edinger
I fear you have wondered at not having received a letter from me before, your letter however went to the laboratory + it so happened that I did go in to Cambridge for a week + so your letter remained waiting for me. I am sorry you have had any difficulty in understanding my paper + I will endeavour to make my meaning clear. The difficulty of understanding the 3nd spinal or lateral root + my conception of somatic and splanchnic roots lies perhaps in the want of any absolute separation of such roots outside the central nervous system; the conception is based rather upon the arrangement of the centres of origin of the different kinds of the somatic + splanchnic systems is to be found only within the central nervous system[.] First as to the 3nd spinal root I take the upper cervical region as the type + show how the the elements composing the 3 roots in that region are distributed in all other parts of the nervous system.

Diagram I is clearly obtainable from diagram II by the amalgamation of the lateral root with the anterior + posterior.

Now the point is that throughout the blue and the green hold together forming the non-ganglionated + ganglionated portions of the lateral rootsome explanationtherefore must be found for this close relationship between the green ramus visceralis and

for this close relationship between the green
ramus visceralis and the blue motor nerves
That explanation I suggest may be given
by Van Wijhe's discovery of the origin of
skeletal muscles from the Seitenplatten as
well as from the myotomes. So that
the origin of the nerves for the viscera &
their muscular walls lies in the middle of the
gray matter of the spinal cord while that
of the somatic nerves is outside as in
diagram If we can suppose that the
sensory nerves of visceral
surfaces arise
deeper in the
post. horn than
for cutaneous
then they represented brown
will complete the origin
of the ~~visceral~~ splanchnic nerves as apart
from the somatic.

Somatic
Viscera
Splanchnic
Muscles from Seitenplatten
Muscles from Myotomes
Skin

Naturally my conception of splanchnic & somatic
roots is only an hypothesis which will largely
depend upon the origin of the blue muscles

yrs very truly W. H. Gaskell

the blue motor nerves[.] That explanation I suggest may be given by van Wijhe's discovery of the origin of sceletal muscels from the Seitenplatten as well as from the myotomes. So that the origin of the nerves for the viscera + their muscular walls lies in the middle of the gray matter of the spinal cord while that of the somatic nerves is outside as in diagram.

I we can suppose that the sensory nerves of visceral surfaces arise deeper in the post. how than for cutaneus then they represented brown will complete the origin of the splanchnic nerves as apart from the somatic? Naturally my conception of splanchnic + somatic roots is only an hypothesis which will larger depend upon the origin of the blue muscles.

Y^rs very truly W. H. Gaskell

Lfd. Nr.: 65
Von: Friedrich Schultze
An: Max Nonne
Quelle: Staatsarchiv Hamburg

Heidelberg, 26.05.1886

Lieber Herr College!
Verzeihen Sie, daß ich erst so spät antworte. Ich bin sonst in dieser Richtung nicht besonders saumselig, wurde aber in letzter Zeit durch die Vorbereitungen zur Badener Versammlung und durch diese selbst erheblich an die Wand gedrückt.

Leider kann ich Ihnen nun von keinem Fleiß meinerseits etwas melden; die kleinen Nerven hatte ich bereits bald nach Ihrer Abreise nachgesehen, ohne etwas Neues zu finden; die Stelle unterhalb der Quetschung im Plex. brach. hat doch zu wenig Fasern, um Genaueres aussagen zu können.

Ich würde Sie also nur bitten, Ihre Fassung möglichst vorsichtig zu wählen und das Fragmentarische der Untersuchung ohne Scheu scharf hervortreten zu lassen.

Es bleibt immer eigenthümlich, daß an der Quetschungsstelle so viel Mark zugrunde gegangen ist bei so cirkumscripten Symptomen; daß bei intactem Achsenzylinder durch die Degeneration des Marks allein keine sekundäre Degeneration bewirkt wird, entspricht vollständig dem analogen Verhalten bei multipler Sclerose. (S. Neurol. Centralblatt Jhg. 1884, Nr. 12). Das könnten Sie wohl noch erwähnen!

Den Stall habe ich gegrüßt, und Ewald an seine Schuld erinnert; der übrigen wurde ich noch nicht habhaft.

Mit dem Wunsche, daß Sie sich in Kiel bald völlig einleben werden und sich wohlbefinden mögen Ihr ergebener Schultze

Lfd. Nr.: 78
Von: Konstantin von Monakow
An: Ludwig Edinger
Quelle: EdrO

Zürich, 12.12.1888

Lieber College!
Besten Dank für Ihren liebenswürdigen Brief u. die verschiedenen Separatabdrücke, die Sie in den letzten Monaten an mich zu senden die Güte hatten und die ich mit Interesse gelesen habe. Fahren Sie nur fleißig mit Ihren vergleichend anat. Arbeiten fort, ich halte diesen Weg für einen außerordentlich wichtigen u. freue mich auf Ihre Fortsetzung mit dem Zwischen- und Mittelhirn. Wie schön harmoniert die dürftige Entwicklung des Zwischenhirns bei den Knochenfischen, die ja nur ein rudimentäres Großhirn (Hemisphären) haben, mit der auf experimentellem Wege gefundenen Thatsache dass die normale Entwicklung der Thal. opt. die Integrität des Großhirns zur Voraussetzung hat!

Und nun zum Michel! Wenden Sie nicht zu viel Mühe auf um sich in die Michelschen Hypothesen, die ich für total irrthümlich halte, hineinzuarbeiten. Ich finde die Arbeiten von Michel geradezu schlecht. Vor Allem ist die von ihm mitgetheilte Behauptung, dass nur das gekreuzte Bündel degeneriere, total unrichtig. Gudden und auch ich haben die Degener. von einem Opticus in beiden Tractus opt. verfolgen können (vergl. Guddens Nachlass), aber allerdings mit Carminmethode und auf Querschnitten. Michel ist die Degeneration des ungekreuzten Bündels, die man übrigens auf einzelnen seiner Abbildungen (v. Menschen) ganz gut als helle Zone erkennen kann, entgangen 1) weil er nur nach Weigert gefärbt hat, und 2) weil er in horizontaler Richtung geschnitten hat.

Ad 1: Im Tractus opt., der derzeit fehlt, wo die bindegeweb. Septa viel zarter sind als im N. opt. resp. zum Theil fehlen, gleichen sich bei partiellen Degenerationen d.h. bei Degen. einer beschränkten Zahl von Fasern, die degenerierten und die normalen Fasern aus, die ersteren schwinden unter den letzteren, das geschlossene degen. Bündel wird durch das Einschieben von markhaltigen Fasern undeutlich und dieser partielle Ausfall von markhaltigen Fasern kommt durch die Weigert'sche Färbung, die die erhaltenen Fasern immer noch stark genug färbt, in nicht genügender Weise zum Ausdruck. Es zeigen sich einfach etwas hellere Züge, aber durchaus nicht scharf genug gegen die Umgebung abstechen. Dass dem so ist davon konnte ich mich überzeugen an partiell degenerierten Gratiolet'schen Strängen beim Hund, wo die Degeneration mit Carmin mit Leichtigkeit nachzuweisen war, wo die Weigert'sche Färbung aber im Stich liess. Ich weiß nicht, ob Sie mich verstehen oder nicht.

Ad 2: Auf horizontalen Schnitten ist die Continuität der Faserzüge bei dem eigenartigen Verlauf der Traktusfasern schwer nachzuweisen. Zudem beweisen einzelne Präparate gar nichts, man muss die ganze Schnittserie sorgfältig prüfen. Das ungekreuzte Bündel verläßt lateral ventral. Bei Degeneration desselben werden selbstverständlich die mehr dorsalen Abschnitte der N. opt. selbst in ihren lateralen Partien auf Horizontalschnitten nicht degeneriert erscheinen. Und solche Präparate hat Michel allem Anschein nach für die Abbildungen gewählt.

Im weiteren hat Michel den Fehler begangen, daß er seine Studien auf die Tractus beschränkte und das Verhalten der primären opt. Centren ignoriert. Bei Katzen und

Hunden finden sich nämlich secundäre Veränderungen nach einseitiger Enucleation in beiden Corpora gen. ext.

Schließlich haben ja Ganser und auch Gudden durch interkranielle Durchschneidung des einen Tractus und Enucleat. auf derselben Seite das ungekreuzte Bündel direkt isoliert zur Darstellung gebracht (vergl. Guddens Nachlass). Michel citiert das, vermag aber nicht zu widerlegen.

Die Atrophie im ungekreuzten Tractus ist deshalb unbedeutender als im gekreuzten, weil ja das ungekreuzte Bündel wesentlich kleiner ist. Und die Atrophie in beiden Tractus ist eine verhältnismässig unbeträchtliche, weil sie durch die Bündel, welche zur Retina nicht führen (Gudden'sche Commissur etc.) verdeckt sind. Ich bin aber der Meinung dass alle Retinafasern ohne Rücksicht auf ihre Ursprungsweise entarten. Das Schema, von dem ich Ihnen im Frühling erzählte, stimmt nicht ganz mit Ihrer Zeichnung. Wie ich mir den Faserursprung der Opt. denke, wollen Sie der beigegebenen Figur [entnehmen], die sie nach Gutfinden in Ihr Lehrbuch aufnehmen können. Dieses Schema kommt zur Darstellung im Archiv für Psychiatrie Band XX. 3, im Anschluss an eine neuere Arbeit. Dieses Schema bezieht sich nur auf das Kaninchen, schon beim Hund sind die Verhältnisse etwas anders. Wann wird Ihr Buch erscheinen? Es wäre mir nämlich lieb, wenn das Schema erst nach dem Erscheinen meiner Arbeit im Buch angeführt würde. Selbstverständlich würde ich für die Reproduktion in Ihrem Buch eine besondere und schönere Zeichnung verfertigen, event. könnte diejenige aus dem Archiv für Psych. abgedruckt werden [Dem Brief angefügte Skizze siehe Abbildung].

Diesem Schema werden sie entnehmen, dass in der optischen Bahn die sog. Schaltzellen ein hervorragende Rolle spielen. Es sind das Ganglienzellen 2. Categorie von Golgi (die Körner fasse ich auch als solche auf), deren Axenzylinder sofort in ein Netz zerfallen. Ich nehme überall da Schaltzellen an, wo nach Durchtrennung einer oder einiger in einen Ganglienzellenhaufen ziehender Faserzüge die atrophische Störung sich letztlich auf die Nervennetze beschränkt u. die Zellen intact läßt. Beispiel: Im Corp. gen. ext. findet sich ein Kleinzellenabschnitt, der nach gleichzeitiger Durchtrennung sowohl der Tract. opt. als der Sehsphäre sich nur mit Rücksicht auf die Nervennetze veränderte; dieser Ganglienzellenhaufen geht nicht zu Grunde weil seine sich sofort auflösenden Axenzylinder mit markhaltigen Nervenfasern in direkter Continuität nicht stehen. Die Reizübertragung geschieht da durch Vermittlung der Subst. gelatinosa, die ich als einen großen Umschaltungsapparat betrachte.

Sie werden diese Ansicht in meiner neuen Arbeit, die im Februar erscheinen wird, begründet finden.

Gegenwärtig arbeite ich zum Theil experimentell, an neugeb. Hunden, zum Theil pathol. anatomisch (Taubstummheit). Kürzlich habe ich im path. anat. Kränzchen einen 5 Monate alten Hund demonstriert, dem am Tage der Geburt eine Großhirnhemisphäre total abgetragen worden war.

Mit besten Grüßen Ihr ergebener von Monakow

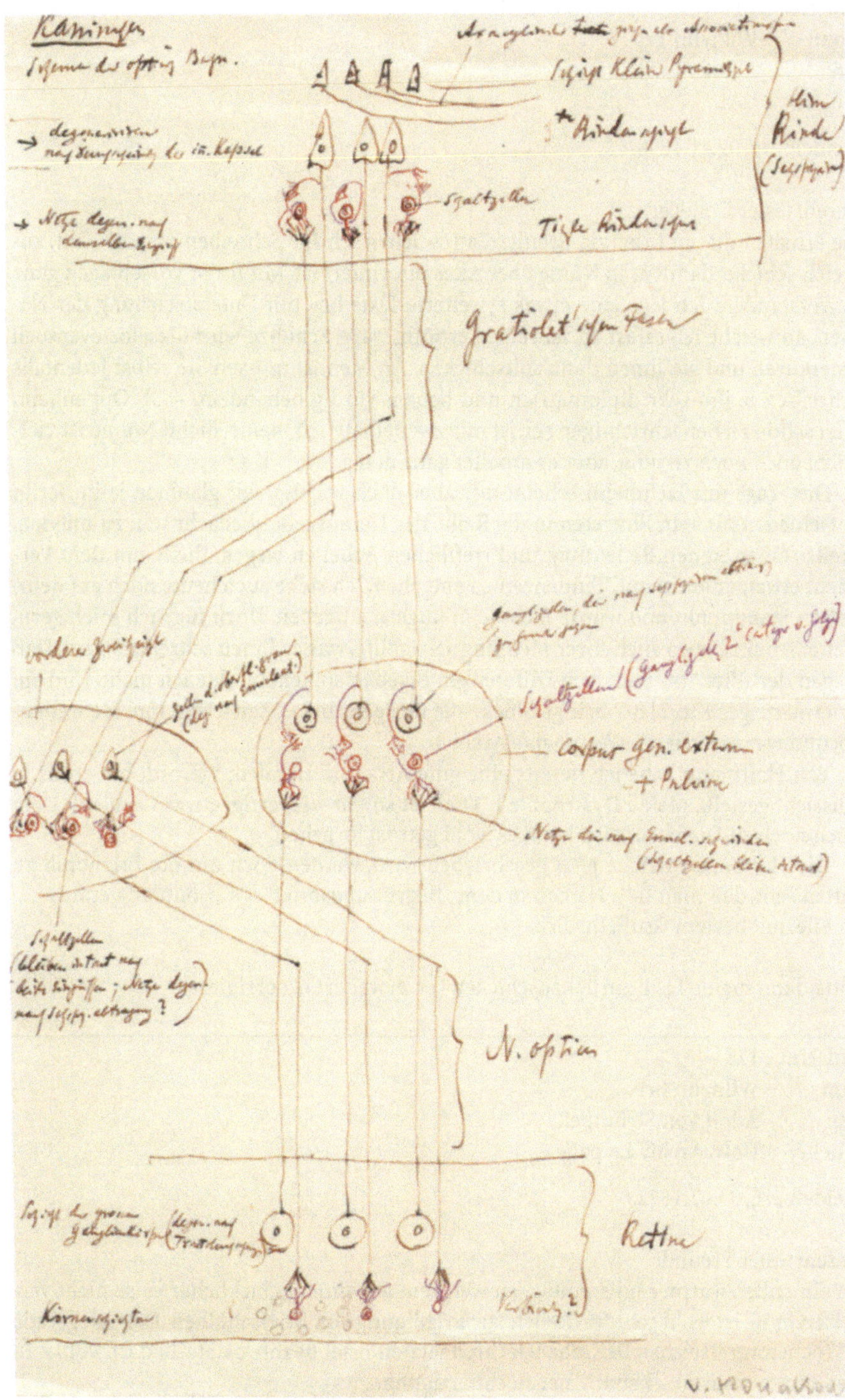
Kaninchen
Gratiolet'schen Fasern
vordere Zweihügel
Corpus gen. extern.
+ Pulvinar
N. opticus
Retina
Körnerschichten

Lfd. Nr.: 90
Von: Wilhelm Erb
An: Adolf von Strümpell
Quelle: UAL

Heidelberg, 02.11.1890

Verehrtester College!
Sie erhalten diesen Brief via Schultze, an welchen ich Ihr Schreiben vom 28. Okt. zugleich schicke, damit er in Kürze über Alles informiert ist. Mit Ihren Vorschlägen ganz einverstanden! Ich lege eine etwas erweiterte Liste bei, mit Unterstreichung der Namen, an welche ich selbst zu schreiben erbötig wäre. Schultze wird dieselbe eventuell amendiren und sie Ihnen dann mitschicken. An Mendel müssen Sie selbst jedenfalls schreiben u. ihn sehr diplomatisch und liebenswürdig behandeln. – Ob Oppenheim jetzt schon zu benachrichtigen sei, ist mir zweifelhaft; ich meine, nicht! Nonne ist vielleicht auch noch zu jung, aber er arbeitet ganz nett.

Die Frage mit Lichtheim scheint mir aber doch wichtig; wir glaubten ja in Berlin entschieden für sein Eintreten in die Reihe der Herausgeber bedacht sein zu müssen, theils seiner eignen Bedeutung und trefflichen Arbeiten wegen, theils um dem Verdacht etwaiger antisemit. Tendenzen zu entgehen. Ich stehe auch heute noch auf demselben Standpunkt und würde Lichtheim ungern aufgeben. Doch füge ich mich gern, wenn Schultze etwa auch Ihrer Meinung sein sollte, was er Ihnen schreiben wird. Daß wegen der „Vier" im Rath sich Differenzen ergeben sollten, fürchte ich nicht. Und ein „vierblättriges Kleeblatt" bringt Glück. –Ist übrigens bei D. Zeitschr. f. inn. Med. ebenso, und war es auch bei Westphals's Archiv.

Von Hoffmann habe ich bereits eine gute Arbeit in Händen; Vierordt hat etwas in Aussicht gestellt. Meine Dystrophie I. Theil ist so gut wie fertig; etwas Casuistik steht auch noch zu Diensten. Also kann es wohl getrost losgehen.

Die Herren, an welche jetzt geschrieben wird, werden doch um die Erlaubniß zu bitten sein, daß man Ihre Namen in dem „Begrüßungsbrief" als „Gönner" nennt?
In Eile, mit bestem Gruß, Ihr Erb

Bitte dann meine Liste zurückzuschicken (ev. erweitert u. corrigiert)

Lfd. Nr.: 128
Von: Wilhelm Erb
An: Adolf von Strümpell
Quelle: Univ. Archiv Leipzig

Heidelberg, 03.07.1892

Verehrtester Freund!
So ein stiller, warmer Julisonntag, an welchem ich einmal glücklicherweise nicht verreisen muß, ist wohl sehr förderlich zur Erledigung von Briefschulden. Daß ich gerade 4 Wochen verstreichen ließ, ehe ich Ihren letzten Brief beantwortete, bedarf wohl – in der Sommersaison – kaum einer Rechtfertigung.

Unterdessen ist Ihr Töchterlein wohl recht gediehen, Ihre liebe Frau wieder ganz gekräftigt und Sie selbst erfreuen sich an Ihrem häuslichen Glück und Ihrer Arbeit.

Daß Ihnen die Redaction der Zeitschrift Vergnügen macht, finde ich nicht unbegreiflich, u. hoffe, das wird auch so weitergehen. Die Sache mit der Donath'schen Arbeit war ja gar nicht schlimm. Man muß als Redacteur Manches annehmen, was nicht ganz 13-löthig ist; so geht mir's auch mit der Volkm.'schen Sammlung, wie Sie schon bemerkt haben werden; es gibt nicht lauter Prima-Waare! Jetzt hat mir z. B. Liebermeister einen Vortrag „Über das runde Magengeschwür" geschickt, der absolut banal u. langweilig ist - sein Collegheft! Ich kann ihm denselben aber doch nicht zurückschicken!

Über meinen „Anti-Leyden" haben sie sich wohl auch gefreut; er hat mir manche zustimmende Bemerkung eingetragen. Mit besonderer Genugthuung begrüße ich nun 2 Arbeiten aus Paris, die sich voll u. ganz auf unsere Seite stellen: so Pierre-Marie in seinen soeben erschienen „Lecons sur la malad. d. la moelle" der trotz seiner Zugehörigkeit zur Charcot'schen Schule sich in der Tabes-Syphilisfrage ganz in Fournier's und meinem Sinne ausspricht; dann ein Aufsatz von Professor Raymond in Progrés méd. N. 24, der das selbe thut.

Es würde mir wohl passend erscheinen, daß in der unter unserer Aegide erscheinend. Zeitschrift die Tabes-Syph. Frage auch einmal gestreift würde: Das ließe sich noch am Besten in einem redactionellen od. wohl auch referierenden Aufsatz über die letzterschienenen Arbeiten von mir (- nächstens erscheint noch ein ausführlicherer Vortrag darüber, von mir in Volkm.'s Sammlung -), P. Marie, Raymond, Leyden, Dinkler etc. machen. Würden Sie nicht so etwas schreiben? od. vielleicht gewinnen Sie Möbius' kritische Feder dafür? Was meinen Sie dazu?

Noch eins: die angekündigte ausführlichere Arbeit von Dr. Kuh über meine syphilit. Spinalparalyse ist jetzt fertig und scheint mir ganz gut; ich taxiere sie aber auf sechzig bis siebzig Druckseiten, obgleich viel petit-Schrift dabei ist. Können Sie dieselbe brauchen und in unserer Zeitschr. unterbringen? Große Eile hat es damit nicht. Es könnte im Anschluß daran ein kürzlich zur Section gekommen. Fall, der aber erst noch bearbeitet werden muß, publiciert werden (von Hoffmann od. mir selbst). Schreiben sie mir bitte bald Ihre Meinung darüber! Es bliebe sonst zur Unterbringung der Arbeit wohl nur das rote Z. Z.'sche Archiv übrig.

Bei uns im Hause geht es gut; Reisepläne für den Herbst stehen noch nicht fest; doch zieht es uns gewaltig nach der Schweiz. Wie wird es mit Nürnberg? Die Zeit dafür liegt ungeschickt.

Mit herzlichen Grüßen von Haus zu Haus Ihr ergebener Erb.

Lfd. Nr.: 131
Von: Paul Julius M. Möbius
An: Ludwig Edinger
Quelle: EdrO

Leipzig, 22.09.1892

Verehrter Herr College!
Besten Dank für Ihr M. - Über Schmerz weiß ich in der Literatur nichts Rechtes. Meine eigenen Gedanken sind ungefähr folgende:

Wir nennen die Unlust Schmerz, sobald sie einen gewißen Grad erreicht. Was von der Unlust, bz. Lust gilt, muß daher auch vom Schm. gelten. Alles was geschieht, geschieht um der Lust oder Unlust willen. Wo ein Handelnder ist, muß auch die Unlust und damit die Möglichkeit des Schm. sein. Bei thierischen Wesen würde es ohne Unlust nicht zu Bewegungen kommen. Jeder Reflex setzt Unlust voraus. Im allgemeinen muß jedem Reflexcentrum die Fähigkeit der Schmerzempfindung zugeschrieben werden. Wollte man annehmen, daß bei Eigen-Reflexen die Gewöhnung die Empfindung der Null nähern könnte, so würde doch bei variablen Reflexen Schmerz anzunehmen sein. Z. B. im Rückenmarke des geköpften Frosches muß Schmerz empfunden werden. Aus Erfahrung freilich können wir nur vom Großhirnbewußtsein reden, setzen daher in der Regel bei uns und bei den höheren Tieren nur ein solches voraus. Da aber doch thatsächlich untergeordnete Centren da sind, deren Selbstständigkeit wir an ihren Erfolgen merken, so muß auch neben dem vom Großhirnbewußtsein empfundenen Schmerze es Schmerzen geben, die nur in dem Unterbewußtsein der Untercentren vorhanden sind.

Dies die tiefere Fassung der Sache. Für gewöhnlich wird man auf die Frage, wo ist die Schmerzempfindung zu localisieren, antworten müssen, eben da, wo überhaupt die den Lust- oder Unlustempfindungen entsprechenden Gehirnvorgänge sich abspielen. Nimmt man als Substrat des Bewußtseins nur die Rinde an, wie es zuletzt gewöhnlich geschieht, so kann natürlich auch dem Schm. nur eine Rindenerregung entsprechen.

Eine besondere Frage ist die nach den Schm. erregenden Reizen. Sie muß, glaube ich, teleologisch oder wenn man anders reden will, phylogenetisch beantwortet werden. Wo der Schm. nützlich ist, da tritt er leicht ein. Überall da, wo überhaupt eine feinere Empfindung dem Individuum Nutzen bringt, ist die Möglichkeit des Schm. gesteigert. Darum erregt Verletzung der peripheren Theile Schm., solche der geschützten centralen keinen.

Nehmen wir zum Beispiel die Lunge. Das innere Gewebe ist fast ganz schmerzlos, die Pleura sehr empfindlich. Wahrscheinlich, weil für gewisse Centra die Pleura eine Art von Tastorgan ist u. u. U. die Erregung jener Centra genügende Erregung an das Rindencentrum abgibt. Am wenigsten Sinn hätte die Schmerzempfindlichkeit des in gut geschlossenen Knochenhöhlen liegenden Hirnes und Rückenmarkes. Hier haben wir wieder das Verhältniß von Hirngewebe zu Meninx wie von Lungengewebe zu Pleura. Eine 3. Frage ist die früher zwischen uns verhandelte, ob die Theile, die während der Schmerzempfindung thätig sind, auch dann in spezifischer Weise so erregt werden können, wenn Ihnen die Erregung nicht durch die peripheren Nerven in normaler Art zugeleitet wird, sondern wenn sie direct erregt werden. Die Frage kann wohl nur durch die Erfahrung entschieden werden. Sicher scheint mir bis jetzt nur zu sein, daß so lange die Nerven ihren peripherischen Charakter behalten, die Verletzung der Faser Schmerz bewirkt. Wie es sich mit den centralen Fasern und Cellen verhält, die zu den Schmerz empfinden[den] Theilen der Hirnrinde führen, das scheint mir noch nicht ausgemacht zu sein. Sollten sie schmerzempfindlich sein, so würde es die Rinde wohl auch sein. Ich muß aber daran festhalten, daß die bisherigen Beobachtungen keinen zwingenden Beweis enthalten und das manches dagegen spricht.

Indem ich Ihren Brief noch einmal durchlese, fällt mir auf, daß Sie das Vorderhirn betonen. Nun nimmt man doch jetzt an, daß die Erregungen, denen unsere Empfindungen entsprechen, in den hinter der Rolandoschen Furche gelegenen Windungen vor sich gehen. Will man daher überhaupt localisieren, so muß man glaube ich den Schmerz hauptsächlich auch in diesen Windungen suchen. Man kann doch die Größe des Vorderhirns nicht der Entwicklung des Bewußtseins überhaupt proportional setzen, sondern nur der des Denkens, d. h. der Verarbeitung des durch Empfindung gewonnenen Materiales.

Schließlich bemerke ich, daß die Grundlage meiner Auffaßungen in meinen „3 Wegen" enthalten ist und das besonders der Beginn meiner kleinen Auseinandersetzung den „durchgehenden psychophysischen Parallelismus" zur Voraussetzung hat.
Mit ergebensten Grüßen P. J. Möbius

Lfd. Nr.: 132
Von: Rudolph Burckhardt
An: Ludwig Edinger
Quelle: EdrO

Stazione Zool. Rovigno, Istrien, 21.10.1892

Hochverehrter Herr Doktor!
Ihr liebenswürdiges Dankschreiben für meine Protopterusarbeit war mir eine Beruhigung, da ich daraus ersehe, daß Ihnen manches, was ich gesagt, aus der Seele gesprochen ist; was Sie mir neues mittheilen, war für mich von größtem Interesse, umso mehr als dadurch so manche mir ja wohl bekannte Lücken ausgefüllt werden. Also den mikroskopischen Nachweis des Ammonshorns haben Sie definitiv erbringen können? Mir scheint dabei besonders wichtig die Verbindung dieser Region mit dem Olfactorius, und ich bin außerordentlich froh, wenn meine Angaben vielleicht auch nicht in dem Maaße von Genauigkeit, mit den Ihrigen stimmen. Ich bitte die Beschränktheit des Materials in Rücksicht zu ziehen, sonst hätte ich gerne mehr versilbert.

Mein Hirnstammbaum ist natürlich ein Provisorium und ich habe das auch durch die vielen Fragezeichen andeuten wollen; ich selbst hoffe ihn in den nächsten Jahren noch wesentlich zu verändern, hoffentlich auch zum Segen unserer Wissenschaft. Es interessiert sie vielleicht, daß ich Gehirne von Chimära und Ceratodus in Aussicht habe, und gegenwärtig selbst Selachierhirne sammle. Ich will dadurch nicht nur einen Stammbaum aufstellen,der fürs Hirn gilt, sondern der auch mit den Tatsachen der vergl. Osteologie in Einklang steht, also möglichst viel auf die <u>natürliche Verwandtschaft</u> aufgebaut ist. Zu den Mauthner'schen Fasern möchte ich bemerken, daß mir leider Ihre dießbezügl. Ausführungen nicht bekannt waren; eine solche Bekanntschaft wäre mir umsolieber gewesen, als ich selbst in der Ichthyophisarbeit darauf aufmerksam gemacht habe, wie bei Amphibien mit Beginn des Landlebens eine Reduktion derselben und der dazugehörigen Zellen eintritt. Ich habe die M. Zellen – und darin gehen Sie wohl ebenfalls mit mir einig – auch nur als Vertreter eines Typus von Zellen berücksichtigt wissen wollen, jener „großen" Ganglienzellen, mit welchem Begriffe sich noch andere morphol. Eigenthümlichkeiten verbinden und welche immer mehr zurücktreten, jemehr aus den Vorderhirnzellen neue Differenzierungen hervorgehen. <u>Haben wir nicht vielleicht im Vorderhirn eine Bildung zu betrachten, die erst mit Beginn des Landlebens von Wirbeltiergruppen überhaupt, einer höheren Entwicklung entgegengeht. Ich glaube ja</u>, nur wage ich solche Dinge nicht zu drucken die mehr morphol. Gefühls- als Verstandessache sind.

Mit dem Kleinhirn ist es eine eigene Sache. Ich habe nämlich einen großen Verdacht, daß das Kleinhirn bei den Selachiern überhaupt nicht das sei, was als Kleinhirn gilt, sondern ein vor demselben gelegener Abschnitt, der genau so einfach gebaut ist, wie das Kleinhirn anderer niederer Wirbelthiere. Was als Kleinhirn gilt, halte ich hier für die noch nicht ependymatöse Decke des IV. Ventrikels. Beweisen kann ich das einstweilen noch nicht, werde aber die Frage bei Anlaß erörtern.

Über Ihre Auffassung der Entwicklung des Kleinhirns möchte ich kein Urtheil abgeben, da ich die zu Grunde liegenden Beweise nicht kenne (da Sie mich aber doch um meine Ansicht fragen, kann ich Ihnen sagen, dass ich mich einstweilen noch nicht ganz mit dem Gedanken vertraut machen kann. Wenn die vorzugsweise schwimmenden Thiergruppen ein relativ größeres Cerebell. haben, warum haben dann gerade die Anuren ein Gehirn das ihre Verwandten, die Urodelen, Gymnophionen und Protopterus so weit übertrifft an Masse und Structur (Wlassak)? Mir scheint wahrscheinlicher, aber ich möchte hier durchaus noch keine Behaupung aufstellen, dass die Seitenzweige Teleostier und Anuren ein secundär stärker ausgebildetes Kleinhirn haben. Mit ihrer Rückbildung von der Stammlinie tritt auch ein Rückschlag im Gehirn auf, der sich in Gestalt einer Vermehrung des epichordalen Gewebes geltend macht, wogegen der Typus des Kleinhirns niederer Wirbelthiere die Marklamelle ist (wovon nach meiner obigen Vermuthung auch die Selachier keine Ausnahme machen). Das Cbl. ist bei den Sauropsiden eine Neubildung, oder besser es beschreitet eine neue Entwicklungsbahn, welche Hand in Hand mit der Entwicklung des Großhirns geht. Über das, was Sie vom Klh. des Alligators schreiben, kann ich füglich nichts sagen, da mir der Zusammenhang der Verwandtschaften fehlt. Ich kann mir nicht recht vorstellen, daß die Lebensweise schon bei einzelnen Arten wesentliche Formveränderungen hervorzurufen im Stande waren, wie müßte sonst das Cbl. der Cetaceen sein, die in ihrem ganzen übrigen Bau eine so fabelhafte Ähnlichkeit mit Enaliosauriern zeigen, daß man noch in neuester Zeit gewagt hat, dort die Säugethiere ableiten zu wollen. Dann müßten auch die marin gewordenen Schildkröten mit ihren dem Medium so stark angepaßten Extremitäten ein stärker entwickeltes Cbl. besitzen.

Ich will mir keineswegs herausnehmen, Sie belehren zu wollen, aber ich darf doch vielleicht darauf aufmerksam machen, daß im Allgemeinen der Erscheinung der Convergenz zu wenig Rechnung getragen wird; wir vergessen zu leicht, daß ähnliches unter gleichen äußeren Bedingungen kann zustande kommen. Von diesem Standpunkte aus wäre es sehr zu begrüßen, wenn Sie einen durch die Wirbelthierreihe durchgehenden Einfluss des Schwimmens aufs Kleinhirn nachweisen und also zeigen würden, dass die Entfaltung dieses Organs bei verschiedenen Thiergruppen an dieselbe biologische Bedingung geknüpft ist.

Ob ich die Dipnoer für Fische halte? Ich habe in neuerer Zeit mich eingehender mit Palaeontologie beschäftigt und da ich der Ansicht bin, dass den positiven Thatsachen dieser Wissenschaft der größte Werth für die Beurtheilung der Verwandtschaftsbeziehungen zukommt, so glaube ich unsere vergl. anatom. Schlüsse dürfen sicher nie den pal. Resultaten zuwiderlaufen. So kann ich denn auch nicht die Selachier als die Urfische betrachten, sondern nur als diejenige Gruppe, die trotz wesentl. Modifikationen viel archaistisches beibehalten hat. Die Stammformen dürften mehr nach den Ganoiden hin liegen, aber auch nicht nach unseren heute lebenden, sondern Cladodus und Menaspis. Diesen Stammformen dürften auch Chimära und die Holocephalen im allgemeinen näher stehen, als die Haye und Rochen. Sicher ist, das die Dipnoer sich aus den Cyclodipterinen entwickelt haben, welche auch nach diesen Stammformen hinweisen und entschiedene Fische sind. Dabei steht Ceratodus tiefer und zeigt mehr Ver-

finden hin. Hier eine primitive Skizze meiner Auffassung der Verwandtschaften unter Wirbelthieren. Wenn wir sehen, was unter dem Bruch ist, Fische nennen wollen, so habe ich also nichts dagegen, auch

Cloacaria
Cetacea
Monotremata
Vögel
Eidechsen
Iguanodontia
Enaliosauria
Anomodontia
Theriodontia
Amphibia
Crocodilia
Stegocephali
Schlangen
Schildkröten
Protopt.
Teleostei
Ceratodus
Lepidosteus
Amia
Polypterus
Cyclodipteri
Selachii
Acipenseridae
Holocephala (Chimaera)
Placodermen
Cephalaspiden
Menaspis Cladodus etc.
Protichthyes
Myxine
Petromyzon
Protovertebrata
Amphioxus

wandtschaft zu den Cyclodipt. als Protopterus. Diese beiden Genera sind unter sich mindestens so verschieden wie ganze Gruppen zum Beispiel Urodelen und Anuren. Da nun Ceratodus tiefer steht, erinnern seine Gehirnverhältnisse mehr an die Selachier und zugleich der Reptilien (offener L. olf.). Ich zähle also die Dipnoer zu den Fischen, da ihre Verwandtschaft mit ihnen so eclatant ist. Ich glaube aber, daß das Hauptsächlichste ist, daß wir die Fische als eine Summe von Thiergruppen auffassen müssen, deren gemeinsch. Wurzel längst verloren ist und daß wir die versch. Richtungen historisch verschieden zu beurtheilen haben. Ich hoffe auch, mit Hilfe des Chimärahirns dem Petromyzonhirn näher zutreten, da hier gerade am ehesten Anknüpfungspunkte werden zu finden sein. Hier eine primitive Skizze meiner Auffassung der Verwandtschaften unter Wirbelthieren [siehe Abbildung].

Wenn wir hierbei, was unter dem Strich ist, Fische nennen wollen, so habe ich also nichts dagegen, auch Protopterus dazuzuzählen. Jedenfalls halte ich ihn für denjenigen Repräsentanten, der den Urformen der Amphibien wohl am nächsten stehen dürfte. Aufgrund des Gehirns aber die Dipnoer zu isolieren und gewissermaßen den Fischen gegenüberstellen zu wollen, hielte ich nicht nur für einseitig, sondern schon deswegen für unzweckmäßig, weil wir dann erst für Amphyoxus, Cyclostomen und Selachier je eine Ordnung errichten und die den Fischen s. st. (Ganoiden und Teleostier) gegenüberstellen müßten.

Sie werden zwar nicht viel neues aus diesen Erörterungen entnehmen, was nicht in Büchern geschrieben stünde, aber ich denke, Sie haben vielleicht wenig Zeit, gerade auch die Resultate der Palaeontologie zu verfolgen und musste daher in der Beantwortung Ihrer Frage etwas umständlicher sein.

Ich habe an ersten Oktober in Berlin meine Stelle niedergelegt. Familienverhältnisse und die Aussicht auf eine segensreiche Tätigkeit in meiner Vaterstadt haben mich bestimmt, mich in Basel zu habilitieren, und nicht länger den größten Theil meiner Arbeitskraft in der Thätigkeit für ein Institut aufzubrauchen, an welchem ich nur unter ewiger Schwierigkeit (ich bin Dr. der Philosophie) vorwärtsgekommen wäre. Paläontologische Arbeiten halten mich noch in Berlin zurück und so werde ich da bleiben bis ich Weihnachten nach Basel fahre. Es wird mir dann ein großes Vergnügen sein, von Ihrer freundlichen Einladung für einen Tag Gebrauch zu machen. Da ich weiß, wie sehr Sie in Anspruch genommen sind, würde ich mir erlauben, meinen Besuch auf einen Sonntag zu richten, jedenfalls aber vorher zu schreiben. Ich bin sehr gespannt, mit Ihren Resultaten bekannt zu werden.
Hochachtungsvollst empfiehlt sich Ihr ergebenster Burckhardt.

Lfd. Nr.: 136
Von: Friedrich Goltz
An: Ludwig Edinger
Quelle: EdrO

Straßburg, 09.02 1893

Hochgeehrter Herr Kollege!
Sie haben mir durch Ihren freundlichen Brief eine außerordentliche Freude bereitet. Bisher hatte mancher Umstand die anatomische Untersuchung der Gehirne der von mir beobachteten Hunde gehemmt. Gudden, dem ich eine Anzahl von Gehirnen über-

geben hatte, starb eines tragischen Todes, bevor er mit der Bearbeitung fertig war. Sein Assistent, der die Untersuchung fortzusetzen versprach, hat nichts weiter von sich hören lassen. Schrader wurde uns entrissen, als er eben angefangen hatte, sich in der Untersuchungsmethode einzuüben. Stilling blieb in einem Versuch stecken. Nur die Engländer Langley und Schäfer haben einige aus meinem Institut stammende Hirne gründlich untersucht und ihre Ergebnisse veröffentlicht. Ich danke Ihnen aufs wärmste dafür, daß Sie nun mit solcher Energie und so großem Erfolg die Anatomie unserer Hundehirne gefördert haben. Durch Ihre Mitarbeit werden meine Bemühungen ja erst ihrem Werte nach gewürdigt werden können und ungemein erfreut es mich, daß Sie durch die von Ihnen gemachten Funde eine volle Befriedigung für die so überaus zeitraubende und mühsame Arbeit empfangen haben, die Ihnen diese Untersuchung verursacht. Von Ihrer freundlichen Erlaubnis, schon jetzt öffentlich auf einige Ihrer Ergebnisse hinweisen zu dürfen, werde ich keinen Gebrauch machen. Ich werde mich lieber im Stillen des Fortgangs Ihrer Studien freuen, bis Sie selbst mit der Veröffentlichung hervortreten.
Ihr ergebenster Goltz

Lfd. Nr.: 137
Von: Adolf Meyer
An: Ludwig Edinger
Quelle: EdrO

Chicago, 23.2.1893

Sehr geehrter Herr Dr. Edinger!
Ihr Brief bereitete mir große Freude; sind Sie doch der einzige Gehirnanatom, der in vergleichender Gehirnanatomie ein competentes Urteil abzugeben vermag. Es freut mich namentlich, dass Sie selbst unabhängig zu wesentlich gleichen Schlüssen betr. das Riechorgan gelangten, wo ich mir die von Ihnen erwähnte Correctur erlaubte. Ich werde, wenn ich überhaupt dazu komme meine Arbeiten wieder aufzunehmen mit Vergnügen darauf zurückkommen, dass Sie selbst diese Correctur ausgeführt. Ich bin recht gespannt auf Ihre neue Arbeit, zumal Ihren Befund wegen des Ammonshorns. Es ist dies eine Frage die ich an meiner Serie von Chelone midas nicht entscheiden könnte. Die Schildkröten haben es überhaupt gleich von Anfang an mit mir verdorben weil der Tr. olf. nicht markhaltig war – wenigstens in meinen Exemplaren; diese zufällige Eigenschaft, dazu der Mangel an charact. Zell-Gruppen in der Rinde, auch die ziemlich amphibiöse Gestalt der Ventrikel bildeten einen solchen Contrast zu meinen Erwartungen bei der Präparation, dass ich die ganze Sippe gleich auf gleiche Stufe mit den Amphibiengehirnen degradirte (p. 129).

Was den Balken anbelangt, verarge ich Ihnen Ihren Skepticismus nicht. Meine Vermutung, die ich in einem Referat des Neurol. Centralblattes (No. 1) in anderer Gestalt ausgedrückt, ist noch nicht begründet. Die Marchand'schen Befunde ändern an der Frage wenig; es wäre mir persönlich viel plausibler und angenehmer wenn man jene fast abenteuerliche secundäre Verwachsung behufs Bildung des Balkens an der Lamina terminalis ihren Ausgangspunkt nehmen lassen könnte. Meine Beweisführung ist hauptsächlich auf den Befund basirt, dass die sog. Balkenfasern der Reptilien sämmtlich aus dem Gebiet stammen, welches den Fasern der med. Ventrikelwand Ursprung gibt.

Leider bin ich hier sozusagen kalt gestellt. Ich muss mir mit Mühe und Not mein Auskommen verdienen – ein trübseliges Geschäft neben diesen elenden amerikanischen Schwindlern. Leider gibt es kein Mittel sich rasch beim Publicum bekannt zu machen, es sei denn man opfere seine Zeit und seine Anschauungen, gehe brav zur Kirche und laufe so und so viel alten Tanten nach. Ich bin leider so unpractisch, dass ich meinen Eigensinn nicht brechen und mein europ. Gewissen nicht knicken will. Ich habe der Universität anerboten eine neurol. Sammlung ersten Ranges anzulegen wenn sie mir eine Besoldung geben, bei der man zur Not vor Hunger geschützt sei, für ca. 1200 D (so ziemlich um 1200 Mark!). Sie haben aber leider blos 7.000 000 Dollars anstatt 20.000 000 – mich wundert was sie mit all dem Geld machen. Der Präsident ist Theologe, die Trustees hiesige Fabrikanten, Baptisten etc – da muss ich mich nicht wundern, wenn der etwas wenig anatomisch gesinnte Prof. Donaldson bei seiner sehr passiven und schwer zu belebenden Haltung mir wenig wird helfen können. Wenn ich ein größerer Freund der Phylogenetelei und der Weismann'schen Theorien wäre, könnte ich vielleicht Prof. Whitman etwas animiren; aber auch da bin ich zu wenig Speculant.

Seit einigen Wochen bin ich Attending Physician of the nervous department einer Dispensary die dem College of Physicians and Surgeons angehört. Lassen Sie sich durch den Namen des Institutes nicht von der Vorstellung abhalten, dass diese Schule eine von den Professoren unterhaltene Reclame für die Privatpraxis ist, die als Nebenproduct jährlich eine schöne Anzahl Ignoranten auf's Publicum loslässt. Das College ist nicht besser und nicht schlechter als alle anderen ähnlichen Institute.

Zum Glück erhalte ich etwas deutsche Literatur von einem mediz. Blättchen in Philadelphia und es ist möglich dass mir der Alienist and Neurologist die deutschen Fachblätter für Nervenkr. und Psych. besorgt gegen Einlieferung von „Abstracts". Das bewahrt mich vor völligem Eintrocknen.

Entschuldigen Sie diese Mitteilungen persönlicher Art. Sie sollen Ihnen nur zeigen, was einem passiren kann wenn man meint, man könne der widrigen Assistentencarriere Deutschland's ungestraft entrinnen. Die Aussichten sind ja allerdings nicht sehr schlecht „quoad vitam", aber ich weiß factisch nicht wo mich das Schicksal herumwirft bis ich meine wiss. Arbeiten wieder aufnehmen kann. Sobald wie möglich werde ich mich an die Ausbeute der Schlachthäuser für embryol. Material machen; wenn es nicht so unbequem und teuer wäre würde ich Ihnen einen Transport amerik. Schweinchen, Schäflein und Rindviecher offerieren. Es wäre vielleicht practisch hier in Chicago ein Institut für Lieferung embryol. Materials zu errichten; möglicherweise würden die hiesigen Schweinehändler bald ein gehöriges Geschäft damit machen wollen.

Mit aufrichtigem Dank für Ihren ermunternden Brief verbleibe ich hochachtungsvoll
Ihr ergebener Ad. Meyer

Lfd. Nr.: 144
Von: Friedrich Goltz
An: Ludwig Edinger
Quelle: EdrO

Straßburg, 20.05.1893

Sehr geehrter Herr College!
Herzlichen Dank für Ihren Brief und Ihren Vortrag, dessen Inhalt mich selbstverständlich in höchstem Maße interessiert hat. Es freut mich sehr, daß wir in der Hauptsache einer Überzeugung sind, nämlich in der Ansicht, daß die tieferen Hirnteile bei allen Tierklassen im wesentlichen gleichwertig sind. Gegen Ihren Versuch, mir die Ergebnisse der elektrischen Reizung der Großhirnrinde als physiologisch brauchbar zu retten, hätte ich allerdings Manches zu erinnern. Doch das ist ja Nebensache. – Ich hatte diesmal eigentlich nicht die Absicht, die Neurologenversammlung in Baden Baden zu besuchen, aber Ihre freundliche Zusage, mir dort Ihre Präparate zu zeigen, hat mich sofort anderen Sinnes gemacht. Ich werde am dritten und vierten Juni am Neurologentag teilnehmen und freue mich ungemein darauf, Ihnen dort auch persönlich für Ihre Mitarbeit an der Frage der Hirnfunktionen zu danken. Erst durch Ihre gründliche anatomische Untersuchung des Befundes bekommen meine Beobachtungen Ihren unangreifbaren Wert. Also auf frohes Wiedersehen in Baden-Baden, Ihr ergebenster Goltz

Lfd. Nr.: 146
Von: Clarence Luther Herrick
An: Ludwig Edinger
Quelle: EdLM

Granville, 03.06.1893

My Dear Dr. Edinger.
Your card is just received and with it the proofs of your very interesting lecture which it will give me great pleasure to translate for the journal. The results are exceedingly interesting and the scientific public is to be congratulated that this reliable material has fallen into your skilful hands.

I am grateful for the appreciation you express of the efforts we are making to establish a reputable journal of comparative neurology.

I need not to say that I am greatly interested by your paper on the olfactory and hippocampus. It is very gratifying to find that we are thoroughly at one in this matter. Even in my paper on the alligator I look the ground that the free caudo-medial mantle is homologous with the hippocamp.

I do not know how you were led to think that I identified the „occipito-basal lobe“ with the hippocampus unless it be the passage when I say it „spuriously resembles the hippocampus“. But I have several times in both articles you referred to stated my belief that the „occipital lobe“ of cortex was the hippocampus and have called the „Fornix-leiste“ „corpus fornicis“ which is really, I suppose, a fair homology if such terms as fornix can be applied at all. You will observe that I call attention in the paper on the black snake to the two kinds of cells in the hippocampus and compare them with the two sorts in the two sections of the mammalian organ.

More over, it is interesting to see how your suggestions of the close connection of the „nucleus sphaericus" with the free hippocampal cortex corresponds with my suggestions that this region of the axial lobe proliferates and pushes out into the adjacent cortex. The way in which all these suggestions have been wrought into a consistent theory of psychogenesis in your paper seems to me a masterly illustration of morphological and phylogenetic reasoning.

I was much interested by your comparison of the glomerulary structure with the primary niduli (diencephalic + mesencephalic) of the optic tracts and your comparison of the radices to the projection fibres of the optic radiations. I had ventured to compare the glomerules and attended cells with the ganglion and had suspected a primary centre in the pyriforme lobe but no doubt you are correct. Yet I still feel curious to discover whether you do not find an entirely distinct origin for the fibres of the precommissural radix olf and the superficial radices. I have found no proof in any group of vertebrates that the precommissural tract connects with the „pero" or cap of the tuber olf. My brother has also made careful search and reaches the same conclusion.
With many thanks for your courteous and kindly assurances and the valuable paper sent me I am very truly yours C. L. Herrick

---

Lfd. Nr.: 147
Von: Clarence Luther Herrick
An: Ludwig Edinger
Quelle: EdLM

Granville, 26.06.1893

My Dear Dr. Edinger.
I am deep obligation [sic!] to you for your kindly interest and valuable information contained in your letter.

I have just finished translating your very interesting lecture. It will be read with enthusiasm on this side of the water. I regard your solution of the olfaction problem as a masterly illustration of the employment of comparative methods.

You will see by the next volume of the journal that we independently arrived at practically the same identification of the hippocampus.

The printer paragraphed my paper wrongly, but I think you will see that I could have intended nothing else than the occipital free cortex as hippocampus. If I understand you correctly, you include more-the whole mesal cortex (my intraventricular lobe). It proves very interestingly that all the ligards with parietal eye have the retroflexed cerebellum, – Iguana, Phrynosoma, Chamelion, + Aceloporus. While the others seem not to possess so far as I have examined. This will explain our multiple results. I have no time to reply to all of your interesting suggestions at once but will carefully study them. I think your plan is a wise one respecting the fish paper. I send a summary of the paper on the snake brain. It makes no difference whether it is used or not. I hope to continue it with increased material. We enter a new and well furnished laboratory this fall.
With many thanks and great respect.
Yours truly C. L. Herrick

Lfd. Nr.: 148
Von: Rudolph Burckhardt
An: Max Fürbringer
Quelle: UBFft/NL M. Fürbringer, F1, A1, 318

Basel, 29.06.1893

Hochverehrter Herr Professor!
Besten Dank für Ihre zwei freundlichen Briefe. Ich will zuerst den letzteren beantworten. Meine Protopterusse habe ich s. Z. so weit ich sie nicht zu meinen Arbeiten brauchte, unserem Institut in Berlin und dem Museum zu Sammlungszwecken gegeben. Die Überreste habe ich conserviert und in Alkohol aufgehoben, aber Exemplare, welche das von Ihnen gewünschte zeigen, besitze ich absolut nicht mehr. Der einzige, der vielleicht noch das hat, was sie brauchen, ist Freund Rosenberg in Utrecht, dem ich seinerzeit eine Sendung verschaffte. Sollte, was er hat, für Ihre Zwecke nicht brauchbar sein, so schlage ich Ihnen folgendes vor: Ich gehe mit dem Gedanken um, mich an den Nachfolger meines verstorbenen Freundes in Gambia zu wenden, mit der Bitte, mir nächsten Winter(Februar) neues Material zu sammeln. Dann würde ich im Stande sein, Ihnen im nächsten Sommer lebendes Material zu liefern. Ich wäre froh, wenn ich wüsste, dass diesmal das Material besser verarbeitet wird als das letzte Mal, wo Rosenberg, H. Virchow, Corning und Rose etwas erhielten, und nur der Letztere es wirklich bearbeitete. Vielleicht könnte ich auf diese Weise auch Herrn Prof. Semon mit Vergleichsmaterial bester Qualität behilflich sein. Wenn also von Ihrer (und Semons Seite) ein positiver Wunsch vorliegt, so kann ich es auch um so eher verantworten, einen mir unbekannten Kaufmann für die Sache zu begeistern. Von Zurückwünschen der Präparate ist natürlich keine Rede. Sie müssten wohl bloß die Transportkosten bezahlen, die infolge unregelmäßigen Absterbens der Tiere etwas gesteigert sind (das heißt etwa zehn M. pro Stück).

Ihre freundliche Beurteilung meiner Aepyornis-Arbeit hat mich umso mehr gefreut, als sie von competentester Seite kommt. Ein Glück, daß man der Arbeit nicht anmerkt, unter welch unglücklichen Umständen sie gemacht worden ist!

Sie tun mir zu viel Ehre an, wenn sie mich Professor titulieren, einstweilen bin ich also simpler Privatdozent und habe hier nicht die geringsten Aussichten. Rütimeyers Ersatzmann ist hier schon bestimmt, er ist sehr populär und ein guter Redner, hat auch die Kollegien R's wiederholt gelesen. In Basel kommen zwei Dinge nämlich nicht in Betracht: 1) der Nachweis, daß man zu selbstständiger wissenschaftlicher Arbeit befähigt ist und 2 a) daß man sich bemüht hat, sich im Ausland einen weiteren Horizont zu verschaffen, als die Schweiz einem bieten kann, 2 b) wird Berlin speziell perhorresziert. Aber ich tröste mich mit der Erfahrung, daß es immer schlechte Violinisten sind, welche murren, wenn sie 2te Geige spielen sollen!

Nun komme ich auch noch mit einer Bitte. Herr Semon ist also zurück „mit Geld und Schätzen reich beladen". Ich kann ja nicht wissen, in welchem Umfange er die Bearbeitung des eigenen Materials vor sich hat. Aber ich erlaube mir, vorläufig Ihnen gegenüber den Wunsch auszusprechen, daß ich für Überlassung von einigen Ceratodusgehirnen, im Sinne der Bearbeitung von Protopterus, außerordentlich dankbar wäre. Gerade bei diesem Organ kommt es auf Verbindung von möglichster technischer Vollkommenheit und morphologischer Methode an. Sofern also Herr Semon sich nicht selbst in dieses Gebiet einarbeiten will, glaube ich in meinen früheren Arbeiten den Beweis der Gewissenhaftigkeit für anvertrautes Gut geleistet zu haben, und er würde vielleicht die Güte haben, mir diesen Theil der Arbeit zu überlassen. In erster Linie denke ich an das erwachsene Gehirn; da er selbst ja wohl die Entwicklungsgeschichte bearbeiten wird.

Ich erlaube mir aber gleich beizufügen, dass für die klare Übersicht des Gehirns auch Jugendstadien späteren Datums von großer Wichtigkeit für die morphologische Beurteilung wären (vergleiche meine Ichthyophisarbeit). Daß sich für mich schon eine Masse von Fragen an das Ceratodushirn knüpfen, brauche ich wohl kaum zu sagen. Wenn also Herr Semon nicht abgeneigt ist, mir – sei es auch unter irgendwelchen Bedingungen – das Ceratodusgehirn zu vergleichend anatomischer Bearbeitung abtreten zu wollen, so bitte ich Sie, mir das mitzutheilen, damit ich mich dann an Ihn direct wenden kann. Mit der Bitte mir gelegentlich mitzutheilen, ob Sie für einen Protopterusimport resp. in welchem Umfange eingenommen sind, und ob ich wohl bei Semon anfragen darf,

Ihr stets hochachtungsvollst ergebener Rud. Burckhardt, Münsterplatz 15.

Lfd. Nr.: 151
Von: Jules Soury [Übersetzung durch Professor W. Schlote aus dem Französischen]
An: Ludwig Edinger
Quelle: EdrO

Paris, 26.07.1893

Lieber Doktor und Freund,

danke für die Zusendung der Arbeit über die Rolle der Großhirnrinde. Ich verdanke es dem Hund ohne Großhirn von Professor Goltz, Sie zu diesen Seiten inspiriert zu haben, die sicherlich in die Geschichte der Entdeckung der Hirnfunktionen eingehen werden.

Ihre anatomische Untersuchung ist natürlich vollständiger als die, die Goltz publiziert hat. Aber meinen Sie nicht, daß es gut wäre, anzumerken, daß die Entfernung des Gehirns in Wirklichkeit nicht vollständig war und das die absichtliche Zurücklassung des Uncus der beiden Temporallappen die Erhaltung des Geruchssinnes erklärt? Der Uncus, atrophisch erweicht etc., hatte er nicht vielleicht doch noch Verbindung zum Zwischenhirn, wie Goltz vermutet? Ziehen meint, wie Sie wissen, daß man nur histologisch beweisen kann, daß keine intakten Bereiche mehr in diesem Teil des Gehirns vorhanden sind.

Aber nun zu einem anderen Thema. Goltz sagt, daß dieser Hund ohne Großhirn gelernt hat aus freiem Willen zu fressen. Lassen wir diese fragwürdige (gacheux) Feststellung bei Seite, dann zeigt dies, daß Goltz noch nicht gelernt hat, psychologische Zusammenhänge zu verstehen. Jede Aktion aus freiem Willen setzt eine vorausgehende bewusste Intention der durchzuführenden Bewegungen voraus. Da die Großhirnrinde Sitz dieser Intentionen ist, kann Goltz nicht behaupten, daß ein Tier ohne Großhirn aus freiem Willen Bewegungen ausführt. Darüber hinaus sehe ich nicht, daß der Hund selbst Nahrung gesucht hat. Goltz sagt ausdrücklich, dass, wenn man den Hund sich selbst überließe, er verhungern würde, denn in seiner tiefgreifenden Verstörung (démence) wäre er unfähig, Nahrung zu suchen und zu finden. Worin unterscheidet sich dann der Hund von einer Taube, die vor einem Haufen Körnern verhungert?

Außerdem mußte man den Hund sogar mit einer Sonde ernähren, auf ausgeklügelte Weise, wie Goltz ausführlich berichtet, aber wenigstens schlürfte er die Milch und schnappte nach dem Fleisch, das man ihm vor die Schnauze hielt. Hätte er von sich aus Nahrung gesucht und gefunden? Nein, also darf man auch nicht sagen, daß er von sich aus Nahrung zu sich genommen hat. Zusammenfassend muß man das Fehlen jeder willkürlichen Aktion nach dieser Operation konstatieren, die nichts als Bewegungen zuläßt, die durch eine Reizung allgemeiner Sinnesempfindungen ausgelöst werden, also Reflexe, die in der ganzen Wirbeltierreihe und selbst bei einigen Wirbellosen zu finden sind.

Ich erlaube mir, Ihre Aufmerksamkeit auf diese Widersprüche zu lenken, die sich bei Goltz finden. Ich habe besondere Hochachtung vor der Arbeit dieses Gelehrten gehabt und ich stimme dem zu, was er über die Doktrin der Lokalisation der Großhirnfunktionen sagt, von der er meint, daß sie noch immer viele Irrtümer enthält. Goltz ist ein großer Operateur, aber ein armseliger (piètre) Denker und man muß seine falschen Urteile und Schlußfolgerungen richtigstellen.

Im übrigen stimme ich mit Ihren Ausführungen zu dieser Arbeit überein. Ich bin ganz Ihrer Meinung und bewundere die synthetische Betrachtungsweise über den Ursprung und die Organisation der Hirnrinde, die sich dank Ihrer Interpretation eröffnet. Wenn Sie Ihre Ergebnisse publizieren, geben Sie mir bitte Nachricht, damit ich sie mir beschaffen kann.
Bitte nehmen Sie, verehrter Doktor und Freund, meine ergebenen Grüße und die Versicherung meiner ausdrücklichen Bewunderung entgegen Dr. Jules Soury

---

Lfd. Nr.: 151
Von: Jules Soury
An: Ludwig Edinger
Quelle: Edinger-Institut, Rote Ordner

Paris, 21rue Gay-Lussac, Le 26 Julliet 1893

Cher Docteur et ami,
Merci pour l'envoi de votre travail sur le rôle de l' écorce cérebrale. Je sais un gré infinie au chien sans cerveau du prof. Goltz de vous avoir inspiré ces pages, qui resteront cértainement dans l'histoire de fonctions du cerveau.

Votre examen anatomique est naturellement plus complet que celui qu'a publié Goltz. Mais ne pensez-vous pas qu'il serait bon de faire remarquer que l'ablation du cerveau n'a pas été vraiment complete, et que la conservation voulue de l'uncus des deux lobes temporaux explique la persistance des sensations de goût ?

L'uncus, atrophié, ramoll. etc, avait-il encore, ou n'avait il plus de connexions comme le pretend Goltz, avec le cerveau intermediaire ?

Ziehen estime, vous le savez, qu'il faudrait prouver, par l'éxamen microscopique, qu'il n'existait plus d'éléments intacts dans le centre nerveux.

Mais autre chose. Goltz dit que ce chien sans cerveau «appri t á manger volontairement (freiwillig !)» Laissons de côté ce dernier mot, si fâcheux, et qui témoigne que, depuis mes premiers critiques, Goltz n'as pas appris encore á raisonner et est moins phisiologique que jamais. Car enfin tout mouvement volontaire implique des représentations conscientes précédant le mouvement á realiser, á effectuer. Or, l'écorce étant bien le siège de ces représentations, de l'aveu de Goltz, il ne saurait exister de mouvements volontaire chez un animal sans cerveau. Je ne vois pas davantage que ce chien ait pris de lui-même de la nourriture. Goltz dit expressivement que, laissé á lui même, ce chien serait mort de faim, parce-que, dans sa profonde démence, il était incapable de chercher et de trouver sa nourriture. En quoi donc differait-il tant des pigeons de Flourens, qui seraient morts de faim sur un tas de grains ?

D'abord il a fallu le nourrir en quelque sorte al la sonde, a chiens, avec des procédés trèd ingènieux rapportés tout au long par Goltz. Mais lorsqu'il lappa le lait et lappa les morceaux de viande, c'est qu'on avait approché de lui la viande de son museau. De lui même, aurait il cherché et trouvé sa nourriture? Non; Alors il ne faut pas dire que ce chien prenait de lui même de la nourriture. En tout cas, il faudrait bien indiquer l'absence de tout action volontaire (freiwillig) dans cette operation, qui n'était qu'un pur réflexe provoqué par une éxitation de la sensibilité générale, reflexes les plus solidement organisés dans tout la série des vertébrés, et même chez les anencéphales. Je me permets d'appeler votre attention célairée sur ces paralogismes, dont Goltz est coutumier.

J'ai toujours rendue un hommage éclatant aux travaux de ce savant et j'ai insisté sur se que lui doit en particulier la doctrine des localisations fonctionelles mde l'écorce, qu'il s'imagine encore avoir convaincue d'erreur. Goltz est un grand operateur mais un piètre raisonneur, et il convient de redresser ses fautes de jugement et de raisonnement.

Pour le reste, j'entends pour ce qui est votre œvre propre dans ce travail, je suis entierement avec vous et j'admire les vues synthetiques qui, grâce á vous, se dégagent déjà sur l'origine et la nature de l'écorce du cerveau,

Quand vous publiez vos planches, je vous prie de vouloir bien me faire signe, afin que je puisse le acquérire.

Veuillez, cher docteur et ami, agréer l'attenance de mes sentiments dévoués et de vive admiration
Dr. Jules Soury

Lfd. Nr.: 152
Von: M. von Lenhosséck
An: Max Fürbringer
Quelle: UB Frankfurt (Senckenberg) NL Max Fürbringer A 1, 1458

Würzburg, 05.09.1893

Hochgeehrter Herr Professor!
Gestatten Sie, dass ich mit einer Bitte an Sie gelange. Mit Untersuchungen über die Spinalnerven und den Halssympathikus den Hühnchens beschäftigt, sehe ich mich in die Nothwendigkeit, die Literatur darüber sowie auch über die Muskulatur des Halses der Gallinaen nachzulesen und weiß nun nicht, wo ich mich hierüber orientieren könnte. Ihr großes und berühmtes Werk enthält zwar wichtige Andeutungen nach dieser Seite, stellt aber das, was ich für meine Zwecke wünsche, nicht im Zusammenhange dar, da es sich auf die Schultergegend beschränkt.

Ich möchte Sie, hochgeehrter Herr Professor sehr bitten, mir gefälligst mit einigen Worten mittheilen zu wollen, in welchem Buche oder in welcher Abhandlung ich mich am besten und kürzesten über folgende Punkte unterrichte könnte:

1. Anordnung und Nerven der Halsmuskeln
2. Ursprungsverhältnisse und erste Vertheilung der Spinalnerven
3. Verlauf des Halssympathikus.

In dem ich für Ihre Freundlichkeit im Voraus meinen besten Dank ausspreche, verbleibe ich, hochgeehrter Herr Professor, mit vorzüglicher Hochachtung
Ihr ergebenster Dr. Michael von Lenhosséck, Prosektor am anat. Institut.

[Auf einem Beiblatt befinden sich entsprechende Literaturangeben, von Edinger handschriftlich zusammengestellt].

Lfd. Nr.: 166
Von: Heinrich Sachs
An: Ludwig Edinger
Quelle: EdrO

Breslau, 09.12.1893

Sehr geehrter Herr College!
Besten Dank für die freundliche Zusendung des Jahresberichts, den ich mit vielem Interesse gelesen habe. Ich bin heute in der glücklichen Lage, Ihnen von einem Hirnbefund Kenntnis zu geben, der die Frage vom Wesen der Balkentapeten, so weit es sich um die Bekleidung der Aussenfläche des Hinterhorns handelt m. E. zweifelsfrei entscheidet. Es handelt sich um das auch in anderer Richtung interessante Gehirn des von Lissauer beschriebenen Seelenblinden, welches von Coll. Hahn, hier, geschnitten ist und demnächst veröffentlicht werden wird.

In diesem Gehirn befindet sich ein Erweichungsherd an der Medianfläche des linken Hinterhauptlappens, der die Gegend der fissura calcarina und Ihrer Nachbartheile zerstört hat, und durch sein Eindringen in die Tiefe auch ein Guttheil der gesamten Markfaserung im linken Theile des Lappens mitvernichtet hat. Nach vorn erstreckt sich der Herd bis zum Splenium und hat den grösseren Theil desselben mitzerstört. In der rechten Hemisphäre ist kein Erweichungsherd vorhanden; trotzdem ist hier die gesamte Forcepsfaserung einschließlich des sogenannten Tapetums des Hinterhorns, also des vermeindlichen hinteren Ausläufers des „fasciculus fronto-occipitalis", sekundär bis auf ganz vereinzelte Fäserchen degeneriert; während weiter vorn in der Gegend des fasciculus arcuatus sich weder rechts noch links eine merkliche Veränderung findet. Damit dürfte für das menschliche Gehirn die definitive Entscheidung der Frage gegeben sein.
Mit collegialem Gruss Ihr ganz ergebener H. Sachs

Lfd. Nr.: 175
Von: Albrecht Bethe
An: Ludwig Edinger
Quelle: EdrO

Münster, 28.02.1894

Sehr geehrter Herr Doctor!
Morgen Mittag sende ich an Sie 7 Präparate ab. Ich hoffte, dass ich Ihnen würde bessere senden können, aber mir sind unerwarteterweise durch eine Dummheit meinerseits mehrere sehr schöne Praeparate caput gegangen. Aber sie und Herr Prof. Weigert werden auch an den zugesandten Praeparaten sehen können, dass sich die Färbung ganz unverwischt mit voller Schärfe in Alkohol, Xylol und Canadabalsam erhält, und dass sie nebenbei eine sehr gute Kernfärbung mit Alauncochenille* zulässt. 3 der Canadabalsampraeparate sind Bauchganglien von Hirudo, an denen man sehr feine Verästelungen der Nervenenden, einzelne Ganglienzellen und an dem einen die geköpften Nervenfasern, welche Retzius abgebildet hat, sieht. 2 Canadabalsampraeparate zeigen die Verteilung der Nerven im Überzug des harten Gaumens vom Frosch. Das eine davon ist mit Alauncochenille* nachgefärbt. Die beiden letzten Praeparate sind in Glycerin eingelegte Hautstücke von Rana Esculata. Das eine Stück ist mit dem Rasiermesser horizontal in zwei Stücke zerlegt. Ob die ganz feinen Verästelungen auf den beiden letzten Praeparaten Nerven sind, möchte ich fast bezweifeln, jedenfalls sieht man daran, dass auch feinste Fädchen ihre klare Färbung erhalten. Es handelt sich ja vorläufig nur darum zu zeigen, dass die Färbung durchaus fixiert ist. Wo das Methylenblau ist, da wird es natürlich fixiert, und wenn, wie bei einigen der Ganglien noch nicht localisiertes Methylenblau vorhanden ist, so giebt es einen blauen Grundton.

Wenn meine Praeparate noch nicht die feinsten Details zeigen, so liegt dies nicht in einem Mangel der Conservierungsmethode, sondern in meiner Unkenntnis der Methylenblautechnik. Wenn Sie Injektionen an Fröschen gemacht, so teilen sie mir doch bitte mit, wie lange sie zur Färbung der verschiedenen Organen haben einwirken lassen und ob sie nennenswerte Resultate am Centralnervensystem gehabt haben.

An eine Veröffentlichung denke ich vorläufig noch nicht. Erst will ich den Rahm selber abschöpfen. Wenn Sie die Methode aber brauchen können zu ihren Arbeiten, so will ich sie Ihnen gerne mitteilen.

Vielleicht lege ich morgen auch einige Praeparate bei, welche ich mit einer anderen ganz neuen Färbung erzielt habe. Sie färbt vorzugsweise – und dazu ist sie bestimmt – Chitin, wofür man noch gar keine gute Färbung hatte. Außerdem färbt sie auch gut Kern und Muskeln. Die betreffenden Schnitte werde ich auf dem Deckglas mit Tinte angeben. Die feinen Chitinhaare der Otocyste von Mysis, welche sonst in Canadabalsam fast unsichtbar sind, treten so gut hervor. Auch im Nerven sieht man mancherlei Einzelheit. Die Astacushaut, Wirbeltiermuskeln interpretieren sich von selbst.
Mit herzlichstem Gruß und der Bitte um baldige Rücksendung der Praeparate bleibe ich Ihr ganz ergebener A. Bethe

* [Cochenille wurde ein roter Farbstoff genannt, der aus Schildläusen hergestellt wurde; ein Vorläufer der Anilinfarbstoffe]

Lfd. Nr.: 193
Von: David v. Hansemann
An: L. Edinger
Quelle: EdrO

Berlin, 29.09.1894

Sehr verehrter Herr College!
Das Gehirn Helmholtzens ist in Natura gar nicht aufgehoben worden, auch ist nur die linke Hälfte in Gips abgeformt worden. Die rechte war durch einen älteren und einen koloßalen frischen Bluterguß so zertrümmert, daß ein Abformen nicht möglich war. Die linke Hälfte ist, wie gesagt, in Gips, nicht in Wachs abgeformt, und wenn Sie einen solchen Abguß haben wollen, so kann ich Ihnen einen solchen ohne Mühe verschaffen. Der Mann nimmt zwanzig Mark dafür. Auch wird er ihn zweifellos, wenn es verlangt wird, in Wachs ausführen, zu welchem Preise weiß ich nicht, doch kann ich, wenn Sie wünschen, danach fragen. Meines Wißens ist beabsichtigt, ein Photogramm des Gipsabgusses in einigen Wochen in der Deutschen med. Wochenschrift zu publicieren. Doch geschieht dies in nicht legaler Weise ohne eine Einwilligung und nicht in wißenschaftlichem sondern in sensationellem Sinne. Ich selbst habe die Absicht, vielleicht in 1/2 oder 1 Jahr den Abguß im Vergleich mit anderen Gehirnen in der Physiologischen Gesellschaft vorzustellen. Sollten Sie jedoch selbst ein wißenschaftlich-publicatorisches Interesse daran haben, so würde das meiner Ansicht nach nicht collidieren. Wenn Sie nur bei einer solchen Gelegenheit mich, als den „Autor", wenn ich so sagen darf, des Gehirns anführen wollen. So wie ich Ihre Antwort habe, werde ich die Fertigstellung eines Abgusses veranlassen.
Mit bestem Gruß Ihr ergebener von Hansemann.

Lfd. Nr.: 196
Von: David von Hansemann
An: Ludwig Edinger
Quelle: EdrO

Berlin, 06.10.1894

Sehr verehrter Herr College!
Der Abguß wird Ihnen in den nächsten Tagen zugehen. Virchow wünscht eine Publikation in seinem Archiv und ich werde dieselbe in einiger Zeit ausführen. Er ist erst dieser Tage zurückgekommen, so daß ich Ihnen das jetzt erst mitteilen kann.

Ihre Arbeit habe ich mit großem Intereße gelesen und sage Ihnen dafür meinen herzlichsten Dank. Ich stehe in sofern auf einem etwas anderen Standpunkt, als ich glaube, daß man einen formativen Reiz auf die Stromazellen der Organe direct doch wohl nicht leugnen kann. Weigert – und ich habe darüber öfters mit ihm discutiert – geht darin entschieden zu weit, wenn er diesen Reiz vollständig leugnet. Die vergleichende Biologie kennt in der Wärme, dem Licht, den Geo- und Chemotropismen und einer Reihe anderer Dinge doch ganz sichere formative Reize. Indeßen glaube ich, daß dadurch Ihre Theorie nicht wesentlich beeinflußt wird und daß dieselbe auch sehr wohl ohne die etwas einseitige Ansicht Weigerts bestehen kann.

Es wird mich sehr intereßiren, Ihre Ansicht über den Gehirnabguß zu erfahren, da ich selbst in dieser Sache einigermaßen homo crudus bin und mich erst in die Sache einarbeiten muß.
Mit bestem Gruß Ihr ergebener Dr. v. Hansemann.

Lfd. Nr.: 199
Von: Karl Heilbronner
An: Ludwig Edinger
Quelle: EdrO

Breslau, 10.10.1894

Sehr verehrter Herr Doktor!
Besten Dank für Ihre freundlichen Zeilen aus der Schweiz; Ihre anerkennenden Worte über meine Arbeit haben mir – so wenig eitel ich sonst bin – offengestanden wohlgetan; hier, wo man mitten in herrlichem Material sitzt und aus der lebendigen Beobachtung immer neue Anregung gewinnt, verliert man einigermaßen den Respect vor Statistik und allem was man aus staubigen Acten zusammensucht auch wenn man es selbst gemacht hat, und ich war zeitweilen schon sehr traurig über diese „Frucht meines Fleißes".

Ich hätte Ihnen längst geschrieben, wenn mir nicht durch ein Versehen der Buchhandlung Ihr Volkmann-Vortrag erst jetzt zugegangen wäre, trotzdem ich ihn gleich bestellt hatte, nachdem ich von seinem Erscheinen Kunde erhalten hatte; nun habe ich natürlich sofort gelesen. Die Grundideen davon sind mir ja aus den schönen Frankfurter Zeiten – z. T. aus Ihren Bemerkungen zu Alzheimer's Lues-Paralyse Vortrag, z. T. aus persönlichen Mitteilungen bekannt; ich habe mich oft, wenn ich das eine oder andere scheinbare „Curiosum" sah, daran erinnert und mir das nach Ihren Principien erklärt; während des Lesens hatte ich mir auch die eine oder andere Beobachtung notiert, um sie Ihnen als weitere Belege mitzuteilen; ich sah aber stets wenige Seiten später, daß ich damit zu spät gekommen wäre und Ihnen nichts Neues hätte mitteilen können; nur das eine blieb übrig und wird Sie vielleicht interessieren, daß die zwei einzigen totalen Optikusatrophien, die ich unter einer doch recht erheblichen Anzahl von Paralytikern hier zu sehen bekam, zwei Bureaubeamte betrafen. Die werden wohl auch ihre Optici nicht all zu sehr geschont haben. Im Übrigen geht es mir mit dem Vortrage, wie Sie selbst in demselben von anderen sagten, man meint alte Bekannte zu sehen, so selbstverständlich entwickelt sich eines nach dem anderen – wenn man es gelesen hat. Vielleicht läßt sich aus der Localisation der Paralyse innerhalb des Gehirns – woran hier nach Lissauers Vorgang wohl weitergearbeitet wird – noch manches dazu Gehörige abstrahieren; die Thatsache, daß fast ausnahmslos, gleichviel welche sonstigen Herderscheinungen die Krankheit gemacht hat, die Sprachentwicklungen ergriffen sind, läßt sich wohl auch aus der intensiven Thätigkeit dieser Partien unschwer erklären, wenn man Ihre Ansicht gehört hat; vielleicht führt Sie weiteres Eingehen noch dazu, uns die „Schübe" in der absteigenden Entwicklung zu erklären, die sich klinisch als Anfälle dokumentieren; bis jetzt hat alles Schreiben über diese Frage noch recht wenig Brauchbares gerade darüber zu Tage gefördert, und ich habe so ein instinctives Gefühl, daß man auf dem von Ihnen betretenen Wege zu etwas kommen müßte.

Zu produktiver Thätigkeit bin ich hier noch nicht gekommen; erst jetzt fange ich an, mich einigermaßen sicher in der hiesigen Psychiatrie zu fühlen; Solange das nicht geschehen war, konnte ich an irgendwelche Production nicht denken; jetzt wäre eher daran zu denken; wir 2 Kollegen auf den Aufnahmestationen sind bedeutend entlastet, weil Hahn wieder eine Abteilung übernommen hat; ich will sobald sich wieder geeignetes Material findet über Herde bei der Paralyse weiter arbeiten; was ich bisher machte, sind tastende Versuche gewesen, größere Hirn-anatomische Arbeiten zu machen gestattet leider die Zeit nicht, vor allem der Zustand, daß man sich auf der Aufnahmestation nie auch nur eine Stunde ungestört zu Arbeiten vornehmen kann. Manchmal fällt von Sachs - der übrigens jetzt als externer Assistent der Anstalt angehört - etwas von Belehrung für uns ab; übrigens hat sein Gebiet - die Verfolgung der Associationsbahnen - doch namentlich im Zusammenhalt mit den klinischen Ansichten unseres Chefs recht viel Interessantes; Ich habe schon öfter daran gedacht, ob nicht auch auf dem Gebiete embryologische Studien etwas leisten könnten; es bekommen doch auch die intercortikalen C-Fasern nicht alle gleichzeitig ihr Mark. Ich hoffe einmal wieder Gelegenheit zu haben, mit Ihnen darüber zu sprechen. Überhaupt habe ich gerade was Gelegenheit zu gegenseitiger Aussprache betrifft manchmal rechte Sehnsucht nach dem Senckenbergischen Institute; hier ist man im allgemeinen recht schweigsam, die einen weil sie nichts wissen, die anderen weil sie ihre Wissenschaft für sich behalten wollen. Auch Wernicke wird nur von Zeit zu Zeit mitteilsam und dann freilich immer hochinteressant; aber zu einem gegenseitigen Gedankenaustausch, bei dem auch die bescheidene Meinung des Schülers sich regen darf, wie ich es dort in so schöner Weise fand, kommt es kaum. Ich hoffe natürlich, daß Sie diese „Confessionen", die mir in der Erinnerung an meinen väterlichen Freund ganz von selbst in die Feder flossen, niemand verraten. Bei alledem wüßte ich keine Stelle an irgend einer deutschen Klinik, die ich gegen die hiesige eintauschen möchte.

Haben Sie Wernickes neues Buch gelesen? Ich habe es verschlungen und war ganz begeistert davon. Wann man sich nicht an etlichen terminologischen Absonderlichkeiten stößt, die thatsächlich hier keine allzugroße Rolle bei der klinischen Tätigkeit spielen, so muß man doch geradezu staunen über die Summe großer Gesichtspunkte, die da auf engem Raum zusammengedrängt sind. Wir sind sehr gespannt auf die Fortsetzung; Manches wissen wir ja hier aus dem Colleg und aus der mündlichen Mitteilung, aber sehr vieles ist auch uns eine neue Offenbarung.

Übrigens will auch ich mich auf dem eigenen Gebiete der hiesigen Klinik versuchen mit einer Arbeit über Asymbolie, den betreffenden Fall, den ich zugrunde legen will, habe ich im Juli der Psychiater-Versammlung vorgestellt. Nur ein heftiges Insuffizienzgefühl lähmt mir die Arbeitskraft; dieses Gefühl beschleicht einen hier leider recht oft und intensiv, wenn man die „verba magistri" hört und liest.

Entschuldigen Sie, wenn ich Sie nun seitenlang gelangweilt habe, man hat manchmal das Bedürfnis auch sein wissenschaftliches Herz etwas auszuschütten. Empfehlen Sie mich, bitte, Ihrer sehr verehrten Frau Gemahlin und Herrn Professor Weigert. Nochmals besten Dank für Ihre Zeilen; Wenn Sie einmal etliche Minuten zu einem Briefe frei hätten, würden Sie sehr erfreuen

Ihren Sie sehr verehrenden Schüler Karl Heilbronner.

Lfd. Nr.: 216
Von: Adolf Meyer
An: Ludwig Edinger
Quelle: EdLM

Kankakee, Ill. 17.04.1895

Sehr geehrter Herr College!
Besten Dank für Ihre Liebenswürdigkeit. Das Präparat ist gut angelangt. Der Unterschied zwischen demselben und dem meinigen liegt hauptsächlich in der mächtigen Entwicklung der oberflächlichen Faserung. Ob sie Riechfasern sind kann ich nicht sagen. Haben die Bulbi olfactorii markhaltige Fasern? Jedenfalls würde ich die Fasern, welche Sie in der Zeichnung zur Riechfaserung rechnen, nicht als solche gelten lassen. Ich werde übrigens Ihre Freundlichkeit nächstens erwiedern und Ihnen mit Ihrer Platte einige Schnitte meiner Serie zusenden, welche die von Ihnen gezeichneten Fasern besitzt, aber in den vordersten Schnitten und im Bulbus keine Markfasern aufweist.

Über die Endigung des Fornix und des bas. Vorderhirn-Bündels habe ich sehr lehrreiche Präparate. Da ich hoffte, die Formation spez. zu bearbeiten, habe ich dieselbe nie erwähnt; ohne Wiedergabe einer guten Serie von Schnitten wäre eine Beschreibung nicht viel wert; die Verhältnisse lassen sich nicht ohne weiteres auf das Säugerhirn übertragen, obwohl wirklich frappante Ähnlichkeit vorherrscht. Aber es sind ja gerade die Unterschiede auf die es ankommt u. deshalb braucht man genaue Serienbilder.

Liefert Leitz eine stärkere Linse für Ihren Zeichenapparat? Für kleine Sachen ist meine stärkste Linse zu schwach und da ich mit einer Bogenlampe arbeite, könnte ich leicht 30fache Vergrößerung brauchen.

Ich bin sehr gespannt auf Ihre Belege für die Auffassung einer tertiären Riechbahn, sowie für die Bestätigung der Mantel-Stammkommissur Rabl-Rückhardts.

Ich habe mich nicht davon überzeugen können. Das Bündel der Scheidewand (mein bas. L. bd. Th. Fig. 5.6 – falsch gezeichnet in Figur 7, besser in Figur 8) würde doch wohl zum Theil Ähnlichkeit mit dem der Vögel zeigen?

Diese Geschichten sind so compliciert, daß eig. blos Demonstration eine Diskussion fruchtbar machen kann. Sie müssen einmal in unser gelobtes Land kommen, es wäre dies sicher eine interessante Tour und es würde uns einsamen Seelen viel Freude und Anregung bieten. Sie würden ein herzliches Willkommen finden. Lieber wäre es mir allerdings, wenn ich selbst eine Zeit lang in Ihrem Laboratorium arbeiten könnte und ich Sie bei Ihrer Sammlung treffen könnte. Sie und Weigert zu besuchen ist schon lang ein Wunsch gewesen; aber ich fürchte fast, die Zeit, und was dasselbe ist, die Mittel werden lange auf sich warten lassen, wenn die Zeiten nicht besser werden.

Das Schlimmste an der Sache ist, daß wir Europäer nicht für ein so aufreibendes Leben erzogen sind. Drüben können wir empfindlich und gründlich und bedächtig sein, aber hier reiben einen diese Eigenschaften einfach auf. Dabei berauscht man sich gewissermaßen mit den Aussichten die sich bewahrheiten möchten und wird untauglich für ein ruhiges und einfaches Leben in Europa. Soviel ich von Dr. Carus höre, ist Herrick ein Opfer seiner Pleuritis, immer noch krank.
Mit besten Grüßen Ihr ergebener Adolf Meyer

Lfd. Nr.: 219
Von: Willibald Nagel
An: Ludwig Edinger
Quelle: EdrO

Freiburg, 27.06.1895

Hochgeehrter Herr Direktor!
Verzeihen Sie, bitte, wenn ich, durch außergewöhnliche Inanspruchnahme meiner Zeit bisher verhindert, erst jetzt dazu komme, Ihnen meinen verbindlichsten Dank für Ihren Brief und die wertvolle Sendung verschiedener Ihrer Schriften auszusprechen. Von den letzteren habe ich einige, noch nicht alle, mit größtem Interesse studiert. Da ich mich, wie Sie wissen, mit der Frage der Phylogenese der psychischen Functionen beschäftige, war es für mich von besonderem Interesse, Ihre Untersuchungen über vergleichende Anatomie des Hirns zu studieren, von denen ich bisher nur die Endresultate, nicht aber die Einzeluntersuchungen und die Tafeln gekannt hatte. Ich habe um so mehr Grund, mich mit diesen Fragen eingehend zu beschäftigen, da ich, auf Wunsch des Herrn Professor v. Kries, hier ein Colleg über Physiologie des Centralnervensystems lesen werde, allerdings erst im nächsten Sommer; aber auf diesem Gebiete ist ja eine intensive gründliche Vorbereitung ganz besonders notwendig. Herstellung geeigneter Demonstrationspräparate wird für mich in nächster Zeit eine Hauptaufgabe sein, und ich denke dies mit Hilfe der jetzt so sehr verbesserten histologischen Methoden auch mit der Zeit in genügender Weise ausführen zu können.

Ich danke Ihnen noch im besonderen für die mehreren Winke, die Sie mir in Ihrem Brief über die Fragen der vergleichenden Psychologie gegeben haben. Ich meinerseits möchte eine Aussprache über die von Ihnen berührten Punkte für den Augenblick noch vermeiden, da ich mich gegenwärtig mehr als je in einem Zustande einer gewissen „Gährung" befinde und von der Gewinnung einer festen Position in psychophysischen Fragen noch ein gutes Stück entfernt bin. Den Anlass zu dieser Gährung hat außer der Unterhaltung mit Ihnen in Baden und einer späteren mit Professor Forel eine Broschüre gegeben, die in mancher Hinsicht interessantes bietet: „Empfindung und Bewußtsein, monistische Bedenken" von B. Carneri (bei Stauß). Sollten Sie dieselbe noch nicht kennen, so möchte ich glauben, daß auch Ihnen die Lectüre derselben Interesse bieten würde.

Über einen wissenschaftlichen Gegenstand nur gestatten Sie mir ein paar Worte. Wenn von der Reaction irgend eines Tieres auf einen Reiz nachgewiesen werden kann, daß dieselbe infolge bestimmter präformierter Verbindungen unter den einzelnen Teilen seines Nervensystems, eventuell noch durch Gewöhnung geebnet und durch Bahnung begünstigt, zwangsmäßig gerade so, wie sie auftritt, und nicht anders, auftreten muß und auch tatsächlich auftritt, finde ich damit noch lange nicht gegeben, daß diese Reaction nun nicht als eine Art psychischer Thätigkeit aufgefaßt und bezeichnet werden dürfe. Sind doch auch die unbestreitbar psychischen Willenshandlungen des Menschen in Wahrheit zwangsmäßige Erfolge des sie bedingenden Reizes (innerer und äußerer) einerseits und der Structur des Gehirnes andererseits, und kann doch von einem freien Willen in dem Sinne nicht mehr die Rede sein, als ob der Willen, als ein metaphysisches Princip, irgend eine Herrschaft über die Körperfunctionen habe. Ich glaube, daß der Widerspruch gegen die Annahme „psychischer" Prozesse bei Tieren zum großen Teil darin seinen Grund hat, daß man den betreffenden Autoren (und mir wenigstens sehr mit Unrecht) die Meinung zutraut, daß in das sonst durch mechanische Gesetze bestimmte Geschehen im Organismus die Psyche, als eine fremde Macht eingreife, daß die Psyche überhaupt irgendwie als Ursache eines physiologischen Prozesses auftreten könne. Das Gegenteil ist meine Meinung. Was ich verlange, ist die Anerkennung der Thatsache, daß die Bindeglieder zwischen Reiz und Reizerfolg (Reaction) im Tierkörper in einer gewissen Kategorie von Fällen complizierter Natur sind, daß unser mechanisches Verstehen derselben oft in weitem Felde liegt, und daß damit, daß man diese Tatsachen in den großen Topf der „Reflexe" wirft, nichts gewonnen ist, im Gegenteil, denn jene Vorgänge sind, obgleich später wohl auch mechanisch zu verstehen, noch weit complizierter, als das, was im wahren Sinne Reflex genannt wird. Und diese complizierten Vorgänge nenne ich Psyche, bis sich aus weiteren Forschungen eine passendere Bezeichnung für sie ergiebt, und eine rein physiologische Erklärung.

Verzeihen Sie, wenn ich Ihre Zeit mit diesen Bemerkungen, die doch immer ganz unvollständig sein können, in Anspruch genommen habe. Ich glaube, daß Sie den angedeuteten Standpunkt, den ich speziell gegen Loeb und Gesinnungsgenossen geltend machen möchte, wenigstens in der Hauptsache teilen werden. Wenigstens kann ich ihn Ihnen später, klarer ausgedrückt, gedruckt vorlegen.
Mit höflichem Gruße Ihr sehr ergebener Dr. W. Nagel.

Lfd. Nr.: 222
Von: Albrecht Bethe
An: Ludwig Edinger
Quelle: EdrO

Plymouth, Citadel Hill Laboratory, 10.09.1895

Lieber Herr Doctor!
Ich muss ihnen doch bei Zeiten das für mich sehr freudige Ereignis, dass ich nämlich dauernd untauglich für Militärdienst bin, mitteilen. Ich stellte mich vor 2 Wochen in London zur Untersuchung beim deutschen Generalconsulat, und der freundliche Doctor fand an mir so viele Fehler (schwache Brust, Krampfadern und schlechte Augen), dass er mir ein Untauglichkeitszeugnis Nr. 9 gab.

Nebenher hielt er mir einen längeren Vortrag über die Ziele der Gehirnphysiologie, den Wert pathologischer Erscheinungen für die Erkenntnis zerebraler Funktionen usw., lauter Dinge, die mir wohl bekannt, die ich aber aus Höflichkeit und Eigennutz sehr ruhig mit anhören musste. So werde ich denn also nicht diesen Winter nach Frankfurt kommen, sondern zu Hause die Resultate der hiesigen Arbeit ausarbeiten und, so weit ich Mikrotom, Bibliothek und anderes Handwerkszeug nötig habe, mich nach dem nahegelegenen Berlin wenden. Im Frühjahr hoffe ich die vorliegende Arbeit beendet zu haben und dann auf irgend einem mir noch unbekannten Wege nach Neapel zu kommen, um dort meine Gleichgewichtsstudien wieder aufzunehmen.

Die über die Functionen des Nervensystems von Arthropoden gemachten Arbeiten habe ich immer noch nicht studiert und weiss nur ganz ungefähr, was dabei herausgekommen ist. Sicher ist aber, dass nur der allergeringste Teil dessen, was ich an meinen Krabben sehe, bekannt ist. Auch die Erscheinungen nach den bereits von Young und

Watson [sic!] gemachten Commissurdurchschneidungen sind sicher nicht alle bekannt. Ich fand bei verschiedenen, recht hübschen Froschhirnen sehr interessante Dinge, welche mir allerdings noch nicht alle ganz klar sind. Ich werde Ihnen darüber ein andermal Mitteilung machen. (Übrigens sind feinere Operationen ohne Westrensche Lupe fast unmöglich, und ich bin froh, dass ich bei Ewald dieses vortreffliche Instrument kennen gelernt habe. Die recht bedeutende Raphe bereue ich keinen Augenblick). Sagen will ich Ihnen nur heute noch, dass Ihre Vermutung, ein Teil des Gehirns der Arthropoden möge dem Cerebellum der Vertebraten functional entsprechen, durchaus richtig ist. Dieser Teil des Gehirns ist nach meinen bisherigen Resultaten der in meiner Carcinus-Arbeit als Neuropil I und II bezeichnete Teil des Gehirns mit den dazugehörigen Ganglienzellpolstern (ich glaube gz 6 und gz 3). Die Bewegungsincoordination nach Exstirpierung dieses Organs auf einer Seite sind <u>nicht</u> einseitig sondern erstrecken sich auf die ungekreuzte <u>und</u> gekreuzte Seite, sind aber auf <u>beiden</u> Seiten verschieden.

Nun zur Hauptsache: Wann wird ungefähr die Arbeit, von der Sie mir sprachen, in der Sie Ihre Ansichten über Bewusstsein, Gedächtnis usw. und deren Phylogenese in der Vertebratenreihe niederlegen wollen, herauskommen? Ich würde sehr froh sein, wenn dies vor Drucklegung meiner jetzigen Arbeit geschehe (vor März oder April nächsten Jahres). Ich habe nämlich jetzt viel Gelegenheit über dieselben Dinge nachzudenken und weiss nicht mehr gut zu unterscheiden zwischen dem, was sie mir gegenüber geäussert und dem, was mein eigen ist. Abgesehen davon, das es mir höchst unangenehm wäre, fremde Gedanken als meine eigenen von mir zu geben, würde es mir angenehm sein, wenn ich auf ihre Auseinandersetzungen Bezug nehmen könnte. Meine Arbeit wird sich nicht nur auf Carcinus beschränken. Ich gedenke einmal gründlich unter den Notizen über Gedächtnis und Bewusstsein Wirbelloser aufzuräumen und werde mich dabei auch auf die Wirbeltiere in meinen Auseinandersetzungen ausbreiten müssen. Nagels Notiz in seinem Werk über Geruch und Geschmack in der Tierreihe, dass Carcinus derartige Sinne abgehen, ist unglaublich dumm und unrichtig. Ich kenne wenig Tiere, welche einen so ausgebildet feinen chemischen Sinn haben wie diese Tiere (dieser Sinn ist übrigens <u>hauptsächlich</u> im Bauchmark localisiert und nicht im Gehirn, eine Thatsache die deutlich dadurch bewiesen wird, dass commisurlose Tiere noch auf das in einer Entfernung von 1 bis 2 Zoll gehaltene Futter losgehen). Es scheint mir notwendig, für diese Erscheinung neue Worte zu bilden. Eine Unterscheidung zwischen „Riechen" und „Schmecken" bei Wassertieren ist an sich töricht, aber abgesehen davon sollte man sie nicht bei wirbellosen Tieren anwenden, da diese Ausdrücke für uns immer die <u>bewusste Wahrnehmung</u> einschließen, bei diesen Tieren aber von Bewusstsein gar nicht die Rede sein kann. Ebenso sind die Worte „fühlen" und „Gefühl", „wahrnehmen", „empfinden" usw. nach meiner Ansicht durch neue, welche die Beteiligung des Bewusstseins nicht in sich schließen, zu ersetzen. Glauben sie, dass es gut sein wird, diese Worte als Compositionen von „Reflex" und „Reflection" zu bilden? Ich meine etwa so: „Chemoreflexe", „chemoreflectiren" für „riechen" und „schmecken" und Tango und „tangoreflectiren" oder dergleichen für „fühlen". Ich finde diese Worte zwar nicht sehr schön und suche nach besseren, glaube aber dass sie mir in bezug auf die Inkorrektheit der bisherigen Ausdrücke recht geben werden.

Exner's Buch hat mich sehr interessiert und mir viele Anregung gegeben, an anderen Stellen habe ich aber sehr den Kopf geschüttelt.

Mit den besten Grüssen an ihre Frau Gemahlin und Fritz bin ich Ihr ganz ergebener Albrecht Bethe

Lfd. Nr.: 226
Von: Rudolf Burckhardt
An: Ludwig Edinger
Quelle: EdrO

Basel, 30.10.1895

Verehrtester Herr Kollege!
In dankbarer Erwiderung ihrer freundlichen Zeilen erlaube ich mir zur Ausführung meiner Andeutungen einige Bemerkungen, die vielleicht imstande sein werden, Ihnen darzuthun, wie ich es mit der vorgeschlagenen Nomenclatur meine. Ich glaube, das Mißverständniß rührt davon her, dass wir beide bei „vergl. Anatomie" in erster Linie an etwas verschiedenes denken. Sie mehr an die spezielle v. A. der Kerne und Faserbahnen; ich an die allgemeine der zonalen Gliederung in Verbindung mit der Histogenese. Und so glaube ich denn nicht, wie Sie zu verstehen scheinen, dass wenn da und dort im Hirn eine Schicht oder ein Fleck auftritt, in dem gerade nicht Ganglienzellen sind, wir müssten für ihn die Bezeichnung Gliose brauchen, sonder ich möchte immer die in radialer Richtung existierenden Theile mitberücksichtigt wissen, weil sie ja genetisch zusammen gehören. [am Rande des Briefblattes Skizzen siehe Abbildung]!

Sie ersehen daraus, dass die vorgeschlagenen Ausdrücke kurz die Histogenese jeder Stelle des Hirns einschließen: Wir sagen etwa: die Decke des IV. Ventrikels besteht aus Epitheliosa, welche lateralwärts durch Ependymose in Gangliosa übergeht um in der Medianebene wieder die Form von Ependymosa anzunehmen, so ist mit diesen wenigen Worten gleich der Grad histogenetischer Differenzierung in den durchlaufenen Zonen ausgedrückt, wie ich es nicht einfacher auszudrücken verstünde. Und es sind ja gerade diese histogenetisch verschiedenen Grade der Ausbildung viel constanter durch eine große Reihe von Gattungen und Familien als die Ansammlungen der Ganglien, weil erstere am meisten in den Median – letztere am meisten in den Lateralzonen zum Ausdruck kommen. Ich gehe eben von dem u. a. von Wundt in der Methodologie der Wissenschaften ausgesprochenem Grundsatz aus, dass die Klassifikationen, wo sie genetisch sein können, nicht bloß descriptiv sein sollen. Die von Ihnen in Frage gestellten Beispiele müsste ich also dahin beantworten, dass es sich in beiden Fällen um Gangliosa handeln würde, da ja unter und über den fraglichen Schichten Ganglienzellen sind. Ich finde natürlich auch, es wäre gut keine neuen Namen einzuführen; aber ist es wichtiger, dass wir für ein paar Faserzüge, die vielleicht sehr rasch innerhalb der Vertebraten wechseln, fünf neue Namen haben, oder dass wir fünf Namen haben, welche die histogenetischen Beziehungen jeder Stelle des definitiven Hirns mit einem Wort zum Ausdruck bringen? Für die Stammesgeschichte der Vertebraten ist das letztere unentbehrlich, und ich hoffe doch, wenn auch nicht mit diesem einen Male, so doch durch weitere Ausführungen auch Sie davon zu überzeugen. Mein Bedürfnis war es, für das was R[abl-]. R[ückhard]. als Ependym bezeichnet, einen anderen Ausdruck zu suchen, da ich bei der Bauplanarbeit das Mißliche dieser Übertragung eines ursprünglich anders angewandten Begriffes empfand. Ich bin gern geneigt, weitere Argumente gegen meinen Vorschlag anzuhören, oder denselben Ihnen entsprechend zu modifizieren, ehe ich sie vor einen weiteren Kreis von Fachgenossen bringe, weil ich nichts mißlicher finde, als unfertige Publication, aber ich möchte Sie nicht belästigen, da ich weiß, wie sehr Sie anderweitig in Anspruch genommen sind. Mit freundschaftlich ergebenem Gruß Ihr Rudolf Burckhardt.

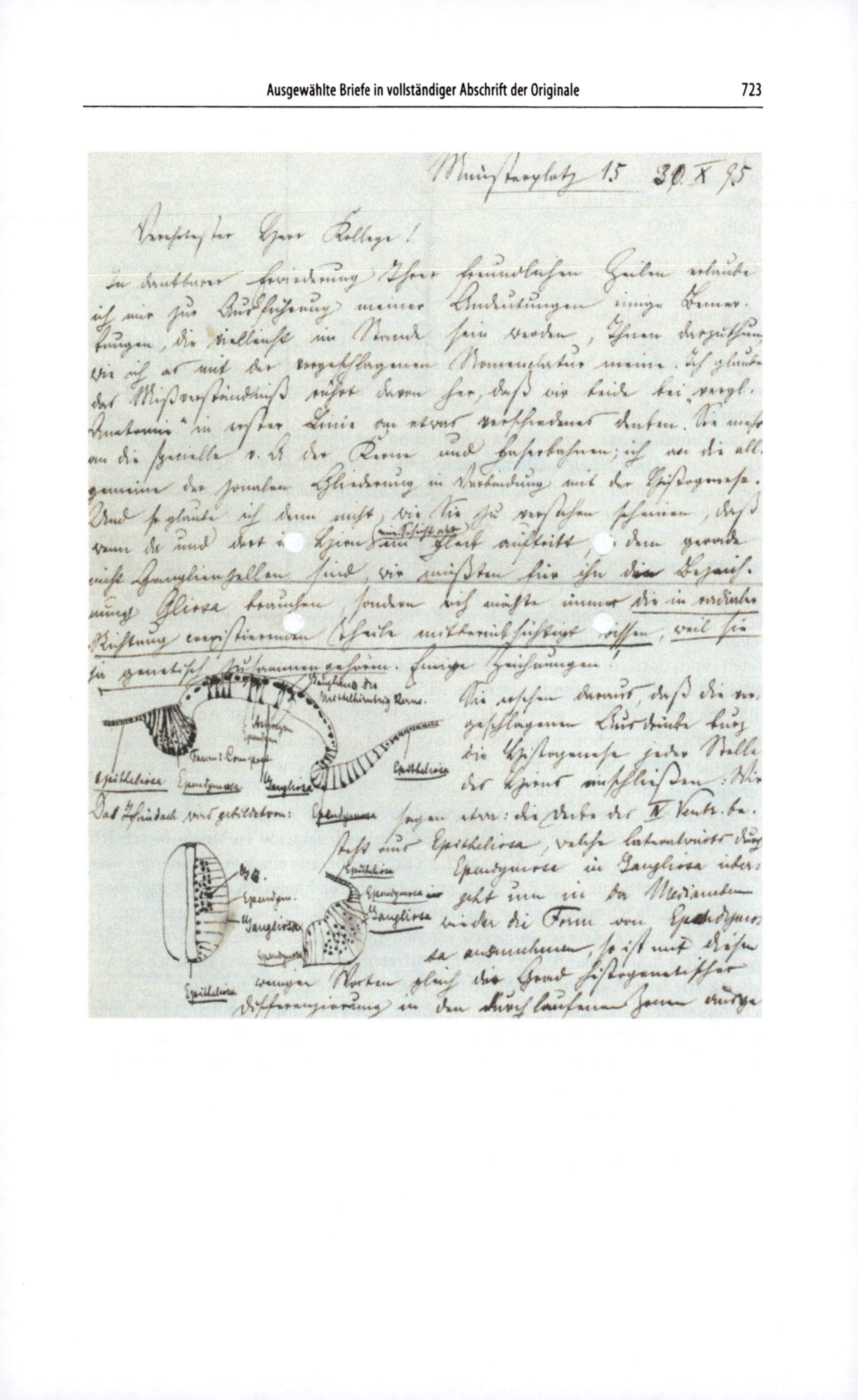

Lfd. Nr.: 227
Von: Gustav Fritsch
An: Ludwig Edinger
Quelle: EdrO

Berlin 09.11.1895

Sehr geehrter College!
Ihre werthgeschätzte Karte vom 6. dieses hat mich als ein Lebenszeichen nach recht langer Zeit aufrichtig gefreut. Doppelt aber, da ich aus derselben ersehe, daß Sie Ihre Aufmerksamkeit den bisher zu wenig gewürdigten elektrischen Ganglienzellen zuwenden.

Ihr Wunsch nach einer genauen Lokalisation der „dicken Axenzylinder" wobei Sie offenbar die elektrischen meinen, ist durch die Austrittsstelle aus dem Rückenmark wie dieselbe in meiner Figur Nummer 10 auf Tafel III ersichtlich ist, gegeben. Einem „Strang" schließen sie sich überhaupt nicht an, sondern eilen von der Zelle direkt ventral gewendet auf kürzestem Wege dieser Austrittsstelle zu (vergl. Austritt der Mauthner'schen Faser in natürlicher Lagerung zum elektrischen Axenzylinder auf Tafel VI Fig. 17). Die Erwartungen, die Sie wie Kölliker an eine „genauere Orientierung" zu knüpfen scheinen, lassen sich leider nicht erfüllen, da sowohl bei Gymnotus als auch bei Mormyrus Zellen der Axenzylinder nachweisbar mit den vorderen Wurzeln austreten [und] durch die ganze graue Substanz bis zu Commissur hinter dem Centralkanal dicht eingelagert gefunden werden. Ich lege ein Präparat von Mormyrus mit bei und eins von Gymnotus, wo sich das Gesagte leicht bestätigen läßt. An den Mormyruszellen werden Sie hoffentlich die breite Protoplasmaverbindungen trotz der schwer zu vermeidenden Osmiumwirkung erkennen. Der Malapterurusquerschnitt zeigt einerseits zwei, andererseits eine Mauthner'sche Faser im Querschnitt; am Axenzylinder der elektrischen Zelle ist zufällig eine ungewöhnlich breite Wurzel erhalten.

Einen Querschnitt habe ich nicht abgebildet, weil derselbe zu wenig bietet. Ich schicke Ihnen einen solchen, wie ich auch an Kölliker bereits einen versandte, der wiederum die Orientierung der Zellen als unbekannt bezeichnete. Ich bestritt ihm diese Berechtigung, da ich ausdrücklich angeführt habe, daß die beiden Riesenganglienzellen etwas nach rückwärts und einwärts von den motorischen Zellen der Vorderhörner lagern. Diese Einfügung im Mark und ihr Auftreten im Halsmark war für mich Veranlassung, wiederholt an anderer Stelle ihre Lage ohne weitere Schlußfolgerungen mit derjenigen der Clarke'schen Säulen zu vergleichen. Es kam mir darauf an, sie von den motorischen Zellen der Vorderhörner zu sondern, wie ich es noch heute für richtig halte. Meine Bemerkung über die Zuweisung der Schwanzmuskeln durch die Mauthner'schen Fasern finden sich bereits im „Bau des Fischgehirns" Seite 88 u. Anm.
Zu weiteren Auskünften gern bereit grüßt bestens Ihr erg. College Gustav Fritsch

P. Die Präparate erlaube ich mir Ihnen zu dediciren.

Lfd. Nr.: 234
Von: Oskar Vogt
An: August Forel
Quelle: MHI Zürich

Paris, 28.01.1896

Lieber Herr Professor!
Zunächst die Zeitschrift. Die Zahl der Abonnenten ist um 50 zurückgegangen, die wissenschaftlichen Kreise sind doch sehr ablehnend. Die Manuskripte werden jetzt zahlreicher, der Verleger hat andere Bedingungen gestellt: 20 statt 30 M. Honorar für die Autoren und 200 statt 500 für den Redacteur. Ich habe sie adoptiert, da ein Verlagswechsel zur Zeit sehr ungünstig ist und der Verleger sonst sehr gut.

Dann kurz etwas über mich. Ich habe Alexanderbad aufgegeben und werde ganz hier bleiben. Psychotherapie in dem Umfang treiben, wie ich es in Alexanderbad musste, und dann wissenschaftlich arbeiten: dazu reichen meine Körperkräfte nicht. Ich leide noch jetzt an den Folgen der Überarbeitung vom Sommer. Dann eine ewige Unzufriedenheit der Kranken mit der Verwaltung in Alexanderbad und mehr dgl. Sachen. Dann sollte ich mich gleich für 4 weitere Jahre binden. Aus diesen Gründen war eine Lösung besser. Ich glaube, dass ich mich hier ganz gut durchschlagen kann. Einzelne Patienten werde ich hier behandeln und sonst nur meinen Arbeiten und vorläufig auch – der Sprache leben. Letztere ist doch nicht so einfach. Aber allmählich werde ich schon dahinterkommen. Das Krankenmaterial an der Salpetriére ist großartig, später werde ich auch wohl noch zu Magnian [?] gehen. Ich nehme jetzt meine anatomischen Studien wieder auf. Ich bin sehr froh in der Aussicht auf einige ruhigere Jahre.

Schreiben Sie mir gelegentlich doch mal, wann etwa eine neue Auflage vom Hypnotismus erscheinen soll. Ich möchte mich mit meinen Arbeiten etwas danach einrichten.
Sie wollten ja Lipps antworten auf seinen Vortrag. – Sind Sie mit der Ausarbeitung meines Münchener Vortrages zufrieden? Ich werde jetzt bestrebt sein, die Zeitschrift möglichst vielseitig zu gestalten. Ihnen und den Ihrigen meinen herzlichsten Gruß Ihr treuer Vogt.

Lfd. Nr.: 244
Von: Heinrich Sachs
An: Ludwig Edinger
Quelle: EdrO

Breslau, 29.05.1896

Verehrter Herr Professor!
Besten Dank für die freundliche Übersendung der Schirmer'schen Inauguraldissertation, die ich mit großem Interesse durchgelesen habe. Ich glaube auch, daß man aus dem Erhaltensein eines Theiles der Cuneusrinde den Schluss auf die Begrenzung des lichtwahrnehmenden Feldes nicht ziehen darf; es müßte der Nachweis geführt werden, dass die Stabkranzfasern des erhaltenen Rindenbezirks gestört sind. Im Gegentheil scheint mir die Thatsache, dass der Kranke sich des Verlustes seines Sehvermö-

gens so intensiv bewusst war, eher für Erhaltung eines Theils des Feldes bei subcorticaler Zerstörung der zuleitenden Projectionsbahn zu sprechen. Bemerkenswert ist dort, dass keine oder doch keine erheblichen Orientierungsstörungen vorhanden waren, wie sie sonst bei beiderseitigen centralen Hemianopsien auftreten. Dafür ist jedenfalls die Lokalisation der Herde auf die Innenfläche und auf einem auf einem Theile der unteren Fläche verantwortlich zu machen. Die Gesichtshalluzination im Momente der Erblindung ist zweifellos von hohem Interesse.
Mit collegialem Gruss Ihr ganz ergebener H. Sachs

Lfd. Nr.: 253
Von: Jacques Loeb
An: Ludwig Edinger
Quelle: Edinger-Institut. Rote Ordner

Chicago, 28.11.1896

Hochgeehrter Herr College!
Für die freundliche Zusendung Ihres Vortrages sage ich Ihnen meinen ergebensten Dank. Derselbe ist geradezu klassisch und ich glaube kaum fehl zu gehen, wenn ich demselben eine dauernde Stelle in der Geschichte der Gehirnforschung prophezeie: Derselbe hat in Wirklichkeit die vergleichende Hirnforschung – in der Morphologie und Physiologie vereinigt sein müssen – eröffnet. Für die freundliche und ehrenvolle Weise, in der Sie meiner Arbeiten gedacht haben, weiss ich Ihnen kaum genug zu danken. Ich möchte Ihre Arbeit gerne meinen Studenten zugänglich machen und habe mich an Dr. Carus gewendet, ob er dieselben in englischer Übersetzung erscheinen lassen will. Er hat sich dazu bereit erklärt. Würden Sie etwas dagegen haben? Ich würde es sehr gerne sehen, wenn Ihr Vortrag dem anglo-amerikanischen Publicum in weiteren Kreisen zugänglich gemacht würde. Das Interesse, das man hier aus pädagogischen Gründen an der Erforschung des Hirns nimmt, ist sehr groß, leider aber wird den Leuten nicht immer das Beste geboten. Ist eine Übersetzung in irgend einer englischen Zeitschrift erschienen? Eine Review Ihrer Arbeit wird von einem meiner Schüler, Mr. E. P. Lyon im Monist veröffentlicht werden.
Ich verbleibe in aufrichtigster Verehrung Ihr ergebenster Jacques Loeb

---

Lfd. Nr.: 254
Von: Jacques Loeb
An: Ludwig Edinger
Quelle: EdrO

Chicago, 24.12.1896

Verehrtester Herr College!
Für die Mittheilungen in Ihrem Briefe weiss ich Ihnen kaum genug zu danken. Dass Sie mich für den Soemmeringpreis [sic!]vorzuschlagen beabsichtigen, ist in der That eine Anerkennung, wie ich Sie kaum glänzender denken könnte. Da Sie sich schon einmal die Mühe genommen haben, sich mit meinen Arbeiten in der wohlwollenden Weise zu beschäftigen, so möchte ich mir erlauben, Ihnen den Plan und das Ziel derselben in Kurzem dazulegen.

In meinen Arbeiten verfolge ich 3 bestimmte Probleme. Das erste ist eine Theorie der thierischen Instinkte und deren Vererbung zu gewinnen. Hierüber handeln meine Arbeiten über Heliotropismus, Geotropismus etc. so wie die vergleichenden gehirnphysiologischen Arbeiten.

Das zweite ist eine Theorie der Entstehung der Formen und deren Vererbung. Hierüber handeln meine 2 Broschüren über physiologische Morphologie und eine Reihe von Aufsätzen in Journal of Morphology Pflüger, Words Hall Lectures, Roux' Archiv etc.

Das dritte Ziel ist die physisch-chemische Grundlage für beide Klassen von Vorgängen zu gewinnen. Damit habe ich nur Anfänge gemacht, z.B. in der kleinen Abhandlung: „Über die Entstehung der Aktivitätshypertrophie der Muskeln", „Über die physiologische Wirkung des Sauerstoffmangels" etc. Die physiologischen Wirkungen des Sauerstoffmangels enthalten ein Resultat, das nicht beachtet worden ist, aber sehr wichtig ist: Die hohe Wahrscheinlichkeit, dass der rasche Tod bei O-Mangel durch ein Gift herbeigeführt wird, daß sich bildet. Ist O zugegen, so wird das Gift rasch oxydiert und unschädlich gemacht. Ich bin überzeugt, dass diese Theorie sich sehr folgenreich erweisen wird. Einen besonderen Fortschritt aber glaube ich wird auf diesem Gebiet die in Kürze erscheinende 4. Mitteilung zur Theorie des Galvanotropismus werden. Doch das ist Zukunftsmusik. Wenn ich Ihnen sehr eingebildet erscheine, so ist Ihre Freundlichkeit und Ihr Wohlwollen zum Theil mitverantwortlich. Seien Sie aber sicher, dass, wie auch der Ausgang der Preisvertheilung sein möge, ich mich Ihnen dauernd zum tiefsten Danke für Ihr Interesse an meinen Arbeiten verpflichtet fühlen werde.

Und nun zum wichtigsten: Lassen Sie Sachs im New York Journal diese Arbeit nur ja übersetzen, da der Leserkreis seiner Zeitschrift ein ganz anderer ist als der von Carus. Meine Absicht in bezug auf Carus ist folgende: Carus gibt eine Bibliothek heraus, die in mancher Beziehung Ostwald's Klassikern der Naturwissenschaft vergleichbar ist, nur dass er moderne Autoren wählt. So hat er Aufsätze von Hering, Mach, Max Müller, Ribot etc. zu billigen Preisen als kleine Broschüren in englischer Übersetzung veröffentlicht. Ich möchte gern, dass auch Ihre Arbeit dort erscheint, um dieselbe meinen Studenten zugänglich zu machen. Sie ist alsdann im Buchhandel vorhanden und jeder kann dieselbe kaufen. Ich kenne keine bessere Einleitung in das Studium der Gehirnphysiologie als Ihren Vortrag. Aus dem letzteren können meine Leute mehr lernen als aus einem Dutzend Lehrbüchern der Physiologie. Carus würde Ihren Aufsatz erst in einer seiner Periodicals publizieren und dann selbstständig als kleine Broschüre drucken. Carus macht mit diesen Dingen kein Geschäft, er ist sehr liberal und vertheilt seine Publikationen in sehr vielen Exemplaren gratis. Es ist ihm oder viel mehr seinem Schwiegervater Hegeler, der für diese Sachen zahlt, in erster Linie darum zu thun, dass er eine erziehende Wirkung in America ausübt. Die Hinzufügung der Figuren zu Ihrer Arbeit würde sehr willkommen sein und ich würde sehen, dass die Broschüre in der Übersetzung so vollkommen als möglich erscheint.

Werden Sie nicht einmal nach America kommen? Sie würden warm hier empfangen werden. Ich habe mir ein Haus in der Nähe der Universität hier gebaut und ich sowohl wie meine Frau würden uns freuen, Sie wie Ihre Frau Gemahlin, bei uns zu Gast zu haben. Ich meine es ernst mit dieser Einladung, und ich hoffe, dass Sie sich einmal entschliessen, hier herüber zu kommen.

Wenn Sie Verworn einmal wieder sehen oder schreiben, so grüssen Sie ihn bitte von mir. Ich glaube, daß wir trotz unserer Differenzen keine Gegner sind, sondern das Ge-

gentheil, da er, wie Sie, und ich demselben großen Ziele zustrebt, die vergleichende und allgemeine Physiologie zur Grundlage unserer Wissenschaft zu machen. Es wird Sie (und vielleicht auch Verworn) interessieren, dass ich hier schon seit '92 regelmäßig etwa ein Drittel der Zeit meines Curses in Physiologie der allgemeinen und vergleichenden Physiologie widme; und zwar ist das der Cursus, den die Mediziner zu nehmen verpflichtet sind. Gehirnphysiologie trage ich z.B. ganz vom vergleichenden Standpunkt aus vor.
Ich verbleibe mit den herzlichsten Grüßen Ihr Sie aufrichtig verehrender Jacques Loeb

---

Lfd. Nr.: 259
Von: Wilhelm Wundt
An: Oskar Vogt
Quelle: C. u. O. Vogt-Archiv Bd. 357

Leipzig, 01.02.1897

Verehrter Herr Doktor!
Für die freundliche Zusendung Ihrer früheren Arbeiten sowie Ihres neuesten in München gehaltenen Vortrages sage ich Ihnen meinen besten Dank. Ich habe alle Ihre Publikationen nicht nur mit lebhaftem Interesse gelesen, sondern es ist mir auch eine besondere Freude und Befriedigung gewesen, zu sehen, daß Ihre Beobachtungen in so vielen Punkten mit meinen eigenen übereinstimmen. So namentlich auch in einem Punkte, der stets am allermeisten angezweifelt worden ist und noch wird, nämlich in Bezug auf die die Willensvorgänge zusammensetzenden Gefühle. Daß Ihre an Hypnotischen gesammelten Beobachtungen so gut mit denen übereinstimmen, die ich selbst auf ganz anderem Wege, nämlich bei Reactionsversuchen, gemacht habe, ist mir ein Zeugniß von besonderem objektiven Werthe.

Nach Ihren Arbeiten bin ich geneigt anzunehmen, daß die auf dem Wege der Hypnotisierung verwandte „Dissoziationsmethode", vor allem beim Studium der Gefühle – eines Gebietes, das ja leider noch so sehr von den meisten Psychologen vernachlässigt wird – werthvolle, die anderen Methoden ergänzende Resultate verspricht, besonders in der Verknüpfung der willkürlich beeinflussten und geregelten Beobachtung mit der theils als Controle anzuwendenden, theils aber auch aus psychologischen Gründen ein selbständiges Interesse beanspruchenden „Ausdrucksmethode".

Ich kann Sie versichern, daß es vor allem mir selbst eine große Freude bereiten wird, wenn ich gezwungen sein werde, mein dereinstiges Urtheil über die hypnotische Experimentalmethode wesentlich zu modifizieren. Sie werden ja nicht verkennen, daß mein Urtheil von vorneherein durch zwei Momente ungünstig beeinflußt war: einerseits durch den Unfug, der von „Psychologen" in jeder Weise mit dem Hypnotismus getrieben wurde, ein Unfug, der ja auch von Ihnen scharf verurtheilt wird, – andererseits aber dadurch, daß z.B. in Frankreich eben dieser halb phantastische, halb dilettantische Hypnotismus-Kult stets mit „experimenteller Psychologie" identificirt wurde und noch wird. Arbeiten wie denen von Forel habe ich nie wissenschaftliche Zuverlässigkeit und Bedeutung abgesprochen, – aber Forel ist nicht Psychologe, und so ließ sich mit seinen Beobachtungen nicht viel anfangen. Niemand aber wird sich mehr freuen als ich, wenn es Ihnen gelänge, in die Arbeiten über Hypnotismus eine solide

exacte Methodik zu bringen und sie so zu einem werthvollen Hülfsmittel der exp. Psychologie umzugestalten. Einen, freilich nicht direct die Psychologie behandelnden, aber Sie vielleicht auch interessirenden Aufsatz lege ich unter X-Band bei.
Mit besten Grüßen Ihr W. Wundt

Lfd. Nr.: 274
Von: Adolf Bickel
An: Ludwig Edinger
Quelle: EdrO

Bonn, 22.07 1897

Hochverehrter Herr Professor!
Bei meinen Versuchen über den Einfluß der gallensauren Salze auf das Centralnervensystem fiel es mir auf, dass im Gegensatz zu den Säugetieren, es bei Vögeln, Reptilien und Amphibien unmöglich war, von der Oberfläche der Hemisphären durch Auftragen jener Salze epileptiforme Anfälle oder sonst irgendwelche Erscheinungen an den Gliedmaßen dieser Tiere hervorzurufen. Auch in der Litteratur fand ich zu einer Arbeit von Koranzi und Tausek [?] eine Angabe, dass es diesen Forschern unmöglich war, durch Auftragen von Kreatin auf die Taubenhemisphären epileptiforme Anfälle zu erzeugen.

Bei der Lectüre Ihres Buches über den Bau der nervösen Centralorgane fand ich nun Ihre Entdeckung, welche besagt, dass die Tauben noch keine Pyramidenbahnen haben. Und so drängte sich mir die Frage auf, ob das Fehlen der Pyramidenbahnen nicht der Grund sein könnte, weshalb es unmöglich ist, bei den Tauben, Eidechsen und Fröschen Rindenepilepsie zu erzeugen.

Ich verfolgte nun diesen Gedanken weiter und bin eben damit beschäftigt nachzusehen, ob experimentell hervorgerufene krankhafte Processe in den Hemisphären der Tauben Lähmungserscheinungen hervorrufen oder nicht. Nach den bis jetzt von mir darüber angestellten Versuchen scheint es mir unmöglich zu sein Lähmungen bei den Tauben auf diese Art hervorzubringen.

Ein negatives Resultat hat nun immer nicht den Wert als ein positives. Und darum möchte ich mir erlauben, Ihr Urteil über diesen Punkt einzuholen, und möchte Sie fragen, ob Sie irgendwelche Erfahrungen hierüber besitzen. Ich wüsste nicht, dass jemand schon vor mir versucht hätte bei Vögeln* Lähmungserscheinungen durch exp. erzeugte Processe in der Rinde der Halbkugeln hervorzurufen. Ist Ihnen eine derartige Arbeit bekannt, so wäre ich Ihnen zu großem Danke verpflichtet, wollten Sie mir dieselbe mitteilen. Indem ich Sie um Entschuldigung bitte, wegen der Mühe, die ich Ihnen durch mein Ansinnen verursache, verbleibe ich Ihr sehr ergebener Adolf Bickel.

*Bei Hunden hat Schrader diese Exp. mit Erfolg angestellt.

Lfd. Nr.: 279
Von: Friedrich Schultze
An: Ludwig Edinger
Quelle: EdrO

Bonn, 28.12.1897

Sehr geehrter Herr Doktor!
Besten Dank für Ihre freundliche Mittheilung, die mich, wie Sie sich denken können, lebhaft interessiert hat.

Wenn ich bis heute mit meinem Danke gewartet habe, so geschah das aus folgendem Grunde. Wenn Ihre Theorie zurecht besteht, so muß man im Rückenmark eines an Tetanus Verstorbenen, besonders in dessen Pyramidenbahnen, zahlreiche Zerfallsprodukte vorfinden. Da wir hier nun die Medulla spinalis eines solchen Patienten haben, so habe ich einzelne Stücke derselben nach Marchi gefärbt; wie mir scheint, finden sich im Hals- und oberen Brustmark, weniger im Lendenmark, zahlreiche schwarze Kugeln im Gesichtsfelde; ich glaube, es sind dort mehr vorhanden als beim normalen Rückenmark; indess ich will ehrlich bekennen, daß ich normale Organe nach Marchi gefärbt, zu wenig untersucht habe, um ein sicheres Urtheil abgeben zu können. Wenn die Schnitte auch nicht gerade Musterpräparate sind – bei einer Serie sind die Schnitte durch eines Collegen Ungeschicklichkeit zum größten Theile zertrümmert –, so bin ich doch gerne bereit, Ihnen dieselben zur Verfügung bzw. Controlle zu überlassen, falls Sie sich irgendwie dafür interessieren.

Ich habe übrigens auch versucht, bei Hasen die Medulla herauszunehmen, indess war das nicht ganz leicht und wo es mir gelang, war das Organ zu weich als dass es sich hätte verwerthen lassen. Ich glaubte gerade bei diesem schnellfüßigen Thiere leichter Veränderungen finden zu dürfen als sonst.

Sie können sich denken, daß ich nach meiner Rückkehr hier sehr viel Arbeit vorgefunden; ich habe eine Abthlg. von 250 Kranken und fand viele neue Fälle. So bin ich denn auch erst heute mit dem Studium der Litteratur – secundäre Veränderungen im Thalamus betreffend – fertig geworden. Es ist bisher außer von Monakov nur wenig darüber geschrieben und was sich sonst vorfindet, ist oft genug nicht einwandfrei. Daß man aber nach Erkrankungen der Centralwindungen als – patholog. – anat. Ausdruck paralyt. Anfälle, insbesondere auf motorischem Gebiete – auch secundäre Veränderungen im Th. optic. und zwar in dessen vorderem Teil (nucl. ant. extern.) finden wird, erscheint mir kaum zweifelhaft: Eine Schwierigkeit liegt nur in der Wahl der Härtungsmethode, da man doch gleichmäßig an Ganglienzellen nur Nervenfaserveränderungen studieren will.

Bei dem lebhaften Interesse, was Sie mir gezeigt haben, glaubte ich mir diesen Excurs gestatten und Ihre Zeit so lange in Anspruch nehmen zu dürfen.

Zum Jahreswechsel bitte ich Sie, meine besten Glückwünsche entgegenzunehmen und dieselben auch Ihrer Frau Gemahlin übermitteln zu wollen.
Mit vorzüglicher Hochachtung verbleibe ich Ihr dankbarer Schultze

Lfd. Nr.: 290
Von: Alfred Bethe
An: Ludwig Edinger
Quelle: EdrO

Straßburg, 16.2.1898

Lieber Herr Professor!
Vielen Dank für Ihren so liebenswürdigen Brief. Leider kann ich Ihnen heute nur mit wenigen Worten antworten, da ich in 14 Tagen meinen medizinischen Doctor machen soll und mir über die meisten medizinischen Wissensgebiete noch vollkommen im Unklaren bin. – Ausser Ihnen hat eigentlich niemand unumwunden erklärt, dass er meine Ansichten über „Tierpsychologie" teilt. Dem einen (Forel, Wasmann, Goltz, Pflüger usw.) gehe ich zu weit, den anderen nicht weit genug (Uexküll u. a.). Abgesehen von den theoretischen Erörterungen hat ja aber die Arbeit wohl auch sonst noch einigen Wert. Ich würde mich bei meinen Jahren auch nie entschliessen, ein nur theoretisches Werk von mir zu geben. Besonders lächerlich ist es, wenn junge Leute die eigentlich gar nichts besonderes geleistet haben, sich hinsetzen und theoretisiren, wie das heut zu Tage Mode ist. Die kürzlich erschienene Arbeit vonA. Bickel, die er Ihnen wohl geschickt hat, zeigt das sehr deutlich. Über den Wert der Primitivfibrillen werden wir uns, denke ich, noch einigen. Ich gehe nach dem Examen gleich daran, meine physiologischen Versuche an diesen Gebilden fortzusetzen und ich hoffe den Beweis führen zu können, dass sie bei weitem das wichtigste im Nervensystem sind. Seit wir uns nicht sahen habe ich die Primitivfibrillen recht schön in Rückenmarks- u. Gehirnzellen von Hund, Kaninchen und Menschen dargestellt. In Kiel werde ich auf dem Anatomencongress derartige Präparate demonstriren. Auch meine Doctorarbeit handelt über dies Thema. Ich sende Ihnen anbei die zweite Tafel dieser Arbeit im Abzug der Grundplatte (ohne Tonplatte), die ich gerade erhielt. Sie können daraus einiges ersehen. Fig: 1 ist eine solitäre Hinterhornzelle vom Hund. Fig: 12 eine motorische Vorderhornzellen vom Frosch, Fig: 13 stellt den basalen Teil einer grossen Pyramidenzelle aus dem Gyrus centralis vom Menschen dar.
Mit herzlichen Grüssen an Ihre Frau Gemahlin bin ich Ihr dankbar ergebener Alfred Bethe.

Lfd. Nr.: 294
Von: Albrecht Bethe
An: Ludwig Edinger
Quelle: EdrO

Straßburg, 27.02.1898

Lieber Herr Professor!
Einige Tage nachdem ich Ihnen neulich geschrieben und eine Tafel meiner Arbeit geschickt hatte, erhielt ich einige aufgeregte Zeilen von Nissl, ob eine Tafel, die Sie ihm geschickt hätten, von mir herrühre. Er kennt meine neuen Präparate sehr gut und scheint durch Ihre mysteriöse Sendung (Tafel des Doktor N. N.) in die grösste Angst versetzt worden sein, es wäre mir jemand anders zuvorgekommen. Auf meine beruhi-

gende Antwort hat er bisher nicht reagiert. Der gute Nissl ist ganz Feuer und Flamme für meine neue Methode und die durch sie geförderten Resultate. Doch hofft er, glaube ich, zu viel davon. Vorläufig scheint es mir sehr unwahrscheinlich die Methode so zu vervollkommnen, dass sie für pathologische Zwecke verwertbar wird. Aber man muss eben abwarten. Vielleicht gelingt es doch.

Heute wollte ich sie eins fragen: Sie sagten mir mal, wer zuerst die Behauptung aufgestellt hat, dass die Ganglienzellen der Sitz des Zustandekommens nervöser Prozesse wäre. Könnten Sie wohl so gut sein mir dies nochmal mitzuteilen und mir zu schreiben, wo die betreffende Arbeit zu finden ist?

Dann wollte ich Sie noch etwas fragen: haben sie vielleicht Beziehungen zur Frankfurter Zeitung? Durch allerhand Umstände bin ich gezwungen mir zu dem, was ich von meinem Vater bekomme, auf irgend eine Weise was hinzuzuverdienen, was ich Ihnen hiermit im Vertrauen mitteile. Um mir aus der augenblicklichen Klemme herauszuhelfen – an meinen Vater will und kann ich mich nicht wenden – dachte ich daran einige kleine Aufsätze über allgemein interessirende naturwissenschaftliche Themata zu schreiben und an die Frankfurter Zeitung zu senden, die, wie ich höre, gut bezahlen soll. Da ich aber auf meinen blossen Namen hin wohl kaum Aussicht habe, die Artikel unterzubringen, so wollte ich Sie einmal fragen, ob Sie mir vielleicht durch Ihre Beziehungen dazuverhelfen könnten. Ich dachte zum Beispiel an folgende Themata:

1. Reflex, Instinkt, Intelligenz
2. Ameisen und Bienen

Mit der Bitte um einen baldigen Bescheid bin ich
Ihr dankbar ergebener Albrecht Bethe

Lfd. Nr.: 296
Von: Leopold B. Besser
An: Ludwig Edinger
Quelle: EdrO

Bonn, 20.03.1898

Geehrter Herr Professor!
Herr v. Wolff „Dr. phil. et med., Privatdocent an der Universität Würzburg“ hat auf 34 Druckseiten unter dem Titel „Zur Psychologie des Erkennens“ eine biologische (?) Studie – eine Aristotelische Teleologie losgelaßen wie sie der römische Deismus nur sich wünschen kann. W. freut sich, daß „der Darwinismus im Begriff steht, endgültig aufgegeben zu werden“. Er sagt, der Organismus braucht das Auge. Das Auge braucht eine Anschauungs-Form d. i. eine Form, das Angeschaute auch zu denken. Für diese Annahme einer Denk-Form brauchen wir eine Harmonie. Für diese prästabilisierte Harmonie brauchen wir einen Urheber. „Voila, le Dieu“! Die aristotelische Taschenspielerei hat also heute noch unsere Collegen zu ihren Adepten!

Und Hand auf's Herz, sind alle unsere „physiologischen Erklärungen der psychischen Phänomene“ von wesentlich besserem Holz?! Nach Kant (u. war nicht auch ein Helmholtz dort, wo er nicht der Feststellung des Gesetzes oblag, Kantianer!) ist das Anschauende das a priori, das Angeschaute das a posteriori Gegebene. Mein „Was ist Empfindung?“ (und neuerdings Albr. Rein's ganz vortreffliches Buch „Empfinden und Denken“ (Gießen,Roth 96)) dreht ganz einfach den Schluss um.

Das Reiz-Material ist das a priori „Gegebene“ und die Anschauung ist ein posteriores.

Es war doch wohl der feuerflüssige Planet eher da als die organische Welt!

Nun dieser ganze psychologische Irrsinn, der in der neuen Sammlung von Abhandlungen „aus dem Gebiete der pädagogischen Psychologie und Physiologie“ unter den Namen von Baumann, Dilthey, Göring[?], Paulsen, aber auch Binswanger, Ziehen, Forel, Munk, u. a. ummarschiert: ihm nimmt doch der Umstand, dass im Protozoon ohne Belichtung aus der Zelle kein Wanne [?]-Auge und im luftleeren Raum kein Gehörgrübchen entsteht, daß die Reize im Ektoderm ihre Thaten thun und ohne Einwirkungen Plasma sich nicht differenziert, jeden Wind aus ihren Segeln.

Niemand bezweifelt doch den Mechanismus in der Bewegung des gereizten Wurm-Segments. Schon im Geburtsschrei mögen außer dem Kältereiz Schwankungen der Druckreize in Muskulatur und Blutgefäß-Ader mit-Antriebe der lautbildenden Mechanismen des Kindes sein. Zweifellos sind doch die histologischen Aßociationen der Centren unwiderlegbare Beweise für Lautbildungen nicht bloß auf die Einheit eines Empfindungs-Vorganges, sondern auf eine Vielheit derselben – eben durch histologische Aßociation – hin. Nicht ein Verhältnis der Außenwelt, sondern eine Reihe von Eigenschaften derselben wirken wie ein „Oh und Ach und Weh“ bei Schreck, Staunen und Schmerz, so Dank der Aßociation in langer, langer Linguistik Silbe, Doppelsilbe und Wort. Und die Erinnerung ist lautloses Sprechen (wenn der Mensch wacht) dieser millionenfach combinierten in Compensationen und Übertragungen thätigen Organe. Und das Bewußtsein, dieses große, auch die Tapfersten blendende Mysterium: Ist der Begriff „Baum, Rose, groß, klein, gut und böse“ ein anderes Gebilde als der „Mensch, Subjekt, Person, Ich und Organismus“? Und wenn ich mit meinem „Leibe“ Handelnder, Begehrender, Sprechender, Gehender, Widerstand Leistender, Denkender, Freude und Schmerz Tragender mich täglich weiß, nenne, rufe und wehre, ist die Bildung des Wortes „Bewußtsein“ nicht gerade so notwendig als die des Wortes Baum oder Rose!

Und warum sieht unsere Bildung nicht ein, daß „Worte-Bilden“ das Mittel ist, das „Gesetz“ kennen zu lernen, während doch die Nachfolge der Reize (wir haben dafür den Begriff „Zeit“) uns alles Erscheinende in eben dieser Verknüpfung zeigt, ja uns zwingt, (nicht in aristotelischer Canon-Sicht) alles in der Nachfolge aufzufassen? Es wird ihnen wie mir die Antwort auf der Zunge liegen: weil unsere philosophisch gerichtete Schule über den Empfindungs-Proceß als der Grundlage alles deßen, was man Geist und Seele nennt, das thatsächliche Wissen nicht lehren läßt. Auch die intelligentesten und gebildetsten Kreise unsere heutigen Gesellschaft haben von naturwißenschaftlicher Schlußfolgerung keine Ahnung.

Es ist bald 40 Jahre her, daß ich in Virchows Archiv die Histogenese der Ganglien-Zelle veröffentlichte, und ich war nicht in der Lage, der Gehirn-Histologie so zu folgen wie mich's verlangte. Ich würde ihnen dankbar sein, es mir offen zu sagen, wenn Sie meine Bezüge auf die Funktionen der Aßociations-Centren als Antriebe auf die Auslösungen in den die Sprachelemente bildenden lebenden Mechanismen für z. Z. als noch nicht ganz einwandfreies Beweis-Material erklären müssten?

Für ihre Nachweisungen, daß wir das Menschen-Hirn uns entstanden denken müßen dadurch, daß immer neue Sinnes-Sphären dort Raum finden, war ich ihnen dankbar.

Mit besonderer Hochachtung Ihr ganz ergebener Dr. Besser.

Lfd. Nr.: 297
Von: Leopold Besser
An: Ludwig Edinger
Quelle: EdrO

Bonn, 27.03.1898

Fürchten Sie nicht, verehrter Herr College!, daß ich Ihr: „turbare nec circulos meos" nicht zu respektieren wüßte. Ihr Lebens-Wahlspruch: „ich arbeite nur wo ich nützen kann" ist zu sehr auch der meine, als daß ich Sie abhalten möchte durch Fragen, die Ihnen unnütz scheinen. Ein letztes Wort bin ich mir aber schuldig.

Ich knüpfe an Ihre Worte an: „heute weiß ich, warum ein Lichteindruck recepiert wird, aber ob daneben eine Empfindung besteht, weiß ich nicht". Mir will nun scheinen, daß in allen sogen. „Psychologicis" das Handeln, „der Erfolg" die Hauptsache ist. Das Tier wird adäquat dieser seiner Eindrücke handeln. Es wird, unterstützt von einer großen Summe von Bewegungen seine Organe (von körperlichen Leistungen und Fertigkeiten) ganz genau im Rahmen jener Eindrücke handeln. Die Summe aller, seine Sinnlichkeit treffenden Reize wird dem Tier Antriebs-Material – ganz gleichgültig vorläufig, ob ihm bewußt oder unbewusst – für die Thätigkeiten seiner motorischen Apparate („lebenden Mechanismen", wie Hually [?] eigentlich vorwegnehmend antithetisch sagt). Der im Bach wegschnellende Fisch, wenn Ihr Fuß aufs Ufer tritt, thut's, weil seine Sinnlichkeit einen Antrieb erhält. Mit Speck fängt man Mäuse, wenn er riecht. Der Sexualreiz läßt die Nachtigal ihre Triller schlagen.

Und was, Verehrtester, thut der Mensch! Er schreit auf, wenn er geboren wird, bildet autochthone Laute, wenn ihn die nährende Mutter im vierten bis fünften Monat gesättigt ins warme Bett legt, ruft sein „Ach" und „Oh", wenn er erschrickt und bildet – zunächst um der unabwendlichen sozialen Aufgaben willen – Verkehrs-Münzen mit Hilfe seiner die Sprach-Elemente erzeugenden motorischen Apparate.

Bei allem seinem Eindrücke-Gewinnen von der Außenwelt wird er aber geleitet von der Thatsache der Nachfolge jener Eindrücke. Durch diese Zeitfolge wird ihm offenbar, was er das „Gesetz" nennt.

So lernt er die Gesetzmäßigkeit im Zusammenhang deßen, was auf ihn einwirkt kennen. Damit wird er Nutznießer jener Gesetze („Herr der Welt" wie Toren sagen), wo auch nur immer er im Rahmen der Gesetzlichkeit handelt, ist sein Thun fruchtbar. – Er nutzt, wo er so arbeitet. Das Tier folgt ohne Sprache, der Mensch (mindestens der in die Kultur von Arbeit und Eigentum eingetretene) mit der Sprache den Einwirkungen.

Aber in seiner Sprache – dem wahrhaftigen Paradieses-Apfel, in den sein Geschlecht biß – hatte er ja ein verführerisches Mittel, auch für (angebliche) Einwirkungen Worte zu bilden und zu Autoritäten zu erheben, die thatsächlich gar nicht auf seine Sinnlichkeit einzuwirken vermögen.

Jene Milliarden von Neuronen in Leber und Milz, in Herz und Nieren, die Sie so klar zeichnen (die „physiologischen" Reize!) wurden ihm zu Quelle jenes Innen-Erfahrens, das das Dämonium eines Sokrates erklärt. Auf dieser Sokratischen Grundlage haben die Plato und Aristoteles jene Begriffs-Welt geschaffen, die unser Denken noch heute vinkuliert.

Wir laßen uns vom Wort „Empfindung, Vorstellung, Willen", vor allem vom Wort „Bewußtsein" täuschen und in's Bockshorn bez. psychologischer Wertbegriffe jagen, ohne uns einzugestehen, daß Shakespeare uns vor J. hundert. das „Horatio, Worte, nichts als Worte" zurief. Wir, wir Menschen haben unsere Sprache gebildet und unter welcher Form die Einwirkungen auf unsere Sinnlichkeit den Laut im Erfolgs-Organ nach sich haben, das wissen Sie, Verehrtester, tausendmal besser und bewußter als ich.

Bekümmern wir uns nicht mehr um leere Begriffe, reden wir nicht von Empfinden, Vorstellen, Wollen, sondern sagen klipp und klar: „Begehren und Wollen ist Produkt des Erfahrenen", der Mensch ist „das Facit seiner Verhältnisse", wie's in den Wald seiner Sinnlichkeit schallt, so schallt die Echo seines Begehrens zurück"!

Zeigen wir deßhalb vor Allem den Menschen diese Genese seines Ich. Bald wird er geheilt sein von jenem Innen-Erfahren, dem vieltausendjährigen Erbe des nous-theos!

Das Bewußtsein aber!? Wenn der Hund Nero auf den Ruf seines Namens kommt, hat er Bewußtsein? Was ist dessen Ich! Was sind unsere Universalien! Roscellinus nannte sie „flatus vocis" und ward deshalb von Rom verdammt. Meine Frage war, ob Sie mir gestatten, das Wort eine Funktion des Erfolgs-Organs zu nennen, die die Aßociationsvorgänge unserer Centralorgane auf Antriebe unserer Sinnlichkeit durch Einwirkungen erklären? Aber zu sehr achtet Ihr „nec turbare", als daß es länger stören sollte Ihr aufrichtig ergebener Besser.

P. S. Mag auch Feuerbach's Philosophie uns noch so kalt lassen, wie Rau* Helmholtz u. J. Müller behandelt, scheint mir mustergültig.

[* Es handelt sich wahrscheinlich um Albrecht Rau und dessen 1882 erschienenes Werk „Feuerbachs Philosophie, die Naturforschung und die philosophische Kritik der Gegenwart". Den Hinweis verdanke ich Herrn Prof. G. Fichtner]

Lfd. Nr.: 302
Von: Robert Ernst Wiedersheim
An: Ludwig Edinger
Quelle: EdrO

Freiburg, 17.06.1889

Sehr geehrter Herr College!
Ich danke Ihnen herzlich für Ihre freundlichen Zeilen und spreche meine Freude darüber aus, daß Ihnen mein Buch willkommen war.

Was die Anlage der gemischten Kopfnerven anbelangt, so muß ich meine Darstellung in ihrem vollen Umfang aufrecht erhalten, d. h. sie entstehen aus einem spinalen und aus einem integmentalen (ektodermalen) Mutterboden. Der erstere erlaubt eine oder zwingt viel mehr zu einer Parallelisierung mit den Spinalganglien des Rückenmarks schon aus dem Grunde, weil die betreffende Ganglien-Anlage des Gehirns aus der auf dasselbe continuierlich fortgesetzten Ganglien-Leiste entstehen. Neue bzw. uralte den Rückenmarksnerven fremde, d. h. gänzlich fehlende Elemente sind die an der Kopfhaut aus sich bildenden Ganglien-Complexe jener gemischten Hirnnerven. Diese Ganglien, die Rudimente uralter Sinnesorgane gliedern sich, wie Kupffer, Beard u. A. gezeigt haben, und wovon ich mich durch den Augenschein überzeugt habe, in eine obere und untere Serie. Damit hoffe ich meine Ansicht klar präzisiert zu haben. Von Ihren mir in so liebenswürdiger Weise übersandten Special-Arbeiten über das

Vertebraten-Hirn finden Sie 1.) Unters. über die vergl. Anat. I. Das Vorderhirn (1888) und 2.) das Zwischenhirn (Selach. und Amph.), II (1892) auf pag. 488 und 491 meines Selachierverzeichnisses. Auf pag. 492 figuriert Nr. III „Neuere Studien über das Vorderhirn der Reptilien". Das sind doch wohl die von Ihnen gemeinten 3. Hefte? Andere sind mir nicht bekannt geworden.

Für Ihren Wink, in einer künftigen Auflage die Nervennamen auf Fig. 179 A und B voll anzubringen, bin ich Ihnen sehr dankbar, glaube aber, daß dieselben durch die Beifügung der betr. Serienzahlen I–XII auch in der heute vorliegenden Form zum größten Theil verständlich sind. Auch für die eine Übersicht des Urogenital-Systems gebende Tafel habe ich mir Ihre Wünsche notiert und finde sie ganz berechtigt. Mit freundlichen Grüßen Ihr ergebener Wiedersheim

Bezüglich der betr. Hirnnervengenese finden Sie auch in Hertwigs Entwicklungsgeschichte (IV Aufl.) (Pag 415–417) eine ziemlich gute Darstellung, die sich mit der meinigen im Wesentlichen deckt.

Kollmanns confuses Lehrbuch ist was das betr. Kapitel anbelangt als ein vom Verfasser selbst wohl nicht verstandenes Extrakt aus His' Arbeiten zu bezeichnen. Mir geht's wenigsten bei Lesung jenes Passus wie ein Mühlrad im Kopf herum. Solche Leute sollten keine Lehrbücher schreiben! Dies unter uns!

Lfd. Nr.: 303
Von: Stefan von Apàthy
An: Ludwig Edinger
Quelle: EdrO

Kolozsvàr, 10.07.1898

Hochgeehrter Herr Professor,

Eine anstrengende Lehrtätigkeit, welche meine ganze Zeit in Anspruch nahm, gestattete mir nicht, das verlangte Autoreferat über meine Arbeit, welches ich bald nach Empfang ihres geschätzten Briefes begann, zu Ende zu führen. Und da ich nun endlich dazu gekommen bin, fürchte ich, dass es zu spät geworden ist, da der von ihnen gesteckte Termin von 6 Wochen bereits seit langem abgelaufen ist. Dass ich sie nicht früher benachrichtigte, kommt daher, dass ich wahrhaftig von Tag zu Tag hoffte, das Referat fertig machen zu können. Ausserdem musste ich inzwischen mehrere Wochen in amtlichen Angelegenheiten in Budapest verweilen(ich bin Professor der Zoologie und vergleichenden Anatomie an der Universität Kolozsvar, nicht Budapest).

Das Referat liegt vor mir, und ich weiß nicht, ob Sie es brauchen können und ich es ihnen schicken soll. Es ist für sie wohl zu lang geworden; aber es war mir unmöglich, den Leser kürzer darüber zu unterrichten, was für Resultate und was für Untersuchungen in der Arbeit enthalten sind. Natürlich werden diese Gegenstände ihre Leser nicht alle interessieren; Anatomen sind nicht gewöhnt, sich um dergleichen vergleichende Gegenstände zu bekümmern.

Aber ich schicke ihnen das Referat doch. Nehmen sie davon, was sie wollen. Nehmen sie es nicht an, oder nehmen sie es nicht in extenso auf, so bitte ich mir das Manuskript (von welchem sie benutzen was sie wollen) möglichst bald zurückzuschicken, denn ich möchte in diesem Fall das Referat im Biologischen Centralblatt veröffentlichen, da die Arbeit schwer zugänglich ist.

Mit ausgezeichneter Hochachtung Ihr ganz ergebener Prof. Dr. Stefan von Apàthy.

Lfd. Nr.: 307
Von: Franz Nissl
An: Ludwig Edinger
Quelle: Max-Planck-Institut für Neurobiologie München-Martinsried (Prof. Kreutzberg)

Heidelberg, 14.X. 98.

Lieber Herr College!
Anbei folgt Ihr Manuskript, Sie erschrecken über meine Eingriffe. Zunächst[188] aber will ich Ihnen einiges sagen.

Sie kennen mich lange genug, um nicht zu wissen, dass ich in manchen Fragen durchaus anderer Meinung bin als Sie. Hätte ich das Kapitel zu schreiben gehabt, so würde ich manches wesentlich anders dargestellt haben, vielleicht würde ich auch eine andere Disposition des Stoffes gewählt haben. Nun aber schicken Sie mir das Kapitel nicht, damit ich es ummodeln und ihm meinen Stempel aufdrücken soll, sondern einfach deshalb, weil das Kapitel meine Spezialarbeiten betrifft und Sie den Wunsch haben, dass es auf der Höhe der Zeit stehen soll. Sie wollen nur wissen, ob alles, was Sie bringen, von kompetenter Seite unterstrichen werden kann.

Wenn Sie aber die massenhaften Bemerkungen und z. Theil langen Ausführungen sehen, fürchte ich, dass Sie etwa auf den Gedanken kommen, dass ich Ihre Absicht vollkommen verkannt, dass ich nicht in Ihrem Geiste verfahren sei, dass ich den Versuch gemacht habe, in meinem Sinne das Kapitel umzumodeln.

Gerade weil die Masse meiner Bemerkungen zu einer solche Vermutung berechtigen könnte, habe ich das alles eigens gesagt. Ich erkläre Ihnen daher, dass ich mir stets bewusst war, dass nicht ich das Kapitel zu schreiben habe, sondern nur mein Urtheil über Ihre Arbeit abgeben soll. Ich habe mir sogar die größte Mühe gegeben, mich in Ihren Gedankengang herein zu denken und habe nur da die Feder angesetzt, wo ich glaubte, dass es im Interesse der Sache geboten und dringlich ist. Ich erkläre nochmals, dass ich das Capitel anders geschrieben haben würde.

Also brauchen Sie nicht zu erschrecken und zu glauben, ich wollte zu Gunsten meiner speziellen Arbeiten Proselyten machen.

Übrigens können Sie immer die Zettel noch abreißen; damit Sie sich orientieren, habe ich da, wo meine Correktur es zweifelhaft erscheinen lassen mochte, wo sie hingehört, mit rother Tinte die letzten Worte des Textes angeführt, hinter denen sie im Wortlaut folgen sollte, sowie in ebensolcher Farbe die ersten Worte des Textes, die meinem vorgeschlagenen Wortlaut unmittelbar folgen.

Seite 18: Wie wollen Sie beweisen, dass es Zellsubstanzen gibt, die bestimmte Farben chemisch an sich binden?

Seite 21: 1 Bemerkung halte ich für dringend geboten. Es ist ein Unfug, wie man heute mit dem Wort Nissl-Körper umgeht, Am besten wäre es, wenn diese Bezeichnung ausgemerzt würde. Jedenfalls aber ist es nothwendig, darüber sich klar zu sein,

[188] Nissl wechselt die Schreibweise von ae-ä, oe-ö, ue-ü bzw. dass oder daß im selben Brief ohne erkennbare Logik dieser Schreibweisen. Ich habe daher bei ansonsten beibehaltener Original-Schreibweise in allen hier abgedruckten Nissl-Briefen (Nr. 307, 308, 312, 313, 314, 315 und 323) bei diesen Umlauten wie bei ss bzw. ß die neue Schreibweise gewählt.

dass der sich färbende Bestandteil aus färberisch sich verschieden verhaltenden Theilen besteht.

Seite 21: Große Bemerkung. Gibt es Fibrillen, so ist es von der allergrößten Bedeutung, dass man über ihren Verlauf auch im elect. Zellbild zu Recht kommt. Die ungefärbten Bahnen der Nervenzellen sind von fundamentaler Bedeutung. Ein Buch l. Ranges muß diese Dinge erwähnen. Wenn man auch jetzt noch nicht von ihnen spricht, so macht mich das nicht irre

Seite 22. Kleine Bemerkung: Der Wortlaut ist direct falsch.

Seite 22 große Bemerkung: Sie soll vor das kleingedruckte 1.) Die pericellulaeren Gittersubstanzen dürfen Sie nicht unerwähnt lassen. Eine so allgemein bei allen Nervenzellen vorhandene Einrichtung muss wichtig sein. Sind diese Gittersubstanzen (in meiner letzten Arbeit sind 2 Zellen mit Netzen photograph. abgebildet) Axencylindersubstanzen wie hier vermuthet, dann verdienen sie natürlich unsere Aufmerksamkeit in ganz enormen Grade. Ihre Existenz ist zweifellos.
2.) die graue Substanz!

Sie sagen, Sie können sich doch nicht in einer Frage engagieren, die erst angeregt ist. Bitte lesen Sie in meinem beigefügten Aufsatze genau nach! Verwechseln Sie nicht den Nissl'schen Nachweis, daß es eine graue Substanz im Sinne eines spezifischen Bestandtheiles der grauen Substanz giebt mit der Nissl'schen Ansicht über die Bedeuthung dieses Bestandtheiles des nervösen Gewebes. Sie werden zugeben, dass von meinen Ansichten überhaupt nicht die Rede ist. Giebt es aber einen solchen speziellen Bestandtheil im grauen Gewebe, dann sind Sie doch Hirnmensch genug, um nicht nur die Bedeutung eines solchen Bestandtheiles zu würdigen sondern auch um zu wissen, welche Rolle die Graue Substanz noch spielen wird. Wollen Sie, daß Ihr Buch auf der Höhe der Zeit steht, dann müssen Sie Stellung zur Grauen Substanz nehmen. Ich habe nur referierend gesprochen. Ferner glaube ich, dass man das Neuropil der Wirbellosen unter allen Umständen heranziehen muss, wo die Rede von grauer Substanz ist. Denn nunmehr wird es dem Leser ein Leichtes [sein,] sich über noch einen Theil des nervösen Gewebes Vorstellungen zu machen. Ich halte es für ein großes Verdienst von mir, die Aufmerksamkeit auf das Grau gelenkt zu haben. Sehen Sie doch in der Geschichte der Hirnanatomie genau nach und Sie finden, dass zahlreiche Forscher schon auf die Bedeutung des grauen Gewebes hingewiesen haben. Ich bilde mir also nicht ein, etwas entdeckt zu haben, aber ich halte es bei der Wichtigkeit des grauen Gewebes für ein großes Verdienst, wieder einmal die Forscher darauf aufmerksam gemacht zu haben.

Item ein Buch wie das Ihre muss in der 6. Auflage und im Jahre 1899 Stellung zum Grau nehmen. Beweisen Sie, dass mein Beweis falsch ist! Wenn Sie das können – gut, aber nur dann dürfen Sie die graue Substanz totschweigen. Aber auch nicht vergessen, schon auf Seite 19 unter den Bestandtheilen des spez. Nervösen Gewebes die graue Substanz oder richtiger den noch unbekannten Bestandtheil die graue Substanz zu nennen!

Seite 23 und 24 enthält sehr viel, mit dem ich nicht einverstanden bin. Die Geschichte mit der trophischen Einheit; na, was sollen wir uns hier rumschlagen. Es wird sich ja zeigen, ob es so ist, wie Sie sich es denken, daß es sein könnte. Die Neuronenvorstellung ist jedenfalls bequem. Ich habe getreu meiner Aufgabe hier nichts corrigiert. Jedenfalls ist das, was Sie sagen nicht anfechtbar, weil es im Widerspruch mit bekannten Thatsachen steht. Ich freilich würde auch die trophische Einheit ausgemerzt haben. Die Experimentalerfahrungen beweisen noch lange nicht die Existenz einer trophischen Einheit. Worauf erstreckt sich denn der troph. Einfluss?

Nehmen Sie einmal das oberste Neuron her [hier ist eine kleine **Skizze** eingefügt, siehe Abbildung S. 740 oben]. Ist die Cortexzelle das trophische Centrum für das Neuron, so frage ich Sie auf was übt dieses Neuron seine Wirksamkeit aus. Selbstverständlich auf die Axencylinder. Nun aber wissen wir nichts über die Fibrillen des Axencylinders. Stehen auch die Fibrillen unter troph. Einfluss, die aus einer ganz anderen Cortexzelle kommen und sich nur dem Axencylinder angelegt haben und im Rückenmark gar nicht zu den Motorzellen gehen? (Fibrille a) oder eine andere Fibrille (b) die aus einer kleinen Zelle des Hinterhorns stammt und die Vorderhornzelle nur durchläuft [**Skizze** – siehe Abbildung S. 740 unten – eingefügt mit Randbemerkung zur Erklärung der Skizze: a. fibrillen, b. ungefärbte Zellsubstanz minus Fibrillen, c. Das Axon mit festgefügtem Fibr. Kabel, c1. Verbreiterung des Axons nach seiner Verjüngung beim Austritt aus der N-Zelle], von da durch die Pyramidenbahn zieht und in die Cortexzelle gelangt, um dann sich im Grau aufzulösen? Und wie steht es mit der Markscheide einer Fibrille, die aus dem Grau des Cortex auftaucht durch unsere Neuronzelle zieht, durch die Pyramidenbahn ins Grau des Vorderhorn gelangt und dann in eine markhaltige Strangfaser übergeht?

Jedenfalls habe ich mir alle Mühe gegeben, um möglichst gut und fortgeschritten das Capitel in Ihrem Sinne zu gestalten. Bezüglich der Abbildung der erschöpften Zelle von jener Frau, die ich erwähnt habe, bin ich nach reiflicher Überlegung dahin gekommen, Ihnen abzurathen, bei einer derartig noch wenig sicher gestellten Frage schon heute eine Illustration zu bringen.
Mit der Bitte mich Ihrer Frau Gemahlin bestens zu empfehlen
bin ich Ihr ergebenster Franz Nissl

Lassen Sie aber ja auch die absolut falsche Zeichnung 5. Aufl. 220 Fig 151 wegfallen und die phantastische Geschichte auf S. 221 Fig 152. Solche Combinationen sind – meiner Ansicht nach – verwerflich. – Vergleichen Sie doch in meiner letzten Arbeit die Rinde von Mensch, Hund und Maulwurf!! Und hier in Fig 152. heisst es: bei einem Säugethier! Ich möchte aber das Säugethier kennen, auf das die Figur passt! Auch Fig 153 ist mir sehr – sehr – sehr fraglich!!

Hinsichtlich des Begriffes Neuron als trophische Einheit will ich keinen Einwand machen, obwohl ich sagen muß, dass wir darüber auch noch nichts Bestimmtes wissen. Ich gebe zu, dass der Begriff Neuron in Ihrem Sinne genommen recht practisch ist und namentlich für die klinischen Bemerkungen recht gut verwendbar ist. Aber ich stehe da auf dem Standpunkt, daß man Begriffe ganz meiden soll, wenn nicht der Nachweis erbracht ist, daß die Vorstellungen richtig sind, welche man mit den Begriffen verknüpft. Es ist möglich, daß die Nervenzelle über ein bestimmtes Gebiet – das Sie Neuron nennen – einen ernährenden oder trophischen Einfluss ausübt; es kann aber unbeschadet der Guddenschen und meiner Methode auch anders sein. Bethe gebraucht auch noch den Begriff Neuron – im rein anatomischen Sinne. Auch dagegen laesst sich manches sagen. Was gehört zu dem einen, und was zum anderen Neuron? Ich sehe also nicht den Fortschritt ein, der durch einen Begriff gegeben sein soll, bei dem wir uns keine klar definierbaren Vorstellungen machen können. Klarheit aber ist Hauptsache.
Bitte mich Ihrer Frau Gemahlin bestens zu empfehlen
Ihr ergebenster Franz Nissl.

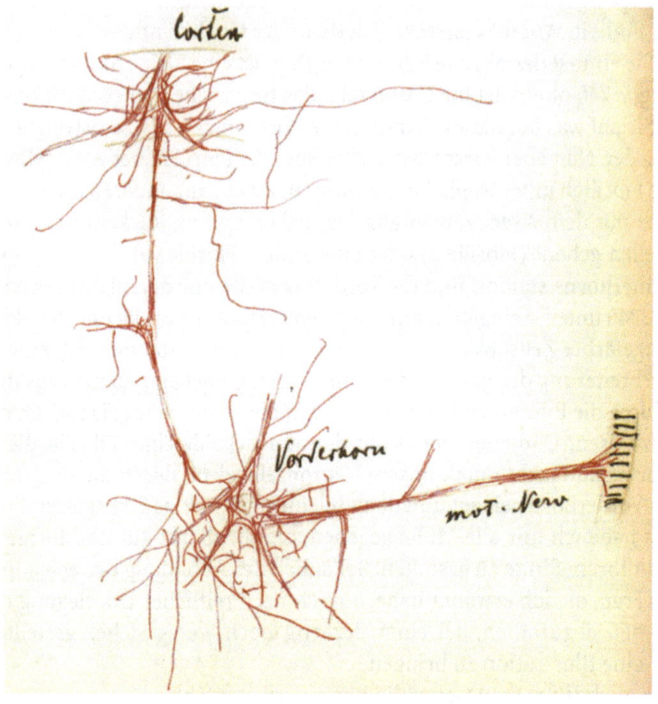

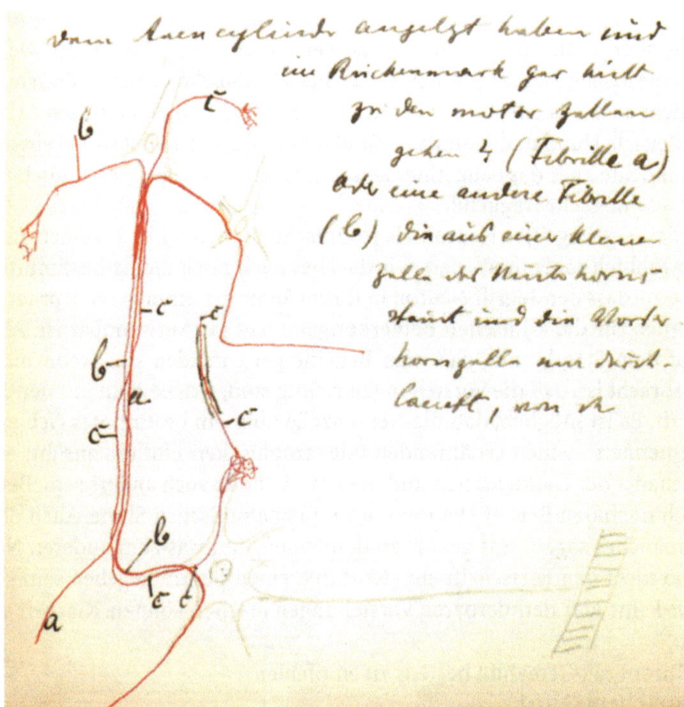
dem Axencylinder angelegt haben und
im Rückenmark gar nicht
zu den motor Zellen
gehen ↯ (Fibrille a)
oder eine andere Fibrille
(b) die aus einer kleinen
Zelle des Hinterhorns-
stammt und die Vorder-
hornzelle nur durch-
[illegible], um d

Lfd. Nr.: 308
Von: Franz Nissl
An: Ludwig Edinger
Quelle: Max-Planck-Institut für Neurobiologie München-Martinsried (Prof. Kreutzberg)

Heidelberg, 21.10.1898

Sehr geehrter Herr College![189]
Ihren Brief habe ich wiederholt gelesen und ich muß offen gestehen, er hat mich etwas besorgt gemacht. Ich bin darüber keinen Moment im Zweifel, dass wenn einem die Selbstkritik bei derartigen Arbeiten, wie wir sie machen, zum Teufel geht, man nicht mehr viel taugt und am besten einpackt.

Es frägt sich nur, verhält sich die Sache wirklich so, wie Sie Ihnen zu sein scheint. Bezüglich Ihrer Mahnung zur Vorsicht gebe ich Ihnen alle mal Recht. So sehr überzeugt man von der Richtigkeit einer Thatsache auch zu sein scheint, so hat man auch niemals die Quittung vom lieben Gott in der Tasche dass er's auch wirklich so gemacht hat. Wäre es nicht viel zu gefährlich in unseren Zeiten, so würde ich an die verschmitzten Rebuse erinnern, wo sich der, der sie macht, vergnügt an der Nase reibt, und sich freut, wie viele wieder drauf reinfallen.

In Ihrem Briefe will mir eines nicht passen: vielleicht erklärt sich auf diese Weise unsere Differenz. Sie beurtheilen die ganze Frage niemals vom rein anatomischen Standpunkte; sie lassen stets physiologische Vorstellungen mit einfließen. Für mich ist zunächst das Neuron ein rein anatomischer Begriff. Giebt es ein Neuron im Sinne Waldeyers? Damit wird auch nicht einen Moment die Thatsache bezweifelt, daß die Degenerationsweise Guddens, Forels etc. in Wirklichkeit sich so darstellt, wie sie von Gudden, Forel und Hunderten Anderer angenommen wurde. Ich bezweifle das, was ich seit einer langen Reihe von Jahren stets immer wieder gesehen habe, keineswegs. Nur stehe ich heute auf dem Standpunkte, dass wir sagen sollen, die Degeneration Guddens etc. spielt sich in der bekannten Weise bei Anwendung der bekannten alten Methoden ab. Wie sich die Fibrillen dabei verhalten, wissen wir nicht. Und kein Mensch hat von den feineren Vorgängen bei dieser Degeneration eine Ahnung. Nur ganz grobe Thatsachen kennen wir und die groben Thatsachen lassen sich gut mit der Neuronenlehre in Beziehung bringen. Übrigens gestatte ich mir doch auf die Thatsache hinzuweisen, daß Gudden vom Scheitelhinterhauptshirn des Kaninchens nicht nur den med. hint. Kern des Corp. mamill. sondern auch theilweise den ventralen

[189] Der Brief enthält viele einfache und doppelte Unterstreichungen, die auch so im Druck wiedergegeben werden. Sie wurden von Nissl beim ursprüngliche Schreiben vorgenommen. Offenbar beim Überlesen des Briefes fügte Nissl mit kleinerer Schrift, aber mit gleicher Tinte Wörter ein. Diese Einfügungen sind wie angegeben gestrichelt unterstrichen. Nach der von Nissl erbetenen Rücksendung des Briefes durch Edinger fügte Nissl weitere Unterstreichungen mit grobem Fettstift in *blauer (kursiv gesetzt)* oder roter Farbe (dick unterstrichen) an, offenbar, um bestimmte Formulierungen für seine Publikationen über die Neuronenlehre zu verwenden. In diesem wie in folgenden Briefen finden sich mit Bleistift Randbemerkungen (z. T. in Gabelsberger Kurzschrift) und seitliche Striche, die zwar sinngemäß von Edinger stammen könnten, nach Schriftvergleichen aber nicht von diesem, sondern – viel später angebracht – von W. Spielmeyer stammen. Sie sind leider vielfach schwer zu entziffern. Wo also auf **Randbemerkungen** hingewiesen wird, sind sie mit Wahrscheinlichkeit von Spielmeyer, ohne dass dies jeweils eigens angegeben wird.

Gudden'schen Kern (Kern der Haubenbündel des corp. mam.) zur Atrophie gebracht hat. Diese merkwürdige Thatsache bleibt bestehen, ja sie würde noch merkwürdiger wenn Koelliker und Ramon Recht hätten bezügl. des Haubenbündels. Sie wissen dass Gudden die Atrophie des zentralen Guddenkerns für eine Druckatrophie erklärt hat, über deren Existenz gestritten werden kann.

Lassen wir einmal jede physiologische Berücksichtigung ausser Acht und betrachten die Neuronenfrage vom rein anatomischen Standpunkte, so lautet die Fragestellung einzig dahin: Giebt es im Sinne Waldeyers Neuronen? Wie kommt man dazu, eine solche Behauptung aufzustellen?

Sie wissen ebensogut wie ich, dass das Neuron anatomisch nicht bewiesen ist. Man hat die Existenz der Neuronen für sicher gehalten, da man geglaubt hat, dass, falls der liebe Gott einmal zuließ, dass die Golgi'sche Methode eine Nervenzelle mit samt ihren Ausläufern und dem Axon schwärzte, da sicher auch die ganze Nervenzelle sichtbar gemacht ist. Kein Mensch aber hat diesen Satz durch Thatsachen festgestellt. Es war ein Axiom, an das jeder glaubte u. wir auch. Dass es sich hier um Anschauungen und nicht um Thatsachen handelt geht klar aus dem Streit hinsichtlich der Protoplasmafortsätze hervor. Ich brauche hier wahrhaftig nicht zu citiren. Man war felsenfest von der Existenz des anatom. Neurons überzeugt und stritt sich auf der anderen Seite, ob die Protoplasmafortsätze nervöser oder nicht nervöser Art sind. Und Sie kennen ja auch die famose Geschichte von dem Zustandekommen unserer psychischen Funktionen nach Meister Ramon y Cajal! Nicht einmal der Versuch wurde gemacht zu beweisen, dass die Enden des Axons nur blind endigen können, so felsenfest war man allgemein der Ansicht, daß bei der Golgifärbung sich alles färben muß. Golgi selbst glaubte nicht an die blinde Endigung des Axons. Er trat unentwegt für ein anastomisirendes Netzwerk ein.... aber auch er wurde, wie wir alle vom lieben Gott fascinirt - dieser hübsche Ausdruck stammt vom seligen Preyer - und schwenkte wenigstens in die Richtung der Neuronenleute ein (La rete nervosa diffusa degli organi centrali del sistema nervoso. Suo significato fisiologico. Rendiconti del' R. Istituto Lombardi di Sci. Lett. Ser. 2 Vol. 24 Fas 8 e 9 Milano 1891).

Übrigens ist es absolut unmöglich, dass bisher der Beweis geliefert werden konnte, daß die Existenz der Neurone in anatomischem Sinne wirklich und wahrhaftig ist. Einfach deswegen ist dieser Beweis unmöglich, weil man hätte nachweisen müssen, dass im Falle des positiven Ausfalls der Golgifärbung absolut alles gefärbt ist, was in Continuität mit der Substanz des Axons steht. Ein solcher Beweis aber ist auch deshalb unmöglich, weil man noch gar nicht weiß, was sich eigentlich bei Golgi färbt.

Erinnern Sie sich an die Geschichte mit der Neuronenlehre. Diese hat Forel in seinem berühmten Aufsatze (18 Bd. des Arch. f. Psych.) [dargestellt], ohne dass der Begriff des Neurons im anatomischen Sinne schon definiert war. Die Existenz der anatomischen Nerveneinheit wurde gefolgert; sie wurde niemals durch die direkte Beobachtung sichergestellt. Ähnliche Bilder wie die des Wirbelthiercentralorgans erkannte man auch bei den Wirbellosen. Die Methode der Ehrlich'schen Methylenfärbung bestätigte eine Reihe der Befunde bei der Golgifärbung. Die Verhältnisse bei den höheren Sinnesnerven waren eine weitere Stütze zu Gunsten der Neuronenauffassung. Und zu alledem kamen noch die histogenetischen Untersuchungen eines unserer bedeutendsten Anatomen: Wilhelm His. Und alles das stimmte, stimmte vorzüglich überein. Man vergaß, dass das anatomische Neuron keine bewiesene Thatsache ist sondern das

Produkt einer Schlussfolgerung. Selbstverständlich sind sehr viele anatomische Thatsachen auf diesem Wege erschlossen worden; aber stets war es die Regel, dass man, auch wenn die Schlussfolgerung noch so zwingend war, sich nicht damit zufrieden gab, sondern auch verlangte, dass nunmehr auch durch die direkte Beobachtung der Beweis erbracht wird, dass die gefolgerte Thatsache auch wirklich existirt. Keinem Menschen fiel es ein, daran zu denken, dass dieser Beweis mit den z. Zeit zur Verfügung stehenden Hülfsmitteln nicht erbracht werden konnte.

Es war eben ein Dogma, daß die Golgimethode alles zur Nervenzelle Gehörige färbt bzw. darstellt. Sie können dieses Dogma auch schwarz auf weiss lesen.

Es ist wahr, die Neuronenlehre ist eine Lehre, die ungezwungen eine große Reihe von Erscheinungen erklärlich erscheinen lässt. Der Kliniker, der Neurologe vermögen mit ein paar schematischen Zeichnungen dem Studenten die schwierigsten und verwickeltsten Krankheitsprocesse deutlich machen und zu einer plastischen Anschauung bringen. Der verwickelte und noch unbekannte Aufbau des Cortex erscheint mit Hülfe der schematischen Neuronzeichnungen durchsichtig. Oder soll ich Sie an die hübschen Bildchen des Bulbus olfactor des Kleinhirns usf. erinnern? Sie fragen, warum wir aufgeben wollen, was seit vielen Jahren ohne inneren Widerspruch klar schien?

Betrachten Sie die Sache beim Licht, so müssen Sie mir Recht geben, wenn ich sage, dass nicht desshalb etwas Wahres an der bisherigen Lehre sein muss, weil wir seither keinen inneren Widerspruch mit jahrelang festgestellten und unzweifelhaft bestehenden Thatsachen nachweisen konnten, sondern die Sache liegt gerade umgekehrt: eine Reihe von Thatsachen, eine Fülle von Erfahrungen führte zu der Vermuthung, daß etwas wie die Neuronenlehre existiren müsse und diese Vorstellungen gewannen durch die Golgi'sche Methode Hand und Fuß und verkörperten sich im anatomischen Neuron.

Also der Gang der Dinge verlief gerade in umgekehrter Richtung!

Ist es da ein Wunder, daß sovieles stimmt? Der bereits citirte Aufsatz Forel's beweist die Richtigkeit dieser Überlegung. Und wenn noch 100000 zweifellos bekannte Erfahrungssätze mit der Neuronenlehre vollkommen stimmen würden und die Anatomie liefert den Beweis, daß ein anatomisches Neuron nicht existiert, so ist und bleibt die Neuronenlehre falsch und unrichtig.

Es kommt also alles darauf an, ob das Substrat dieser Lehre, die condition sine qua non, naemlich das anatomische Neuron existirt oder nicht existirt.

Sie werden mir auch darin Recht geben, daß die Existenz des anatomischen Neuron niemals bewiesen werden konnte, folglich niemals bewiesen war.

Wie der Blick durch die dogmatische Neuronenlehre getrübt wurde, geht sehr schön aus der Literatur hervor. Auf Golgi selbst habe ich schon hingewiesen; aber ich will ganz von Golgi absehen und auf Koelliker hinweisen, der sich wie kaum ein zweiter Anatom in dieser Frage engagirt hatte. Ich erinnere an Koelliker's Standpunkt bezüglich der Protoplasmafortsätze bei den Mitralzellen. Obschon er bezüglich der Protoplasmafortsätze nur Vermuthungen aussprach, galt ihm das anatomische Neuron für eine zweifellose Thatsache. Bela Haller's Arbeitsergebnisse standen im direkten Gegensatz mit der Auffassung von Nerveneinheiten. Diese Arbeiten wurden einfach nicht mehr erwähnt. [**Randbemerkung:** „Oho s. mein Lehrbuch in allen Auflagen!] Nansen wurde aber fleissig citirt, ohne daß man sich um Widersprüche bekümmerte, ja ich selbst, der ebenso wie viele andere die gröbsten und unzweideutigsten Anastomosen gesehen hatte, vergaß diese Thatsache. Ich staune heute über die auf der Hand liegenden zahlreichen Thatsachen, die mit der Existenz eines anatomischen Neurons im Widerspruch sind; heute kann ich es für kaum möglich halten, daß man darüber einfach hinweg sah.

Mag die Sache also liegen wie sie will – ich will nicht noch mehr bringen – fest steht unzweifelhaft, dass die Existenz dessen, was man *anatomisches* Neuron nennt, weder bewiesen worden ist, noch auch heute [mit Blaustift überschrieben: „*Einverstanden*"] bewiesen werden kann. Ferner werden Sie zugeben, dass die Hypothese, die man die Neuronenlehre nennt, nur dann eine Existenzberechtigung hat, wenn man nachweisen kann, daß die anatomische Nerveneinheit wirklich existirt oder wenigstens wenn man Gründe anführen kann, die deren Existenz einigermaßen wahrscheinlich machen. [**Randbemerkung:** „Nein!"].

Nun aber werden Sie mir zugeben, daß die Thatsachen, die Apathy festgestellt hat, in Übereinstimmung mit den vielen in neuester Zeit bekannt gewordenen Untersuchungsergebnissen sowie mit einer großen Anzahl älterer und junger Untersuchungen bei denen dieselbe Golgi'sche Methode zu Hülfe genommen wurde, welche die anatomische Nerveneinheit begründen half, die Existenz anatomischer Neuronen nicht nur nicht unwahrscheinlich sondern direkt als unrichtig erscheinen lassen.

Zwischen der früheren Sachlage und der heutigen besteht der große Unterschied, dass man früher nicht im Stande war zu beweisen, dass die frei endigenden Axone Collaterale u. Protoplasmafortsätze wirklich frei enden, während ich heute im Mikroskope Jederman überzeugen kann, dass in den Protoplasmafortsätzen und in den Axonen und Collateralen Fibrillen verlaufen, die nicht da enden, wo sie im Golgipräparat zu enden scheinen, sondern über diese Stellen hinauszielen, dass ferner diese Fibrillen beim Wirbellosen mit Fibrillen anderer Zellen zusammentreten und anastomisierende Netze bilden und dass schon jetzt eine große Anzahl von Beobachtungen beim Wirbelthier vorliegen, welche es als äusserst wahrscheinlich erscheinen lassen, dass auch hier ähnliche resp. analoge Verhältnisse obwalten wie bei den Wirbellosen.

Daraus folgt, daß Neurone im anatomischen Sinne nicht existiren. Da aber die Hypothese der Lehre von den Neuronen ohne Existenz von anatomischen Nerveneinheiten ein Unding ist, so fällt die Neuronenlehre.

Der zweite Einwand Ihrerseits betrifft die graue Substanz. Sie sagen, Sie könnten doch nicht auf mein Verlangen eingehen, einer doch bisher nur erschlossenen Anordnung in einem für Studenten bestimmten Buche eine eingehende Darlegung zu widmen.

Es kommt hier doch nur darauf an, was man eine eingehende Darlegung nennt. Es wäre meinerseits geradezu thöricht, wenn ich ein solches Verlangen stellen würde. Da Sie aber selbst erklären. Sie würden die graue Substanz anführen, so sind wir ja beide der ganz gleichen Meinung. Wenn Sie dem Studenten von der grauen Substanz mit wenigen Worten eine einiger Maßen richtige Anschauung geben, als ich es zu thun versucht habe, – bei Ihrem anerkannten Darstellungstalente bezweifle ich keinen Augenblick, daß Sie das können – so ist es nicht gut, sondern zweifellos besser.

Also das wäre nur ein Streit um mehr oder weniger Worte!

Wenn Sie aber sagen, dass Sie sich nicht dazu verstehen können, anzunehmen wie ich es thue, dass alles geändert ist, so muss ich doch energisch widersprechen. Sie sagen wörtlich: „Wir haben doch immer angenommen, daß es zwischen den Zellen eine Unmenge Zellausläufer und aufzweigender Nervenfasern giebt u. die Golgimethode füllt ganz gut den von Ihnen leer gezeichneten Raum zwischen den Zellen mit verzweigten Dendriten aus."

Ich habe niemals behauptet, daß ich die graue Substanz entdeckt habe, nur daß durch diese meine Entdeckung nunmehr alles anders ist. Gewiss hat man alles das, was in den durch die graue Farbe charakterisierten Theilen des Centralorgans – zwischen den Nervenzellen sich befindet, stets die graue Substanz genannt; man war sich immer darüber klar, dass die Graue Substanz ein Gattungsbegriff ist für die Summe der die grau gefärbten Gewebebestandtheile aufbauenden Elementartheile: Hierzu gehörten von jeher die Nervenzellen mit ihren Ausläufern, markhaltige und marklose Fasern und ihre hier befindlichen Endigungen, ferner die hier befindlichen Gliatheile und endlich die Gefäße.

Von jeher also kennzeichneten die Anschauungen vom Bau der Grauen Substanz den Stand der histologischen Kenntnisse auf dem Gebiet der Centralorgane überhaupt.

In den frühesten Zeiten hielt man den größten Theil der grauen Substanz für Bindegewebe.

In der Vor-Golgi'schen Zeit, als man das Gerlach'sche Netz [mit Bleistift unterstrichen, wahrscheinlich von Spielmeyer] annahm war einer der wesentlichsten Bestandtheile des Grauen Gewebes das Gerlach'sche Netzwerk, das aus sich immer weitertheilenden Protoplasmafortsätzen hervorgehen sollte und aus welchem sich später mit Mark umhüllende Fasern hervorgehen resp. in welchen sich solche Fasern auflösen sollten; außerdem hielt man damals noch viel Bindegewebssubstanz für einen weiteren mächtigen Bestandtheil des Grau's.

In der Golgi resp. Neuronenperiode theilten sich die Anschauungen in zwei Lager, je nachdem man bezüglich der Glia Anhänger Weigert's oder Golgi's war. Im Princip aber waren die nur bezüglich des Stützgewebes uneinigen Lager derselben Meinung: denn für sie war die Graue Substanz ein Sammelbegriff für die Glia + Nervenzellen, Dendriten und ihre Aufsplitterung + der im grauen Gewebe befindlichen Markfasern und marklosen Fasern und deren blinden Endigungen. Diesen Standpunkt vertraten Sie auch bei ihrer Darstellung.

Bei den früheren Untersuchungen war das graue Gewebe nur die Örtlichkeit wo sich das Nervenzellenprotoplasma äußerst fein vertheilen konnte, um zahlreich Nervenfasern zum Urspung zu verhelfen.

Während der Golgiperiode war das Graue Gewebe ebenfalls nur eine Örtlichkeit deren Einrichtung es möglich machte, daß die Axonen und Collateralen Enden [sic!] entfernt liegender Nerveneinheiten mit einander in Berührung treten konnten. Graue Substanz war kein concreter Substanz-Begriff, sondern ein Sammelbegriff für eine Anzahl wohlbekannter Elemente, die den Raum des Grauen Gewebes, der zwischen den Nervenzellen war ausfüllten [Die rot unterstrichenen Wörter sind mit kleinerer Schrift geschrieben, wahrscheinlich erst beim Überlesen nachträglich eingefügt].

Es liegt in der Natur sowohl der früheren, wie der späteren Anschauungen, daß man das Graue Gewebe stets für sehr wichtig gehalten hat. In beiden Faellen war ein funktionierendes Centralorgans ohne Grau unmöglich.

Ja einige – ich nenne Nansen zb. haben sogar das im Grau befindliche Ausläufernetz für den im Centralorgan funktionierenden Theil gehalten, während sie die kernhaltigen Theile der Nervenzelle für die trophischen Centren dieses Netzes angesehen haben. Diese Anschauungen wiederholen sich noch öfters in anderer Form. Confer M. Schultze.

Niemals aber haben bessere Auffassungen eine größere Verbreitung gefunden. (Cf. Koelliker neueste Auflage).

Ich äusserte folgende Anschauung. Die Nervenzellen enthalten verschiedene Substanzen in ihrem Innern, die zum Theil eine ganz bestimmte Organisation zeigen. Ein constanter Bestandtheil der Nervenzellenkoerper sind die Fibrillen, die nach ihrer Organisation und nach ihrer färberischen Beschaffenheit identisch mit den Fibrillen der Nervenfasern zu sein scheinen.

Die Nervenzellen zeigen alle jene Merkmale, welche einer thierischen Zelle zukommen und müssen daher als solche charakterisirt werden.

Von denjenigen Substanztheilen, die in einer thierischen Zelle unter dem Begriff Protoplasma zusammengefasst werden, wissen wir z. Zeit nur das eine bestimmt, daß wenn überhaupt noch Protoplasma in den Nervenzellen vorhanden ist, dieses in nicht großen Mengen vorhanden sein kann. Jedenfalls aber sind die Fibrillen ebenso wenig wie das, was wir färbbare Substanztheile nennen, nicht Protoplasma selbst: wir müssen daher die Fibrillen als differenziertes oder spezialisiertes Nervenzellenprotoplasma auffassen. Weiter wissen wir, daß die Zellsubstanzen der Nervenzellen sich nicht in den Protoplasmafortsätzen ad infinitum aufsplittern, sondern es lässt sich direkt unter dem Mikroskope zeigen, daß die ungefärbte Zellleibssubstanz der Protoplasmafortsätze nach einigen Theilungen derselben sich enorm verjüngt und dann überhaupt verschwindet. Das gleiche ist beim Axon der Fall: Während beim Abgang des Axons auffallend große Mengen von nicht-färbbarer Substanz vorhanden sind (Nervenfortsatzhügel) verschwindet dieselbe bald nach Abgang des Fortsatzes völlig. Daher haben alle Axone die Form eines Spiesses.
[hier ist eine **Handzeichnung** eingefügt, siehe Abbildung S. 747)]

Es steht also fest und es lässt sich direkt im Mikroskop zeigen, dass die Substanz der Nervenzellen sich nur in einer relativ beschränkten Weise in den Protoplasmafortsätzen verästelt, um bald nach wenigen Theilungen desselben wie beim Axon ganz zu verschwinden. (Greller Widerspruch mit gewissen Zellen im Golgi Praeparat und seinen baumartigen Aufzweigungen!! Erklärung (??) in meinem letzten Aufsatz versucht?).

Es lässt sich also der Beweis erbringen, dass das Graue Gewebe an vielen Stellen unmöglich gebildet sein kann von markhaltigen Nervenfasern + von Aufsplitterungen von Dendritenausläufern der Nervenzellen + von Glia. Denn wir kennen an vielen dieser ganz bestimmten Stellen genau den Gehalt an Glia und an Markfasern. Es müsste also wenn die alte bisherige Auffassung richtig wäre der Rest ausgefüllt sein mit den Endigungen der Axonen u. Collateralen, da andere Theile nicht mehr in Betracht kommen. Nun aber lässt sich wiederum mit aller Exaktheit im Mikroskop an einer Stelle, die noch dazu funktionell sehr wichtig ist, (am Cortex) zeigen, dass es eine so dichte Aufsplitterung von Axonen gar nicht giebt, die den vorhandenen Raum des grauen Gewebes ausfüllen könnte. (es sind das Hirnrinden von Idioten, an welchen sich diese Thatsache demonstriren lässt).

Also wenn auch im Golgipräparat die sich aufsplitternden Bäume der Dendriten, die Endbäumchen der Axone u. Collaterale in der That manchmal die leeren Stellen zwischen den Nervenzellen vollständig auszufüllen scheinen, so beweist das für uns nur das eine, dass in solchen Fällen wo im Golgipräparat die grauen Orte thatsächlich

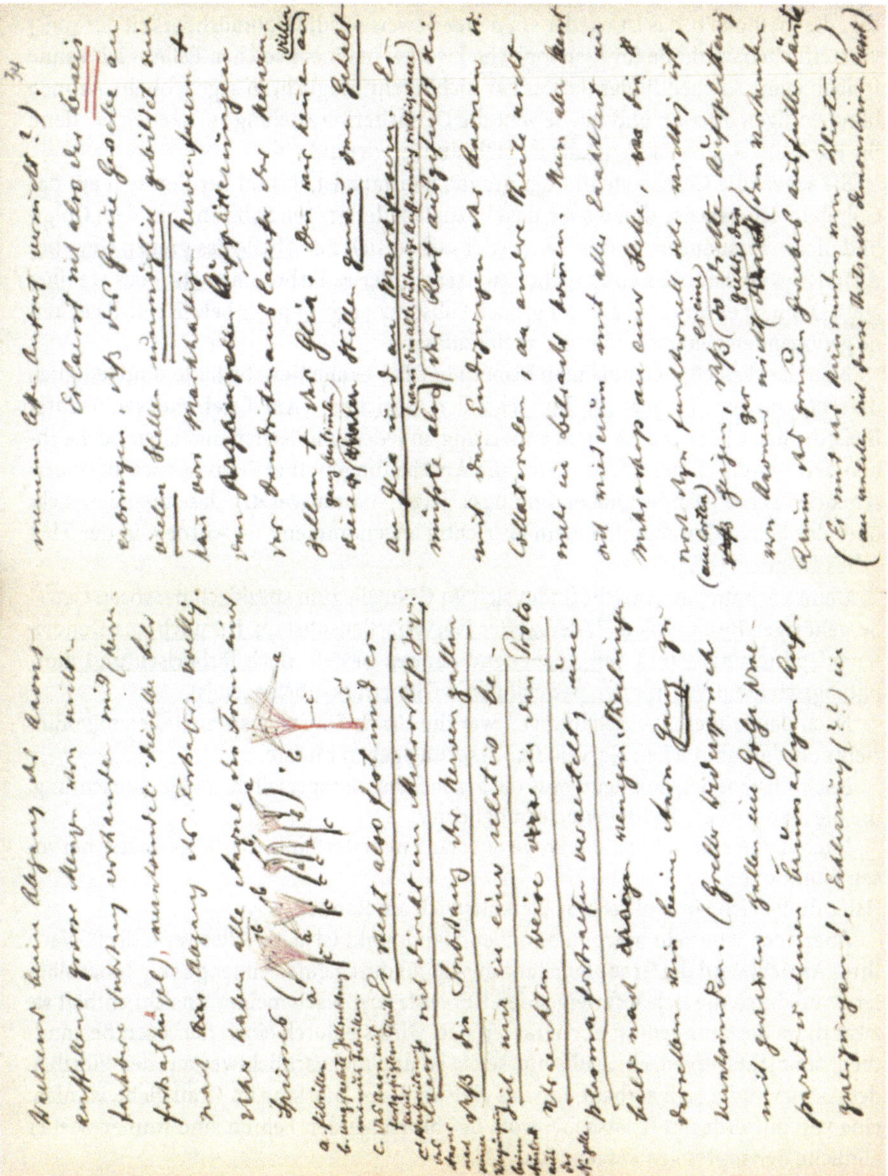

ausgefüllt erscheinen, das Golgibild keine klare u. exakte Analyse zulässt[190]. Hier versagt die Methode u. das ist wieder ein neuer Beweis für die Unbrauchbarkeit der sonst vortrefflichen Methode für histologische Zwecke. In einem solchen Falle, – ich kenne freilich keine solchen Bilder – ist es gar nicht mehr möglich, zu sagen, ob die Axonen blind endigen oder ob und in wie weit die Dendritenverästelung vorhanden ist: denn ihr Filz ist in einem solchen Falle einfach sinnverwirrend.

Sie sagen, die Geschichte mit der grauen Substanz ist alt und berufen sich auf das Golgibild. Ich beweise Ihnen aber, dass bezüglich der grauen Substanz mit dem Golgibild nichts anzufangen ist; denn entweder färben sich nur Theile des grauen Gewebes dann ist es aber für das Grau nicht beweisend, oder es färbt sich, mehr oder weniger alles: Dann ist es für die Frage der grauen Substanz noch weniger beweisend, da es keine genügenden Unterscheidungen mehr zulässt.

Also die Vorstellungen die man bisher über das Graue Gewebe hatte, sind lediglich die Folgerungen der jeweilig herrschenden Ansichten [Am **Briefrand** senkrechter Bleistift-Strich]. Ich mache mich anheischig, in jedem modernen und alten Buche Ihnen den Beweis zu liefern, dass sich die Anschauungen über Grau je nach der herrschenden Lehre geändert haben und dass „jetzt" – vorausgesetzt, dass meine Ansicht über das Graue Gewebe Allgemein als richtig angenommen sein würde – in der That „alles geändert ist".

Denn nach meiner Ansicht findet sich im Grau ein zum spezifisch nervösen Gewebe gehöriger Bestandtheil[191], der weder Nervenzellensubstanz ist, noch aus Dendritenaufsplitterungen und den Axonenendigunqen besteht noch färberisch und morphologisch identisch mit den pericellulären Gitterwerksubstanzen ist.

Nach den früheren Anschauungen war die Graue Substanz speziell diejenige Einrichtung, die zahlreichen Nerven den Ursprung geben musste.

Nach Ansicht der Golgileute war die graue Substanz speziell diejenige Einrichtung, die die associativen Thätigkeiten ermöglichte.

Nach meiner Ansicht ist die graue Substanz in erster Linie die Trägerin der nervösen Funktionen.

[Hier findet sich ein senkrechter Bleistiftstrich am Rande]

Aber auch vom rein morphologischen Standpunkt ist „jetzt Alles verändert". Nach Ihrer Ansicht wird die Graue Substanz ausgefüllt durch eine Unmenge von Zellausläufern und durch die sich aufzweigenden Nervenfasern. Nach meiner Ansicht enthält sie zwar diese Bestandtheile aber charakterisiert wird sie durch einen nervösen Bestandtheil, der nicht Nervenzellensubstanz selbst ist und nicht schlichtweg aus den Fibrillen der Axencylinder sich aufbaut. Dass es eine ähnliche Substanz im Grau giebt, ist nicht eine von mir erdachte Thatsache; trotz der herrschenden Lehren sind immer wieder ähnliche Behauptungen aufgetaucht.

Ich rechne es mir nicht als Verdienst an, etwas ganz Neues ausgesprochen zu haben, sondern die Aufmerksamkeit auf einen Bestandtheil des Nervensystems, den die Schule bisher nicht kannte, gelenkt zu haben.

---

[190] Die Wörter sind ursprünglich einfach oder doppelt (von „solchen" bis „zulaesst") schwarz unterstrichen, also in der Farbe des übrigen Briefes zur Zeit seines Schreibens, doch wurden sie später zusätzlich grob rot unterstrichen in der Art, in der Nissl bestimmte Briefstellen später, wahrscheinlich nach Rücksendung durch Edinger, zum Zwecke einer Publikation überarbeitete.

[191] Ursprünglich doppelt unterstrichen, später zusätzlich rot.

Wie mir scheint, sehen Sie in den verschiedenen Auffassungen der Grauen Substanz, also in den Unterschieden zwischen dem Vorhandensein eines Fibrillen-Netzes, oder den Aufsplitterungen der Axone und Collaterale und Dendriten im Sinne Golgi's resp. Ramon y Cajals oder dem Vorhandensein eines feinen Ausläufernetzes im Sinne Gerlachs nur unwesentliche äußerliche, rein anatomische Unterschiede; sie sagen, stets hat man gewusst, dass die graue Substanz etwas wichtiges ist; das ist die Hauptsache, das Wesentliche.

Wie man sich diese graue wichtige Substanz anatomisch vorzustellen hat, ist nicht wesentlich und hängt letztlich von der Vervollkommnung der technischen Hülfsmittel ab. Für Ihr Denken ist die graue Substanz stets für das Nervensystem ein integrierter Bestandtheil gewesen; dadurch ist keineswegs Alles geändert, wenn nun in Folge besserer technischer Hülfsmittel gezeigt wird, dass statt der Endbäumchen und Dendritenverästelungen ein Fibrillennetz hier vorhanden ist.

Diese Ihre Auffassung geht in der That auch aus Ihrem Brief direkt hervor. Ich habe bereits Ihren Satz citirt, worin Sie sagen, daß „wir immer angenommen haben, daß es zwischen den Zellen eine Unmenge Zellausläufer… " giebt u. dass „gerade die Golgimethode ganz gut den leeren Raum" ausfüllt (bereits oben citirt).

Trotz dieses Satzes sagen Sie aber auch: „Ich halte es mit Ihnen für durchaus wahrscheinlich, daß im Golgipraeparat etwas feineres nämlich ein Fibrillennetz stückweise gefärbt ist". Daraus geht im Zusammenhang mit dem zuerst citirten Satze und Ihrer Bemerkung „ich kann mich absolut nicht dazu verstehen, anzunehmen, wie Sie, dass jetzt alles geändert ist. Wir haben doch immer angenommen, daß es zwischen …" (gerade nochmals citirt) klar und präcis hervor, daß Sie [dreifach unterstrichen] zwischen der *Ramonschen* Auffassung und *meiner* keinen principiellen Gegensatz annehmen. Mit anderen Worten für Ihr Denken ist es ziemlich gleichgültig, ob die Neurone sich nur berühren (Neuronenlehre) oder ob die einzelnen Neurone durch ein Fibrillennetz dauernd verknüpft sind. Denn trotz dieser Verknüpfung sind die Neurone eben doch Einheiten, zwar nicht anatomische, sondern physiologische Einheiten. Warum sollen wir diese Auffassung aufgeben; welche „uns" seit 20 Jahren ohne inneren Widerspruch klar erschien.

Nun verstehe ich auch Ihr Argument gegen das Experiment Bethes! Das gehört auch hierher. Sie sagen, wie kann Bethe sagen, Reflexe gehen ohne Zellen vor sich. Solange nicht der Beweis geliefert, daß eine Nervenzelle aufhört Nervenzelle zu sein, wenn ihr kernhaltiger Teil abgetrennt ist, solange kann Bethe nicht behaupten, der Reflex ist ohne jede Nervenzelle möglich. Es gehen mit dem Stammfortsatz der Nervenzelle auch die mächtigen von ihm entspringenden Dendritenausläufer ins Neuropil. Hier sind also noch mächtige kernlose Theile der Nervenzellen vorhanden und wer sagt denn uns, dass beim Wirbellosen ein beträchtliches Theil der Nervenzelle nicht auch ohne Kern so einfachen Funktionen vorstehen kann, wie es der Reflex ist??

Dieses Ihr mir immer *etwas* unverstaendliche Argument wird mir heute ganz klar. Wir beide befinden uns bezüglich dieser Auffassung in einem Gegensatz, der prinzipiellster Natur ist.

Nach Ihrer Auffassung ist der in das Neuropil eintretende Stammfortsatz und seine Dendritenaufzweigung ebenso gut ein Theil der Nervenzelle wie es das Gerlach'sehe Netz war oder ebenso wie man sich die Dendritenaufsplitterung und die Axonen u. Collateralenendbaeumchen u. oder einfach Enden im Sinne der Neuronenlehre als Theile von Nervenzellen dachte. Bei Ihrer Auffassung ist das alles Nervenzellensubstanz und bei Ihrer Auffassung sind auch die Fibrillen nichts anderes als Nervenzellensubstanz.

In diesem Falle wäre der Unterschied zwischen der früheren und meiner heutigen Auffassung in der That ganz unwesentlich. Zu Gerlachszeiten waren es Nervenzellensubstanzen, die anderen Nervenzellensubstanzen entgegenwuchsen und sich vereinigten, um den Nervenfasern ihren Ursprung zu geben. Bei der Neuronenlehre berührten die Nervenzellensubstanzen sich nicht gegenseitig; bei meiner Auffassung ist es die in Fibrillen angeordnete Substanz der Nervenzellen, welche der in Fibrillen angeordneten Zellsubstanz anderer Nervenzellen entgegenwächst und ebenfalls zusammenwächst. Der ganze Unterschied zwischen der Gerlach'schen und der meinigen bestände also lediglich darin, daß man zu Gerlach's Zeit noch nicht die Hülfsmittel hatte, um die Anordnung der Nervenzellensubstanzen in Fibrillen zu erkennen. Wie bessere Methoden festgestellt haben, ist das Golgibild nicht ganz richtig, anatomisch nicht ganz richtig. Physiologisch aber scheint es uns auf die richtigen Wege zu führen. Denn wenn auch die in Fibrillen angeordnete Nervenzellensubstanz anderer ebenfalls in Fibrillen angeordneter Nervenzellensubstanz entgegenwächst u. schließlich sich verbindet, so zeigt doch das Golgibild an, wo die Trennung zwischen den verwachsenen Zellsubstanzen stattfindet. Denn das Nervensystem ist nun einmal ein Organ aus Nervenzellen. Bis zu diesem Ort der Verwachsungsstelle reicht der trophische und funktionelle Einfluss der einzelnen Zelle, in welche die Energievorräte in der färbbaren Substanz aufgehäuft sind. Also sämtliche in einer Zelle befindlichen Fibrillen gehören zu dieser physiologischen Nerveneinheit. Denn diese sämtlichen Fibrillen machen eben das Nervenzellenprotoplasma aus [**Randbemerkung**: „Nein! Das ist der Fehler!"]. Das ist Ihr Gedankengang; wer freilich diesem Gedankengang sich anschmiegt, hat Recht, wenn er nicht einsehen kann, wenn er sich „absolut nicht dazu" verstehen kann, in meiner Auffassung etwas völlig neues zu sehen.

Nun wird aber schon unsere Controverse klarer: sie spitzt sich auf die einfache Fragestellung zu, was sind die Fibrillen?

Denn Sie bestreiten weder die Thatsache, dass sich in den Nervenzellen und den Nervenfasern Fibrillen befinden noch die Möglichkeit, daß in der Grauen Substanz ein Gitterwerk aus feinsten Fibrillen sich befindet, die mit den Fibrillen anderer Nervenzellen u. Fasern dicht zusammenhängen. Sind diese Fibrillen a) das leitende Element, an das die nervöse Funktion gebunden ist und b) sind diese Fibrillen Nervenzellensubstanz d. h. zum Nervenzellenprotoplasma gehörig zu betrachten?

Das sind die Cardinalfragen, mit deren Beantwortung unsere Controverse erledigt ist. Sind die Fibrillen – verglichen mit den quergestreiften Muskeln das, was wir die Rhabdia nennen und entsprechen die der Rhabdia anliegenden Protoplasma führenden Zellkerne des quergestreiften Muskels dem kernführenden Zellleib der Nervenzellen und sind die in dem protoplasmatischen Körper von Muskelzellen enthaltenen Körnungen analog gewissen färbbaren Substanzen des Nervenzellleibes, so ist meine Auffassung gegenüber der bisherigen etwas völlig Neues. Auf der anderen Seite können wir auch die glatten Muskeln mit den Nervenzellen vergleichen. Wir müssten nur annehmen dass das Protoplasma der Muskelzellen einen ähnlichen Bau zeigt, wie das Protoplasma der Leberzellen und der Körperzellen, in dem Flemming bekanntlich eine Structur in der Art festgestellt hat, daß Fäden in einer mehr homogenen Zwischenmasse liegen. In der That zeigt dann auch die glatte Muskelzelle eine Art Andeutung von Streifung während an den beiden Enden der spindelförmigen glatten Muskelzelle sich mehr undifferenziertes mehr körniges Protoplasma findet.

Würden wir nun nur um den Vergleich durchführen zu können, die Fadenstructur des Protoplasma in der glatten Muskelzelle mit der *Fibrille der Nervenzelle vergleichen, das körnerhaltige Protoplasma an den beiden Enden der glatten Muskelzelle mit der färbbaren Substanz, so würde an einem Beispiel* Ihre Auffassung illustrirt werden, zumal man sich noch denken könnte, dass sich das fädige Protoplasma in Form der bekannten Brücken (oder Leisten) auch noch nach *außerhalb der glatten Muskelzelle fortsetzt und die eine glatte Muskelzelle mit der anderen glatten Muskelzelle verknüpft.*

Verzeihen Sie, wenn ich hier der glatten Muskelzelle die Filarstruktur Flemmings aufoctroire, aber ich glaube, ein *derartiger Vergleich illustrirt die Sachlage viel besser und prägnanter als es 10 mal mehr Worte tun würden.*

Die Differenz in unseren Anschauungen ist durch den Unterschied der quergestreiften Muskel(zellen) und der glatten Muskel(zelle) so scharf präcise wie ich sie nicht exakter ausdrücken kann.

Aber noch einmal: mir fällt es im Traum nicht ein, durch einen derartigen Vergleich etwas beweisen zu wollen, indem ich auf ähnliche Verhältnisse bei einem anderen Gewebe hinweise: ich selbst habe in einem Aufsatz Bend[...] gegenüber ausgeführt, *dass man den quergestreiften Muskel nicht mit dem Nervensystem in Analogie bringen darf und dazu kommt noch dass ich für den glatten Muskel eine besondere Structur an allerdings in Anlehnung an ein in der That vorhandenes streifiges Aussehen erfunden habe.*

Trotzdem aber charakterisirt der Unterschied zwischen quergestreiftem und glatten Muskel in der von mir *geschilderten Richtung* die principielle[192] Seite unserer Differenz. Auch insofern passt dieser Vergleich, weil trotz der ganz verschiedenen Struktur beide Elemente im Grunde die gleiche Funktion ausüben.

Ich glaube, dass Sie nunmehr, wo Ihnen meine Auffassung durch diesen klaren Vergleich verständlich geworden ist, nicht mehr sagen werden: dass Sie absolut nicht zugeben können, daß sich alles geändert habe.

Für Sie war das nervös Funktionierende stets die Nervenzelle: für Sie ist daher der Unterschied, ob das Nervenzellenprotoplasma in einer filaren oder in einer granularen Weise angeordnet ist, ganz unwesentlich [**Randbemerkung:** „Nein!"]. Haben weniger gute Methoden früher dargethan, dass das Nervenzellenprotoplasma der einen Nervenzellen sich nicht direkt mit dem Nervenzellenprotoplasma der anderen verknüpft, und haben bessere Methoden gezeigt, dass das Nervenzellenprotoplasma ähnlich wie das Protoplasma der Knorpelzelle oder Leberzelle einen analysierbaren Bau in Fäden und Zwischensubstanz zeigt und dass die Fäden ähnlich wie im Beispiel auch außerhalb die Zelle treten und sich mit den Fäden anderer verbinden, wobei lediglich ein quantitativer Unterschied zwischen hier und den Leisten der glatten Muskeln *insofern* zu Tage tritt, dass im letzteren Falle die Länge der Leisten kaum ein Mikron betragen, während die Fäden der Nervenzelle lang auswachsen und selbst viele Tausende von Mikra lang sein können, so erkennen Sie gerne den Fortschritt an und freuen sich, dass man nunmehr über die feineren Verhältnisse besser unterrichtet ist – aber Sie sagen mit Recht, *eine wesentliche neue Sachlage wird durch die bessere Erkenntnis nicht geschaffen.* Und weiter sagen Sie: nach der bisherigen Auffassung war die graue Substanz nichts anderes als das Stroma, in dem die glatten Muskelzellen und die sie gegenseitig verbindenden Leisten liegen; Bei dem Nervengewebe aber müsste das

[192] „principielle" doppelt rot unterstrichen.

Stroma in dem die Nervenzellen und ihre protoplasmatischen Ausläufer liegen eine wesentlich größere Rolle spielen, da nur dadurch dass die Fortsätze, die einen wesentlichen Theil des Stroma bilden, die Beziehungen zwischen entfernt liegenden Zellen herstellen, eine Funktion überhaupt möglich ist.

Wenn nun aber durch neuere Untersuchungen dargethan wird, dass das Nervenzellenprotoplasma und das seiner Fortsaetze filar gebaut ist, sowie diese filaren Protoplasmatheile sich gegenseitig direkt verknüpfen, so wird dadurch wohl der Bau des Stromas klarer; aber seine Bedeutung und Wichtigkeit also die ganze Sachlage bleibt im Ganzen die Gleiche. Daher muß ich absolut negieren, daß alles anders geworden ist. Sie haben also vollkommen Recht, wenn sie von Ihrem Standpunkte aus sich verwahren, dass alles anders geworden ist; *Sobald Sie aber meine Auffassung vollauf verstanden haben, werden Sie mir Recht geben, daß in der That die Sachlage ein neues Gesicht hat.*

Ich fasse die Fibrillen ebenso wenig wie die sich intensiv und mittelstark färbenden und wie vielleicht auch gewisse sich klar färbenden Substanzen der Nervenzellen *nicht als Nervenzellenprotoplasma* auf, sondern ich halte die Fibrillen als etwas vom Nervenzellenprotoplasma *verschiedenes*. [Senkrechter **Bleistiftstrich** am Rande] Ebenso sind die genannten färbbaren Substanzen nicht Protoplasma selbst, sondern etwas vom Protoplasma produzirtes. Ich will mich jetzt nicht darüber auslassen, ob es sich hier um ein einfaches lebloses also nicht organisirtes Zellprodukt handelt wie z. B. das Fett, das Glycogen oder ob es sich um eine eigenartige organisierte Einrichtung handelt etwa so wie eine Zellmembran sich zum Zellprotoplasma verhält oder ob es sich um eine besondere Organisation des Protoplasma handelt, die die Aufgabe hat, ein nicht organisirtes Produkt zu liefern: Jedenfalls lässt sich unschwer darthun, *dass die genannten färbbaren Theile morphologisch und färberisch sich wesentlich anders verhalten als das, was man das Zellenprotoplasma nennt.* Ich will nur von den *Fibrillen* sprechen. *Von den Fibrillen sage ich auch, daß sie färberisch und morphologisch sich wesentlich anders verhalten* als das, was man das Zellenprotoplasma nennt.

Es ist aber ein sehr wesentlicher Unterschied zwischen den *nicht protoplasmatischen Nervenfibrillen* und den *ebenfalls nicht protoplasmatischen färbbaren Substanzen. Letztere sind stets Bestandtheil der Nervenzellen* und zwar ein integrirender Bestandtheil der Zellen; sie sind *ohne Zelle nicht denkbar*: es sind vielleicht, wenn ich mit so ausdrücken darf, Organe der Nervenzelle; oder, ist das nicht der Fall, es sind *Ausscheidungen, Produkte eines Organs der Nervenzellen.* Die Fibrillen aber sind Differenzierungen der Nervenzellen[193]. D. h. ich glaube, ein Theil des ursprünglich undifferenzirten Protoplasmas der Neuroblasten hat sich umgewandelt und zwar dauernd. Sind z. B. die genannten färbbaren Substanzen analog einem Zellenprodukte aufzufassen wie z. B. des Glycogen oder dem Schleim oder sind sie Erzeugnisse der Zelle wie z. B. die Zellenmembranen, die Flimmerhaare, die Bürstenbesätze oder ähnliche Gebilde oder sind sie organisierte Erzeugnisse, welche außerdem ein nicht organisiertes Produkt liefern wie z. B. die Porenkanäle der zona pelucida von Echinodermeiern es sind, welche eine schleim- oder gallertartige Masse produciren, wie man sie auch auffässt, sie bleiben Zellleibsbestandtheile der Nervenzellen, sie gehoeren zum Zellleib selbst. *Die Fibrillen aber sind keine Bestandtheile der Nervenzellen, sind nicht ein einfaches Produkt derselben, sondern sind etwas neues der Zelle fremdes geworden.*

[193] „Fibrillen" und „Nervenzellen" doppelt unterstrichen.

Ich gebe zu, dass die Begriffe der *Differenzierung* einerseits und der *Absonderungen* (Glycogen, Fett Schleim) *und der Erzeugnisse* (Membrane, Vakuolen, Intercellularsubstanzen, Gliafasern) andererseits noch sehr neuen Datum's sind und dass wir deshalb noch recht wenig damit umzugehen wissen. Nichtsdestoweniger müssen wir uns damit abgeben. Das Wesen der Wissenschaft besteht nicht darin, dass wir die bequemen breiten ausgetretenen Wege weiterwandern und auf Ansichten schwören, die uns und unseren Eltern schon die Erscheinungen ohne inneren Widerspruch klar u. verständlich gemacht haben, sondern darin, dass wir gerade da unsere Nase hineinstecken und stänkern, wo alles schön und fein verständlich ist, wo alles fein stimmt. So absurd es klingt, so viel Wahrheit liegt in dem Satz: wenn unsere Untersuchungsergebnisse fein und prächtig mit unseren Vorstellungen übereinstimmen, so stimmen sie in der Regel nicht überein und sind falsch, cf. die Neuronenlehre. [**Randbemerkung**: „Cirkelschluß"]

Differenzierung des Zellenprotoplasmas giebt es; und Absonderungen und Erzeugnisse der Zellen giebt es auch. Man braucht nur die Augen aufzumachen.

1. Differenzierungen und 2). Absonderung und Erzeugnisse sind etwas Grundverschiedenes. Gewiss gibt es trotz der extremen Gegensätze zwischen dem von dem Zellenprotoplasma abgesonderten, leblosen Theil (Glycogen) und dem die meisten Eigenschaften des lebenden Protoplasmas beinhaltenden differenzirten Theile (Muskelfibrille) auch Übergänge, bei denen es schwer zu sagen ist, ob es sich hier um eine Differenzierung handelt oder um ein noch mit der Zelle verbundenes organisches Erzeugnis.

Daß wir heute von alledem noch so wenig wissen, kommt einfach daher, daß wir erst am Anfange einer genaueren Analyse des Protoplasma stehen. Die Ironie des Schicksals, d. h. der liebe Gott wollte es, dass wir die Protoplasmastruktur derjenigen Zelle am besten kennen, die zu den zweifellos sehr complicirt gebauten Zellen gehört, nämlich der Nervenzellen, wie z. B. die Thatsache beweist, dass ich bereits am 16. Bogen bin. [**Senkrechter Randstrich** mit Bleistift an diesem Absatz]

Ich verstehe also unter Differenzierung des Zellprotoplasmas denjenigen Vorgang, bei dem sich ein Theil, vielleicht unter Umständen das ganze Protoplasma zu einem lebenden Element umwandelt das sich wesentlich dadurch vom nichtdifferenzierten Protoplasma unterscheidet, daß seine Lebensäußerungen von ausschließlich spezifischer Natur sind. (Muskelfibrille zieht sich zusammen).

Viel klarer würde die Sachlage sein, wenn ich Ihnen über die Natur der färbbaren Substanz Aufschluss geben könnte. Ist die färbbare Substar lediglich eine Absonderung ein lebloses Zellprodukt, dann würde ich Ihnen ohne weiteres den enormen Gegensatz zwischen Differenzierung und Absonderung auseinandersetzen können. Denn diese abgesonderten Substanzen unterscheiden sich himmelweit vom Protoplasma der Nervenzellen, *während differenzirte Theile einen Stoffwechsel besitzen* [**Randbemerkung**: „Diff. + Abs. ist kein Unterschied wie Leben + Tod"]. Sind aber die *färbbaren Substanzen der Ausdruck für besondere Zellorgane*, die ja ihrerseits ganz gut wieder etwas produciren können, dann nehmen doch diese besonderen Organe Theil am Leben der Zelle u. s. weiter u. der Unterschied zwischen dieser gewissermaßen inneren Differenzierung und *der eigentlichen Differenzierung bestünde nur in der relativ größeren resp. kleineren Abhängigkeit der differenzierten Gebilde von ihrer Mutterzelle.*

Noch verwickelter wird die Sachlage, wenn *überhaupt kein Protoplasma vorhanden ist in der Nervenzelle u. die Nervenzelle selbst schon ein Differenzierungsprodukt wäre*

[**Randbemerkung:** „So wird es wohl sein! Aber bloss Vermutung!"]. Dann hätte sich der Neuroblast einmal in Fibrillen und zweitens in Nervenzellen differenzirt.

Aber wenn ich diese Fragen aufwerfe und noch den Protoplasmabegriff erörtern soll, komme ich überhaupt nicht ans Ende.

Jedenfalls wissen Sie jetzt, was ich meine, wenn ich sage, die Fibrillen haben sich vom Protoplasma differenzirt.

Item ich sehe die Fibrillen als etwas *von der Nervenzelle verschiedenes an und die graue Substanz ist ein wesentlicher, der wesentlichste Bestandtheil der Theile, die das Nervensystem aufbauen.* Folgerichtig sind die Funktionen auch auf diese Bestandtheile vertheilt und nun nenne ich Ihnen eine große Menge von Thatsachen aus der pathologischen Anatomie, welche unvereinbar [mit Bleistift unterstrichen, wahrscheinlich von Spielmeyer] mit der Auffassung sind, *dass die Nervenzellen in erster Linie die Träger der nervösen Funktion sind*.

Ihre Auffassung dagegen besagt, dass das *Nervengewebe aus Nervenzellen und Fasern* besteht. In den sich ganz enorm verästelnden Zellen sind Fibrillen zu erkennen, die man auch noch in den allerfeinsten Ausläufern erkennt. Die Ausläufer hängen innig zusammen und bilden ein feinstes Netzwerk. Während die Fibrillen das eigentlich nervöse Element darstellen, sammeln sich auch noch außerdem Kraftvorräte in der Zelle an, die sich zwischen den Fibrillen aufstapeln. Sie werden bei der Funktion der Nervenzellen verbraucht. In Folge des Ausläufernetzes sind zwar die einzelnen Zellen nicht scharf voneinander abzugrenzen, denn da die Fortsätze innig zusammenhängen, weiß man nicht, was zu einer und was zur anderen Zelle gehört. Erfahrungsgemäß grenzen sich aber doch die Rayone der einzelnen Zellen ab. Infolgedessen gehören die Fibrillen die durch die Zelle a gehen zu ihrem Rayon, die Fibrillen, die durch Zelle b gehen zu dem trophischen und funktionellen Gebiet der Zelle b u. s. fort [die Buchstaben beziehen sich auf eine **eingefügte Skizze**]. Die Graue Substanz ist *nach wie vor ein Sammelbegriff* und sie ist hauptsächlich *dadurch charakterisiert, dass in ihr vorzugsweise die Zellausläufer und ihre gegenseitigen Verwachsungen enthalten sind.*

Also für mich sind die Nervenzellen Gebiete, welche hauptsächlich dafür da sind, dass die Träger der nervösen Funktion 1.) die Fibrillen in Nervenzellen und -Fasern und 2. vor allem der spezifisch nervöse im Grau enthaltene Bestandtheil richtig und dauernd funktionieren kann.

Für Sie sind die *Nervenzellen die Träger der nervösen Funktion.* Für mich sind die Fibrillen die Träger der nervösen Funktion. [**Randbemerkung:** „Beide"]

Für Sie sind die Fibrillen der Ausdruck der Spezifität der Nervenzelle.

Für mich ist die graue Substanz ein Sammelbegriff für das Gewebe, in dem die spezifisch nervösen Theile, nämlich wahrscheinlich das Fibrillengitter enthalten ist.

Für Sie ist die graue Substanz ein Sammelbegriff für das Gewebe, in dem vorzugsweise die Nervenzellenausläufer *enthalten sind.*

Für mich unterscheidet sich das Graue Gewebe wesentlich vom weißen, weil das Graue Gewebe das spezifisch funktionierende Fibrillengitter besitzt, das der weißen Substanz fehlt.

Für Sie unterscheidet sich das graue Gewebe nicht wesentlich vom weißen, weil auch die weiße Substanz Nervenzellen und Nervenzellenausläufer besitzt: es sind also nur quantitative nicht qualitative Unterschiede zwischen weiß und grau vorhanden.

Nach meiner Auffassung brauchen die aus der Zelle hervorgehenden Fibrillen nicht notwendig zu degenerieren, wenn die Zelle zu Grunde geht [**Randbemerkung:** „zu be-

weisen!"]. *Nach ihrer Auffassung müssen die Fibrillen degenerieren, wenn die Zelle zu Grunde geht.* [**Randbemerkung:** „Damit ändert sich die Sache"]
Und da sagen Sie, zwischen jetzt und früher d.h. ihren Anschauungen besteht *kein* wesentlicher Unterschied oder was das Gleiche ist, *es hat sich nicht alles geändert. Der Kernpunkt der Controverse bleibt der Begriff Differenzierung resp. die Auffassung über die Natur der Fibrillen.*

Wollte ich nun weiter die Frage erörtern, so müsste ich Ihnen nunmehr diejenigen Gründe darlegen, welche mich zu der schroffen Behauptung geführt haben: *die Fibrillen sind nicht Bestandtheil der Nervenzellen, sondern (analog zum Verhalten quergestreifte Muskelfaser) ein vom Protoplasma der Nervenzellen differenzirtes Element.* Ich kann Ihnen aus der pathologischen Anatomie so evidente Thatsachen zu Gunsten meiner Auffassung anführen, dass Sie jedenfalls nicht mehr von meinem Fanatismus sprechen würden. Glauben Sie mir ja, *dass ich längst vor Bethe diese Fragen überdacht habe*, auch wenn ich nicht im Stande war, Fibrillen nachzuweisen. Es lagen eine Unmenge von Thatsachen vor, aus denen ich auf die Fibrillen schloss. Ich will nur die eine Thatsache hervorheben, daß ich die Mehrzahl der Details des Fibrillenausläufers in der menschlichen Cortexzelle (z. Th. auch Hund?) Bethe mitgetheilt habe, *bevor er diese Zelle mit seiner Methode studiert hatte. Die ungefärbten Kabelzüge sind von keinen der modernsten Arbeiten zwar erwähnt, aber das schadet gar nichts und diese Thatsache erklaert sich dadurch sehr einfach, dass die Leute hauptsächlich ja fast nur die motorischen Zellen u. die Spinalganglien untersuchen, zwei Zellarten, welche das denkbar* ungünstigste *Objekt für die Fibrillenkabel* sind. Und Jene, die andere Zellarten untersucht haben, haben sich das Bild dadurch verdorben, dass sie auf die merkwürdig schlaue Idee kamen, die ungefärbten Bahnen roth und die gefärbten Theile blau zu färben.

Und genügt Ihnen das alles nicht, so weise ich auf einen fast ebenso umfänglichen Briefwechsel mit *Flemming* und z. Theil auch *Schiefferdecker* hin, in dem ich den Begriff des *differenzierten Protoplasmas* behandelte. *Allerdings hat Flemming mir* nicht *zugestimmt*. Schiefferdecker hat sich weder als Fisch noch als Fleisch entpuppt.

Zweifellos fällt in die Waagschale, daß eine Autoritaet auf dem Gebiete der Zellenlehre, – dass W. Fleming die *Fibrillen wie Sie auffasst*; d.h. er sieht in den Fibrillen eine den Nervenzellen eigenthümliche Protoplasmastruktur. Für Flemming sind die Fibrillen die *Fadenstruktur der Nervenzellen*.

Allen Respekt vor W. Flemming und ich maße mir nicht an, die Autorität Flemmings zu kritisieren. Was er zu Gunsten seiner Auffassung sagte, hat mich nicht überzeugt und die Gründe, die er gegen meine Anschauung aussprach, waren genau dieselben, die er zugunsten seiner zu Felde führte nach der Formel: Ihre Ansicht ist falsch, denn meine ist die richtige. Die Autorität Flemings in allen Ehren! Aber bezüglich der Nervenzellen glaube ich nicht Autoritäten sondern überzeugenden Gründen. Und dann was weiss Flemming von den Nervenzellen. Er hat die Spinalganglien, die Vorderhornzellen und vielleicht noch eine größere Art Zellen untersucht u. damit fertig. Er hat sich nie um das Centralorgan gekümmert, sondern nur um Nervenzellen ganz bestimmter Art. Vor allem mangelt ihm jegliche pathologische u. jegliche experimentelle Erfahrung. Gerne stelle ich Ihnen seinen Brief zur Verfügung; was er schreibt, findet sich auch in seinen großen Büchern.

Sie können allerdings die Autorität Flemmings für sich in Anspruch nehmen und haben weiterhin wohl die Mehrzahl der Forscher auf Ihrer Seite, wie ich in Bonn und

Düsseldorf gesehen habe – aber ich verlange klipp und klar eine Begründung des Standpunktes von Ihnen, wenn Sie verlangen, ich sollte mein schroffes Verhalten in dieser Sache mildern und soll im Auge das behalten was vermittelnd zu sagen ist.

Nun kennen Sie meinen Standpunkt genau: nach vielem Schwanken und Zaudern, nach Untersuchung zahlreicher kranker Gehirne, nach den Erfahrungen einer großen Reihe von Experimenten, nach einer langen Incubationszeit bin ich zu dem Standpunkt gekommen, den ich heute einnehme.

Beweisen Sie mir, dass es ein Unding ist anzunehmen, dass die Fibrillen ein differenziertes Nervenzellenprotoplasma sind, und ich bin der Erste, der ob seiner Leichtfertigkeit in Sack und Asche geht. Nur diesen einen Beweis verlange ich.

Sie werden aus diesem Briefe ersehen, daß mich in der That Ihr letzter Brief ängstlich gemacht hat. Nicht umsonst habe ich versucht. Ihnen meine Gründe auseinanderzusetzen, wie ich zu meiner jetzigen Auffassung gekommen bin. Freilich die Hauptsache, den *Kernpunkt* habe ich *am nebensächlichsten behandelt*; allein es war mir vor allem darum zu thun zu zeigen, daß die ganze Frage darauf hinausläuft. Die Begründung meiner Anschauung von der Differenzierung haette mindestens noch 30 Seiten erfordert[194]. Denn ich hätte Ihnen alle einschlägigen Erfahrungen die ich während einer vieljährigen intensiven Beschäftigung gemacht habe, mittheilen müssen. Einiges finden Sie in meinem letzten Aufsatz.

Allerdings kann ich nicht Anspruch darauf machen, dass Sie sich auf Grund dieser Andeutungen überzeugt haben. Aber ich glaube doch, Ihnen dafür den Beweis erbracht zu haben, *daß ich nicht leichtsinnig in fanatischer Blindheit zu meinen Anschauungen gekommen bin.*

Mir ist Ihr Urtheil von größtem Werthe: wenn Sie sagen, es scheint Ihnen, dass die Rollen vertauscht sind, wenn Sie mich warnen, dass ich doch die Augen offen halten soll, um nicht in meiner fanatischen Blindheit das Gute zu übersehen, was bereits da ist, wenn Sie meinen, es sei gar nicht mehr der alte übervorsichtige Nissl und aussprechen, dass ich da über Hals und Kopf in eine neue Auffassung mich stürze, wenn Sie endlich mir den Vorwurf nicht ersparen, dass ich *enthusiasmiert sei, weil ich empfinde daß etwas noch nicht demonstriertes richtig sein muss*, so muss ich zu der Überzeugung kommen, dass ich nicht mehr die strenge Selbstkritik übe, die ich zu üben den Willen habe.

Da l.) einem die Mitmenschen nur selten die Wahrheit sagen und da 2.) es überhaupt nur sehr wenige Menschen giebt, die in diesen Fragen zu einem Urtheil berechtigt sind, so war mir Ihr Brief doppelt werthvoll.

Um jeden Preis musste ich daher die Frage prüfen und Ihnen auseinandersetzen, wie ich mir die Sachlage denke. Hoffentlich habe ich Sie dadurch überzeugt, dass von einem über Kopf und Hals Stürzen nicht die Rede sein kann, dass es sich um wohlüberlegte Dinge handelt, die ich ausgesprochen habe.

Sie nennen mich einen Enthusiasten, weil ich empfinde, dass etwas noch nicht Demonstrirtes richtig sein muss, während Sie, sonst wissenschaftlich der wärmere von uns beiden Kühlen zuwarten, obgleich Sie die Bedeutung der neuen Hypothese voll würdigen.

Es bezieht sich das auf die graue Substanz. Lesen Sie vorsichtig meinen letzten Aufsatz und diesen Brief – Sie überzeugen sich dann, dass die Sachlage mit Ihren Worten nicht praecis gekennzeichnet ist.

---

[194] Doppelt rot unterstrichen.

Denn: die graue Substanz ist erschlossen; die graue Substanz ist nicht etwas nicht Demonstrierbares, *sondern ist eine Realität*, die *Sie unter dem Mikroskop betrachten können.* Ich kann Ihnen pathologische Fälle zeigen, wo sämtliche Ausläufer der Rindenzellen in krankhafter Weise in einen Zustand umgewandelt sind, daß sie sich nun färben. Sie können die Glia in solchen Praeparaten darstellen und zwar nicht nur die Weigert'sche Intercellularsubstanz sondern auch die Zelle mit ihren Zellkörpern. Sie haben das Bethesche Präparat genau derselben Stelle zur Verfügung und beobachten genau die gleichen Bilder wie im pathologischen Falle. Sie stellen weiterhin die Markfasern dar und endlich gelingt Ihnen ebenfalls an derselben Stelle leidlich ein Golgibild.

Und nun können Sie zwei Dinge an vielen Theilen des menschl. Cortex ohne weiteres Jedermann demonstriren.

1.) Es bleibt, wenn man sich sämtliche electiven Praeparate aufeinander gelegt denkt *immer noch ein Zwischenraum über, der nicht von Markscheidenfasern, marklosen Fasern, Zellausläufern, Gliabestandtheilen ausgefüllt ist und in allen Präparaten ganz gleichmäßig das bekannte feinkörnige diffuse Aussehen darbietet.* Wenn ich mein Präparat photographieren würde und auf dieselbe Platte noch von den verschiedenen anderen Präparaten (Bethe, Weigert Markscheiden, Weigert Glia) Aufnahmen machen würde, *so dass 4 Bilder* (natürlich von der gleichen Stelle!) auf *derselben* Platte *sich finden*, so würden trotzdem noch massenhaft Zwischenräume da sein, die das körnige diffuse Aussehen darbieten: so augenfällig ist der Befund 1

2.) Lässt sich sehr schön in meinem u. im Bethe'sehen Praeparat ohne weiteres feststellen, dass von einer reichlichen Verzweigung der Zellsubstanz keine Rede sein kann, denn im kranken Präparat sind auch noch die allerfeinsten Dendriten sichtbar. Auf der anderen Seite steht fest, daß sämtliche feinen Dendriten meist nur 1 Fibrille die weniger ganz feinen nur 2 Fibrillen enthalten. Also die Zellleibssubstanz hört ganz auf und nur die vereinzelnden [sic!] Fibrillen bleiben über!! Von einem Zellleibssubstanznetz von einer Aufsplitterung der Dendritensubstanz kann also keine Rede sein. Übrig bleiben daher nur die vereinzelnden Fibrillen, die wie der Docht der Kerze aus der schon kaum mehr vorhandenen Rinde von Dendritensubstanz ragt [sic!].

Da die von auswärts in den Cortex einstrahlenden Fasern bekanntlich nur Markscheiden besitzen aber keine Zellsubstanz, so ist es absolut unmöglich, dass die Zwischenräume von Zellausläufern ausgefüllt sind. Andererseits sind nur die Fibrillen übrig. Also es kann jederzeit *demonstrirt* werden, dass im Grau weite Stellen sind, die körnig diffus aussehen und nicht aus *Nervenzellensubstanz nicht aus Glia und nicht aus markhaltigen Fasern* bestehen können.

Diese körnige diffuse Substanz ist die Graue Substanz im engeren Sinne.

Diese graue Substanz ist also sehr wohl demonstrirbar. Sie ist demonstrirbar und wenn sie namentlich die frühere Literatur durchsehen, *so überzeugen Sie sich, daß man das körnige Verhalten* der Grauen Substanz schon unendlich lange kennt. Und wenn Sie recht vorsichtig lesen, so überzeugen Sie sich, daß die Alten nicht nur die *Graue Substanz mit allen ihren nicht nervösen Componenten gekannt haben, sondern auch den nervoesen Bestandtheil im Grau, also das Grau in meinem Sinne: Sie unterscheiden Substantia gelatinosa vom gewöhnlichen Grau; (auch im Cortex!)*

Also das Grau in meinem Sinne ist *sehr wohl demonstrirbar, aber nicht in seiner Structur erkannt.*

Übrigens wenn man direkt sieht, wie spärlich die Fibrillen in den Dendritenausläuferenden sind und weiterhin dass nur noch eine 2. Quelle von Fibrillenenden da ist, nämlich jene, die in dem in das Grau einmündende Axencylinder enthalten sind, so ist es wieder ausgeschlossen, dass durch *eine Aufsplitterung dieser relativ wenigen Fibrillen ein so dichtes Fibrillen-netz entstehen kann, daß die maechtigen leeren Raeume der echten Substantia gelatinosa wirklich ausgefüllt werden.*

Wer sich mit Liebe in diese Frage versenkt, der muss zu dem Schluss kommen, dass da noch irgendetwas dazwischen sein muss. Nach meiner Ansicht ist dieses Etwas in der That vorhanden: *das ist die Einrichtung der pericellulaeren* Gitterwerke.

Indess jetzt[195] wird alles Vermuthung. Aber ich habe Ihnen bewiesen, dass Ihr Satz nicht richtig ist, denn die Graue Substanz in meinem Sinne ist sehr wohl demonstrirbar; die Alten kannten sie schon, deuteten sie aber als etwas Bindegewebiges.

Deswegen[196] kann man mich aber doch nicht einen Enthusiasten nennen, *weil ich weiß* (nicht „empfinde") dass etwas Demonstrirtes aber noch nicht in seiner Structur erkanntes (nicht „etwas noch nicht Demonstrirtes" und auch nicht „eine bisher nur erschlossene Anordnung" richtig sein muss).

Wohin würde es führen, wenn das alles Enthusiasten wären, die für eine zwar demonstrirbare aber noch nicht in ihrer Structur erkannten Einrichtung eintreten? *In wie viel Dingen in der Anatomie kennen wir überhaupt die feinere Structur noch nicht?* Diese kennen zu lernen ist doch immer nur eine *Frage der Technik*.

Ich kann jedermann eine glatte Muskelzelle ohne weiteres demonstriren *aber ihren feinen Aufbau kennen wir nicht*. Sollte es nicht richtig sein, für diese glatte Muskelzelle einzutreten *und dafür, daß sie so gut wie jede andere Zelle eine Organisation des Zellleibes besitzt?*

Doch jetzt will ich dem Ungethüm von einem Brief doch ein Ende machen.

Sie sehen, dass mir sehr viel daran liegt, dass das, was Sie von mir behaupten, nicht mit der Wirklichkeit übereinstimmt. *Ich habe wirklich weder Zeit noch Mühe gescheut, um Sie von der Unrichtigkeit Ihrer Meinung über meine Veränderung zu überzeugen und davon,* dass in der That meine Ansichten die bisherigen Anschauungen gründlich verändern.

Hoffentlich ist es mir gelungen, *Ihnen eine bessere Meinung von mir beizubringen*. Es kommt mir nicht darauf an. *Sie zu einer anderen Auffassung zu bringen*, da müßte ich schon noch weiter ausholen. *Aber das liegt mir ferne.* Dagegen hoffe ich, dass ich Sie überzeugt habe, dass ich in meinem letzten Aufsatz nicht kritiklos in den Tag hineingechwätzt habe.

Mit der Bitte mich Ihrer Frau Gemahlin bestens empfehlen zu wollen
bleibe ich wie immer
Ihr ganz ergebener Franz Nissl.

P. P.
Vielleicht führe ich die Gedanken in diesem Briefe noch zu einem Aufsatz weiter aus – Ich bitte Sie daher diesen Brief nicht zu verbrennen, damit ich denselben eventuell später noch benutzen kann. [197]

---

[195] Doppelt rot unterstrichen.
[196] Doppelt rot unterstrichen.
[197] Doppelt rot unterstrichen.

P. P.
Mit Schrecken ersehe ich, daß ich gar nichts zur Stütze meiner Auffassung, dass die Fibrillen nicht zum Zellenprotoplasma gehören, sondern etwas von der Zelle Differenzirtes darstellen beigebracht habe. Ferner bemerke ich mit Schrecken, dass ich meinen Standpunkt bezüglich des Begriffes Protoplasma nicht genügend hervorgehoben habe. Es wäre ja möglich, dass Sie einer jener sind, welche diesen Begriff ganz ausgemerzt haben wollen. Selbstverständlich meine ich nicht, dass Protoplasma ein Begriff ist, der einen bestimmten chem. Stoff oder ein Stoffgemenge bestimmter scharf definirter chemischer Körper bezeichnet.

Protoplasma ist ein morphologischer Begriff für ein Stoffgemenge das gewisse physical. chemische und biologische Eigenschaften besitzt.

Wenn ich auf die Protoplasmastructur der Nervenzellen naeher eingehen wollte müsste ich nochmals 4–5 × 23 Seiten voll schreiben. Vielleicht genügen aber zur Verständigung – ich will Sie nicht zu meiner Ansicht überzeugen – diese 23 Seiten!!

Ein anderes Mal mehr! Das war nur der Schrecken auf Ihren Brief. Ich bin aber wieder beruhigt, weil ich glaube, daß Sie mich nicht verstanden haben.

Lfd. Nr.: 309
Von: Michael von Lenhosséck
An: Ludwig Edinger
Quelle: EdrO

Tübingen, 22.10.1898

Sehr geehrter Herr College!
Vor allem meine besten Glückwünsche zu der neuen Auflage Ihres Werke! Wenn ein Werk in so kurzer Zeit so viele Auflagen erlebt, so ist das der sprechendste Beweis für seine Tüchtigkeit. Die Arbeit wird Ihnen besonders sauer geworden sein wegen der vielen Angriffe, die die herrschenden Anschauungen in der letzten Zeit erfahren haben und die natürlich in einem Buche wie dem Ihrigen nicht totgeschwiegen werden können. Ohne auf Ihre Stellungnahme irgendwie einen Einfluß ausüben zu wollen, möchte ich meiner Ansicht dahin Ausdruck geben, daß die Neuronenlehre durch die bisherigen Angriffe durchaus nicht erschüttert wurde und über kurz oder lang siegreich aus dem Kampfe der Meinungen hervorgehen wird. Was die Held'schen und Bethe'schen pericellulären Gitter betrifft, so ist es einerseits fraglich, ob sie wirklich Nervenendigungen und nicht Gliageflechte oder besondere Differenzierungen der Oberfläche des Nervenprotoplasmas sind, wie sie denn auch Apáthy laut seiner neuesten Mittheilung im biologischen Centralblatt für Glianetze hält, andererseits muß auch die Held'sche Ansicht, daß diese Gitter mit dem Nervenplasma wirklich verwachsen ist, sehr fraglich erscheinen; mir scheint es, daß man die Netze im Falle einer organischen Verwachsung überhaupt nicht sehen könnte, man sieht sie ja blos dadurch, daß sie sich dem Nervenplasma als etwas substantiell Verschiedenes und gegen dasselbe Abgegrenztes anlegen. – Die neuen Untersuchungen von Bethe an Wirbelthieren mit seiner neuen Toluidinblaufärbung haben mit der Neuronenlehre überhaupt nichts zu thun; Die beschränken sich durchaus nur auf die innere Struktur des Nervenplasmas. Ja, man könnte noch sagen, daß die Bethe'sche Untersuchung für die Neuronenlehre günstig ist; Denn nun hat Bethe eine Methode, mit der er die „Neurofibrillen" scharf und distinkt darstellen kann, und wenn ein Übergang der Fibrillen aus einer Einheit in die andere vorhanden wäre, so müsste er ihn gesehen haben, aber es verlautet nichts davon. Was nun das „Potissimum", die Apathy'schen Sachen betrifft, so muß ich nach halbjähriger genauer Prüfung der allerdings herrlichen Ap.'schen Praeparate sagen, daß ich darin nur ein einziges Factum getroffen habe, daß mit der Neuronenlehre zu kontrastieren scheint. Dieses Factum ist: Die Anastomose der sympathischen Nervenzellen in der Darmwand von Pontobdella und der Übergang der Fibrillen darin aus einer Zelle in die andere. Nun ist es aber eine längst bekannte und auch von Cajal und Koelliker anerkannte Thatsache, das die sympathischen Nervenzellen in der Darmwand auch von Wirbelthieren mit einander anastomosieren können. Es ist dies ein ganz singuläres Verhalten und läßt sich wohl am besten als das Ergebnis unvollkommener Zelltheilungen erklären. Diese Verbindungen erschüttern die Neuronlehre ebenso wenig wie die Existenz von verwachsenen Zwillingen die Thatsache der Zusammensetzung der menschlichen Gesellschaft aus getrennten Individuen. Apathy hat mirs auch noch mündlich versichert, daß er ausser dieser einen Stelle niemals eine „leitende" Anastomose von Nervenzellen untereinander beobachtet hat, ja überhaupt eine Anastomose. Was den Kernpunkt der Apathy'schen Lehre, seine histo-

genetischen Anschauungen betrifft, so sind sie nichts, als eine ganz aus der Luft gegriffenen Hypothese. Apathy giebt es in seiner letzten Mittheilung im biologischen Centralblatt selbst zu, daß er für seine Auffassung einstweilen keine Thatsache beibringen kann. Bisher steht es fest, daß Vieles, was Apáthy für „Neurofibrillen" erklärt, anderweitige intracelluläre Differenzierungen sind, die mit Neurofibrillen nichts zu thun haben. So z. B. der intracelluläre Faserapparat in den Zylinderzellen (siehe meine letzte Arbeit über Flimmerzellen in den Verhandl. d. Anat. Ges. 1898, Kiel), die Fibrillen in den Epithelien und so weiter. Die Arbeit von Apáthy ist leider ein Gemisch von Wahrem und Hypothetischem und zwar zum Nachtheile der Wissenschaft, so organisch verschmolzen, dass man die beiden nicht auseinanderhalten kann. – Das leere marktschreierische Bramarbasieren von Nissl mit der häufigen Wiederkehr des „über die Neuronenlehre gebrochenen Stabes" muß bei jedem ernst und billig denkenden Menschen Heiterkeit oder Unwillen hervorrufen. Um mit solchem Aplomb und solcher Sicherheit aufzutreten, muss man sich auf eigene Erfahrungen stützen können und nicht nur auf den Enthusiasmus, den die Angaben Anderer in einem wachgerufen haben.

Was den mir freundlichst zur Durchsicht zugesandten Passus über die Netzhaut der Cephalopoden betrifft, so ist er seinen sachlichen Inhalten nach vollkommen richtig und vortrefflich stilisiert. Doch scheint mir, was die persönliche Seite betrifft, ein kleines Unrecht darin vorzukommen. Die ganze, von Ihnen wiedergegebene Auffassung stammt von mir. Ich habe sie zuerst in meiner in der Zeitschr. F. wiss. Zool. Bd. LVIII, 1894, p. 676 veröffentlichten Arbeit über die Netzhaut der Cephalopoden entwickelt. Zunächst freilich noch als Hypothese, aber mit allen Attributen der Wahrscheinlichkeit ausgestattet. Den ausführlichen Beweis dafür habe ich dann in meiner genauen Arbeit über den Lobus opt. der Cephalopoden gebracht, worin nicht nur der Bau dieser Hirntheile ganz ergründet wird, sondern auch für jede Zellgattung die Homologie mit den einzelnen Retinacellen der Wirbelthiere durchgeführt wird. Hierdurch ist erst der Nachweis erbracht, dass die Rinde jenes Hirntheiles wirklich ein Netzhaut-Neuroepithelium darstellt. Gleichzeitig mit meiner ausführlichen Arbeit erschien die kurze und sehr unvollkommene Notiz von Kopsch, worin, aufgrund von wenig gelungenen Imprägnationen, einige von den Zellgattungen des Lobus opticus in mehr oder weniger richtiger Weise dargestellt werden. Im übrigen schließt sich Kopsch der schon früher von mir ausgeführten Hypothese an. Ich glaube mich daher keiner Selbstüberhebung schuldig zu machen, wenn ich mich selbst als den Urheber und Begründer der in Ihrem Briefe angeführten Auffassung hinstelle, und glaube, daß Coll. Kopsch dessen übrige Arbeiten ich sehr hoch schätze, selbst dagegen nichts einzuwenden haben wird. Zum mindesten aber glaube ich bei der Gleichzeitigkeit unserer Mittheilungen, die Nennung meines Namens an erster Stelle und nicht hinter der von Kopsch zu verdienen.

Es freut mich sehr, durch Ihre jetzt fr. Anfrage nach so langer Zeit wieder in brieflichen Verkehr mit Ihnen getreten zu sein. Vielleicht finden Sie Zeit, ihn fortzusetzen.

Empfehlen Sie mich bitte, aufs Beste Herrn Geheimrat Weigert und seien Sie herzlich gegrüsst von Ihrem freundschaftlich ergebenen M. von Lenhosséck

Lfd. Nr.: 312
Von: Franz Nissl
An: Ludwig Edinger
Quelle: Max-Planck-Institut für Neurobiologie München-Martinsried (Prof. Kreutzberg)

Heidelberg, den 29.10.1898 [a]

In Eile!
Lieber Herr College!
Gerade noch 5 Minuten bis zur Section zu der ich muss.
Habe Ihren Brief gelesen u. bin Ihnen dankbar für Ihren ausführlichen Bericht. Nur die 5 Minuten Zeit !!
Aber – wie können Sie glauben, dass ich mir diese naheliegenden Einwaende nicht gemacht haben sollte.

Im Gegentheil bin ich ihrer Meinung, dass man gerade in biolog. Fragen mit ganz besonderer Zähigkeit an dem cellular[198] biologischen Standpunkt – Alles kommt davon – Alles geht davon aus – Alles wird daraus [festhalten muss]. Selbstverständlich: Wer das Princip durchbricht – ich kann mir das gar nicht vorstellen, solange nicht einer kommt und zeigt uns [Einschub: ein Novum] Neues. Und ich glaube nicht daß dieser kommt. Ich halte das unmöglich [sic!].

Bitte lesen Sie doch in meiner Arbeit Nerv. und graue Substanz, wie abhängig ich das Fibrillenleben vom Nervenzellenleben auffasse. Das hindert aber nicht, daß eine weitgehende Selbständigkeit dennoch vorhanden ist. In meinem Brief bin ich da stehengeblieben, wo mein Beweis beginnt, den hätten Sie erwarten müssen, bevor Sie in solch abweisender Weise urtheilen. Sie müssen sich doch sagen, dass ich so was nicht in die Welt hinausposaune, ohne Gründe zu haben.

Natürlich sind die Fibrillen nichts Katabiotisches wie möglicher ja wahrscheinlicher Weise das Nervenmark. Weigert hat uns Anabiosen u. Katabiosen (Unsinn, ich wollte sagen bioplastische Röhren) kennen lernen. Das bedeutet in unserer Wissenschaft einen Markstein, also was Großes. Aber die Anabiosen u. Katabiosen bedeuten im Sinne Weigert's etwas, was mit unserer Sache nichts zu thun hat; denn die Fibrillen leben (bioplast. Vorgaenge die Vorgaenge des spez. Parenchyms, das lebt gegenüber des leblosen interzellulären). Kurz u. gut: 1.) Nervenzellen können (nicht in allen Fällen) allerschwerste Degenerationserscheinungen darbieten, ohne dass ihre Fibrillen, soweit ich das heute nachweisen kann, zu Grunde gehen 2.) Trotzdem die Fibrillen zu Grunde gehen, (können die Zellen) zeigen die Zellen Rückbildungserscheinungen im Sinne einer progressiven Veränderung. Insbesondere werden Sie reicher an intensiv sich färbender Substanz; ja bei Vergiftungen giebt es gewissermassen Hypertrophien der Nervenzellen trotz des pathologischen Processes, dessen Existenz die Glia anzeigt. 3.) Die Fibrillen funktionieren an sich unabhängig vom kernführenden Theil. Alles das, namentlich ad 1 und ad 2 sind Fragen, mit denen ich zur Zeit beschäftigt bin u. an denen ich noch arbeite. Ferner… aber es sind schon mehr als 10 Minuten vergangen. Verzeihen Sie das in Eile hingeworfene Geschreibsel! Aber ich konnte auf den Vorwurf die nächstliegenden Einwände nicht beachtet zu haben nicht stumm sein.
Gruß Ihr ergebenster Nissl.

---

[198] Markierung für dreifache Unterstreichungen.

Lfd. Nr.: 313
Von: Franz Nissl
An: Ludwig Edinger
Quelle: EdLM

Heidelberg, den 29.10.1898 [b]

Lieber Herr College!
Es reut mich schon mein heutige[n]r Vormittag [sic!] in höchster Eile hingeworfenes Geschreibsel: viel Affekt u. wenig Überlegung – bitte nehmen Sie mir nicht übel, was ich im Eifer und in der Eile gesündigt habe. Ich habe Ihren Brief nunmehr genügend durchstudirt; es wäre Unrecht, wenn ich es bei diesem eiligen Zeug bewenden liesse. Die Section, die wir heute morgen hatten, hat mich wieder nüchtern gemacht: wir wissen zu wenig.

Aus Ihrem Briefe geht die Thatsache klar hervor, daß wir uns ungefähr verstehen, dass nicht jeder von uns etwas anderes meint. Wir sind darüber einig, dass es ein Neuron im descript. anatomischen Sinne allerdings nicht giebt und daß die Neuronenlehre vom biologischen Standpunkt im Grunde genommen eine Frage ist, die mit dem Protoplasmabegriff zusammenhängt.

Nunmehr – betrachten wir die Sache richtig – würde unser Streit, wenn nicht eine neue Thatsache hinzukommt, einfach in einen Nomenklaturstreit hinauslaufen. Einen Richter giebt es nicht und Normen für das Protoplasma, seine Bedeutung und seine biologische Stellung in der organischen Welt giebt es wieder nicht.

Unsere Controverse spitzt sich nunmehr dahin zu: inwieweit sind lebende Differenzirungen des protoplasmatischen Zellleibes von diesem abhängig. Sie sagen: diese Abhängigkeit ist eine große; ich sage diese Abhängigkeit ist klein. Damit ist natürlich auch die Stellung der grauen Substanz charakterisirt. Sie sagen, leztere [sic!] steht zur Nervenzelle in engster Beziehung – ich sage, die Beziehungen der grauen S. zur N-zelle sind lockere. Am Schluß Ihres Briefes stellen Sie ein Facit meiner Anschauungen zusammen und sagen: in Nissl's Sinne bildet die graue Substanz einen neuen bisher unbekannten Aufbautheil des Gehirnes. Ihre ganze Ausdrucksweise klärt nicht auf, wie Sie das „neu" u. das „bisher unbekannt" auffassen. Nämlich man könnte ganz gut aus Ihren Worten herauslesen – die graue Substanz ist nach meinen Anschauungen etwas, was gar nichts gemein hat mit dem, was man sich bisher darunter vorgestellt hat.

Hier also scheint noch ein Missverständniß vorzuliegen. Wenigstens geht das aus Ihrem ganzen Briefe hervor, auch daraus, dass Sie glauben ich sei hier in einen Irrweg gerathen, ich sei hier zu isolirt und ersticke an meinem Stoffe.

Ich meine, dass der, der in einen Irrweg geräth, dessen Anschauungen sich von den Auffassungen klar und ruhig denkender Männer trennen, alle Ursache hat, mit sich unzufrieden zu sein. Aber befinde ich mich wirklich in einem solchen?

Vielleicht habe ich mich nicht richtig ausgedrückt; möglich aber auch, dass Sie mich falsch aufgefasst haben.

Bezüglich der färbbaren Theile sind wir einig; bezüglich der Fibrillen und der grauen Substanz erklären Sie wörtlich: „ich concedire Ihnen sofort und gerne dass die Fibrillen etwas toto coelo Verschiedenes von dem sind, was man gewöhnlich Protoplasma nennt". Was ich behaupte, ist: dass die Fibrille etwas vom Protoplasma der Zelle grundverschiedenes aber lebendes ist.

Wo Leben – da sind Zellen notwendig. Direkt oder indirekt. Nun sehen Sie eine Reihe morphologischer Eigenschaften verbunden mit bestimmten funktionellen Phänomenen bei jeder Zelle auftreten. Stoffwechselerscheinungen, Generationsphänomene. Sobald das Zellenleben unter besonderen Lebensbedingungen gelangt, adaptiert sich die Zelle diesen an. In den Klassen der einzelligen Thiere lässt sich diese Adaption sehr schön verfolgen (Lehrb. d. pract. vergleich. Anat. von C. Vogt u. Emil Jung). Und nun die Mesozoen. Hier haben wir bereits einen Zellenstaat – die Zellen des Ectoderms zeigen wie die Zelle oder die Zellen des Endoderm eine Reihe gemeinsamer Eigenschaften, aber doch unterscheiden sich die Zellen des Ectoderm durch eine Reihe Eigenschaften, d. h. das Ectoderm übernimmt andere Aufgaben als das Endoderm: beide Zellarten haben eine große Reihe gemeinsamer Eigenschaften; während aber das einzellige Wesen alle Eigenschaften in sich vereinigt, hat nun das Ectoderm einen Theil dieser Eigenschaften in besonderer Ausbildung übernommen u. adaptirt sich morph. um diesen Eigenschaften besser zu genügen. Um nur einen Punkt z. B. hervorzuheben, besitzen alle Ectodermzellen Wimperhaare – die etwas anderes sind als das Protoplasma – niemals wird man aber sagen – sie könnten selbständig existiren. Diese innere Differenzirung der Sarcode ist nichts anderes als ihr Ausdruck der Arbeitstheilung. Und nun gehen wir einen Schritt weiter zu den Metazoen – eine fast unendliche Reihe von Zellstaaten: von den relativ einfach gebauten Coelenteraten bis hinauf zum Menschen.

Die letzte Einheit dieser mächtigen Reihe ist die Zelle und das, was wesentlich und begriffsbestimmend für dieses Organ niederster Ordnung, für dieses Elementarorgan ist, ist das Protoplasma mit seiner eigenartigen Anordnung und den allgemeinen Funktionen der selbstständigen Bewegung, des Stoffwechsels u. der Fortpflanzung. Man müsste blind sein, wenn man sich der Erkenntnis verschließen wollte, dass in dem Leben der Zelle die Grundeigenschaften des Zellstaates, also des Organismus zum Ausdruck gelangen. Die Eizelle ist der Ausgangspunkt für die Bildung von Zellstaaten von Organismen. Die Entwicklung von den einzelligen Lebewesen bis hinauf zum complicirten Gewebebau der Wirbelthiere sehen wir wiederkehren, wenn sich aus der Eizelle zunächst Gruppen von ursprünglich undifferenten und gleich gestalteten protoplasmareichen Zellen mit den Grundeigenschaften des Protoplasma (selbständige Bewegung, des Stoffwechsels u. der Fortpflanzung) ungleichartige Zellen entwickeln mit einer Besonderheit der Structur im Sinne einer besonderen Ausbildung der einen oder anderen Grundeigenschaft des Protoplasma. Diese Sonderung von differenten Zellengruppen aus einem Haufen gleichartiger Zellen führt zur Bildung von Geweben verschiedener Art und bedeutet die Arbeitstheilung der Zellstaaten im Gegensatz zur einfachen Sarcode [hier folgt eine durchgestrichene Textpassage] welche ihren Grundeigenschaften entsprechend die Ernährung (Stoffwechsel) die Erhaltung ihrer Existenz (Fortpflanzung) und die zur Bewegung nöthige Empfindung (Selbstständige Bewegung) gleichzeitig u. alleine zu besorgen hat.

Gott, ich rede Ihnen da Sachen vor, die Sie geradeso gut, wohl sogar sicher viel besser darstellen können. Aber betrachten Sie nur ruhig all' die Erscheinungen und Bildungen, die wir in der Entwicklungsreihe der Thiere vor uns sehen: es besteht kein Zweifel, daß je höher wir in der Thierreihe hinaufsteigen stets der gleiche Vorgang sich wiederholt. Die Grundeigenschaften der Sarcode kehren auch im vollendetsten Organismus wieder; aber in immer noch verfeinerterer Weise; die Lebensbedingungen werden verwickelter der Zellstaat complicirter.

Aus den undifferenzirten protoplasmareichen Eiabkömmlingen bilden sich immer mehr Gruppen von differenzirten Zellen aus; und behalten diese auch gewisse Eigenschaften des ursprünglichen Protoplasma, so bedeutet die Differenzirung doch nichts anderes als die Ausbildung einer der verfeinerten Grundeigenschaften des Protoplasmas: mit anderen Worten, das Princip der Arbeitstheilung ist in consequenter d.h. gesetzmäßiger Art durchgeführt.

Es gibt doch hierfür Belege gerade genug. Denken Sie an die Cuticularsubstanzen, an die Intercellularsubstanzen, die genetisch recht schwierig von den Zellmembranen und peripheren Verdichtungsschichten protoplasmareicher Zellen abzutrennen sind. Oder denken Sie an die flüssigen Absonderungen des Protoplasma, welche Secrete darstellen u. für die Ernährung der Organismen bedeutungsvoll sind. Erinnern Sie sich wie eine protoplasmareiche Epithelzelle zu einer Drüsenzelle wird, wie im einfachsten Falle eine einzige Zelle zur Drüsenzelle wird; ja wie sogar solche einzellige Drüsenzelle in diesem einen Falle ihr Secret einfach durch ihre Membran austreten lässt; während im anderen Falle cuticuläre Ausführungsröhren gebildet werden etc. etc.

Wenn nun schon eine derartige Arbeitstheilung und Hand in Hand mit dieser eine morphologische Differenz des Protoplasma in den z.B. der Ernährung dienenden Gewebsabschnitten zu beobachten ist, um wie viel mehr wird es da der Fall sein, wo es sich um die Entwicklung der Grundeigenschaft der selbstständigen Bewegung bei den niederen Lebewesen zu der bewussten Bewegung bei den höheren Lebewesen handelt?

Das Protoplasma der Zelle an sich zeigt die Eigenschaft der Contractilität. Die Zoologen behaupten daß schon im Innern der protoplasmatischen Leibessubstanz von Sarcodethieren eine streifenartige Anordnung der Zellsubstanz vorhanden ist (Muskelstreifen der Infusorien). Bilden nicht gewisse Zellen und Zellengruppen der mehr entwickelten Thiere durch eine analoge Differenzierung des Protoplasma das Grundvermögen der Contractilität in viel höherem u. vervollkommneteren Maße aus und entwickelt sich nicht auf diese Weise das Muskelgewebe, welches ausschließlich der Bewegung des Zellstaates dient?

Sie lassen in Ihrem Briefe die Analogisirung des quergestr. Muskels mit dem Nervengewebe nicht gelten; wenn Sie genau meine Worte vergleichen, so finden Sie, dass ich da auch nicht der Ansicht bin, dass eine solche Analogie bis ins kleinste sich durchführen lässt. Aber die Begründung Ihrerseits, dass „das Muskelplasma die eingelagerten contract. Theile umfließt", kann ich nicht als zutreffend anerkennen, falls Sie ihre Angabe in dem Sinne verstehen, dass der quergestreifte Muskel in erster Linie ein Gewebe aus Zellen darstellt, deren Zellkörper die contractile Substanz produzirt haben und sie einschließen. Würde das der Fall sein, so wäre man im Stande, von jedem Theil des quergestreiften Muskels zu sagen, er gehört zum Kern der Zelle a. b. c. etc.; was Sie sagen, gilt gewiss für sehr viele quergestreifte Muskeln. Ich erinnere nur an das sogenannte Muskelepithel. Ja, bei den Hydromedusen findet man wie Brücke gezeigt hat am Schirmende quergestreifte Muskelfasern, welche den willkürlichen Muskelfasern der höheren Thiere zwar ähnlich sehen, aber dadurch verschieden sind, dass die Überbleibsel der ursprünglichen Zellen, von welchen diese quergestreiften Fasern stammen, noch in Form eines einen Kern enthaltenden Protoplasmaballens ihnen anhangen. Das Muskelgewebe (quergestreift) aber im musculus gracilis oder deltoidei ist kein Zellgewebe, sondern stammt von Zellen. Dieses Gewebe besteht aus Muskelfibrillen und die Muskelfibrillen sind keine Zellen sondern etwas Lebendes, von Zellen abstammendes. Die Zellen und ihr Protoplasmaleib von denen der fertige Muskel stammt sind allerdings auch noch da, aber der größte Theil ihres Protoplasmas hat eine besondere Differenzierung erfahren, ist etwas andres als Protoplasma und hat auch andere Eigenschaft, die Eigenschaft der Contractilität in höchster Vollendung. Wir wissen alle, dass die Muskelkerne und ihr Sarcodeleib in gewisser Beziehung zum contractilen Gewebe steht. Was Sie sagen passt für einige Arten von quergestreiften Muskeln, die auch bei höheren Thieren auftreten aber nicht für alle. Erinnern Sie sich doch an die Genese des quergestreiften Muskels. Die Cohnheim'schen Felder sind doch nicht der Ausdruck für Zellleiber. Bei der Theilung der Muskelkerne theilt sich auch der Rest der Sarcode, niemals aber die contractile Substanz. Wäre die contractile Substanz Zellleibseinschluss, so müßte sie sich entweder mit theilen, oder ein Theilungsprodukt würde keine contractile Substanz enthalten. Nur bezüglich der quergestreiften Muskeln sind Sie im Irrthum. Ja selbst, wenn ich das Muskelplasma mir wie als Zellleibstheil denke – was weder berechtigt noch irgend wie durch eine Beobachtung als wahrscheinlich ist, folgt desshalb noch lange nicht, dass die contractile Substanz von demselben rings umspült ist. Der Begriff Zelle setzt eine räumliche Abgrenzung voraus. Diese Abgrenzung kann für unser Auge nicht vorhanden sein, indem die Zellkörper direct aneinander stoßen. Würde der contractile Kern Zellleibseinschluss, so wäre die Bildung von Muskelfasern undenkbar, wenn man von der Lage der Muskelkerne ausgeht. Ausschlaggebend aber in dieser Frage ist das Verhalten der Muskelkerne bei gewissen Fällen der progressiven Muskelatrophie. Waere die contractile Substanz Zellleibsbestandtheil der Muskelzellen dann wäre undenkbar, dass die Muskelzellen progress. die contract. Substanz aber regressive Erscheinungen darbietet. Gerade bei den krankhaften Processen verhaelt sich die Muskelzelle manchmal wie die Bindegewebszellen sich den specif. Zellen gegenüber verhalten.

Also hinsichtlich ihrer Angaben bezüglich des quergestreiften Muskels muss ich sagen, sie sind hier im Irrthum.

Und doch ist gerade der Muskel für die Frage der Protoplasmabedeutung sehr wichtig. Hier zeigt sich klar und deutlich einmal die Abhängigkeit von der Mutterzelle und andererseits die Selbstständigkeit. Die contractile Substanz und die Muskelzelle gehören zusammen und zu einem regelrechten dauernden Funktioniren der contractilen Substanz sind die Muskelzellen nothwendig. Sie wären sonst nicht da. Wir wissen nicht, zu was die Muskelzellen da sind. Vielleicht stehen sie mit dem Stoffwechsel der contractil. Substanz in Beziehung. Ich werde niemals sagen, die contractile Substanz habe nichts mit den Muskelzellen zu thun. Aber ich werde auch niemals sagen, die contractile Substanz ist Zellleibssubstanz der Muskelzellen. Sie ist und bleibt ein Differenzirungsprodukt des Zellleibes ist aber nicht Zellleibssubstanz selbst. Das ist doch ein Unterschied. „Ich nenne Zellprotoplasma Alles, was von ihrem Kerne abhaengig ist, Richtungskoerperchen zum Beispiel, also auch differenzirte Bestandtheile", so sagen Sie wörtlich. Gewiss werden alle Histologen der Welt die Richtungskörperchen zum Protoplasma rechnen – keiner die contractile Substanz. Ich glaube auch nicht, dass ein Histologe das Muskelplasma für etwas lebendes ansieht: Meiner Ansicht nach lebend ist die contractile Substanz und die Muskelzellen, d. h. der den Muskelkern umgebende Protoplasmaleib. Übrigens kennen Sie ja gerade so gut die Literatur über die Histologie, Pathologie und Histogenese, über Regenerationsvorgaenge etc. Über manches herrscht noch dunkel: Eines ist aber sicher: 1) die contractile Substanz ist die specifisch funktionierende Substanz. 2) die Muskelzellen sind für die Lebensvorgänge in der contractilen Substanz nothwendig.

Wenn nun Ihnen jeder Histologe sagt, dass die contractile Substanz ein Zellabkömmling, aber kein Zellprotoplasma ist und wenn anderseits derart eine Abhängigkeit dieser differenzirten nichtprotoplasmatischen Substanz vorliegt, so haben wir eine ähnliche Erscheinung wie im Nervensystem.

Bei der Contraction des Muskels kommt die contractile Substanz in Betracht, die Muskelzelle bringt in Ewigkeit keine Bewegung im Stande und doch hängt letztere mit ersterer zusammen. Hier haben Sie also ein Paradigma für meine Auffassung vom Nervensystem.

Es giebt daher noch eine höhere Differenzirung des Protoplasma als Differenzirung v. z. B. die Bildung von Cuticul. Subst. als jene umgewandelten Protoplasmatheile welche Flüssigkeiten produciren wie Schleim,Secrete etc. Bei diesen Differenzirungen bleibt der differenzirte Theil Zellleibsbestandtheil.

Bei der höheren Differenzirung wandelt sich das ganze Protoplasma mehr oder weniger um und der differenzirte Theil wird auch räumlich mehr [oder] weniger unabhängig von der Zelle und ist kein Zellleibstheil selbst. Solche Differenzirungen bedeuten eine Arbeitstheilung in maximalster Vollendung. So übernimmt beim quergestreiften Muskel der differenzirte Theil einzig u. ausschließlich die Funktion, während die Mutterzelle die übrigen Grundeigenschaften des Protoplasma übernimmt.

Damit also bei höheren Zellen diejenigen Theile, welche Bewegungen ausführen, diese in größter Vollendung ausführen können, differenzirte sich das Protoplasma; dabei verlor es seine übrigen Grundeigenschaften auf Kosten einer hochausgebildeten Eigenschaft. Der Muskelzelle verbleiben die Generationseigenschaften und die Besorgung der Ernährung der nur der Bewegung dienenden Differenzirungsprodukte (?).

[Der Brief endet hier im Original, doch fehlt wahrscheinlich die fortsetzende Seite]

Lfd. Nr.: 314
Von: Franz Nissl
An: Ludwig Edinger
Quelle: Max-Planck-Institut für Neurobiologie München-Martinsried (Prof. Kreutzberg)

H[eidelberg], 30.10.1898.

Es war mir nicht mehr möglich den Brief nochmals zu lesen; ich habe keine Zeit mehr!!

Lieber Herr College!
Vielen Dank auch dafür, daß Sie Weigert veranlaßt haben, mich bezüglich seiner Auffassung vom Protoplasma zu belehren.

Aus Ihrem letzten Briefe geht die Thatsache klar hervor, daß wir uns ungefähr verstehen; jedenfalls scheint mir, daß Sie sich in meine u. ich mich in Ihre Anschauung hineingedacht haben [Bleistiftstrich Spielmeyers <?> am Rand]. Auch darüber sind wir beiderseits einig, dass das Neuron im anatomischen Sinne also als eine Zellenindividualität als ein Zellen-Nervenzellenindividuum nicht existiert. So einig wir bezüglich des Neuron's im rein descriptiv anatomischen Sinne sind, so gehen doch unsere Meinungen auseinander, wenn man das Neuron im biologischen Sinne auffasst.

Unter Neuron im biologischen Sinne ist die Nervenzelle gemeint und die direkt mit ihr zusammenhängenden Gebilde, soweit letztere von ihr trophisch und funktionell abhängig sind. Graue Substanz ist ein Sammelbegriff für jene Gewebstheile, welche vornehmlich jene mit der Zelle direkt zusammenhängenden Gebilde – Dendriten und Dendritenfibrillen sowie die Axonenfibrillen, insbesondere aber die weiteren Fortsetzungen dieser Fibrillen, das hypothetische Fibrillengitter – enthält [sic!].

Unsere Meinungsdifferenz bezieht sich nicht darauf, dass die Nervenzelle ein biologisches Wirkungsgebiet besitzt, auch nicht darauf, dass das Protoplasma morphologisch etwas anderes ist als die Fibrillen, sondern einmal auf relative Abhängigkeit der von der kernhaltigen Zellleibsubstanz verschiedenen Fibrillensubstanz und zweitens auf die Individualität des Neurons im biologischen Sinne.

Ad 1. Sie nehmen einen innigen Zusammenhang an [kein Punkt] ad 2. Consequent mit dieser Auffassung treten Sie für die Individualität des biologischen Neurons ein oder mit anderen Worten: wenn sich auch die Wirkungssphären der Nervenzellen wegen der hypoth. Fibrillennetze im Grau nicht räumlich abgrenzen, so ist doch in Wirklichkeit eine solche da (Ihr vorletzter Brief: „alle Fibrillen, die durch eine Nervenzelle gehen sind von ihr troph. u. funkt. abhängig".)

Ich: ad 1. Eine Abhängigkeit zwischen Fibrillen und kernhaltigem Zellleib ist da; nichts desto weniger besteht aber auch eine gewisse Selbständigkeit.

ad 2. Die Selbständigkeit findet äußerlich dadurch ihren Ausdruck, dass die Fibrillen nicht mehr Zellleibstheile strictiori sensu sind u. daher der Fibrillenabschnitt „nicht zum Zellindividuum" gehört.

Nun aber bezweifle ich keinen Moment, dass das Zellindividuum „unter Umständen für die Lebensvorgänge des Fibrillenabschnittes" nicht zu entbehren sind [sic!].

Betrachtet man unsere Controverse recht, so ergiebt sich, dass sowohl in Bezug auf die physiolog. Abhängigkeit zwischen Zelle u. Fibrillen als auch in Bezug auf die räumliche Zugehörigkeit beider die Meinungen nur gradweise von einander differieren u. geht man der Ursache auf den Grund, wie so dieser Unterschied entstanden ist, so kann man in der That die Nomenklatur verantwortlich machen oder unser Streit läuft auf eine Nomenklaturfrage hinaus; denn schließlich handelt es sich darum, was versteht man unter Protoplasma u. was unter Differenzierungen des Protoplasma.

Zu diesem Schlusse sind Sie in Ihrem letzten Briefe gekommen. Ist es aber richtig, dass unsere Controverse sich nicht in wesentlichen Punkten unterscheidet und im Grunde nur eine Nomenklaturfrage ist, ist es richtig, dass unsere Meinungen sich nur auf die Unterschiede von größerer und kleinerer Abhängigkeit – von räumlich weiter und enger beruhen [Senkrechter Bleistiftstrich neben diesem Absatz, wohl von Spielmeyer], so kann ich mir unmöglich vorstellen, wie ich mich auf einem Irrwege des Denkens befinden soll; sie sagen ich sei hier zu isolirt und ersticke an meinem reichen Stoffe.

Wenn Ihr Resumé richtig ist, dass unser Streit schließlich auf einen Nomenklaturstreit hinausläuft und wenn, wie ich gezeigt habe, unsere Anschauungen nicht wesentlich sondern nur gradatim verschieden sind [senkrechter Strich am Rande], dann kann höchstens von einem Irrthum die Rede sein, davon, dass ich einen landläufigen Begriff nicht so auffasse wie die Mehrheit, sondern enger oder weiter nicht aber von einem Irrwege des Denkens. Ein Irrthum kann jedem unterlaufen der auf solchen Gebieten arbeitet; ein Irrthum braucht noch lange kein Denkfehler zu sein. Ein Irrthum kann ein logischer Schluss aus unrichtigen Prämissen sein [senkrechter Bleistiftstrich am Rande]. Wenn Sie aber von einen Irrweg des Denkens reden, so heißt das falsch denken, alogisch denken.

Ein Naturforscher der alogisch denkt ist daher unbrauchbar. In Ihrem Brief bleibt der mir unverständliche Widerspruch, dass Sie einerseits sagen, es handle sich nur um einen Nomenklaturstreit, wobei der Irrthum auf meiner Seite liegt, indem ich den Protoplasmabegriff irrthümlich ungemein eng fasse, während Sie anderseits am Schlusse Ihres Briefes davon sprechen, dass ich auf einem Irrweg des Denkens gerathen sei, also in dieser Frage alogisch denke. Ich brauche wohl nicht erst zu bemerken, dass mich dieser Vorwurf in keiner Weise kränkt. Im Gegentheil ich sehe klar, wie Sie sich Mühe geben, mich aus dem Irrweg heraus zu führen. Sie haben sogar Weigert engagirt. Und dann handelt es sich hier doch nicht um den Herrn Nissl oder den Herrn Edinger, sondern um die Frage, wie ist es? Wo ist die Wahrheit? Also unsere Personen spielen hier nur insoferne eine Rolle, als wir richtig oder unrichtig beobachten, als wir richtig denken oder von unrichtigen Prämissen ausgehen oder als wir alogisch urtheilen können.

Das Fazit am Schluss Ihres Briefes erklärt Alles: Sie sagen nach meiner Ansicht bildet die graue Substanz im engern Sinne einen neuen bisher unbekannten Aufbautheil des Gehirnes. Da Sie weiter sagen, dass ich vom Nervenzellenprotoplasma die Fibrillen scharf trenne, so kann mein Irrweg im Denken nur darauf beruhen, dass Sie das [das. sic!] Scharf trennen [nur (durchgestrichen)] in dem Sinne auffassen: die Graue Substanz ist weder Zellsubstanz; noch hat sie etwas mit Zellen zu thun; sie ist ein novum [Bleistiftstrich am Rand].

Habe ich jemals oder irgendwo gesagt, dass die graue Substanz[199] etwas ist, das gar nichts mit Zellen zu thun hat? [Bleistiftstrich am Rand]. Ich müsste, wenn ich das einmal so gesagt haben würde, einen Schreibfehler begangen haben. Lesen Sie alles durch, was ich geschrieben, so werden Sie sich überzeugen, dass es mir gar nicht einfällt, zu sagen die Graue Substanz habe nichts mit Zellen zu thun. Ich sage, die Graue Substanz ist nicht eine Substanz, die zu einem Zellleib gehört, sondern eine von Zellenleibssubstanz differenzierte lebendige Substanz, ich sage, die graue Substanz ist kein Protoplasma, sondern differenziertes Protoplasma; ich sage, die graue Substanz funktioniert selbständig, niemals aber habe ich gesagt, sie könne ohne Zellen existiren; folglich kann sie auch ohne Zellen nicht funktioniren. [**Randbemerkung** Spielmeyers: Bethe]

Wenn eine Lokomotive läuft, so ist dabei sehr vieles nothwendig, Schienen, gewisse Räder, eine Dampfmaschine. Das Wesentliche aber ist, der Dampf unter einer gewissen Spannung, der in einen mit einem Kolben u. Schieber etc. etc. versehenen Cylinder tritt. Ohne Dampfkessel und Heizraum wird niemals eine Locomotive [sic!] laufen. Ganz wurscht wird es sein, ob der Kessel sich auf der Lokomotive befindet oder auf einem anderen Wagen. Kein Mensch wird deswegen den Dampfkessel und den Heizraum für unnöthig erklären. Das Funktionirende ist der gespannte Dampf und der Cylinder mit Kolben. Ohne Dampfkessel u. Heizvorrichtung aber funktionirt der Kolben nie und nimmer. Niemand aber wird sagen, dass der Dampf u. der Kessel die Bewegung des Zuges hervorbringen kann. Es ist also beides nöthig. Und dabei braucht nicht einmal beides direkt mit einander verbunden sein. Wenn der Dampfkessel u. die Heizung auf dem letzten Wagen ist, u. eine Kupferröhre leitet den gespannten Dampf zur

[199] Nissl schreibt manchmal Graue, manchmal graue Substanz. Ich folge seiner Schreibweise.

Maschine auf dem ersten Wagen so wird der Kolben genau ebenso funktioniren, als wenn die Lokomotive selbst den Kessel enthält. So denke ich mir die graue Substanz und ihre Beziehungen resp. abhängig von der Nervenzelle, welche mit dem Dampfkessel u. der Heizung vergleichbar ist, während die funktion. graue Substanz gleichsam den Cylinder mit der Kolbenstange darstellt.

Was Weigert mir geschrieben hat, kann ich fast alles unterschreiben. Nur in einigen Punkten denke ich anders. Aber auch Weigert geht davon aus, dass ich die Fibrillen für etwas ansehe, das ähnlich den katabiotischen Zellprodukten ist, dass ich also die Fibrille zwar als etwas von Zellen Gebildetes betrachte, aber als etwas, was mit Zellen nichts gar nichts mehr zu thun hat.

Ich verstehe es wirklich nicht wie Sie zu der Vorstellung kommen, dass ich die Nervenzellen als etwas ansehe, das mit der grauen Substanz nichts zu thun hätte. Wenn ich glaubte, dass die graue Substanz etwas sei, was außer jedem Connex mit Zellen stehen würde, dann wäre ich in der That in einen Irrweg des Denkens gerathen [Senkrechter Strich am Satzrand], und wäre das nicht der Fall, so müsste eine neue Thatsache erkannt sein, welche die bisherigen cellularbiolog. Anschauungen umstoßen. Eine solche Thatsache ist mir nicht bekannt. Wäre endlich auch dieses nicht der Fall, so müßte ich Anhänger der Altmann'schen[200] oder Heitzmann'schen oder ähnlicher Hypothesen sein, welche nicht in der Zelle sondern im Granulat [siehe Altmann 1994] oder Bioplasson oder in weiß Gott was die Bausteine des Lebendigen erkennen.

Bitte, lesen Sie meinen letzten Aufsatz und meine Briefe durch u. überzeugen Sie sich, dass ich mir ohne Zellen die Graue Substanz nicht denken kann, und bitte, sagen Sie das Ergebnis auch Weigert.

Vielleicht ist das Missverständniß daher gekommen, dass ich die Katabiosen Weigert's herbeigezogen habe – das ist was Todtes etc. etc. oder noch wahrscheinlicher dadurch, dass ich den Begriff Protoplasma gebraucht habe.

Also davon kann keine Rede sein, dass ich die Graue Substanz als ein biologisches Novum auffasse [Senkrechter Randstrich].

Nachdem nun Weigert in seiner bekannten weitblickenden Weise den Unterschied der Protoplasmadifferenzirungen im katabiotischen Sinne von der Differenzirung der Fibrillen markant und klar dargelegt hat – darüber besteht aber auch nicht der Hauch eines Zweifels, dass diese katabiotischen Differenzirungen und die Differenzirung des Protopl. in Fibrillen absolut nichts gemeinsam haben (das habe ich doch auch in meinem[201] Briefe ausführlich dargelegt, natürlich nicht so schön wie es Weigert thut) – sagt er wörtlich: „Wir kennen in der ganzen organischen Natur aber nichts wirklich Lebendes, was nicht ein integrirender echter Zellbestandtheil wäre, u. zwar noch spezieller ausgedrückt, ein integrirender Bestandtheil einer kernhaltigen Zelle."

Das ist ein Satz, der allerdings in grellem Widerspruch mit meiner Auffassung steht. Aber hat man, wenn man mir sonst nichts entgegen halten kann, das Recht, deshalb zu

[200] Richard Altmann (1852–1900) hatte 1894 in den Auseinandersetzungen darüber, was unter Zelle (Schleiden, Schwann), was unter Protoplasma (H. v. Mohl, M. Schultze) zu verstehen sei, die unter damaligen optischen Bedingungen im Lichtmikroskop erkennbaren Zellorganellen als „Elementarorganismen" unter dem Namen Granula zusammengefasst und diesen eine wesentliche Bedeutung für eine lebende Substanz zugesprochen. Der Wiener Anatom (und ausgezeichnete Illustrator) Carl Heitzmann (1836–1896) hatte 1883 in Opposition zur Zellenlehre eine eigene Hypothese vertreten, wonach jeder Organismus von eine kontinuierlichen Netzwerk von Protoplasma als Lebensprinzip durchzogen sei, von ihm als Bioplasson bezeichnet

[201] Dreifach unterstrichen

sagen, ich befinde mich in einem Irrewege des Denkens? Es ist aber klar, dass wenn dieser Satz zu recht besteht, Weigert vollkommen Recht hat, wenn er sagt die Neuronenlehre besteht trotzdem zu Recht. Was endlich Weigert vom Begriff des Protoplasma sagt, ist ebenfalls so vollkommen mit dem übereinstimmend, was ich denke, dass ich auch in dieser Hinsicht gar nichts zu erinnern habe. Im Gegentheil Weigert spricht hier einen Gedanken aus, den ich längst meinem Vorstellungsinhalt beigefügt habe, den ich aber noch nicht auszusprechen wagte. Gelernt habe ich aus Weigert's Belehrung bezügl. des Begriffes Protoplasma, dass es nicht zweckmäßig ist, diesen Begriff bei einer Controverse zu gebrauchen, da er in der That nicht genügend concret, dh. viel zu allgemein u. unbestimmt ist. Aber ebenso sicher ist, dass die Bedeutung, die Weigert diesem Begriffe giebt, absolut nicht unvereinbar mit meinen Anschauungen ist.

Unvereinbar mit diesen ist einzig und allein der oben citirte Satz Weigert's. Das Eingreifen Weigert's hat die bedeutsame Folge für unsere Controverse, dass nunmehr die ganze Situation durch die Beantwortung folgender Fragestellungen erledigt wird.

Also 1. Ist es mit unsern biologischen Anschauungen vereinbar, anzunehmen, dass es etwas wirklich Lebendes giebt, was nicht ein integrirender Bestandtheil einer kernhaltigen Zelle ist?[Senkrechter Randstrich neben diesem Absatz und mit Bleistift geschriebene **Anmerkung** Spielmeyers: „Nein"]

2.) Sind Gründe vorhanden, dass das hypothetische Fibrillengitter der grauen Substanz oder das von Apathy nachgewiesene und von Bethe bestätigte Fibrillengitter des Neuropils bei Wirbellosen etwas derartiges wirklich Lebendes ist?

Wir haben wohl allen Grund, Weigert aus ganzem Herzen zu danken, dass er es uns ermöglichte, eine so verwickelte Geschichte, wobei der noch nicht genügend definirte Protoplasmabegriff immer wieder zu Missverständnissen führte, in einer so einfachen Weise zu erledigen. Gelingt es beide Fragen klipp u klar zu beantworten, so bedeutet das vorderhand eine definitive Entscheidung des Streitfalles.

Bevor ich diese beiden Fragen beantworte, erkläre ich nochmals, dass ich der Meinung bin, dass das Leben an die Zelle gebunden ist und dass ohne Zelle ein Leben nicht denkbar ist. Das, was der Träger des Lebens ist, ist das Protoplasma, die Sarcode [**Anmerkung** Spielmeyers mit Bleistift, sehr schwer entzifferbar: „diffus" und weiteres, von mir nicht entzifferbares Wort]. Im einfachsten Falle begegnen wir Wesen aus Protoplasma ohne Kern. Dann kommen die Wesen aus Protoplasma mit eingeschlossenem Kern. Die Grundeigenschaften des Lebens – selbständige Bewegung – Stoffwechsel – Fortpflanzung sehen wir überall wiederkehren. Aber aus dem einzelligen Lebewesen mit den Grundeigenschaften des Lebens begabt, entwickeln sich Zellstaaten, welche complicirte Lebensvorgänge darbieten. Diese complicirten Vorgänge lassen sich in letzter Linie auf die genannten Grundeigenschaften zurückführen. Während beim einzelligen Wesen die eine Zelle sämmtliche Eigenschaften in gleicher Ausbildung darbietet, findet bei den Zellenstaaten eine Arbeitstheilung statt in dem Sinne, dass nicht mehr jede Zelle des Staates sämmtliche Lebensäußerungen in gleicher Ausbildung darbietet, sondern so, dass die einen Zellen diese, andere Zellen jene Eigenschaften in besonderer Ausbildung übernehmen. Das ist nur denkbar, wenn auch eine morphologische Differenzirung stattfindet. Diese ist da, auch wenn wir sie nicht stets wahrnehmen. Diese Sonderung von differenten Zellgruppen aus einem Haufen gleichartiger Zellen, wie wir das einmal bei der Entwicklung der Thierreihe u. das andere Mal bei der Entstehung des Organismus aus der Keimzelle sehen, führt zur Bildung von Geweben verschiedener Art und bedeutet die Arbeitsteilung der Zellstaaten im Gegensatz zur einfachen Sarcode, welche die Ernährung, die Erhaltung ihrer Existenz und die zur Bewegung nöthigen Eigenschaften gleichzeitig besorgt. Aber auch nicht nur durch die Entwicklung allein kommt es zu einer Differenzirung der Sarcode, sondern auch die äußeren Lebensbeding[ung]en regen zu einer solchen an. Ich erinnere nur an die Muskelstreifen der Infusorien. Die aus der Eizelle hervorgehenden Zellen sind noch rein protoplasmatisch, wenn ich so sagen darf. Es sind undiff[erenzierte] Zellen, aus denen die spezif[isch]-diff[erenzierten] Zellen hervorgehen.

Die Leberzelle hat andere Verrichtungen wie die Nierenzelle. Wir sind nicht im Stande, heute schon morphol. Unterschiede nach zu weisen. Diese morphologischen Differenzirung[en] nachzuweisen, wird eine der vornehmlichsten Aufgaben der Zukunft sein. Je differenzirter eine Zelle ist, umso mehr unterscheidet sie sich von den undiffer[enzirten] protoplasmatischen Zellen. Ja in diesem Sinne war es gewiss kein Unsinn, wenn ich in einem Vortrage einmal sagte: möglicher Weise hat die Nervenzelle gar kein Protoplasma mehr. Damit ist nicht gesagt, dass eine solche protoplasmalose Nervenzelle etwa ihren Charakter als Zelle verloren hat, sondern ich wollte damit nur sagen, dass das reichliche Protoplasma des noch nicht differenzirten Neuroblasten sich einseitig spezialisirt hat, indem eine der Grundeigenschaften des Protoplasma in ganz besonderer einseitiger, aber desto größerer Vollkommenheit zur Ausbildung gelangt. Deswegen ist die Nervenzelle – eben Zelle wie jede andere – aber z. B. sie ist nicht mehr im Stande sich fortzupflanzen.

Das ist der Begriff der Differenzirung. Der Begriff der Differenzirung kommt

dere Momente eine Rolle: Die der Umgebung, des Raumes etc. etc. Auch diese wirken morphol[ogisch] auf die Zelle ein. Trotzdem bleibt eine solche hochgradig abweichende (von der undifferenzirten protoplasm. Embryonalzelle) Zelle nach wie vor Zelle.

Warum soll[en] nun nicht bei denjenigen Geweben, die am höchsten entwickelt sind, Differenzirungen entstehen, die ganz enorm von dem, was man Zelle nennt, abweichen? So z. B. soll ein Gewebe mechanisch Arbeit leisten! Die Zellen dieses Gewebes müssen sich also in diesem Sinne differenziren. Es bildet sich contractile Substanz in den Zellen auf Kosten des Protoplasmas in der nicht differenz. Zelle. Die mechan. Arbeit kann unter den Raumverhältnissen etc. etc. der Umgebung nur dann geleistet werden, wenn diese contractile Zellsubstanz an zwei Punkten beweglicher Hebelarme sich festmacht. Es entstehen die Muskelbündel etc. etc., dadurch aber hat sich das Aussehen der Zellen sehr verändert. Wir sehen die contractile Substanz zusammenhängen und die kernhaltigen Reste des undiff. Protoplasma liegen neben den Muskelfasern. Trotzdem die Muskelfasern Zellleibstheile differenzirte Bestandtheile von Zellen sind, gleichen sie nicht mehr Zellen. Ihre zellige Natur ist aber dadurch charakteris. dass die Kerne der Mutterzelle den Fasern anliegen. So wenig also die Muskelfasern Zellen gleichen, so haben sie doch die Eigenschaften zelliger Elemente: Es ist differenzirtes Protoplasma, das lebt.

Also nochmals: Alles was lebt, kommt von der Zelle und ist als Zellleibbestandtheil oder als ein Abkömmling eines solchen anzusehen [**Randbemerkung** mit Bleistift: „Genügt nicht… ist… Best“ [zwei Wörter konnte ich nicht entziffern].

Also in dieser Richtung ist wohl kein Missverständnis möglich.

Und nun zu unseren beiden Fragen!
Ad 1: Weigert selbst hat die rothen Blutzellen genannt. Sie leben, darüber besteht kein Zweifel, besitzen aber keinen Kern. Dass sie einem fortwährenden Untergang ausgesetzt sind, ist für die Frage ganz gleichgültig [**Randbemerkung:** „haben", dann einige Worte offenbar in Gabelsberger Kurzschrift].

Ferner kann die contractile Substanz des quergestreiften Muskels unter Umständen als etwas Lebendes bezeichnet werden, was nicht integrirender Bestandteil einer kernhaltigen Zelle ist. Nirgends tritt die Differenzirung klarer und schöner hervor, als beim quergestreiften Muskel: nur ist notwendig die ganze Reihe der Phänomene zu verfolgen, die hier in der Thierreihe zu beobachten sind. Ich erinnere an das Muskelepithel. Kein Zweifel, dass die contractile Substanz ein integrirender Bestandtheil einer kernhaltigen Zelle ist. Ja bei den Hydromedusen hat Brücke gezeigt, dass am Schirmrande echte quergestreifte Muskeln sich finden, welche den quergestreiften Muskeln der höheren Thiere sehr ähnlich sind, aber dadurch sich von jenen unterscheiden, dass die protoplasmatischen Überbleibsel der ursprünglichen Zellen, von denen die quergestreiften Fasern stammen noch in Form eines einen Kern enthaltenden Protoplasmaballens ihnen anhängen. Kein Zweifel also dass die contractile Substanz in diesem Falle integrir. Bestandtheil einer kernhaltigen Zelle ist. Und auch das ist ohne weiteres zuzugeben, dass man viele der vom kernigen Sarcolemm abgeschlossenen Spindeln ebenfalls als integrirenden Bestandtheil einer kernhaltigen Muskelzelle auffassen kann. Aber ebenso zweifellos giebt es Muskeln, wo die Trennung der Contractilen Substanz von der Muskelzelle eine vollständige ist. Hier bemerke ich, dass der Einwand, den Sie machen, dass [das] Muskelgewebe hieher nicht gehöre, weil das Muskelplasma die eingelagerte contractile Substanz umfließt, einfach deswegen unbegründet ist, weil das Muskelplasma ausgepresst werden kann u. leblos ist. Die dem Sarcolemm [gestrichen: theils] anliegenden theils die zwischen den Fibrillen liegenden Muskelzellen sind wohl charakter. Zellen ohne Membran. Jedenfalls giebt es Muskeln u. hierher gehört die Mehrzahl der quergestreiften Muskeln, welche es absolut unmöglich erscheinen lassen, zu sagen, zu welcher Muskelzelle dieser oder jener Theil von contractiler Substanz gehört. In ganz besonders klarer Weise zeigen diese Trennung von Muskelzelle und contractiler Substanz z. B. die kolossal ausgedehnten, schönen und enorm reich verästelten Flechtwerke von contractiler Substanz wie sie die quergestreiften Muskelfasern der Urodelenlarven am Mundboden u. Kiemengerüst darbieten (übrigens auch Herzmuskel) [**Randbemerkung:** „Da liegen sogar die Kerne (?) drin"]. Wenn ich anderseits hier wieder an die bekannte Beobachtung Fol's erinnere, dass bei Oikopleura die Kerne enorm veraestelt sind und den reichlichen Protoplasmarest durchsetzen, so haben Sie wieder die contractile Substanz in strengster Form als integrirenden Bestandtheil bestimmter kernhaltiger Zellen.

Also beim quergestreiften Muskel finden wir in der That den differenzirten contract. Theil von der undifferenzirten protoplasmatischen Muskelzelle unter Umständen völlig getrennt. Unter Umständen sehen wir die <u>lebende</u> contractile Substanz <u>nicht</u> als einen integrirenden Bestandtheil der Muskelzelle [**Randbemerkung** Spielmeyers: „Falsch"]. Diese ist vielmehr völlig scharf umgrenzt und man kann Muskeltheile bezeichnen, denen auch keine Muskelzelle anliegt [nicht entzifferbares Wort durch Spielmeyer darübergeschrieben]. Trotzdem geht klar aus meinen Darlegungen hervor, dass Muskelzelle und contract. Substanz zusammengehört [sic!] u. im biologischen Sinne eine Zelle darstellt.

Gerade der quergestreifte Muskel lässt auch die Arbeitstheilung deutlich erkennen, die durch diese Diff. erzielt wurde. Die contract. Substanz ist das spezif. Funktionirende; d.h. damit eine Contraction erfolgt sind die Muskelzellen ganz gleichgültig. Die Bewegung besorgt die contr. Substanz allein. Aber es ist kein Zweifel, dass die Bewegung sehr bald aufhören würde, wenn man alle Muskelzellen entfernte. Sonst wären sie eben nicht da. Diese Art der Differenzirung ist die höchste Differenz[ierungs]stufe beim Wirbelthier. Denn bei dieser Art wird etwas Lebendes gebildet, das die Funktion in spezifischster Ausbildung besorgt, während die nothwendig mit dem Leben verknüpften Bedingungen von dem Theil übernommen werden, der von der Differenzirung weniger stark betroffen wurde. So besorgt die Neubildung von Muskelsubst. auch die Muskelzelle, wahrscheinlich hat sie auch noch mit der Ernährung des Muskels zu thun [**Randbemerkung**: „Warum. Sie liegt. (dann Kurzschrift-Wort)"] Die differenzirte Muskelsubstanz ist kein integrirender Bestandtheil einer kernhaltigen Zelle, sie ist lebend und ein Zellabkömmling. Biologisch ist sie ebenso wenig getrennt von der Muskelzelle zu denken wie der Kolben und Cylinder der Lokomotive vom Dampfkessel und der Heizeinrichtung. Der Dampfkessel u. die Heizeinrichtung gehört nothwendig zum Cylinder u. Kolben und wird auch sicher für die Locomotive adaptirt sein. Die Bewegung jedoch wird nicht vom Dampfkessel ermöglicht sondern trotz des innigen Zusammengehörens vom Cylinder u. Kolben. Der Cylinder u. Kolben kann nur der Bewegung dienen. Der Dampfkessel u. die Heizeinrichtung liefern Dampf auch noch für die Heizung zum Kochen u.s.w.

Sie verstehen das Gleichniß.

Wenn man die contractile Substanz als ein[en] integr. Zellleibsbestandtheil der Muskelzelle auffassen würde, so wäre das Zugrundegehen der contractilen Substanz eine Theilerscheinung des Zugrundegehens der Muskelzelle. Erfahrungsgemäß ist das nicht der Fall, denn bei zahlreichen Vorgängen pathologischer Art, bei denen die contractile Substanz effectiv zu Grunde geht [**Randbemerkung**: „Senckenberg-Vortrag und ein nicht entzifferbares Wort, wahrscheinlich in Gabelsberger Kurzschrift], zeigen die Muskelzellen progressive Erscheinungen – sie wuchern (Muskelzellschlauch). Dass umgekehrt aber beim Untergang der Muskelzellen zugleich die contractile Substanz futsch geht [**Randbemerkung**: „Richtig"], erklärt sich aus der Zusammengehörigkeit von beiden Componenten. Aber trotz der biologischen Zusammengehörigkeit von Muskelfaser und Muskelzelle wird durch den path. Befund die relative Selbständigkeit der Muskelzelle von der Muskelfaser festgestellt [**Randbemerkung**: „Nein"].

Also es giebt im Koerper lebende direkt von Zellen abstammende herrührende Gebilde, welche nicht in strictem Sinne ein integrirender Bestandtheil kernhaltiger Zellen sind.

Beweis: Rothe Blutzellen [**Randbemerkung**: „Abgeschr. v. W[eigert?]"] und die contractile Substanz der quergestreiften Muskeln (nicht bei allen rothen Bl. Z., nicht bei allen Muskeln).

Ad 2). Sind Gründe vorhanden, dass das hypothetische Fibrillengitter ebenfalls etwas Lebendes ist, das nicht als Bestandtheil einer kernhaltigen Nervenzelle aufgefaßt werden kann.

Es thut mir leid, dass ich jetzt abbrechen muss: ich habe keine Zeit mehr: nächstens mündlich mehr.

Nur das eine: die Nervenzellen und das Fibrillengewirr gehören biologisch zusammen: Hier ist eine ähnliche Differenzir[ung] wie beim Muskel: nach der einen Seite differenzirte sich das lebende nicht zellige Gebilde ab nach der anderen Seite tritt die Nervenzelle auf. Höchstwahrscheinlich ist die Nervenzelle als solche schon etwas hochdifferenzirtes und besitzt vielleicht gar kein Protoplasma im obigen Sinne. Aber dieses würde in keiner Weise die Sachlage ändern. Man müsste dann sagen: Der ursprüngliche protoplasmareiche Neuroblast differenz[irt] sich in eine spezifische Zelle um; bei den eigenartigen Funktionen des Nervengewebes tritt eine Arbeitstheilung in der Weise ein, dass sich von der schon differenzirten Nervenzelle lebende Bildungen abspalten und die Fibrillen u. was damit zusammenhängt, die Fibrillengitter etc. etc. bilden: das ist die höchste Differenzirungsstufe. Übrig bleibt die Nervenzelle, die den Charakter einer Zelle beibehält und wahrscheinlich mehr die vegetative Seite des Nervös lebendigen repräsentirt: Aber auch hier sind eine Reihe Differenzirungsstufen noch wahrnehmbar (verschiedene Zellarten). Die Fibrillen u. Fibrillengitter haben auch den Charakter des zelligen Elementes eingebüßt. Biologisch sind die Fibrillen von der Nervenzelle ebenso wenig zu trennen, wie die Muskelzellen von den Muskelfasern. Alles was zur nervösen Funktion nöthig ist, besorgt die Fibrille + Nervenzelle. Die specifische Funktion aber selbst vermitteln die Fibrillen ebenso wie die Muskelfaser die Bewegung. Die Nervenzellen sind hierzu ebenso wenig befähigt wie die Muskelzelle zur Bewegung. Die Fibrillen sind aber nicht ein integrirender Theil der kernhaltigen Nervenzelle, sondern ein lebendes, von Zellen abstammendes und von den Nervenzellen biologisch abhängiges Gebilde. Diese Abhängigkeit lässt dort auf der andern Seite eine große Selbständigkeit zu. (Path. Erfahrungen u. Vergleich mit der Locomotive). Dass auch schon die Nervenzelle etwas differenzirtes ist, das nicht mehr alle Eigenschaften des undifferenzirten Neuroblasten zeigt, wird bewiesen dadurch, dass der Neuroblast proliferationsfähig, die Nervenzelle aber steril ist.

Und nun die Beantwortung von ad 2 speziell. Sind Gründe vorhanden etc. etc.?

1). Sie kennen die Ansicht M. Schultze's. Wer sagt uns denn, daß die Fibrillen in den Nervenzellen entstanden sind? Wie wenn sich ein Theil der Neuroblasten ganz in Fibrillen umdifferenzirt und nur ein kleiner Theil in Nervenzellen, in welche dann die Fibrillen hineinwachsen [**Randbemerkung:** „Dafür kein Beweis"]. Auch in diesem Fall würde die biol. Zusammengehörigkeit bewahrt werden zwischen Zelle und Fibrille [**Randbemerkung:** „dagegen die Abhängigkeit vom Muskel"]; niemand aber würde sagen können, die Fibrillen sind ein integr. Theil einer kernhaltigen Nervenzelle.

2). Weigert steht auf dem Standpunkt, dass alles Lebende ein integrirender Bestandtheil kernhaltiger Zellen ist, also die Fibrillen Ausläufer der Zellsubstanz der Nervenzellen. Da in den Nervenfasern ebenfalls Fibrillen enthalten sind, so sind diese auch Zellleibstheile der Nervenzellen, wobei gleichgültig ist, ob sie etwas vom Protoplasma Differenzirtes oder etwas Protoplasmatisches sind. Nun regeneriren sich sehr bald die mot[orischen] Nerven, wenn sie durchschnitten werden. Sind die Fibrillen des motor. Nerven diff. Zellleibsubstanz, so ist und bleibt der Widerspruch, dass eine Restitution vom peripheren Segment stattfindet [**Randbemerkung:** „Büngner." (und einige in Kurzschrift geschriebene Wörter)].

3). Man muß das Verhalten der Fibrillen erst bei den Wirbellosen vor allem studiren. Man sieht da Fibrillenbahnen deutlich und klar aus dem Neuropil entstehen; sie legen sich dem Stammfortsatz einer Zelle an, zweigen aber davon in Collateralbahnen ab, u. verschwinden wieder in einem anderen Neuropil.

4). Es giebt Zellen mit enormer Ausdehnung der Peripheriefibrillen; ja, die Fibrillen bilden regelmäßig eine periphere Zone, während die im Inneren der Zelle befindlichen Fibrillen (Zentralfibrillen) ein wesentlich anderes Verhalten darbieten. Jedenfalls findet in der Hauptsache eine Anlagerung von Fibrillen an die Nervenzelle statt (die periphere Zone Mann's). Von besonderem Interesse die sich anlagernden Dendritenfibrillen. Allerdings giebt es auch Zellen, die geradezu innen u. außen von Fibrillen strotzen. Die Mehrzahl ist es nicht.
5). Die enorme Selbständigkeit der grauen Substanz (bei gewissen Formen der Idiotie). Der Untergang der Zelle schließt nicht nothwendig den Untergang der Fibrillen in sich [Randmerkung: „Dann ... biol...." (mehrere Wörter in Kurzschrift)].
6). Die Funktion ist nicht speciell an die Zellen gebunden.
7). Die scharfe Abgrenzung der Neuropilzellen von den Zellenpolstern bei den Wirbellosen.
8). Die progressiven Phaenomene am Nervenzellenkoerper bei schwerster Schädigung des specif. nerv. Gewebe (keine Pseudohypertrophie) [**Randbemerkung**: „kann sein"].

Ich kann nicht mehr, ich muss zuklappen. Also wir werden mündlich weiter verhandeln. Aber ich habe Ihnen bewiesen, dass ich nicht in einem Irrwege des Denkens mich befinde; vielleicht irre ich mich, dann aber ist mein Irrthum ein logischer.

So sehr ich die biologische Zusammengehörigkeit von Zelle u. Fibrille anerkenne, so bestimmt spreche ich mich für die funktionelle Selbständigkeit des Fibrillengewebes aus.

Was die Neuronenlehre betrifft, so hat Weigert die Situation genügend charakterisirt. Sind die Fibrillen des Ischiadicus wie die Fibrillen des Grau integrirende Bestandtheile der kernhaltigen Nervenzellen, so besteht die Neuronenlehre doch, auch wenn es Neurone im descript. anat. Sinne nicht gibt. Da aber die Fibrillen etwas Lebendes sind, da sie nicht Zellleibssubstanz sind, giebt es keine Neuronenlehre. Die Neuronenlehre ist ein Unsinn, da ihre Grundlage, das anatomische Neuron, nicht existirt.

Entweder haben meine Anschauungen Hand u. Fuß, dann müssen Sie die Neuronenlehre aufgeben, oder das was ich geschrieben, ist unhaltbares Zeug, dann wird es Ihnen leicht sein, mich zu widerlegen.

Auf alle Faelle hat sich die Situation durch Weigert's Brief geklaert: Die Zukunft wird zeigen, ob er Recht behält oder ich, oder ob noch ein drittes existirt.

Noch sind die Gittersubstanzen ganz außer Betracht gelassen. Die vielen Nervenzellenarten wurden gar nicht erwähnt. Und doch ist auch das nöthig.
Mit herzlichem Gruß Ihr Nissl

P. S. Auch diesen Brief bitte ich aufzubewahren!

Lfd. Nr.: 315
Von: Franz Nissl
An: Ludwig Edinger
Quelle: Max-Planck-Institut für Neurobiologie München-Martinsried (Prof. Kreutzberg)

Heidelberg, 02.11.1898.

Lieber Herr College!
Die Fragen, wegen welcher schon so viel Tinte geflossen ist, sind zweifellos wichtig, sind sogar von größter Wichtigkeit. Nichts kann vorläufig meinen Gedankengang bezüglich dessen, was wir Leben nennen, ändern. Ohne Zellen kann ich mir nichts Lebendes – kein Phänomen des Lebens denken.

Eine andere Frage ist es aber, ob das Leben immer an das gebunden sein muss, was wir heute eine Zelle nennen, also an ein räumlich begrenztes eigenartig organisiertes Gebilde, das einen Kern besitzt. Sehen wir davon ab, dass es auch kernlose Zellen giebt. Für jene Zellen, die wir beim Wirbelthier finden, gehört aber jedenfalls der Kern zum Begriff Zelle. Hier können wir uns eine Zelle ohne Kern nicht mehr vorstellen. Und nach der heute üblichen Nomenklatur sind kernlose Bildungen eben keine Zellen.

Bleibt auch der Satz vor wie nach bestehen, dass ohne Zelle ein Leben nicht denkbar ist, so fragt er sich doch sehr, ob nicht auch aus der Zelle hervorgegangene Bildungen lebendig sein können. Warum sollen solche Bildungen absolut nicht leben können? Wir sehen überall, wie Zellen und Zellenabkömmlinge sich äußeren Lebensbedingungen anschmiegen, und anderseits sich zu Wesen von höherer Leistungsfähigkeit entwickeln. Wir sehen überall das Princip der Arbeitstheilung und Hand in Hand damit gehend eine physiologische Mehrleistung. Eine Grundeigenschaft der Zelle ist die Theilungsfähigkeit. Wenn aber Zellen in höheren Organismen nur einer bestimmten Arbeit vorstehen, eine Arbeit, bei der die Fähigkeit, sich zu theilen zwecklos und daher überflüssig ist, warum sollen sie trotzdem diese Fähigkeit beibehalten? Insofern hat die Nervenzelle des Wirbelthieres eine sehr wesentliche Zelleigenschaft eingebüßt. Denn sie [ist] steril. Aber gerade dadurch ist sie befähigt, eine besondere Arbeit zu verrichten.

Um die complicirten Aufgaben des Nervensystems zu erfüllen, findet hier der höchste Grad der Arbeitstheilung statt. Denn die Arbeitstheilung ist das Mittel, dessen sich die Natur bedient, um eine Steigerung der Leistungen zu bewerkstelligen. Diese Arbeitstheilung wird dadurch bewerkstelligt, daß der Neuroblast sich differenzirt. Z. Theil bleibt noch die äußere Form der Zelle erhalten (Nervenzelle); z. Theil wandelt sich die Zellsubstanz in Gebilde um (Fibrillen und Fibrillengitter), die nicht mehr wie Zellen aussehen, auch keine Zellen mehr sind, aber unmittelbar von Zellen stammen.

Die Gebilde, die vom Neuroblasten stammen, sind nicht mehr in innigem organischen Zusammenhang, gehören aber trotzdem zusammen und ihre Existenz ist nur in diesem Zusammenhang möglich. Auch können sie ihre Funktion nur in diesem Zusammenhange ausführen. Auch räuml. ist dieser Zusammenhang gegeben, indem ein kleiner Theil der Fibrillen durch den Zellleib der Nervenzellen zieht.

Die Fibrillen u. F-Gitter sind nicht Zellsubstanz von kernhaltigen Zellen sondern eine Differenzierungsstufe eines Zellleibes, sie besitzen in einseitigster Ausbildung nur eine Eigenschaft lebender Zellen. Die Nervenzellen sind ebenfalls differenzirte

Gebilde; sie sehen noch Zellen ähnlich, sind aber vollkommen steril. Der Neuroblast besitzt noch die Zelleigenschaften im Allgemeinen u. und in ihm sind die Eigenschaften derZellen, die das Nervensystem bilden, in potentia vorhanden. Zur Leistung aller jener Funktionen welche dem Centralorgan zufallen ist eine Arbeitstheilung geboten: Der Neuroblast verliert eine der allgemeinsten Zelleigenschaften, die Fähigkeit der Prolif. und für die Bethätigung der nervösen Funktion im engsten Sinne differenzirt sich weiterhin ab die Fibrillen u. Fibrillengitter [sic!]. Fibrillen u. Fibrillengitter sind lebende Gebilde vom Werthe differenzirter Zellkörper; es sind also gewissermaßen Zellen einseitigster Art nur einer gewissen Funktion dienend. Die Nervenzellen sind ebenfalls Zellen einseitiger Art; sie erfüllen ihre Aufgabe, dass sie die Funktion der Fibrillen u. Fibrillengitter ermöglichen, es sind also gewissermaßen die trophischen Centren für die Fibrillen etc. etc.

Sie sehen daher: die Existenz der Fibrillen ohne Nervenzellen ist ebenso ein nonsens wie eine Existenz der Nervenzellen ohne Fibrillen. Beide zusammen ergänzen sich und stellen die Aequivalente für richtige Zellen (für die Neuroblasten) dar. Die Unabhängigkeit hat nur funktionelle Bedeutung. Sie ist der Ausdruck der Arbeitstheilung in extremsten Grade.

Eine Arbeitstheilung in einem solch extremen Grade, und in Folge dessen die Differenzierung echter Zellen oder Zelleibsbestandtheile [gestrichene Textpassage: hat nur dann eine Berechtigung, wenn eine andere Auffassung] in lebende Gebilde nicht zelliger Art anzunehmen, (die aber unter dem trophischen Einfluss von Zellen stehen), hat nur dann Berechtigung, wenn diese Auffassung mit den heute feststehenden Lehren der Biologie in Einklang steht und man die histologische Analyse, die pathologische experiment. Erfahrung zu einer solchen Auffassung zwingt.

Da der 2. Punkt zutrifft, so haben wir uns zu fragen: existiren lebende Gebilde, die nicht integrirend Bestandtheil einer kernhaltigen Zelle sind?

In der Retina, im Cortischen Organ etc. finden wir Bildungen, die lebend sind, aber noch innig mit einem Rest undifferenzirten Protoplasmas verknüpft sind. Höchst wahrscheinlich aber stellt dieser zuletzt genannte Rest auch schon ein hochdifferenzirtes Gebilde dar. Also: dieser kernhaltige Rest eines Retinalzapfens verhält sich zum Zapfen wie die Nervenzelle zu Fibrillen resp. F. gitter. Würde dieser Rest nur dadurch mit dem Zapfen im Connex stehen, daß ein 1 my dicker Faden von Zapfensubstanz in den Rest hineinragt, dann hätten Sie meine Anschauung in einem Beispiel ausgedrückt. Doch das – sagen Sie – habe ich x mal schon vom Herrn Nissl gehört. Wozu nur das nochmal schreiben; ich versteh schon, was er will. Sie haben Recht, wenn Sie so denken.

Indeß habe ich inzwischen den Jahrgang 1861 vom Archiv für Anat. Physiol. u. wissenschl. Medizin von Reichert und Du Bois-R. durchgesehen u. 2. für die Auffassung des quergestreiften Muskels sehr wichtige Aufsätze gelesen.

Der eine: „Über Muskelkörperchen u. das, was man eine Zelle zu nennen habe" von keinem Geringeren als von Max Schultze, der andere auch von Einem der Ersten, von unserem Otto Deiters: Beitrag zur Histologie der quergestreiften Muskeln. Aus diesen beiden Aufsätzen folgt, dass die quergestreifte Substanz nichts ist, was als Bestandtheil einer kernhaltigen Zelle angesehen werden kann. Sie sehen, ich – ich müßte ja ein: „weiß wer Gott was „ [sic!] sein, wenn ich ruhig bliebe, wenn Edinger sagt: Nissl befindet sich in einem Irrweg des Denkens.

Wie immer Ihr ergebenster Fr. Nissl.

Lfd. Nr.: 317
Von: Albrecht Bethe
An: Ludwig Edinger
Quelle: EdrO

Napoli, 11.11.1898

Lieber Herr Professor,
Bis zu einem gewissen Punkt bin ich jetzt mit den Vorstudien zu den gewünschten Operationen gelangt und möchte nicht weiter gehen, ehe ich Sie nicht von neuem um Rat gefragt habe. Eine isolierte Ausschaltung des Nervus lateralis ist nämlich nicht möglich, da er fest verbunden mit den übrigen Teilen des Vagus das Gehirn verlässt und sich erst nach Verlauf von zwei bis vier Zentimetern vom Vagus abtrennt. Der Vagus entspringt wie Sie aus beiliegender Skizze ersehen können, mit sechs bis acht Wurzeln, von denen nur die hinteren dünneren deutlich getrennt erscheinen aus dem Gehirn (Scyllium). Die Wurzeln vereinigen sich dann zu einem kompakten Nerven, der nur undeutliche Furchen zeigt. Man kann nun praeparatorisch den ganzen Vagus von der Peripherie her spalten, in eine Hälfte, welch die ersten Kiemenbögen versorgt, und eine zweite, welche die 3 letzten Kiemennerven und den Lateralnerven bildet. Diese letzte Hälfte ist nicht mit Sicherheit weiter spaltbar. Sie umfasst alle Wurzeln des Vagus (siehe Rückseite der Figur) mit Ausnahme der vordersten. Um also die Operation auszuführen, müsste man direkt an der Medulla die genannten hinteren Vaguswurzeln durchschneiden, wobei auch die drei hinteren Kiemenbögen gelähmt wären (ob die Tiere diese Operation überleben, muss der Versuch lehren). Ist Ihnen nun damit gedient? Es bleibt noch zu untersuchen – in der Literatur finde ich keine genauen Angaben –, ob die Zellen dieser Vagusfasern außerhalb der Medulla am Nervenstamm sitzen oder in der Medulla. Sie werden das wissen? Ist letzteres der Fall, so ist eine Operation unmöglich, da beim Abreißen der Wurzeln der Abriss direkt an der Medulla stattfindet und nicht in der Medulla (außerdem widerstrebt mir die Ausreißmethode überhaupt). Also wie gesagt eine isolierte Ausrottung des Nervus lateralis ist unmöglich. Den Acusticus kann man gut direkt am Gehirn durchschneiden. Mit Herausnahme des Labyrinths allein, die sehr viel einfacher ist, wäre Ihnen nicht gedient, da die Zellen des Ganglion acustici dabei nicht total ausgerottet würden.

Außer mir wüsste ich hier im Augenblick niemand, der die Operationen machen könnte und würde. Zum Vergnügen mache ich sie natürlich auch nicht und da Sie, falls ich einen anderen fände, diesem die Gehirne bezahlen wollten, so sehe ich nicht ein, warum ich nicht auf Bestellung arbeiten sollte. Arbeit wird's ja genug machen, denn man muss erst Erfahrungen machen, ehe man die Tiere durchbringt. 20 Mark pro Gehirn dürfte also nicht zu viel sein. Also sehen sie zu, ob sie die Gehirne so gebrauchen können, wie ich sie beschaffen kann.
Mit herzlichstem Gruß an Ihre Frau Gemahlin Ihr ergebenster Albrecht Bethe.

Lfd. Nr.: 318
Von: Ernst Rüdin
An: August Forel
Quelle: Medizinhistorisches Institut Uni Zürich

Ermatingen, 11.11.1898

Lieber Herr Professor!
Gestatten Sie, dass ich in alter Anhänglichkeit mich an Sie wende, um in einer für mich wichtigen Sache bei Ihnen Rat zu erholen.

Ende November dieses Jahres werde ich nämlich mein Staatsexamen hinter mir haben, und werde nun, einem schon lange gehegten Wunsche zur Folge, meiner Ausbildung als Fachmann der Störungen des Centralnervensystem obzuliegen haben. Speciell bin ich der Überzeugung, dass, sich mit der Aetiologie (Heredität etc.) und prophylaktischen Abhilfe der Geistes- und Nervenkrankheiten zu beschäftigen, meiner Natur und meiner Schaffenslust am Meisten zusagen würde. Ich bin in dieser Beziehung von Ihnen, Herr Professor, dann von Bunge, Kraepelin und meinem Schwager Ploetz so sehr beeinflusst worden, daß ich grosse Lust verspühre, in der Erforschung der Krankheitsursachen und in ihrer prophylaktischen Abwehr weiter und weiter zu gehen. Der Beruf eines Arztes, der nur dem Augenblicke lebt, der zu restauriren sucht, was eben gerade schon kaput ist, ohne sich darüber klar zu sein, was getan werden sollte, um überhaupt Krankheiten und speciell Irresein zu vermeiden, würde mir, des bin ich sicher, in keiner Weise zusagen.

Was ich nun vorerst im Sinne habe ist, mich wo möglich an einer Universitäts-Irren- und Nerven-Klinik um eine Assistentenstelle zu bewerben, hier mich gehörig in pathologische Anatomie, experimentelle Psychologie, und klinische Diagnostik hineinzuarbeiten, um dann allmälig meinen eigentlichen so eben skizzierten Ziele zuzusteuern. Doch wäre es mir von großem Werte, wenn ich gleich von Anfang an in eben diesem Gebiet, das mir so sehr am Herzen liegt, einen tüchtigen, erfahrnen Lehrmeister finden könnte, der mir insofern wenigstens an die Hand ginge, dass er mir die für einen jungen Menschen nötigen praktischen Winke erteilte.

Ich zweifle keinen Augenblick, dass, wären Sie noch als Lehrer tätig, Sie dieser Lehrmeister für mich sein könnten. Da die Dinge nun aber sind wie sie sind, dürfte es Ihnen vielleicht doch möglich sein, mir wenigstens einen Universitätsprofessoren zu nennen, der, wenn auch in schwächerem Masse für mich sein würde, was Sie, Herr Professor, für mich hätten sein können. Vor Allem drängt es mich, den bis jetzt noch sehr schlecht umschriebenen Begriff der „Heredität" („Anlage", „Disposition" etc.) in palpable Factoren zu zerlegen; denn, scheint es mir, ist dies erst mal geschehen, so wird man auch die nötigen Hebel zu ihrer Entfernung finden können. Ich fühle einen tiefen Drang, Unglück und Krankheit an ihrer Wurzel auszurotten, den Drang, der mich seiner Zeit auch zum Abstinenten und Socialisten werden ließ, und noch macht, und der mich nun auch dazu treibt, die Momente genauer mir anzusehen, welche durch Alkohol-Abstinenz und üppige Außenbedingungen (Socialismus) nicht tangiert zu werden scheinen.

Es ist unmöglich, in einem Briefe diesen letzteren Punkt näher auszuführen. Aber wenn Sie, was ich hoffe, aus den wenigen Zeilen heraus meine Intentionen verstanden haben, wird es Ihnen vielleicht möglich sein, mich hinsichtlich des für meine weitere

Ausbildung zu empfehlenden Ortes einen guten Rat zu erteilen. Was mir vorschwebt, ist ein Universitätsort mit Irren- und Nervenklinik, an dem ich als Assistent 1. gerade mein Brot verdienen, 2. mich in Anatomie, Experimental-Psychologie und klinischer Diagnostik hinein arbeiten könnte und 3. last but not least das zu finden sicher wäre, von dem ich Ihnen im obigen sprach.

Seien Sie meiner aufrichtigen Dankbarkeit versichert für jeden diesbezüglichen Rat, wie klein er Ihnen auch scheinen möge. Sollten Sie es aber für besser und weniger umständlich halten, sich mit mir mündlich darüber auseinander zu setzen, so wäre ich mit Freuden bereit, mich mit Ihnen an Ihrem Wohnorte in einem Ihrer freien Stündchen darüber zu unterreden. Nur müßte ich des Examens halber, die Sache dann auf Anfang December verschieben und müßte Sie bitten, mir eine Stunde angeben zu wollen, in der ich am Wenigsten störte.

In der Hoffnung nicht vergebens angeklopft zu haben, danke ich Ihnen herzlich zum voraus für die Mühen, die Sie sich um mich geben, und verbleibe hochachtungsvoll
Ihr ergebener Ernst Rüdin

Lfd. Nr.: 321
Von: Carl Weigert
An: Gustav Retzius
Quelle: Stockholm

Frankfurt, 10.12.1898

Hochverehrter Herr College!
Heute früh, als ich ins Institut kam, fand ich Ihr prachtvolles Werk vor. Was steckt da wieder für eine Arbeit darin! Das macht Ihnen nicht so bald einer nach! Sie können aber auch das sichere Bewusstsein haben, das überall da, wo von tüchtiger, ehrlicher und gründlicher Wissenschaft auf biologischen Gebiet gesprochen wird, Ihr Name unter den ersten genannt werden muss. Ich sage Ihnen für die große Liebenswürdigkeit, mit der Sie mir das kostbare Werk zugesandt haben, meinen herzlichsten Dank!

Ihre Sendung ist gerade an einem Tage eingetroffen, an dem ich ein eigenartiges und eigentlich recht trauriges „Jubiläum“ begehe. Heute vor genau zehn Jahren habe ich mit der unglückseligen Neurogliamethode zu arbeiten begonnen, und immer noch bin ich nicht so weit, daß ich sagen könnte: nun bin ich richtig fertig. Ob ich das mir gesteckte Ziel wirklich erreichen werde, kann ich nach den vielen, vielen Enttäuschungen, die ich gehabt habe, ja nicht sagen. Aber sollte ich einmal so weit sein, so sind Sie der erste, dem ich die Methode dann schreibe, ohne Rücksicht auf die „officielle“ Publikation. Die immer noch nicht absolut befriedigenden Resultate sind auch die Ursache, weshalb ich Ihnen die versprochenen Präparateserie bisher nicht schicken konnte.

Entschuldigen Sie, dass ich Ihnen nicht mit der Schreibmaschine schreibe, aber es drängt mich, Ihnen so bald als möglich meinen Dank abzustatten, so dass ich im Institut und nicht erst zu Hause, wo die Maschine steht, diesen Brief schreibe. Hoffentlich können Sie aber als geübter Mikroscopiker auch diese mikroscopische Schrift lesen. Mit hochachtungsvollem Gruß und mit der Bitte, mich Ihrer verehrten Frau Gemahlin bestens zu empfehlen, bin ich Ihr ergebener C. Weigert

Lfd. Nr.: 323
Von: Franz Nissl
An: Ludwig Edinger
Quelle: Max-Planck-Institut für Neurobiologie München-Martinsried (Prof. Kreutzberg)

Heidelberg, ohne Datum (eingeordnet unter 31.12.1898)

Ich wollte eigentlich diesen Brief nicht absenden; er enthält gar viel Phantastisches. Aber einen Neuen kann ich leider jetzt nicht mehr absenden.
In Eile!

Lieber Herr College!
Für Ihren Brief schönen Dank. Bezüglich der Zellen im erschöpften und ausgeruhten Zustande liegen eine Menge von Mittheilungen vor. Ich kenne auch die diesbezüglichen Arbeiten und habe mich mit dieser Frage selbst beschäftigt. Sobald die Frage sich auf die Funktion der Nervenzelle bezieht, herrscht völlige Dunkelheit. Es giebt zur Zeit nur ein Experiment, das einigermaßen befriedigt: das ist die intensive Beleuchtung des einen Auges. Man findet hier zweifellos Unterschiede. Die Nervenzellen der intensiv belichteten Retina haben weniger färbbare Substanz; die färbbaren Körperchen sind blasser und zuweilen auch größer. Die Untersuchung der Retinalganglien ist aber ganz besonders schwierig. Alle anderen Experimente leiden an einer nicht einwandfreien Versuchsanordnung. Auf den ersten Blick scheinen diese Experimente nicht schwierig. Sobald man aber selbst Hand anlegt, merkt man die Schwierigkeiten und erkennt die groben Fehlerquellen. Die Reizung mit dem elektrischen Strom ist etwas eigenartiges und selbst Versuchsanordnungen wie die von Friedel Pieck [gemeint ist wohl Friedel Pick] sind nicht einwandfrei. Die Befunde bei Thieren nach dem Winterschlaf dürfen auch nicht ohne weiteres im Sinne von Erschöpfung resp. Erholung gedeutet werden. (G. Levi).

Die Hodge'schen Arbeiten sind ganz getrennt zu beurteilen, da er mit anderen Methoden gearbeitet hat. Bezügl. G. Mann's betone ich, dass er seit seiner diesbezüglichen Mitteilung nicht das Geringste mehr hat hören lassen. Über alle diese Fragen finden Sie genaue Auskunft in meinem Vortrag: „Die Beziehung der Nervenzellensubstanz zu den thätigen ruhenden und ermüdeten Zellzuständen." Zbl. f. Psych. 52.

Mein heutiger Standpunkt: Die Nervenzellen haben mit den nervösen Funktionen nur indirekt etwas zu thun. Die Funktionen selbst aber sind nicht an die Zellen gebunden. Die kernhaltigen Nervenzellen sind die ernährenden Centren und Regulatoren für die spezifisch funktionierenden Theile. Man kann sich auch vorstellen, dass ihnen weitgehende formative Funktionen zukommen u. s. w. Das sind alles vage Vorstellungen, die man nicht beweisen kann: ich gebe das ohne Weiteres zu. Ein leitender Gedanke aber ist da: es ist sicher eine Arbeitstheilung im Centralorgan vorhanden, denn es lässt sich darthun, dass die Nervenzellenkerne und die Zellleibssubstanzen nicht die Träger der nervösen Funktion sein können. Wenn ich die Beziehungen der spezifisch nervösen Substanzen zu den Nervenzellen in einem Bilde ausdrücken sollte, so würde ich an einen photographischen Apparat erinnern. Seine Linse ist der funktionierende Theil; sie würde also den Fibrillen etc. etc. entsprechen. Brauchbare Bilder, d. h. ein richtiges Funktionieren ist nur denkbar, wenn das von der Linse erzeugte Bild auf eine lichtempfindliche Platte fällt und wenn dieselbe durch neue Platten ersetzt wird. Das Einschieben neuer Platten würde also der Thätigkeit der Nervenzellen entsprechen. Beide Thätigkeiten sind nothwendig, um ein regelmäßiges Funktionieren zu ermöglichen. Würde nun plötzlich aus irgendeinem Grunde die Thätigkeit der Zelle unterbrochen werden, so würde, wenn noch eine Platte im Apparat stecke, dennoch derselbe noch einmal geradeso funktionieren wie bisher. Dann aber hörte die Funktion auf. So etwa stelle ich mir die Möglichkeit der Funktion ohne Nervenzellen vor.

Doch solche Vergleiche sind Spielereien! Wenn wir also von erschöpften und ausgeruhten Zellen reden, so würde das etwa die Bedeutung haben, dass die ermüdete Zelle so in Anspruch genommen wurde, dass sie nicht mehr imstande ist, die für das Funktionieren notwendigen Spannkräfte zu bilden, oder keinen Vorrath mehr an solchen hat oder so mit verbrauchtem Material beladen ist, dass sie nicht rasch genug diese Stoffe eliminieren kann. Umgekehrt wäre der Begriff der Erholung zu verstehen.

Von diesen Standpunkt ganz abgesehen ist wohl eines sicher: die sich intensiv färbenden Substanzen der Nervenzellen haben sicher nichts mit der nervösen Leitung zu schaffen. Dieser Satz ist direkt zu beweisen. Ich unterscheide mich von anderen Autoren nur in dem Punkte, dass ich scharf die intensiv färbbare Substanz von den färbbaren Substanzen überhaupt und von den „Nisslkörpern" auseinander halte.

Aber darin sind zur Zeit alle Autoren einig, dass diese intensiv färbbare Substanz nicht Protoplasma selbst ist, sondern ein Protoplasmaabkömmling, der allgemein als nicht nervös angesehen wird (vielleicht eine Art katabiotischer Thätigkeit?). Weiterhin lässt sich beweisen, dass die intensiv färbbare Substanz bei Inanspruchnahme eines Organs, sei es physiologisch oder pathologisch, schwinden kann und sich wieder ersetzt.

Einen wunderschönen Fall von hochgradigster Erschöpfung habe ich untersucht: die Frau ist an Erschöpfung zu Grunde gegangen. Die Nervenzellen waren nicht krank, aber die intensiv färbbaren Theile waren rarefiziert. Dieser Fall war deshalb anatomisch interessant, weil die ungefärbten Theile mit einer ungeahnten Deutlichkeit zu Tage traten. Sie wurden namentlich nicht von den gefärbten Theilen verdeckt.

Leider aber habe ich nur Rindenzellen, keine Rückenmarkselemente. Also in diesem Sinne will ich die Begriffe erholt, ermüdet, erschöpft gelten lassen.

Ich hätte Ihnen noch viel zu sagen, speziell ganz neue Dinge und [von] eigenartigen reaktiven Erscheinungen, die alle erkrankten Nervenzellen darbieten, davon ein anderes Mal.
Bitte mich Ihrer Frau Gemahlin zu empfehlen.
Wie immer Ihr Franz Nissl.

Lfd. Nr.: 326
Von: Oskar Vogt
An: Max Fürbringer
Quelle: UB Frankfurt Senckenbergbibliothek Nl Mf A1, 2730

Berlin, 03.01.1899

Hochverehrter Herr Professor!
Aus einer „Erwiderung für Glückwünsche", die ich von Ihrem Herrn Bruder erhalte, schliesse ich, dass eine Neujahrskarte, die für Sie und Ihre werten Angehörigen be-

stimmt war, in seine Hände gelangt ist. Deshalb erlaube ich mir nochmals im Namen meiner Frau ebenfalls Ihnen und den Ihrigen unter gleichzeitigem Danke für die so freundliche Aufnahme im vergangenen Sommer die besten Wünsche zum Jahreswechsel auszusprechen.

Gerade in diesen Tagen, wo wir die Doctorarbeit meiner Frau abgeschlossen haben, habe ich mehr als je in tiefer Dankbarkeit Ihrer gedacht. Denn mir hat sich so recht wieder die vergleichend-anatomische Methode bewährt. Die ungleiche Markreifung der Hirnrinde – die einzig richtige Thatsache der gesamten Flechsig'schen Behauptungen – findet sich in homologer Weise bei Hund, Katze und Kaninchen. Und umgekehrt gibt es bei diesen wie bei Menschen so lange marklose Parthien in der inneren Kapsel, als es marklose Rindenabschnitte gibt und dabei jene Parthien marklos in der Kapsel, die nach den Resultaten der secundären Degeneration zu den noch marklosen Rindenabschnitten gehören. Also der ganze anthropocentrische Standpunkt Flechsigs resultiert nur aus aller grösstem Nichtwissen!
In unverbrüchlicher Treue und Dankbarkeit Ihr Vogt.

Lfd. Nr.: 335
Von: Gustaf Retzius
An: Ludwig Edinger
Quelle: Stockholm

Stockholm, 14.6.1899

Lieber College!
Eben habe ich Ihren neuen Bericht über die Leistungen auf dem Gebiet der Anatomie des Centralnervensystems empfangen und sage Ihnen hierfür meinen herzlichsten Dank. Ich habe diesen Ihren Bericht mit grossem Interesse studirt. Immer giebt es eine Reihe von Arbeiten, zu denen wir anderen Arbeiter in dem betreffenden Fache nie Zugang finden, deren Existenz wir sogar nicht kennen. Es ist uns deshalb von grossem Werth, solche Übersichten wie die Ihrigen zu bekommen. Ich bin Ihnen auserdem ganz besonders dankbar für die liebenswürdige Weise, mit welcher Sie meine Mittheilungen erwähnen und besprechen. V[or] a[llem] interessirte es mich zu erfahren, dass Sie die von mir beschriebenen „Fasciculi arcuati superiores isthmi" als mit dem Tractus cerebello-spinalis ventralis identisch betrachten, da ich die Bündel bis jetzt nicht nach oben und unten verfolgen konnte, so schob ich es bis auf weiteres auf, eine Ansicht über die eigentliche Natur der Bündel zu äussern. Es ist mir aber von grossem Interesse zu erfahren, dass Sie die fraglichen Gebilde für identisch ansehen. Auch van Gehuchten theilte mir mit, dass die Bündel sicher dem Gowersschen entsprechen. Und in der That lag diese Identification am nächsten. Neue unbekannte Bündel konnten dieselben doch nicht sein! In einer Frage erlaube ich mir eine kleine Berichtigung. S. 20 d. Berichtes, unter F Nervenmark 234) heisst es „und schlägt als Synonym für die Schwannsche Scheide" den Namen „Endoneuralscheide" vor. Dies ist ein Missverständniss. Für die Schwannsche Scheide schlage ich jedenfalls kein Synonym vor, sondern für die die Schwannsche Scheide rings umgebende bindegewebige Scheide, welche Key und ich in den Jahren 1870–72 als „Fibrillenscheide" der Nervenfasern beschrieben haben[siehe Skizze auf dem faksimilierten Blatt]. Beim Menschen und den höheren Thieren fibrillär, ist sie bei niederen Vertebraten homogen. Deshalb schlug

ich für die „Fibrillenscheide" den Namen „Endoneuralscheide der Nervenfasern" vor. – Ich hoffte Sie in Tübingen zu sehen, leider konnten Sie nicht dahin kommen. Ihr ganz ergebener Gustaf Retzius

In einer Frage erlaube ich mir eine kleine Berichtigung. S. 20 d. Berichtes, unter F. Nervenmark 234) heisst es "und schlägt as Synonym für die "Schwann'sche Scheide" den Namen "Endoneuralscheide" vor. Dies ist ein Missverständniss. Für die Schwann'sche Scheide schlage ich jedenfalls kein Synonym vor, sondern für die die Schwann'sche Scheide umgebende bindegewebige Scheide, welche Key und ich in den Jahren 1870–72 als "Fibrillenscheide" der Nervenfasern beschrieben haben.

Schwann'sche

Fibrillenscheide

Beim Menschen und den höheren Thieren fibrillär, ist sie bei niederen Vertebraten homogen. Deshalb schlug ich für diese "Fibrillenscheide" den Namen "Endoneuralscheide der Nervenfasern" vor – Ich hoffte Sie in Tübingen zu sehen, leider konnten Sie nicht dahin kommen. Ihr ganz ergebener Gustaf Retzius

Lfd. Nr.: 338
Von: Alfred Hoche
An: Carl Weigert
Quelle: Staatsbibliothek Berlin

Straßburg, 18.07.1899

Sehr geehrter Herr Geh. Rath!
Ich danke Ihnen bestens für Ihre sehr freundlichen Zeilen und die Liebenswürdigkeit, durch Abschreiben Ihres Citats mir die Mühe des Nachschlagens zu ersparen; Was für schlechte Erfahrungen müssen Sie in dieser Richtung gemacht haben!

Ihre damalige Veröffentlichung war mir entgangen, was mir um so mehr leid thut, als ich das Gewicht Ihrer Meinung zur Belastung meiner Wagschale höchst angenehm empfunden haben würde.

Ich glaube, daß bei Apathy und Bethe doch die ursprüngliche Zoologenqualität den Standpunkt sehr beeinflußt hat; alle pathologischen Tatsachen waren ihnen ein ganz secundärer Gesichtspunkt. Der vortreffliche Nissl in seiner Begeisterungsfähigkeit hat die Rolle übernommen, wie Johannes der Täufer gegenüber dem Messias; lange hat er ihn verkündet, nun kommt er in Gestalt von Bethe, und Johannes tritt die Führung ab, und bewundert hinfür den Jüngeren.

Alle Entwicklungen geschehen ja in Gegensätzen; die Diagonale aus den divergierenden Linien wird sich schon einstellen.

Die Praeparate, die Sie so freundlich waren, mir in Baden-Baden zu schenken, habe ich mit Liebe, Immersion und Eifer studiert, „torpide" ist die Glia da allerdings nicht! Ich habe nun angefangen, auch bei meinen Hunden Gliafärbung zu probieren, bis jetzt wenigstens nicht ganz ohne Erfolg; ganz durchweg gefärbte Bilder habe ich noch nicht bekommen, aber ich denke es wird noch besser werden.

Anbei gestatte ich mir, einen Abdruck mit Neben-Ergebnissen zu übersenden, der vielleicht einmal einem Ihrer Laboranten nützlich sein kann.
Mit besten Grüßen und dem wiederholten Ausdruck des Dankes für Ihr freundliches Interesse an meinen Bestrebungen bin ich Ihr ganz ergebener Hoche.

Lfd. Nr.: 360
Von: Paul Ehrlich
An: Bernhard Naunyn
Quelle: SBB-PK, Ehrlich 3a 1875

Frankfurt am Main, 31.01. ohne Jahresangabe [zugeordnet 1900]

Hochverehrter Herr Kollege,
Besten dank für Ihren freundlichen brief. Ich halte das thema für ein sehr gut gewähltes, da die immunitätsfragen sich in einer so raschen vorwärtsbewegung befinden und ein allseitiges interesse besitzen. Ich werde daher mit ganz besonderem vergnügen Ihrer ehrenvollen aufforderung nachkommen, zumal da ich glaube, jetzt meine anschauungen auch in einer allgemein verständlichen form darstellen zu können.

Die frage der anderen referenten ist für mich gar nicht leicht zu beantworten. Selbstverständlich würde ich persönlich mit jeder von Ihnen getroffenen wahl zufrieden sein. Metschnikoff ist ja – abgesehen von seiner wissenschaftlichen qualifikation

- ein glänzender redner. Allerdings kann ich die befürchtung nicht ganz los werden, dass auch durch eine zu prononcierte vertretung der phagocytenlehre von seiner seite, bei den zuhörern, die noch nicht spezialforscher sind, eine gewisse verwirrung hervorgerufen werden könnte wie dies so häufig der fall ist, wenn auctäre standpunkte ohne vermittlung vorgetragen werden. Ähnlich war ja das resultat der neueren diskussionen, die vielfach das gefühl der unsicherheit erzeugt haben. Vielleicht würde es sich daher empfehlen, falls Ihre wahl auf Metschnikoff fällt, noch einen dritten referenten zu wählen, der einen mehr vermittelnden standpunkt einnimmt. Vielleicht würde es sich dann aus äußeren gründen, um nicht ganz den Pariser congreß (bei dem Metschnikoff, Buchner und ich die immunitätsredner waren) zu wiederholen, empfehlen, in diesem falle Gruber aufzufordern, welcher ja speziell über die agglutinine des blutes hervorragend gearbeitet hat und welcher sich gerade auf allgemein verständliche vorträge sehr gut versteht. Selbstverständlich würde ich mich auch mit einem korreferat von Buchner, den ich außerordentlich schätze, sehr freuen.
Mit besten empfehlungen und vorzüglichster hochachtung Ihr aufrichtig ergebener
P Ehrlich
Adresse Metschnikoff, Paris, Institut Pasteur

Lfd. Nr.: 363
Von: Paul Ehrlich
An: Theodor Engelmann
Quelle: SBB-PK, Ehrlich 3a 1875(4)

Frankfurt am Main, 17.07.1900

Hochverehrter Herr Geheimrat!
Ich muss um Entschuldigung bitten, wenn ich mich - eigentlich [nicht] entsprechend meinen Gewohnheiten - wegen einer Habilitationsangelegenheit mit einer empfehlenden Bitte an Sie richte. Es handelt sich um meinen alten Mitarbeiter Doktor Wassermann, den ich Ihnen aufs wärmste mir zu empfehlen gestatte. Ich halte Doktor Wassermann zweifelsohne für einen der hervorragendsten des jüngeren Nachwuchses. Er hat eine große Reihe ausgezeichneter Arbeiten geliefert, die außer das rein Bakteriologische auch das Immunitätsgebiet betreffen. Besonders bedeutungsvoll waren seine Arbeiten, die sich auf die biologischen Verhältnisse der Immunität beziehen. Dieselben haben in ganz besonderem Maße dazu beigetragen, die frühere humoralpathologische Auffassung zu stürzen und der zellularbiologischen Anschauung zu ihrem Recht zu verhelfen. Gerade in dieser Richtung darf ich wohl Ihnen als dem Vertreter der großen biologischen Auffassung Herrn Doktor Wassermann besonders empfehlen.
Mit besten Empfehlungen und in vorzüglichster Hochachtung Ihr sehr ergebener Paul Ehrlich.

Lfd. Nr.: 382
Von: Ernst Rüdin
An: August Forel
Quelle: Medizinhistorisches Institut Uni Zürich

Heidelberg, 25.12.1900

Hochgeehrter Herr Professor!
Sie hatten die Freundlichkeit mir seiner Zeit die Mitgabe eines Empfehlungsbillets an Déjerine zuzusagen, wenn ich mich erst mal entschlossen hätte, dort hin zu gehen. Mein Entschluss ist nun reif geworden, im August ungefähr die hiesige Klinik zu verlassen, um anderen Platz zu machen. Für meine weitere Fortbildung halte ich Déjerine für die geeignete Persönlichkeit. Ich werde durch ihn, so hoffe ich, auch in der Hereditätslehre gefördert werden. Ich wäre Ihnen deshalb zu großem Dank verpflichtet. Wenn Sie mich, durch ein Billet, daß sie gefälligst dem beigeschlossenen Briefe beifügen wollen, bei dem Forscher einführen würden. Meinen herzlichsten Dank zum voraus.

Hier in Heidelberg habe ich ausserordentlich viel gelernt, namentlich praktisch. Auch ein paar Publicationen konnte ich zum Teil fertig stellen, zum Teil vorbereiten. Ich betrachte sie freilich nur als Vorarbeiten auf dem Gebiete, dem ich mich erst später zuwenden will.

Die praktische Betätigung als Abteilungsarzt hat mich hier so sehr in Anspruch genommen, daß ich für Anderes kaum Zeit hatte. Insbesondere habe ich vergebens versucht, meine Collegen für Abstinenz-Propaganda zu gewinnen. Sie sind entweder müde, oder, wie Nissl, ganz ablehnend. Es ist ein Jammer, daß Deutschland in dieser Beziehung nicht nach will und dass diejenigen Leute (Ärzte), welche unserer Sache hier anhängen, in Ihrer nervösen Constitution zum großen Teil so starke Mängel zeigen, daß für den Deutschen Ärzteverein der Name des „Psychopathen-Clubs“ aufkommen konnte. So sehr ich gegen diese Bezeichnung auch, nach dem Sachverhalt protestieren muß, so muß ich doch derselben eine gewisse Berechtigung zuerkennen.

Diehl ist unter für mich betrübenden Umständen von hier weggezogen (zu Oppenheim). Da Sie seine Anamnese besser wie irgendeiner kenne, können Sie sich die Ursachen seines Fortgangs leicht vorstellen.

Von den Ereignissen in „Hard“ hab' ich leider gehört. Ich fürchtete nur allzusehr diesen Ausgang und habe Frank auch einige Male direct und indirect meine Bedenken geäussert, ebenso Professor Bleuler. Hoffentlich geht es mit dem neuen Director jetzt besser.

Ich sehne mich sehr danach, Sie wiederzusehen; Von Ihrer Tätigkeit und Gesundheit bin ich schon lange ohne Nachricht, da Diehl, der öfter von Ihnen erzählte, fort ist.

Nach Wien kann ich leider nicht, wohin Kraepelin mich abordnen wollte, da er selbst nicht gehen will, warum? hat er mir nicht verraten. Der Zeitpunkt des Kongresses scheint ihm nicht zu passen.
Mit den besten Wünschen für das kommende Jahr für Sie und Ihre werte Familie Ihr ergebener E. Rüdin.

Lfd. Nr.: 387
Von: Edouard Claparède, Privat-Dozent à l'Université Genéve
An: Ludwig Edinger
Quelle: EdrO

Genf, 04.05.1901

Monsieur le Professeur
Il y a une année déjà que vous avez eu la bonté de m'envoyer votre brochure Haben die Fische ein Gedächnis? que j'ai lue avec le plus grand intérêt. – J'ai eu l'occasion de faire aussi quelques observations sur les poissons rouges (Goldfische) qui sont dans un grand bassin dans mon jardin, et qui accourent lorsqu'ils me voient approcher, parce que, quelque fois, je leur donne du pain. (Ils viennent manger le pain dans ma main.) J'ai remarqué aussi qu'ils sont beaucoup plus familiers en été que au printemps. Pendant l'hiver, ils restent sous la glace, et, au printemps, il semble qu'ils doivent apprendre à nouveau à connaître la forme humaine.
Je désierais faire quelques experiences systématiques sur ces poissons; Malheureusement, l'année passe, ma femme a été gravement malade, et j'étais trop preoccupé pour songer au poissons. C'est aussi la raison pour laquelle je n'ai jamais répondu à votre aimable envoi, et je prie de m'en excuser. – J'éspère pouvoir reprendre ces experiences cette année.
Il m'est impossible d'être tout-à-fait d'accord avec vous sur l'importance que vous attribuez à la connaisance de la conscience en soi, chez les animaux. Il me semble que la psychologie, et surtout physiologie, n'a pas a prendre en consideration les faites subjectives, de conscience. Jamais nous ne pourrons reduire l'esprit au corps;
L'hétérogénéité du psychique et physique s'impose à notre esprit. Il n'y a que des des forces, qui pourrons agir sur le corps. Mais, qu'est-ce que la force ? Toute cause de changement. Notre esprit se refuse à comprendre qu'un état subjectif, non spatial, puisse agir sur le monde objectif, spatial.
Je vous envoie un tirage à part d'un article qui vient de paraître sur se sujet dans la Revue Philosophique. J'espère que l'ai bien rendu votre pensée.
Veuillez agréer, Monsieur le Professeur, l'assurance de mes sentiments de vous
Edouard Claparède

Lfd. Nr.: 387
Von: Edouard Claparède
An: Ludwig Edinger [Übersetzung durch Prof. Dr. W. Schlote]
Quelle: EdrO

Genf, 4. Mai 1901

Verehrter Herr Professor
Es ist schon ein Jahr her, dass Sie die Güte hatten, mir Ihre Broschüre „Haben die Fische ein Gedächtnis?" zu schicken, die ich mit dem grössten Interesse gelesen habe. Ich hatte Gelegenheit, ebenfalls einige Beobachtungen an Goldfischen zu machen, die sich in einem grossen Bassin in meinem Garten befinden und die herankommen, wenn sie mich kommen hören, denn manchmal bringe ich ihnen Brot (sie fressen das Brot aus

meiner Hand). Ich habe auch bemerkt, dass sie im Sommer viel mehr hieran gewöhnt sind als im Frühjahr. Im Winter bleiben sie unter dem Eis und im Frühjahr scheinen sie jeweils von neuem die Bedeutung der menschlichen Gestalt kennen zu lernen. Ich wünschte ich könnte einige systematische Experimente an diesen Fischen machen. Unglücklicherweise war meine Frau im letzten Jahr schwer erkrankt, und ich war zu sehr beschäftigt, um mich um die Fische zu kümmern. Dies ist auch der Grund, warum ich noch nicht geantwortet habe, und ich bitte Sie, dies zu entschuldigen. Ich hoffe, in diesem Jahr die Experimente durchzuführen.

Ich vermag nicht, mich Ihnen völlig anzuschließen in der Frage der Bedeutung, die Sie dem Bewusstsein bei Tieren beimessen. Es scheint mir, dass die Tierpsychologie und vor allem die Tierphysiologie nicht auf subjektiven Beobachtungen über das Bewusstsein begründet sein darf. Niemals werden wir den Geist auf den Körper reduzieren können. Die Heterogenität des Psychischen und des Physischen drängt sich uns auf aufgrund unserer Geisteshaltung. Es gibt die Kräfte, die über den Körper herrschen. Aber was ist diese Kraft? Alles ändert sich. Unser Geist weigert sich, zu verstehen, dass ein subjektiver Zustand, der keine konkrete Dimension hat, die objektive, konkret fassbare Welt steuern könnte.

Ich übersende Ihnen einen Sonderdruck eines Artikels, der gerade in der Revue philosophique über dieses Thema erscheint. Ich hoffe, dass ich Ihre Gedanken richtig wiedergegeben habe.

Wollen Sie bitte, verehrter Herr Professor, meine besten Empfehlungen entgegennehmen.

Edouard Claparède

Lfd. Nr.: 400
Von: Alfred Koelliker
An: Max Fürbringer
Quelle: UBF

Würzburg, 13.03.1902

Lieber College!

Ich komme schon wieder mit meiner Bitte an Sie als den ersten Kenner des Nervensystems der Vögel. Ich möchte gerne erfahren, wer oder was die Kenner über Remaks selbständiges Darmnervensystem der Vögel sagen. Ich finde Remaks Untersuchungen nirgends erwähnt und kritisiert, abgesehen von His junior und möchte gern wissen, ob diese Darmnerven bei Erwachsenen irgendwo besprochen sind und namentlich ob sich sagen läßt, daß die Vögel ein ausgebildeteres Eingeweidenervensystem besitzen als die Säuger. Mich berührt die Sache, wegen der ungemeinen Entwicklung meiner Hohmann'schen Kerne am Lumbo-Sakralmark der Vögel und meiner Hypothese, daß diese Kerne motorische sympathische Fasern (Praeganglionic fibers Langley) entsenden. Ungemeine Entwicklung des Darm- und Geschlechtsorganssympathikus und diese spinalen Großkerne würden sehr gut zusammenstimmen.

Für jeden Aufschluß dankbar und mit freundlichen Grüßen Ihr A. Koelliker

Lfd. Nr.: 402
Von: Wilhelm Ostermann
An: Ludwig Edinger
Quelle: EdrO

Breslau, 18.05.1902

Hochgeehrter Herr Professor!
Als Sie mir im vorigen Jahre gütigst die Erlaubnis erteilten, in den psychologischen Teil des von Wegener und mir verfertigten Lehrbuchs der Pädagogik einzelne Abbildungen aus Ihren „Vorlesungen über den Bau der nervösen Zentralorgane" aufzunehmen, äußerten Sie zugleich den für mich sehr ehrenvollen Wunsch, ich möge Ihnen nach Beendigung des Druckes ein Exemplar des Buches überreichen. Aufrichtig erfreut über dieses freundliche Interesse eines wissenschaftlich so hochstehenden Mannes an einer so elementaren Arbeit, habe ich Ihnen das Buch vor einigen Tagen zugesandt und erlaube mir hiermit noch einige Worte hinzuzufügen, an deren gütiger Aufnahme und umsichtsvoller Beurteilung ich nicht zweifle. Es war natürlich nicht meine Absicht, den – elementar gehaltenen und im wesentlichen nur für pädagogische Zwecke bestimmten – Abriß der Psychologie auf die Anatomie und Physiologie des Nervensystems aufzubauen. Wenn ich auch, ohne anmaßend zu sein, sagen darf, daß ich mich mit diesen Dingen eingehender beschäftigt habe, als es Schulleute sonst zu thun pflegen, so reichen doch meine naturwissenschaftlichen Kenntnisse für ein solches Unterfangen keineswegs aus. Überdies stehe ich als Schüler – und in der Hauptsache auch Anhänger – Lotzes auf einem Standpunkte, der eine Erklärung der Bewußtseinsthatsachen aus den materiellen Vorgängen des Nervensystems grundsätzlich ausschließt. Aber zum Verständnis des Zustandekommens der Sinnesempfindungen und der gesamten Wechselbeziehungen zwischen Geist und Außenwelt – die auch in einer pädagogischen Psychologie nicht unberücksichtigt bleiben dürfen – glaubte ich doch in elementareren Grenzen das Wichtigste aus der Lehre vom Nervensystem mit aufnehmen zu sollen. Auch zu dem Zwecke hielt ich dies für notwendig, um dem Leser auf dem Gebiete der Psychologie eine gedeihliche „Fortbildung" zu ermöglichen, die ohne alle anatomischen und physiologischen Vorkenntnisse bei der gegenwärtigen Verquickung des Psychologischen mit dem Naturwissenschaftlichen (gerade in den besseren psychologischen Werken) nicht mehr möglich ist.

Eine große Freude ist es mir gewesen, aus Ihrer mir gütigst zugesandten Broschüre über „Hirnanatomie und Psychologie"* zu ersehen, daß Sie Selbst trotz – oder vielleicht gerade wegen – Ihrer genauesten wissenschaftlichen Kenntnis der anatomischen und physiologischen Verhältnisse des Gehirnnervensystems eine Ableitung der Bewußtseinsthatsachen aus den materiellen Vorgängen bei dem gegenwärtigen Stande menschlicher Logik und Erkenntnistheorie als eine Unmöglichkeit anerkennen. Ganz so auch mein unvergeßlicher Lehrer Lotze, dessen bezügliches Urteil mir gerade deshalb auch um so mehr galt, da er, wie Ihnen bekannt ist, von Hause auch Mediciner, also mit den in Frage kommenden naturwissenschaftlichen Dingen genau vertraut war. Wie man Ihnen trotz dieser Stellungnahme den Vorwurf eines „naiven Materialismus" machen konnte, dessen Charakteristikum doch gerade darin liegt, daß er die Erklärbarkeit de psychischen aus dem materiellen dogmatisch behauptet, ist allerdings recht unverständlich. In was für Unmöglichkeiten und Widersprüche jeder Versuch führt, die Bewußtseinsthatsachen – in Sonderheit auch die höheren Vorgänge des Denkens, der geistigen Gefühle usw. – aus den materiellen Hirnvorgängen zu erklären, ist mir besonders klar geworden bei dem Studium der physiologischen Psychologie Professor Ziehens, der übrigens die ganze principielle Berechtigung dieses Standpunktes am Schlusse seines Werkes mit dem erkenntnistheoretischen Zugeständnis, daß „ursprünglich nur das Psychische gegeben sei", daß „die Gehirnmaterie ein vollständiges großes X sei", selbst wieder aufhebt.

Daß ich – wie gesagt: im Anschluß an Lotze – an einem metaphysischen Einheitsprinzip des Seelenlebens festhalte, werden Sie von Ihrem kritischen Standpunkte aus als eine dogmatische Vermessenheit verurteilen, und ich kann Ihnen das Recht dazu nicht bestreiten. Aber ich darf doch mit gutem Gewissen versichern, daß ich in langjährigem, ernstem Nachdenken über diese Frage und trotz unbefangenen Durchdenkens der wichtigsten psychologischen Systeme anderen Standpunktes, immer wieder zu jener Überzeugung zurückgeführt bin. Die Bewußtseinseinheit, wie sie z. B. in dem einfachsten logischen Denkakt a ist nicht = b als psychisches Phänomen ganz zweifellos gegeben ist, kann ich mir schlechterdings nicht erklären, ohne die Annahme, daß als Noumenon eine wirkliche (für unser Denken vielleicht ganz unfaßbare) Einheit zugrunde liegt, die nicht mit einer Vielheit von Hirnelementen identisch sein kann. Auch der Hylozoismus eines Haeckel läßt diese Einheit vermissen. Mögen immerhin die materiellen Elemente a priori beseelt sein, und sonach psychische Elementarvorgänge vorbringen können, so bleibt es doch auch hier bei einem vielfachen Funktionieren vieler selbständiger Substrate (Neuronen, Zellen, Atome), deren elementare Bewußtseinsvorgänge sich wohl zu einer Summe addieren und in eine mechanische Association eines zeitlichen Neben- und Nacheinander eingehen, aber, so gewiß und so lange sie an einer Vielheit verschiedener Substrate haften, niemals zu der beziehenden Einheit des Gedankens „a ist nicht b" sich zusammenfassen können. Zu solchem – mit jeder Art materieller Verknüpfung und Verbindung ganz unvergleichlichen – Freiheitsakt des Denkens sind m. E. die vielen materiellen Hirn-Elemente ebenso unfähig wie auch die zahlreichen Köpfe vieler zu einer Versammlung verbundenen Menschen. „Jede Vergleichung meiner Vorstellungen, die damit endet, Ihre Inhalte gleich oder ungleich zu finden – sagt Lotze zutreffend – setzt die völlig unteilbare Einheit dessen voraus, was diese Thätigkeit der Vergleichung ausführt". Schlechthin dasselbe muss es gewesen sein, was zuerst die Vorstellung des a setzt, dann des b und was zugleich sich der Art und der Weise der Differenz bewußt wird, die zwischen beiden besteht.

Überdies wird durch den Haeckel'schen „ Monismus" der verfolgte Dualismus doch nur scheinbar beseitigt, nur verschoben in das Atom bzw. in das Ganze der Materie (als continuum gedacht) wo er – da die Ableitbarkeit des einen aus dem anderen ausdrücklich negiert, die Gleichberechtigung und einige Coexistenz ausdrücklich anerkannt wird – eben insofern Dualismus bleibt und nichts weniger begreiflich bzw. unbegreiflich erscheint als auch in dem Ganzen des menschlichen Individuums. Auch die parallelistischen Theorien bleiben in diesem Dualismus stecken, wenn nicht der Parallelismus – wie in Hundts Metaphysik – letztlich dahin „umgebogen" wird, daß nur das Geistige als das wirklich Seiende und Wesenhafte annerkannt, daß Körperliche aber nur als dessen Erscheinung in unserem Bewußtsein aufgefaßt wird. Nur in dieser Verbiegung wird mir der Parallelismus überhaupt verständlich. Damit läuft er dann allerdings in den Idealismus zurück, dem, wenn auch in anderer Form, ja auch Lotze huldigt.

Vielleicht verhält sich in der metapysischen Wirklichkeit, an die unsere Denkgesetzte nicht hinreichen, alles ganz anders. Irgend einen festen Standpunkt in der Seelenfrage bedarf aber gerade die Lehrwelt, und zwar einen Standpunkt, der sich mit den ideellen Aufgaben ihres Erzieherberufes verträgt. Diese Erwägung hat wesentlich mit dazu beigetragen, daß ich unter ausdrücklicher Abweisung des Materialismus, Lotzes Lehre von der Selbstrealität der Seele (nicht in substantiellem, sondern funktionellem Sinne) in meine Psychologie mit aufgenommen habe, wenn auch – was ich zugestehe – damit die Grenzen des wissenschaftlich Zulässigen überschreitend. Verzeihen Sie, hochgeehrter Herr Professor, diese umständlichen Ausführungen, aus denen Sie doch ersehen mögen, daß Sie Ihre so überaus gütige Unterstützung einem Menschen zuteil werden ließen, der nach Wahrheit ringt und das Beste will. Ich sage Ihnen noch einmal meinen allerherzlichsten Dank.
In vorzüglicher Hochachtung! Ihr ganz ergebener Dr. Ostermann.

*[Gemeint ist wahrscheinlich die Arbeit von L. Edinger: Hirnanatomie und Psychologie. Berliner Klin. Wschr. 37: 562–564, 600–604, 1900]

Lfd. Nr.: 417
Von: Carl v. Hess
An: Ludwig Edinger
Quelle: EdrO

Neapel, 16.03.1903

Verehrter Herr College!
Der Fall, den Sie uns zutreffend schildern, bildet einen Theil der bei Nachbildern ganz allgemeinen und in der physiologischen Optik wohl bekannten Erscheinung, dass Nachbilder, die bei constant bleibender Beleuchtung ganz oder nahezu unsichtbar werden, bei wechselnder Beleuchtung wieder kräftig hervortreten können. Die Erklärung bis in's Einzelne zu geben müsste ich zu weit ausholen. Im wesentlichen kommt etwa folgendes in Betracht: der durch das Reizlicht stärker alterierte Theil des Sehorgens strebt nach Aufhören des Reizes mit einer gewissen Geschwindigkeit (übrigens auch hier in einem oft sehr deutlich wahrnehmbaren Plateauwechsel !) dem „Ruhezustand“ zu. Gleichzeitig wirkt ein gewisser constanter Reiz auf diesen und auf den übrigen Teil des Sehfeldes; wenn die dadurch bedingten Änderungen in dem umgebenden Felde eine gewisse Grösse erreicht haben, so kann der Unterschied in der Erregung dieses und des gereizten Theiles klein genug werden, um unmerklich zu sein, d.h. das Nachbild verschwindet; schliessen Sie nun das Auge, so heben in dem gereizten und umgebenden Felde Erholungsprocesse an, die aber in beiden Feldern in verschiedenem Tempo vor sich gehen können. Das Licht, das nach Öffnen der Augen die Netzhaut trifft, findet also die verschiedenen Theile, wenn Sie so wollen, verschieden stark erholt, und der Erregungsunterschied wird wieder über merklich.

Der Vorgang des Unsichtbarwerdens jener ersten Nachbilder hängt mit Erscheinungen der sogen. localen Adaptation zusammen; auf das erneute Sichtbarwerden bei Wechsel der Beleuchtung ist die „Wechselwirkung der Netzhautstellen“ von größtem Einflusse. In dieses Gebiet gehören unter anderem auch sehr hübsche Versuche, Nachbilder von gewisser Stärke durch Ändern der Beleuchtung, zum Beispiel Blinzeln, aus positiven in negative und umgekehrt zu verwandeln.

Sie haben ganz Recht, die alte Nachbildtheorie versagt auch bei diesen Erscheinungen vollständig. Ich bin sehr gerne bereit, Ihnen, wenn Sie es wünschen, darüber mehr zu berichten.

Meine Ferien bringe ich hier an der zoologischen Station mit physiologischen Studien an den wunderbaren Augen der herrlichen Fauna hier zu. – Ich weiß nicht, ob Sie schon die Genüsse kennen, die die Station jeglicher Forschung bietet; Wenn nicht, so holen Sie es ja bald nach. Sie werden gewiß eben so begeistert davon sein wie ich.

Mit besten Empfehlungen Ihr ergebenster C. Hess

Lfd. Nr.: 426
Von: Gustaf Retzius
An: Ludwig Edinger
Quelle: EdLM

Stockholm, 31.10.1903

Lieber Kollege!

Für Ihren liebenwürdigen Brief vom 25.10. sage ich Ihnen meinen besten Dank, und ich beeile mich nun, nachdem ich eine ruhige Stunde vor mir habe, denselben so gut ich jetzt vermag, zu beantworten. Zuerst gratuliere ich Sie dazu, daß der Absatz Ihres ausgezeichneten Lehrbuches so stark gewesen ist, daß Sie schon eine neue Auflage vorbereiten. Und ich gratuliere uns alle davon lernenden, diese neue Auflage bald zu bekommen.

Was nun die dieses Ihr Buch betreffende Anfrage angeht, so kann ich sogleich sagen, daß ich im ganzen Ihre Meinung theile. Ich habe schon früher diese Sachen berührt (Biol. Unters. Band VIII, Seite 25 und Seite 50 und folg., ebenso wie auch etwas im „Menschenhirn"). Ich finde in der That – seit 1898 – eine Theilung der Hirnrindenpartien in das Pallium und das Rhinencephalon nicht zweckmäßig, weil ich die ganze Fläche der Rindensubstanz als zu viel zusammenhörend betrachte, um eine solche Theilung zu rechtfertigen, wozu u.a. auch zu berücksichtigen ist, daß das Wort Rhinencephalon unzweckmäßig ist, weil diese Partie noch viel anderes als Riechzentren enthält. Ich schlug deshalb (Biol. Unt. Seite 25 vor, eher die ganze Oberfläche in ein Pallium proprium (s. Superius) und ein Pallium basale (s. inferius) einzutheilen, und eventuell das letztere „Basipallium" zu nennen. Ich wollte aber, ohne Kenntnis von der Meinung der Kollegen zu haben, die Nomenklatur nicht damals belasten. Deshalb behielt ich bis auf weiteres, obwohl mit Reservation, das Wort „Rhinencephalon". Ich bin aber noch, wie damals, sehr gerne bereit, mit Ziehen und Elliot Smith diese Bezeichnung zu verwerfen, und ich würde Ihnen sehr dankbar sein, wenn Sie in Ihrem so weit verbreiteten und einflußreichen, großen Lehrbuch dieselbe gegen eine bessere austauschen wollen. Ich bin aber auch in der Hinsicht mit Ihnen einverstanden, daß ich die Ansicht von Elliot Smith nicht billige, daß man eine Grenze zwischen einem Archi- und Neopallium dort verlege, wo Elliot Smith will. Dies würde auf den von Ihnen angeführten Gründen wieder eine artificielle und kaum hinreichend begründete Grenze sein. Ich bin deshalb mit Ihnen eher geneigt, die fragliche Hirnpartie in einen vorderen (proximalen, frontalen – leider ist das Wort „frontal" gewöhnlich in einer anderen Bedeutung von den Morphologen benutzt), den Lobus pyriformis mit den daran vorn anstoßenden Theilen, und in einen hinteren (distalen, kaudalen) Theil, den sog. Gyrus s. Lobus hippocampi, die Ammonshornwindung [zu teilen]. Dieser großen Bindung den Namen „G. paradentatus" zu geben, finde ich nicht geeignet, da der Gyrus dentatus wohl der weniger bedeutende, ja verkümmerte ist. Auf die übliche Verwechselung des Gyrus hippocampi mit dem Hippocampus selbst habe ich früher schon hingewiesen. Ich wollte aber auch hier keine neuen Bezeichnungen vorschlagen, um nicht die Verwirrung zu vermehren. Wenn Sie es aber in Ihrem, die Neurologen beherrschenden Lehrbuch thun wollen, so wäre dies sicherlich eine nützliche Sache.

Aus dem Obigen geht es also hervor, daß ich mit Ihnen darin übereinstimme, daß ich nicht eine Grenze zwischen einem Archi- und Neopallium dort ziehen will, wo Elliot Smith es thut, sondern eher [in] die vordere und die hintere Abtheilung des früheren Rhinencephalons – obwohl [ich diese] unter anderen Bezeichnungen [als] noch zusammenhängend betrachte.

Ich kann Ihnen nun erwähnen, daß es in der That meine Absicht gewesen ist, schon im vorigen Bande meiner Biol. Unters. diese Fragen zu besprechen, und gegen die Ansichten meines verehrten Freundes Elliot Smith eine Kritik zu veröffentlichen. Ich wollte aber zugleich eine histologische Untersuchung der Rindensubstanz der ganzen fraglichen Hirnpartie fertig haben und hatte hierfür eine Reihe von Figuren schon gezeichnet. Diese Untersuchung wurde aber durch andere dringende Arbeiten unterbrochen, um im nächsten Band einzufließen. Seitdem hat Cajal schon Manches von meine Befunden auch gesehen und beschrieben, so dass ich nunmehr ungerne die Sache bearbeite. Vielleicht komme ich doch noch einmal wenigstens auf eine Frage zurück, nämlich von dem was man als Gyrus betrachten soll. In dieser Hinsicht behalte ich ganz meine alte Meinung (Menschenhirn, Seite 91, Biol. Unt. VII, Seite 50 ff.). Ich kann keinen derartigen Unterschied zwischen der Rindensubstanz des „Palliums" und des „Rhinencephalons" anerkennen, dass man ihre Theile nicht als prinzipiell ebenbürtig betrachten mag. Ich finde in der Rindensubstanz des „Rhinencephalon" verschiedener Tiere einen analogen Bau, obwohl manche Partien derselben weniger entwickelt oder reduziert, rudimentär sind. Sie stellen jedoch eine Art Rindensubstanz dar. Deshalb habe ich auch am Rhinencephalon die Bezeichnungen Gyri und Sulci beibehalten. Sonst würde, meiner Ansicht nach, der Unterschied zwischen der Rindensubstanz des „Palliums" und des „Rhinencephalon" gar zu groß und scheinbar fundamental sein. Deshalb bin ich auch nicht geneigt, z. B. den von mir beschriebenen Gyrus semilunaris oder vielleicht richtiger lunaris) als nur „Tuberculum" aufzuführen. Seine Rinde enthält nämlich eine deutliche Hirnrindensubstanz. Auch kann ich die neue Benennung desselben von Elliot Smith nicht billigen: „ Nucleus amygdalae", denn wenn er auch in sich diesen Nucleus enthalten möchte, so liegt dieser Nucleus doch nicht an der Oberfläche des Gyrus, sondern unter der Rinde desselben. Morphologisch sind sie nicht gleichwerthig. In solchen Fragen muß man von den in diesen Partien am höchsten ausgebildeten Geschöpfen beurtheilen, weil die reduzierten, rudimentären Bildungen uns sonst irre führen könnten. – Es wäre ja noch viel mehr in diesen und anderen Fragen zu besprechen. Ich will Sie aber diesmal nicht mit einem noch längeren Schreiben aufhalten, da ich weiß, wie kostbar Ihre Zeit ist. Es war mir sehr angenehm, in Heidelberg Ihre persönliche Bekanntschaft zu machen, leider waren aber die Stunden so kurz zugemessen.

Ich gratuliere zu der Ernennung zum Director d. Senckenb. Neurol. Institutes, und ich hoffe, daß Sie auch die hier für nötigen Mittel zur Einrichtung des Institutes erhalten werden. Ich und meine Frau bitten Sie, uns Ihrer hochverehrten Frau Gemahlin bestens zu empfehlen. Ihr ganz ergebenster Gustav Retzius.

Von Arrhenius kann ich Ihnen die besten Grüße überbringen. Er scheint fortwährend von recht guter Gesundheit zu sein. Herzliche Grüße an Kollegen Weigert!

Lfd. Nr.: 427
Von: Ludwig Edinger
An: Gustaf Retzius
Quelle: Stockh

Frankfurt, 31.10.1903

Sehr geehrter Herr Professor!
Ich stehe vor der Abfassung einer neuen Auflage meiner Vorlesungen und habe eben wieder Ihr herrliches Hirnwerk und dessen Nachträge in den biologischen Studien durchgearbeitet. So Ihnen seit einigen Wochen geistig nahe, wage ich im gemeinsamen Interesse unserer Lernenden um einen Rath zu bitten.

Sie haben zweifellos mit Interesse auch die letzten Arbeiten von Elliott Smith gelesen – speciell die über den Lobus pyriformis des Menschen. E. S. geht nun mit dem, was wir bisher Ammonswindung-Subiculum etc. nennen, arg ins Gericht. Er stellt diesen Theil dem Neopallium zu, will ihn Gyrus paradentatus nennen und nur für den verdeckten Theil den Namen Hippocampus beibehalten. Was ich Fissura limbica, Sie rhinalis nennen, gehört dem Neopallium an, hat gar nichts mit dem Archipallium zu thun, dessen echte Randfurche der von Ihnen entdeckte Sulcus ist.

Mir scheint nun in der That wichtig, daß wir zu einer Nomenklatur kommen, welche Mensch und Thiere umfaßt und ich halte Elliot Smith durchaus berufen, uns hierin zu beraten, ja ich bin sehr geneigt, ihm beizustimmen, außer in der Thatsache, das Neopallium und Archipallium sich scharf trennen lassen. Mindestens giebt es kein Thier – auch kein Reptil, von dem man sagen könnte, daß es nur Ammonswindungen und Dentatus neben dem Lobus pyriformis besitzt; überall ist schon der Anfang von dem vorhanden, was hier Neopallium genannt wird. Vielleicht wäre der Name Basipallium entwicklungsgeschichtlich besser zu begründen als Archipallium. Dann käme man aber beim Menschen und den höheren Thieren mit dem Dorsopallium auch an die Basis!

Das könnte man nun der Diskussion und der Zeit überlassen, wenn es sich nicht um ein Lehrbuch handelte. Es würde ein Gewinn sein, wenn ein solches es unternähme, neuen Anschauungen, so weit sie sich begründen lassen, Eingang zu verschaffen. Aber es besteht sofort die Schwierigkeit für die Lernenden, daß sie sich dann zunächst gar nicht mehr zurechtfinden in den Namen, welche heute die Pathologie wohl noch für lange braucht.

Ich habe hin und her überlegt und gefunden, daß man die neuen Sachen ganz gut unterbringen kann, ohne allzu revolutionär zu scheinen; Nur in einem Punct heißt es „hic rhodus hic salta“ -an der basalen Ammonswindung. Ich habe sie bisher immer für homolog dem caudalen Abschnitt des Lobus pyriformis gehalten. Der wird nun frontal verlegt, die Windung dem Neopallium zugesprochen. Ehe ich mich entschließe, möchte ich die Meinung unseres größten Kenners einholen.

Übrigens scheint mir, namentlich auch bei Durchsicht Ihrer Abbildungen und meiner Gehirne von Thieren, daß der caudale Abschnitt des Lobus pyriformis ganz wohl die Ammonswindung des Menschen darstellen könnte, er liegt genau gleich und auf Schnitten verlängert sich sein medialer Rand via Fissura hippocampi ganz ebenso zum Pes hippocampi; ganz ebenso liegt der Gyrus dentatus an wie beim Menschen. Man kann sich ohne [Zwang?] die Sache so vorstellen: Ammonswindung und Lobus pyriformis: zerfällt in einen frontalen Abschnitt und einen caudalen. Beide haben keine scharfe Gränze. In die Oberfläche des frontalen mündet ein großer Theil der Riechstrahlung – Alles was nicht im tuberculum olfactorium endet. Er atrophirt bei Primaten zu dem Uncus [oder Gyrus] olf. lateralis und medialis so wie zu den Höckern vorn am Uncus semilunaris ambiens etc.

Der caudale Abschnitt ist bei Thieren und Menschen die Ammonswindung. Sie wird wie der frontale von der Fissura limbico-rhinalis Retzius von dem übrigen Gehirn getrennt. Die Ammonsfurche stülpt ihn in seinem dorsalen Abschnitt ein und hier liegt der Rinde, da, wo sie aufhört, der Gyrus dentatus an, neben dem, ich glaube als inconstanter Theil von ihm, die Fasciola cin. vorkommt.

Ich wäre Ihnen, hochverehrter Herr Professor – im Interesse der Lernenden – zum allergrößten Danke verpflichtet, wenn sie mich Ihre Meinung in dieser Sache wissen ließen. Darf ich die Gelegenheit benutzen, Ihnen für den schönen Vortrag über Swedenborg zu danken, der nicht nur mir, sondern wohl den Allermeisten nur Neues gebracht hat?

Meine Stellung hier ist nun – mindestens nominell – geregelt. Ich bin nicht mehr rechtlich Praktikant bei Weigert, man hat mir den Titel eines Directors des Senckenbergischen neurologischen Institutes, gegeben, allerdings ohne, daß ein Pfennig für ein solches Institut vorhanden wäre. Zunächst also werde ich wie bisher aus eigenen Mitteln weiterwirthschaften.
Mit der Bitte, mich Frau Professor Retzius bestens zu empfehlen und auch Professor Arrhenius gelegentlich zu grüssen Ihr ergebener Edinger.

[In der uns aus Stockholm überlassenen Kopie ist der Rand des Briefes nicht voll erfasst, weswegen einzelne Wörter nicht sicher rekonstruiert werden konnten]

Lfd. Nr.: 448
Von: Gustaf Retzius
An: Ludwig Edinger
Quelle: EdLM

Stockholm, 30.04.1904

Lieber Herr College!
Heute morgen von einer Reise nach dem Anatomenkongresse in Jena nach Stockholm zurückgekehrt, finde ich auf meinem Tische die neue Auflage Ihrer hochgeschätzten Vorlesung über den Bau der nervösen Zentralorgane; ich beeile mich, Ihnen für dieses so werthvolle Geschenk meinen aufrichtigen Dank darzubringen. Ich habe schon mit großem Interesse die erste Durchsicht gemacht. Wie immer, bewundere ich auch dies-

mal die scharfe Präcision, die concise Klarheit der Darstellung, die Übersichtlichkeit des ganzen verwickelten Themas, die gewissenhafte Sorgfalt, mit welcher Sie dieses überreiche Thema behandelten, ohne in zu viel Einzelheiten einzugehen. Gerade die kritische Umsicht, mit welcher Sie das Wichtigere von dem für die Ärzte und Studierende weniger Wichtigen abtrennen, kann nicht genug gelobt werden. Nur ein Forscher, der das ganze Gebiet selbst durchgearbeitet hat, das ganze Gebiet beherrscht und zugleich durch Unterricht und Praxis erfahren hat, was für Schüler und Ärzte von besonderer Bedeutung ist, zu wissen, vermag das schwierige Problem so zu lösen, wie Sie es gethan haben. Und trotz des verhältnismäßig geringen Umfanges des Buches, das sogar etwas geringer als das der vorigen Auflage ist, haben Sie doch für die neuesten Erfahrungen der letzten Jahre Platz gefunden. Ich gratuliere herzlichst zu diesem so gut gelungenen Werke! Bei dem Kongresse in Jena waren interessante Vorträge, Diskussionen und Demonstrationen, auch hinsichtlich neurologischer Probleme – nicht am wenigsten über die Neuronenlehre. Oskar Schultze griff Sie an. Kölliker, ich, Keibel u. a. verteidigten Sie. Unserer Ansicht nach hat Schultze nur die Nervenscheiden der jüngeren Embryonen (Schwann'sche Scheiden) in seinen Präparaten gefärbt. Kennen Sie die neue Methode von Cajal, wodurch die Neurofibrillen der Ganglienzellen wunderschön gefärbt werden? Ich habe die Methode mehrfach versucht, und habe schöne Präparate erhalten. In Jena zeigte ich sowohl diese wie auch herrliche Präparate von Cajal selbst. Die Fibrillen sind nicht, wie Bethe sie beschreibt, isoliert verlaufend, sondern bilden überall ein wahres Netz in den Zellen und verlassen nicht die Zellen und deren Fortsätze wie Apáthy und Bethe postulieren. Außerhalb der Zellen bilden Sie kein Retikulum, sondern nur Plexus, so weit man aus den Präparaten ersieht. Sie kommen wohl zum Hirnkongresse in London? Wenn es mir möglich wird, reise ich da hin. Ihr ganz ergebenster Gustaf Retzius.

Arrhenius habe ich nach meiner Rückkehr noch nicht getroffen; Er scheint aber bei guter Gesundheit nun mehr zu sein.

Lfd. Nr.: 450
Von: Ludwig Edinger
An: Gustaf Retzius
Quelle: Stockh

Frankfurt, 03.05.1904

Sehr verehrter Herr Professor!
Ich habe Ihnen aufrichtig für den Brief zu danken, dessen Inhalt als von einem ersten Gelehrten stammend mich in der That erröthen macht. Ich habe noch nicht verdient, was Sie mir da freundlichst zuschreiben, aber Ihre gute Meinung soll mir ein Ansporn bleiben.

Dass ich die vergleichende Anatomie trennen musste, aus praktischen Gründen, das schien mir immer sehr arg. Denn wenn sie auch den Studierenden weniger gefiel, mir war sie die Grundlage und der Ausgangspunct. Den zweiten Band möchte ich nun aber ausführlich bearbeiten und dazu braucht's viel Zeit. Noch immer stehe ich ja für die niederen Vertebraten fast allein. Was herauskommt, sind meist nur kleinste Bruchstücke, dazu meist von solchen geschrieben, welche sich nicht die Mühe nahmen, das

Ganze irgendwie zu berücksichtigen. Es ist kein Kunststück etwa das Forellengehirn für sich zu beschreiben, das ist keine vergleichende Anatomie, mindestens dann nicht, wenn d. Autor gar nicht im Stande ist, weiterzublicken. Bleibe ich gesund, so komme ich hoffentlich dereinst auch hier zu etwas, das mir genügt. Die neue Methodik Cajals, die ich natürlich gleich benutzte, läßt auch da weiterkommen, zumal viele Fasern der niederen Vertebraten marklos sind. Ich bearbeite eben ausgehend von meinen Erfahrungen am Vogelgehirn das Striatum vergleichend. Da ist viel mehr als wir bisher wußten. Die Vogelarbeit hat mir viel Arbeit aber auch viel Freude gemacht, zumal sie jetzt sehr viel weiter führt.

Was Sie über die Fibrillen in den Cajalpräparaten schreiben, kann ich ganz bestätigen, ich sah nie eine die Zelle anders als in einem Fortsatz verlassen und habe von dem „Netz" überhaupt nichts gesehen. An das glaube ich überhaupt nicht mehr - ich meine das intercelluläre dichte Nissl-Bethe-Apathyflechtwerk.

Ob ich nach London gehe? Ich weiß es nicht. Es fällt mir heuer sehr schwer und mir scheint, dass für uns ausser den Akademien Stehende die Zeit zur Mitarbeit erst gekommen sein wird, wenn die Akademien uns den Rahmen gegeben haben. Einstweilen muß ich noch auf meine eigenen Kosten ganz ohne Laboratorium arbeiten. Ich habe nur ein Zimmer im Senckenberginstitute und bezahle mir da einen Assistenten. Manchmal werde ich ganz deprimirt, wenn ich bedenke was ich in meinen Sachen fördern könnte, wenn ich Arbeitskräfte hätte. Ich würde gerne selbst welche bezahlen, wenn ich Platz hätte sie zu setzen. Alle meine Altersgenossen haben Stellungen, Laboratorien, Assistenten, etc.,nur ich, der ich unter all den Schwierigkeiten arbeite, die ein praktischer Arzt naturgemäss hat, entbehre dessen, was hier fördern könnte. Hätte ich jetzt nur noch ein Zimmer, so könnte ich zwei Assistenten einstellen und ordentlich in d. vergl. Anatomie voranarbeiten, mein Buch wirklich in absehbarer Zeit beenden. Ich habe nicht einmal Platz für eine kleine Sammlung. Mein einziger kleiner Wandschrank muß mir genügen. Solche Briefe wie der Ihrige müssen dann meine Belohnung sein, aber ich empfinde es - ehrlich gesagt - nicht ohne Bitterkeit, daß ich so ganz auf verlorenem Posten aushalten muß.

Man plant hier allerlei Neubauten etc., aber es ist kein Geld dazu da, so ausgefallene Sachen wie die meinen mit zu unterstützen. Natürlich setze ich große Hoffnungen auf das Londoner Werk, aber ich dämpfe sie gleich, denn bis heute habe ich noch niemals eine Förderung der Arbeit von irgendeiner Seite erfahren.
Mit aufrichtiger Hochachtung Ihr ergebener Edinger.

Lfd. Nr.: 452
Von: Ludwig Edinger
An: Heinrich Obersteiner
Quelle: Stockh

Frankfurt, 06.05.1904

Geehrter Herr College!
Ich werde voraussichtlich nicht nach London gehen. Dort haben zunächst nur die Akademiker - ich bin keiner - zu überlegen, wie sie die Sache einrichten werden, wie die Mittel zu erlangen sind etc. Unsere Zeit kommt später. Es fällt mir heuer bes. schwer, gerade um Pfingsten wegzukommen. Nun möchte ich mir einen Vorschlag und eine

Bitte erlauben. Können Sie nicht auf dem Hinweg oder Rückweg hier herkommen, damit wir Einiges besprechen, was uns wichtig ist? Ich habe das gleiche an Elliott Smith geschrieben, und bitte Sie es ihm in London zu wiederholen, weil es möglich ist, daß er den Brief nach Kairo nicht mehr rechtzeitig erhielt. Was mich bes. interessirt ist: Nomenclatur für neue und nicht gleich zu homologisirende Dinge, Publicationsart und vor Allem eine Correspondenzeinrichtung unter den wirklich Arbeitenden. Wir müssen auch sehen, wie wir die Fabrikarbeiter loswerden, die nur Tafeln ohne Text oder mit geistlosem Texte gefüllt publicieren. Haben Sie den Band 2 Jena 1904 schon gesehen?

Vielleicht ließe sich Ihr Besuch noch mit dem des Badener Congresses combiniren. Der eröffnet Samstag und tagt noch Sonntag früh. Ich werde jedenfalls dahin gehen und Sie und Elliott Smith wären hoch willkommen. Es ist immer besonders gemüthlich da.

Sorgen Sie dafür, daß in London ein klareres Programm aufgestellt wird – mindestens eine bessere Organisation in Aussicht genommen wird als sie die His'schen Vorschläge enthalten. Die sind zu complicirt. Arbeitsinstitute sind nöthig, aber was die Commissionen sollen, ist mir unklar. Treten Sie auch gegen eine bes. Zeitschrift auf. Der Anat. Anzeiger genügt als Correspondenzblatt und die Arbeiten finden Raum überall. Wird anders verfügt, so liest kein Mensch mehr unsere Sachen. Aber eine private Correspondenz wäre sehr erwünscht.

Wenn die Reihe an uns Arbeiter kommt, dann werde ich in London erscheinen, einstweilen kann ich nichts nützen. Ich danke Ihnen für die freundl. Meinung über mein Buch. Bei der Abfassung fand ich wieder, daß Ihr Buch das einzige ist, das nicht einseitig nur Meinungen des Autors enthält und in dem man sich orientiren kann.

Wie gefallen Ihnen die neuen Abbildungen nach dem Körpersystem? Blättern Sie einmal d. Band durch, Sie werden ein ganz neues Buch finden. Ich glaube nicht, daß außer dem einleitenden Theil noch was vom Alten drin ist.
Beste Grüße Ihr ergebener Edinger.

Lfd. Nr.: 469
Von: P. Ehrlich
An: L. Darmstaedter
Quelle: SBB-PK, Ehrlich, 3a 1875(4)
(Ab Seite 9 handschriftlich, hier mit Kleinschreibung der Großbuchstaben)

Frankfurt/M, 04.01.1905

Hochverehrter und lieber Herr Doktor!
Ich muss sehr um Entschuldigung bitten, dass ich durch zahlreiche äussere Umstände erst heute dazu komme, Ihnen meinen Bericht zu übersenden, den ich Sie bitte, Ihrer hochverehrten Frau Schwägerin freundlichst zu übermitteln.

Wie Ihnen bekannt ist, wird in den meisten pharmakologischen Instituten unter dem Einfluss der Schmiedeberg'schen Anschauungen vorzugsweise eine rein theoretische Wissenschaft betrieben, die an erster Stelle die Ermittelung der Wirkungsart der Gifte sich zum Ziel setzt (Toxikologie). Es ist in der Natur der Sache begründet, dass hier primo loco solche Substanzen (insbesondere Alkaloide) erforscht werden, welche interessante und bedeutungsvolle Giftwirkungen auslösen. Derartige hochtoxische

Substanzen sind aber der Mehrzahl nach (wenn man von wenigen Alkaloiden wie Morphin, Acrein, Atropin etc. absieht) am Krankenbett nicht zu verwenden und so spielt sich denn die überwiegende Hauptarbeit auf Gebieten ab, welche der praktischen Verwendung ferner liegen. Dagegen wird die wissenschaftliche Analyse unserer bewährtesten Arzneimittel (wie Jodkali, Quecksilber und tutti quanti) lange nicht in dem notwendigen Masse gepflegt. Man erfährt im besten Falle, wie toxisch die betreffenden Substanzen sind, woran die Tiere zu Grunde gehen – aber die Hauptpunkte, wodurch das betreffende Mittel befähigt ist, eine bestimmte Erkrankung zu heilen, bleibt in tiefes Dunkel gehüllt – und muss es bei der Arbeitsmethode auch bleiben. Wenn wir beobachten, dass z. B. Jodpräparate, Quecksilberpräparate in Dosen, welche für den Organismus und dessen Zellen so gut wie unschädlich sind, bestimmte Krankheitsprodukte in specifischer Weise zur Resorption bringen, so zeigt doch die einfachste Überlegung, dass man diese specifische Heilwirkung wissenschaftlich nur analysieren kann, wenn man Versuchstieren die betreffenden Krankheiten einimpfen und daran experimentieren kann. Versuche an normalen Tieren, wie solche fast ausschliesslich in der Pharmakologie verwandt werden, sind für diese allerwichtigste Fragestellung ganz bedeutungslos. Wir erfahren eben durch solche Versuche nur die Gefahren, welche zu grosse Dosen der betreffenden Stoffe (z. B. Quecksilber) mit sich bringen. Es hat das natürlich seine Bedeutung; wir sind durch diese Feststellung befähigt, bei der Verwendung am Krankenbett schädliche Nebenwirkungen und Vergiftungen zu vermeiden, da wir wissen, auf welche Frühsymptome der Intoleranz wir zu achten haben. Aber das ist doch kein allzugrosser Nutzen, da wir uns bemühen, den therapeutischen Kurs so zu leiten, dass wir die Untiefen der Schädigung möglichst vermeiden. Man kann gewiss den Männern, die die Gefahren der Ausfahrt durch die Fanale der Intoxikation gesichert haben, dankbar sein – aber den Kurs in das weite Meer der Heilkunst haben sie uns nicht gegeben.

Ich möchte besonders hervorheben, dass ich die „pure" Toxikologie für eine durchaus berechtigte und notwendige Wissenschaft halte; dieselbe ist für die Biologie und Physiologie, der Grundlage unserer medizinischen Anschauungen, von der allergrössten Bedeutung gewesen. Ich leugne nur, dass die praktische Heilkunde von ihr den entsprechenden Nutzen geschöpft hat. Ein Blick in den Schatz unserer Heilmittel beweist das – das allerbeste, was wir besitzen, entstammt der Empirie (z. B. Chinin, Jodkali, Quecksilber, Opium, Digitalis) – die Unzahl der neueren spithelischen [sic! möglicherweise epithelisch gemeint] Heilmittel entstammt ganz vorwiegend derr Initiative unserer chemischen Industrie. Die Pharmakologen haben hier mit wenigen Ausnahmen (Antipyrin) nur die bescheidene Rolle der Vermittelung übernommen, indem sie aus der übergrossen Zahl der Präparate allzugiftiges ausmerzten und den Rest, bei denen eine Probabilität auf therapeutischen Nutzen bestand, den Kliniken zur Ausprobierung übergaben, die denn thatsächlich auch durch ihre Arbeit das wertvolle fanden und doch wird auch der, welcher die Schar der neueren Mittel übersieht und seine Freude daran hat, dass wir nun wertvolle Fieber-, Schlaf- und Desinfektionsmittel erhalten haben, sich eines gewissen Unbehagens über die ganze Richtung nicht erwehren können. Trotz der angestrengten Arbeit von Jahrzehnten und tausender Intelligenzen haben wir doch nur Symptomatica erzielt, keine Heilstoffe im wahren Sinne des Wortes, wie ein solches das Chinin gegenüber der Malaria.

Das ist aber das höchste Ziel aller ärztlichen Kunst.

Wie dasselbe zu erreichen ist, darüber kann nicht der geringste Zweifel bestehen. Ein Heilmittel für eine bestimmte Krankheit kann nur an einem derart erkrankten Organismus auffindig gemacht werden. Der kranke Mensch ist aber aus vielen Gründen (der Humanität und der wissenschaftlichen Versuchstechnik) sehr wenig für die Auffindung von Heilstoffen geeignet. Der Patient kommt erst in Betracht, wenn das Pharmakon durch eine grosse Reihe von Versuchen an Tieren erkannt ist. Voraussetzung dieser Versuche ist also die Möglichkeit, bestimmte Erkrankungen experimentell zu erzielen und daran die Versuche vorzunehmen (Experimentelle Therapie). Am leichtesten gelingt das natürlich bei den Infektionskrankheiten. In der That sind auf diesem Wege schon die grössten Erfolge erzielt worden, die die moderne Medizin auf ein neues Niveau gehoben haben. Ich erwähne hier nur Koch's Tuberkulinarbeiten und die wunderbare Entdeckung der lokalen Tuberkulinreaktion, – dann die Behring'sche Entdeckung der Antitoxine mit ihrer breiten Verzweigung durch das grosse Gebiet der Infektionskrankheiten. Aber das Prinzip ist natürlich nicht auf die Infektionskrankheiten beschränkt, sondern ein allgemein gültiges, wie die Behandlung des Myxödem und Cretinismus durch Schilddrüsenpräparate beweist.

Ich glaube nun, dass das Gebiet der experimentellen Therapie nicht wie es vielleicht den Anschein haben könnte, beschränkt ist auf die Anwendung von Heilstoffen, die wie die Antitoxine und Toxine Produkte lebender Zellen sind. Ich glaube viel mehr, dass auch die synthetisch chemische Richtung hier ein sehr fruchtbares Feld finden kann. Ich denke hier an erster Stelle an die grosse Zahl wichtiger Erkrankungen, die zum teil, (wie Malaria, Trypanosomiasen) auf Protozoen zurückzuführen [sind], zum teil (wie Pocken, Maul- umnd Klauenseuche, Rinderpest, Syphilis) auf Schädlinge unbekannter Art. Bei einem Teil dieser Erkrankungen (z. B. Malaria, Trypanosomen) spielt die Immunitätsreaktion und deren Verwendung eine curativ minderwertige Rolle. Dagegen scheinen die Erreger dieser Krankheiten im Gegensatz zu den pathogenen Bacterien zum teil durch chemische Mittel innerhalb des Lebenden vollkommen abtötbar zu sein, sodass eine vollkommene Desinfektion des infizierten Organismus – id est Heilung möglich und effektuierbar ist. Ich erwähne hier nur die Heilung der Malaria durch Chinin resp. diejenige gewisser Trypanosomenerkrankungen durch einen von mir gefundenen Farbstoff (Trypanrot). Gerade die Trypanosomen-Erkrankungen spielen eine sehr grosse Rolle, indem sie in den tropischen Regionen eine der verbreitesten Tierseuchen veranlassen. Auch die Schlafkrankheit, welche in Centralafrika in Uganda vorkommt und dort die Bevölkerung decimiert, ist auf den gleichen Parasit zurückzuführen. Wenn wir nun hören, dass neuerdings die Schlafkrankheit sich kolossal über das Seengebiet nach Ägypten hin auszubreiten anfängt, so ist es für jeden, der es leisten könnte, eine gebieterische Pflicht, seine Kräfte für die Bekämpfung dieser furchtbaren Seuche einzusetzen. Ich glaube auch jetzt schon, dass das Trypanrot in der von Laveran experimentell begründeten Combination mit Arsen weit mehr leisten wird als alle Mittel bisher. Natürlich muss mein Bestreben sein, einen noch besseren Heilkörper ausfindig zu machen. Bis jetzt habe ich etwa 20 neue und sehr schwer herstellbare Präparate untersucht, ohne das gewollte Resultat. Aber was will diese Zahl sagen gegenüber den 100fältigen Möglichkeiten neuer Farbkombinationen, die hier in Betracht kommen!

Ich komme hier zu dem springenden Punkt, welcher für diese Art von experimenteller Therapie von Ausschlag gebender Bedeutung [ist], nämlich die Gewinnung der zahlreichen Präparate, die für ein gutes Endresultat absolut notwendig sind. Es müssen schon sehr viele Körper nach einem bestimmten Plan etappenweise neu hergestellt werden, wenn etwas erreicht werden soll. Ich versuchte in das Trypanrot Amidogruppen, Sulforeste etc. in bestimmten Stellungen einzuführen und so die Wirkung zu verbessern. Dr. A. Weinberg war bemüht – aus reinem Interesse an der Sache – durch seine Unterstützung die Erfüllung meiner Wünsche zu ermöglichen. Andererseits konnte ich diese grosse Liebenswürdigkeit nicht durch übermässige Anforderungen ermüden und ausnützen, da dies ja ein ganzes Laboratorium erfordert hätte.

Den gleichen Schwierigkeiten begegnete ich schon früher, als ich in Methylenblau ein Mittel fand, das ähnlich, wenn auch nicht so sicher wie Chinin auf Malaria wirkt. Trotzdem ist es sehr wertvoll bei gewissen Formen, (Schwarzwasserfieber) bei denen Chinin toxisch wirkt, ein anderes Mittel zur Hand zu haben. Die synthetische Verfolgung zum Zweck der Auffindung der Verbesserung war mir aber damals nicht möglich, weil ich keine chemische Hilfe fand und so ist denn aus diesem äusseren Grunde die an und für sich wichtige Sache liegen geblieben.

Das sind nur zwei Beispiele aus meiner eigenen Erfahrung. Ich glaube, dass in Zukunft das Gebiet der experimentell chemischen Therapie sich immer mehr erweitern wird. Einen erfreulichen Aufschwung kann es aber nur nehmen, wenn die Schwierigkeiten der Materialbeschaffung von dem erfindenden Leiter genommen sind und derselbe nicht auf zufällige Gefälligkeiten
[ab hier handschriftlich mit Kleinschreibung weiter]
angewiesen ist, sondern er ein chemisches laboratorium zur seite hat, deßen zweck ausschließlich die förderung der therapie ist.

Wenn man derartige heilversuche anstellt, wird man ja zunächst auf grund seiner anschauungen und eines gewissen therapeutischen tactes gleich oder successive verschiedene verbindungen in anwendung ziehen. Es wäre ein besonderer glücksfall, wenn man gleich prima vista auf den richtigen heilkörper stoßen würde. Im allgemeinen wird man sehr zufrieden sein, wenn man bei diesen <u>vorversuchen</u> substanzen findet, die überhaupt nur eine <u>andeutung</u> an wirkung erkennen lassen. So fand ich bei meinen trypanstudien zunächst eine Substanz aus der benzopurpurin [?] reihe, die den tod der versuchstiere um ein bis zwei tage verschob. Indem ich diese <u>spur</u> verfolgte, gelang es durch einführung einer neuen gruppe in den farbkomplex die wirkung zu einer fast befriedigenden höhe zu steigern.

Im allgemeinen wird eine solche systematische verfolgung der „therapeutischen andeutung" wohl erst nach langer arbeit und überwindung großer schwierigkeiten zum gewollten zweck der gewinnung des effektiven heilmittels führen. Aber die möglichkeit, ja eine hohe wahrscheinlichkeit besteht, und diese mit aller kraft zu verfolgen scheint mir das notwendigste und modernste. Erreichbar ist der zweck nur, wenn dem führenden therapeuten ein laboratorium zur seite steht, das von einem <u>hervorragenden</u> kliniker geleitet wird, unter dessen leitung tüchtige assistenten die neuen präparate aufbauen. Wenn aber eine solche union von experimenteller therapie und chemie erreicht wäre, müsste es nach meiner ansicht schon wunderbar zugehen, wenn die selbe <u>nicht</u> zur erarbeitung unseres therapeutischen könnens und zur findung „ächter" heilstoffe führen sollte.

Ich bin daher der überzeugung, dass die begründung eines derartigen institutes im Speyerhause den hochherzigen intentionen, die den stiftern vorgeschwebt haben,

durchaus und aufs beste entsprechen und trage daher kein bedenken – auch im interesse unserer wissenschaft – diesen plan aufs wärmste zu befürworten.
Indem ich mich Ihnen und Ihren hochverehrten damen, Ihrer Frau Gemahlin und Frau Speyer, auf's beste empfehle, bin ich in vorzüglichster hochachtung Ihr treu ergebener P. Ehrlich.

Von: Oskar Kohnstamm
An: Ludwig Edinger
Quelle: Edinger-Institut, rote Ordner
Lfd. Nr.: 470

Königstein im Taunus, 30.1.1905

Verehrter Herr Professor!
Die Aphasiedarstellung ist wirklich selten klar. (Nur aliocortical statt [griechisch geschrieben] allo-cortical!). – In Ihrem Schema ist quoad facialis-Lähmung nur der (effektorische) Chordateil hinzuzufügen.
– Quoad Sympathicus würde es – sofern es Ihnen hier überhaupt darauf ankommt – die Klarheit noch erhöhen, wenn Sie die Neurone des Halssympathicus von den cranio-visceralen Neuronen unterschieden. Erstere sind alle postcellulär, stammen aus dem ggl. cervic. u. sind in den Kopfganglien nicht unterbrochen. Das finden Sie in meinem einen Schema dargestellt [Skizzen siehe Abbildungen].
– Also: Der Kopfsympathicus für die Berl. Klin. W. ! Aus dem neurol. Institut, mit Ihnen zusammen, wie Sie es wünschen? – Samstag bin ich in Frankfurt, bin aber entweder zu jedem von Ihnen zu bestimmenden Rendez-vous verfügbar außer Mittwoch.
– Vielen Dank für Ihr gütiges Interesse in der Angelegenheit der Naturforscherversammlung. In den Sachen hat jetzt wohl His das Wort.
Mit der Kopfsymp. Arbeit warte ich bis zu unserer nächsten Besprechung.
Gruß und Dank Ihr ergebener Dr. Kohnstamm

[Auf dem Umschlag befindet sich folgende Erläuterung zu den beigefügten Skizzen:] Schemata, aus denen der analoge Aufbau des Kopf- und des Grenzstrang-Sympathicus hervorgeht. Der recept. Sympathicus ist nicht dargestellt: Vagus, Glossophar[yngicus], Intermedius, Trigeminus [...] + dorsofrontale Abschnitte des spin. Trigem. Kerns!
———————— praecellul. Neuron
- - - - - - - - - - postcellul. Neuron

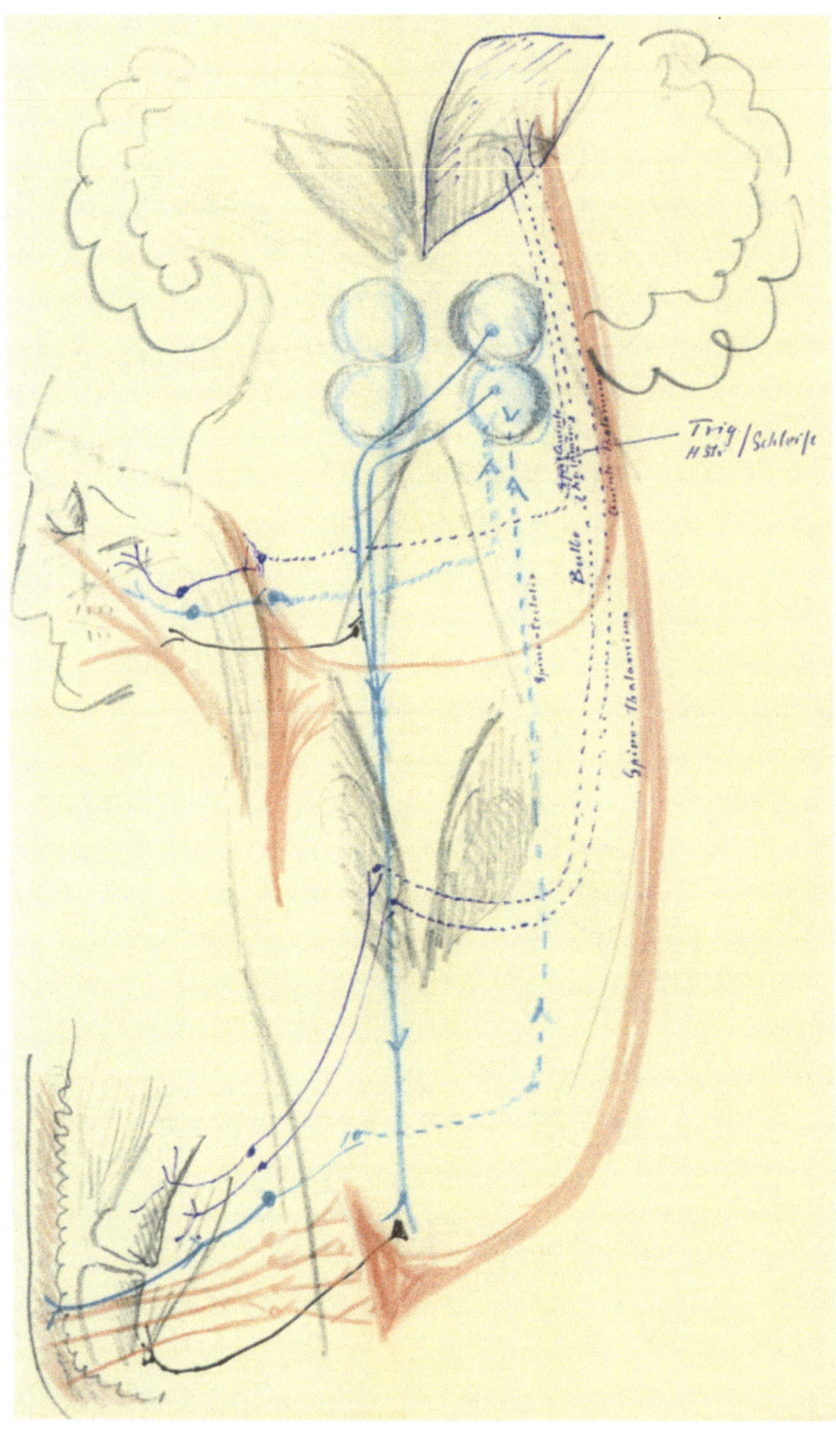
Trig
H Str / Schleife
Bulbo

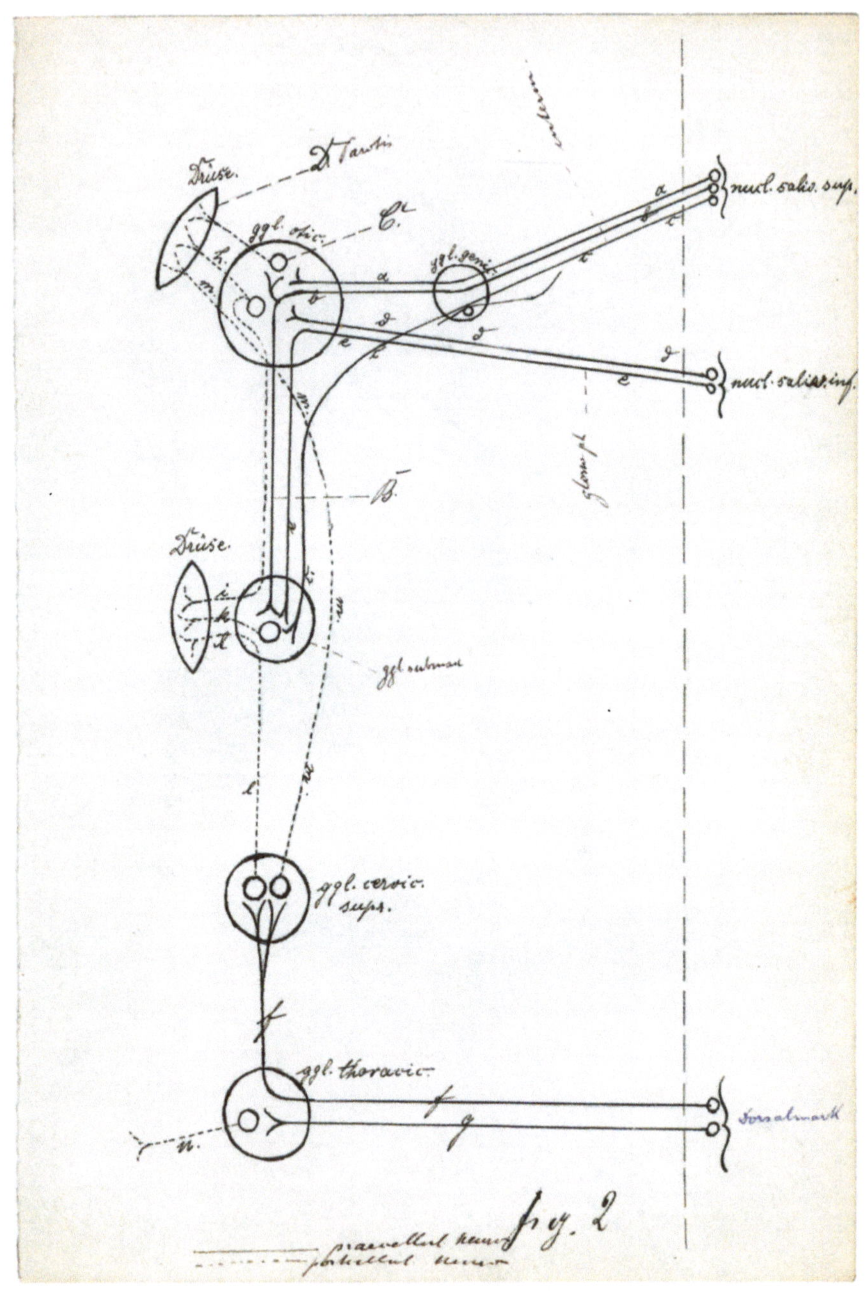
Drüse.
ggl. otic.
ggl. genic.
nucl. saliv. inf.
B.
Drüse.
ggl. cervic.
sups.
ggl. thoracic.
fig. 2

Lfd. Nr.: 471
Von: St. Julius Grober [Unterschrift schwer lesbar]
An: Ludwig Edinger
Quelle: EdrO

Jena, Medizinische Klinik, 01.02.1905

Hochverehrter Herr Professor!
Der Unterzeichnete möchte Ihnen gern seine große Freude über die Artikelserie ausdrücken, die Sie jetzt unter dem Titel der Aufbrauchkrankheiten des Nervensystems in der Deutschen medizinischen Wochenschrift veröffentlicht haben. Die Hypothese von dem Verbrauch bei der Funktion hat in mir seit den Tagen, wo ich hier mit meinem verehrten Lehrer Professor Verworn zusammenarbeiten durfte, einen unbedingten Anhänger, und meine klinischen Erfahrungen haben mir diese Hypothese seit bald einem Jahrzehnt immer näher gerückt.

Ich glaube, dass die übermäßige Inanspruchnahme bei gesundem, die gewöhnliche bei geschädigtem oder - allgemeiner - disponiertem Protoplasma eine außerordentlich häufige, an allen Organen zutage tretende Krankheitsursache ist, die in der Art, wie Sie das für das Nervensystem dargelegt haben, Erklärungen für die Entstehung von speziellen Symptomen giebt, wo andere Theorien längst versagen.

Aus ähnlichen Überlegungen heraus, wie Sie sie am Anfang und am Ende Ihrer Artikelserie geben, habe ich mich seit Jahren bemüht, Material zu einer zusammenfassenden Darstellung der Funktionshypothese in dem Sinne zusammen zu tragen, daß sie mannigfaltigen physiologischen und pathologischen Erscheinungen, die in den Erkenntnisbereich des Arztes gehören, aber auch Erfahrungen des täglichen Lebens, die auch der biologisch einigermaßen Geschulte machen kann, die Grundlagen abgeben möchten für eine Erkenntnis der „Noxen des Lebens". Ich hoffe darin eine Darstellung der verändernden respektive schädigenden, allerdings in gewissem Grade auch nützenden Einwirkungen des normalen Lebensprozesses des Protoplasmas, besonders des Zivilisationsmenschen, seiner Funktionen und seiner Tätigkeiten auf den Bestand des Protoplasmas selbst geben zu können.

Durch mancherlei Umstände - in Sonderheit durch die Inanspruchnahme durch den klinischen Dienst, und durch an Krankheitsfälle sich anschließende experimentelle Arbeiten - habe ich diese oben beschriebene Absicht noch nicht soweit fördern können wie ich es gewünscht hätte.

Auch gewährt eine Universitätsklinik naturgemäß nur in kleinem Umfang ein Material, was zur Bearbeitung und Durchdringung der Frage nach den Noxen des Lebens mir unumgänglich nötig erscheint: nämlich die Gelegenheit zur funktionellen und anatomischen Untersuchung von Greisen. Die Leiter der zahlreichen Krankenhäuser, deren Insassen dahin gehören, haben ein weites Feld der Arbeit vor sich. - Ihnen aber, verehrter Herr Professor, habe ich die Bitte um Entschuldigung auszusprechen, dass ich Ihnen diese eigenen Pläne vorgetragen haben. Sie würden mir freilich durch nichts eine größere Freude und Ermunterung bereiten können, als wenn ich Ihre Ansicht über dieselben erfahren würde.
In aufrichtiger Verehrung Ihr sehr ergebener Privatdozent St. J. Grober, Assistent der med. Klinik.

Lfd. Nr.: 475
Von: Hugo Kronecker
An: Ludwig Edinger
Quelle: EdrO

Lausanne, 07.03.1905

Mein lieber Herr College!
Sie wollen freundlichst entschuldigen, daß ich Ihr mich sehr interessierendes Schreiben vom 20. Februar nicht früher beantwortet habe. Die letzten Tage des Semesters waren für mich sehr hart, zumal Doktor Wybauer aus Spa als mein wissenschaftlicher Secretar für ein paar Wochen bei mir gewohnt hat, um zwei Reihen von Arbeiten aus dem Hallesianum druckfertig zu machen. Ich hoffe, Ihnen dieselben in einigen Wochen zuschicken zu können. Sie werden dann sehen, daß die Hauptfrage der Gewebsathmung entschieden ist, dahin, daß die Gewebe ohne Sauerstoff ebensoviel leisten wie mit diesem „Lebensgase", welches Verworn in doctrinäre Weise unentbehrlich hält und hierzu bis zum geheimnisvoll aufgespeicherten Zellsauerstoff fabelt.

Die zweite Serie von Arbeiten wird Ihnen mehr Freude machen, weil damit die Herznerven wieder in Ihre alten Rechte eingesetzt werden. – An ein Muskelbündel – zwischen Vorhofscheidewand und Ventrikelseptum verlaufend – daß nach His Spalteholz entdeckt hat und das bei Engelmann und bei Fredericq zur großen Beruhigung der Myogeniker bestätigt worden, klammert sich die große myogene Herzensgesellschaft. – Nun habe ich die Bündel nach einer neuen sehr kühnen Methode der Herznaht unterbinden können und (wie zu erwarten) die Coordination zwischen Vorhöfen und Kammern (beim Kaninchen) nicht gestört gefunden. Hingegen konnte ich durch Ligatur der hinteren Herzwand zwischen Cava sup. und Pulmonalvene die Coordination stören und die Vaguswirkung aufheben.

Wie gern möchte ich Ihnen die Herznaht zeigen! Ich glaube, daß wir nun erst die Herzkrankheiten operativ werden behandeln können, wozu ja bei Ihnen der erste Versuch gemacht worden. Die durchstochenen Stellen bluten so gut wie gar nicht. Verzeihen Sie, daß ich Sie mit meinen Sachen langweile – aber weß das Gehirn voll ist, des fließt die Tinte über.

Wie gern wanderte ich wieder mit Ihnen an den Ufern des lieben „Léman", dessen Wasser unter den grauen Himmeln bei „grise noir" freilich nicht verführerisch ausschaut. Nun endlich komme ich zur Antwort auf Ihre Frage nach einem würdigen Candidaten für den Soemmeringpreis [sic!]. Ich muß Ihnen gestehen, daß ich zufrieden bin, wenn Loeb ihn nicht erhält: Auch er ist Dogmatiker und wenn auch seine Ionenlehre mancherlei interessante Fakten aufgedeckt hat, so ist doch die Grundidee, daß die anorganischen Bestandtheile für das Leben wesentlich bestimmend sind, unrichtig. Serumeiweißlösungen mit ClNa vermögen mehr die Herz- und Muskelkraft zu erhalten und wiederherzustellen als die besten Salzlösungen. Im übrigen gönne ich ihm sein californisches Glück von Herzen, denn er ist ein sehr intelligenter und sehr fleißiger Arbeiter. Mit Langley ist es ganz etwas anderes. Den halte ich auch mit Ihnen für den fruchtbarsten und gedankenreichsten Physiologen der Gegenwart. Der verläßt niemals den Boden der Thatsachen und ordnet seine Hypothesen um, wenn sie mit den Experimenten nicht stimmen.

Auch Sherrington hat eine große Zukunft. – In Deutschland herrscht leider die Doktrin: Ausgehend von Engelmann (Ino-dromo-bathmotrop) und Hering (Assimilation, Dissimulation). Am fruchtbarsten, wenn auch von paebstlichem [sic!] Bewußtsein ist noch der jetzt im Berliner Unterrichtsministerium allmächtige Pflüger, der ja die analytischen Methoden betreffend Harnstoff und Glykogen noch jüngst zu hoher Vollkommenheit gebracht hat.

Overtens botanisch-physiologische Untersuchungen, an die Sie vielleicht denken, sind noch nicht abgeklärt. Doch nun ruft man zum Dîner.

In der angenehmen Hoffnung, Sie bald wiederzusehen, bleibe ich mit herzlichen Grüßen Ihr zur Zeit strohwittwender - von Tochter - in Paris malend und Sohn (in Berlin studierend) entfernter H. Kronecker.

Am 15. will ich nach Palermo reisen, dort meine Seruminfusionsversuche abzuschließen: Adresse:
Università

Lfd. Nr.: 480
Von: Ludwig Edinger
An: Gustaf Retzius
Quelle: Stockholm

Frankfurt a. Main 7.5.1905

Verehrter Herr Professor!
Ich habe herzlichst für die erneute Zusendung Ihres immer so willkommenen Werkes zu danken. Jedesmal schiebt sich nach d. Erscheinen so eines herrlichen Bandes mein Wissen um ein gutes Stück voran. Mit ganz besonderer Freude habe ich d. Aufsatz über das Punctgrau gelesen. Es ist natürlich erfreulich, dass auch jetzt noch anatomisch uns kein Irrtum nachweisbar wird, aber für mich war und ist die Neurontheorie mindestens im physiol. Sinne überhaupt noch gar nicht angreifbar. Wie sollte man sich alle die Degenerationssachen überhaupt anders erklären? Ich habe mit Bethe oft darüber gesprochen, ebenso mit Nissl, aber es ist gar kein Gehör bei diesen für die Logik dieser Sache zu finden. Von der anat. „Unhaltbarkeit" überzeugt suchen Sie Alles widersprechende zu übersehen. So, ganz so, hat Golz [sic!] s. Zeit d. Localisation im Gehirne bekämpft. Er wollte die klinisch nachgewiesene Diagnosticirbarkeit einer erkrankten Hirnstelle nicht anerkennen, weil er bei Hunden niemals so scharfe Localisation gefunden hatte! Ich weiss, dass er mich schätzte, habe es oft genug von dritten erfahren, aber es ist mir nie gelungen für meine aus d[....]* gefundenen Beweise auch nur richtiges Gehör zu finden.

Elliott Smith hat Ihnen vermutlich meinen, auch an Sie gerichteten Brief geschickt. Inzwischen ist es mir gelungen Petromyzon ganz genau kennen zu lernen - via Bielschowskymethode und seit 3 Monaten bearbeite ich Myxine (+Cajal-Bielschowsky), die mir nun völlig klar ist. Es ist doch ein Ventrikel vorhanden, am Zwischenhirne, aber man bekommt ihn nur auf einem Sagittalschnitte zu sehen, der 0,03Mm dick ist, weil er nähmlich bis auf die wenigen Ihnen wohlbekannten Gänge und basalen Recessus vollkommen aus zwei der[?] sich verklebten Epithellagen besteht. Auf jenem einzigen Schnitte erkennt man nun auch die richtige Schlussplatte mit Comm. Anterior [und] Chiasma. Der Ventrikel erstreckt sich nicht in das Vorderhirn. Dieses besteht nur aus Hyposphärium. Der vordere Lappen ist, wie Sie [unlängst] angaben Bulbus olf., der hintere NUR Lobus olfactorius. und [Striatum?], also beide zusammen nur

Hyposphärium. Was dann folgt, ist das Ganglion habenulae mit einer mächtigen Commissur und einer Commissura [post?]erior. An einem einzigen meiner Exemplare fand ich dahinter eine [...] Epiphysenausstülpung und dann jener Doppelkörper, der von [... e]chten vorderen und hinteren Vierhügel gebildet wird. Der letztere [...] Hinterhirn, ist durch die Endigung einer mächtigen Schleife charakterisiert, die aus d. Oblongata aufsteigt. Ich habe ein Plattenmodell angefertigt, von dem ich Ihnen einen Abguss senden werde. Dasselbe ist zwar unvollkommen in d. Kunst, aber richtig. Den Ventrikel will ich an einem Exemplar nach meinem Schnitte bemalten [sic!]. Interessirt Sie die [Sache], so sende ich Ihnen meine Zeichnungen, sonst zeige ich sie Ihnen in Genf vor. Ich bereite eine Myxinenmonographie vor, die fast fertig ist.

Zur Vorbereitung meiner vergl. Anatomie, die viel inhaltreicher werden wird, habe ich in den letzten Jahren das Teleostier- und das Selachiergehirn bearbeitet – Eine Frucht ist die demnächst erscheinende Arbeit [meines] Assistenten Dr. Goldstein in Waldeyers Archiv – und bei dieser Gelegenheit habe ich eine ganze Reihe Wachsmodelle von Gehirnen hergestellt. Ich lasse sie eben in Gyps giessen und erlaube mir demnächst als ein kleines Zeichen des Dankes, den ich Ihnen schulde, die Serie an [Sie] abzusenden. Es fehlen nur das Petromyzongehirn und das Barbengehirn, die habe ich Ziegler in Freiburg zur Reproduction überlassen. [Da]gar keine guten Fischhirne vergrössert existirten, wird Ihnen die Sendung für Ihre Sammlung wohl angenehm sein.

[In]meiner Hirnsache geht es offenbar nicht voran. Da ich persönlich [keiner] der beteiligten Körperschaften angehöre, so kann ich gar nichts [dazu] thun. Das ist um so bedauerlicher als ich deutlich sehe, was zu machen [wäre], wenn ich mit guten Hülfskräften und einem Institute arbeiten [könnte]. Ich glaube, dann könnte ich, wenn ich gesund bleibe, wohl alle wichtigeren Grundlinien für die vergl. Hirnanatomie feststellen; es ist [hier] wo ich so drin in diesen Sachen bin, in der That leicht täglich [Neues] zu sehen aber es ist mir, dem praktischen Arzte, ganz unmöglich, [alles] so zu fixieren wie es sein sollte oder auch nur Alles, was ich [könnte], zu publiciren. Die Zeit fehlt natürlich. Hätte ich aber Hülfen, dann [bliebe] nicht so viel liegen wie faktisch geschieht. Dabei arbeite ich so viel ich kann.

Vielleicht sehe ich Sie in diesem Sommer? In Genf? Vielleicht suche ich im Juli auch ein nord. Seebad auf, ich habe an Klampenborg gedacht und erkundige mich eben darauf.
Mit vorzüglicher Hochachtung Ihr ergebener Edinger

* [Auf den aus dem Stockholmer Archiv freundlicherweise überlassenen Kopien der Briefe Edingers ist hin und wieder der rechte Rand nicht ganz wiedergegeben]

Lfd. Nr.: 484
Von: Rudolf Burckhardt
An: Ludwig Edinger
Quelle: EdrO

Basel, 07.06.1905

Lieber Herr Professor,
Noch immer habe ich Ihre herzlichen Zeilen, womit Sie unsere Widmung verdankten, noch nicht erwidert. Ich begreife gerne, dass Sie Ceratodus die Stelle einräumen wol-

len, die Sie bezeichnen und kann überhaupt auch an der mir eben übersandten Mittheilung nur meine Freude haben. Lassen sich Übergangszustände finden und deuten, so braucht ja deswegen der Träger derselben noch nicht als Übergangsglied betrachtet zu werden. So fasse ich ja auch Protopterus auf. Sie kennen mich doch nachgerade genug, um zu wissen, wie neidlos ich mich der Funde Anderer freuen kann und wie mir alles recht ist, was irgendwie Fortschritt bedeutet. Es könnte unserer Arbeit wahrlich keine größere Ehre widerfahren, als daß Sie selbst Brauchbares darin finden und verwerthen. Möge sie daher auch nur ein neues Band werden, dass unseren gemeinsamen Bestrebungen bei doch verschiedener Orientierung enger knüpft und so auch der Nachwelt ein vertraulicheres Bild unserer Eintracht hinterlasse als es die meisten auf einem Gebiete arbeitenden Fachgenossen fertig bringen.

Bing ist noch nicht zurück, wird aber wohl demnächst kommen. Ich freue mich lebhaft, bis er wieder da ist, denn ich liebe es über alles, temperamentvolle Menschen um mich zu haben.

Ich hoffe Sie und Ihre ganze verehrte Familie befinden Sich wohl. Wollen Sie mich auch den Ihrigen besten empfehlen
Ihr ergebenster Rudolf Burckhardt.

Lfd. Nr.: 487
Von: Gustaf Retzius
An: Ludwig Edinger
Quelle: EdrO

Stockholm, 19.06.1905

Lieber Kollege!
Für Ihre letzte briefliche Mitteilung (vom 08.06.) sage ich Ihnen meinen herzlichsten Dank; ebenso auch für Ihren letzten Aufsatz über das Petromyzongehirn. Ich bin mit Ihrem Vorschlag von neuen Bezeichnungen ganz einverstanden. Es ist besser, hier das Wort Pallium fallen zu lassen. Die Bezeichnung Sphärium lässt sich viel besser anwenden und stößt nicht auf Schwierigkeiten. Es freut mich sehr zu erfahren, daß Sie am Petromyzongehirn gute Resultate von den neuen Silbermethoden gewonnen haben. Am Myxinegehirn erhielt ich im vorigen Sommer immer nur negative Ergebnisse und verlor recht viel Zeit daran. Auch freut es mich zu erfahren, dass Sie einer Zusammenkunft des Ausschusses in Hirnsachen in Berlin beigewohnt haben und dass die Sache vorwärts geht. Ich weiß, dass Waldeyer gerade durch Sie in Frankfurt eine Anstalt errichtet und von Ihnen vorgestanden wünscht. Dies wäre ja ein großer Gewinn und ein wahrer Fortschritt.

In Übereinstimmung mit Ihrer Bemerkung habe ich nun einen neuen Aufsatz über die Neuronfrage geschrieben. Ich verstehe ganz gut, daß ich in der vorigen, die für Sachverständige berechnet war, zu viel die Netzfrage betont habe. Ich habe dies getan, weil dieselbe meiner Ansicht nach zu wenig berührt worden ist und die Herren Apáthy und Bethe hier einen großen histologischen Irrtum begangen haben. Sie haben Netze und Gitter konstruiert, wo man selbst in Ihren eigenen Präparaten keine sieht. Nun haben die Cajal'schen Präparate dies zur Erwiderung gezeigt. Mir lag dies besonders ob, weil die Herren mir gesagt, daß meine Färbungen von der Punktsubstanz nur unvollständig waren. In dem neuen Aufsatz habe ich eine neue Aufstellung gewählt. Ich hoffe, daß Sie diesen besser finden.

Es ist immer schwer, für ein großes Publikum von nur halb sachverständigen zu schreiben. Man weiss nie, wie viel man als im voraus bekannt vorauszusetzen darf und wie viel von Details man geben kann. Ich habe meinen vorigen Aufsatz viel verkürzt, bin aber doch unsicher, ob der neue Aufsatz, der wohl ein einhalb Bogen oktav (oder weniger) einnehmen wird, zu lang ist. Kann er auf zwei Nummern geteilt werden, falls der Red. ihn nicht in einem haben will? Ihre gütige Anerbietung, die Übergabe des Manuskriptes zum Redakteur der Deutschen Med. Wochenschrift, oder wo Sie am besten finden, nehme ich nun dankbar in Anspruch und schicke das Manuskript rek. im Kreuzband auf Ihre Adresse. Ich blieb noch ein paar Tage hier, um diesen Aufsatz zu schreiben, und gehe wohl übermorgen nach der Zoologischen Station (Fiske Bäckshil). Eigentlich sollte ich das Manuskript reinschreiben, kann aber leider dazu nicht Zeit finden. Ich hoffe doch, das es lesbar ist. Ihr ergebenster Gustaf Retzius

P. S.: Falls Sie die Güte haben wollen, das Manuskript durchzusehen, und dabei alles, was Sie wollen, ändern und streichen oder gar den Druck des ganzen Manuskriptes inhibieren, überlasse ich Ihnen dies vollständig. Es ist ja für uns alle wichtig, dass keine Dummheiten in dieser Sache veröffentlicht werden. Es ist ja bekanntlich besonders schwer, seine eigenen Schriften sicher zu beurteilen. Gewöhnlich geht es besser nach einiger Zeit. In dem neuen Aufsatz habe ich einen weniger scharfen Ton benutzt. Ich wählte in dem vorigen den schärferen Ton, weil ich aus Erfahrung kenne, daß man sonst nichts beaufmerkend wird. Ich habe von mehreren Kollegen im Auslande die Aufforderung erhalten, den vorigen Aufsatz in einer verbreiteten Zeitschrift zu veröffentlichen. Ich hoffe aber, daß noch andere Autoren in der Sache auftreten werden. Unsere politischen Ereignisse sind äußerst unangenehm. Die Norweger haben unsere Nation in hohem Grade beleidigt.

Lfd. Nr.: 492
Von: Ludwig Edinger
An: Kurt Goldstein
Quelle: EdrO

Gardone, 5.10.1905

Lieber Freund!
Ich habe hier in aller Ruhe Ihren Aufsatz studiert, der so inhaltsreich ist, dass wiederholte Ansätze zur Lektüre immer bisher unbefriedigend endeten. Ich habe mir auf der Rückseite ein Schema gezeichnet, das ich corrigirt gelegentlich zurückerbitte [Skizze siehe Abbildung]. Hier haben Sie durch die Fülle der neuen Darbietungen & Überlegungen unser aller Fassungskraft doch zu schmeichelhaft hoch eintaxiert. Ich habe aber jetzt Alles kapirt. Wissen Sie, das Ganze scheint mir wie die Vorarbeit zu einem Buche.

Die Oblongata und ihre Verbindungen anatomisch, physiologisch und klinisch studirt

Von

Dr… ….

250 St. 60 grossen Theil farbige Abbildungen
Ein Handbuch für Physiologen und Kliniker
Leipzig 190?

Das werden Sie uns ja wohl einmal schicken.

Über manches, so den kleinen Sprung des Tr. intratrig. & tiefes Mark quoad opt. resp. Beziehungen identifiziert, neben Ihre Vagus-Trig. controverse und Ihre Ansicht dass die Kl[ein]h[irn] Str[ang]B[ahn] wesentlich nur Schmerz-Temp. leitend sei, müssen wir uns noch unterhalten. Ab 15/X bin ich zurück.
Beste Grüße Edinger.

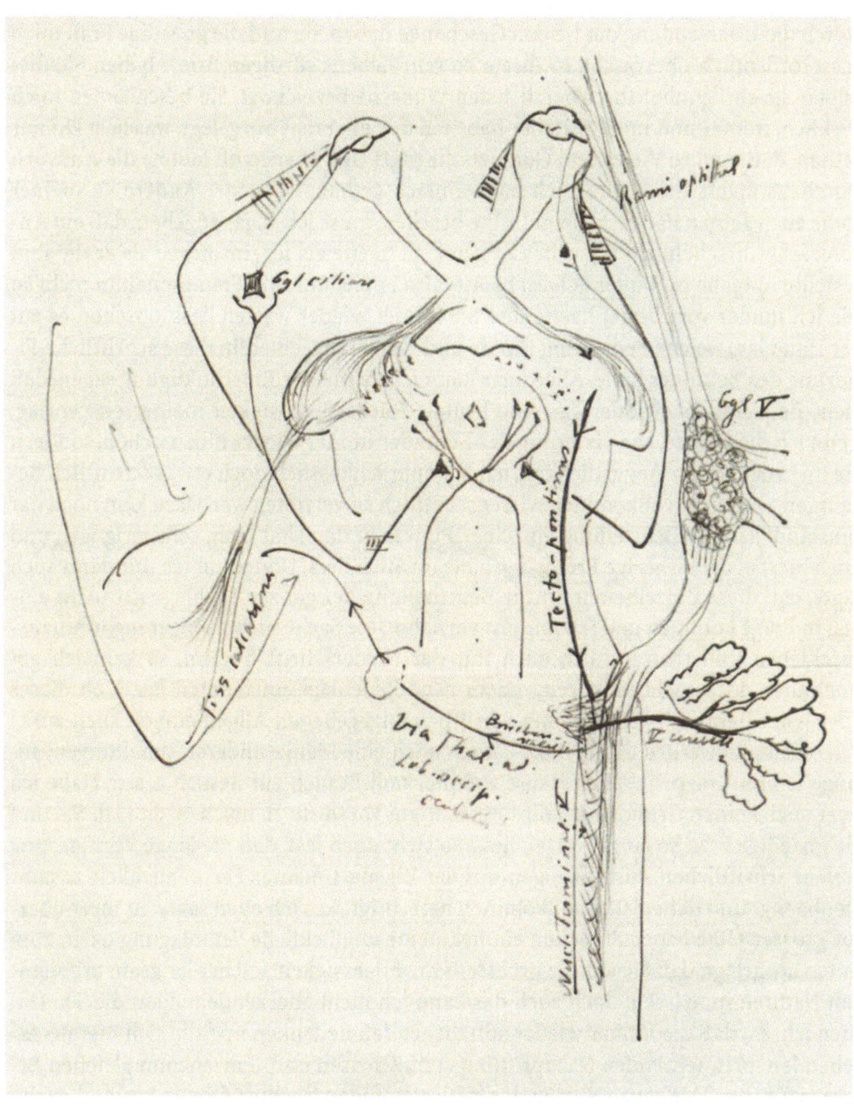

Lfd. Nr.: 497
Von: Franz Nissl
An: Max Fürbringer
Quelle: Univ. Bibl. Frankfurt/M, Senckenbergische Bibl. Sign. NL M. Fürbringer A 1 1914.1

Heidelberg, 20.12.1905

Hochverehrter Herr Geheimrath!
Durch die Übersendung der beiden Geschenke haben Sie und die gnaedige Frau mich ausserordentlich überrascht. In Ihrem so sehr liebenswürdigen Briefe haben Sie dieselben als ein Symbol Ihrer herzlichsten Wünsche bezeichnet. Sie beschaemen mich wirklich. Immer und immer wieder habe ich mir die Frage vorgelegt, was hast Du nur gethan, daß man so Vieles und Gutes zu dir sagt? Und ebenso oft lautete die Antwort: Durchaus nichts besonderes; ich habe einfach gethan, was jeder Andere an meiner Stelle auch gethan haette. Ja beim Lichte besehen, muss ich sogar zugeben, daß ein Anderer es wahrscheinlich sogar besser gemacht haette als ich, insoferne als er die ihm gestellte Aufgabe prompter geloest haette, also er Sie und Ihre Frau Gemahlin nicht so wie ich immer vertroestet haette und Sie immer wieder warten liess, obschon es auf der Hand lag, welche Bedeutung für Sie und Ihre Frau Gemahlin diese schriftliche Fixierung des Befundes hatte. Allerdings kann ich zu meiner Entschuldigung sagen, daß nicht Bequemlichkeit oder gar eine brutale Rücksichtslosigkeit meinerseits vorlag, wenn ich die schriftliche Fixierung des Befundes immer wieder hinausschob, sondern die mir angeborene Aengstlichkeit, ich koennte schliesslich doch etwas schriftlich behaupten, was nicht vollkommen wissenschaftlich zu vertreten war. Dazu kam noch der Umstand, daß die Beurteilung einzelner Punkte in der That recht schwierig war, und mich hierbei die bisherige Erfahrung ganz im Stich liess. Und wenn ich mir dann auch sagte, daß diese Einzelheiten für die Beurtheilung der ganzen Sachlage gar nicht einmal in Frage kommen und ich mir fest vornahm, die Sache nicht laenger mehr hinauszuschieben und thatsaechlich auch mit der Niederschrift begann, so kam ich gewoehnlich doch nicht sehr weit, indem neue Bedenken aufstandten [sic!], ob dieser oder jener Befund in der von mir schriftlich angegebenen Allgemeinheit auch wirklich behauptet werden dürfe. Dazu kamen noch eine Menge anderer Abhaltungen; solange ich im Kraepelin'schen Hause wohnte, kam Besuch auf Besuch u. s. w. Habe ich zwar auch keinen Grund, mir selbst berechtigte Vorwürfe zu machen, daß ich Sie und die gnaedige Frau so lange warten liess, so steht doch fest, daß die lange Verzögerung meiner schriftlichen Ausführungen mit der Eigenart meiner Persoenlichkeit zusammenhaengt und daher ist es vollkommen berechtigt, was ich oben sagte. In Ihrer überaus grossen Güte haben Sie schon einmal meine unglückliche Veranlagung darin zum Guten ausgelegt, daß Sie auf die groessere Zuverlaessigkeit solcher langsam arbeitenden Naturen hinwiesen; doch auch das kann ich nicht anerkennen; denn die Thatsachen lehren, daß die immer wieder auftauchenden Bedenken und die sich hieraus ergebenden fortwaehrenden Nachprüfungen im Grossen und Ganzen zum gleichen Ergebnis führten. Der ganze Nutzen der fortwaehrenden Nachprüfungen bestand darin, daß einzelne Ergebnisse corrigirt werden mussten; diese Correcturen betrafen aber Kleinigkeiten, die das Gesamtergebnis nicht in der geringsten Weise beeinflussten.

Ich sagte aber, daß ich mich durch Ihre gütigen Worte wirklich beschaemt fühle. Einmal habe ich gar nicht besonderes gethan, zweitens wurden Sie durch meine unglückliche Naturanlage foermlich auf die Folter gespannt und endlich drückend habe ich gar nicht einmal das Versprechen gehalten, das ich Ihnen gegeben und oefters wiederholt habe. Das, was mir vorschwebte, war eine schriftliche Darlegung des Befundes mit so zahlreichen Abbildungen, daß sich auch der Laie, der sich Mühe gab, die Zeichnungen und die Beschreibungen zu erfahren, an der Hand der Praeparate selbst im Wesentlichen von der Richtigkeit des Befundes überzeugen konnte. Statt dessen überreichte ich Ihnen einen möglichst objektiven Bericht, dem ich flüchtige Skizzen zur besseren Orientierung beifügte. Allerdings muß ich hinterher zugeben, daß ich mir die Schwierigkeiten nicht genügend klar gemacht hatte, als ich Ihnen das Versprechen gab, einen Brief zu liefern, der auch dem Laien es schliesslich ermöglichen sollte, sich an Hand der Präparate ein klares Bild zu machen. Um dieses Ziel zu erreichen, haette ich farbige Zeichnungen machen und die einzelnen Gebilde so genau zeichnen müssen, daß eine Identifizirung der Zeichnungen mit den mikroskopischen Gebilden möglich gewesen waere. Selbst wenn ich zahllose Zeichnungen beigefügt haette, waere es doch fraglich gewesen, ob der Laie wirklich das Wesentliche erfasst haette. Immerhin aber habe ich Ihnen eine derartige Ausführung versprochen und dieses Versprechen nicht gehalten. Zu meiner Entlastung kann ich einzig und allein nur sagen, daß bereits von mir verfertigte farbige Zeichnungen, deren Ausführung ungemein zeitraubend ist, wenigstens den guten Willen beweisen, mein Versprechen zu halten.

Ich meine also, der Dienst, den ich Ihnen und Ihrer Frau Gemahlin erwiesen habe, ist so gar nichts Besonderes und verdient auch nicht, so sehr hervorgehoben zu werden. Darin glaube ich mich mit Ihnen eins zu fühlen, daß es einfach Menschenpflicht ist, sich gegenseitig beizustehen, zumal in grosser Noth. Nichts desto weniger nehme ich in aufrichtig dankbarer Gesinnung Ihre und Ihrer Frau Gemahlin Geschenke an, die, wie Sie selbst sagen, ein Symbol Ihrer herzlichsten Wünsche sein sollen. Nichts ist wohlthuender als das Gefühl, bestimmt zu wissen, daß uns Menschen, die man selbst hochschaetzt, gern haben und daß daran Wünsche mit den eigenen zusammenfallen. Dieses Gefühl war es vor Allem, das mich bei der Lektüre Ihes Briefes erfüllte.

Indem ich nochmals meinen herzlichsten Dank für die schoenen Geschenke, die ich in meinem Arbeitszimmer untergebracht habe, Ihnen und Frau Gemahlin ausspreche, gestatte ich mir noch, hinzuzufügen, dass dieses Weihnachten Ihnen glückliche Tage bringen und ein gutes Omen sein möchte für das kommende Jahr. Mit dem Ausdruck der Verehrung zeichnet ganz ergebenst F. Nissl

---

Lfd. Nr.: 500
Von: Albert Eulenburg
An: Ludwig Edinger
Quelle: EdrO

Berlin, 25.01.1906

Verehrtester Herr Kollege!
Es ist sehr schmeichelhaft für mich, durch Sie meine Meinung über Ihre neue Theorie des Schreibkrampfs – und der „Beschäftigungsneurosen" überhaupt – zu hören wünschen. Ganz einverstanden bin ich mit Ihnen zunächst wegen der von Ihnen verlangten völligen Aus- und Absonderung der sog. paralytischen Formen (wohin man übrigens auch die schon von Benedikt unterschiedenen tremorartigen Formen nehmen müßte) – die als Angst- oder neurasthenische Zwangszustände oder nach Ihrem Aus-

druck, als „seelische Affektion“ mit dem Charakter „Hemmung“ in keiner Weise etwas mit den typischen Formen der Beschäftigungsneurosen zu tun haben. Ebenso leuchtet mir der infracortikale (wenn auch nicht notwendig spinale) Ursprung der letzteren durchaus ein. Dagegen habe ich den Eindruck (wie schon einmal bei einer anderen, früheren Gelegenheit, nämlich bei Ihrer Anerkennung des Norström'schen Migränebuches), als ob Sie den Einfluß eruirbarer schmerzhafter Stellen, Indurationen oder Nodositäten an den Muskelansätzen und Sehnenscheiden doch etwas überschätzten – oder als ob Sie im Aufsuchen und Finden derartiger Stellen ganz besonders vom Glück begünstigt sein müßten. Wie sollen den diese Dinge hier anatomisch zustande kommen? – Und, falls Sie tatsächlich durch das Übermaß einer bestimmten kombinierten Muskeltätigkeit bedingt werden, wie kommt es, daß sie bei Sistierung dieser Muskeltätigkeit nicht wieder verschwinden, vielmehr fortgesetzt in der Lage bleiben, ihren Reiz geltend zu machen – wie zum Beispiel bei Ihnen selbst, da Sie seit 16 Jahren sich der Schreibmaschine bedienen, also doch gar nicht ein Anlaß vorliegt, daß diese „Verdickungen“ noch fortbestehen und sich beim Versuche, mit kleiner Schrift zu schreiben, dieses Neue in unliebsamer Weise bemerkbar machen. – Natürlich leugne ich nicht das Ausmaß solcher Indurationen, wie Sie sie ja bei „Muskelrheumatismen“, zumal an den großen Muskeln der Schulter, Brust, Oberarmen usw. häufig antreffen; Nur ihre Regelmäßigkeit und große pathogenetische Bedeutung beim Schreibkrampf usw. will mir vor der Hand noch nicht recht eingehen.

Übrigens dürfte doch auch die Trennung der von Ihnen an früherer Stelle (pag 40) gewürdigten „Arbeitsneuritis“ und „Aufbrauchneuritis“ nicht unter allen Umständen so scharf durchführbar sein wie man aus Ihren Äußerungen pag 98 und 100 vielleicht schließen oder wenigsten als Ihre eigene Ansicht annehmen möchte. Verzeihen Sie diese freimütigen Bemerkungen; aber ich glaubte gerade bei der großen Wertschätzung, die ich für Sie hege, Ihrer ausdrückliche Aufforderung gegenüber mit diesen, in keiner Weise erschöpfenden Einwendungen nicht zurückhalten zu dürfen.
In bekannter Ergebenheit Ihr A. Eulenburg.

Lfd. Nr.: 508
Von: Franz Keibel
An: Ludwig Edinger
Quelle: EdrO

Freiburg, 13.03.1906

Sehr geehrter Herr Kollege,
Ihr Vertrauen ehrt mich sehr, doch überschätzen Sie jedenfalls meine Gelehrsamkeit. Kupffers dogmatischer Darstellung – Lobus olfactorius impar, impaare mit dem vorderen Neuroporus in Verbindung stehende Riechplacode usw. – stehe auch ich sehr sceptisch gegenüber. Keinesfalls aber können Sie ein Gebilde, das vom Entoderm (präoralen Darm) stammt, als Hypophyse ansprechen. Die Hypophyse stammt immer vom Ektoderm der Mundbucht, dicht vor der Rathke'schen Membran. Bei den Amphibien könnte man nach den Litteraturangaben teilweise zweifelhaft sein. Greil der die Verschiebungen des Epithels in der Region bei Amphibienembryonen sorgfältig untersucht hat, dürfte aber demnächst auch für die Amphibien unzweideutig feststellen, daß die Anlage des vorderen Hypophysenlappens, (der hintere stammt aus der Ge-

hirnanlage) aus dem Ektoderm der Mundbucht stammt. Ich möchte also ganz unmaßgeblich zur Vorsicht mahnen, wenn Sie daran denken, entodermale (von präoralem Darm stammende) Bildungen als Hypophyse ansprechen [zu] wollen.

Herr Kollege Gaupp ist zur Zeit in Neapel, um den Rochenschädel zu studieren, und ich, der sich übrigens immer noch mit ei schreibt, sitze hier und habe nicht viel Geld zu verbuttern, sondern nähre mich kümmerlich von den Resten, die von anderer Leute Tische fallen.
Mit bestem Gruß Ihr ganz ergebener Franz Keibel.

Lfd. Nr.: 514
Von: Ludwig Edinger
An: Gustav Retzius
Quelle: Stockholm

Frankfurt a. Main, 12.7.1906

Verehrter Herr Professor!
Meine Briefe an Sie bekommen allmählich immer das gleiche Programm. Zunächst habe ich Ihnen jedesmal zu danken, dann erzähle ich Ihnen etwas neues von meinen Arbeiten.

Zu danken habe ich vorerst für Ihren liebenswürdigen Brief Amphioxus und dann das Musikergehirn betreffend. Dann ganz besonders für den herrlichen neuen Band der Biologischen Untersuchungen. Diese Spermienarbeiten bringen uns doch hier überhaupt erst in vergleichbare und für die Fortpflanzungstheoreme verwerthbare Positionen. Wir haben Ihnen allen dafür zu danken, wenngleich ich persönlich nicht ohne leisen Schmerz Ihre Entfernung von den Hirnfragen sehe, wo wir Ihre Mitarbeiterschaft so sehr nöthig weiter brauchen. Mit den Daphnien habe ich nicht so Glück gehabt wie Sie. Ich habe auch alle möglichen vitalfärbungen neben Silber probirt. Die Gaumenleisten interessierten mich noch aus einem ganz persönlichen Grund: Als ich Student im 3ten Semester war, arbeitete Gegenbaur, bei dem ich hörte, darüber und seitdem habe ich ihnen ein gewisses Interesse bewahrt. Mir schien das damals als eine Musterart wie man eine Sache wissenschaftlich anpackt. Nun komme ich aber auch mit Prof. G. Retzius auf etwas ganz uraltes: Pericerebrale Säcke.

Denken Sie bei Amia und dann noch besser bei Lepidosteus fand ich, dass das Zwischenhirndach eine enorme Aussackung jederseits macht, dass diese sich dann um das Gehirn herumlegt und es beiderseits, bei Lepidosteus bis in das Rückenmark begleitet. Ein echter wirklicher Hirnventrikel, perispinaler und pericerebraler Sack! Dabei hat der gar noch Ausstülpungen dorsal über das Mittelhirndach hin und am curiosesten ist sein [Epithel?]. Das sieht ganz wie secernirendes Epithel aus, aber nur an der [vom] Gehirn abgewendeten Seite. Da, wo es hirnwärts liegt, ist es ganz [....]. Ich zeichne Ihnen hier unten einiges davon. Herr Kingsbury hat, wie ich nachträglich fand, viel davon bereits gesehen. Aber die Bedeutung, dass [vierte?] Ventrikel um das Gehirn herum liegt, ist ihm doch entgangen. Auch [dessen] Ausdehnung. Was lässt sich da alles über Circulation und Absonderung [des] Liquor ausdenken? Ich glaube übrigens dass das Ganze eine ungeheure [intra?]cerebrale Drüse ist, analog der intracerebralen des Plexus chorioideus. [Von] Waldeyer hatte ich in der Hirnangelegenheit sehr freundlichen [Brief]. Es scheint, dass die Sache voran geht.

Sehe aus Ihrem Briefe, dass Sie wieder in d. Station sind. Bitte grüssen Sie mir alle die lieben Menschen dort.
Mit den besten Grüssen besonders auch an Frau Retzius Ihr ergebener Edinger

[Vor] einem Jahre schickte ich Ihnen ein Feuilleton über Kristineberg. Es[ist] Ihnen wohl zugekommen. ? Könnte ich von dorten nicht einige Gehirne Chimaera bekommen? 2 oder 3 in Formol? ich nehme auch mehr.

[Der Brief enthält vier relativ grobe Skizzen, je einen Sagittalschnitt durch das Gehirn von Amia und Lepidosteus, und zwei Frontalschnitte von Lepidosteus von Edingers Hand]

Lfd. Nr.: 526
Von: Wilhelm Erb
An: Ludwig Edinger
Quelle: EdrO

Madonna di Campiglio, 12.09.1906

Mein verehrter Freund!
Ihr Brief vom 28. des v. Mts ist mir erst hier zugegangen, u. ist im Laufe vor allerlei drängenden Angelegenheiten bis heute liegengeblieben.

Es ist ganz richtig, was Ihnen Oppenh. schrieb, daß ich mich durchaus freundlich zu der zu begründenden Neurol. Gesellschaft stelle. Aber ich kann das doch nicht ohne alle Reserve in die Tat umsetzen und mich unter die Gründer der Gesellschaft einreihen.

Noch bin ich in erster Stelle „innerer Kliniker" u. habe als solcher Interessen der medic. Klinik zu wahren. Daß dieselben durch die Gründung der Neur. Gesellsch., die doch in erster Linie die Tendenz haben muß, die Neurologie als selbständigen Zweig der medic. Wissenschaft und des Unterrichts zu entwickeln, in gewissen Maße bedroht sind, liegt auf der Hand. Ich bin ja schon längst (s. meine Leipziger Antrittsrede, 1880) im Princip für die selbständige Ausgestaltung der Neurologie, habe aber auch längst eingesehen, daß dieselbe die Interessen des Unterrichts in der inneren Medicin nicht ernstlich schädigen darf. Die Rechte der internen Klinik müssen in dieser Hinsicht vollkommen gewahrt bleiben; u. ich glaube auch, daß dies in vollem Maße möglich ist, wenn man es von beiden Seiten ernstlich will.

Mit diesem Vorbehalt bin ich gern bereit, mich Ihnen anzuschließen; darüber müßten jedoch Verhandlungen und Besprechungen stattfinden.

Natürlich müßte auch eine scharfe Abgrenzung gegenüber der Psychiatrie ins Auge gefaßt werden. Sie werden ja wol darüber Berathungen in Stuttgart pflegen; Es tut mir leid, daß ich nicht dabei sein kann, aber ich brauche meine Erholungszeit hier noch sehr nötig u. habe im übrigen jetzt wie Sie denken können, den Kopf so voll von anderen Dingen (Facultätsangelegenheiten etc.), daß ich mich nicht viel mit neuen Problemen beschäftigen kann. Die Sache kann ja auch allmählich reifen und braucht nicht überstürzt zu werden.
Mit besten Grüßen Ihr ergebener Erb.

Lfd. Nr.: 534
Von: Ludwig Edinger
An: Gustav Retzius
Quelle: Stockholm

Frankfurt a. Main, 29.11.1906

Sehr verehrter Meister!Ich muss Sie wirklich einmal mit diesem bei uns ungewöhnlichen Worte anreden. Seit drei Tagen blättere und lese ich in dem Affengehirne und erstaune über den Reichthum, den Sie uns da wieder vorlegen. Wie dankbar haben wir Alle Ihnen zu sein. Ich bin mit Ihnen fest überzeugt und war es all die Zeit her schon, dass wir nirgendwo eine Entwicklungsreihe d. Windungen aufstellen können. Selbst die Homologieen sind, wie Zuckerkandls wortreiche und abbildungsreiche Abhandlungen zeigen, trotz aller Mühe, die sich dieser verdiente Gelehrte giebt, gar nicht ordentlich zu diagnosticiren. Die Zelluntersuchungen von Brodmann und anderen zeigen zudem, dass wahrscheinlich die ganze Furcheneintheilung gar nicht so wichtig ist wie sie uns erschien. Eine treffliche Arbeit von Kohlbrugge über das Javanergehirn kommt auch zum Schlusse, dass bei der bisherigen [Art], Rassengehirne zu studieren die Wahrheit schwerlich gefunden wird. [Ich] glaube, dass Ihr Werk nun auch den Segen haben wird, dass diese [Homolo]gisirungsversuche nicht mehr so furchtbar hoch eingeschätzt werden. [Wer] hat denn ehe dies herrliche Buch erschien, überhaupt eine [solche Reihe] Gehirne aus einer Klasse überblicken können!

Noch am ehesten glaube ich, dass Furchenstudien am Gehirne [eines] einseitig begabten Menschen zu was führen. Hier wissen wir doch [in] etwa die Norm – Dank wieder Gustav Retzius – und wo und worauf wir [zu un]tersuchen haben.

Ich bearbeite eben meine vergl. Anatomie zur neuen Auflage. Es ist schwer in die Menge neuer Dinge, die meine Mitarbeiter und ich im Laufe d. Jahre gefunden, die ordnende Ruhe einer Lehrbuchdarstellung zu bringen. Myxine ist gedruckt und wird wohl bald bei d. Berliner Akademie erscheinen.

Ich weiss nicht ob ich Ihnen mitgetheilt, dass unser Hirninstitut nun auch pecuniär gesichert ist. Anfang oder Mitte 1907 eröffnet [es]. Ich habe immer noch die Hoffnung, dass ich einmal Sie und Frau hier begrüssen darf. Wir würden uns ganz ungemein freuen. Bleibe ich gesund so komme ich wohl im nächsten Sommer wieder zu Ihnen. Es [zieht] mich mächtig an den schönen Platz, wo ich es so gut gehabt.
Mit besten Grüssen Ihr ergebener Edinger

Lfd. Nr.: 540
Von: Gustaf Retzius
An: Ludwig Edinger
Quelle: EdLM

Stockholm, 08.02.1907

Lieber Kollege!
Gestern habe ich Ihr neues schönes Werk über das Myxine-Gehirn empfangen, und ich beeile mich nun, Ihnen für diese wertvolle Gabe herzlichst zu danken. Es ist in der Tat eine ganze Reihe schöner Entdeckungen, die Sie hier gemacht haben. Mich haben ganz

besonders die Befunde und Erörterungen interessiert, nach denen für die Riechteile eine so große Ausbreitung erwiesen worden ist, ferner das Vorhandensein einer bisher vermissten Epiphyse und das vollständige Fehlen eines Kleinhirns. Was nun dies letzte Organ betrifft, habe ich nicht, wie Holm (und auch Sie) angeben, die von Holm als Caudalabschnitt des Mittelhirns bezeichnete Partie bestimmt als Cerebellum gedeutet. Ich habe (S. 6 meiner betreff. Abhandlung v. J. 1893) geäußert: – und zwar im Anschluß an Johannes Müller: „Schwieriger ist es, eine sichere Deutung der vierten Abtheilung zu gewinnen; ihre Lage und Aussehen spricht sehr für die schon von Johannes Müller geäußerte Vermuthung, daß diese nach hinten hin zugespitzte und an die Medulla oblongata grenzende Abtheilung dem Hinterhirn entspricht. Nur ist es etc.... Endgültig kann diese Frage nur durch die Entwicklungsgeschichte gelöst werden. Bis auf weiteres darf man doch wohl berechtigt sein ... als das Hinterhirn aufzuführen". Es ist also mit Reserve geäußert, weil ich für diese Partie keine Thatsachen besaß, um eine andere Deutung zu geben. Ich konnte auch kaum annehmen, daß bei einem Vertebraten das Cerebellum ganz fehlen könnte. Nun haben Sie dies, sogar ohne die Entwicklungsgeschichte, welche ich als das entscheidende Moment ansah, entgültig dargetan. Eigentlich habe ich in dieser Frage nur „bis auf weiteres" die Deutung von Johannes Müller gelten lassen, weil ich zu jener Zeit nichts sicheres und nichts besseres angeben konnte. Ich kann aber nicht umhin, noch eine andere Sache zu berühren. Sanders' Werk erschien mehr als ein Jahr nach meiner Arbeit: Diese meine Arbeit wurde am 6. Juni 1893 veröffentlicht, Sanders' dagegen im Sommer 1894. Er hat sicherlich die Meinige gehabt und gelesen, das ersehe ich aus mehreren seiner Angaben, obwohl er mich wohl nicht in diesen citiert. Aus Ihrer Arbeit sieht es an mehreren Stellen und auch aus der „Citierten Literatur" so aus, als ob ich nach ihm publiziert habe. Dies ist besonders in Betreff der Hypophysis unangenehm. Nun kann es aber nicht abgeholfen werden. Ich gratuliere Sie zu diesem trefflichen Werke und wünsche Ihnen eine gute Fortsetzung. Wann wird Ihr neurol. Institut, daß neue, geöffnet? Von Ihren hiesigen Freunden und von meiner Frau kann ich bestens grüßen
Ihr ganz ergebener Gustaf Retzius

Lfd. Nr.: 550
Von: Wilhelm Erb
An: Adolf von Strümpell
Quelle: Univ. Archiv Leipzig

Karlsbad, 17.08.1907

Sehr lieber Freund!
Mein Brief „von Bord der Kronprinzessin Cecilie" ist wohl nicht in Ihre Hände gelangt? Ich vermisse wenigstens ein freundliches Echo auf denselben, das ich in Heidelberg bei der Rückkehr zu finden hoffte.

Nun hörte ich vorgestern in Leipzig von Frau Cohnheim, daß Sie bereits in Berchtesgaden seien und richte also diese Zeilen dorthin, da ich eine dringende Sache gerne mit Ihnen besprechen möchte.

Sie wissen, daß am 14. September in Dresden die Gründung der deutschen Neurologengesellschaft erfolgen soll, und daß ich zugesagt habe, dabei zu erscheinen, so schwer es mir auch in meiner jetzigen traurigen Gemütsverfassung fällt. Weitläufig zu motivieren, warum ich dies für richtig halte, habe ich wohl nicht nötig; Es ist mir auch von verschiedenen sehr gewichtigen Seiten dringend zugeredet worden, es doch zu tun; schon meiner Stellung zur Neurologie wegen – noblesse oblige! –, denn um als Gegengewicht gegen das Berliner und das orientalische Element zu dienen, das dürfte ja recht nötig sein.

Das Selbständigwerden der Neurologie – unabhängig von der Psychiatrie und von der inneren Klinik – ist ja gewiß nicht mehr aufzuhalten. Der Traum meiner Jugend geht ja damit in Erfüllung und seit ich ausschied aus der inneren Klinik, für die ich zu halten suchte, was zu halten war – steht die engere Verbindung derselben mit der Neurologie nur noch auf vier Augen: Strümpell und Schultze.

Gerade deshalb möchte ich dabei sein, um zu verhüten, daß die jugendlichen Stürmer nicht gar zu weit gehen und die inn. Klinik nicht gar zu kurz kommt! Krehl hat schon auf die Nervenklinik sozusagen verzichtet; Hoffmann hat festes Arrangement erhalten und so werden wir in Heidelberg nach und nach die erste deutsche „Nervenklinik“ entstehen sehen; es tut mir nur leid, daß ich Sie nicht habe! – Krehl's Vorgang wird Schule machen.

Ich fürchte nur, daß der noch immer etwas angegriffene und indolente Hoffmann die Sache nicht mit der nötigen Frische und Energie in Gang bringt. Ist es mir doch bisher noch nicht gelungen, ihn zum Erscheinen in Dresden zu bewegen!

Könnten und wollten Sie aber nicht doch kommen? Ich will dieselbe Frage an Schultze richten: Es wäre gewiß das Richtige, wenn so hervorragende Neurologen wie Sie beide nicht grollend abseits stünden! Und noch eins – Hauptgrund meines Schreibens! – In dem mir zugegangenen Statutenentwurf ist das Neurol. Centralbl. als Organ der Neurol. Gesellsch. in Aussicht genommen. Wäre es da nicht notwendig, daß wir auch unsere „Zeitschr. f. Nhk.„, die seit sechzehn oder mehr Jahren die Fahne der Neurologie hochgehalten hat, in eine engere Verbindung mit der neuen Gesellschaft brächten? Als Hauptpublicationsorgan für alle „größeren“ Arbeiten der Mitglieder – nicht zwangsweise, aber doch facultativ; oder wie sonst? – Wie denken Sie darüber? Bitte, schreiben Sie mir bald Ihre Meinung, damit ich mich auf die nötigen Schritte vorbereite. Ich will auch an Sch. schreiben. Vielleicht übernehmen Sie es, Lichtheim von der Sache zu verständigen.

Ich bin seit gestern hier, bleibe drei Wochen; meine Frau ist bei der Freundin in Leipzig; dann bleiben wir vielleicht acht Tage in Oberhof und ich treffe am 13.09. abends in Dresden ein. Befinden körperlich befriedigend, geistig noch sehr gehemmt und lustlos.

In Treue Ihr Erb.

Lfd. Nr.: 618
Von: Robert M. Yerkes
An: Ludwig Edinger
Quelle: Edinger-Institut. Rote Ordner

Emerson Hall, Cambridge, Mass. 2.9.1908

My dear Professor Edinger:-
I thank you for your letter and card, both of which have reached me here at the Woods Hole marine biological station. I have asked the printers to send you these copies of your proof. Let me thank you again for your praise of my work and your desire to have it translated. I am not surprised that your publisher should deem it inadisable to pub-

lish such a translation, for the work could not have a large sale. I think it will be read quite widely enough in its present form. I should not whish to have its imperfections perpetuated indefinitely. Already I have progressed far beyond the state of methods and interpretations which it presents. I am just now publishing two papers on the cancer which I consider more satisfactory in the point of view which they give than my book.

With regard to your very natural question concerning the relation of the movement tendencies of the cancer to the discrimination experiments and its ability to choose the opening carefully I may say that surprising as it is, even to me, the animals choose perfectly time after time. Their peculiarities of behavior do not in the least interfere with such experiments I have made. On the contrary there are many indications that their inability to run directly is a decided advantage for much of my work. I am just now publishing a study of the relation of strength of stimulus to rapidity of habit-information in connection with which I have discovered what seems to me an important law of learning. I hope sometimes to have your opinion on it. Your discussion of the relation of comparative anatomy to psychological interests me greatly of course and I shall be glad to give you my criticisms of your views, since you ask for them. But I should prefer to wait until I have your paper before I may discuss it point by point. I think I disagree with you most frequently perhaps in the matter of form of expression. You tend to mingle the anatomical, the physiological, and the psychological in a sometimes confusing manner. With your chief purpose and hope I certainly am in hearty accord. I shall write you more fully after the appearance of your paper.
With thanks again and cordial good wishes,
Sincerely yours Robert M Yerkes

Lfd. Nr.: 625
Von: R. M. Yerkes
An: L. Edinger
Quelle: EdrO

Cambridge, Mass., 21.1.1909

My dear Professor Edinger!
I am going to keep my promise by writing you about your able discussion of the relation of comparative anatomy to comparative psychology. I have just reread your article – for when I helped Dr. Hand translate it I got only a disconnected idea of its contents – and I am very much pleased with your point of view and with the way in which you make our problems stand out from the anatomical side. Dr. Hand has translated the article splendidly. He did it with extreme care and accuracy and the English is excellent. I am very glad indeed that we have the discussion in English for the benefit of our students. It is well for the younger workers here to realize that Germany still has some biologists who are keenly interested in animal psychology and who are doing much to advance the science. I know that the knowledge of your attitude toward the subject will do much be encourage these who are under the influence of those physiologists who contend that an animal psychology is impossible.

Will you attend the congress of psychologists at Geneva next summer, Professor Edinger? I have been asked to present a paper and I am hoping that I may be able to arrange to talk about scientific method in animal psychology, but I can not yet be certain of being present. I very much wish to meet you and a number of other investigators who have shown appreciation of the problems of animal behavior and psychology. The fact that I should have to speak in English embarrasses me a little, for I feel that it is rather unfair to go to Europe and ask the privilege of speaking in my own tongue. But my German and French are quite too poor to permit me to speak them without shame. I have always used them merely as reading languages. If I get to Geneva I shall hope to see you, or if not there perhaps in Frankfurt.

I am so thoroughly in agreement with the main contention of your article that it is only in details that I can criticise it adversely. From my studies in animal behavior I doubt very much whether we shall even be able to draw as sharp a line between the palaeencephalic and the neencephalic activities as you appear to expect. I find that it is extremely difficult to distinguish in pracitice [sic!] between the mere „establishing of relations" and the „formation of true associations". That there are different kinds of modifications in behavior seems fairly clear, although it might be contended that there are only differences in the degree of rapidity of changes, but that the modifications in instincts and in all those relatively automatic activities which you refer to the palaeencephalon are readily distinguishable from the modifications which are dependent upon the neencephalon. I do not find to be the case. In other words your conception of the facts is much simpler and more satisfactory than what I find in life. I have no doubt that in the main you are correct, but I can not help wondering whether you do not – as do many writers who have discussed the relation or instinct to intelligence – make too wide a gulf between these two types of behavior. It is quite possible, after all, that some of the functions of the palaeencephalon in the lower vertebrates may be in part or wholly carried on by the neencephalon of the higher vertebrates. I am of the opinion that we try too hard to keep automatism and intelligence apart and I should not be surprised if we sometime came to know that the neencephalon has much to do with both of the kinds of associations which you name. However, this does not alter the fact that, so far as we can discover, the palaeencephalon gives rise only to the establishing of simple relations.

Your suggestions as to the oral sense are excellent – indeed they are invaluable for too many investigators, particularly the human physiologists, are in the habit of thinking that the five special senses cover the sense modes of animals! You have suggested a most important and interesting fields for sense psychology and I sincerely hope that some good investigator may study it thoroughly. I am myself about to enter upon a phase of my research for which I have been preparing myself many years – namely upon the study of the relation of certain aspects of the modifiability of behavior to the normal functioning of the brain. I expect to devote if few weeks to surgical techniques and then to undertake thoroughgoing investigation, perhaps with the rat. I am sure that you will be gratified with this evidence of my appreciation of the chief contention of your article. I believe that our most promising read to knowledge of what consciousness really is and of the role which it plays in the life of animal is that which you have roughly outlined. The brain anatomists and physiologists might have done much for psychology in the past had they been interested more intelligently in the problems of mind and had they felt less hampered by scientific prejudices against animal psychology.

You state that it is still to be proved that turtles react to sounds – or rather to music – I have observed that certain species of land tortoises are keenly attentive to a low whistle made by the lips. There is no doubt in my mind that they heard the sound and were peculiarly interested in it. Your discussion of the great difference between the significant and the meaningless stimuli is right to the point. We assume too often that our animal subjects are interested in what happens to interest us. Next summer, unless I come to Germany, I hope to continue my study of the intelligence of tortoises, now long delayed, because it is impossible to study them to advantage during the cold months. I have found certain species very interesting indeed and far more intelligent than I have expected. I hope also to take up my work with frogs at a constant [?] date. But there are entirely too many problems pressing for solution.

Your paper presents a lot of interesting facts, and suggests problems enough to keep one busy more than a life-time. I am having some of my advanced students in animal psychology read and discuss your paper critically now and it is much to their profit I am sure.

Within a day or so I shall send you a reprint of my last paper. I have a final paper on the dancing mouse in press which I shall send you soon. For the past two years I have devoted much of my time to perfecting methods of studying vision in animals and within a few months I shall hope to be able to send you a full report of the results. It has seemed to me that the first and most important thing for animal psychology was the development of thoroughly methods then to obtaining results by the use of my methods.

I thank you most sincerely and heartily, Professor Edinger, for the encouraging words which you have given me concerning my own investigations, and also for all the good you have done my science by your discussion of its relations to comparative anatomy.

Yours, with cordial best wishes Robert M. Yerkes

Lfd. Nr.: 642
Von: Louis Bolk
An: Ludwig Edinger
Quelle: EdrO

Amsterdam, 26.09.1909

Sehr verehrter Herr Kollege!
Mit begreiflichem Intereße habe ich von dem Inhalt Ihres Schreibens vom 12. September Kenntnis genommen. Dass ich so spät antworte findet seinen Grund in den vielen Angelegenheiten die der Anfang des neuen Akademischen Kursus mit sich bringt.

Es tut mir sehr viel Vergnügen, dass sie durch Ihre Untersuchungen bezüglich des Baues vom Cerebellum zu Ansichten gelangt sind, welche mit den meinigen übereinstimmen. Das Sie anfänglich sich nicht so leicht in meinem Schema zurechtfinden konnten, wundert mich gar nicht, da die außerordentliche Variabilität des Kleinhirnreliefs es schwierig macht, sich an einem einzigen oder selbst an mehreren Objekten von der Richtigkeit zu überzeugen. Wenn jemand zum Beispiel nur das Cerebellum eines kleinen Nagetieres oder Insektivoren studiert und nicht andere zur Vergleichung heranzieht, dann ist es ihm nicht möglich mein Entstehungsschema darin aufzufinden. Der einzig mögliche Weg um zum Verständnis des Cerebellum zu gelangen ist der von mir eingeschlagene, nämlich möglichst viele Cerebella vergleichend zu betrachten. Eine Wiederlegung auf Grund eines einzigen Objekts hat gar keinen Wert. Und daher freut es mich, dass auch Sie diesen Weg eingeschlagen sind, jetzt stehen wir eventuellen Angreifern gegenüber viel stärker.

Bezüglich dem speziellen Inhalt Ihres Schreibens kann ich Ihnen zunächst melden dass ich a priori viel fühle für Ihre Einteilung in einen Palaeo- und Neocerebellum. Es war mir bekannt, dass bei den Vögeln mehr einfache Zustände vorliegen als bei den Säugetieren und ich hatte schon öfters darüber gedacht meine Untersuchungen in dieser Richtung zu erweitern. Jetzt ist das getan und brauche ich es nicht mehr zu tun.

Ihre Bemerkung, dass mein nomenklatorisches System zu beanstanden ist, kann ich nur unterschreiben. Es geht nicht von einem einheitlichen Gesichtspunkt aus, die Namen beziehen sich teils auf Lage, teils auf Form, teils sind sie ganz neutral. Und eine Bezeichnung wie zum Beispiel Lobulus ansaformis trifft, so weit er formangebend ist, gewiss für eine Menge von Cerebella nicht zu. Sie erblicken hieran, dass ich nicht blind bin für die Schwachheiten meiner Nomenklatur, und ich begrüße jeden Versuch einer Verbesserung mit Freude. Nur auf Eines muss ich besonders Nachdruck legen. Ich glaube wir müssen die Möglichkeit vorbeugen, dass je wieder die von mir so oft und ausdrücklich zurückgewiesene allgemeine Einteilungsweise: es sei das Cerebellum aus einem „Wurm" und zwei „Hemisphären" aufgebaut in der Literatur sich länger einbürgern kann. Vor allem muss eine erste Haupteinteilung eine sein in sagittaler Richtung und nicht in transversaler. Letztere kann erst für bestimmte Teile des Kleinhirns an zweiter Stelle in Auswirkung kommen. Man braucht nur menschliche fötale Cerebella an einem dazu geeigneten Stadium zu sehen, um sofort von der Richtigkeit dieser fundamentellen Ansicht überzeugt zu sein.

Was nun die praktische Seite dieser Angelegenheit betrifft, so glaube ich, dass am meisten Erfolg zu erwarten ist, wenn wir zusammen über die Nomenklatur der Lobuli einig werden und der Sulci und dass wir dann zusammen eine kurze Abhandlung publizieren, worin wir einen Vorschlag zur definitiven Nomenklatur der Cerebellaranatomie machen. Über das Einteilungsprinzip sind wir, wenn ich Ihr Schreiben richtig deute, ganz einig, es ist also nur eine Frage von Namengebung. Ich sehe gern Ihre Meinung über diesen Vorschlag entgegen, ich glaube wir kommen in dieser Weise am sichersten ans Ziel.

Mit meinen besten Grüßen Ihr ergebener Bolk

Lfd. Nr.: 648
Von: Walter Spielmeyer
An: Max Nonne
Quelle: StAHH

Freiburg, 29.10.1909

Hochverehrter Herr Oberarzt!

Beifolgend erlaube ich mir, Ihnen eine Reihe von Präparaten zu übersenden, die ich von dem mir gütigst überlassenen Material angefertigt habe.

Von dem Fall von Tabes, lasse ich Ihnen einzelne Weigertpräparate und ausserdem ein grösseres Übersichtspräparat aus verschiedenen Höhen des tabischen Rückenmarks zugehen. Leider ist ein Halsmark- und ein Brustmarkschnitt deshalb nicht ganz ästhetisch befriedigend, weil das Rückenmark bei der Sektion etwas gequetscht worden ist, ich glaube jedoch, dass im übrigen die Präparate leidlich übersichtlich sind.

Der Fall von multipler Sklerose hat, wie ich meine, recht hübsche und interessante Bilder ergeben. Auch hier sind in der Sendung wieder eine Reihe von einzelnen Weigertpräparaten und eine auf einem grösseren Objektträger zusammengestellte Schnittserie enthalten. Besonders interessant erscheinen die Achsenzylinderpräparate, welche ich an Längsschnitten durch das Rückenmark angefertigt habe und welche nach der Bielschowsky'schen Methode hergestellt worden sind. Es zeigt sich daran, wie auch in den Höhen, wo z. B. (am unteren Halsmark und am oberen Brustmark) fast nur noch die Wurzelfasern und ganz geringe Felder ihr Mark bewahrt haben, die Achsenzylinder in grösseren Mengen erhalten geblieben sind. Gerade die besonders derben und dicken Achsenzylinder sieht man in den Herden persistieren. Ich möchte meinen, daß man in dem Bielschowsky'schen Präparat (besonders am Längsschnitt) sehr deutlich sehen kann, wie zwischen den blau-schwarz gefärbten, erhalten gebliebenen Achsenzylindern die ganz matt und grau erscheinende, faserige, wellig angeordnete Gliawucherung gelegen ist. Besonders gut sind auch die feinen Achsenzylinder in der grauen Substanz des Rückenmarks, welche ja (nach dem Weigert-Präparat zu urteilen) ebenfalls grösstenteils ihr Mark verloren haben, in diesen Silberpräparaten in ihrer Persistenz zu erkennen. Am Querschnitt sind diese Verhältnisse natürlich nicht so gut zu sehen, wie an den Längsschnitten; aber auch hier scheinen doch zahlreich erhalten gebliebene Achsenzylinder als abgebrochenen schwarze Häkchen in dem schmutzigen Grundton des Präparats, welcher durch das vermehrte Neurogliagewebe bedingt wird.

Wichtig erscheint dann m. E. auch in diesem Fall von multipler Sklerose wieder, dass an den Nissl- und Unna-Pappenheim-Präparaten Plasmazellen in den Lymphscheiden der Rückenmarksgefäße und in der Pia vorhanden sind. An den Schnitten, die uneingebettet gewonnen wurden, und die deshalb natürlich nicht ganz faltenlos seien können, sieht man – gerade an dem Plasmazellpräparate nach Unna-Pappenheim – die sehr feinen Einlagerungen von Plasmazellen deutlich. Entgegen den Anschauungen anderer Autoren hatten wir selber hier nahezu immer bei der multiplen Sklerose solche feinen infiltrativen Vorgänge, die bisweilen auch beträchtlichen Umfang erreichen, beobachtet.

Neuroglia-Präparate von diesem Fall von multipler Sklerose erhalten Sie demnächst zusammen mit Längsschnitten durch das Rückenmark, welche nach der Markscheidenmethode behandelt werden sollen. Endlich übersende ich Ihnen noch eine Reihe von Präparaten Ihres so sehr interessanten Falles von Hirntumor, über den mir seinerzeit Herr Dr. Hauptmann einige Notizen freundlichst gegeben hat. Über die spezielle Art des Tumors zu reden, fehlen mir natürlich die Kompetenzen. Ich glaube, daß besonders interessant an dieser sarcomatösen Geschwulst das Verhalten der Neuroglia ist. Sie ist in diesem Falle nur sekundär beteiligt und die Wucherung dieses Gewebes in seinem zelligen und fasrigen Anteil ist wohl lediglich als eine reaktive aufzufassen. Ganz besonders schön scheinen die Bilder, welche mit Hilfe der Weigert'schen Neurogliamethode gewonnen sind. Man sieht daran vor allem die Vermehrung der Neurogliazellen und ihre ganz ausserordentliche Schwellung und Umwandlung zu grossen etwas schmutzig graublau oder gelbgrau scheinenden rundlichen Körpern. Grossenteils haben diese kollossal geschwollenen Gliazellen die Tendenz in ihren breiten Fortsätzen Neurogliafasern zu bilden. (Wenn es nicht unbescheiden ist, möchte ich bei dieser Gelegenheit bemerken, daß die Bilder hier denen gleichen, welche ich in meiner Arbeit über die protoplasmatische und fasrige Neuroglia geschildert habe; wie man das bei frischen Erweichungen sieht, so kommt es auch hier zu einer ersten Anlage von Neurogliafasern innerhalb der protoplasmatischen Fortsätze). Die Neurogliawucherung ist in der Umgebung des Herdes am ausgesprochensten und besonders schön erscheint sie auch an subpialen Gliasaum, welcher dem Tumor in dem Einschnitt gegenüber gelegen ist. Auch zwischen den Tumorzellen sieht man gar nicht so selten große Neurogliazellen, besonders wieder nach dem Rand des Tumors zu; und auch hier sind abnorm dicke und zum Teil gebündelte Gliafasern zwischen den Zellnestern des Tumors zu finden. Die großen Gliazellen (ohne Fasern) treten natürlich mindestens eben so deutlich wie am Neurogliafaserpäparat an dem mitgesandten Nissl-Hämatoxylin-Eosin, van Gieson- etc. Präparaten hervor. Auch da erscheinen sie als große runde oder ovale, etwas homogene Zellen. Ein Unna-Pappenheim-Präparat soll noch die ganz leichten Infiltrationen mit vereinzelnden Plasmazellen, die sich hie und da in den Lymphscheidengefäßen fanden, illustrieren. Schließlich sieht man an einer besonderen Partie des Tumors auch die Stellen, wo s. Zt. durch die Punktion eine kleine Blutung gesetzt worden war; dort fanden sich mit Blutpigment beladene Körnchenzellen.

In der Hoffnung, dass ich das Vertrauen, dass Sie mit der Überlassung des Materials an mich gesetzt hatten, durch die Ausführung dieser Untersuchungen wenigstens etwas gerechtfertigt habe und mit dem wiederholten Ausdruck meiner herzlichsten Dankes für Ihr Wohlwollen, das ich Sie bitte mir auch weiter zu erhalten, bin ich
Ihr ganz ergebener Walter Spielmeyer

Lfd. Nr.: 660
Von: Paul Ehrlich
An: Ludwig Darmstädter
Quelle: Staatsbibliothek Berlin-Preußischer Kulturbesitz, Ehrlich 3 a, 1875 (4)

Frankfurt a. M., 17.1.1910

Hochverehrter und lieber Freund!
Ich wollte heute nicht verfehlen, Ihnen einen soeben eingetroffenen Brief von Iversen-St. Petersburg, in Abschrift zu übersenden, betreffend Rekurrensbehandlung. Sie werden aus demselben entnehmen, dass glücklicher Weise die Sache sehr glatt gegangen ist, und dass es in der Tat scheint, als ob das Präparat 606 imstande ist, bei Menschen das Prinzip der Therapia magna sterilisans zu effektuieren. Dabei sind bei den verwandten Dosen bis jetzt noch keinerlei toxische Nebenerscheinungen beobachtet worden. Die einzige Unannehmlichkeit sind lokale Reizwirkungen, die aber schliesslich, wenn es sich um ein wirkliches Heilmittel handelt, zurücktreten müssen. Aber ich denke, dass es uns wohl noch möglich sein wird, durch Verbesserung der Technik kleine Verunreinigungen aus den Präparaten zu eliminieren.

Nun wird ja auch die grosse Frage der Behandlung der Syphilis aktuell werden. Beim Kaninchen können wir mit Dosen von 0,01 pro kg in einem grossen Schanker mit massenhaft Spirillen alle Spirillen binnen 24 Stunden vollkommen zur Abtötung bringen und könnte man die Hoffnung haben, dass vielleicht beim Menschen schon 0,6 zur Sterilisierung ausreichen dürften. Es ist immerhin leicht möglich, dass wir mit 606 schneller herauskommen als mit dem Arsenophenylglycin, weil eben die Erprobung des Präparats bei den obigen Krankheiten viel schneller vor sich gehen kann als bei der Schlafkrankheit bei der man wegen der Rezidive immer 7 – 8 Monate warten muss ehe ein Urteil möglich ist. Und dann haben ja die Ostafrikaner ihrerseits die Sache sehr wenig gefördert! Das kommt davon, wenn man zu patriotisch ist! Hätte ich von Anfang an die Sache gleich an Broden gegeben, so würde ich jetzt schon vollkommen im Reinen sein.

Natürlich werden Sie verstehen, dass wir jetzt, wo die Maschine in vollem Gange ist, nichts dümmeres tun könnten, als wegen des Defizits zu stoppen. Jetzt handelt es sich darum, möglichst Kohlen einzuwerfen, damit wir vorwärts kommen und die Maschine ad maximum arbeiten kann! Ich weiss ja, dass Sie bei der Uebersicht des ganzen Standes von Anfang an die Sachlage richtig beurteilt haben, während unser Oberbürgermeister mit seiner hohen Intelligenz, trotz dieser doch nicht mit der biologischen Forschungsart so vertraut sein kann, um einen vollen Einblick in das difficile Gebiet mit seinen vielfach verschlungenen Fäden zu haben. Deshalb ist er natürlich etwas verwundert, dass der praktische Erfolg sich noch nicht eingefunden hat. Ich hoffe das nun nachzuholen und denke, dass nicht mehr lange Zeit darüber hingehen wird.

Aber Sie werden verstehen, dass es mir etwas unangenehm ist, mich – wie Sie so liebenswürdig vorgeschlagen haben – mit dem Oberbürgermeister quoad Defizit in Verbindung zu setzen und ich würde Ihnen zu allergrösstem Dank verpflichtet sein, wenn Sie wie so oft, wieder für mich und das Speyerhaus in die Bresche treten und den Oberbürgermeister ersuchen wollten, durch Zirkular beim Kuratorium zu beantragen, dass dem Speyerhaus für die laufenden Ausgaben M. 16000.00 a conto der späteren Stiftungssumme und des künftigen Gewinns vorgestreckt werde.
Im Voraus bestens dankend und mit herzlichem Gruss an Sie und Ihre liebe Frau Gemahlin, bin ich Ihr treu ergebener P. Ehrlich.

Lfd. Nr.: 667
Von: Ludwig Edinger
An: Gustav Retzius
Quelle: Stockholm

Frankfurt a. Main, 7.4.1910

Sehr verehrter und lieber Herr College Retzius,
Ich bin längst aus Italien zurück und wieder in der Arbeit. Ihre liebe Karte heute früh hat mir viel Freude gemacht.

Augenblicklich beschäftigen wir uns hier mit der Phylogenese des Kleinhirns, bei der ausserordentlich interessante Sachen herauskommen. Während es bei Proteus, Hypogeophis und Myxine fehlt, zeigen die Mormyrusarten so enorme Hypertrophien, dass der ganze Schädel eigentlich nur von Kleinhirn ausgefüllt ist, unter dem alle übrigen Hirnteile verschwinden. Bis weit über den Riechnervenursprunge ragt es hervor, und das relative Verhältnis zum übrigen Gehirn ist noch viel mächtiger als das des menschlichen Grosshirns zum Hirnstamm. Es sind bis jetzt ad Funktion ganz unerklärliche Verhältnisse.

Dann arbeite ich eben mit einem Assistenten experimentell degenerativ über den Zusammenhang der einzelnen Hirnrindenzellen untereinander bei den Säugern. Die Berliner Akademie hat mir dazu Mk. 3000 bewilligt. Und schliesslich muss ich leider die erwähnten Arbeiten mehr und mehr meinen Mitarbeitern überlassen, weil, recht unwillkommen, die achte Auflage meines Lehrbuches verlangt wird.

Die Histologie neu bearbeitend, finde ich doch, dass den Mängeln der Technik allzu wenig Rechnung getragen wird. Wahrscheinlich beruht z. B. die ganze Fensterung der Spinalganglienzellen, von der eben so viel Aufsehen gemacht wird, nur auf einer Art Schrumpfung des weichen Körpers, wobei das stehenbleibende Fibrillenwerk dann am einen oder anderen Pol die Fensterung vortäuscht. Da die allgemeinen Kapitel jetzt eigentlich überall gut gegeben sind, will ich die neue Auflage mehr so ausgestalten, dass das Säugergehirn ausführlicher behandelt wird, weil gerade von diesem die Lehrbücher wenig zu sagen wissen und gar keine Abbildungen bringen.

Können sie es nicht so einrichten, dass Ihr Rückweg Sie über Frankfurt führt? Meine Frau und ich, wir würden uns ganz ungemein freuen, Herrn und Frau Retzius möglichst lang zu sehen.

Neulich war ich bei Golgi. Der steckt ganz in seinem Apparato reticulare, er hat ihn jetzt für Blutkörperzellen und für Samenzellen nachgewiesen und mir demonstriert.
Mit besten Grüssen in alter Verehrung Ihr Edinger
Beste Grüsse an Cori

Lfd. Nr.: 668
Von: Veronese
An: Ludwig Edinger
Quelle: EdrO

Triest, 14.04.1910

Hoch verehrter Herr Professor!
Ich beeile mich hiermit, dem hoch verehrten Herrn Professor meinen innigsten Dank für den liebenswürdigen Brief und für das gütigen Urtheil über meine Arbeit abzustatten; wenn ein Professor Edinger darin viele Anregungen und einen hohen wissenschaftlichen Standpunkt findet, ist es für mich das höchste Lob.

Gestatten, Herr Professor, dass ich auf einige Punkte Ihres hochgeschätzten Schreibens etwas erwidere. Es ist nicht ungebührliche Anmassung, die mich dazu veranlaßt, sondern das Gefallen, das ich an einer wissenschaftlichen Diskussion finde, den die Achtung vor einer solchen Autorität, vor dem besten Kenner des Nervensystems ist zu gross, als dass ich mit meinen Ansichten allzu vordringlich erscheinen könnte. Ich bin seit 28 Jahren von der ärztlichen Praxis derart in Anspruch genommen, dass bei mir von einer ernsten wissenschaftlichen Betätigung nie die Rede sein konnte und nie die Rede sein wird; die Neurologie ist meine Lieblingslektüre, und wenn ich bei meiner höchst beschränkten Zeit doch etwas leisten will, so werde ich mich immer auf kritische Arbeiten beschränken müssen, denn experimentelle oder mikroskopische Untersuchungen sind für mich einfach unmöglich.

Ob man auf dem Gebiete der Physiologie des Schlafes experimentell etwas wird erreichen können, will ich bezweifeln, denn der physiologische und der experimentelle Schlaf dürften höchst wahrscheinlich, meiner unmassgeblichen Meinung nach, biologisch verschieden sein; nur die genaue Kenntnis des inneren Baues der normalen und der angestrengten Nervenzelle, sowie des biologischen Vorganges, welcher dem nervösen Prozesse zu Grunde liegt, dürften darüber Klarheit verschaffen, und davon sind wir leider noch allzu weit. Alles, was bis jetzt über den Schlaf, den Traum, den Hypnotismus und die Dämmerzustände geschrieben wurde, ist durchwegs Hypothese, darunter viel Unsinn, Phantasie und verworrenes Zeug; ich hatte mir auch selbstverständig vorgenommen, mit meiner Arbeit nur neue Hypothesen aufzustellen, die befriedigend sein werden, sobald sie biologisch und physiologisch begründet sind und sich mit sämtlichen neurologischen Erfahrungen in Einklang bringen lassen. Es scheint mir, dass meine Hypothesen diesen Bedingungen doch entsprechen und man muss sich zufrieden geben, wenn es gelingt, einen so gewöhnlichen physiologischen Vorgang, wie der Schlaf es ist, so wie die so geheimnisvollen Erscheinungen des Traumes, des Hypnotismus und der Dämmerzustände einstweilen mit logischen Hypothesen zu erklären und zu verstehen.

Aber ich fürchte, dass Herr Professor meine Hypothese theilweise mißverstanden haben. Herr Professor schreiben, „daß Sie meine Gesammtansichten nicht ganz teilen können, namentlich nicht die Thalamushypothese, und das schon deshalb, weil auch die Fische schlafen, die gar keinen Thalamus haben, ebenso die Reptilien, bei denen er minimal ist". Nun habe ich in meiner Broschüre nicht den Thalamus als ein Schlafzentrum, sondern überhaupt ein Schlafzentrum als eine physiologische Unmöglichkeit hingestellt; indem ich den Schlaf aus der Belastung der Nervenzellen mit den katabolischen Produkten nervösen Prozesses selbst und der dadurch bedingten Erschwerung resp. Behinderung der Leitung abzuleiten versuche, geht doch selbstverständlich hervor, daß die Ursache des Schlafes in höherem oder geringerem Grade gleichmäßig in allen Fällen, sowohl den peripherischen, als auch den Zentralzellen zu suchen ist (Seiten 34 und 35), n[icht]. z[uletzt]. in allen Lebewesen, die mit einem Nervensystem, ohne Rücksicht auf die anatomische Ausbildung ausgestattet sind.

Ich habe den Thalamus bloss zur Erklärung des Traumas und verwandter Zustände in Anspruch genommen, u[nd]. z[war]. auf Grund einer neuen funktionellen Bedeutung, die ich, gestützt auf entwicklungsgeschichtliche, anatomische, experimentelle, anatomisch-pathologische und sogar klinische Prämissen, dem Thalamus zuschreiben möchte. Ganz neu, wie ich glaube, ist eben in meinem Aufsatze die Aufstellung dieser Hypothese über die Funktion des Thalamus, so wie die konkrete physiologische Auffassung jenes Prozesses, welche die Psychologie Aufmerksamkeit nennt, und gerade über diese zwei Punkte möchte ich gerne eine breite wissenschaftliche Diskussion entstehen sehen.

Die Aufmerksamkeit wäre nach dieser meiner Auffassung, ein komplementärer Prozess, durch welchen erst die Funktion der Rinde feste Spuren und dadurch die Fähigkeit des Gedächtnisses und des Bewusstwerdens erhält. Ist es richtig, was die gewöhnliche Selbstbeobachtung und die psychologische Untersuchung lehren, dass die Aufmerksamkeit auf ein Mal nur eine Sinnesreizung oder eine Vorstellung erfassen kann, dann lässt sich unmöglich dieser komplementäre Prozess der Rinde in der Rinde selbst lokalisieren, erstens weil der Stirnlappen bekanntermassen nicht die notwendigen vielfältigen Assoziationen mit der ganzen Kortikalität aufweist, zweitens weil in der Rinde nirgends etwas vorhanden ist, was als isolierender Mechanismus gelten könnte, d. h. als ein Mechanismus, der die gleichzeitige Funktion von zwei Sinneszentren oder von zwei Vorstellungsreihen hindern könnte. Es ist wohl war [sic!], dass auch im Thalamus solch ein isolierender Mechanismus nicht bekannt ist; doch lässt sich darin ein solcher eher als in der Rinde vermuthen und wenn man die ungemein verwickelten Verhältnisse des Faserverlaufes im Höhlengrau, wie sie durch die Untersuchungen von Herrn Schütz angedeutet wurden, weiter verfolgen würden, könnte man möglicherweise auf die richtige Spur kommen.

Dass der Thalamus ein Vermittlungsorgan der Großhirnfunktion ist, ist wohl heute mit der grössten Wahrscheinlichkeit anzunehmen; nach meiner Auffassung würde er die Gedächnisspuren vermitteln, die, wie ich in meinem Aufsatze hervorgehoben habe, nur dann entstehen, wenn eine Sinneserregung oder ein Vorstellungslauf sich mit dem Aufmerksamkeitsprozeß vergesellschaften. Der Umstand, dass der Thalamus von hinten her nur sensible Bahnen aufnimmt, spricht wohl für meine Deutung, denn die Aufmerksamkeit ist wohl immer hauptsächlich auf die Sinneswahrnehmung gerichtet; ist einmal die Aufmerksamkeit auf die Motilität gerichtet, dann wirken wohl nur die verschiedenen Rindenassoziationen, aus welchen der sog. Willen hervorgeht, auf den Thalamus zurück. Ebenso dürfte man die doppelfasrige Verbindung des Thal. mit der Rinde dahin deuten, daß im Thal. eine Vervollständigung der Rindenfunktion stattfindet, u. z. derart dass die Funktion nicht im Thal. sondern erst in der Rinde vollständig wird, nachdem der Prozess die Thalamuszellen durchpassiert hat. Es ist zweifellos, daß im ganzen Zentralnervensystem Zwischenglieder und Einschaltungen vorhanden sind, durch welche erst auf mysteriöse Weise die einzelne Funktion vollständig wird; nichts natürlicher als derartige Einrichtungen auch für die Vorstellungsfunktion anzunehmen.

Ich bin einfacher Dilettant der Wissenschaft und vermag nur kritische Hypothesen aufzustellen. Sind diese nicht irrationell, dann möchten Kliniker und Pathologen ohne Voreingenommenheit, sie am Krankenbett und am Mikroskop prüfen, denn es ist doch der gewöhnliche Gang der Wissenschaft der, dass nach mühevollen experimentellen und anatomischen Untersuchungen synthetische Deduktionen gezogen werden und dass häufig genug diese Deduktionen der Forschung eine neue Richtung geben. Verzeihen, hochverehrter Herr Professor, mein langes Schreiben, welches durch Ihre gütigen Zeilen ermutigt wurde und genehmigen, bitte nochmals, meinen tief gefühlten Dank Ihr ganz ergebener Dr. Veronese

---

Lfd. Nr.: 674
Von: Walter Spielmeyer
An: Max Nonne
Quelle: StAHH

Freiburg, 17.06.1910

Hochverehrter Herr Oberarzt!
Beifolgend erlaube ich mir, Ihnen eine Reihe von Präparaten zu übersenden, die ich von dem mir gütigst überlassenen Material angefertigt habe.

Von dem Fall von Tabes, lass ich Ihnen einzelne Weigertpräparate und außerdem ein größeres Übersichtspräparat aus verschiedenen Höhen des tabischen Rückenmarks zugehen. Leider ist ein Halsmark- und ein Brustmarkschnitt deshalb nicht ganz ästhetisch befriedigend, weil das Rückenmark bei der Sektion etwas gequetscht worden ist, ich glaube jedoch, daß im übrigen die Präparate leidlich übersichtlich sind. Der Fall von multipler Sklerose hat, wie ich meine, recht typische und interessante Bilder ergeben. Auch hier sind in der Sendung wieder eine Reihe von einzelnen Weigertpräparaten und eine auf einem größeren Objektträger zusammengestellte Schnittserie enthalten. Besonders interessant erscheinen die Achsenzylinderpräparate, welche ich an Längsschnitten durch das Rückenmark angefertigt habe und welche nach die Bielschowsky'schen Methode hergestellt worden sind. Es zeigt sich daran, wie auch in den Höhen, z. B. (am unteren Halsmark und am oberen Brustmark) fast nur noch die Wurzelfasern und ganz geringe Felder Ihr Mark bewahrt haben, die Achsenzylinder in größeren Mengen erhalten geblieben sind. Gerade die besonders derben und dicken Achsenzylinder sieht man in den Herden persistieren. Ich möchte meinen, daß man im dem Bielschowsky'schen Präparat (besonders am Längsschnitt) sehr deutlich sehen kann, wie zwischen dem blau-schwarz gefärbten, erhaltengebliebene Achsenzylindern die ganz matt und grau erscheinen, faserige, wellig angeordnete Gliawucherung gelegen ist. Besonders gut sind auch die feinen Achsenzylinder in der grauen Substanz des Rückenmarks, welche ja (nach dem Weigert-Präparat zu urteilen) ebenfalls größtenteils ihr Mark verloren haben, in diesen Silberpräparaten in ihrer Persistenz zu erkennen. Am Querschnitt sind diese Verhältnisse natürlich nicht so gut zu sehen, wie an den Längsschnitten; Aber auch hier scheinen doch zahlreich erhaltengebliebene Achsenzylinder als abgebrochenen schwarze Häkchen in dem schmutzigen Grundton des Präparats, welcher durch das vermehrte Neurogliagewebe bedingt wird. Wichtig erscheint dann m. E. auch in diesem Fall von multipler Sklerose wieder, daß an den Nissl- und Unna-Pappenheim-Präparaten Plasmazellen in den Lymphscheiden der Rückenmarksgefäße und in der Pia vorhanden sind. An den Schnitten, die uneingebettet gewonnen wurden, und die deshalb natürlich nicht ganz faltenlos seien können, sieht man gerade an dem Plasmazellpräparate nach Unna-Pappenheim die sehr feinen Einlagerungen von Plasmazellen deutlich. Entgegen den Anschauungen anderer Autoren hatten wir selber hier nahezu immer bei der multiplen Sklerose solche feinen infiltrativen Vorgänge, die bisweilen auch beträchtlichen Umfang erreichen, beobachtet.

Neuroglia-Präparate von diesem Fall von multipler Sklerose erhalten Sie demnächst zusammen mit Längsschnitten durch das Rückenmark, welche nach der Markscheidenmethode behandelt werden sollen. Endlich übersende ich Ihnen noch eine Reihe von Präparaten Ihres so sehr interessanten Falles von Hirntumor, über den mir seiner Zeit Herr Dr. Hauptmann einige Notizen freundlichst gegeben hat. Über die spezielle Art des Tumors zu reden, fehlen mir natürlich die Kompetenzen. Ich glaube, daß besonders interessant an dieser sarcomatösen Geschwulst das Verhalten der Neuroglia ist. Sie ist in diesem Falle nur sekundär beteiligt und die Wucherung diese Gewebes in seinem zelligen und fasrigen Anteil ist wohl lediglich als eine reaktive aufzufassen. Ganz besonders schön scheinen die Bilder, welche mit Hilfe der Weigert'schen Neurogliamethode gewonnen sind. Man sieht daran vor allem die Vermehrung der Neurogliazellen und Ihre ganz ausserordentliche Schwellung und Umwandlung zu grossen etwas schmutzig graublau oder gelbgrau scheinenden rundlichen Körpern. Großenteils haben diese kolossal geschwollenen Gliazellen die Tendenz in ihren breiten Fortsätzen Neurogliafasern zu bilden. (Wenn es nicht unbescheiden ist, möchte ich bei dieser Gelegenheit bemerken, daß die Bilder hier denen gleichen, welche ich in meiner Arbeit über die protoplasmatische und fasrige Neuroglia geschildert habe; wie man das bei frischen Erweichungen sieht, so kommt es auch hier zu einer ersten Anlage von Neurogliafasern innerhalb der protoplasmatischen Fortsätze). Die Neurogliawucherung ist in der Umgebung des Herdes am ausgesprochensten und besonders schön erscheint sie auch an subpialen Gliasaum, welcher dem Tumor in dem Einschnitt gegenüber gelegen ist. Auch zwischen den Tumorzellen sieht man gar nicht so selten grosse Neurogliazellen, besonders wieder nach dem Rand des Tumors zu; und auch hier sind abnorm dicke und zum Teil gebündelte Gliafasern zwischen den Zellnestern des Tumors zu finden. Die großen Gliazellen (ohne Fasern) treten natürlich mindestens eben so deutlich wie am Neurogliafaserpäparat an dem mitgesandten Nissl-Hämatoxylin-Eosin, van Giesson etc. Präparat hervor. Auch da erscheinen sie als grosse runde oder ovale, etwas homogene Zellen. Ein Unna-Pappenheimpräparat soll noch die ganz leichten Infiltrationen mit vereinzelten Plasmazellen, die sich hie und da in den Lymphscheidengefäßen fanden, illustrieren. Schließlich sieht man an einer besonderen Partie des Tumors auch die Stellen, wo seiner Zeit durch die Punktion eine kleine Blutung gesetzt worden war; dort fanden sich mit Blutpigment beladene Körnchenzellen.

In der Hoffnung, daß ich das Vertrauen, das Sie mit der Überlassung des Materials an mich gesetzt hatten, durch die Ausführung dieser Untersuchungen wenigstens etwas gerechtfertigt habe und mit dem wiederholten Ausdruck meiner herzlichsten Dankes für Ihr Wohlwollen, das ich Sie bitte, mir auch weiter zu erhalten, bin ich Ihr ganz ergebener Walter Spielmeyer

---

Lfd. Nr.: 677
Von: Otto Marburg
An: Ludwig Edinger
Quelle: EdrO

Wien, 18.8.1910

Hochverehrter Herr Professor!
Für den mich so auszeichnenden Brief danke ich Herrn Professor bestens. Wenn man so wie ich in vielen Ärztekursen alljährlich die Leitungsbahnen vorträgt, sieht man sich bemüssigt Schemata zu entwerfen. Aber es ist mir bisher nicht gelungen mit so wenigen Strichen – zudem noch flächenhaft – das Wesentliche mit solcher Klarheit darzustellen, wie das die Skizzen von Herrn Professor thun. Sie werden gewiß eine bleibende wertvolle Bereicherung Ihres Buches werden.

Und nun zum Zweiten: Was die afferenten Züge anlangt, so ist wohl kaum etwas hinzuzufügen, insbesondere die homolateralen Olivenfasern nicht, da sie ja nur wenige sind. Nur bezüglich der directen sensorischen Kleinhirnbahn aus dem VIII möchte ich meinen, ob die Menge der Fasern nicht eine zu große ist. Der Vestibularis hat einen mächtigen Kern zur Verfügung, geht ferner zum Deiters und schon darum ist es kaum wahrscheinlich, daß er noch mit einer großen Fasermasse das Kleinhirn beschickt, wenigstens beim Menschen nicht.

Was die Verbindung zum Vierhügel anlangt, so ist dies das mediane basale Sagittalbündel Obersteiners, das dieser durchs Velum anterius, Frenulum veli in den hinteren Vierhügel verfolgt (Lehrbuch p. 525). Es ist bei Frau Valeton nicht zur Sprache gekommen, weil uns in erster Linie die Verfolgung des Lemniscus lateralis und seine Endausbreitungen interessierte.

Noch eines möchte ich bemerken. Mir ist die directe Verbindung der Hinterstrangskerne zum Kleinhirn durch f. arc. ext. dors. – obwohl ich sie in meiner Arbeit mit Breuer selbst beschrieb – sehr unwahrscheinlich geworden. Ich finde sie in Ihrer Skizze in ziemlicher Anzahl vor.

Bezüglich der efferenten Bahnen ist zunächst der fastigio-bulbaris resp. tegmentalis. Ich habe bulbaris deshalb gewählt, weil der Begriff tegmentum erst der Brücke resp. dem Mesencephalon reserviert bleiben sollte – die Endigungen des genannten Bündels aber den Bulbus erreichen u. hauptsächlich dort zu begegnen sind. Ferner reiten die Fasern, wie ja naturgemäß, auf dem Bindearm, strahlen aber zum großen Teil medial – nicht lateral von diesem abwärts. [dazu besteht eine kleine Zeichnung auf der Briefseite]

Was ich aber ganz vermisse sind die fibrae cerebello-reticulo-bulbares seu spinales, die fibrae arc. extern. ventr. Ihre Leitungsrichtung ist durch Kosaka u. Yagita sowie Lewandowsky zur genüge festgestellt. Woher sie stammen beweist der Fall von Kleinhirnatrophie Schweigers (unsere Arbeiten 1906, Band XIII p. 280). Es ist ein System das aus der Kleinhirnrinde zum Nucleus retic. lateralis und von da um die Pyramide herum zur Raphe zieht, um zu kreuzen und caudalwärts zu gelangen. Das System ist ziemlich groß, wenn man die Breitenausdehnung der äußeren Bogenfasern bedenkt.

Vielleicht könnte man die durch Hatschek eruierten Zugänge des Bindearmes aus n. emboliformis u. globosus auch noch andeuten, ohne die Übersicht des Präparates zu schädigen.

Besten Dank für die Bemerkungen bezüglich meiner Errata. Wenn ich den Pedunculus nicht nach Wallenberg entstehen ließ, so hat das seinen Grund darin, dass dem durch Fälle, die mir gut bekannt sind widersprochen wird (Tumor vom Boden der Rautengrube von Spitzer). Die Bindearmkreuzung ist vielleicht eine Art Compromiss meinerseits. Sie werden das Flockenstilbündel auf Tafel XIII meines Atlas finden, das Bündel, das Obersteiner als laterales Längsbündel des IV. Ventrikels auffasst (p. 524). Es endet nach ihm vielleicht im locus coeruleus, was auch wirklich an nicht degenerierten Schnitten den Anschein hat. Ich konnte mein ventrales Bindearmbündel u. Flockenstilbündel nicht gut confundieren, wenn ich mich der Obersteinerschen Anschauung nähern wollte, zumal Befunde degener. Art beim Menschen ausstehen.

Zum Schlusse bitte zu entschuldigen, wenn ich etwa übers Verlangte hinausging – aber Herr Professor haben ja auch nur das eine im Auge gemeinsam den Fortschritt herbeizuführen.

Leider muss ich jetzt Arbeiten verrichten, die alles sind, nur nicht wissenschaftlich – Beiträge für Handbücher, Referate etc. – erst im nächsten Jahre bin ich frei.
Ich empfehle mich Herrn Professor bestens und verbleibe Ihr dankbar ergebener
Dr. Otto Marburg.

Lfd. Nr.: 685
Von: Ludwig Edinger
An: Gustaf Retzius
Quelle: Stockholm

Frankfurt am Main, 25.01.1911

Sehr verehrter Herr College und lieber Freund,
Mit Stolz nehme ich die letztere Anrede auf, die Sie mir nun wiederholt in Ihren Briefen zukommen liessen. Eine Scheu dem Aelteren und so berühmten Gelehrten gegenüber hat mich bisher davon abgehalten. Im Masse, wie ich selbst älter werde, wenn auch nicht gerade berühmter, gewinne ich in dieser Beziehung aber mehr Mut. Wir beide haben erkannt, dass Arbeit es ist, die frisch erhält, und Sie haben da in weit höherem Alter, als ich stehe, es noch gewagt, das Interessensgebiet zu wechseln. Ganz wie man es von einem Manne wie Sie auch erwarten kann, haben Sie auf dem neuen Gebiet schon wieder sehr Treffliches geleistet. Deshalb sehe ich auch mit Interesse der Zusendung des Bandes entgegen, den ich keineswegs verschenken werde wie Sie vermuten. Im Ganzen aber kann ich, da ich doch schliesslich Nervenarzt bin, und schon aus ethischen Gründen bleiben will, der Anatomie nicht so genau folgen wie Sie und habe z. B. das von Ihnen erwähnte Heidenhain'sche Werk noch nicht zu sehen bekom-

men. Ich stehe dick in der Vorbereitung der 8ten Auflage meines Lehrbuches. Da ich für Studenten ein kleines Büchlein herausgegeben, bin ich jetzt für den ersten Band, der die Säuger umfasst, so frei geworden, dass ich endlich einmal in viele, bisher nur mir bekannte Details eingehen kann. Reichlich ein Drittel des Buches muss neu geschrieben werden, unter anderem auch die Hirnnervenkerne, da Gaskells Ansichten jetzt endlich, nach 25 Jahren überall durchdringen und als richtig sich erweisen. Ich habe beantragt, dass aus Anlass dieses Jubiläums Gaskell zum Mitglied der Senckenbergischen Gesellschaft ernannt wird, eine kleine Ehre, die er wohl verdient, da es diesem geistreichen Manne, der die 60 überschritten hat, durchaus an äusseren Anerkennungen bisher gefehlt. Uebrigens feiert auch mein Buch, wie ich ganz zufällig entdeckte, mit dieser 8ten Auflage sein 25jähriges Jubiläum. Es hat mir viel Freude, viel Mühe und viel Lernen eingebracht, und das merkwürdigste ist, dass die Abbildungen in der ersten Auflage so richtig waren, dass ich sie fast alle noch jetzt für die 8te benutzen kann. Im Übrigen geht es mir wie Gaskell, die sogen. äusseren Anerkennungen, Titel etc. schliessen sich offenbar nicht an die Hirnanatomie an. Schadet aber auch nichts, (und der Gedankennonnex kommt mir eben nur ganz zufällig), weil ich derlei nie ambiert habe, wenn es auch immerhin recht erfreulich ist. Briefe wie der Ihre bedeuten für mich mehr.

Ich habe Ihnen auch, wie schon manchmal, wieder etwas Neues zu berichten und es ist dies etwas, was für Sie Interesse hat. Ich habe nämlich die Ausführwege der Hypophysis gefunden. Man kann sie vom Gehirn aus injizieren und dann zeigt sich, dass aus der Glia des Trichters unzählige Spalten, (die von feinsten Membranen umkleidet sind?) durch den ganzen Drüsenlappen führen und überall sich zwischen die Epithelien und die Blutgefässe einschalten. Ich habe ganz prachtvolle Bilder etwa vom Typ des folgenden: [hier folgt eine Skizze mit der Beschriftung: „Blutgefässe roth, Injektion d. Infundibulum mit Blau")]

[Möglicherweise fehlt eine weitere Seite, denn ohne Übergang folgt auf der nächsten Seite folgender Text:] Grosshirn des Menschen, im Verhältnis zu dessen Gehirn.

Im ganzen tendiere ich, älter werdend, immer mehr dazu, das, was ich anatomisch finde, zur Begründung einer wirklich vergleichenden Psychologie zu benutzen. Einige Vorarbeiten in Programmschriften dazu haben Sie ja gelegentlich erhalten. Ich sende mit gleicher Post einen kleinen populären Aufsatz, den Sie gelegentlich auf der Eisenbahn lesen können, der aber für den Kenner, wie Sie sehen werden, wie mir auch Sherrington schrieb, sehr viel Eigenes und Neues wahrnehmen lässt.
Mit besten Grüssen Ihr alter Verehrer Edinger

Lfd. Nr.: 686
Von: Walter Spielmeyer
An: Ferdinand Springer
Quelle: Springer Verlag B: S129I

Freiburg, 27.01.1911

Hochgeehrter Herr!
Für Ihren sehr liebenswürdigen Brief und für Ihr gütiges Entgegenkommen danke ich Ihnen vielmals.

Was Sie zu dem Handbuch-Plan sagen, leuchtet mir in jeder Beziehung ein. Auch ich weiß (aus indirekter Quelle), daß das Karger'sche Handbuch ein buchhändlerischer Mißerfolg war. Und ich glaube auch, daß die Zeit für ein neues Handbuch d. path. Anat. d. Nervensystems, das ja später vielleicht recht notwendig sein könnte, noch nicht gekommen ist. Dazu hat die Sache gewiß noch 6 bis 8 Jahre Zeit.

Ich hatte nicht damit gerechnet, daß Sie mit der Herausgabe einer „pathol. Anatomie d. Nerv.„ so lange warten würden. Wie ich Ihnen schon schrieb, erscheint mir die Bearbeitung, die Sie vorschlagen, außerordentlich reizvoll. Und ich möchte deshalb gerne Ihren freundlichen Vorschlag annehmen, obwohl ich mir über die Anlage des Buches noch nicht klar werden konnte.

Daß ich die Frage der etwaigen Teilung des Werkes in meinem letzten Briefe nicht berührt habe, geschah mehr zufällig. Herr Bielschowsky, dessen Name ja einen ausgezeichneten wissenschaftlichen Klang hat und den ich sehr hoch schätze, wäre mir gewiß ein sehr willkommener Mitarbeiter. Aber ich glaube fast – so weit ich das heute übersehe –, daß eine solche Arbeitsteilung nicht ganz zweckmäßig sein würde. Die Hauptsache bei der Bearbeitung wäre doch eine ausführliche und einheitliche allgemeine Histopathologie des Nervengewebes; sie müßte dem speciellen Teil vorangeschickt werden, und auf die Behandlung dieses Teiles würde ich ganz besonderen Wert legen. Ich glaube, daß für einen solchen allgemeinen Teil ein noch größeres Bedürfnis vorliegt als für den speziellen und vielleicht könnte man – falls das buchhändlerisch ratsam ist – eine Trennung des Werkes (entschuldigen Sie das so großartige Wort) in diese beiden Teile vornehmen.

Das Buch von Schmaus behandelt, wie Sie wissen, nur die path. Anat. des Rückenmarkes. Wie umfangreich eine die gesamte Pathologie des Nervensystems lehrbuchartig behandelnde Monographie werden müßte, kann ich noch in keiner Weise beurteilen. Jedenfalls würde auf Kürze auch hier bei dem Zwecke des Buches überaus viel ankommen. Von klinischen Beschreibungen, (die in dem Schmaus'schen Buche enthalten sind) wird man absehen dürfen. Dagegen stimme ich Ihnen wieder durchaus darin bei, daß gute Illustrationen notwendig sein werden.

Meine „Technik" (die man vielleicht „Technik der mikroskopischen – da sie „histopathologisch" und auch „histologisch" ist – Untersuchung des Nervensystems" taufen könnte) wird Ihnen Anfang Februar zugehen. Leider hat mich die Stenographin infolge Krankheit im Stich gelassen, so daß ich den Rest selber schreiben muß; Ich hoffe aber, zu diesem Termin fertig zu werden. Ich habe übrigens die Darstellung mit Ihrem Einverständnis so knapp als möglich bemessen und hoffe, daß der Umfang von zehn Druckbogen nicht erreicht wird.

Indem ich Ihnen nochmals meinen besten Dank ausspreche, habe ich die Ehre zu sein

Ihr ganz ergebener W. Spielmeyer

Lfd. Nr.: 689
Von: Alois Alzheimer
An: Ferdinand Springer
Quelle: Springer B:S, 129 I

München, 11.02.1911

Sehr geehrter Herr!

Auf Ihr freundliches Schreiben vom 10. ds. beehre ich mich Ihnen zu erwidern, daß ich sehr gerne in der Angelegenheit des Spielmeyer'schen Buches Ihnen meine Meinung mitteile. Zunächst erscheint mir absolut erforderlich, daß das Buch reichlich mit Abbildungen ausgestattet wird, denn gerade wenn eine neuere Materie behandelt wird, sind Abbildungen unerläßlich und nur mit reichlichen Abbildungen kann das Buch seinen Zweck erfüllen. Ich würde sehr raten, von Tafeln möglichst abzusehen und zum Teil farbige Textfiguren zu nehmen, wie sie zum Beispiel außerordentlich schön in dem neuerdings bei Fischer erschienenen Heidenhain'schen Buch „Plasma und Zelle" verwendet sind, das ich Spielmeyer sehr als Beispiel empfehlen würde.

Natürlich wäre es wünschenswert, daß das Buch nicht allzu umfangreich würde, damit es eine möglichst große Abnehmerzahl findet. Möglichst würde ich es nicht über 30 Mark kosten lassen, und in einem Band zusammenfassen. Sollte aber Spielmeyer zwei Bände für nötig halten, so könnte man auch den Preis auf 50 Mark erhöhen. Damit wird aber sicher auch die Zahl der Abnehmer wesentlich kleiner, weil viele Nervenärzte und Anstalten ein Buch kaufen werden, das 30 Mark kostet, nicht aber das 50 Mark kostet. Wenn es 50 Mark kostet, würde ich jedenfalls eine kleinere Auflage machen und lieber auf eine zweite Auflage hinstreben, da bei der regen Tätigkeit auf dem Gebiete der pathologischen Anatomie des Centralnervensystems viel rascher eine Veraltung zu befürchten sein wird, als auf anderen Gebieten. Jedenfalls würde ich die Zahl der lithografischen Tafel für ein solches Buch möglichst beschränken und weniger Wert auf sehr feine, als auf instruktive, lehrhafte Abbildungen legen.

Die Furcht, daß Nissl oder ich Spielmeyer zuvorkommen könnten, ist wohl unbegründet, und ich glaube, Sie können Spielmeyer darin beruhigen, indem Sie ihm gelegentlich mitteilen, daß ich von der Sache weiß.

Wie aus dem Briefe Spielmeyers hervorgeht, denkt er auch daran, die Psychosen zu behandeln. Ich hätte es, wie ich Ihnen früher schon schrieb, für zweckmäßiger gehalten, wenn sich Spielmeyer auf eine Bearbeitung der Gehirn- und Rückenmarkspathologie beschränkt hätte, weil damit sein Buch kürzer und billiger geworden wäre und jedenfalls in den Kreisen der Neurologen und pathologischen Anatomen eine größere Verbreitung gefunden hätte, während es die Psychiater doch auch hätten kaufen müssen. Wenn er aber die Geisteskrankheiten dazunehmen will, so liegt mir persönlich gar nichts daran, da es meiner Neigung mehr liegt, einzelne Gebiete systematisch durchzuarbeiten, als über große Gebiete Lehrbücher zu schreiben. Ich werde eben dann meinen Plan, später mal ein Buch über die Anatomie der Geistesstörungen zu schreiben aufgeben, und mich auf einen kurzen Abschnitt beschränken, der demnächst bei Deutike erscheint, worüber auch Spielmeyer unterrichtet ist. Daß irgend ein anderer Mensch außer Nissl, Spielmeyer, Bielschowsky und mir ein solches Buch schreiben könnte, wie es Spielmeyer vor hat, scheint mir kaum zu befürchten. Nissl wird es sicher nicht tun, wie er mir persönlich versichert hat und wie ich nach seiner ganzen Art glaube.

Daß Spielmeyer, wenn er Gehirn und Rückenmark behandelt, auch die peripheren Nerven mitbehandeln muß, scheint mir selbstverständlich.

Meinen Rat würde ich also schließlich dahin zusammenfassen, dass Sie Spielmeyer freie Hand lassen, ob er auch die Geisteskrankheiten mitbehandeln will, daß er jedenfalls die peripheren Nerven mitbehandeln soll, daß er weiterhin womöglich mit 600 Seiten auszukommen suchen soll, und mit farbigen Textfiguren, und daß er womöglich das Ganze in einem Band zusammenfaßt, der vielleicht (ich weiß nicht, ob das buchhändlerisch praktisch ist) in zwei Lieferungen erscheinen kann, einen allgemeinen und einen speziellen.
Mit vorzüglicher Hochachtung ergebenst Alzheimer.

Lfd. Nr.: 693
Von: Hanson K. Corning
An: Ludwig Edinger
Quelle: EdrO

28.05.1911.

Lieber College,
Ich wähle mit Vorbedacht nochmals den schriftlichen Weg. Ihre Antwort zeigt mir, daß meine Frage nicht klar genug gestellt war. Sie sollte lauten: Genügt nicht zur Erklärung aller einschlägiger Bestimmungen die Annahme, daß das Centralorgan ein Apparat zur Entwicklung zweckmäßiger motivierter Reactionen auf einwirkende Reize ist? Gibt es eine Tatsache die hierdurch nicht zu erklären ist, sondern noch überdies fordert, daß das Centralorgan als Träger „höherer" seelischer Funktionen angesehen werde? „Nur wenn es eine solche Tatsache gibt, ist letztere Annahme mit der Ökonomie der Erklärung vereinbar.
Freundlichst grüßend Ihr H. Corning

Lfd. Nr.: 702
Von: Hugo Liepmann
An: Ludwig Edinger
Quelle: EdrO

Berlin, 01.10.1911

Sehr verehrter und lieber Herr Professor!
Besten Dank für Übersendung der neuen Fassung Ihrer Schlußvorlesung, die ich, vom Urlaub zurückgekehrt vorfinde. Das ist eine großzügige Darstellung der Grundzüge einer objektiven Psychologie!

Sie fragen, wie ich über den besonders gegen Schluß vertretenen Standpunkt denke. Nun, ich gebe einerseits vollkommen zu, dass Gnosie und Praxie beim Erwachsenen zum großen Teil automatisiert sind und zum Teil unter der Schwelle des Bewußtseins oder mindestens außerhalb des Aufmerksamkeitsfokusses vor sich gehen, dass ferner die höchsten intellektuellen Funktionen erst oberhalb Gnosie/Praxie beginnen. Schliesslich dass jeder nervösen Funktion ein Bewusstseinsaequivalent zu geben, von der Erfahrung durchaus nicht gefordert wird.

Abweichen möchte ich nur darin, daß ich doch nicht Gnosie/Praxie *so* scharf von Intelligenz und Bewusstsein trennen möchte, wie Sie. Denn nicht nur treten beim Erlernen der Fertigkeiten die einzelnen Glieder doch ins Bewußtsein, sondern auch beim Erwachsenen treten sie wieder ins Bewußtsein, sobald eine ungewohnte Situation oder eine Schwierigkeit auftritt. Ich zünde eine Zigarre für gewöhnlich ganz mechanisch ohne Nachdenken an, giebt man mir aber zum ersten Male ein Klipsfeuerzeug, so muss ich meine einzelnen Akte mit Bewußtsein überwachen und so weiter.

Man sieht bei Apraktischen häufig, daß sie gelegentlich unwillkürlich ohne Überlegung einen Akt ganz gut vollziehen, aber gerade, sobald sie ihn willkürlich herbeiführen wollen, scheitern. So konnte mein Regierungsrat sich gelegentlich den

Schnurrbart drehen, auf Aufforderung war er aber ganz außer Stande dazu. Also hier versagte gerade der in der Helle des Bewußtseins sich abspielende Akt.

Dass aber graduell zwischen den Gnosien/ Praxien und der kombinatorisch/ schöpferischen Geistestätigkeit – etwa derjenigen, mit der Edinger ein Buch über „nervöse centrale Organe" schreibt – ein kolossaler Unterschied ist, gebe ich selbstverständlich zu.

Ich habe sogar früher immer Bedenken gehabt, ob ich terminologisch recht tue, Manipulationen wie Zigarrenanzünden, Glas Wasser einschenken etc. „Handlungen" zu nennen, also dasselbe Wort, das eine Selbstaufopferung, Verlobung, Wechselfälschung etc. bezeichnet, anzuwenden.

Sie werden mich für klein halten, wenn ich zum Schluss pro domo spreche: Warum setzen Sie meinen Namen in dieser Auflage hinter Picks? Was Pick für die Apraxielehre in seiner 1905 erschienenen Arbeit geleistet hat, will ich nicht verkleinern: Er hat unter der Bezeichnung „ideomotorische" Formen gewisse Spielarten zu erst eingehend geschildert, und mir damit erleichtert, meinen Begriff der „ideatorischen" Apraxie herauszuarbeiten.

Aber fünf Jahre vor seiner Arbeit – 1900 – war doch schon meine Arbeit über motorische Apraxie erschienen; 1902 habe ich dann schon gesagt, daß es so viele Varietäten der Apraxie geben möge, wie der Aphasie und eine Varietät geschildert (Neurol. Cbl. 21, Seite 615).

Diese Priorität hat mir übrigens Pick selbst nirgends bestritten (vielmehr nennt er Centralblatt 21 Seite 994 meine Arbeit: „die grundlegende Studie"). Nur auf die ideatorische Form erhebt er Ansprüche mit partiellem Recht. Das Wort Apraxie allerdings hat er wie Andere schon früher gebraucht, aber immer in dem alten Sinne der Unfähigkeit zum Gebrauch von Gegenständen infolge VERKENNENS derselben.

Nun will ich aber nicht weiter der lieben Eitelkeit das Wort lassen. Wenn ich mich Ihnen gegenüber, dessen besonderen Wohlwollen ich mich sicher weiss, empfindlich zeige, so ist das nur die aufgespeicherte Stimmung, welche Andere hervorgerufen haben. Sehe ich doch, dass von anderer, weniger wohlwollender Seite, z. B. Heilbronner, die ganz spärlichen, unbeachteten und unentwickelten Keime zur Apraxie-Lehre, welch ich meist mühsam selbst in der Literatur der 70er und 80er Jahre aufgestöbert habe, so aufgebauscht werden, daß der Schein entsteht, ich hätte nur eine schon vorhanden gewesene, kontinuierlich gewachsene Lehre etwas weiter ausgebaut.

Glücklicherweise sind Männer wie Sie, Oppenheim und Wernicke (dessen Briefe darüber ich aufgehoben habe), Zeugen, daß in dem Bewußtsein der Fachleute eine Apraxielehre vor 1900 nicht bestand, daß sie als neuer Zuwachs unserem Besitz angegliedert wurde. Bei jeder neuen Lehre werden Ansätze und Hinweise in der Literatur aufgefunden.

Selbst Meynert, der noch am ersten hier als Vorgänger in Betracht kommt, hat mit seiner aphoristischen Aufstellung einer motorischen Asymbolie nur eine an Bedeutung sehr zurücktretende Unterart, die gliedkinetische Apraxie, skizziert.

Zum Neurologenkongress kann ich zu meinem großen Bedauern nicht kommen. Ich bin eben erst vom Urlaub zurückgekehrt und muß in drei Wochen für den Münchener Kurs wieder Urlaub nehmen. Übrigens hat man auf Kongressen am wenigsten von einander. Ich hoffe, Sie bald in Ruhe zu sprechen.

Mit besten Empfehlungen Ihr ergebener Liepmann

Lfd. Nr.: 710
Von: Ludwig Edinger
An: Gustaf Retzius
Quelle: Stockh

Frankfurt, 29.12.1911

Sehr verehrter Freund Retzius!
Ihre Briefe sind mir allemal eine Freude und eine Ehre. Ich weiß zwar, daß Sie mich zu günstig beurtheilen aber von einem G. Retzius nimmt man auch das gern an. Ihre Arbeit geht also weiter so werthvoll voran wie all Ihr Leben und das ist für Sie und uns alle das schönste. Daß Sie sich nun an das Protoplasma machen, ist, nachdem Sie dessen complizierteste Form auf kleinstem Raume seit Jahren durchgearbeitet haben und dabei so viel weiter gekommen sind als Ihre Vorgänger, nur natürlich. Ich verspreche mir für meine Ganglienzellerkenntnisse da wieder viel. Ich bin durch Doktor Liesegang mit den Colloidsachen besser bekannt geworden, und daß bringt meine und, wenn Sie davon Notiz nehmen wollen, gewiß auch Ihre Anschauungen ein gutes Stück voran.

Das Buch von Höber Physiologische Chemie der Zelle und Gewebe bedeutet für mich einen großen Gewinn: Höbers Einzelarbeiten sind alle sehr werthvoll und wenn Sie ihn mal durch eine Preiszuerkennung oder Gesellschaftsnennung nutzen könnten, dann wäre was für einen bescheidenen Forscher geschehen, der von der Menge nicht richtig gewürdigt wird. Ich bin immer dafür, daß man junge Leute hat und wenn irgend möglich fördert, auch durch äußerliche Ehrungen. Machen Sie auch Arrhenius auf das Buch aufmerksam. In zehn Jahren stehen diese Dinge im Centrum der biologischen Chemie. Sie werden es erleben und hoffentlich in voller Schaffenskraft noch.

Ich bin in diesem Jahre durch die totale Umänderung meines Buches sehr in Anspruch genommen, dazu durch die Leitung der Arbeiten im Institut, von denen ich Ihnen diejenigen zugehen ließ, die Sie interessiren möchten, alle anderen namentlich ließ ich hier und ihrer ist heuer eine ganze Anzahl. Sie erhalten Anfang Januar den Bericht über das Institut und wenn in der erschienenen Litteratur irgendwas, das Sie interessiert, nicht an [Sie gelangt], so senden Sie mir eine Karte. Dann habe ich die Organinjektionen mit [...] weitergepflegt, die mir bei der Hypophyse so merkwürdige Sachen ergeben haben. Nun finde ich in der Nebenniere ein ungeheuer feines Netz um die Zellen! Daß ich ohne einen Histologen hier bin, ist dabei of störend. Wir arbeiten eben an der Gründung einer Universität hier und hoffen, daß wir dies erreichen. Die Schwierigkeit liegt darin, daß die Bevölkerung keine Universität im altconservativen Sinn will, die Regierung aber, eben die [... rin] dieses Sinnes eine andere nicht zugeben wird. Allerdings muß man den Promotoren dieser Idee zugeben, daß Vieles von dem, was der Regierung empfohlen wird, von den Facultäten ausgeht. Zum Beispiel der Antisemitismus, unter dem Viele hier leiden. Ehrlich, Weigert und ich keiner von uns hatte je Hoffnung auf eine Universität und erst seit einigen Jahren ist es wenigstens für Ehrlich anders geworden. Auf den hageln jetzt allerdings die Ehren. Er ist mir ein lieber Genosse, mit dem ich oft zusammen bin. Immerhin sind unsere Verhandlungen soweit, daß vor Mitte des nächsten Jahres die. offizielle Genehmigung wohl gegeben sein wird. Unseren lieben Waldeyer werde ich in nächster Zeit wiedersehen. Ich

habe einige Vorlesungen in Berlin zu halten – Beziehungen zwischen Anatomie und Pathologie [?].
Mit den besten Grüßen Ihr ergebener Edinger.

[In dem maschinengeschriebenen Brief waren in der uns überlassenen Kopie die Worte am rechten Seitenrand nicht immer lesbar]

Lfd. Nr.: 726
Von: Korbinian Brodmann
An: Adolf Wallenberg
Quelle: EdrO

Tübingen, 30.04.1912

Sehr verehrter Herr Professor,
Ihre letzte Anfrage ist unzustellbar vor meiner Abreise zur Anatomenversammlung in München an mich gelangt und da ich einen Vortrag übernommen hatte, kam ich leider nicht mehr zur Beantwortung. Bei Durchsicht meiner Korrespondenz entdecke ich nun zu meinem lebhaften Bedauern, daß ausserdem noch ein Brief von Ihnen seit längerer Zeit unbeantwortet geblieben ist. Ich bitte sie höflichst, diese Versäumniße gütigst zu entschuldigen.

Sie hatten mir seiner Zeit einen Brief von Herr Professor Edinger mit einer auch von Ihnen geteilten ausdrücklichen Mißbilligung meines Referates in Ihrem Jahresbericht übersandt. Ich habe, wie Sie begreifen werden, mit schmerzlichen Gefühlen von dem Inhalt Kenntniß genommen und da ich unschlüssig war, was ich darauf erwidern sollte, Ihn einstweilen auf die Seite gelegt. Die Sache kam dann leider im Drange meiner übrigen Arbeiten in Vergessenheit. Um so ruhiger kann ich Ihnen heute darauf antworten und ich bitte Sie, nun auch meinerseits eine offene Meinungsäusserung zu gestatten und diese, da der Brief durch Sie an mich gelangte, an Herrn Professor Edinger weiterzugeben.

Ob mir das Referat geglückt ist oder nicht und ob es nach aussen einen guten Eindruck macht, darüber steht mir kein Urteil zu. Sie und Herr Professor Edinger bestreiten es und dann muss es wohl so sein. Dagegen darf ich den halbversteckten Vorwurf der Ungerechtigkeit gegen fremde Arbeiten nicht unbeantwortet lassen, da er mehr als ein literarisches Werturteil enthält u. ich überzeugt bin, dass er sachlich u. formell ungerechtfertigt ist. Es liegt ein Schreiben von Herrn Professor Edinger vor mir, in dem er den ausdrücklichen Wunsch äussert, ich möchte meine Arbeiten recht eingehend ausführlich im Jahresbericht behandeln. Kleinere Abhandlungen und Gelegenheitsnotizen könnten – wie es von je her im Bericht üblich war – mit einigen kurzen Sätzen erwähnt werden, auch aus Rücksicht auf den verfügbaren Raum.

Nach dieser Direktive habe ich mich gerichtet und einige kleinere Mitteilungen meinem Referatgebiete inhaltlich mit wenigen Worten zu charakterisieren gesucht. Andere Arbeiten glaube ich ihrem <u>wesentlichen</u> Inhalte nach ebenfalls erschöpft zu haben. Übergangen habe ich keine Arbeit, die mir zu Gesicht kam. Daß ich etwas übersehen habe aus den 2 Berichtsjahren ist möglich, mir aber nicht bekannt. Isenberg ist erst 1911 erschienen und nach Abschluss meines Referats an mich gelangt, konnte und durfte also gar nicht mehr in diesen Bericht kommen. Einer in meinem Laboratorium schon zum Neujahr fertig gewordenen Arbeit ist es ebenso ergangen. Ich hielt es für selbstverständlich, sie gar nicht zu erwähnen. Daß die Besprechung meiner vergleichenden Lokalisationslehre einen breiteren Raum einnimmt als die der Einzelabhandlungen liegt m. E. in der Natur der Sache begründet. Jene bringt, wie Sie selbst wissen, die Ergebnisse einer zehnjährigen Arbeit, die bis dahin großenteils unveröffentlicht waren, und ich war es nicht mir, sondern der von mir vertretenen Sache schuld, meiner Arbeit, der ich mein ganzes äusseres Fortkommen bisher geopfert hatte, den mir zu Verfügung stehenden Raum angemessen in dem Umfang der Arbeiten entsprechend zu verteilen, wollte ich nicht wirklich ungerecht werden.

Wenn ich trotzdem, und sogar Ihnen und Herrn Professor Edinger gegenüber nicht verstanden habe, den Anschein zu vermeiden, als wollte ich meine Arbeiten auf Kosten der übrigen Forschung unbillig herausstreichen, so beweist mir dies, wie schwer es ist, eigene Arbeiten zu rezensieren, ohne in falschen Verdacht zu kommen. Ich muß es für unmöglich halten. Aus diesem Grunde, und da mir von jeher die Rezensententätigkeit wenig zusagte, ich auch in der Folgezeit sehr mit anderen Pflichten belastet bin, bitte ich Sie, es mir nicht nachtragen zu wollen, wenn ich künftighin an Ihren Berichten nicht mehr mitarbeiten kann.
Ich verbleibe in vorzüglicher Hochachtung, Ihr ergebenster Brodmann

2 Briefe zurück.

Lfd. Nr.: 743
Von: Jan Boeke
An: Ludwig Edinger
Quelle: EdrO

Leiden, 31.08.1912

Sehr geehrter Herr Kollege,
Für Ihr freundliches Schreiben und für die Zusendung des Ausschnittes aus Ihrer Mitteilung (den ich heute erhielt) sage ich Ihnen meinen besten Dank. Ich habe Ihre Auseinandersetzung mit großem Interesse gelesen und mit großer Freude, denn es scheint mir im schönsten Einklang zu sein, mit dem, was ich aus meinen Präparaten schliessen zu können meinte. Nur in den Sachen der Auflösung der syncytialen Elemente war ich doch zu einem etwas anderen Schluss gelangt.

Soweit ich aus Ihren Angaben schließen kann, sind Sie zu vollkommen demselben Schluss gekommen wie Held, welcher ebenso seine Plasmodesmen durch die einwandernden Neurofibrillen verspeisen lässt.

Schon Neal hat sich dagegen ausgesprochen, und ich habe auch immer vergeblich in meinen Präparaten nach Beweisen für eine Verspeisung der syncytialen Schwannzellen durch die einwachsenden Neurofibrillen gesucht. Auf Seite 102 meiner ersten Studie habe ich mich darüber geäußert: zwar ist eine nutritive Funktion des umgebenden Protoplasmas des Geleitgewebes nicht auszuschließen, ja wie mir scheint, sogar sehr wahrscheinlich. Dafür spricht auch die von mir gemachte Beobachtung, dass die einwachsenden Neurofibrillenstränge das Protoplasma des Geleitgewebes zu vacuolisieren scheinen, aber für ein Verspeistwerden der syncytischen Elemente habe ich keine Anhaltspunkte finden können, obwohl ich immer eifrig danach gesucht ha-

be. Wenn Sie, hochverehrter Herr, mit Ihrer so überaus reichen Erfahrung, glücklicher gewesen sind, würde ich das mit großer Freude begrüssen. Meinerseits habe ich, wie Sie aus meiner ersten Studie sehen, gerade auf das harmonische Zusammenwirken aller Gewebselemente bei der Nervenregeneration Nachdruck gelegt und dabei ist eine nutritive Funktion des umgebenden Protoplasmas wohl ein wichtiger Faktor. Von einer „Verspeisung" scheint mir nur da die Rede zu sein, wo Überflüssiges der Degeneration anheim fällt, und aufgeräumt wird. Aber dann verschwinden auch die neurofibrillären Strukturen. So wenigstens lassen sich meiner Ansicht nach meine Präparate deuten. Nochmals dankend, bleibe ich, hochverehrter Herr, mit der allergrößten Hochachtung
Ihr ganz ergebener J. Boeke.

Lfd. Nr.: 750
Von: Hans Horst Meyer
An: Ludwig Edinger
Quelle: EdrO

Wien, 07.11.1912

Sehr verehrter Herr College!
Ihre liebenswürdige Karte hat selbst meine altersträgen Gefäße noch in ungewohnte Bewegung versetzt und sich erweitern lassen, sodaß ich ganz rot im Gesicht geworden bin! Dreiviertel Scham und ein Viertel rechtschaffene Freude über die Anerkennung aus solchem Munde! Ich weiss aber nur zu gut, dass wenn Ihnen der Vortrag und das Buch gut gefallen haben und Sie darin Gutes finden, daß das hauptsächlich an Ihnen selbst liegt: grad so wie eine Landschaft etwa dem einen nur als der allenfalls brauchbare Kartoffelacker erscheint, dem Künstlerauge aber als Bild voll Farbe und Schönheit. Denn nicht nur wie man in den Wald (und in ein Buch) hineinschreit sondern auch hineinschaut und denkt, so scheint und schallt es daraus zurück.

Bei alledem freue ich mich am meisten, wenn es uns by and by gelingt, die klinischen Collegen für unsere Theoretische Pharmacologie zu interessieren. Und es ist mir Ihre Äusserung ganz besonders wert. Vielleicht kann das sogar der Pharmakologie selbst von practischem Nutzen sein: Sie werden ja auch in Frankfurt, denke ich, an der zu gründenden medicinischen Facultät eine Professur und Institut für Pharmakologie einrichten; die wird an einer so centralen Stelle und so bevorzugten neuen Universität sicherlich eine leitende Stellung im Fache einnehmen und es wird viel darauf ankommen, in wessen Hände diese Professur gelangt. Die letzten pharmakologischen Besetzungen in Deutschland waren nicht immer glücklich gewesen und haben die wissenschaftliche Pharmakologie nicht sehr gefördert. So ist zu hoffen, daß durch die Frankfurter Besetzung wieder der Schaden gutgemacht wird. Wenn Sie können, bitte ich Sie sehr stark [?], in diesem Sinne zu wirken.
Herzlichst Ihr H. H. Meyer

Lfd. Nr.: 767
Von: Wilhelm Erb
An: Ludwig Edinger
Quelle: EdrO

Heidelberg, 10.02.1913

Mein verehrter Freund!
Heute war ich in Mainz. Da erzählte mir H. Curschmann daß in Ihrem Institut z. Zeit ein Präparat von sicherer Paralyse zu sehen sei, in welchem sich unzweifelhaft Spirochäta pall. fände! Es wäre ganz authentisch!
Diese Tatsache ist ja so überraschend, so wichtig, daß ich mich bei Ihnen darüber vergewissern muß! Ist es wirklich so? Das würde ja unsere Anschauungen wesentlich klären.
Ich bin gerade mit der Niederschrift einiger Gedanken zur Tabes-Syph.-Frage beschäftigt und dadurch besonders interessiert für die Sache!
Wollen Sie mir einige Minuten widmen und meine Wißbegier befriedigen? Ich bitte sehr darum! – ev. unter strengster Discretion bis auf Weiteres
Mit freundlichsten Grüßen Ihr ergebener W. Erb

Lfd. Nr.: 768
Von: Wilhelm Erb
An: Ludwig Edinger
Quelle: EdrO

Heidelberg, 11.02.1913

Hurra, Hurra! Das ist ja wirklich herrlich, daß wir endlich so weit sind! Kommt mir sehr gelegen; Ich war gerade im Begriff, einige Bemerkungen niederzuschreiben über das noch immer fehlende letzte Beweisstück – den Nachweis der Spirochäten bei der Tabes und Paralyse. Ich wollte Impfversuche an Affen vorschlagen mit frischem Hirnrindenmaterial von Paralytikern (eventuell bei Operationen od. durch die Neisser-Pfeiffersche Hirnpunktion zu gewinnen!) od. mit frischem centrifugiertem Liquor cer. spin. von noch aktiv fortschreitender Tabes. – Das ist, wie ich glaube, noch nicht versucht worden u. könnte doch am Ende zum Ziel führen. Jetzt wird das freilich nicht mehr nötig sein.
Mit vielem Dank für Ihre prompte Mitteilung Ihr ergebener Erb

---

Lfd. Nr.: 772
Von: K. C. Schneider
An: Ludwig Edinger
Quelle: EdrO

Spitz a. d. Donau, 03.03.1913

Sehr geehrter Herr Professor,
Daß sich der Unterschied von Mensch und Tier nicht in den von Ihnen angestrichenen Zeilen in ihrer mir freundlichst übersandten Vorlesung erschöpft, ist doch leicht er-

sichtlich. Biologisch wichtig ist die Rezeption der Außenwelt und die Assoziation der Eindrücke, geistig wichtig dagegen die Stellung der Persönlichkeit zur Natur, die Beherrschung des Energetischen durch den Geist. Letzteres kann sich nicht im Somatischen spiegeln, denn es ist im Prinzip gar nicht ans Soma – ans Extensiv-Fänomenale [sic! Ph hier stets als F geschrieben] – gebunden, weil es eben intensiver Natur ist. In Hinsicht aufs Gehirn unterscheidet sich daher der Mensch nur insoweit vom Tier als er reicher veranlagt ist; die wahre Differenz beider kommt im Gehirn gar nicht zum Ausdruck.

Ganz verkehrt ist der Schluß der heutigen Fysiologie aus dem Bau des Gehirns aufs Wesen des Menschen. Ganz verkehrt ist auch ein anderer Gedanke der heutigen Fysiologie. Daß sie ein Bewußtseinsorgan im Gehirn sucht, wo doch notwendigerweise alles Biologische Bewußtsein sein muß. Bewußtsein, das deshalb nicht bloßer Nervenvorgang wird, weil es dem Subjekt unbewußt sein kann, denn das Subjekt ist eben ein fylogenetisch entwickeltes, komplexes Gebilde und ins Centralbewußtsein tritt nur Bestimmtes ein. Gott sei Dank, daß wir eine Freudsche Psychoanalyse haben, die endlich einmal das Unbewusste rational entwickelt! Der Gedanke eines speziellen Bewusstseinsorgans ist so recht noch ein Rudiment aus der materialistischen Blütezeit

Was endlich die Bedeutung der Somatischen für das Biologische anlangt, so habe ich in meinem psychologischen Praktikum zur Evidenz erwiesen, daß alle Spezifikation des Gehirns nicht genügt, die Spezifität des Wahrnehmens etc. verständlich zu machen. Schon der Grundbegriff der psychologischen Physiologie ist verfehlt, da alle psychische Komplexität physiologisch unverständlich bleibt. Ferner aber können die spezifischen Umwelten der Tiere gar nicht aus bestimmten morphologischen Veranlagungen erklärt werden. Dafür habe ich eine Unmenge Beweise vorgetragen und es wäre viel vernünftiger, wenn diesen Beweisen endlich Rechnung getragen würde, als daß man immer wieder die alte Litanei von der Festlegung der Tierhandlung im Soma vorgetragen bekäme. Gehirn ohne übergelagerte Gegenwelt bleibt ein Torso.

Ich freue mich außerordentlich Ihrer hervorragenden Forschungsergebnisse, muss aber nach wie vor die Ansicht vertreten, dass für das Verständnis des Biologischen so gut wie gar nichts damit gewonnen wird. Die Gehirnfysiologie hat sich zu bescheiden. Befunde wie die Kralls sind mir aufs höchste willkommen, weil sie nachdrücklich die Unzulänglichkeit unserer fysiologischen Forschung erweisen.
In vorzüglicher Hochachtung ergebenst K C Schneider [Unterschrift schwer lesbar].

Lfd. Nr.: 778
Von: Bartels, Lima/Peru
An: Ludwig Edinger
Quelle: Edinger-Institut, rote Ordner

Lima, 21.05.1913

Sehr geehrter Herr Professor!
Verbindlichen Dank für die Übersendung Ihrer Arbeit „Über das Kleinhirn und den Statotonus". Ihre klare Aufdeckung der Faserverhältnisse habe ich mit grösstem Interesse gelesen; die Lektüre hat eine Menge Fragen bei mir ausgelöst, sodass ich hier in der wissenschaftlichen Wüste fast einen moralischen Katzenjammer bekommen habe, wegen der technischen Unmöglichkeit, hier der Frage nachzugehen. Aber ich darf Ih-

nen vielleicht den einen oder anderen Gedanken mitteilen. – Ich las gleichzeitig Ihren Vortrag über dasselbe Thema in der Deutsch. Med. Wochenschrift. Da ist mir nun ein Satz unklar geblieben S. 635. „Wenn Beitz etc... Steigerung der „Seh"reflexe bekommen, so ist das... vielleicht geradezu der Ausgangspunkt für Studien über die Leistungen im optostatischen System. Statt „Seh"reflexe soll es natürlich „Sehnen"reflexe heissen. Aber was soll das mit dem aptostatischen [sic!] System zu thun haben? [Randergänzung: „tonost."] Dass keine Ausspülungen den Tonus der Augenmuskeln, die die Augen nach der nicht gespülten Seite wenden, steigert, zeigten ja meine Kurven deutlich genug; Ich sandte Ihnen seinerzeit die Arbeit? Aus Ihren anatomischen Untersuchungen kann man nun schliessen, wie dieser Labyrinthtonus der Augenmuskeln durch Bahnen vom Kleinhirn in doppelter Weise gehemmt wird (wenn ich Sie richtig verstanden habe). Erstens durch Bahnen, die von der Peripherie her zur Kleinhirnrinde – Kleinhirnkerne – Nucleus tegmenti mot. Deiters – motor. Augenmuskelkerne ziehen. Zweitens durch Bahnen vom Mittelhirn (hint. Vierhügel) Kleinhirnrinde – Kleinhirnkerne – usw.

Die afferenten Bahnen würden der Kleinhirnseitenstrangbahn entsprechen, peripher würde[n] sie nach Sherrington merkwürdiger Weise in den motorischen Augenmuskelnerven zentripetal verlaufen. Auch die Augenmuskeln werden ja beständig sensible Erregungen nach dem Zentrum senden, die Erregungen würden also auf dem Umwege des Kleinhirns auf den Tonus der Augenmuskeln wirken. Wie bedauere ich hier nicht neue Apparate zu haben, um gleich einmal den Einfluss der Erregung u. Ausschaltung des Kleinhirns aus dem Spannungszustand der Augenmuskeln bei intaktem oder zerstörtem Labyrinth graphisch darzustellen. Ich hatte damit übrigens drüben schon angefangen. Nun vielleicht bin ich im Jahr wieder in Deutschland thätig. Auch die Barany'schen Versuche sollte man am Tier so anstellen, dass man die Spannungsveränderungen zweier antagonistischer Gliedermuskeln aufschreiben lässt; (was auch viel einfacher ist wie die graphische Darstellung der Augenmuskelveränderung, wobei die leiseste Kopfbewegung auch direkt die Spannung der Schreibhebel stört). So liesse sich Spannungsverminderung oder -vermehrung besser auseinanderhalten. Auf den Nucleus motorius tegmenti müssen beim Menschen in Bezug auf Augenmuskeln auch vom Grosshirn bzw. von höheren Zentren aus Bahnen wirken. Beim Menschen ist ja die Untersuchung derartiger Einflüsse äusserst erschwert, weil wie auch bei anderen höheren Säugern die Augenstellung hauptsächlich durch die bewusste oder unbewusste Fixation bedingt wird. Nun hat mich ein Problem schon lange beschäftigt. Weshalb bewegen Menschen, die längere Zeit völlig erblindet sind (ohne geringsten Lichtschein) fortwährend nystagmusartig die Augen. Erst dachte ich an einen Einfluss des Labyrinthes, aber Untersuchung[en] zeigten, dass er nicht in Betracht kommt. Die landläufige Anschauung, dass die Bewegungen von einem unsicheren Fixationsbestreben herkämen, ist sicher falsch, denn ich fand dieselben Bewegungen auch bei angeborenem beidseitigem Anophthalmus, es pflegten die hirsekorngrossen Bulbusreste [....] dieselben Nystagmuszuckungen wie später Erblindete. Eine grosse Anzahl von Blinden habe ich untersucht und auch in Heidelberg 1911 darüber vorgetragen, aber zu einem Ergebnis kam ich nicht. Stammen diese Erregungen vom Grosshirn? Nach Mitteilung des Blindenanstaltvorstehers hört das Zucken im Schlaf auf (welche Teile des Centralnervensystems „schlafen" im Schlaf?). Bei der im Schlaf fehlenden schnellen Phase des Nystagmus stiess ich schon auf diese Frage! Oder beruht dies Zucken der erblindeten Augen auf propriorezeptivperipheren Erregungen, die via Kleinhirn - Deiters zu den Augenmuskelkernen gesandt werden. Ich hatte drüben schon angefangen, Hunde früh zu blenden, um auch „Blindennystagmus" zu erzeugen und dann den Einfluss der Ausschaltung von Grosshirn - Kleinhirn etc. zu beobachten. Auch nervöse Erkrankungen Blinder könnten hier den Weg weisen. Ich wollte, ich sässe hier nicht unter Palmen am Pacific und schrieb Ihnen dies, sondern könnte persönlich Sie mit meinen Fragen belästigen, es sind noch so viel, aber ich kann sie nicht alle schon klar formulieren, ausserdem interessieren sie Sie auch nicht alle. - Ich hoffe aber zurückzukehren. Ich ging hierhin, weil ich in Deutschland nicht weiterkam: Aus Reisedrang um mir mehr Capital zu erwerben, um bequemer meinen Studien später drüben nachgehen zu können. Aber die Unmöglichkeit, hier an der traurigen Universität anzukommen und das Fehlen jeglicher wissenschaftlicher Arbeiten können durch Geldgewinn (der auch nicht mal sehr gross ist in der Praxis) nicht aufgewogen werden.

Ich erlaube mir Ihnen nochmal meine letzte Arbeit, es ist ein Referat und doch nicht nur ein Referat zu senden. Von dem Bericht über meinen Vortrag Heidelberg ophthal. Gesellschaft 1911 besitze ich leider kein Exemplar mehr. Den Vortrag selbst habe ich auch nie niedergeschrieben. Er handelte erstens von der auffallenden Thatsache, dass vom Ohr aus ein Auge mehr bewegt wird als das andere (welche Bahnen?) u. zweitens von den Bewegungen der Augen bei Ausschaltung höherer Zentren auf Grund von Beobachtungen an Blöden, nicht fixierenden Säuglingen u. Blinden. Ich will sehen, ob ich Ihnen ein Exemplar des kurzen Berichtes in Deutschland noch auftreiben kann. Ich kam gerade bei Blinden zu dem Schluss, dass der bei diesen vorhandene Spontannystagmus auf (peripheren) Erregungen subkortikaler Zentren beruhe, die dem Labyrinthtonus entgegenwirken. Alles würde also Ihren anatomischen Befunden entsprechen. Es fragt sich eben nur, kommen diese Erregungen von höher gelegenen Centren (Grosshirn) oder von der Peripherie oder von beiden?

25. Mai. Ich erlaube mir ein Schema der Statotonusbahnen (Ophthalmotonus) des Auges beizulegen, wie ich es mir an der Hand Ihrer Ausführungen etc. anfertigte. Vielleicht haben Sie die Güte, es zu kontrollieren. Ein solches Schema hat als Arbeitsplan entscheidenden Wert. Die propriorezeptiven Bahnen vom Augenmuskel her habe ich mit Bleistift gezeichnet, die vom Labyrinth rot, die von Ihrem Hemmungs-Zentrum in den 4 Hügeln und vom Grosshirn blau. [siehe Abbildung der beigefügten Skizze] Im Einzelnen kamen also folgende Bahnen in Betracht:

Eine periphere Bahn für propriorezeptive Reize aus dem Muskel. Sie würde als Kleinhirnseitenstrangbahn der Körpermuskulatur entsprechen, ob sie im Trigeminus verläuft oder in den motorischen Nerven wie Sherrington annimmt, muss noch festgestellt werden. Die Bahn würde in der Kleinhirnrinde endigen - (teilweise im Thalamus?) weiter Kleinhirnkerne - Deiters Abschnitt des Nucl. motor. tegmenti - Augenmuskelnervenkerne - motor. peripher. Nerv - Augenmuskel.

Die zweite statische Bahn vom Labyrinth a) zum Deiters Kern, b) über Kleinhirnrinde und Kerne zum Deiters; steigt auch eine Bahn weiter auf?

Drittens käme die Tonushemmungsbahn von Ihrem Hemmungszentrum in den hinteren 4 Hügel - Kleinhirnrinde etc., die auch wohl im Deiterskern wieder endet (d. h. sekundär oder tertiär).

Viertens die Bahnen vom Grosshirn (auch blau gezeichnet). Gehen sie direkt zum Deiters oder event. [?] über Ihr Hemmungszentrum Kleinhirn? Diese Bahnen vom Grosshirn kommen wohl für die Déviation conjugué bei Grosshirnherden in Betracht.

Alle diese Bahnen spielen nun ja beim Menschen und fixierenden Säugern keine grosse Rolle, weil die bewusste oder unbewusste Blickeinstellung viel stärker ist, sie machen sich erst bemerkbar entweder wenn die Fixation ausgeschaltet ist, Säuglinge, Blöde, Totalblinde, oder wenn irgendwie durch Reizung (Drehen auf dem Drehstuhl, Temperaturreize, Erkrankungen des Ohres), oder Herde irgendwo im Verlauf der Bahn das Gleichgewicht gestört ist. Wo findet aber die wunderbare Koordination der

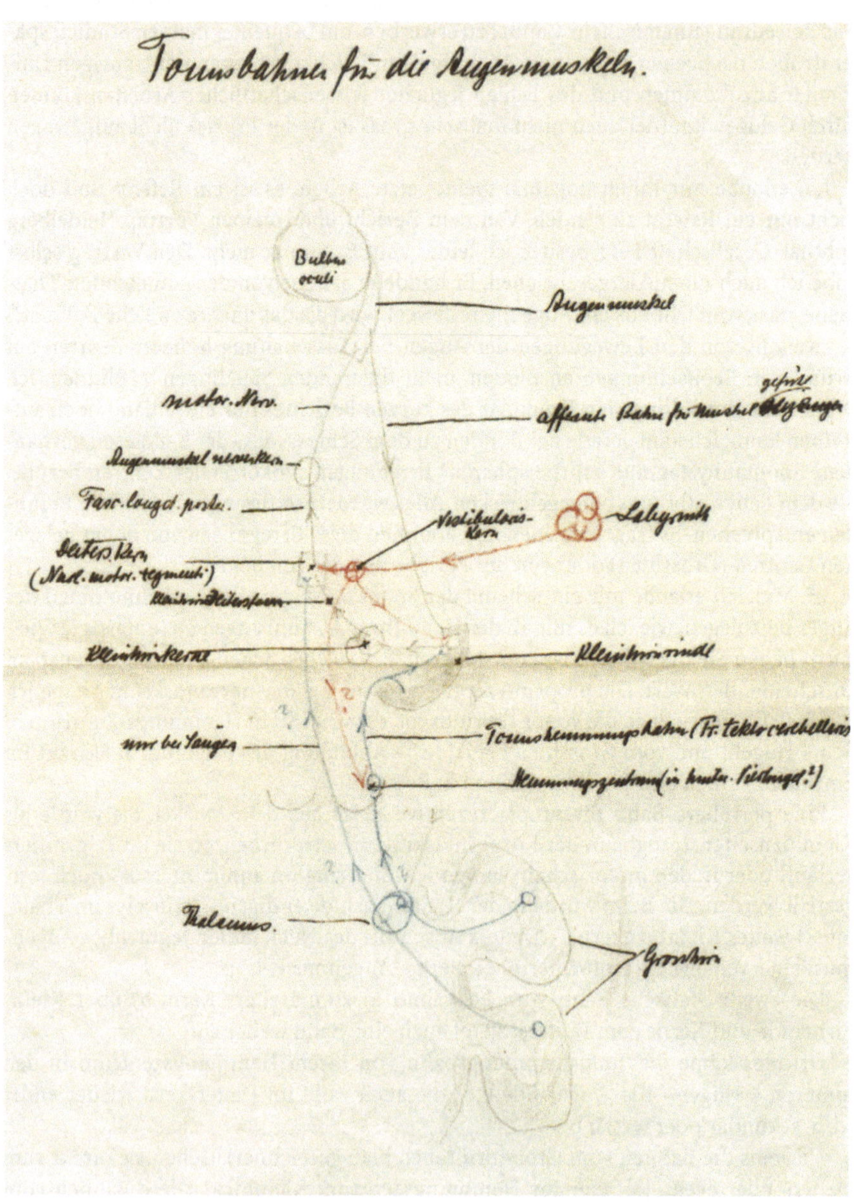

Augenmuskelarbeit statt d. h. dass die Augen fast gleich stark bewegt werden, dass der Tonus der Agonisten sich erst vermehrt, wenn die Antagonisten erschlafft sind, wie meine Kurven zeigen etc.? Im Deiters? Ich will Sie aber jetzt nicht weiter belästigen, verzeihen Sie, dass ich Ihre Zeit überhaupt so in Anspruch nehme. Es ist mehr ein krampfhafter Versuch hier in der wissenschaftlichen Wüste angeregt durch Ihre so klare Abhandlung etwas mitzudenken. Ich hoffe doch in einem Jahr wieder persönlich einmal Sie aufsuchen zu können. Mit ergebenen Grüssen Ihr Bartels.

Wegen der schlechten Redaktion des Briefes bitte ich um Verzeihung, ich wurde zu oft gestört.

Lfd. Nr.: 781
Von: Franz Nissl
An: Ludwig Edinger
Quelle: Max-Planck-Institut für Neurobiologie (Archiv Prof. G. Kreutzberg)

Heidelberg, den 12. Juni 1913

Lieber Freund!
Danke Ihnen herzlichst für die Auskunft.
Zur Zeit ist nach der neuesten Wendung der Dinge die Angelegenheit ganz in den Hintergrund getreten. Die Frage scheint erst im naechsten Jahr aktuell zu werden. Es hat daher zur Zeit gar keinen Zweck, daß Herr College Altmann hierher kommt. Ich erlaube mir, mich aber seiner Zeit wieder an Sie zu wenden.

Jedenfalls danke ich Ihnen herzlich.

Ebenfalls danke ich Ihnen für die Zusendung der Fahnen bezüglich des Thalamus opticus. Sie wissen, wie hoch ich Wallenberg schaetze.

Die folgenden Worte bedeuten also keine Geringschaetzung des von mir wissenschaftlich hochgeschaetzten Collegen. Ausserdem ist er auch ein Mann den man als Mensch nur gern haben kann. Ich spreche das ausdruecklich aus, damit Sie mich recht verstehen. Das Referat über die Thalamusroehre ist aber gaenzlich werthlos. Es waere viel besser gewesen, wenn nur die Titel der Arbeiten aufgezaehlt worden waeren. Es ist eben leider so mit der heutigen Spezialisierung. Es laßen sich ausschliesslich Arbeiten brauchbar referiren, wenn in der referirten Arbeit Gesichtspunkte, Ausblicke, Zusamenhaenge enthalten sind oder wenn bei rein beschreibenden Arbeiten (Pflastersteinbeschreibungen) der Referent Spezialist auf diesem Gebiet ist. Letztere Referate haben aber wieder nur für den Spezialisten Interesse und sind daher überflüssig, weil der Spezialist das Original lesen muß. Der erste Fall trifft bei den Thalamusarbeiten nicht zu; im zweiten Fall ist Wallenberg kein Spezialkenner der Cytoarchitectonik des Thalamus. Warum ist Winkler's Atlas nicht genant?
Herzl. Gruß von Ihrem alten Nissl.

Lfd. Nr.: 797
Von: Wolfgang Koehler
An: Ludwig Edinger
Quelle: EdrO

Puerto de la Cruz, Teneriffa, 31.03.1914

Sehr geehrter Herr Professor!
Bevor ich Frankfurt verließ, habe ich es durchaus vermieden, über ein Arbeitsprogramm zu sprechen, das hier durchzuführen wäre, ja, um die Wahrheit zu sagen, ich habe ein solches Programm nicht einmal selbst gehabt, da es mir besser schien, durch Erfahrungen mit den Tieren auf einen Arbeitsweg zu kommen, als mit einem vorher festgesetzten Plan unter Umständen an dem vorbeizuarbeiten, was eigentlich bei den Schimpansen zu holen ist.

Nur dass es mir in erster Linie auf Intelligenzprüfungen ankommen würde, das stand mir fest, und auf diese habe ich mich denn auch bisher beschränkt, in der Erwägung, dass von allen Fragen, die die Verwandtschaft mit den Menschen nahe legt, diese die dringendste ist.

Sie haben mir früher im Gespräch gesagt, daß Sie von der Entsendung eines Psychologen abgeraten hätten, da Details der Sinneswahrnehmung, für die die Psychologie sich zu Zeit sehr interessiert, für die sie Methoden ausbildet, zunächst recht unwichtig seien gegenüber Fragen, wie sie etwa ein Taubstummen- oder Schwachsinnigenlehrer stellen würde. Deshalb möchte ich versichern, daß solche Fragen der Sinnespsychologie auch mir relativ gleichgültig sind, so weit sie nicht unmittelbar für die Intelligenzfragen in Betracht kommen, und das ist nur bei höheren Gegenständen der Sinnespsychologie, dem Erfassen von Formen etc. der Fall. In dieser Beziehung zeigen freilich die Tiere merkwürdige Abweichungen von uns auf, wenigstens, so weit ich bisher darüber urteilen kann: Diese Frage ist noch nicht ganz geklärt, die Experimente dafür werden gerade vorbereitet.

Ich wollte Ihnen zweitens mitteilen, dass ich von Dressur vorläufig ganz abgesehen habe; mein Vorgänger hat sich zum Glück auch nicht darauf eingelassen, so dass der Weg für die Intelligenzuntersuchung nicht schon verdorben ist. Später freilich wird in bestimmter Richtung ein Lernen auch gerade für Intelligenzfragen wichtig sein.

Die Intelligenzprüfungen mache ich bisher so: Das betreffende Tier (bisweilen mehrere) bekommt sein Futter nicht zugereicht wie sonst, sondern dieses wird so angebracht, daß es direkt für das Tier nicht erreichbar ist. Dagegen sind – je nach dem Problem verschiedene – Mittel zur Stelle, mit deren Hülfe das Tier die Aufgabe lösen, das Futter sich verschaffen kann, vorausgesetzt, daß es klug genug ist, die Möglichkeit der Lösung zu erfassen. Es wird sich selbst überlassen, und das einzige, was ich dabei mache, sind Photographien und kinematographische Aufnahmen, um die die Tiere sich nicht kümmern. Ich hoffe, Wertheimer hat Ihnen von solchen Versuchen, über die ich ihm neulich Einiges schrieb, verschiedene mitgeteilt.

Das zunächst Erstaunlichste bei den Ergebnissen sind die enormen Begabungsunterschiede, die sich sofort zeigen. Man kann natürlich sofort sehen, ob ein Tier keine Lust hat, und sich um die Aufgabe gar nicht kümmert, oder sich fortwährend abmüht, und doch bei allen seinen Versuchen nur Dummheiten zu Tage fördert. Auf diesen Unterschied ist wohl zu achten. Es ist ferner nicht so, dass die Tiere, welche ihre Sache gut machen, stets die älteren wären. Solche, die noch vor dem Zahnwechsel stehen, machen sich unter Umständen viel besser, als solche, die weit darüber hinaus sind. Auch die Länge der Intelligenzübung hier ist nicht ausschlaggebend; denn ein ganz junges Tier, das ich neulich gekauft habe, leistete am dritten Tag nach seiner Ankunft schon Dinge, die die Mehrzahl der anderen nicht fertig bringt, und scheint auf dem besten Wege, die anderen sämtlich zu übertreffen.

Im übrigen war das Ergebnis im Anfang stets das gleiche: Die Fragestellung war anthropomorph gewesen. Dinge, die man für so selbstverständlich hielt, dass sie eigentlich gar nicht zu der „Aufgabe" gerechnet wurden, waren einfach absolute Hindernisse, und anderes, was man Ihnen nicht zugetraut hätte, fanden sie im Handumdrehen. Gegenwärtig glaube ich einigen Überblick über ihre Leistungsfähigkeit zu haben, und, was mir fast wichtiger vorkommt, ich glaube ermessen zu können, wie weit ungefähr die Tiere mit der Zeit kommen werden. Denn wenn auch Dressur vermieden wird, so ist doch klar, dass jedes gelöste Problem für die Tiere eine große Erleichterung zukünftiger Probleme bedeutet, durch die speziellen Kenntnisse sowohl, die sie so selbst erwerben, wie durch die allgemeine Intelligenzübung. Man darf nicht einwenden, dass damit die späteren Aufgaben an Schwierigkeit einbüssen und entsprechend geringer eingeschätzt werden müßten; denn niemand wird behaupten, daß die Menschen den Drehstrommotor erfunden hätten, ehe einfachere elektromagnetische Maschinen gefunden waren. Überhaupt stellt die Verfahrensweise, nach der ich die Intelligenzprüfungen mache, wohl eine hohe Anforderung an die Tiere dar; denn, was wir unter Menschen als Intelligenz bezeichnen, ist doch gar nicht zum großen Teil spontane Neuschöpfung. Wir wenigen Menschen, die in Ihrem Leben etwas Neues erfunden, was sie also nicht anderen absehen etc., können nicht zum Vergleich mit den Tieren herangezogen werden. Einen Durchschnittsmenschen, der nur schon ihm dargestellte Problemlösungen zu fassen vermag und leicht begreift, den nennen wir schon intelligent, indem wir ihm spontane Neufindungen schenken. Deshalb mache ich mit Tieren, die dauernd bei einem Problem versagen, die spontan die Lösung nicht finden, schliesslich den Versuch, ob sie die Sache begreifen, wenn ich oder ein Tier, das die Lösung heraus hat, ihm die Sache vormacht. Dieses Begreifenkönnen einer vorgemachten Lösung ist dann sekundäres Kriterium für die Intelligenz, schon deshalb, weil es nicht so selbstverständlich und leicht ist, in einer vorgemachten Problemlösung das Wesentliche zu sehen: „kapiert" ein Tier die vorgemachte Lösung nicht, so wird es aus der Fülle der gesehenen Bewegungen, aus denen die Lösung besteht, irgendwelche nachmachen, und nun, indem es das Wesentliche fortläßt, nicht zur Lösung gelangen. Ein Tier, das die Sache kapiert hat, wird dagegen vielleicht alle Einzelbewegungen anders machen, aber das praktische Ziel in seiner Weise und mit dem begriffenen Grundgedanken erreichen. Meine Versuchsprotokolle geben für beides gute Beispiele. Ich hoffe, im Sommer einen ersten Bericht veröffentlichen zu können.

Wenn Herr Wertheimer es noch nicht getan hat, soll er doch nun den etwas allgemeinen Rahmen dieser Sätze mit konkreten Einzelbeispielen erfüllen. Ich möchte nicht durch zu viel Mitteilungen dieser Art einer Veröffentlichung das erwünschte Interesse entziehen. Ich wünsche Ihnen ein gutes Sommersemester, Ihnen und Ihrer Familie Gesundheit

Ihr sehr ergebener W. Koehler.

Lfd. Nr.: 804
Von: Franz Nissl
An: Ludwig Edinger
Quelle: Edinger/Nissl

Heidelberg, 11. Juni 1914

Lieber Freund!
Ihre Zusendung hat mich und Ranke sehr erfreut. Ihre Kritik ist zu wohlwollend. Ich kann leider nicht zugeben, wenn Sie sagen: „ideal durchgearbeitete Faelle." Leider. Aber ich darf sagen, wir geben uns ehrlich Mühe, unser Bestes zu leisten. Wenn nur die Sache nicht so viel Zeit verschlaenge! Ich komme kaum zu eigenen Arbeiten. Wir sitzen gerade beim 4. Heft. Obwohl Ranke den ersten Fall des 4. Heftes wirklich tadellos vorbereitet hat, obwohl mit allen heutigen Methoden hergestellte Praeparate für mich fertig vorliegen, sitzen wir nun schon seit Wochen jeden Tag ein bis drei Stunden über dem Fall und wissen kaum weiter. Immer wieder heisst es: es reichen die Praeparate nicht aus; Herr Ranke machen Sie noch diese Methoden. Es ist oft zum Auswachsen. Und das Ende vom Lied?

Klinisches und Anatomisches laesst sich nicht zusammenbringen. Aber in der menschlichen Histopathologie ist eben das der Weg. Aber der vergleichende Anatom, die experimentelle Forschung, die Entwicklungsgeschichte – muß mithelfen, sonst bleibt unsere Thaetigkeit eine Beschreibung von Pflastersteinen, wie Sie einmal ganz richtig sagten. Mag sein, wie es will, jedenfalls hat Ihre Kritik uns Freude gemacht, nicht weil Sie uns übertrieben gelobt haben, sondern weil Sie der Erste und Alleinige unter den vielen Kritikern sind, der kapiert hat, was wir wollen. Sie allein haben den Sinn unseres Unternehmens zum ersten Mal erfasst. Und dafür haben Sie vielen Dank. Und auch dafür, daß Ludwig Edinger eine Kritik geschrieben hat.
Herzlichst Ihr Nissl...

Lfd. Nr.: 807
Von: Franz Nissl
An: Max Fürbringer
Quelle: UBF/Senckenbergische Bibliothek, NL Max Fürbringer

Heidelberg, 5. Juli 1914

Hochverehrter Herr Geheimrath!
Verzeihen Sie gütigst, dass ich Ihnen erst heute antworte. Ich war in den letzten Wochen durch dringende forensische Gutachten dermaßen in Anspruch genommen, dass ich zu Nichts anderem gekommen bin.

Schon seit einigen Jahren beschaeftige ich mich nicht mehr mit cytologischen Fragen im Speziellen, sondern einerseits mit der anatom. Lokalisationslehre der Hirnrinde, andererseits mit der Histopathologie des Cortex, wobei der Hauptnachdruck nicht auf das Einzelelement gelegt wird, sondern auf den Versuch, ein Verstaendniß darüber zu gewinnen, wie sich die pathologisch veraenderten Einzelelemente nervoeser, gliöser und mesenchymaler Natur zu einem pathologischen Ganzen, zu einem krankhaften Vorgang zusammenschliessen.

Es würde nicht der Achtung vor einem so tüchtigen Mann wie Unna gegenüber entsprechen, wenn ich, ohne seine Angaben im Einzelnen geprüft zu haben, in eine Kritik seiner Lehren eintreten würde. Das ist aber bisher nicht geschehen. Wie so vieles andere, steht die Nachprüfung seiner Angaben auf dem Programm unseres anatomischen Laboratoriums.

Ich kann also nur im Allgemeinen mich über Unna's Ansichten aussprechen. Sein zielbewusstes Streben, mit seiner chromolytischen Methode die Chemie der Einzelelemente zu erforschen, war soferne sie sich spezifisch faerben lassen, verdient ohne jeden Zweifel die allergroesste Beachtung. Ich glaube auch, daß auf dem Wege der chromolytischen Zellanalyse werthvolle Aufschlüße über die Natur der Stoffe, die wir faerben, gewonnen werden koennen. Ob wir aber auf diesem Wege zu einer wirklichen Chemie der Zellsubstanzen gelangen, halte ich für noch nicht erwiesen.

Selbst wenn ich alle Angaben Unna's über den Chemismus der Ganglienzellen vollstaendig als richtig annehme (Loeslichkeit der sich intensiv faerbenden Substanzportionen im Zellleibe in 80% Alkohol und in destillirtem Wasser (besonders wenn letzteres erwärmt wird); die Bläuung dieser Substanzen in Rongalitweiss), so koennte ich seinen Schluß, dass die intensiv basisch faerbbaren Substanzen der Nervenzellen mit dem ubiquitaeren Granoplasma der Bindegewebszellen (Plasmazellen) der Epithelzellen gleichzusetzen seien, nicht unterschreiben. Wir machen – ich nehme mich hier absolut nicht aus –, gerne den Fehler, daß, wenn Elemente zwei, drei, vier Eigenschaften gemeinsam besitzen, wir solche Elemente als identisch bezeichnen; erst spaeter erkennen wir eine weitere Eigenschaft, die die bis dahin gleichartig sich verhaltenden Elemente nicht saemtlich besitzen; und unterscheiden dann. Ich glaube, daß, selbst unter der Annahme der vollkommenen Richtigkeit der Unna'schen Angaben, die Verhaeltnisse nicht so einfach liegen, wie sie sich Unna vorgestellt hat.

Die Voraussetzung für die Anwendung von Unna's chromolytischer Methode sind spezifische Faerbungen. Was bedeutet aber der Begriff spezifische Faerbungen? Es kommt hier sehr auf die Definition an. Ich spreche jetzt nur vom Centralnervensystem. Giebt es hier eine Faerbung, die nur einen Bestandteil und nur diesen einen Bestandteil faerbt? Eine der spezifischsten Tinktionen ist wohl die Gliafaserfaerbung, die Resorcinfuchsintinktion, die Scharlachfaerbung. Sind diese wirklich in diesem Sinne spezifisch? Faerbt sich nicht z. B. bei der Gliafaserfaerbung gerade so spezifisch auch das Fibrin, wenn es in Form von Faeden niedergeschlagen ist? Bei den Nervenzellen ist die Spezifität der Faerbung in diesem Sinne noch fraglicher, wenn man nicht die großen Elemente allein berücksichtigt, sondern die Gesamtheit aller Nervenzellen. Ich habe niemals das Verhalten der Nervenzellen Farbbasen gegenüber als charakteristisch angesehen, sondern ihre Spezifitaet in dem interessanten reciproken Verhalten einmal bei der Faerbung mit Farbbasen, das andere Mal bei der Fibrillenfaerbung (nicht Fibrillenimpraegnierung!) definieren zu müssen geglaubt. Ich erkenne Unna's Scheidung von Grano- und Spongioplasma gerne an, allein wenn man die Gesamtheit der Nervenzellen heranzieht, versagen auch die sogenannten spezifischen Faerbungen, um mit Sicherheit bei jeder Einzelzelle sagen zu koennen, was Grano-, was Spongioplasma ist. Ich will nur die Nervenzellen der 2. Schicht nennen. Bei sehr vielen dieser Elemente kann man ohne Weiteres die beiden Bestandteile unterscheiden, bei anderen ebenso zahlreichen Elementen dieser Schicht wird man nicht ins klare kommen. Auch damit kann ich mich nicht einverstanden erklaeren, dass Unna das Granoplasma der Nervenzellen in die Waben und Poren des Spongioplasmas verlegt. Gerade diejenigen Nervenzellen, die ich als arkyochrome Gebilde bezeichnet habe, zeigen, dass die basisch intensiv faerbbaren Substanzen nicht in den Wabenräumen, nicht in den Poren des Spongioplasmas sich befinden, sondern in den spongioplastischen Substanz ruhen. Solche arkyochrome große Elemente findet man u. a. besonders reichlich am Boden der Rautengrube beim Kaninchen. (Übrigens studirt man die sich entwickelnden Nervenzellen, so kann man auch in den motorischen Nervenzellen sehr schoen von der spongioplastischen Anordnung und ihrer Beziehung zu den intensiv faerbbaren Substanzportionen sich überzeugen. Am besten sind hier gerade neugeborene Kaninchen).

Zieht man noch die pathologisch veraenderten Gewebe des Centralorgans heran, so überzeugt man sich noch mehr, dass der Begriff der spezifischen Faerbung ein relativer ist (Vgl. z. B. Nervenzellen mit progressiv veraenderten Gliazellen, die in allen Richtungen Nervenzellen nachahmen). Kurz, die Voraussetzung der chromolytischen Analyse Unna's ist die spezische Faerbung. Wie aber ist die letztere zu definieren?

Wie gesagt, ich habe keinen Grund, die Richtigkeit der Unnaschen Angaben über Loeslichkeitsverhalten anzuzweifeln. Aber ich zweifle, ob die Schlüsse, die er zieht, richtig sind.

Ich will auf die Neurosomen und Mitochondrienfrage gar nicht eingehen, sondern nur darauf hinweisen, dass die Verhaeltniße in der lebenden Zelle unendlich komplizirt sind. (Ich erinnere nur an den Versuch Becker's beim lebenden Frosch (Einspritzen von Neutralroth). Bei der subacut maximalen Vergiftung mit Morphinloesung erhielt ich einmal wieder Erwarten ganz ausgezeichnete Bilder von motorischen Zellen. Bei dem genauen Zusehen waren aber nicht die basisch intensiv faerbbaren Substanzen gefaerbt, sondern es waren Bacterienculturen so dicht an der Stelle der intensiv faerbbaren Substanzen gespeichert, dass sie wie normal aussahen. Leider war das nur einmal der Fall. In den anderen Zellarten waren keine Mikroorganismen an Stelle der faerbbaren Substanzen aufzufinden; die faerbbaren Substanzen selbst schlecht oder gar nicht mehr darstellbar). Ich kann mich nicht entschliessen, zu glauben, dass deshalb, weil das Granoplasma der Plasmazellen, der Nervenzellen gewisser Mesenchymalzellen eine Reihe gemeinsamer Eigenschaften zeigt, nun identisch in diesen Zellen sein soll [sic!].

Wir müssen, glaube ich, also trotz des wahren Kernes einer chemischen Deutung der Farbeffekte, doch recht vorsichtig sein, aus dem Farbergebnis allzu weitgehende Schlüße zu ziehen. Ich glaube wohl sagen zu dürfen, dass wir in unserem Laboratorium die Faerbung des Centralorgans so beherrschen, dass grobe Fehler nicht gemacht werden. Meine Privatassistentin, Frl. Luckenbach, faerbt nun seit Jahren 100te von Serien mit basischen Anilinfarben. Sie ist die Gewissenhaftigkeit selbst. Es geht eine Zeit lang ganz glatt. Dann gelingt kein Schnitt mehr. Warum? Ich habe es nicht herausgebracht. Aber nicht nur passirt das dem Frl. Luckenbach, sondern zu <u>gleicher</u> Zeit bringen die fünf oder sechs gleichzeitig im Laborat. arbeitenden Herren an einem ganz anderen Material mit der gleichen Technik auch nichts fertig. In unserem Laboratoriumjargon nennen wir das eine Phase der Depression. In einer solchen Phase befinden wir uns zur Zeit. Und dann von irgendeinem Tage an erhalten wir mit dem <u>gleichen</u> Material, mit den <u>gleichen</u> Reagentien aus denselben Gefäßen wieder ganz wunderbare Praeparate. Sie koennen sich denken, dass diese für den Laboratoriumsbetrieb so unangenehmen Depressionszeiten Veranlassung geben, an alle Eventualit. zu denken und alles mögliche zu probiren. Wir sind sogar schon umgezogen etc. p. p.:

alles umsonst. Und dann geht es auf einmal wieder. Sind da nur chemische Einflüsse wirksam?

Mit Unna ganz einverstanden bin ich, wenn er die basisch sich intensiv faerbbaren Substanzen des Zellleibes und die sich ebenso faerbenden Kernbestandteile[n] der Nervenzellen als principiell verschiedene Dinge ansieht. Das lehre ich, seit ich Vorlesungen über die Histologie des Centralnervensystems abhalte.

Was Heidenhain vom Chromatin sagt, unterschreibe ich auch ganz allgemein: Wenn wir ein Chromatin faerberisch von der Umgebung trennen koennen, so beruht die Möglichkeit einer solchen Trennung nun allerdings nun auf chemischen Eigenschaften der Masse, aber nur auf solchen allgemeiner Natur, auf einer überwiegenden Saeuren- und Basenkapazitaet; bemüht man diesen Umstand zur Herstellung differenter Faerbungen, so mag dies in gewissem Sinne ein Anfang der mikrochemischen Analyse durch Farbreaktion sein, indessen ist es aber nur ein solcher.

Verzeihen Sie, hochverehrter Herr Geheimrath, dass dieser Brief so lange geworden ist. Die Laenge dieses Briefes ist begründet in der Achtung vor dem Forscher Unna, der es nicht verdient, mit ein paar Worten abgethan zu werden, weil man sich nicht mit seinen Schlussfolgerungen einverstanden erklaeren kann.

In Verehrung Ihr ganz ergebenster
Nissl.

Lfd. Nr.: 829
Von: Emil Berger
An: Ludwig Edinger
Quelle: EdrO

Klosterneuburg, 02.12.1914

Hochgeehrter Herr Professor!

Unter den Grundlagen meiner Anschauungen über den Mechanismus des Bewußtseins – oder, was für mich gerade so wie für Sie dasselbe ist, der psychischen Vorgänge – spielen zweifellos Ihre Arbeiten eine, wenn nicht die Hauptrolle. Ich habe dies in meiner nächsten größeren Arbeit über den Gegenstand (die primäre Insuffizienz der psychischen Aktivität, Leipzig und Wien, Deutike) von der ich nicht weiß, ob sie Herr Professor bereits zu Gesicht gekommen ist, auch deutlich an verschiedenen Stellen zum Ausdrucke gebracht. Ihre zwei Arbeiten, die Sie so gütig waren mir zu übermitteln – übrigens ein höchst erfreulicher Beweis für mich, daß Sie meine Arbeiten näherer Beachtung gewürdigt haben, wofür ich Herrn Professor von ganzem Herzen danke! – bringen mir nur wieder eine Bestätigung meiner Ansicht, daß meine Annahmen im weitesten Maße mit den Ihrigen übereinstimmen.

Ganz entspräche es vor allem meiner Auffassung, daß Sie statt Gnosien und Praxien meinen Terminus: Impressionale Sphäre benutzen zu können glauben, – wenn Sie als Gnosien resp. Praxien nur die „außerhalb des Lichtes des Intellectus" verlaufenden verstehen wollten. Nicht aber, wenn Sie als Gnosien resp. Praxien auch noch die im Lichte des Intellectus verlaufenden ansehen!

Zwischen der unbewußten (apsychischen) Gnosie und der bewußten Wahrnehmung, wie zwischen der unbewußten Praxie und der bewußten Handlung, liegt m. E. etwas durchaus Wesentliches. Dieses Wesentliche ist die Bewußtwerdung. Eine Gnosie als solche kann, wie ich betonen möchte, niemals Gegenstand jener Funktion, welche Sie so treffend das „Intelligere“ nennen, werden, wenn sie nicht zuvor selbst „bewußt“ geworden ist. Ebenso natürlich auch keine Praxie.

Nun ist aber m. E. die Bewußtwerdung selbst bereits das Ergebnis eines besonderen intentionalen Aktes, des Wahrnehmungsaktes. Was das Intelligere überhaupt erst möglich macht, ist also schon eine intentionale Leistung, d. h. ein Tätigkeitsergebnis der von mir sogenannten intentionalen Sphäre.

Es scheint mir nun auf Grund klinischer Erfahrungen nicht anzugehen, die intentionale Leistung der bewußten Erfassung* der Gnosien resp. Praxien ebenso wie dies für das eigentliche Intelligere zweifellos am Platze ist, in die Zwischenfelder zu verweisen. Meine Meinung geht vielmehr dahin, daß wenigstens ein gewisser Anteil an dieser Leistung oder sagen wir eine gewisse Hilfsfunktion dieser Leistung, in bestimmten Schichten der oder doch gewisser der Gnosie und Praxie dienenden Rindenfelder zustande kommen dürfte. Daß die Rinde dieser Felder vor allem der Gnosie und Praxie dient, schließt m. E. nicht aus, daß sie in anderen Schichten zugleich der intentionalen Leistung, jener intentionalen Leistung, durch welche die Wahrnehmung begründet oder mitbegründet wird, dient. So würde sich denn m. E. während die impressionale Sphäre auf die entsprechenden Rindenfelder beschränkt erscheint, die intentionale Sphäre außer über die Zwischenfelder auch über jene Rindenfelder, also über die ganze Rinde (excl. Ammonsformation?) erstrecken, bald die ganze Rindenbreite (Zwischenfelder), bald nur einen Teil der Rindenbreite (Sinnes- bzw. motorische Felder) einnehmend.

Mit dem Ausdruck besonderer Verehrung grüßt Sie, Herr Professor, Ihr ergebenster Berger.

* darunter ist selbstverständlich nicht die Auffassung, das Einsehen, das Bedeutungsbewußtsein, sondern nur die rein sinnliche Erfassung des Eindruckes, das Bewußtwerden des Eindruckes als solchen zu verstehen

[Auf der Rückseite des Briefes kleine Landschaftsskizze, wahrscheinlich von der Hand Edingers]

Lfd. Nr.: 837
Von: Ludwig Edinger
An: Hans Driesch
Quelle: EdrO

Frankfurt, 22.01.1915

Sehr verehrter Herr College!
Ich habe auch sehr bedauert, daß ich nach Ihrem Vortrag gesundheitshalber nicht habe mit Ihnen zusammen sein können. Ich vertrage derartige abendliche Exkursionen eben nicht.

Sie erinnern sich, daß wir angesichts der Psychologie davon sprachen, wie vorteilhaft unsere gemeinsamen Zusammenkünfte dafür geworden sind, daß wir unsere Sprache verstehen lernten und der eine Respekt vor den Problemen bekam, die den anderen beschäftigen, Probleme, die er oft falsch eingewertet hatte. Ich weiß nicht, ob es mir gelingt, ganz verstanden zu werden, wenn ich Ihnen das Folgende vortrage. Wäre ich mit Ihnen zusammengeblieben, so hätten wir uns leicht besprechen können.

Ihr Vortrag war ein Muster von Klarheit. Besser, präziser und überzeugender könnte man die Unhaltbarkeit der alten Hypothese gar nicht beweisen. Aber ich, der ich dabei sass, hatte beständig das Gefühl: Warum schlägt er den bereits Toten so gründlich tot? Für mich und viele meiner Freunde existiert dieses Problem gar nicht mehr. Es ist geboren - wie wir glauben und wie Sie vielleicht nicht zugeben werden - aus den falschen Begriffen Körper und Seele. Wie diese zueinander stehen, das haben wir gar nicht zu untersuchen. In früheren Zeiten mag das ein Problem gewesen sein. Was wir untersuchen können, das sind die Funktionen des Grosshirns. Eine Frage, deren Beantwortung noch in weitem Felde steht, ist es: wie kommt es, dass wir von diesen erfahren? Auf dieses einfache Problem spitzt sich meines Erachten die ganze Arbeit zu, welche das nächste Jahrhundert auf diesem Gebiete zu leisten hat. Faktisch hat sich der Begriff mehr und mehr auf das zugespitzt, was das Großhirn leistet. Schon längst rechnet man die Reflexbewegungen und was drum und dran hängt, zu den Seelenäusserungen. Und sie werden zugeben, daß mit dem Fortschritt der Hirnpsychologie, noch mehr vielleicht mit der vergleichenden Hirnanatomie immer weitere Gebiete wie etwa das der Lautgebung, des sogenannten unbewussten Sehens und unbewussten Hörens wieder aus ihrem Seelenbegriff herausgenommen werden können. Bleibt schließlich nur, was mit Bewusstsein vorgeht. Wenn es gelingt, nachzuweisen, daß diesem Intellegere, und weiter ist es nichts, wieder ganz bestimmte Hirnteile zugrunde liegen, dann hätten wir, das müssen Sie gewiß zugeben, das Seelenorgan, in dem Sinn Seele wie eben besprochen, doch weit zurückgerückt. Aber auch in dem Fall, daß andere Teile des Nervensystems, etwa durch eine intensive oder andersartige Funktion, das, was sie leisten, zu unserem Bewußtsein bringen können, immer ist das Problem auf eine sehr viel einfachere Fragestellung gebracht. Weiter werden Sie mir zugeben, dass der Geist von zahlreichen überaus gescheiten Menschen, die nun seit über zweitausend Jahren das Problem Seele und Leib behandeln, bis heute zu keiner Auffassung geführt hat, die auch nur der Nächstfolgende annehmen könnte. Weist das nicht schon darauf hin, daß das Problem ein unlösbares oder die Frage falsch gestellt ist? Ich glaube das Letztere. Ich sehe zwar noch nicht, wie das Problem sich lösen wird, wohl aber sehe ich einen Weg vor mir, auf dem es gelöst werden könnte. Das Wichtigste scheint mir jene, wie Sie neulich lächelnd mit anhörten, an Professor Cornelius gerichtete Frage: Was zwingt eigentlich ein Bewusstsein anzunehmen? In der Tat, in dem Moment, wo wir Bewusstsein nur mit Intellegere identifizieren, werden wir nicht mehr annehmen, daß von da bis zu den unbewußten Akten und möglicherweise bis zu Holz und Fels hinunter ähnliche Vorgänge spielen. Dadurch vereinfacht sich die Sache ausserordentlich, und was zwingt uns eigentlich zu einer anderen Annahme? Nichts ist in meinem Bewusstsein, aber vieles kann hineingerufen werden. Auch hier wäre vielleicht mit der einfachen These, daß gewisse Hirnteile dies leisten können, ein Arbeitsweg gefunden.

Ihnen, verehrter Forscher, brauche ich derlei nicht auseinander zu setzen. Ich wollte es Ihnen aber doch sagen, warum ich Ihren prachtvollen Vortrag so unbefriedigt verlassen habe. Sie stellen mir in Aussicht, dass die positive Seite Ihrer Arbeit, von der Sie uns nur die kritische gegeben haben, sich eher mit meinen Auffassungen vereinen läßt. Darauf bin ich außerordentlich neugierig, denn überzeugt von der bisherigen Falschheit des Standpunktes und vor allem von der falschen Fragestellung, könnte mir nichts erfreulicher kommen, als ein Anklingen mit einem so hervorragenden Philosophen.

Mit besten Grüßen Ihr Edinger.

Lfd. Nr.: 838
Von: Hans Driesch
An: Ludwig Edinger
Quelle: EdrO

Heidelberg, 24.01.1915

Hochverehrter Herr Professor!
Haben Sie recht herzlichen Dank für Ihren Brief. Ich erachte es als ganz besonders wertvoll, gerade Ihnen gegenüber Gelegenheit zur Aussprache und Aufklärung zu haben.

Ich halte den Parallelismus nicht für so gründlich tot, wie Sie. Alles bisher gegen ihn (auch von mir) Vorgebrachte zeigte doch immer nur die große Unwahrscheinlichkeit dieser Lehre, aber nicht die volle Unmöglichkeit. Die volle Unmöglichkeit und zwar auf logischem Boden, glaube ich aber mit meiner Lehre von den Mannigfaltigkeitsgraden (letzte 1/4 Stunde meines Vortrages) zeigen zu können. Beachten Sie, bitte wohl: Ich gehe nicht von „dem Bewusstsein" aus, sondern von der Urtatsache ich habe bewusst Etwas. Jedes Etwas, welches ich habe, nenne ich insofern es von mir gehabt ist, ein „seelisches Ding", mag auch durch das von mir Gehabte ein naturwissenschaftliches Ding „gemeint" sein. Dass Ich „etwas bewusst habe", ist das allersicherste von Allem; es ist auch das aller ursprünglichste, viel ursprünglicher z. B. als daß es Gehirne „giebt".

Die Frage nun: „Können die Seelischen Dinge von der <anderen Seite> gesehen naturwirkliche Dinge sein?" ist durchaus sinnvoll. Sie ist die Frage, die der Parallelismus bejahend beantwortet. Der Parall. könnte also vielleicht richtig sein.

Daß er es grundsätzlich nicht sein kann, zeigt erst der Vergleich des Grades der Mannigfaltigkeit in den beiden Reichen von Dingen.

Nun erst gewinnt der Begriff Seele oder „das Bewusstsein", zunächst als „mein" Bewusstsein, seine Bedeutung, nachdem gezeigt worden ist, dass seelische Dinge nicht „von der anderen Seite" physische Dinge (Zustände etc.) sind.

Nun tritt auch die Frage des psychophysischen Werdens in seiner Kausalität auf. Was ich darüber grundsätzlich zu sagen habe – (Es ist leider wenig genug) – steht „Philosophie des Organischen", II, Seite 153–227, zumal Seite 178–199.

Was ich vom Hirn und seiner Rolle denke, steht Ebenda Seite 85–113 (zumal 85–95).

Das Hirn wird von der Seele – (naturwissenschaftlich gesprochen vom „Psychoid" als einer Form der Entelechie) „benutzt". Also ist es für die Handlung als naturwissenschaftliches Phänomen auch wichtig, und zwar gerade mit Rücksicht auf die von Ihnen so klar aufgedeckten Grundverschiedenheiten seines Baues in den verschiedenen Tierklassen.

Kennen Sie Bergsons Lehre vom Hirn? (in Matière et Memoire). Sie ist der meinigen in einigen Punkten ähnlich, aber nicht mit ihr identisch.

Hauptsache also: Unbefangenes Ausgehen von der Urtatsache „Ich habe bewusst Etwas". Ist das Ihr „intellegere"? oder vielmehr „intellego"? – Daraus wird erst sekundär „dass Bewusstsein". – Alsdann kann Ihre Frage auftreten: „Inwiefern handelt es sich um Funktionen des Großhirns?" Wobei aber das Wort „Funktion" rein dem Sinne des $y=f(x)$genommen ist. Also: inwiefern hängt ein Handlungseffekt als Naturwirklichkeit auch vom Hirn ab? – nicht also denkt „das Gehirn", sondern ein Handlungsaffekt als Natur-Geschehen hängt von Hirnbau und einem Etwas, welches „denkt" (u. will etc. etc.) ab: $y=f(x,z)$.
Alles weitere, wie gesagt, in meiner Schrift, so weit es nicht in der Philos. d. Org. steht.
Mit besten Grüßen Ihr ergebener Driesch

Lfd. Nr.: 854
Von: Georg Stertz
An: Max Nonne
Quelle: StAHH

In Frankreich im Felde, 29.04.1915

Sehr geehrter Herr Professor!
Schon seit längerer Zeit hatte ich die Absicht, Ihnen über meine weiteren Schicksale zu berichten, als ich neulich durch die von Collegen Melchior mir übersandte Anfrage an meine Schuld erinnert wurde. Um diese zunächst zu beantworten, so kann ich Ihnen leider nicht mit positiven Angaben aushelfen, was wiederum mit meinen Schicksalen zusammenhängt. Ich habe vielleicht ein Dutzend Kranker gesehen, die im Anschluß an Verwundungen, vor allem Granatschock oder auch lediglich durch die dauernden Aufregungen, die Schlaflosigkeit und Entbehrungen nervös geworden waren. Die ausgeprägten Erscheinungen der Unfallneurose habe ich dabei nur ganz vereinzelt zu sehen bekommen, mag sein, daß sich diese Komplexe erst in der Heimat so recht entwickeln und sicher kann man wohl annehmen, daß sie nach dem Friedensschluß, wenn die allgemeine Spannung und die Massensuggestion, unter deren Einfluß doch auch jeder mehr oder weniger steht, vorüber sein werden, üppig ins Kraut schießen werden. Dann habe wir gewiß viel Arbeit auf diesem Gebiet zu erwarten, und ich stehe ganz auf Ihrem Standpunkte, daß man nicht ernst genug dahin streben kann, die ganze dahin gehende Richtung möglichst im Keime zu bannen. Jedenfalls habe ich auch die Absicht, innerhalb meines Wirkungskreises einen außerordentlich strengen Maßstab anzulegen und mich ganz dafür einzusetzen.
Solange der Krieg dauert, kann man nur in den schwersten Formen der Neurasthenie überhaupt daran denken, die Felddienstfähigkeit zu verneinen. Belastete mit einzelnen Syndromen, auch epileptische mit seltenen Anfällen, sind meines Erachtens nicht zu befreien. Gerade unter der Wirkung der im Soldaten- und Kriegsleben enthaltenen Suggestionen halten sie sich ganz gut, und ich kann mich – unter uns gesagt – von dem Nebengedanken nicht ganz frei machen, daß das systematische konservieren der minderwertigen Volkselemente nur unerwünschte Ergebnisse zeitigen könne. So etwas darf man natürlich nicht laut sagen, aber denken, und danach handeln, scheint mir doch erlaubt.
So weit ich mich erinnere, habe ich Ihnen zuletzt aus Vitosuer bei Verdun geschrieben. Nach den großen Ereignissen des Vormarsches war unser Feldlazarett zur vollständigen Untätigkeit monatelang verurteilt. Bis zum 4.12. lagen wir in dem genannten Dorf an der Maas in primitivsten Verhältnissen, da etwa viertausend Mann in den wenigen erhaltengebliebenen Häusern hausen mußten. Wir vertrieben uns die Zeit mit Lesen und Reiten in der Umgebung, nährten immer die Hoffnung, daß wir doch eines Tages Verdun stürmen würden, das von einer Anhöhe in der Nähe wie das gelobte Land vom Sinai deutlich erkennbar war; oder im nächtlichen Artillerie- und Maschinengewehrfeuer erwarteten wir einen Durchbruchsversuch der Franzosen, der auch nicht – wenigstens nicht bis zu uns vordrang. Wenngleich ich in der Erinnerung auch die höchst eigenartige Zeit nicht missen möchte, war ich doch wie erlöst, als ganz unerwartet mich ein Telegramm des Feldsanitätschef nach dem Typh. – Genesungsheim in S. berief. Als Leiter desselben fand ich Krause vor. Anfangs war ich etwas zweifelhaft, was

ich gerade in einem Typh. – Genesungsheim zu schaffen hätte. Ich habe dann aber im Laufe der Zeit sehr interessante Erfahrungen über die nervösen Nachkrankheiten des T. sammeln können. Jetzt sind wir aber auf dem Aussterbeetat und wissen noch nicht, wo uns das Schicksal in den nächsten Wochen hinwirft. Ich habe für 6. Mai Urlaub erbeten zwecks Kriegstrauung. S. Z. konnte ja hier niemand vermuten, daß der Krieg so lange dauern wird und auch jetzt ist ja noch kein Ende abzusehen. Wir sind aber alle guten Mutes und habe einen unzerstörbaren Glauben an die Größe und die Zukunft unseres Vaterlandes, wenn uns auch in und nach dem Kriege noch viel Schweres bevorstehen mag. Mit besten Empfehlungen und herzlichen Grüßen Ihr G. Stertz

---

Lfd. Nr.: 866
Von: Paul Flechsig
An: Ludwig Edinger
Quelle: EdrO

Brückenau, 13.08.1915

Verehrtester Herr College!
Wenn das Sprichwort „was lange währt wird gut" recht hat, so muß mein heutiges Schreiben mehr als gut ausfallen; Denn ich habe Ihre freundliche Mahnung ja recht lange unerwidert gelassen. Indess muß ich ernstlich den Kriegszustand zu meinen Gunsten anführen; ich war viele Monate lang Professor, Direktor, Assistenzarzt, Pfleger und Expedient in einer Person. Es brummte mir ununterbrochen der Kopf trotzdem daß ich mich von den Granaten fernhielt. Sie haben ja ganz recht, daß Sie mich aufrütteln; es geht nur eben ein parva licet occuponere magnis wie Leonardo da Vinci, welcher auch immer nicht fertig wurde, weil er eine unmögliche Vollständigkeit anstrebte. Ich wollte alle erheblichen Lücken in meiner Reihe ausfüllen, und so wurde ich eben nicht fertig. Die Aufgabe ist zu groß für Einen. Immerhin habe ich die Hoffnung doch noch fertig zu werden keineswegs aufgegeben. Ich habe auch ein arbeitsames, wohltalentiertes Individuum in alle meine Geheimnisse eingeweiht, damit wenn mir etwas Menschliches passiren sollte, doch nicht alles verloren sei. Also hoffen Sie auf das Beste! Wie viel hätte ich noch auf dem Herzen, das Kaiser-Wilhelm-Institut für Hirnforschung und sein Leiter (es sollte eigentlich „Krupp-Institut" für Hirnforschung heissen), das Schicksal der Hirn Commission und ihr Verhältnis zu den Feinden, gewiß ein aktuelles Thema und vieles mehr. Aber man gewinnt gegenüber der gewaltigen Tragödie unserer Tage ja gar keine rechte Stimmung, um sich für etwas anderes als Tagesereignisse zu interessieren. Wir werden wohl einmal eine Zusammenkunft haben, wo wir Stellung nehmen. Aber vorläufig ist dies ja verfrüht. Was ist Hirnanatomie angesichts einer Gegenwart wo Reiche stürzen und die praktischen Anforderungen so alles überwuchern. Ich fürchte nach dem Krieg wird keine Culturnation mehr Geld für solche närrische Probleme übrig haben. Wir müssen dankbar sein, daß wir noch so lange in Ruhe arbeiten konnten! Was mag mein armer Soury sagen? Und andere mehr. Ach genug für heute! Haben Sie herzlichen Dank für Ihre freundliche Theilnahme am Geschicke meiner Geisteskinder und bewahren Sie auch ferner Ihr freundliches Wohlwollen.
In aufrichtiger Verehrung Ihr ergebenster P. Flechsig

Lfd. Nr.: 867
Von: Mohr
An: Max Nonne
Quelle: Staatsarchiv Hamburg

Coblenz, 26.08.1915

Sehr verehrter Herr Professor!
Soeben habe ich Ihre höchst interessante und lehrreiche Arbeit über die Frage der traumatischen Neurosen in der Mediz. Klinik gelesen. Da ich hier die Nervenabteilung des Festungslazarettes schon seit Kriegsbeginn unter mir habe, so hatte ich -bei einer Garnison von 40 – 50tausend Mann jetzt im Kriege – reichlich Gelegenheit, die betr. Fragen auch zu prüfen u. bin im Wesentlichen zu ganz denselben Resultaten gekommen wie Sie. Einen kleinen Ausschnitt meiner Erfahrungen habe ich anfangs dieses Jahres in einem kürzlich erschienenen Vortrage niedergelegt, bei dessen Abfassung mir leider weder die Arbeit meines an sich sehr verehrten Lehrers Oppenheim, noch die Ihrige, noch die von Gaupp zugänglich war. Um so mehr freute ich mich, bei Ihnen und bei dem letzteren auf dieselbe Ansicht zu stoßen. Nur in wenigen Punkten scheinen sich unsere Erfahrungen nicht zu decken: 1.) habe ich mit der Hypnose relativ sehr wenig, dagegen mit Aufklärung und verständiger (nicht Freudscher) Analyse bei intelligenteren Kranken recht viel erreicht, obwohl ich die Hypnose in meiner privaten Praxis sehr zu schätzen weiß. Meines Erachtens liegt das z. T. wohl an meinem stark durchgesiebten, meist durch zahlreiche Hände gegangenen Material und an der relativ großen Zahl von Neueingestellten. 2.) ist mir die Prognose überhaupt im allgemeinen als erheblich schlechter erschienen, vielleicht auch deshalb, weil hier ein Hauptstapelplatz für die Wieder-in's Feld zu Schickenden und -Zurückgeschickten ist und die refraktären Fälle also zahlreicher sind. Aber gerade diese schlechte Prognose scheint mir die ganz kolossale Bedeutung der Abwehr- und Begehrungsvorstellungen bei fast allen diesen Neurosen zu bestätigen, nicht ihre organische Bedingtheit. Ich bin überzeugt, daß wir, falls wir die psychische Komponente bei diesen Leuten nicht als das Wesentlichste in Rechnung stellen, später die übelsten Erfahrungen machen und jetzt relativ sehr wenige dauernd wieder in's Feld bekommen werden. Besonders gilt dies auch von den Offizieren und zwar von den aktiven, bei denen der Mechanismus der Abwehr- und Begehrungsvorstellungen stärker geübt zu sein scheint, mehr als von denen der Reserve. Es wäre deshalb sicher sehr wünschenswert, wenn wir Nervenärzte uns frühzeitig zusammentäten, um einigermaßen einheitlich gegenüber solchen Kranken vorzugehen. Die Mehrzahl der Ärzte hat ja von diesen Dingen so wenig Ahnung, daß sie uns immer wieder die mühsame Arbeit verderben.

Verzeihen Sie diesen langen Erguß, aber Ihre Anregungen waren mir so wertvoll, daß ich glaubte, meiner Dankbarkeit daher mit einigen Worten Ausdruck geben zu dürfen.

Zum Schlusse möchte ich mir noch erlauben, Sie um einen Separatabdruck Ihrer Arbeit zu bitten und lege einen solchen von der meinigen bei.
In vorzüglicher Hochachtung ergebenst Dr. Mohr

Lfd. Nr.: 875
Von: Adolf Wallenberg
An: Ludwig Edinger
Quelle: EdrO

Danzig, 02.12.1915

Hochverehrter Herr Professor!
Besten Dank für Ihren Brief, den ich heute erst beantworte, weil Ihr Aufsatz in der Deutschen Mediz. Wochenschr. erst jetzt mir zugegangen ist. Ich brauche wohl nicht erst zu versichern, daß Sie in vielen Punkten recht haben, daß mir trotz Ihrer gegenteiligen Versicherung mein Gewissen schlägt ob meiner fortwährenden Nörgeleinen, die Sie unangenehm genug empfunden haben müssen. Sie haben aber auch darin recht, daß Sie in Ihrem Brief sagen, der Gegensatz ist zu scharf „herausgearbeitet". Läßt man alles Gefühlsmäßige weg, die echte Freude des Genialen und die Schadenfreude der Nur-Kritiker, dann gewinnt die Kritik einen ganz anderen Wert, ja ich behaupte, Sie wird dann zur Hefe, zur Brutstätte des Genialen. Alle großen Gedanken, alle weltumwandelnden Ideen erstanden doch durch Kritik der bis dahin gültigen Gesetze und Dogmen. Die Kritik ist eine wesentliche Eigenschaft des Genialen ohne die er weder schaffen noch das Erschaffene erhalten bzw. weiterführen kann. Sie meinen nun, die nötige Kritik eigener Ideen und Werke schafft sich der Geniale selbst, die braucht er nicht von Anderen, von Nicht-Gefragten. Das muß ich bestreiten, die Geschichte lehrt zu häufig das Gegenteil – das schönste Beispiel, die Spektralanalyse haben Sie selbst angeführt. Wenn zwei Forscher zusammenwirken, dann geht die Arbeit unablässig unter gegenseitiger Kritik von statten und erst dadurch erhebt sich das Resultat fleckenlos strahlend als Phoenix aus der Asche. Wenn ich es selbst gewagt habe, zu kritisieren, dann war es stets in der Absicht zu fördern und nicht zu zerstören, ebenso denke ich dankbar Ihrer Kritik meiner bescheidenen Funde, die meine Arbeit stets gefördert hat.

Nun wünsche ich Ihnen und den Ihrigen ein frohes Weihnachtsfest, so weit das jetzt möglich ist und erhoffe trotz des Kriegsgetöses recht oft die sanfte Stimme der Wissenschaft aus Frankfurt zu hören. Auch für literarische Sendungen wäre ich, in meiner großen Oede, recht dankbar. Mit herzlichsten Grüßen, auch von meiner Frau bleibe ich stets Ihr dankbar ergebener Wallenberg

Lfd. Nr.: 878
Von: Hermann Oppenheim
An: Ludwig Edinger
Quelle: EdrO

Berlin, 12.12.1915

Verehrter Herr Kollege.
Vielen Dank für Ihre anerkennenden Worte, die mich bei den mannigfachen Kämpfen, die ich gegen starke, auch von mir hochgeschätzte Gegner zu führen habe, sehr wohltuend berühren. Ihre Klage, daß bis jetzt aus der Fülle von Beobachtungen für die Neurologie nicht viel herausgekommen ist, ist berechtigt; aber es erklärt sich das wohl daraus, daß die praktischen Forderungen uns bis jetzt so stark in Anspruch nehmen,

und dass auch die Publikation wesentlich erschwert ist. Ich hoffe doch, daß wir über manche Frage zur grösseren Klarheit kommen und daß auch neue Tatsachen ans Licht gefördert werden.

Ihren schönen Aufsatz, für dessen Übersendung ich danke, kannte ich schon; ich hatte ihn mit grossem Genuss gelesen; Es ist mir immer erfreulich, wenn ich erkenne, dass ein Arzt und Forscher seinen Beruf sehr ernst nehmen und doch noch ein volles, warmes Interesse für andere Wissensgebiete und für die Kunst besitzen kann.

Ich wusste von Braus, daß sich bei dem jungen M. meine Diagnose nicht bestätigt hatte, aber es war bisher immer die Rede von Tuberkulose gewesen. Mit diesem Befund ist freilich sein Schicksal ebenso besiegelt wie wenn es mult. Scler. gewesen wäre. Aber jedenfalls kann man wieder von dem Falle lernen. Leider erinnere ich mich nicht mehr an Einzelheiten, besonders auch nicht, ob eine Röntgen-Aufnahme gemacht worden ist.

Der junge St. leidet an einer schweren Hemiplegie mit Dysarthrie etc. Über die Ätiologie erhalten Sie wohl von Dr. Günzburg Auskunft.

Wegen Ihrer Arterienfüllungen hoffe ich in den nächsten Tagen von Borchardt zu hören. Leider bin ich mit den therapeutischen Resultaten bei den Nervenerkrankungen unsere Kriegsverletzten noch gar nicht sehr zufrieden, wir bekommen aber auch vorwiegend die schweren Fälle. Nonnes Erfolge (bei den Neurosen) sind ja ganz überraschend, und es wäre von Interesse, zu erfahren, ob andere Neurologen ebenso günstige Ergebnisse erzielen.
Mit freundlichen Grüßen Ihr ergebener H. Oppenheim

Lfd. Nr.: 880
Von: Ludwig Edinger
An: Gustav Retzius
Quelle: Stockholm

Frankfurt a. Main, 29.12.1915

Hochverehrter Freund!
Ihre Karte hat meine Frau und mich sehr erfreut, ein Zeichen treuen Gedenkens in einer Zeit, wo derlei besonders wohl thut. Wir erwiedern Ihre Wünsche für Sie und Ihre Frau auf das herzlichste. Möge eine andere Zeit uns wieder einmal ein Wiedersehen ermöglichen.

Hier haben wir, wie Sie wissen, inzwischen den Universitätsunterricht eröffnet. Es sind zwar nur ca 30 klinische Semester da, aber im Seciersaal ist es bereits zu eng geworden, da schon 70 da sitzen wollen. Im Ganzen haben wir an 300 Mediciner immatrikulirt aber viele stehen wieder im Felde. Ich selbst setze die Arbeit, über die ich vor einem Jahre berichtete, als sie in den Anfängen war, fort. Wie alle hier, habe ich, was ich speciell besser weiss als andere, in den Dienst des Vaterlandes gestellt und jetzt zeigt sich, dass sogar die neurologische Histologie was brauchbares liefern kann. Die mit einer Agarmischung gefüllten Arterien, die ich herstelle, werden vom Chirurgen nach Entfernung des Schuss-Neuromes [hier Zeichnungen eingeschoben] Fig 1. zwischen die Nerven geschaltet, diese werden, Fig 2, angeschlungen und Fig 3 in die Röhre gezogen. Dann wird diese eröffnet und das angeschlungene Stück herausgezogen, mit einem allerschaerfsten Messer abgeschnitten Fig 4 und versenkt. Alles kommt darauf an, dass das centrale Ende nie berührt war, damit aus ihm die Axencylinder „aussickern" können. Wir haben schon sehr schöne Heilungen [handschriftlich eingefügt: bis 15 Ctr.]. Alle meine Untersuchungen lehrten mich, dass Nichts als die harte Narbe solche verhindert und dass auch die Naht, weil und soweit sie wieder eine Narbe setzt, kein Ideal ist. Die Silberbilder in denen ich jetzt lebe, wie sie dereinst in Methylenblau, überzeugen mich immer mehr, dass die Nerven nicht auswachsen sondern als Flüssigkeiten aus den Ganglienzellen ausgestossen werden. Jeder Widerstand erzeugt dann die bekannten Bilder aus dem centr. Stumpf, die Spiralen etc. Ich kann sie alle experimentell machen.

Es ist wunderbar wie hierzuland die Wissenschaft voran hilft. Von unseren Verwundeten kommen jetzt über 90% durch, dank der Medicin von heutzutage. Aber doch sieht man an den jungen Leuten trauriges genug. Nur ihre Stimmung bleibt erfreuend frisch.

Ich lese: Anatomisch-physiol. Einleitung in die Nervenklinik; Nervenklinik; Das Grosshirn; Uebersicht über Bau und Funktionen des Nervensystems (für Hörer aller Fakultaeten) alles vertheilt auf 2 Semester.

Es macht mir viel Freude. Für Institut und Sammlung kann ich natürlich eben Nichts thun.

Geben Sie doch diesen Brief Holmgren zu sehen, ich denke die Anwendung der Harrisonsachen im praktischen Leben wird ihn interessiren.

Ich schliesse weil der Censor keine längeren Briefe gestattet, er hätte allzuviel zu lesen.

Mit vielen Grüssen Ihr Edinger

Lfd. Nr.: 881
Von: Raphael Eduard Liesegang
An: Ludwig Edinger
Quelle: EdRo

01.01.1916

Lieber Herr Professor Edinger!
Ihre Ausführungen in der D. med. Wschr. waren auch mir sehr wichtig. Denn ich erhielt dadurch einen Einblick in die Gedankenwelt der Gruppe der Schöpferischen.

Mir wurde dadurch auch die weite Kluft, die mich von Jenen trennt, offenbar.

In mir ist ja gar nicht der Drang, etwas Nützliches zu schaffen. Versuche ich es gegenwärtig doch, so geschieht es nur auf fremde Anregung hin. Und weil die ungewöhnlichen äußeren Verhältnisse mich zwingen, meine Neigungen etwas abzuändern.

Auch das, was Andere treibt, etwas Nützliches zu schaffen, nämlich das Verlangen nach Geld, fehlt bei mir ganz.

Ich fühle mich noch ganz als Student. Das, was mich zur wissenschaftlichen Betätigung treibt, ist ein Drang zum Wissen.

Ich schreibe nur, um mir das Durchdachte klarer zu machen (und um es loszuwerden), nicht aber, um andere dadurch zu belehren. Nebenbei lege ich damit Anderen meine Ansicht vor, damit sie mir ihre Mängel sagen. Dadurch hoffe ich dann in der Annäherung an das Richtige etwas näher zu kommen. Das ist mein einziger Wunsch.

Da ich so grundverschieden von dem Schöpferischen bin, ist es auch verständlich, daß auf mich nicht zutrifft, was Sie p. 2 sagen: „Nichts davon kann ihm abgenommen werden, nichts will er abgenommen haben".

Ein Zufall warf mir das Ring-Phänomen in die Hände. Ich ahnte bald die Möglichkeit, es auf mineralogische Probleme anzuwenden. Ich dachte: Solche Nutzarbeit mögen Andere vollbringen. Lange vor Erscheinen meiner Achat-Veröffentlichungen habe ich Mineralogen darauf aufmerksam gemacht. Erst dann, als mir ihr Kleben bleiben an den alten Anschauungen zu dumm wurde, habe ich selber zugegriffen. Hauptsächlich aber tat ich es, weil ich dadurch in das mir fremde mineralogische Gebiet eindringen konnte.

All das sage ich Ihnen, damit Sie auch verstehen, daß ich zum Lehren untauglich bin.

Das, was sich dem Richtigen möglichst nähert, das möchte ich wissen. Mehreres glaube ich gefunden zu haben, was mich dann etwas weiter brachte.

Witterten Sie in den ersten Zeilen eine gekünstelte Bescheidenheit, so stelle ich Ihnen das Gegenteil unmittelbar daneben: Das Bewußtsein eines Fortschreitens in einzelnen Gebieten ist in mir. Was geht es mich an, was die Heutigen darüber denken! Gingen sie lange Zeit achtlos daran vorüber, so verdarb dies meinen heimlichen Stolz nicht. Es kommt mir ja nur darauf an, wie nach Jahrhunderten darüber geurteilt wird.

Das ist die Grundlage für meine Mißachtung des Augenblickserfolges.
Das bringt mich auch in eine eigenartige Lage zu den Kritikern: Sie können mir nur helfen, nicht aber mich verstimmen. Ich schrieb dies, um klarer in mich hineinzusehen. Herzliche Grüße Ihr R. E. Liesegang

---

Lfd. Nr.: 882
Von: Hans Bluntschli
An: Ludwig Edinger
Quelle: EdrO

Frankfurt, 02.01.1916

Sehr verehrter Herr Professor!
Ihre so überaus freundlichen Worte haben mich tief beschämt. In meinen langen Lehr- und Wanderjahren habe ich nur selten die Erfahrung gemacht, daß man mir auch etwas mehr zutraut als junge Leute für meine Wissenschaft begeistern zu können, und hie und da eine mich selber in ihrer Relativität unbefriedigt lassende Arbeit zu schreiben. Ich habe an diesem mangelnden Interesse für mein Streben auf geistigem Gebiet schwer gelitten und war mehr als einmal daran, der akademischen Laufbahn valet zu sagen, den Frieden der Seele aber in stiller Arbeit auf enger umschriebenem Gebiet zu suchen. Jetzt ist mir in dem strengen Dienst an der neuen Universität das sichere Bewußtsein geworden, dass der vor Jahren gewählte Weg nicht nur der der Pflicht, sondern auch jener zu wirklich nutzbringendem Einsetzen meiner Kräfte geworden ist und dass ich Ihnen ein ganz klein wenig beratend mich nahen durfte, war mir eine große Freude.

Heute möchte ich Sie auf eine kleine Notiz in der Frankfurter Zeitung aufmerksam machen. In Nummer 1 Seite 3 (1916) ist ein kleiner Aufsatz enthalten „c'est mathématique", in welchem das Problem von Druck und innerer Spannung angeschnitten ist.

Was dort für die Zeitmächte (Centralbund u. Entente) durchgeführt gilt zweifellos auch für eine Menge morphologischer Fragen u. jene Mitteilung, die darauf hinweist, wie die innere Spannung in dem Umhüllenden sehr viel - unerwartet viel - größer sein muss als an dem Eingeschlossenen ist meiner Meinung nach ohne Weiteres nutzbar zu machen für das Problem Gehirn und Schädel und deren Wachstumsbeziehungen. Wir Morphologen wissen von einer Reihe von Organen, daß die Inhaltsorgane die Umschließungen beeinflussen und nicht, wie man früher dachte, umgekehrt. Der tiefere Grund blieb wenigstens mir bisher unklar. Hier, in der Notiz der Frankfurter Zeitung enthüllt er sich. Auch für das Gehirnproblem fliessen neue Anregungen daraus. Ich wollte Sie darauf aufmerksam machen, weil ich mir denke, dass die Frage auch Sie ausserordentlich interessieren muss.

Nochmals vielen herzlichen Dank. Ich hoffe, Ihnen im neuen Jahr einmal im Neubau zeigen zu können, was schon für die anatomische Sammlung geschehen ist, welche das Centrum unserer Tätigkeit bleiben muss. Einiges haben Sie vielleicht bei Ihrem kurzen Rundgang schon beobachtet, anderes ist in Schränken verschlossen. Doch haben Sie wohl gemerkt, dass der Wille zur Tat vorhanden ist. Nach Semesterschluss möchte ich auch gerne von Ihrem Anerbieten Gebrauch machen, Ihre Hirnpräparationsmethode kennen zu lernen.
Freundliche Grüße Ihr stets dankbar ergebener H. Bluntschli.

Lfd. Nr.: 890
Von: Max Bielschowsky
An: Ludwig Edinger
Quelle: EdrO

Berlin, 23.03.1916

Sehr verehrter Herr Professor!
Für die verunglückten Schnitte ist ein auch nur halbwegs sicheres Verfahren zur Schwärzung der nervösen Elemente nicht vorhanden. Ich würde den Versuch machen, die Cajal-Schnitte mit meiner Silberoxydammoniaklösung von neuem zu imprägnieren und dann noch nach mehr oder minder langem Abspülen in destilliertem Wasser mit 5% Formalinlösung zu reduzieren. Viel Erfolg verspreche ich mir davon allerdings auch nicht. Bei den reduzierten Stücken könnte man es versuchen, die von Cajal angegebenen Prozeduren zu verdoppeln. Auch ich habe mit der Ammoniakalkoholfixierung von Cajal viel Malheur gehabt und bin jetzt ganz von ihr abgekommen. Das Beste ist 14–21tägige Fixierung der exzidierten Nerven in 20% Form., dann 2–3tägige Durchtränkung in Pyridin. Auswaschen bis zum Verschwinden der letzten dem Geruch wahrnehmbaren Spuren des Pyridin, dann 2%-Lösung von Arg. nitr. und dann weiter die Ihnen bekannten Maßnahmen meiner Imprägnation en bloc mit Paraffineinbettung. Ich habe auf diese Weise ganz ausgezeichnete Präparate von exzidierten Nervenstücken, Neuronen etc. erhalten und gefunden, dass die Herren Chirurgen viel zu oft operieren, denn sehr häufig sieht man, dass die vom zentralen Stumpf auswandernden Sprossen in großer Zahl das vermeintliche Hindernis bereits durchwandert haben und weit in den periph. Stumpf vorgedrungen sind. Dass in solchen Fällen die Operation einen bereit in vollem Gange befindlichen Heilungsvorgang zu nichte macht, ist selbstverständlich. Übrigens hat auch Boeke mit meinem Pyridinverfahren und der Versilberung en bloc ganz brillante Bilder erzielt und auf diesem Wege u. a.

auch die Doppelinervation der motorischen Endplatten im quergestreiften Muskel (Conf. Anat. Anz.) festgestellt.

Der Neubau unseres Institutes ist bis zum Friedensschluss vertagt worden. Dann soll es auch „Kaiser Wilhelminst. für Hirnforschung" werden. Den uns vom Senat der Kaiser-Wilhelmsgesellschaft bewilligten Etat beziehen wir jetzt schon. Vogt wird natürlich auch Direktor des neuen Institutes; Ich bin jetzt Leiter der histol. Abt. des neurol. Institutes der Univ. und soll an dem neuen Hirnforschungsinst. Abteilungsvorsteher werden. Der Gehalt eines solchen beziehe ich bereits vom 1.4. ab. Obgleich ich jetzt als fachärztlicher Beirat bei einem Corps viel zu tun habe, kann ich meine theoret. Arb. immer noch fortsetzen. Ich sende Ihnen demnächst einige neue Publikationen.
Mit ergebenem Gruß Ihr Bielschowsky

Lfd. Nr.: 907
Von: Friedrich Hermann
An: Ludwig Edinger
Quelle: EdrO

Erlangen, 09.10.1916

Sehr verehrter Herr College!
Ich möchte mich beeilen, Ihnen den herzlichsten Dank auszusprechen für Ihren liebenswürdigen und auch ausführlichen Brief, dem ich mit freudiger Genugtuung entnehme, wie sehr Sie als Berufener mit den Vorwürfen, die ich dem modernen anatomischen Lehrbetrieb glaubte machen zu dürfen, einverstanden sind. Die geäußerten Bedenken haben mich schon eine geraume Reihe von Jahren mehr und mehr beschäftigt, vielleicht bedurfte es aber erst der einigermaßen kriegerischen Stimmung der jetzigen Kriegszeit, um sie nunmehr definitiv zu Papier zu bringen. Denn ich bin mir wol bewußt, daß ich mit meinen Gedanken über den anatomischen Unterricht doch vielleicht da und dort bei meinen Fachgenossen in ein Wespennest gestochen habe. Schadet nichts, nachdem die Unzufriedenheit, die Kliniker und Ärzte und nicht in letzter Linie der Studio unseren Lehrbemühungen entgegenbringen, sattsam bekannt ist, schien es mir doch einigermaßen notwendig, daß auch einmal ein Fachanatom auf die Berechtigung dieser Unzufriedenheit mit den Fingern hinweist. Auf den Hinweis aber, daß, wie Sie schreiben, die anatomische Wissenschaft als solche mehr und mehr bergabgegangen ist, glaubte ich, sagen wir einmal, aus persönlich-politischen Gründen lieber Verzicht leisten zu müssen; trotzdem bin ich mit Ihnen von dem Vorhandensein eines solchen Abstieges völlig überzeugt und stimme Ihnen auch in der Verurteilung des anat. Anzeigers, der ja doch als das offizielle Blatt der anat. Ges. gelten soll, bei. Meiner Ansicht nach ist das Blatt, wenigstens in den letzten ca. 10 Jahren, lediglich wegen der Litteratur-Angaben benutzbar, während man die Hauptmenge der erscheinenden Arbeiten, ohne an seinem wissenschaftlichen Seelenheil fühlbar Schaden zu erleiden, ungelesen lassen kann. Der Gründe für das Bergabgehen der officiellen anatomischen Wissenschaft dürften es manchfache sein. Aber einer und nicht der letzte derselben mag die hochgradige Stagnation in unserer anatomischen academischen Carriere gelten. Einer Zusammenstellung, die ich mir vor nicht langer Zeit anfertigte, ergab für die anatomischen Ordinarien Deutschlands ein Durchschnittsalter von 61 Jahren, das ist reichlich –, für den Nichtordinarius, – N! die Privatdozenten mit einbegriffen – von 46

Jahren!! –das ist horribel. In einem Alter, das jedem Academiker eine wenigstens einigermaßen selbständige Stellung sicher sollte, sind wir in der Function von Assistenten, Prosectoren oder ähnlichem völlig untergeordnet, in allen Unterrichtsfragen, abgesehen von persönlichen Vorlesungen völlig mundtodt und gezwungen, den altgewohnten, aber antiquarischen Trott anatomischer Unterrichtsführung, wenn auch mit innerem Widerstreben machtlos mitzumachen. Und ist dann der Tag in dieser völlig unbefriedigenden Sektionssaaltätigkeit vergangen, so ist man so zermürbt und so herzlich über die Aussichtslosigkeit der geleisteten Tagesarbeit verärgert, daß auch die Freudigkeit für wissenschaftliche eigene Forschung mehr oder minder verflogen ist. Wenn überhaupt, gelangt der Anatom zu leitender Stellung in einem Alter, in dem aus natürlichen Gründen der jugendliche Elan stark an Intensität eingebüßt hat, und nur allzu sehr liegt eben dann die Gefahr, den Karren so weiter laufen zu lassen, wie er bisher gelaufen war. Ich glaube nicht, mich bei dieser Schilderung der Verhältnisse allzu großer Übertreibung schuldig gemacht zu haben. Möge die Zukunft auch nach dieser Richtung einen frischeren Zug in unseren anatomischen Betrieb hereinkommen sehen.

Nun will ich aber schließen. Wollen Sie nochmals meinen verbindlichsten Dank für Ihre liebenswürdige Anerkennung entgegennehmen.
Zugleich mit dem Ausdruck vorzüglichster Hochachtung
Ihr ergebener Dr. F. Hermann

Lfd. Nr.: 921
Von: Rudolf M. Magnus
An: Ludwig Edinger
Quelle: EdrO

Berlin, 18.03.1917

Hochverehrter Herr Kollege!
Besten Dank für Ihren interessanten Brief mit Beilagen. Die Abbildung der Augenmuskeln vom Fisch und die Arbeit von Ciba sende ich beifolgend zurück. Die riesige Entwicklung der Muskeln beim Fisch ist allerdings sehr eindrucksvoll und spricht gewiß für eine starke funktionelle Beanspruchung.

Was die Schlußfolgerungen aus der Arbeit von Ciba angeht, so ergeben die Experimente, daß beim Säugetier (Kaninchen) nach völliger Entfernung des Großhirns die kompensatorischen Augenstellungen (Labyr. Ophthalmostatik) besonders gut ausgebildet sind, so daß es mir sehr unwahrscheinlich zu sein scheint, daß beim Säuger Großhirnbahnen dabei mitwirken. Wenn das dorsale Längsbündel wegen seiner schwachen Entwicklung für die tonischen Augenreflexe nicht ausreicht, so müssen andere im Hirnstamm verlaufende Bahnen dabei eine Rolle spielen. Auch nach Kleinhirnextirpation ist nach neueren unveröffentlichten Versuchen von Dr. Kleyn [?] die Ophthalmostatik erhalten. Das Kleinhirn der Mormyriden ist allerdings ein höchst merkwürdiges Gebilde.

Dass die schnelle Phase das Nystagmus irgendetwas mit dem Großhirn zu thun hat, ist auch nach meinen Erfahrungen sicherlich ein Irrtum von Bartels gewesen. Mit bestem Gruß bin ich Ihr ganz ergebener R. Magnus

[Auf der zweiten Seite verschiedenen handschriftliche Skizzen des Großhirns, aber auch zwei kleine Landschaftsskizzen, offenbar von der Hand Edingers]

Lfd. Nr.: 922
Von: Hermann Braus
An: Ludwig Edinger
Quelle: EdrO

Heidelberg 19.03.1917

Sehr geehrter Herr Kollege!
Für Ihren interessanten Brief danke ich bestens. Ich darf Sie wohl auf das in meinem Vortrag auf der Naturf. Vers. in Karlsruhe Verhandlungen 1911, Sept. Abdr. S. 24 über „Leitzellen" gesagte verweisen. Es steht einer allgemeinen Verwendung der Annahme, es seien gerade die Schwannschen Zellen solche Elemente, das m. E. schlüssige Experiment von Harrison entgegen, welches durch Amputation eines Streifens Rückenmarkanlage bei Amphibien jegliche Zelle dieser Art entfernte und nackte Nerven erhielt(bis zur Peripherie!). Also Amphibien haben diese Art Zellen nicht nötig.

Es wird mich aber interessieren, das Beweismaterial für Ihre Anschauungen aus Ihrer Publikation kennen zu lernen. Ich sympathisiere natürlich mit Allem, was periphere Faktoren wahrscheinlich macht. Aber es kommt eben auf Beweise an. Die histologischen Bilder sind leider meist vieldeutig.

Wir erfreuen uns gerade der wenig angenehmen Folgen eines Einbruches. Die Diebe haben uns an Lebensmitteln und Lebensmittelkarten blank zurückgelassen. Sonst ist auch manches mitgegangen. Eine unerfreuliche Beigabe des Krieges.
Mit besten Grüßen Ihr H. Braus.

Lfd. Nr.: 926
Von: Emil Holmgren
An: Ludwig Edinger
Quelle: EdrO

Stockholm, 07.04.1917

Hochzuverehrender und lieber Lehrer und Freund!
Für Ihren so freundlichen Brief sage ich meinen herzlichsten Dank.

Ihre so hochinteressanten Mitteilungen über Ihre letzten histogenetischen Studien der Nervenfasern haben mich natürlich in höchstem Grade gefesselt. Es freut mich ganz besonders, dass Sie die Nervenfasern als plurizellulär entwickelt halten, dass Sie in der That den Heldschen Vorstellungen so nahe kommen. Ob nun aber die Zellen, worin die aus der Ganglienzelle herstammende Neurofibrillenfaser hineindringt, immer verbraucht werden oder nicht, halte ich wohl bis auf weiteres offen. Seit mehreren Jahren habe ich die Heldschen Untersuchungen nachgeprüft, und habe ich mich dabei davon überzeugen können, dass die Nervenfibrillenfasern nicht zwischen, sondern innerhalb der Cytodesmen, und also auch innerhalb anderer Zellenkörper weiter wachsen. Ich kann also in dieser Hinsicht sicher niemals Cajals und Heidenhains abweichender Meinung folgen. Hinsichtlich der Entwicklung fibrillärer Strukturen anderer Art, wie z. B. der Kollagenen, wäre Ihre Meinung betrefflich des Weiterwachstums der Neurofibrillenfaser wahrscheinlich; Denn viele kollagene Faszikeln entwickeln sich ja wie auf Kosten ursprünglicher Zellprotoplasten mancher Zellenausläufer. Sicher haben Ihre letzten Studien über die Entwicklung der Nervenfasern eine größere Festigkeit der modernen Anschauungen geliefert, auch diese letzteren einen wichtigen Schritt weitergeführt.

Wenn Sie auch Retzius überzeugen könnten. Er steht sicherlich bei der Seite Cajals fest!

Retzius sehe ich hin und wieder, besonders an den Versammlungen der schwedischen Akademie der Wissenschaften. In der letzten Zeit war er dort weniger mit als sonst; und wie er mir gesagt hat, läßt er um so mehr die eigenen mikroskopischen Untersuchungen völlig bei der Seite. Er wird auch dieses Jahr 75 Jahre alt. Ich glaube, dass der Krieg ihn wie uns alle besonders tief gegriffen hat. Die materiellen Schwierigkeiten wachsen auch für jeden Tag. Es ist doch schrecklich, wie der Tanz um das goldenen Kalb umher fast allen ideellen Bestrebungen Hohn machen. Die Amerikaner!! Nur die Deutschen können die Menschheit retten, das ist unbestrittlich. Warum können nicht alle „mentalen" Menschen dies einsehen? Sie müssen doch verstehen, daß ein solches Volk leben muss und leben wird.
Meine herzlichsten Empfehlungen zu Ihrer Familie Ihr Erich Holmgren.

P. S. I. Wir sind gegenwärtig nicht weniger als drei Professoren, Holmgren am Karolinischen Institute, nämlich ich, Professor der Medizin Israel Holmgren und Professor der Otiatrie Gunnar Holmgren. Wir gehören alle drei dem selben Baume.

II. Der versprochene Kreuzband habe ich nicht bekommen.

Lfd. Nr.: 935
Von: August Bier
An: Ludwig Edinger
Quelle: Edinger-Institut, roter Ordner

Berlin, 26.07.1917

Sehr geehrter Herr Kollege!
Haben Sie besten Dank für Ihre Zuschrift und für Ihre Zusendung, die mich sehr interessiert haben. Ich hatte allerdings vor längeren Jahren mehre Abhandlungen von Weigert gelesen, besonders „Neue Fragestellungen in der pathologischen Anatomie". Ich hatte aber angenommen, daß der erste, der die Bedeutung der Schädigung für den Wiederersatz klar und deutlich betont hat, nicht Weigert, sondern Pflüger (1877) gewesen ist. Was die Regeneration anlangt, so stimme ich auch nicht mit Weigert darin überein, daß an Stelle des Verlorengegangenen das Bindegewebe eindringen muß. Das kann man, wie ich noch in den nächsten Abhandlungen zeigen werde, vermeiden. Ihre Zuschrift soll mich aber veranlassen, Weigert's Schriften nochmals zu studieren und Unterlassungssünden, die ich etwa gegen ihn begangen habe wieder gut zu machen. Es wird Sie interessieren, daß ich ganz ähnliche Versuche, wie Sie, mit künstlichen Nährböden = Gelatine ... und Agar und Blutserum in den Jahren 1909 bis 1911 in großem Maßstabe an mehr als 200 Fällen zur Regeneration angestellt habe. Diese Versuche haben ergeben, daß diese künstlichen Nährböden die Regeneration verhindern. Ich habe sie sogar später zu diesem Zwecke besonders zur Behinderung der Knochenneubildung mit Erfolg gebraucht. Dagegen habe ich ausgezeichnete Regenerationen mit dem Serum und mehr noch mit der Lymphe desselben Menschen, ebenso mit Blutergüssen,

die die Lücken füllten, erhalten. Auch diese Versuche habe ich in sehr großem Maßstabe durchgeführt. In einem der nächsten Nummern der DmW werde ich darüber berichten, ebenso über sehr einfache Methoden, diese Prozesse ohne alle künstlichen Mittel bei den Kranken hervorzubringen. Ich werde Ihnen einen Sonderabdruck zusenden, sobald die Arbeit erschienen ist. Vor allem ist es interessant, daß verschiedene Gründe zu Regeneration offenbar verschiedene Nährböden nötig haben. Der Bluterguss, der für Knochen, Fett, Sehnen, Faszien und Aponeurosen ein ganz vortrefflicher Nährboden ist, taugt für andere Gewebe gar nichts.
Mit nochmaligem besten Dank und mit kollegialer Hochachtung Ihr sehr ergebener
A. Bier

Lfd. Nr.: 948
Von: Alfred Hauptmann
An: Max Nonne
Quelle: Staatsarchiv Hamburg

Freiburg, 01.11.1917

Sehr geehrter Herr Professor!
Vielen Dank für die Hystero-Epilepsie-Arbeit, zu der ich mich äussern soll. Ihre Ausführungen haben mich sehr interessirt, wenn sie mich auch von meiner mit der Hocheschen übereinstimmenden Auffassung nicht abgebracht haben.

Zunächst zu dem Steffenschen Nachtrag: er ist so voll von logischen Fehlern und Kurzschlüssen, dass man gar nicht weiss, wo man anfangen soll zu kritisiren: daraus dass man bisweilen eine Differentialdiagnose zwischen Hy.[sterie] und Ep.[ilepsie] nicht stellen kann (also aus einer vorläufig bestehenden Grenze menschlichen Wissens) kann man doch gewiss nicht folgern, dass, bei der Annahme, es müsste einmal eine patholog. Anatomie der Ep. geben, es auch eine solche der Hy. geben müsse. --- Die Ep. kann man doch nicht, ebenso wie die Hy. als eine „besondere Form psychischer Disposition" bezeichnen; sie ist doch keine Disposition, schon deshalb nicht, weil sie schliesslich Dauerveränderungen, Demenzzustände zurücklässt. Und nachdem St. von dieser falschen Voraussetzung ausgeht, schliesst er dann daraus, dass Ep. und Hy. in manchen Punkten (d. h. doch nur in den Äusserungsformen, wie wir sie auffassen, was noch nicht gleichbedeutend ist mit der Art der Erkrankung) ähnlich sind, auf die Berechtigung der Bezeichnung Hy.-Ep.

Ihr Fall kann meiner Ansicht nach deshalb nicht zur Entscheidung der Frage herangezogen werden, weil beide Erkrankungen traumatisch entstanden sind. Gerade in einem solchen Falle sehe ich nicht ein, warum man nicht annehmen soll, daß Hy. und Ep. je eine Folge des Traumas sind, da man doch weiss, dass die beiden Krankheiten getrennt nach einem Trauma entstehen können.

Da das Gehirn nun einmal nur die Möglichkeit hat, in bestimmter Weise auf Schädigungen zu reagiren, zum Beispiel mit Krämpfen, wird es sowohl auf eine von einer Blutung herrührende Duranarbe wie auch auf einen starken emotionellen Reiz hin in der gleichen Weise mit einem in der Erscheinungsweise ähnlichen Symptom, eben wieder mit Krämpfen antworten. Das gibt uns aber doch noch nicht das Recht, von einer Hy.-Ep. zu sprechen. Wir dürfen das auch nicht, wenn dazu etwa noch psychische Veränderungen sich zu gleichen scheinen; denn in Wirklichkeit und bei näherem Zusehen sind epi. und hy. psychische Veränderungen eben doch ganz verschieden; Ebenso wie etwa ein Depressionszustand auch mal bei einer Paralyse vorkommen kann, der sich bei näherem Eingehen eben doch von einem im Verlauf einer periodischen Depression unterscheidet. Die Erscheinungen einer multiplen Sklerose werden doch gar nicht so selten von der Hy. imitirt; nehmen Sie an, es fände sich nur Fussclonus und Nystagmus (beides habe ich auf hy. – Basis doch jetzt häufig gesehen), welche Symptome etwa durch suggestive Behandlung schwänden, es blieben aber bestehen Babinski und eine organische Ataxie eines Arms, sowie Optikusatrophie, so würden Sie doch auch nicht von einer Hystero-Multiplen Sklerose sprechen. Und doch sind die Ähnlichkeiten doch auch nur dadurch bedingt, daß das Centralnervensystem kraft seiner Anlage eben nur mit diesen Symptomen reagiren konnte. Und nun nehmen Sie an, wir kennten das Babinski'sche Zeichen noch nicht, so würden wir vielleicht den organischen von dem funktionellen Clonus nicht unterscheiden können; so ähnlich kann es uns mit psychischem Symptomen auch gehen, die als Äusserungsformen des gleichen Organs, nämlich des Gehirns, uns gleich erscheinen mögen, die aber doch im Grunde ganz verschieden sind, und vor allen Dingen auf ganz verschiedenen Ätiologien beruhen.

Gäbe es wirklich eine Hy-Ep., so müsste sie einem doch auch viel öfter begegnen; ich habe mich aber eigentlich trotz meines zahlreichen Materials selten in Verlegenheit befunden, wenn ich den Fall nur lange genug beobachten konnte. Ich gebe allerdings zu, dass für manche Fälle selbst eine Beobachtung von Wochen nicht ausreicht. Das berechtigt aber doch noch nicht dazu, diese Mischdiagnose zu stellen. Man braucht manchmal auch Monate, um eine Schizophrenie von einer manisch-depressiven Erkrankung differentialdiagnostisch zu trennen; Und schliesslich gelingt es doch.

Es gibt meiner Ansicht nach so viele Formen der Epilepsie, der Begriff der Hy. ist so unendlich ausgedehnt, dass ich mich wundern würde, sollten nicht vielfach Berührungspunkte vorhanden sein. Es hiesse aber beide Krankheitsbezeichnungen noch unklarer machen, wollte man die sicher organische Epilepsie mit der sicher nicht organischen Hy. in einen Topf werfen. Und das tut man mit diesem Verbindungswort. Man kann ja ruhig eingestehen, dass es ein Mittelgebiet gibt, dessen Zustände man nur schwer in die eine oder andere Rubrik unterbringen kann, weil Züge aus beiden Krankheiten vorhanden sind. Darum gibt es aber doch noch keine Mischkrankheit, sondern man wird bei näherem Zergliedern der einzelnen Symptome dahin kommen, dass es entweder eine Epi. mit einigen hy. Symptomen ist (jede Erkrankung kann H hy. Symptome haben), oder eine Hy., die epileptische Symptome kopiert (dann ist es eben eine Hy.) oder ein Zustand, bei dem sowohl eine Ep. wie eine Hy. vorhanden ist. Und zu dieser letzten Gruppe gehört meiner Ansicht nach unzweifelhaft Ihr Fall.

Ich kenne auch einen Epileptiker, der später einmal gelegentlich eines Fliegerangriffes hy. Anfälle bekam; Eine Zeit lang wechselten beiderlei Anfälle miteinander ab. Das war aber doch keine Hy.-Ep.

Nur für solche Fälle dürfte man den Ausdruck gebrauchen, und da ist er zum mindesten überflüssig. Denn man spricht auch nicht von einem Hystero-Hirntumor oder einer Hystero-Hemianopsie, wenn beide Gehirnerkrankungen gemeinsam vorkommen.

Vielleicht bin ich noch zu jung, habe zu wenig gesehen, habe zu viel Vorliebe für sauberen Tisch. Einstweilen kann ich aber nicht anders urteilen. Ich werde mich aber freuen, gelegentlich ein mal wieder mündlich mit Ihnen über die Frage zu diskutiren. Mit freundlichsten Grüßen Ihr ergebenster Hauptmann.

Lfd. Nr.: 951
Von: Walther Berblinger
An: Ludwig Edinger
Quelle: EdrO

Marburg, 16.11.1917

Sehr verehrter Herr Geheimrat.
Beiliegend erlaube ich mir Ihnen einen Sonderabdruck einer kleineren Mitteilung von mir aus der Berliner Klinischen Wochenschrift zu übersenden. Das bearbeitete Objekt ging mir Anfang Mai dieses Jahres durch den mir nicht persönlich bekannten Herrn Sanitätsrat Herrn Doktor O. Müller indirekt zu. Meine Mitarbeit beschränkt sich, wie Sie wohl aus der von mir vorgeschlagenen Einteilung der Publikation sehen, nur auf das Anatomische. Ich habe das Resultat zu veröffentlichen mich entschlossen nicht um die Kasuistik über Ihre erste Agar-Kalbsarterienmethode zu vermehren, sondern weil ich in meinem Ergebnis eine neue Stütze für meine Auffassung erblicke, daß beim Menschen die Regeneration stets von dem mit der Ganglienzelle in Connex gebliebenen centralen Segment ausgeht. Ich unterschätze die hohe Bedeutung der zu Zellbänder umgewandelten Schwannschen Zellen für die Faserneubildung keineswegs, nur glaube ich nicht, dass der centrale Reiz allein, als funktioneller genügt zur vollständigen „neurofibrillären Differenzierung" in den Schwannschen Zellen, sondern dass auch vom Neuriten her eine am Aufbau des neuen Nerven beteiligte Substenz übertragen wird. Wie ich aus Ihrer Arbeit in der Deutsch. Med. Wochenschrift ersehe und aus dem Bericht über Ihren Vortrag in Bonn, vertreten Sie zum Teil auch die Auffassung, dass von den mit der Ganglienzelle verbundenen Fasern die Regeneration ausgeht. In meiner Mitteilung habe ich die von Spielmeyer 1915 in gleichem Sinne zu verstehende geäusserte Ansicht erwähnt und auch in meiner im Druck befindlichen grösseren Publikation konnte ich die letzte Arbeit Spielmeyers nur noch in einem Nachtrag berücksichtigen. Spielmeyer hat ja jetzt die Meinung vertreten, dass der Nerv polycellulär entsteht. Ich kann ihm darin nicht folgen. Einmal ist der Name Neuroblasten für die Schwannschen Zellen nicht zutreffend, weiter spricht Sp. doch auch nur von Axialstrangrohren und bildet solche ab, aber wirkliche Nervenfasern, die morphologisch wie funktionell diese Bezeichnung verdienten, sind im völlig abgetrennten Stück nicht nachgewiesen worden. Es würde mich sehr interessieren Ihre Auffassung zu der letzten Mitteilung von Spielmeyer zu erfahren. Auf Ihre liebenswürdige Karte hin habe ich meine Präparate und neue Fälle speziell auf das Vorhandensein von Kernresten in den jungen Fasern nachgesehen. Eine sichere Entscheidung war mir aber noch nicht möglich, ob hier kernwertige, chemisch dem Kern verwandte Gebilde vorliegen. Ich habe mich besonders bemüht den Wachstumsvorgang als solchen histologisch besser erfassen zu können, in vielem muss ich auf Grund meiner Studien auch für den Menschen dem beipflichten, was uns Ramon y Cajals Experimente gezeigt haben. Übrigens ist auch die von Spielmeyer citierte Lehre v. Büngners später durch andere Untersucher doch im Sinne der Centrogenisten modificiert worden, natürlich nicht im Sinne eines einfachen Auswachsens.

Zum Schlusse komme ich mit einer Bitte: Ich bearbeite für Lubarschs Ergebnisse die Neubildungen des Nervensystems, und wäre Ihnen deshalb sehr verbunden, wenn Sie mich bei dem Literaturstudium durch die Überlassung von entbehrlichen Sonderdrucken von einschlägigen Arbeiten der früheren Jahre und jüngster Zeit aus Ihrem Institut zu unterstützen das grosse Entgegenkommen hätten.

Zum Teil sind mir hier in der gegenwärtigen Zeit manche Zeitschriften speziell gesammelte Abhandlungen aus Instituten nur schwer zugänglich. Indem ich bitte, meine Anliegen nicht als unbescheiden auffassen zu wollen, denn zur jetzigen Zeit ist mir eine persönliche Vorsprache bei Ihnen kaum möglich verbleibe ich mit dem Ausdruck vorzüglicher Hochachtung Ihr sehr ergebener Berblinger.

Lfd. Nr.: 955
Von: Alfred Hauptmann
An: Max Nonne
Quelle: Staatsarchiv Hamburg

[Ohne Datum, geführt unter 30.12.1917] Aus dem Felde

Sehr geehrter Herr Professor!
Ich will Ihnen sofort Ihren Brief beantworten, wenn auch die Antwort mit Rücksicht darauf, daß ich nicht, wie die anderen Herren, die Sie anführen, in einem Lazarett tätig war, sondern bei der Truppe, etwas dürftiger ausfallen sollte; aber vielleicht ist es auch ganz interessant und für Sie zu gebrauchen, wenn ich Ihnen mitteile, wie die Verhältnisse in den ersten Augenblicken nach der Verwundung waren.

Ich schicke voraus, daß ich den Oppenheim'schen Artikel, auf den Sie sich beziehen, nicht kenne.

Ich habe trotz der heftigen seelischen und körperlichen Verletzungen nur auffallend wenige Soldaten gesehen, bei welchen etwa unmittelbar nach der Verletzung (bis etwa drei Stunden später, nach welcher Zeit wir die Verletzten meist schon nach hinten weggeschafft hatten) Symptome vorhanden gewesen wären, die man als „traumatische Neurose“ hätte ansehen müssen. Sicher hätten die gleichen Schädigungen im Frieden bei den gleichen Personen zu einer weit größeren Zahl von Erkrankungen an traumatischer Neurose geführt, was ich ja beurteilen kann, da eine sehr große Anzahl von Begutachtungsfällen durch meine Hände gelaufen sind.

Es fehlten aber solche Fälle durchaus nicht; auffallend war, daß es sich dabei meist um solche handelte, bei welchen eine schwere körperliche Verletzung fehlte; es waren meist sehr starke Schreckeinwirkungen, etwa durch Krepieren einer Granate in unmittelbarer Nähe, dann auch bei Granatverschüttungen, wobei wohl in gewissen Fällen auch körperliche Verletzungen mitgewirkt haben, vielleicht auch leichte Commotio cerebri, was aber in der Eile, mit der ich die Leute untersuchen musste, nicht immer festgestellt werden konnte; die Soldaten, welche ihre Kameraden ausgruben, sprachen aber von Bewußtlosigkeit, auch war eine gewisse retrograde Amnesie vorhanden. In solchen Fällen fand ich hie und da, aber auch auffallend selten Symptome, die als hysterische Monoplegie, hy. Sensibilitätsstörung, hy. Mutismus, Tremor etc. angesehen werden mussten. Es wird gerade Sie interessieren, daß diese Leute häufig (nicht immer) schon vorher in den betr. Batterien als „schlappe Leute“ bekannt waren. Die Reaktion der Psychopathen auf den Krieg war überhaupt ganz verschieden: ein Teil fiel sehr bald ab, ein anderer – und ich glaube es war der grössere – hielt sehr gut durch, ja er verlor eigentlich das „Psychopathische“ ganz.

Allgemeine nervöse Störungen, wie Schlaflosigkeit etc. kamen überall vor, mehr bei den Officieren wie bei den Mannschaften; es betraf das aber auch ganz gesunde Leute.

Was aus den Leuten mit hysterischen [handschriftlich eingefügt, schwer entzifferbar] Symptomen später geworden ist, weis [sic!] ich nicht; ich kann diese Beobachtungen aber insoweit ergänzen, als ich hier von den Kollegen höre, daß sich manche derartige Fälle Monate lang gleich bleiben, daß sie sich verschlechtern, sobald man davon spricht, daß man sie wieder in's Feld schicken will, dass ein gewisser Teil aber auch völlig heilt, namentlich, wenn Sie etwas energisch angefasst werden.

Es gibt also – das scheint mir eigentlich auch ganz begreiflich – auch im Kriege, wenn auch viel seltener als unter ähnlichen Bedingungen im Frieden, Erkrankungen, die man nur unter die traumatische Hysterie unterordnen kann. Der springende Punkt scheint mir nur der zu sein, daß man solchen Leuten vorerst mal keine Rente geben soll; darin stimmen die Beobachtungen sehr vieler Militärärzte überein. Gibt man ihnen, wie es anfangs geschah, eine Rente, so bessert sich der Zustand gar nicht, verfährt man aber so, wie es jetzt geschieht, daß man auch solche Leute beschränkt in der Garnison zur Arbeit heranzieht, so darf wohl angenommen werden – die Zeit ist noch zu kurz, um das sicherer auszudrücken – daß die Erscheinungen sich zurückbilden. Es ist etwas ganz Analoges, wie z. B. bei den Eisenbahnangestellten. Wie sie wissen, zahlt die Bahn auch keine Rente, sondern beschäftigt derart* beschädigte Arbeiter leichter, gibt ihnen aber ihren früheren Lohn, und fährt sehr gut dabei, da sie weit weniger zu bezahlen haben, als andere Kassen.

Dass es so viel weniger Fälle von „tr. N." gibt als im Frieden, beruht eben auf der ganzen Situation; die anderen Soldaten haben es sehr bald heraus, daß es sich hier um Drückeberger handelt, und behandeln sie miserabel; ein gewisser Funken von Ehrgefühl dem Vaterlande gegenüber kommt wohl auch noch dazu, um die Erkrankung seltener auftreten zu lassen, vielleicht auch bei Manchen die Angst, man könnte sie als Simulanten vor ein Kriegsgericht stellen (denn diese Verwechslung von Hy. und Sim. kommt immer noch vor). Jedenfalls geht aus allem mit Sicherheit hervor, dass die psychische Komponente das Wesentlichste dabei ist.

Ich weis nicht, ob diese Auskunft Ihnen genügt, bin aber jederzeit gerne bereit, sie in irgendwelcher Hinsicht zu ergänzen; vielleicht sind Sie so freundlich, mir mitzuteilen, wo der Oppenheim'sche Artikel steht.

Nun zu etwas Anderem: vorgestern bekam ich zu meiner grössten Freude, nachdem ich mich immer wieder darum bemüht hatte, meine Weihnachtspakete zurückgeschickt, und fand darunter das mir von Ihrer Familie gesandte. Glauben Sie nicht, dass es mir jetzt weniger Freude gemacht hat, als wenn ich es zu Weihnachten draussen bekommen hätte; ich weiss gar nicht, wie ich Ihnen und Ihrer Frau Gemahlin dafür danken soll, ebenso für die liebenswürdige Aufforderung, mich in Ihrem Landhause zu erholen. Wie gerne täte ich's! Aber es wird wohl nicht gehen, weil die Militärbehörde mit Urlaub ganz unglaublich mau ist; sobald einer aus dem Lazarett heraus kann, soll er irgendwie beschäftigt werden. So wird es wohl auch bei mir sein: ich werde wohl anfangs in der Garnison, und wenn es mir besser geht, irgendwo draußen, vielleicht in einem Lazarett, angestellt werden. Lassen Sie mich Ihnen Allen aber recht herzlich danken für all' das viele Gute, was Sie mir nun schon während des Feldzuges erwiesen haben. In B.-B. werde ich wohl Gelegenheit haben, Ihnen zu sagen, weshalb mir das doppelt wohl getan hat.

Mit den ergebensten Grüssen an Ihre Frau Gemahlin und Sie bin ich Ihr Dr. Hauptmann.

* überhaupt, die einigermassen arbeitsfähigen, also nicht nur Hysteriker.

Lfd. Nr.: 969
Von: Alfred Hauptmann
An: Max Nonne
Quelle: Staatsarchiv Hamburg

Freiburg, 28.11.1918

Sehr geehrter Herr Professor!
„Aufrichten" werden Sie Sich an meinem Chef wohl kaum können. Es ist auch unmöglich in sein Inneres einzudringen. Als die Bewegung begann, eigentlich schon als der Zusammenbruch unserer Front kam, lehnte er sich noch auf, und hoffte wohl, dass durch das Eingreifen einiger vernünftiger Männer die Lage zu retten wäre.

Jetzt aber hat er sich, wohl als Selbstschutz, gegen alles „gesperrt"; Er läßt einen stehen, wenn man von Politik zu reden anfängt, oder lenkt sofort ab. Er beteiligt sich auch absichtlich nicht an den mancherlei Versammlungen, die hier zwecks Stellungnahme zu der neuen Lage abgehalten werden. Zum Teil tut er das, um wohl innerlich zur Ruhe zu kommen, zu Teil, weil er einsieht, dass er durch sein früheres Verhalten, als Haupt der Vaterlandspartei, zu sehr gestempelt ist, um bei den jetzigen bestimmenden Organen Glauben zu finden. Und das ist gut so, denn wir Anderen von der Klinik hören doch hinten herum Vieles, was dafür spricht, dass man ihm wenig Vertrauen entgegenbringt. Das wird für die Klinik sowohl hinsichtlich der Patienten, wie der Hilfe der Regierung leider nicht sehr förderlich sein.

Aber schließlich verschwinden solch inneren Sorgen vor den allgemeinen. Ich kann mir nicht denken, dass wir von selbst aus diesem Wirrwar herausfinden werden. Ich sehe unter den jetzt Regirenden wirklich keine Köpfe, die führen könnten, und denen zu folgen Freude wäre. Wenn man sieht, wie plump sie auf die neueste Falle des Herrn Clemenceau hereinfallen, und Archive veröffentlichen, um die Schuld des Krieges auf sich zu nehmen, so bleibt nichts anderes übrig, als über ihre Naivität den Kopf zu schütteln. Greifen die Organe und Männer in Deutschland ein, die vielleicht in der Lage wären, folgerichtig und praktisch zu denken, so gibt es blutigen inneren Krieg, dessen Ausgang auch noch zweifelhaft wäre. Ich sehe daher kein anderes Heil, als in der Übernahme der Lösung durch unsere Feinde. Mögen sie ruhig in unsere Grossstädte einrücken, und die Ordnung schaffen, die ihren eigenen Zwecken dient, um nicht ohne Gewinn aus diesem Kriege herauszugehen; es ist das immer noch besser, als von A.- u. S.-Räten regiert zu werden. Ein selbstdisciplinirter Engländer ist mir immer noch lieber als ein Phantast, der mich zum Gegenstand seiner utopischen Versuche machen will.

Wie Hoche den Rückweg zum Volke – dem er früher übrigens immer sehr angehört hat – finden wird, weiss ich nicht. Seine künstlichen Sperren werden ja aber wohl nächstens einmal fallen müssen, denn er ist nicht der Mann, sich inmitten dieses Kampfes mit seinem Stifter (den liest er jetzt nämlich) dauernd abzuschließen.

Ihre Eppendorfer Erlebnisse, die anknüpfenden Worte, die Sie mir kürzlich darüber schrieben, hat er auch nur mit einem verständnisinnigen Kopfnicken quittirt, ebenso wie er auch die „Flucht" des Bonner Schmidt begriffen hat. Andererseits hat er kürzlich in einem Vortrage über „Das Sterben" gesagt, daß man auch in schlechten Zeiten zu Deutschland halten müsste, wie man es in guten getan hat. Er wird also wohl warten, bis auch für ihn die Zeit zum handelnden Mitwirken gekommen ist.
Für Ihre Glückwünsche zu meiner Ernennung sage ich Ihnen meinen besten Dank. Weihnachten wollte ich eigentlich in Hamburg sein, was ich mir jetzt aber lieber schenke. Mit freundlichem Gruß Ihr Hauptmann.

Lfd. Nr.: 976
Von: Walter Spielmeyer
An: Ferdinand Springer
Quelle: Springer Verlag B: F129I

München, 03.03.1919

Hochverehrter Herr Springer!
Sie werden begreifen, dass ich in den letzten Tagen nicht dazu kam, einen geordneten Brief an Sie zu schreiben. Wir hatten allerhand erlebt und aus Lemberg bekam meine Frau die Nachricht, dass das Haus und Geschäft meines Schwiegervaters von den Ukrainern bombardiert worden ist. Allmählich habe ich mich wieder in die Histopathologie zurückgerettet und gestatte mir heute nochmals auf die Frage des Lehrbuches oder Grundrisses zurückzukommen.

Es tut mir leid, dass ich nicht alle diese Dinge mit Ihnen persönlich besprechen kann; ich habe aber bereits im vorausgehenden Brief Ihnen gegenüber Bekenntnisse meiner wenig schönen Seele abgelegt, und Sie wissen, dass ich geradezu Reue darüber empfinde, dass ich jenen Vertrag mit Ihnen geschlossen hatte. Ich hoffe, dass Sie mir das nicht übel nehmen, zumal Sie ja nun doch sehen, dass ich mich, der Not gehorchend, darein finde, das geplante Buch zu schreiben. Mir ist von so vielen Seiten zugesetzt worden, dass ich schliesslich selber wieder Geschmack an der Sache bekommen habe. So ist es eben nicht möglich, ein wirklich gründliches, und wenn ich so sagen darf, großzügiges Buch darüber zu schreiben. Das Bedürfnis aber geht ja auch dahin, demjenigen, der sich mit der Neurohistologie beschäftigen will, die Anfangsgründe klar darzulegen und weiterhin freilich auch dem, der mit den Dingen vertraut ist, wenigstens das Wichtigste klar darzustellen und die Fragestellungen zu beleuchten, wie an dem bisher Ermittelten Kritik zu üben; ich hoffe, dass ich das fertig bringe und dass es nicht allzu lange Zeit in Anspruch nimmt. Ich möchte auch an dem Teil des Planes festhalten, wonach wir zuerst den allgemeineren Teil herausbringen sollten.

Wie ich Ihnen schon schrieb, hat es Nissl und mich erstaunt, dass Jakob die grundsätzlichen Dinge doch so wenig übersieht und beherrscht. Es ist ja heute nicht mehr nötig, dass ich Ihnen im Einzelnen unsere Kritik an seiner Disposition darlege. Die Einteilung nach ätiologischen Prinzipien ist grundsätzlich falsch. Eine ganze Reihe von speziellen Krankheiten will er gar nicht erörtern und andere, mit denen er sich zufällig mehr beschäftigt hat, sollen ganze Kapitel ausfüllen. Auch die Einteilung über die Veränderungen der Glia und Ganglienzellen ist nicht in Einklang mit unseren Kenntnissen zu bringen. Es wäre deshalb sachlich zu bedauern, wenn sich Jakob an eine solche Sache machte, auch wenn sie eben nur einen ganz kleinen Abriss darstellte – während er ja übrigens ungefähr alles behandeln will.

Ich würde mich freuen, von Ihnen zu hören, dass Sie mit unserer Ansicht und mit meinem Plane einverstanden sind. Denn es hätte natürlich keinen Zweck, jetzt eine pathologische Anatomie mit Jakob herauszubringen und dann einmal ein grösser angelegtes Lehrbuch zu schreiben. Das wäre sachlich nicht zweckmäßig und würde mir persönlich nicht zusagen.

Ich habe in diesen Tagen die mir gütigst übersandten Reproduktionen zu einem Teil der Abbildungen nochmals durchgesehen und finde, dass die Kunstanstalt sich noch immer wenig bemüht hat, die beanstandeten Stellen zu berichtigen. Überhaupt bleibt die Wiedergabe hinter dem Original sehr weit zurück. Ich bin deshalb besonders gespannt, wie die Reproduktionen durch die Wiener Kunstanstalt sein werden, die für meine Fleckfieberarbeit bestimmt sind und auf die ich übrigens mit Schmerzen warte. Die Frankfurter Kunstanstalt von Werner und Winter arbeitet wohl viel zu teuer?

Eine gewisse Schwierigkeit hat jetzt auch die Herstellung der nötigen Abbildungen. Die Zahl der Figuren für die Histopathologie muss noch erheblich vermehrt werden. Die Übersichtsbilder kann ich jetzt hier allerdings in recht vollkommener Weise mikroskopisch darstellen, aber die Hauptsache bleibt nach wie vor die Beigabe von Zeichnungen; da fehlt es ja, wie Sie wissen, hier an guten histologischen Zeichnern. Herr Dirr, der früher für Alzheimer und jetzt viel für Dürck arbeitete, ist ja sehr gut, wenn auch langsam und recht teuer. Ich habe ihn für die Fleckfieberarbeit für ein paar Wochen gewinnen können. Aber jetzt ist er wieder einmal nicht zu haben. Ich denke, dass ich mich später doch noch einmal an Schilling in Freiburg wenden werde, welcher auch nach Nissls Meinung die Sachen ganz ausgezeichnet sieht und wiedergibt. Jetzt wird er ja wohl aus begreiflichen Gründen keine rechte Lust haben, sich nach München zu begeben, aber vielleicht später einmal. Wären sie damit einverstanden? Mit den Herren Professor Oberndorffer (München, Prinzregentenstr.), Dr. Steiner und Dr. Klarfeld (beide München, Nußbaumstraße 7) habe ich verabredet, dass sie einige der frei gewordenen Kapitel des Henke'schen Handbuches übernehmen und zwar soll Steiner die Multiple Sklerose bearbeiten, Oberndorffer die Geschwülste des Nervensystems und Klarfeld die Arteriosklerose des Centralnervensystems. Von Hauptmann, Freiburg, habe ich noch keine Nachricht. Ich möchte Jakob erst dann noch mit anderen Abschnitten bedenken, wenn ich eine genauere Übersicht über das habe, was geht. Auch werde ich selbst mich wohl entschliessen müssen, einen Teil der durch Alzheimer frei gewordenen Kapitel zu übernehmen und dafür Teile des von mir früher übernommenen Gebietes an jemand anders abzutreten. Ferner dürfte es notwendig werden, die von Alzheimer gemachte Einteilung etwas zu ändern. Ich möchte mich jedoch nach der im Übrigen gegebenen Einteilung des gesamten Stoffes richten und wäre Ihnen sehr dankbar, wenn Sie mir eine Abschrift des ganzen Plans des Werkes, ich meine eine Inhaltsübersicht der einzelnen Bände, zukommen liessen. Sie waren seinerzeit so freundlich, mir eine solche zur Einsicht vorübergehend zu überlassen. Ich möchte sie aber gerne hier, wenn ich sie brauche, dauernd zur Hand haben. Wann soll übrigens die Ablieferung der Manuskripte erfolgen und geschieht die Herausgabe der Bände entsprechend ihrer Nummerierung oder unabhängig davon?

Endlich möchte ich Ihnen noch eine ganz persönliche Angelegenheit vortragen, die ich Sie bitte, vertraulich zu behandeln. Sie erinnern sich ja daran, dass ich anfangs glaubte, ohne Mithilfe die Redaktion des Referatenteiles nicht führen zu können, und wir hatten ja miteinander verabredet, dass wir den Eintritt eines Mitredakteurs nach Ende des Krieges besprechen wollten. Ich hatte Ihnen auch seinerzeit geschrieben, dass es mir besonders sympathisch sein und auch sachlich richtig erscheinen würde, Herrn Dr. Hirschfeld für diesen Zweck in die Redaktion des Referatenteiles zu wählen und Dr. Hirschfeld legte auch grossen Wert darauf, ein solches Amt zu bekommen. Nun schrieb er mir vor einigen Wochen, dass er sich jetzt bereit hielte für die Mitwirkung an der Redaktion.

Ich schrieb ihm, dass ich heute noch gar nicht übersehen könnte, wieviel Mehrarbeit der ordnungsmässige Gang der Redaktion später bringen würde; und dass ich erst Ihre Centralorganisation abwarten müsste; dass aber jetzt die Mitwirkung eines sog.

geschäftsführenden Redakteurs keine Notwendigkeit sei, da mir die Leitung des Referatenteiles weniger Zeit kostete, als ich erwartet hatte. Ich musste ihm auch schreiben, daß meine finanzielle Lage jetzt durch die mehr als wahrscheinliche Vernichtung des Vermögens meiner Frau und durch die grosse Unsicherheit meiner Einnahmen hier schlechter geworden sei. Der massgebenste Grund aber für den wenigstens vorläufigen Verzicht auf seine Mitarbeit sei rein sachlich im Interesse der Zeitschrift gelegen: es würde – wenigstens nach meinem Dafürhalten – jetzt unzweckmässig sein, gleich wieder mit einem neuen Redakteur und mit einer neuen Einteilung der Schriftleitung aufzuwarten, nachdem soeben vom Verlag und von der Schriftleitung die Änderung des Herausgeberkollegiums und der Redaktion verkündet worden war; und weiter, weil es wohl jetzt darauf ankomme, die Schar der Referenten in einer Hand beim Zügel zu halten. Es ist ja, wie Ihnen besser bekannt ist als mir, gar nicht so einfach, gute Referenten und vor allem prompt arbeitende zu bekommen und zu halten. Und auch die Gruppierung und die Verteilung de Stoffes müsste doch von einem geregelt werden. Ich glaubte auch nach Rücksprache mit anderen mir hier sachverständig erscheinenden Herren die Sache erst einmal selbst ins Laufen bringen zu sollen. Es scheint mir jetzt auch, als wenn mir das auch im Grossen und Ganzen gelungen wäre (ich werde demnächst über die Neueinteilung der Stoffe bzw. die Berichterstattung Mitteilung machen). Die Pflege der Sammelreferate, auf die es doch so sehr ankommt, könnte wohl auch unter einer jetzt schon durchgeführten Doppelredaktion leiden.

Vielleicht habe Sie die Freundlichkeit, mir hierzu Ihre Meinung zu sagen und ich bitte Sie, mir das vorbehaltlos zu tun. Ich werde mich sehr gerne Ihrem Rate fügen und ich betone, dass mir die finanzielle Seite der Angelegenheit gewiss nicht die Wesentlichste ist, sondern dass es mir jetzt überwiegend auf das Interesse der Zeitschrift ankam. Es tut mir nur sehr leid, dass ich Hirschfeld, wie ich aus seinem letzte Brief ersehe, verschnupft habe. Sie wissen ja, wie gut ich mit ihm stehe und dass er selber sich für mich mit Wort und Tat eingesetzt hat. Vielleicht wäre es Ihnen auch möglich, sofern Sie sich auf meinen Standpunkt stellen sollten, gelegentlich im persönlichen Verkehr diese Verstimmung sachlich auszugleichen. Entschuldigen Sie, dass Ihnen mit einer solchen persönlichen Angelegenheit komme.
Mit herzlichen Grüßen und der Versicherung aufrichtiger Hochschätzung Ihr ergebenster Spielmeyer

---

Lfd. Nr.: 981
Von: Alfred Hoche
An: Bernd Naunyn
Quelle: Staatsbibliothek Berlin

Freiburg, 13.06.1919

Sehr geehrter Herr Kollege!
Ich danke Ihnen bestens für Ihre freundlichen Mitteilungen, aus denen z. B. die mich ehrende Schlußfolgerung abzuleiten ist, daß Ihre Traumformel der meinigen sehr nahe steht.

Es ist eigentümlich, dass der Angsttraum, der bei der Sektion erwachenden Leichen auch bei mir in gewissen Abständen immer wieder kehrt, ohne persönliche Note, aber mit der Verschärfung nach anderer Seite, dass ich für das Ereignis hafte, weil ich mich in der Feststellung des Todes geirrt habe.

Auch der fast völlige Ausschluss stark gefühlsbetonter Erinnerungen ist bei mir Gesetz. Ich hatte ursprünglich die Meinung, daß dieser Ausschluß besonders bei solchen Personen stattfindet, die auch im wachen Zustande Talent und Übung darin haben, unangenehme Dinge aus dem Bewußtsein abseits zu drängen wie ich z. B. Nach meiner allerdings eher auf Ferneindrücke gestützten Schätzung Ihrer Psyche würde ich Sie nicht für einen Athleten im Verdrängen halten.

Die Mehrzahl meiner Träume, von denen ich in jeder Nacht 10 aufzeichnen könnte, da ich ein Erwachen ohne Traum überhaupt nicht kenne, hat die Art gleichgültigen Inhaltes, von der Sie berichten, und bei einiger Aufmerksamkeit kann man in der Regel die Herkunft in der Weise feststellen wie bei Ihrem Kinde auf dem Fensterbrett. Mir kommt dabei immer das Bild in die Höhe, daß der Traum arbeitet wie ein Lehrjunge, der das am letzten Tage liegengebliebene Material der Werkstatt spielerisch zu lächerlichen Formen verwendet, nachdem der Meister zu Bett gegangen ist.

Diese Bevorzugung des noch herumliegenden, nicht „magazinierten" Tagmaterials interessierte mich immer von dem in anderer Richtung liegenden Gesichtspunkte aus, dass bei der retrograden Amnesie auch nur das jüngste, noch nicht magazinierte Material ausfällt.

Interessieren würde mich zu hören, wie es mit Ihren sprachlichen Bildungen im Träume steht. Ich verfüge jetzt über mehr als 500 wissenschaftlich verwertbare sprachliche Beobachtungen aus dem Traume (vielfach rhythmisch gegliederte, fremdsprachliche, Neubildungen (griechisch, lateinisch, französisch, italienisch, englisch, hebräisch), Wortspiele, Witze und dergl. Das meiste der Art verschwindet kurze Zeit nach dem Erwachen, und eine wirkliche Sammlung kann man nur haben, wenn man sofort aufschreibt. Ich bitte Sie auch um eine kurze Notiz, ob Sie Langeweile im Traume kennen, ebenso wie es mit den Stimmungslagen der Neugier, der Überraschung, der explodierenden Wut steht, 3 Dinge, die ich im Traume, obgleich ich ziemlicher Spezialist darin bin, nicht erlebt habe.
Mit den besten Empfehlungen bin ich Ihre ergebenster Hoche.

Lfd. Nr.: 995
Von: Wilhelm Erb
An: Adolf von Strümpell
Quelle: Univ. Archiv Leipzig

Heidelberg, 11.03.1920

Mein lieber Freund!
Erschrecken Sie, bitte, nicht über das Attentat auf Ihre Freundschaft und Ihre kostbare Zeit, dass ich mit der beifolgenden Sendung verübe!

Es war schon lange meine Absicht, dem freundlichen Collegen, der s. Zt. meinen Nekrolog zu schreiben unternimmt, diese Aufgabe einigermaßen zu erleichtern.

Die Mühe und Arbeit, die ich jüngst mit meinem Nekrolog für unseren lieben Hoffmann hatte (– der auch gar nichts geordnet hinterlassen hatte.) bestärkte mich sehr in meiner Absicht, so daß ich Sie jetzt schon – vielleicht verfrüht, chi lo sá – zur Ausführung bringe.

Für meinen „Nekrologisten" ist freilich ein gutes Teil Vorarbeit bereits in meinen „Gesamm. Abhandlungen" (1910) geleistet, aber ich denke doch, daß meine hier beifolgenden Notizen nicht ohne Wert sein werden. Und in wessen Hände könnte ich die Ausführung dieser meiner „letztwilligen Bestimmungen" lieber und besser legen als in die Ihrigen?

Sie sind doch der eigentliche Herausgeber unserer Zeitschrift, Sie sind der jüngste von uns vier Begründern derselben und werden mich, das hoffe ich ganz sicher, überleben, und dann gern das Weitere besorgen, od. es in andere gute Hände legen.

Glauben Sie nicht, daß ich jetzt gerade an meinen baldigen Tod denke! Darüber bin ich ganz ruhig; Ich denke sehr häufig an ihn, aber ohne jede Sorge und nur mit dem einzigen Wunsche, daß er bald und ohne viel Qualen kommen möchte! Das Leben ist doch wahrhaftig jetzt eine Qual, besonders für Einen, der so den Zusammenbruch von allem, was er errungen und geschaffen, was er besessen und geliebt hat, im hohen Alter noch erleben muß!

Mein Befinden ist ja ganz befriedigend, obgleich ich ja doch deutlich die beginnende Alterschwäche fühle, besonders an der Gedächnißschwäche; aber es geht doch noch. Erstaunlich war mir freilich, daß bei gelegentlichem Durchblättern meiner früheren Arbeiten ich von manchen mich gar nicht mehr erinnerte, daß ich sie geschrieben und was ihr Inhalt war, ehe ich sie wieder gelesen hatte -freilich sind es ja, wie ich zu meiner eigenen Überraschung jetzt finden muß, Ihrer ein bißchen sehr viele!

Unsere Neurologenfrage liegt jetzt - wie mir scheint - bei der Facultät in tiefem Schlaf; Ich wenigsten höre gar nichts mehr davon und bin darüber etwas verstimmt; begrabe wieder einmal eine schöne Hoffnung!

Es war höchste Zeit, daß unsere große Neurologenversammlung einmal in Leipzig tagen wird; ob ich - wenn ich noch lebe - daran werde teilnehmen können, scheint mir sehr fraglich; die Reisebeschwerden sind doch jetzt gar zu groß. Mir bangt schon jetzt vor der kleinen Reise zu unserer Badener Versammlung, u. noch mehr vor der nach St. Blasien, nach dem ich mich wieder recht sehne. - Doch das sind Curae posteriores!
Möge es Ihnen und den Ihrigen nach allen Richtungen gut ergehen!
Mit herzlichen Grüßen von Haus zu Haus Ihr getreuer Erb

Lfd. Nr.: 1007
Von: Walter Spielmeyer
An: Ferdinand Springer
Quelle: Springer Archiv BiS 1291, I

München, 18.01.1921

Lieber Herr Springer!
Das Gespräch, welches ich mit Kraepelin über die neue psychologische Zeitschrift hatte, ist so ausgefallen, wie ich es erwarten musste, und wie ich es im voraus schrieb. Kraepelin wiederholte, dass die rein psychologischen Arbeiten aus seinem Laboratorium in dem bei Engelmann erscheinenden „psychologischen Arbeiten" veröffentlicht würden, die anderen in den Orginalien unserer Zeitschrift. Ob Herr Gruhle Mitherausgeber ist, habe für ihn keinerlei Bedeutung; ihn amüsiert nur der neue Beweis von Gruhles Aufgeblasenheit, dass er eine „Qualitätszeitschrift" herausgeben will. Dass Sie Goldstein zum Herausgeber der Zeitschrift wählen wollen, hat für ihn nur ein negatives Interesse. Kraepelin, der die früheren Arbeiten Goldsteins durchschnittlich

schätzt, ist erheblich von ihm abgerückt, genauso wie viele andere, mit Rücksicht auf seine politischen Minierarbeit. Sie wissen wohl auch, daß er sich mit Eisner in der Schweiz getroffen hat, um Deutschland zu renovieren. Ich weiss nicht, ob es ein glücklicher Griff ist, ihn zum Mitherausgeber zu nehmen.

Hirschfeld hat mir übrigens inzwischen geschrieben und erklärt, dass es sich bei der von ihm vorgenommenen Bücherverteilung um ein Versehen handelte und dass bereits die im Dezember von ihm vorgenommenen Überweisungen von Rezensionsexemplaren an einige Referenten zu einer Zeit stattgefunden hätte, als die Verteilung der Bücher durch mich noch nicht vereinbart gewesen war. Letzteres entspricht nicht den Tatsachen, denn ich habe das, als der Streit gegen Mendel spielte, mir ausdrücklich ausbedungen, und habe das auch in unserer mündlichen Besprechung in Berlin ausgemacht. Ich erwarte mit grossem Interesse Ihre Antwort auf meinen Brief von voriger Woche.

Mit den besten Grüssen Ihr Spielmeyer

Lfd. Nr.: 1010
Von: Oswald Bumke
An: Alfred E. Hoche
Quelle: Univ. Nervenklinik München

Breslau, 5.3.1921

Lieber Herr Professor!

Mit meiner Nachfolge habe ich in der Tat kein Glück. Zunächst habe ich es fertig gebracht, außer all den Kandidaten, die nicht auf die Liste gekommen sind, auch noch einen zu verstimmen, der sogar an erster Stelle steht. Gaupp ist schwer beleidigt, daß Wollenberg neben ihm genannt ist. Wenn man schon ein kleiner Geist ist, sollte man wenigstens so viel Geschmack haben es nicht zu zeigen.

Den Gerüchten, von denen Sie schreiben, liegt zugrunde, daß das Ministerium nach 4monatlicher Ueberlegung der Fakultät mitgeteilt hat, die von ihr eingereichten Vorschläge gäben dem Ministerium noch keine genügende Grundlage für eine Entscheidung.

Meines Erachtens gibt es für diesen Vorgang nur zwei Erklärungen: entweder will Herr Haenisch Herrn Kurt Goldstein, der bekanntlich Unabhängiger Sozialdemokrat ist und der im Winter 1918/19 in der Schweiz mit Kurt Eisner zusammen Deutschland begeifert haben soll, hierher setzen oder, was ich für viel wahrscheinlicher halte, und was ja auch Sie vermuten, Bonhoeffer arbeitet für Schroeder und damit indirekt für Forster. Ob er klug daran tut, wird die Zukunft lehren. Er und ich haben ja schon in Rostock ein Duell ausgefochten, als ich für Rosenfeld und er mit Kleist für Forster eintrat. Von Breslau wusste er, daß ich die Fakultät geschlossen hinter mir habe und so hat er, abgesehen von seinem offiziellen, von mir eingeforderten Gutachten, hier gar keinen Versuch gemacht, für Schroeder zu arbeiten. Aber es ist wohl möglich, daß er umso energischer im Ministerium tätig ist.

Hier bestand zunächst eine gewisse Stimmung, dem Ministerium überhaupt nicht mehr zu antworten. Ich habe aber dann doch gemeint, daß es richtiger wäre, den Hieb zu parieren und zwar, abgesehen von den in Breslau wirklich sehr zwingenden sachlichen Gründen auch aus der persönlichen Absicht heraus, mich von einem Omen zu befreien, das mir wirklich nicht bekommt. So ist die Antwort zustande gekommen, die ich Ihnen - allerdings unter sieben Siegeln; niemand darf wissen, daß Sie sie gelesen haben - zur Durchsicht mit der Bitte um Rücksendung zugehen lasse. Ihr wurden wir [sic!] das Ministerium beigefügt die Gutachten der hiesigen neurologischen Nichtordinarien (die wir nach den neuesten Bestimmungen um ihre Meinung fragen müssen). In diesen Gutachten heißt es, daß den Herren ein Zusammenarbeiten mit Schr. angesichts seines Mangels an genügender wissenschaftlicher Autorität und noch mehr mit Rücksicht auf die Ueberheblichkeit seines Wesens unmöglich erscheine. Vermutlich haben Bonhoeffer und Schroeder diesen Ausgang nicht gewünscht. Ich kann ihnen aber nicht helfen.

Tatsächlich habe ich im Herbst, ehe Foerster zu mir kam, nicht daran gezweifelt, daß Schroeder wieder auf die Liste kommen würde. Inzwischen sind aber außer Foerster noch beinahe alle anderen Neurologen Breslaus, sehr viele Universitätscollegen und Aerzte sonst und recht viele Patienten bei mir gewesen, um mich zu beschwören, diese Nachfolge zu verhindern. Schr. muß wirklich eine großes Talent haben, sich beliebt zu machen.

Man hat es überhaupt nicht leicht mit seinen Fachgenossen. Flechsig hat im Sommer, als ich das erste Mal da war, seinen Assistenten gesagt, ich hätte von ihm verlangt, er möchte ihnen allen kündigen, und er (der Biedermann!) hätte das abgelehnt. Darob natürlich große Gereiztheit gegen mich, Aktion des Assistentenverbandes, Streikdrohung, Eingabe an das Ministerium - alles, ohne daß ich etwas davon wußte. Herausgekommen ist die Geschichte durch einen Leipziger Assistenten, den ich mir für diesen Winter hierher verschrieben hatte und der, nachdem er ein paar Wochen hier war, zu der Ueberzeugung kam, daß die Geschichte einfach nicht wahr sein konnte. Flechsig gibt jetzt zu, daß zwischen ihm und mir nichts verhandelt worden ist, was auch nur in diesem Sinne hätte mißverstanden werden können. Aber er meint, die Kündigung hätte sich doch aus der Situation ergeben. Ein junger Ordinarius müsse allen alten Assistenten kündigen, und es sei garnicht recht von mir, daß ich auf ein so altes Ordinarienrecht verzichte. Dabei hat er damals mit großer moralischer Entrüstung von meiner angeblichen Zumutung gesprochen. Es ist eigentlich unrecht, daß ich mich über die Geschichte geärgert habe, aber die Schwierigkeiten in Leipzig werden auch ohne die passive Resistenz der Assistenten groß genug sein. Der Humor von der Sache ist, daß ich überhaupt noch nie einem Assistenten gekündigt und meistens mit von meinen Vorgängern übernommenen Assistenten gearbeitet habe. Aber es ist doch amüsant, daß auch seine schwere senile Verblödung dem alten Herrn die reine Freude an der Bosheit erhalten hat.

Wir befinden uns hier im Aufbruch, und ich gestehe, daß mir der Abschied schwer wird. Meinen Grabgesang hier lege ich Ihnen deshalb bei, weil in ihm meine, wie ich glaube von der Ihrigen abweichende Auffassung der letzten 2 1/2 Jahre niedergelegt ist.

Mit besten Grüßen Ihr Ihnen stets dankbar ergebener Bumke.

N. B. Bei wem muß man diesmal Vorträge für Baden-Baden anmelden?

Lfd. Nr.: 1017
Von: Oskar Vogt
An: Hugo Spatz
Quelle: C. u. O. Vogt-Archiv 86

München., 12.Dez. 1921

Sehr verehrter Herr Kollege!
Empfanden Sie den verbindlichsten Dank von meiner Frau und mir für Ihre uns sehr interessierenden Veröffentlichungen und Ihren ausführlichen Brief!

Die Einzelheiten Ihres Briefes haben uns natürlich sehr interessiert. Wir persönlich möchten allerdings bezüglich der Aufbaueisenreaktion nicht so weit sehen, wie Sie es in Ihrer ersten, uns schon früher gütigst zugesandten Mitteilung getan haben, d. h. diejenigen Grisea, welche die Aufbaueisenreaktion zeigen, in das gleiche funktionelle System zu bringen. Selbstverständlich ist der Nachweis des Aufbaueisens in bestimmten Grisea das Anzeichen einer ähnlichen Funktion, aber erstens braucht diese sich nicht auf eine neurodynamische zu beziehen und zweitens könnte es sich -wenn dies der Fall wäre -um Grisea verschiedener Systeme mit mit einer identischen neurodynamischen Funktion handeln.

Das reiche Kapillarnetz des Striatum ist uns speciell bei Silberpräparaten und bei Weygert-Pal'schen Färbungen solcher Fälle aufgefallen, die an Erstickung zu Grunde gegangen waren und deshalb sehr indizierte Blutgefässe hatten (vgl. Taf. 1, Fig. 2 und Taf. 7, Fig 2 unserer letzten Arbeit!). Dagegen haben wir in Bezug auf die Quantität der Kapillaren einen Vergleich zwischen Striatum und Pallidum und Cortex bisher nicht vorgenommen und ist uns auch ein solcher aus der Literatur nicht bekannt.

Ihre letzten Veröffentlichungen sind uns noch von einem besonderen Interesse, weil wir die ihnen teilweise zu Grunde liegenden histochemischen Methoden auch bei unseren Paraffinschnittserien anwenden können. Wir gehen ja in unserer ganzen Forschungs-Richtung [davon] aus, unbedingt Schnittserien anzufertigen, um mit den von uns angewandten Methoden erkennbare pathologische Veränderungen in ihrer Vollständigkeit feststellen zu können. Wir sind aber dabei weit entfernt, uns auf pathoarchitektonische Veränderungen zu verbeissen und sind für jede Möglichkeit, in diesen Schnittserien zu pathohistologischen Feststellungen übergehen zu können, hoch erfreut. Gerade in diesem Sinne sind Ihre Ausführungen für uns sehr anregend gewesen.

Bezüglich der Wertschätzung der Bedeutung Wilson's für die Striatumlehre kann ich Ihnen nicht vollständig beistimmen. Ich glaube, dass meine Frau bereits 1911 – also vor dem Erscheinen der ersten Wilson'schen Arbeit – unter Anlehnung an die bis dahin einzige mit modernen Methoden ausgeführte Untersuchung von Anton eine wichtigere Grundlage für den Aufbau der Lehre von den striären Erkrankungen geschaffen hat, als Wilson bis heute. Meine Frau besitzt noch einige Separata der entsprechenden theoretischen Zusammenfassung und sendet Ihnen anbei ein Exemplar. Die in der gleichen Journalnummer auf die Veröffentlichung folgende Arbeit von Freund und meiner Frau enthält die Tafel, auf welcher in dem von Ihnen zugesandten kleinen Separatum Bezug genommen ist. Leider besitzen wir von dieser Arbeit kein Separatum mehr. Vielleicht können Sie aber – wenn es Sie interessiert – noch ein Separatum von Freund, im Tausch gegen Ihre letzten Veröffentlichungen bekommen. wenn Sie ihm diesbezüglich schreiben wollen, so können Sie sich auf mich beziehen. Seine Adresse ist Breslau, Kaiser Wilhelmstr, 96/98.
Mit kollegialem Grusse, auch von meiner Frau, verbleibe ich Ihr ergebener O. Vogt

Lfd. Nr.: 1025
Von: Hugo Spatz
An: Julius Hallervorden
Quelle: Archiv Peiffer H 395

München, 07.08.1922

Lieber Herr Hallervorden!
Mit Ihrer letzten Sendung haben Sie mir eine große Freude gemacht. Die Alma [es handelt sich um die beiden später unter dem Eponym Hallervorden-Spatzsche Krankheit bekannt gewordenen Fälle] ist ja großartig! Sie sieht der teuren Martha ja zum Verwechseln ähnlich!! Wieder die haarscharfe Begrenzung der eigentümlichen Veränderungen auf die zwei Zentren und wieder die eigenartigen Nervenfaseraustreibungen allenthalben! Besonders glücklich bin ich auch über den primär in Alkohol fixierten Block; hier sieht man die Veränderungen am Schnitt ja auch bereits mit bloßem Auge. Dann die Zwillinge mit der eigentümlichen Pigmentierung! Selbstverständlich bin ich damit einverstanden, wenn Sie an die Korrektur unserer gemeinsamen Arbeit noch Zusätze machen wollen. Die Alma müssen Sie natürlich genauestens und in aller Ruhe publizieren, das Anatomische und das Erbbiologische. Vielleicht hat eines von den lebenden Geschwistern Deszendenten und vielleicht bringen Sie auch über die Aszendenten noch etwas heraus. Es ist ein wahres Glück für die Wissenschaft, daß die Leute trotz der schlechten Erfahrungen so furchtlos gewesen sind.

Eben erhalte ich Ihren 2. Brief mit dem schönen Eisenpräparat. Also zunächst: Mein Markier-Apparat ist von Winkel-Göttingen, ich halte ihn für entschieden besser als das Leitz'sche Modell, das ich auch kenne; es ist allerdings meines Erinnerns nach teurer als jenes. Nun noch einige Details zur Alma; ich bemühte mich, ob man nicht doch einige Unterschiedlichkeiten gegenüber Martha finden kann. Ich fand folgendes: Zunächst stelle ich fest, daß bei M. trotz vorausgegangener Fo[rmol-] Fixierung (3Wochen meines Erinnerns) die Toluidinblaufärbung besser gelungen ist als bei A. Bei A. sind die Kontraste geringer und dann stört der blaue Rand. Letzterer hängt sicher mit der Aufbewahrung des Blockes zusammen. Ich sehe ihn öfters bei älteren Blöcken. Bei A. zeigte mir das Fe-Bild, daß die charakt. Veränderungen dort auch noch auf eine allerdings ganz schmale Zone des Putamens etwas übergreifen. Das Nisslbild bestätigte mir dies. Nun habe ich aber auch bei der M. dasselbe gefunden. Besonders bemerkenswert ist, daß die eigenartigen [hier kleine Zeichnung einer Zelle] Gliazellen <u>vereinzelt</u> auch in der Randzone des Putamen vorkommen, weiter drinnen gar nicht mehr. Das war mir bisher bei der M. entgangen.

2. Die Pseudokalkkonkr. färben sich bei der M. mit Toluidinblau intensiv blau, bei der A. bleiben sie fast alle farblos. Auf diesen Unterschied gebe ich gar nichts. Ich habe beiderlei Verhalten auch bei den Pseudokalkablagerungen an den Gefäßen des öftern beobachtet. Vielleicht hängt es mit irgendwelchen geringen Abweichungen bei der Technik zusammen. Im höchsten Grade auffallend ist, daß bei A. wie bei M. die Konkremente nicht wie gewöhnlich in Gefäßscheiden oder um Kapillarwände herum vorkommen, sondern in der sonst von mir in keinem Fall wiedergefundenen Maulbeerform frei im Gewebe liegend. Die Zahl ist zweifellos bei M. bedeutend größer; in beiden Fällen werden sie an der Grenze gegen das Putamen spärlicher. Ein bemerkenswerter Unterschied liegt offenbar darin, daß bei A. in den vorliegenden Präparaten der

Pseudokalk in der Zona retic. S. n. völlig fehlt! Ist das in oraleren Abschnitten auch so? Bezüglich der Art des Pigments in der Zona retic. ist Vorsicht geboten. Ich glaube nicht, daß Melanin dabei ist (die melaninhaltigen N. Z. in der Zona compacta sind auch ganz intakt); Ich glaube, daß die Formolfixierung daran schuld sein wird, daß wir hier tatsächlich Melanin und Lipofuszin morphologisch vielfach kaum trennen können. Zur Unterscheidung ist die AgNO3 Probe zu empfehlen, am besten das Levaditi- oder Jahnel-Verfahren (Litt. Schneider u. Schreiber, M. med. W. Jahrgang 1908, Seite 118*). Mit dem von Hueck empfohlenen Nilblausulfat ist nach neueren Erfahrungen bei alten Material nicht mehr viel anzufangen. Auch mit der Scharlach-Reaktion kommt man oft nicht weiter, weil dem Melanin der Zona comp meist etwas Lipofuszin beigemengt ist. Das mit Heidenhain-Htx [Haematoxylin] schwarz gefärbte Pigment in Nervenzellen des Globus pallidus ist sicher kein Melanin. Es sind einzelne Körner des gelben Pigments dieser Zellen, die sich hier (im gewöhnlichen Htx.-Eos[sin]-Praeparat nicht!) schwarz färben. Mir ist das Phänomen von Lamboy [?] her gut bekannt; Die Körner sind meist ziemlich grob, sie werden auch durch Nilblausulfat gut dargestellt, was ich hierzu empfehle. Die Vermehrung der Gliazellen ist wohl in beiden Fällen ganz deutlich; In der Zona ret. S. n. ist sie im oralen Abschnitt stärker als im caudalen; dem entspricht auch der geringe Pigmentgehalt im letzteren. Ich habe den Eindruck, daß bei A. im G. pallid. mehr Nervenzellen zugrundegegangen (= ausgefallen) sind als bei M. Bezüglich des Pigmentes kommt höchstens ein, von Ihnen nicht beobachteter Unterschied in Betracht: Bei A. finden sich grobe Schollen gelben Pigmentes öfters frei im Gewebe liegend, bei M. werden solche mit Toluidinblau meist mehr oder weniger überfärbt. Auch hierin ist wohl kaum ein wesentlicher Unterschied zu erblicken. Im Markscheidenbild macht bei A. die Deutung ähnliche Schwierigkeiten wie bei M. Merkwürdig ist, daß bei A. die dicken Fasern so sehr auffallen, bei M. nicht. Sollte die verschiedene Methodik bei A.: Kulschitzki, bei M. Spielmeyer eine Rolle dabei spielen? Im Fe-Bild ist besonders bemerkenswert, daß das Striatum nur an der Randzone des Putamens eine Reaktion gibt, sonst fehlt sowohl „feingranuläre Speicherung" als „diffuse Färbung" – trotz Alkoholfixierung! Dies ist mir völlig unerklärbar. Was die Nervenzellen des Globus pallidus betrifft, so erkennen wir jetzt deutlich, daß Ihre Fe-Speicherung eine ganz außerordentlich intensive ist – im Formolblock konnten wir das ja nicht sicher sagen. Neben der großen Anzahl der Fe+ positiven Körner ist besonders die Größe von vielen unter ihnen hervorzuheben; ich halte es für möglich, daß hier auch Pigmentkörner die Reaktion geben, eventuell könnte ein Vergleich von Serienschnitten von Fe-Praeparaten und Heidenhainbild weiterführen. Die Diffusfärbung Ihrer A-Zellen ist entweder auf einer Schädigung der Elemente oder auf artifizielle Momente zurückzuführen, ebenso die intranucleären Granula. Bei Ihren dunkelblauen B-Zellen haben wir diffuse Färbung von Plasma und Kern und feingranuläre Speicherung und wahrscheinlich Eisenreaktion des Pigments. Bei einer Blutung habe ich ähnliche Bilder gesehen (Seite 344 oben meiner demnächst erscheinenden Arbeit). Sehr gespannt bin ich auf Holzer und Fett, die Sie wohl noch machen, so wie besonders auf Bielschowsky. Denken Sie dabei auch an das Corpus Luysi! (Lücke) [Säcke?]. Schön wäre es auch, wenn Sie eine größere Markscheidenserie (Auszugserie)[?] anfertigen könnten. Eine leichte Atrophie des G. p. mag ja schon vorhanden sein, aber sie ist sicher ebensowenig in die Augen fallend wie bei der M. Auf einer größeren Serie lassen sich natürlich etwaige technische Mängel besser von wirklichen Ausfällen unterscheiden.

Bezüglich der anderen Fälle fasse ich mich kurz: Bei B. finde ich keinerlei pathologische Veränderungen. Die Melanin haltige Zellgruppe auf Praep. a gehört zum Locus coeruleus; Derartige mit Eosin gefärbte Körner habe ich allerdings noch nicht gesehen. Doch ist derartiges beschrieben worden bzw. vielleicht verwandt vergl. Calliguris „Beitr. z. Studium der Zellen des Locus coeruleus u. d. Subst. nigra" Monatsschr. für Psych. und Neurol. 1908. Die hier angewandten Methoden sind allerdings andere (Pikro-Nigrosin, Safranin). Die Verteilung des Melanins halte ich für die normale. Die großen Nervenzellen auf dem anderen Praeparat halte ich für letzte Ausläufer der „cerebralen V-Wurzel". Auch die S. nigra halte ich für intakt. Bei F. beobachtete ich mäßigen Ausfall von Nervenzellen und Abbauerscheinungen; Amöboide Glia?

Nach Halle fahre ich, wenn nichts dazwischen kommt. Es würde mich riesig freuen, Sie dort wiederzusehen. Ich entbehre sie auch sehr, denn die derzeitige Garnitur im Labor ist der zu Ihrer Zeit dagewesenen weit nachstehend (Neubürger natürlich ausgenommen). Besonders fehlt es an der exakten Technik, die ich bei Ihnen oft bewundert habe. Ich will übrigens in Halle über die Subst. nigra und ihre Beziehung zum extrapyramidalen System reden. Bielschowsky hat eben die Trétiakoff'schen Schlüsse mit einer Handbewegung abgetan. Ich will mal energisch auf die zahlreichen Patienten hinweisen, die es nötig machen, drei Zentren dem extrapyramid. System einzugliedern.
Mit den besten Grüßen und Empfehlungen an Ihre Frau Ihr H. Spatz.

P. S.: Ein Herr arbeitet hier gerade über Chorea Huntington. Ich habe ihm Ihre Präparate zum Vergleich gegeben, er soll auch noch vom vorhandenen Material einige Spezialmethoden versuchen. Wären Sie einverstanden, wenn er eventuell etwas zu einer Publikation mit verwenden würde, natürlich unter Namensnennung? Es handelt sich in 1. Linie um die Astrozytenbildung im Gliafaserbild.

* [Schneider H, Schreiber P: Eine Methode zur Darstellung von Pigmenten und ihrer farbigen Vorstufen mit besonderer Berücksichtigung des Augen- und Hautpigmentes. Münchn. Med. Wschr. 55: 1918–1921, 1908]

Lfd. Nr.: 1028
Von: Hugo Spatz
An: Julius Hallervorden
Quelle: Ed / H 417

München, 17.09.1922

Lieber Herr Hallervorden!
Anbei das Buch von Hall. Anatomisch bringt es wenig, am besten gefallen hat mir das genealogische Kapitel. Romeis ist erster Assistent bei Mollier; ich kenne ihn gut, mache gerade eine Arbeit mit ihm zusammen über Formolfixierung. Sobald ich ihn wieder sehe, werde ich ihn wegen des Becker'schen Buches interpellieren. Wenn Sie ihm schreiben, berufen Sie sich auf mich.

Es ist mir sehr unangenehm und tut mir sehr leid, daß Präparate von Alma auf dem Transport zertrümmert worden sind. Ich habe Sie Frau Grombach zum Versand gegeben und die macht das sonst doch immer sehr zuverlässig.

Schade, daß Sie nicht nach Leipzig kommen. Ich singe dort also eine Arie auf die S[ubstantia]. N[igra]. Ich stelle gegenüber Fälle (Paral. agit. und postencephalitischer Parkinsonismus) mit hauptsächlicher Schädigung der Zona compacta und solche mit alleiniger Läsion der Zona reticulata. Paradebeispiel für das letztere sind Alma und Martha. Wie ists bei Ihnen mit Wohnung in Halle? In Holland habe ich viel gesehen und allerhand mitgenommen. Die Veränderung, die sich inzwischen in Deutschland vollzogen hat, machte sich mir besonders drastisch bemerkbar bei meiner Rückkehr. Das ist wohl der Anfang vom „Untergang des Abendlandes"? Schaffen wir rasch, damit wir noch vorher die Histopathologie des Nervensystems etwas gefördert haben!
Auf Wiedersehen Ihr ergebener H. Spatz

P. S.: Eben erhalte ich die zweite Korrektur unserer Arbeit. Ich denke, daß Sie auch Abzüge erhalten haben. Ich habe den Widerspruch zwischen früherer und jetziger Familienanamnese, wie Sie sehen werden, etwas auszugleichen versucht – aus diplomatischen Gründen. Wenn Sie mit irgend etwas aber nicht einverstanden sind, so korrigieren Sie bitte. – Leider habe ich zu spät einen Irrtum in der Bilderreproduktion bemerkt. Statt Nummer 3 und 4 sind Nummer 1 und 2 verkleinert worden, was entschieden sehr zu bedauern ist. Aber jetzt ist nichts mehr zu machen.

Lfd. Nr.: 1030
Von: Hugo Spatz
An: Oskar Vogt
Quelle: Otto-Vogt-Archiv Band 88

München, 28.09.1922

Sehr geehrter Herr Professor!
Gestatten Sie mir, daß ich auf Ihr freundliches Schreiben vom 20. des Monats gleich antworte. Ich glaube Sie haben Recht darin, daß die Tatsache der Priorität C. Vogts gegenüber Wilsons gerade in Deutschland nicht genügend allgemein bekannt ist. Ich selber kannte den historischen Tatbestand übrigens schon, wollte aber in der Eisenarbeit, wo ich bezgl. dieser Dinge kurz fassen mußte, nicht näher darauf eingehen. Daß man nun so häufig Wilson an erster Stelle nennt, das findet seiner Erklärung doch wohl nicht nur in der Unkenntnis der chronologischen Reihenfolge der Entstehung der betr. Arbeiten. Dies ist wohl auch dadurch bedingt, daß die Entdeckung der Wilson'schen Krankheit mehr allgemeines Aufsehen erregt hat, als diejenige des Status marmoratus (der C. Vogt'schen Krankheit, wie ich kurz gesagt habe). Der Grund, weshalb der Entdeckung Wilsons so ein durchschlagender Erfolg beschieden gewesen ist, dürfte wohl darin liegen, dass hier ein, auch für den Nichtfachmann ohne weiteres überzeugend wirkender grober Defekt in einer bestimmten Stelle im Gehirn vorlag; dazu kamen noch die Beziehungen zu der eigenartigen Leberveränderung, welche die Gemüter so sehr beschäftigt haben. Die Krankheit erschien ohne weiteres als ein abgeschlossenes Ganze, und es war leicht, Fälle, welche in dieselbe Gruppe gehören, wiederzufinden. (von Hall ist kürzlich eine umfangreiche Monographie über die Wilsonsche Krankheit erschienen). Sie werden zugeben müssen, daß unsere allgemeinen Kenntnisse bzgl. der C. Vogt'schen Krankheit bisher weniger umfassende sind. Sie werden erwidern, daß die Bedeutung der C. Vogt'schen Krankheit für die Pathophysiolo-

gie des Striatum eine grössere sei als diejenige der Wilson'schen Krankheit. Trotzdem bleibt vorläufig der grössere äussere Erfolg der Entdeckung Wilsons. Ich brauche nicht besonders zu bemerken, daß ich deshalb in ihr noch keine höhere Leistung erblicke, als in der Entdeckung C. Vogts. In einem Aufsatz, den ich gerade für eine holländische Zeitschrift schreibe, will ich auch auf die Geschichte der Entwicklung vom extrapytamidal-motorischen System näher eingehen, und hierbei werde ich auch Gelegenheit haben, die Priorität C. Vogts gegenüber Wilsons zu betonen.

Einen dem Status dysmyelinisatus nahe stehenden Fall werde ich demnächst mit Dr. Hallervorden zusammen genauer publizieren. Leider ist uns ein Fall von Status marmoratus bisher noch nicht untergelaufen. Ich bin aber mit der hiesigen Kinderklinik in Beziehung getreten, und sammle das inbetracht kommende Material. Zweimal hatte ich in der letzten Zeit Gelegenheit Fälle zu sehen mit ausgedehntesten Plaques fibromyeliniques in der ganzen Großhirnrinde. Ich hoffe immer, dass es mir einmal möglich sein wird, Sie in Ihrem Institut zu besuchen.
Ich bitte Sie, mich Ihrer Frau Gemahlin bestens empfehlen zu wollen und bin mit dem Ausdruck der grössten Hochachtung
Ihr ergebenster H. Spatz

Lfd. Nr.: 1037
Von: Eduard Arning
An: Max Nonne
Quelle: StAHH

Herrenalb, den 31.12.1922

Mein lieber Nonne,
Du mußt einen Erweichungsherd im Gemüth haben, daß Du es gerade so eingerichtet hast, daß das Bündelchen am ersten schönen Tage eintraf, während wir bis heute in strömenden Regen hier gesessen haben! Hättest du mir die Arbeit eher geschickt als an Luce und Fränkel, wäre mir heute die Sonne auf den Buckel geschienen und nicht nur ins Fenster. Aber ich habe doch eine große Freude gehabt und die Arbeit mit Andacht durchgelesen.

Nach alledem, was wir seit Jahren, und in den letzten Monaten intensiver, über das Thema übereinander gesprochen haben, ist mir auch Alles klarer und ich verstehe was du willst, aber ich weiß nicht, ob jeder mitkommen kann, denn offengesagt scheint mir Manches noch nicht gehörig ausgeglichen und es fehlt an Übersichtlichkeit. Du bist gewiß der Erste, der das selbst erkennen wird. Die Arbeit soll ja auch wesentlich Dir einen Anhalt für deinen Vortrag geben. Ich denke das Thema wird Dich dauernd so gefesselt halten, daß Du, vielleicht angeregt durch die Diskussion und private Unterhaltungen währen des Congresses, später nochmals die Fäden wieder aufnimmst und das Bild noch feiner wirkest.

Etwas willst Du aber fortlassen? Auf 1/3 muß die Krähe mindestens schrumpfen. Ich habe ungestört 4 1/2 Stunden an der Arbeit gelesen.

Einleitung muß bleiben; Auch das Allgemeine über Differenz von peripherer Neuritis und spinalen Störungen. Zu weitläufig scheint mir immer noch das Kapitel über die trophischen Störungen, obwohl es natürlich schwer hält, zu sagen, wo einschränken. Es würde sich aber glaube ich immerhin empfehlen, noch eine Disposition auszuziehen mit ganz bestimmten und präcisen Sätzen, und an der Hand dieses Auszuges die Condensation vorzunehmen. Das ist zugleich eine große Hilfe für die Einprägung des gewaltigen Stoffes, den Du, ich muß wirklich sagen, mit bewundernswerthem Fleiße zusammengetragen hast. Ich sprach in Bayreuth mit Neisser über Manches, was Du bringen wolltest. Er ist sehr gespannt auf den Vergleich mit der Tabes und auf die Hervorkehrung der Wahrscheinlichkeit einer Mitwirkung des R. M. bei den Symptomen der L. n. [R. M. = Rückenmark, L. n. = Lues nervosa].

Was mir immer noch nicht genügend betont zu sein scheint, ist daß man sich nicht erklären kann, wie die mächtigen großen gyrierten Erythema entstehen, bei von so vielen Untersuchern ganz vermissten und von den anderen so geringen, nur so spärlich gefundenen Bazillen, wenn man nicht ein Analogon mit Erythem auf toxischer Grundlage ziehen will. Neisser sagte mir, sie hätten in Breslau jetzt wieder einen Fall von L. arachn. durchgesucht, absolut ohne einen einzigen Bazillus zu finden.

Nun zu Einzelheiten! Manches, kleine stilistische Sachen, habe ich mir erlaubt mit Bleistift in das Manuskript einzufügen; auch sonst wird Dir hin und wieder ein Fragezeichen oder eine kurze Bemerkung zeigen, daß ich versucht habe, mit Aufmerksamkeit Deinen Gedankengängen nachzugehen.

Deine Notiz Seite 10 bis 11 ist dahin zu ändern, daß ich gerade für die lepröse (bazilläre) Infiltration (Leprom) bei der tuberösen Lepra ein Freibleiben einer subepithelialen Schicht als Regel hinstelle, während die bazillenfreie oder jedenfalls stets bazillenarme Infiltration des Leprids bis unmittelbar an das Epithel heranzureichen pflegt. Das ist ein wichtiger histologischer Unterschied.

Zu S. 13: Den Befund vereinzelter Bazillen im Nervus ulnaris bei reiner Lepra nervosa habe ich schon 1884 publiziert.

Seite 42 bis 43 kann die unmittelbare Zusammenstellung von „bulbären Lähmungen" und „Erkrankungen des Bulbus" einen unaufmerksamen Leser stören; sage Augapfel anstelle von Bulbus.

Seite 51 sagst Du, daß die amyotrophischen Zustände sich durchaus nicht an bestimmte Nervengebiete halten. Das kann man doch eigentlich nicht sagen, wo so typisch fast immer Augennerv, Facialis, Ulnaris und Peroneus bevorzugt werden.

Seit 71 sprichst Du von Hyperhidrosis bei Lepra. Die kenne ich nicht. Hast Du anderweitig darüber was gefunden? Das Aufhören der Schweißdrüsen- und Thränendrüsen- und häufig auch Speicheldrüsenthätigkeit muß überhaupt noch mehr negiert werden.

Sehr gefallen hat mir der Abschnitt Lepra und Syringomyelie, und auch, daß Du vorläufig noch auf dem Standpunkt verharrst, daß das zwei verschiedene Dinge sind. Vielleicht wird man noch dazu kommen, die Syringomyelie nicht mehr eine Krankheit aufzufassen, sondern nur als Ausdruck einer bestimmten anatomischen Veränderung des R. M. auf verschiedener aetiologischer Basis.

Pag 95: Ich gebe nicht zu, daß das Ergriffensein des Mundfacialis gleichzeitig mit dem Augenfacialis symptomatisch für Lepra ist. Im Gegentheil ist der Augenfacialis ganz häufig allein betheiligt, und im Anfang wohl immer. Auch einseitige Facialisbetheiligung ist nicht so selten. Übrigens will mir die Trigeminus-Facialissache noch nicht aus dem Kopf, ist doch der motorische Ast des Trigeminus nie betheiligt.

Pag 101: sagst Du allerdings aus Schlesinger citierend, aber doch als gültig annehmend: das Syndrome Mornau [?] kommt vor durch R. M. – Erkrankungen bedingt bei der Syringomyelie; als durch eine peripher neurotische Erkrankung bedingt bei der

Lepra. Das darf nach dem vorhergehenden Raisonnements nicht stehen bleiben, man würde Dich sonst leicht des Widerspruchs zeihen.

So mein hochgeschätzter Herr College, das wäre was ich zu jurisieren hätte. Ich denke wir müssen vor Berlin noch einen Abend der gemeinsamen Besprechung widmen.

Den 2. Sept. will ich Morgens oder Abends wieder in Hamburg sein. Du mußt mir noch in Erfahrung bringen, was für einen Tumor sie in Eppendorf der rechten Mamma unserer Friedrichstädter Freundin Frl. H. entrissen haben. Aber vergiß das nicht, mein kleiner Nonne!

Auch im Regen war der Schwarzwald schön, heute aber ist's sonnig, nur mordskalt in den Zimmern. Ich habe leider von Hamburg schon einen Dickdarmkatarrh mitgebracht, der mir die Reise etwas getrübt hat und mich nicht so frisch mich fühlen läßt als ich möchte. Wenn die Sonne bleibt, wird's hoffentlich noch vor der Heimfahrt besser. Meinem Frauchen geht es unberufen vorzüglich; möge es [...] so bleiben!
Gruß Deiner Gattin und Dir von uns beiden. Arbeit schicke ich eingeschrieben zurück.
Dein Arning

Lfd. Nr.: 1039
Von: Oskar Vogt
An: August Forel
Quelle: Oskar Vogt Archiv, Bd. 276

Berlin, 17.06.1923

Lieber Herr Professor!
Für Ihre freundlichen Zeilen herzlichen Dank! Sehr hat es uns betrübt, dass Ihre Sehkraft so gestört ist, so dass Sie Ihre Ameisensammlung haben fortgeben müssen. Wir können es Ihnen nachfühlen, wie schwer es Ihnen gewiss geworden ist, von einer Sammlung Abschied zu nehmen, an deren Zusammenstellung Sie so viele Jahrzehnte gearbeitet haben. Um so erfreulicher ist es, dass Sie, wie wir aus Ihrem Zeitungsartikel sehen, fortfahren, am menschlichen Fortschritt zu arbeiten.

Hoffentlich schont sich Ihre Frau Gemahlin etwas und erholt sich bei dieser Schonung wieder vollständig.

Dass alle Ihre Kinder schwer mit dem Leben kämpfen müssen, haben wir mit Bedauern vernommen, aber sie sind ja alle in einem Alter, dass sie sicher auch bessere Zeiten noch sehen werden.

Vom Kommunismus haben wir in Rußland nichts mehr gesehen. Er ist dort abgeschafft und wird anscheinend nur noch im Auslande propagiert. Ein Werturteil über die historischen Leistungen der Bolschewisten für den menschlichen Fortschritt wird wohl erst eine künftige Generation abgeben können. Jedenfalls haben uns unsere Erfahrungen in Russland zusammen mit denjenigen in Deutschland und dem, was wir von den übrigen Ländern wissen, davon überzeugt, dass eine höhere Form des sozialen Zusammenlebens einerseits viel mehr Pflichtgefühl und soziales Empfinden zur Voraussetzung hat und das andererseits die Führerfrage eine weit grössere Rolle spielt, als es selbst heute in weiten Kreisen der Sozialdemokratie anerkannt wird.

Unsere Hoffnung, in Ihrer Gegend einen kleinen Besitz zu erwerben und Sie besuchen zu können, schwindet immer mehr, während die Sehnsucht danach umgekehrt wächst. Dass die Franzosen meiner Frau das stahlen, was sie in Frankreich besass, war ja schon schlimm, aber dass die Regierung dieses Volkes unter der ausdrücklichen Begründung, dass sie den wissenschaftlichen Arbeiten meiner Frau feindlich gesinnt sei, auch die englische Regierung veranlasst hat, unser dortiges Depot, mit dem wir uns seiner Zeit etwas in dieser Gegend erwerben wollten, zu stehlen, ist dann doch selbst über das gegangen, was wir an Kulturfeindschaft der französischen Regierung zutrauten.

Hoffentlich hören wir bald wieder einmal von Ihnen.
Mit den herzlichsten Grüßen an Sie und Ihre Frau Gemahlin in alter Verehrung und Treue Ihre Vogts

---

Lfd. Nr.: 1043
Von: Hugo Spatz
An: Julius Hallervorden
Quelle: EdrO

München, 27.01.1924

Lieber Herr Hallervorden!
Ihr langer Brief hat mir eine große Freude gemacht. Die Schilderung des Besuchs bei Vogt's hat mich lebhaft an meine eigenen Erlebnisse in diesem eigenartigen Hause in der Magdeburger Straße erinnert. Ich finde es sehr schön, daß Sie jetzt dort einen Rückhalt haben werden, ebenso schön, wie die Rockefellerstiftung, die Sie bekommen werden. Also Glück auf! Möge Alma bald das Licht der wissenschaftlichen Welt erblicken! 240 Patienten für einen Arzt ist entsetzlich; ich bewundere Sie wirklich, daß Sie trotzdem Zeit haben und Zeit haben werden, anatomische Röhren zu mögen. Schauen Sie nur ja, daß es Sie im Januar hier her reisen, aber benachrichtigen Sie mich vorher. Augenblicklich bin ich nicht sehr begeistert von denen, die in meinem Labor z. Zt. an den Brüsten der Wissenschaft saugen wollen. 2 ewig grinsende Japsen, Fräulein P., die jetzt die Mikrogyrien als zu schwierig endgültig aufgegeben hat und sich dafür der Bleivergiftung zugewandt hat, der Herr Hiller, der im Namen des Chefs der „Pathoklise" an Hand eines CO-Falles den Todesstoß versetzen soll – ich wehre diesen aber ab – und ein eben auch neuer Anfänger, der mir aber am aussichtsreichsten erscheint. Die Japsen machen auch für den Chef in Gefäßversorgung – das ist neuerdings das Schlagwort, das die Pathoklise ablösen soll. Bisher muß ich mich abwartend verhalten.

Nun passen Sie auf: Wollen Sie für die M. med. W. Jakobs soeben erschienenes Werk „Die extrapyramidalen Erkrankungen" besprechen? Wenn Sie mir nicht sofort abschreiben, sende ich Ihnen das Buch in wenigen Tagen zu. Es ist für Ihre Arbeit unentbehrlich und bleibt so natürlich Ihr Eigentum. Das Referat darf aber nicht zu ausführlich sein und einigermaßen allgemeinverständlich. Das Buch ist eine wunderschöne Materialsammlung, das ist m. E. aber auch Alles. Die Verarbeitung des Materials, der Versuch zu ordnen und Gesichtspunkte aufzustellen ist m. E. mißglückt. Vielleicht achten Sie z. B. darauf, was da alles unter der Rubrik „Athetot. Syndrom" aufgezeichnet wird. Bei den Fällen XXO. (schöne Abbildungen! Aber zu was das hier?) und XXX sowie einigen anderen habe ich vergeblich in den klinischen Angaben irgend etwas über Athetose gesucht. M. E. ist ja das Einteilungsprinzip „Choreatisches Syndrom", Athetot.

Syndrom", „Parkinsonismus" überhaupt verfehlt, denken wir nur an die Sch., wo man ein und dieselbe Krankheit in allen drei Rubriken unterbringen könnte und bei der Encephalitis epidemica noch mehr. Ich selber werde das Buch wahrscheinlich für das Zentralblatt Spielmeyers referieren und mir dabei bei aller Anerkennung des Guten eine Kritik der großen Schwächen erlauben.

Das Präparat des Falles H., das ich hier habe, habe ich mir noch einmal angesehen. Es scheint mir, daß ich die Diagnose Paralyse doch wohl damals unter dem Einfluß der [...] gestellt habe. Ihre Vermutung, daß eine Kombination von Wilson und Encephal. epid. in Betracht kommen könne, erscheint mir jetzt sehr viel wahrscheinlicher, besonders nachdem ich die Subst. nigra in Augenschein genommen habe. Aber wie ist es dann mit der Eisenreaktion? in der Rinde? Die paralyt. Hämosiderinansammlungen trotzen auch langem Formoleinfluss im Gegensatz zum physiologischen Hirneisen. Klar ist mir der Fall natürlich noch lange nicht. Aber wie sieht es dann an den übrigen Prädilektionsstellen der Enc. epid. aus? In der Haube der Brücke und der Med obl. und der Umgebung des Aqueducts. Im ventralen Thalamusgebiet ist in meinem Präparat allerdings auffallenderweise nichts.

Die Bemerkung über eine Trypanblau-Therapie fand ich bei Weichbrodt: Arch. f. Psychiatr. Band 61, 1920, Seite 161. Er gab 20–100 cm einer 1% Lösung intravenös (ja nicht in den Liquor!). Ich wäre Ihnen äußerst dankbar, wenn Sie gar die Sache nachmachen wollten und ich solche Gehirne kriegen könnte. Je mehr Typanblau Sie im Ganzen geben, desto besser für mich. Eventuell untersuchen wir die Sache zusammen. Ich bin in Eile! Die Kinderklinik telephoniert mich sogleich wegen der Pertussis-Untersuchung.
Abscheuliche Leute! Hart! Ihr Spatz.

Lfd. Nr.: 1062
Von: Walter Spielmeyer
An: Julius Hallervorden
Quelle: Edinger-Institut (Peiffer-Signatur H 637)

München, 24.7.1925

Lieber Herr Hallervorden,
Ich habe eine grosse Bitte an Sie, die ich auch anderen Mitarbeitern von mir vortragen werde. Ich möchte Sie nämlich um Material von Ammonshornsklerose bzw. von Ammonshornveränderungen angehen. Nicht, dass Sie mir Ihre Präparate und Ihr Material gleich schenken müssten, sondern ich möchte nur gerne Schnitte, die Sie in Ihrer Sammlung von Ammonshornveränderungen haben, einsehen dürfen, sofern ich nicht etwa Ihre eigenen Kreise dabei störe. Sie wissen ja, dass ich zusammen mit den Kleinhirnveränderungen auch die Erkrankungen des Ammonshorns berücksichtigt und mit einander verglichen habe; und das möchte ich nun vor allen Dingen mit Bezug auf pathogenetische Fragen weiter tun. Es liegt mir sehr daran, dass ich mich dabei auf ein möglichst grosses Material beziehen kann und deshalb wende ich mich mit dieser Bitte an Sie, mich dabei unterstützen zu wollen. Natürlich würde ich Ihnen auch sehr dankbar sein, wenn Sie bei Ihren Sektionen besonders auf das Ammonshorn achten und davon einlegen wollten, ebenso vom Kleinhirn, und wenn Sie dieses Material, soweit Sie es eben nicht selbst verarbeiten, mir überlassen würden. Aber ich möchte

noch einmal betonen, dass ich natürlich unter gar keinen Umständen Ihnen irgend wichtiges anatomisches Material entziehen möchte. Die Sachen ebenso wie meine Befunde stehen Ihnen ja dann immer wieder zur Verfügung, wenn Sie sie für Ihre Zwecke brauchen.

Ausserdem möchte ich mich auch gerne auf Ihre eigenen Erfahrungen über die Ammonshornsklerose beziehen dürfen und wäre Ihnen sehr dankbar wenn Sie mir zu den auf dem beiliegenden Zettel aufgeführten Fragen Ihre Antwort schreiben würden. Nehmen Sie die Unverfrorenheit mit der ich Sie schon wieder um Präparate und Material angehe, nicht übel auf, wenn ich auch die Präparate, die Sie mir freundlichst überlassen hatten, immer noch nicht zurückgesandt habe. Sie sind wohl verwahrt und ich brauche mich diesmal nicht zu entschuldigen, dass ich besonders gebummelt hätte, denn ich finde sogar, dass ich in letzter Zeit ziemlich gearbeitet habe oder viel mehr wohl oder übel arbeiten musste. Ich hoffe noch im August dazu zu kommen, Ihre Präparate genau durchzusehen, und schicke sie Ihnen dann sicher wieder zurück.

Wegen meines Fragebogens und der Bitte um Material oder Präparate möchte ich noch bemerken, dass die ganze Sache für einen Vortrag in Kassel bestimmt ist, wenn ich auch die Untersuchungen im weiteren Umfange nach dem Kongress fortsetzen möchte. Ich wäre Ihnen also dankbar, wenn ich noch bis etwa Mitte August Antwort auf diesen Brief bekommen könnte,
Mit herzlichen Grüssen von Haus zu Haus
Ihr Spielmeyer

Beilage:
[Sign. Archiv Peiffer H 639]

Ammonshornsklerose

1. Gibt es bei traumatischer Epilepsie auch eine Ammonshornsklerose.
2. Gibt es bei symptomatischer Epilepsie durch herdförmige Prozesse eine Ammonshornsklerose.
3. Kommt sie in Fällen von genuiner Epilepsie ohne Krämpfe vor.
4. Sind die Ammonshornveränderungen bei seniler Demenz und Alzheimer'scher Krankheit auch an den charakteristischen Sektor gebunden.
5. Wie steht es damit bei der Arteriosklerose

Lfd. Nr.: 1064
Von: Walter Spielmeyer
An: Berthold Ostertag
Quelle: Ed / H 842

München, 29.09.1925

Lieber Herr Ostertag!
Ich danke Ihnen vielmals für Ihren freundlichen Brief. Ich hatte Ihre Arbeit ohnehin Henneberg zur Besprechung bereits zugewiesen. Ich habe Ihnen auch noch sehr für die freundliche Übersendung des Kleinhirnstückes von amaurotischer Idiotie zu danken; und endlich danke ich Ihnen für die freundliche Übersendung Ihrer letzten Arbeit.

Ich habe mich ausserordentlich gefreut, von Ihnen zu hören, dass die Arbeit in Buch für Sie sehr befriedigend ist. Ich hätte es nicht anders erwartet, da ich ja das Material von Maas aus eigener Erfahrung kenne. Ich weiß auch, dass Maas wissenschaftlich sehr interessiert ist und dass man mit ihm gut auskommen kann. Er hat sich übrigens sehr freundlich über Sie neulich auf dem Casseler Kongress geäußert.

Sie haben vielleicht gehört, dass das Kongressthema für die nächste Tagung der Gesellschaft Deutscher Nervenärzte in Düsseldorf: Pathogenese des epileptischen Krampfes ist. Ich habe da den anatomischen Teil zu behandeln und möchte Sie nun sehr um Ihre Unterstützung bitten. Allerdings weiss ich nicht, ob Sie entsprechendes Material haben. Mir kommt es natürlich auf alles, was Krämpfe hatte, an, also ausser genuine Epilepsien ganz besonders auch auf symptomatische bei herdförmigen und bei diffusen Prozessen. Ich darf wohl annehmen, dass Sie solches Material dort haben, und es ist vielleicht nicht unbescheiden, wenn ich Sie bitte, mir davon für den genannten Zweck Stücke einzulegen, besonders vom Ammonshorn links und rechts, auch vom Kleinhirn, vom Pallidum und Striatum und dann auch ein paar Rindenstücke. Natürlich würde mir sehr daran gelegen sein, sowohl Alkohol- wie Formolmaterial davon zu bekommen. Besonders wichtig wären mit Rücksicht auf das Problem solche Fälle, die im Status epilepticus gestorben sind oder wo einige Tage vor dem Tode ein oder mehrere Anfälle waren. Denn dann kann man ja annehmen, dass gewisse akute Veränderungen mit dem Anfall in Zusammenhang stehen.

Bitte, teilen Sie mir doch recht bald mit, ob Sie solches Material haben und ob meine Bitte darum nicht etwa Ihre Pläne irgendwie berührt. Ich würde im Falle Ihrer Zusage meine Bitte natürlich Herrn Sanitätsrat Maas vortragen, ob er die Güte hätte, mir mit Material zu helfen.

Bitte, grüssen Sie Ihre Gattin bestens von mir. Sollten Sie einmal an Ihren Herrn Vater schreiben, so bestellen Sie doch Empfehlungen von mir.
Mit den besten Grüssen Ihr Spielmeyer

Lfd. Nr.: 1065
Von: Walter Spielmeyer
An: Julius Hallervorden
Quelle: Ed / H 642

München, 20.11.1925

Lieber Herr Kollege Hallervorden!
Ich bitte Sie, sich nicht zu sehr zu entsetzen, wenn Sie heute, schon 5/4 Jahre nach der Innsbrucker Versammlung, Präparate von Ihrem Falle H. zurückerhalten. Ich glaube, Sie hatten sie mir damals geliehen, oder war es noch früher? Ich rechne, wie immer, mit Ihrer freundlichen Nachsicht. Ich hatte im letzten Jahre ja wirklich mehr gearbeitet als sonst; und auch nach Cassel musste ich erst meinen Vortrag richtig ausarbeiten und gleich im Anschluss daran einen Beitrag für die Kraepelin-Festschrift schreiben. Ausserdem war sonst allerlei, was mich in Anspruch nahm, nicht zum wenigsten die Vertretung Kraepelins in der Geschäftsführung der Forschungsanstalt.

Gestern habe ich mir nun das Vergnügen gemacht, einmal in aller Ruhe Ihre Präparate anzusehen. Ich würde an Ihrer Stelle bei dem schönen Material, das Sie ja haben, suchen, ob Sie nicht ähnliche Fälle zusammenbringen. Es ist doch zu merkwürdig, dass die Lokalisation sich hier gerade ganz überwiegend auf das Striatum beschränkt. Und wenn auch in der Rinde die Veränderungen meist so sind, wie wir sie sonst bei groben Erweichungen finden, so gibt es doch auch dort einige Stellen, die wie ein beschränkter Status spongiosus bei Wilson aussehen. Im Dentatum habe ich nichts gefunden. Oder sahen Sie etwa an anderen Stellen Veränderungen in dieser Partie? Es wäre natürlich ganz interessant, gerade auch den Nucleus dentatus event. noch genauer anzuschauen, denn es könnte ja hier wie bei Wilson, auch einmal sein, dass nur Teile des Bandes und seiner Umgebung ergriffen sind.

War übrigens in diesem Fall ein striäres Symptombild vorhanden? Führen Sie die Veränderungen auf eine Arteriosklerose zurück, oder welche Art von Zirkulationsstörung lag hier vor? Die entzündlichen Veränderungen in einem der Rindenpräparate sind wohl nur als symptomatische bei der schwereren frischen Erweichung aufzufassen. Oder haben Sie andere Anhaltspunkte für deren Bewertung gefunden?

Sollten Sie das eine oder andere Präparat davon entbehren können, so würde ich es gerne für meine Präparatsammlung nehmen.

Sie werden nach dieser Darlegung denken, dass ich mich nun restlos der vaskulären Theorie für die Erklärung elektiver Ausfalle verschrieben habe. Aber davon kann – so weit ich ein Urteil über mich habe – keine Rede sein. Ich meine im Gegenteil, dass es daneben selbstständige elektive reine Degenerationen gibt, und vor allen Dingen glaube ich auch, was ich schon in Cassel sagte, dass noch allerhand hinzukommen kann, was ortsbestimmend wirkt und was heute noch ganz und gar nicht klar ist: nicht nur Konstellationen verschiedener Faktoren, sondern vielleicht auch ganz neue, uns noch nicht erkennbare pathogene Momente.

Da Sie mich immer in so freundlicher Weise mit Material unterstützt haben, ganz besonders auch für meine Ammonshornstudien, darf ich Sie hier wohl nun bitten, mir doch darin auch weiter zu helfen, ganz besonders mit Rücksicht auf mein Düsseldorfer Referat „über die Pathogenese des epileptischen Krampfes". Wenn Sie also auch in Zukunft für mich Material von allen möglichen Krampffällen sammeln wollten, so wäre ich Ihnen ganz besonders dankbar. Vielleicht denken Sie auch daran, ausser Ammonshorn and Kleinhirn auch etwas Pallidum und verschiedene Stückchen vom Grosshirn sonst einzulegen. Besonders wichtig für das Thema wären natürlich Fälle, die im Status epilepticus gestorben sind und darunter wieder solche Fälle, bei denen der Status schon einige Tage vor dem Tode begonnen hat oder auch nur vereinzelte Anfälle in den letzten Tagen vor dem Tode vorgekommen waren. Ich denke, man wird dann am ehesten Aussicht haben, noch frische Veränderungen zu treffen, die man vielleicht mit den Vorgängen bei den Krämpfen in Beziehung bringen kann.

Wie steht es denn mit dem von Ihnen geplanten Besuche bei uns? In der Forschungsanstalt würden Sie mit Freuden begrüsst werden, und ich selbst würde ausserordentlich gerne wieder einmal mit Ihnen über allerhand Sachliches und Persönliches verhandeln. Trachten Sie doch auch darnach, dass Sie einmal wieder Urlaub bekommen und bei uns irgend eine Arbeit machen!
Bitte grüssen Sie Ihre Frau bestens von mir. Ich bin mit herzlichen Grüssen
Ihr Spielmeyer

Lfd. Nr.: 1072
Von: Hugo Spatz
An: Julius Hallervorden
Quelle: Ed / H 385

München, 10.08.1926

Lieber Herr Hallervorden!
Vielen Dank für die schöne Sendung.

1. Ich verreise Mitte dieses Monats, bin Anfang September (1. u. 2. Sept.) wieder hier, beabsichtige aber dann bis Mitte September noch einmal fortzufahren.
2. Professor Spielmeyer wird bis zu seiner Abreise nach Düsseldorf hier sein und wird sich freuen, Sie zu sehen.
3. Die zweite Hälfte des Winters bin ich sicher hier. Das ist ja fein, daß Sie dann herkommen werden.
4. Fall B.: Ich halte die Gliazellen mit den großen blassen Kernen für sehr bemerkenswert, besonders im Thalamus und am meisten im Pallidum, wo zahlreiche Abschnürungsformen vorkommen. Professor Spielmeyer, dem ich die Präparate gezeigt habe, meint, Sie sollten diese Sache unbedingt weiter verfolgen. Vielleicht wäre durch Dürck, Oberndorffer oder Neubürger weiteres Material von der freilich nicht häufigen chronischen Leberzirrhose zu bekommen. Bei akuten Lebererkrankungen hat man im Gehirn, speziell in den Stammganglien ja nichts Besonderes gefunden, aber hat man chronische Zirrhosen schon genügend eingehend untersucht?? Im vorliegenden Falle würde ferner vor allem der Ausfall der Gliafaserfärbung interessieren. Ich vermute, daß sowohl im Striatum als besonders auch im Thalamus nicht unerhebliche Nervenzellausfälle vorhanden sind. Im Striatum ist übrigens ferner die Pigmentspeicherung in der Glia bemerkenswert, die im Pallidum ja nichts zu sagen hat. Hat das Material nach der Sektion längere Zeit gelegen? Ich frage wegen der Bakterien.
5. Das Fehlen des Hinterhorns bei G. hat mir wenig Eindruck gemacht. Da wird, wie gewöhnlich, ein van Gieson'scher Artefakt zugrunde liegen. Der herdförmi-

ge Schülkebefund im Pallidum ist ja sehr bemerkenswert. Die Wucherungserscheinungen des Ependyms scheinen mir hier über das gewohnte Mass hinauszugehen.

6. Fall B. das ist ja auch ein sehr interessanter Fall. Wir (Prof. Spielmeyer und ich) sind sehr gespannt auf weitere Präparate. Die Entmarkungsherde zeigen einen ganz ungewöhnlichen Charakter, besonders in Rückenmark; an der Peripherie sind die Markscheiden immer tadellos erhalten. Vielfach hat man das entgegengesetzte Bild wie bei der „Randdegeneration“. In der Pyramidenbahn scheint eine sekundäre Degeneration vorzuliegen, wie das bei diffuser Sklerose gewöhnlich der Fall ist. Könnten Sie außer Holzer-Färbungen auch Alzheimer-Mann- und Fettfärbungen herstellen? Besonders interessiert mich ferner die Ausbreitung des Prozesses im Großhirn und im Kleinhirn.

Das Buch von Lotmar habe ich eben an Bostroem zum Referat weitergegeben. Es ist eine ganz ausgezeichnete Zusammenstellung und Sichtung des ausserordentlich umfangreichen Literaturmaterials. Die Mühe, die dahinter steckt, kann ich aus eigener Erfahrung beurteilen. In der Deutung ist mir Lotmar auch zu optimistisch. Vielleicht hat er auch zu wenig eigene pathologisch-anatomische Erfahrung. Die Symptomenkomplexe von Foerster finde ich sehr gut, nur, daß er in der Bezeichnungsweise die Anatomie hineingebracht hat, war der grosse Fehler.
Mit herzlichsten Grüssen Ihr Spatz

Lfd. Nr.: 1075
Von: Hugo Spatz
An: Julius Hallervorden
Quelle: Archiv MPG, II 1 A, Personalia Spatz

München, 02.11.1926

Lieber Herr Hallervorden!
Schönen Dank für die Übersendung der interessanten Photos. Ich werde mich zu revanchieren suchen durch Übersendung der „Bilder zur makroskopischen Anatomie des Gehirns etc“. Eine so unsymmetrische Picksche Atrophie so wie bei R. habe ich bisher noch nicht gesehen. Es wird Sie interessieren, daß ich soeben einen Fall untersuchte, der klinisch sehr eigentümlich war – luetisches Individuum mit Akinesen und zunehmender Initiativlosigkeit so wie Zeichen der Verwahrlosung (Unsauberkeit) bei leidlicher Intelligenz. Makroskopisch: Atrophie besonders des Stirnhirns; Wassermann [? schwer lesbar!] Reaktion negativ. Mikroskopisch: Paralyse mit geringen entzündlichen Veränderungen und fast ohne eisenhaltiges Pigment. Ich nehme hier [?]chronische „P. P.„ an. (Pat. hat sich bereits vor acht Jahren vernachlässigt). Die Atrophie ist aber makroskopisch derjenigen bei Pickscher Krankheit sehr ähnlich!

Kraepelins Tod war für uns alle ein schrecklicher, unerwarteter Schlag. Ich war im August noch bei ihm in Palenza; da hat man ihm kaum etwas angemerkt. Trotzdem hat es sich um ein altes Leiden (Coronarsklerose) gehandelt. Offenbar hatte er mit seiner beispiellosen Energie alle Mahnungen unterdrückt. Wann werden wir wieder einen solchen Mann haben? Wir können wohl – um seine Erinnerung zu ehren – arbeiten, aber ihm ähnlich zu werden vermag niemand.

Frau Toni [Kraepelin] ist äußerlich sehr ruhig und ganz sachlich. Sie will demnächst mit ihrer Familie nach Ludwigshafen übersiedeln. Krankengeschichtsauszüge und anderes Material (congenitale Lues betreffend) will sie mitnehmen, um weiterarbeiten zu können. Ich glaube, der Tod des Vaters bedeutet für sie - so merkwürdig das ist - eine Entwurzelung.

Für mich sind die 11 Tage in Palenza ein eindrucksvolles Erlebnis, wie nicht leicht ein anderes. Das Bild des alten „Löwen" von dort wird mir mein Leben lang vor Augen stehen.

Ich möchte Ihnen sehr wünschen, daß Sie bald einen med. Prakt. bekommen. Heutzutage kann man jedem jungen Mann, der in der Ausbildungsbahn weiterkommen will, anraten, sich in der Anatomie etwas umzusehen. Spielmeyer bekommt fortwährend Anfragen, ob er junge Anatomen empfehlen könne. Also das können Sie geltend machen, um einen Jüngling zu bekommen.
Empfehlen Sie mich bitte Ihrer Frau. Herzliche Grüße Ihr Spatz

---

Lfd. Nr.: 1080
Von: Hugo Spatz
An: Julius Hallervorden
Quelle: Ed / H 283

München, 31.05.1927

Lieber Herr Hallervorden!
Der Fall R. ist wirklich ausserordentlich interessant. Das Bild der histologischen Präparate stimmt aber in mehrerer Hinsicht nicht überein mit dem, was ich bisher bei Pickscher Krankheit gesehen habe. Vor allem ist die ausserordentlich lebhafte Gliareaktion bemerkenswert (Ähnliches sah ich bei Schläfenlappenatrophie, bei Hirnlues bzw. Lissauer's Paralyse). Bemerkenswert ist auch die Veränderung der vorderen Commissur, die mir auch neu ist. Es fragt sich nun, handelt es sich hier um ein Frühstadium der Pick'schen Krankheit oder einen ganz andersartigen Prozeß. Als Unterscheidungsmerkmal könnte die Ausbreitung der Veränderung von Wert sein. Bei der Pick'schen Krankheit ist das bessere Erhaltenbleiben der hinteren Zweidrittel der ersten Temporalwindung so ausserordentlich charakteristisch. Nach der Photographie der makroskopischen Gehirnschnitte, die Sie mir geschickt haben, scheint das ja auch so im Fall R. zu sein. Wie aber ist es auf Markscheidenpräparaten? Weiterhin wäre zu suchen nach argentophilen Kugeln in den Ganglienzellen (Alzheimer). Die Schwellungen im Nisslbild lassen vermuten, daß Sie im Bielschowskybild da sein werden. Wie ist's mit Fett? Wie ist's mit Holzer? Das bessere Erhaltenbleiben der unteren Schichten gegenüber der oberen, wie es im Präparat vom Temporalpol so schön zum Ausdruck kommt, ist noch nicht beweisend für Pick'sche Krankheit. Jedenfalls ist der Fall sehr interessant und gibt viel zu denken.

Bei mir ist hier noch alles in der Schwebe, ein sehr ungemütlicher Zustand. Spielmeyer hat seit März noch kein einziges Wort über meine zukünftige Stellung zu mir gesprochen. Dabei verkehren wir sonst im Labor wie immer.

Gesundheitlich geht es mir nur mäßig. Fortwährende Extrasystolen quälen mich seit Monaten. Kennen Sie das auch? Soll nicht tragisch sein, wirkt aber sehr störend. Nächste Woche will ich nach Baden-Baden über Bindearmatrophie bei Athetose sprechen. Mit den von Ihnen citierten Bonmot Creutzfeldts fange ich nichts an, so sehr ich sonst den Urheber schätze. Eine Arbeit über „Schizophrenie" läuft bald vom Stapel.

Die „veruccöse Atrophie“ und die „Plaques fibromyeliniques“ kommen darin auch vor. Ich wünsche alles Glück zum Besuch des Herrn Referenten! Und kommen Sie bald wieder vorbei. Leben Sie wohl
Ihr alter Spatz

Lfd. Nr.: 1082
Von: Walter Spielmeyer
An: Oskar Vogt
Quelle: Oskar Vogt Archiv, Band 94

München, 27.06.1927

Sehr verehrter Herr Kollege!
Schon lange wollte ich Ihnen wegen der so überaus freundlichen Zeilen, welche Sie mir in Verbindung mit Ihrem Nachruf für Kraepelin sandten, danken. Ich hatte die Absicht, meinen Dank mit einer anderen Sendung zu verbinden, deren Fertigstellung sich nun aber doch für längere Zeit verzögert hat. So möchte ich die jetzige Gelegenheit nicht versäumen, Ihnen zu sagen, wie dankbar ich Ihnen für Ihre Worte bin. Ich hoffe auch, dass Sie bei unserer letzten Berliner Aussprache erkannt haben, dass gewisse Äusserungen in meinen Arbeiten ganz anders gemeint waren, als Sie sie aufgefasst haben, und dass zwischen uns hinfort die beste Harmonie herrschen wird. Jedenfalls seien Sie versichert, dass von meiner Seite such nie etwas anderes beabsichtigt war.

In der Angelegenheit des Herrn Dr. Spatz glaube ich, dass es das beste ist, daß ich Ihnen die Abschrift eines Schreibens beilege, welches eine Antwort auf einen heute von Herrn Dr. Spatz erhaltenen Brief darstellt. Ich bitte, nur im Einverständnis mit Herrn Dr. Spatz weiteren Gebrauch von diesem Briefe zu machen.

Mit den angelegentlichsten Empfehlungen, auch von meiner Frau, ebenfalls an Ihre Frau Gemahlin, verbleibe ich Ihr ganz ergebener Spielmeyer

---

Lfd. Nr.: 1083
Von: Walter Spielmeyer
An: Oskar Vogt
Quelle: Oskar Vogt Archiv Band 94

München, 04.07.1927

Hochverehrter Herr Professor Vogt!
Sie haben mir mit Ihrem Briefe eine ganz ausserordentliche Freude gemacht. Seit ich Mitte Dezember bei Ihnen war, habe ich immer von neuem die Absicht erwogen, dann aber auch wieder verworfen, Ihnen einmal ein Bekenntnis meiner wohl etwas sentimentalischen Seele abzulegen. Sie kennen mich vielleicht aus manchen Veröffentlichungen als streitbaren Menschen; das bin ich wohl auch; aber Menschen gegenüber, die ich verehre, ist mir das Streiten geradezu etwas Schmerzliches. Ich will Ihnen nun hier keine zarte Erklärung machen, über die Sie lächeln müssten; aber ich möchte doch annehmen, dass Sie früher und auch in letzter Zeit bemerkt haben, wie hoch ich Sie und Frau Cécile Vogt schätze.

Ich habe deshalb alles, was mit „Vulnerabilität", „örtlich elektive Erkrankungen" und „Pathoklisen" zusammenhängt, geradezu verwünscht, weil ich mich mit Ihnen nicht einigen konnte. Das klingt ein bisschen töricht. Gerade Sie sind ein so unabhängiger und gerader Forscher, dass Sie es verachten würden, wenn andere sich Ihrer Meinung fügten, ohne sie sich wirklich zu eigen gemacht zu haben.

Nun bin ich sehr froh, dass Sie mir in so herzlicher Weise geschrieben haben, und ich möchte Sie nur bitten, die etwas überschwängliche Antwort nicht zu belächeln.

Ich habe Ihnen noch für die Abschrift des Briefes zu danken, den Sie an Dr. Spatz geschickt haben. Ich möchte mich zu dieser Sache, die zu einer Aktion des Herrn Bumke und der Fakultät geworden ist, begreiflicherweise nicht äussern. Hoffentlich habe ich Gelegenheit, einmal mündlich mit Ihnen darüber zu sprechen. Nur eines möchte ich bemerken, nämlich mit Rücksicht auf die Äusserung des Herrn Kollegen Spatz, er habe Ihnen mitgeteilt, dass für ihn die Möglichkeit bestehe, hier Abteilungsleiter zu werden: Weder die Leitung der Forschungsanstalt, d. h. Plaut und ich, noch Herr Kollege Rüdin haben eine solche Äusserung getan.

Indem meine Frau Ihre freundlichen Grüße vielmals erwidert, bin ich selbst mit den besten Grüssen für Sie und Frau Cécile Vogt Ihr aufrichtig ergebener Walter Spielmeyer

---

Lfd. Nr.: 1084
Von: Hugo Spatz
An: Julius Hallervorden
Quelle: Ed / H 277

München, 25.07.1927

Lieber Herr Hallervorden,
Ihre beiden Referate habe ich dankend erhalten und weitergeleitet. Es freut mich sehr, daß die Bewilligung der Laborantin jetzt endlich gesichert erscheint.

Ihre Idee, daß der Fall H. Beziehungen haben kann zur „Olivo-ponto-cerebellaren Atrophie" ist mir durchaus plausibel. Dieses ist ja im übrigen eine große Sammelgruppe, bei der nur 2 Merkmale immer wiederkehren, 1.) daß irgendwas im Kleinhirn los ist;

2.) daß der Prozess endogen und progressiv ist. Letzten Endes gehört hierher auch der Fall von Hurst (Brain 44, 490, 1921); bei dem ist außer Hintersträngen und R. M. nur Nucl. dentatus und Bindearm atrophisch. Hierzu habe ich mit Bostroem einen in Baden-Baden vorgetragenen Parallelfall (aber ohne R. M. Veränderungen). Der Fall von Hurst hatte myoklonische, der Bostroem'sche athetotische Erscheinungen. Jetzt hat von Braunmühl (Neubürgers Jünger) auf dem Bayr. Psychiatertag über atrophische Veränderungen des Nucleus dentatus und der Olive bei Greisen berichtet. Also, wie ich meine, wieder ein Beleg für meine Ansicht von den Beziehungen zwischen Heredodegeneration und Altersvorgang. Der Fall H. könnte m. E. wohl als Outsider der Olivo-ponto-cerebellaren Atrophie angesehen werden. Wahrscheinlich haben Sie manchen derartigen Outsider einer bekannten Gruppe unter Ihren „nicht rubrizierbaren Fällen". Beim H.'schen Fall war übrigens der Nucleus dentatus m. E. intakt, die Cerebellar-Rinde atrophisch. Bei A. ist mir tatsächlich die Kleinhirnrinde sehr verdächtig; Das Formolmaterial wird Ihnen zugesendet werden. Selbstredend bin ich nur froh, wenn

Sie den Fall bearbeiten wollen. Ich empfehle vom Kleinhirn auch etwas in Schnellbeize einzulegen.

Welcher Art ist der Thalamus-Herd bei S.?

Daß Sie bei S. nicht die Gliaherde der Recklinghausen'schen Kr. gefunden haben, wundert mich nicht. Die Tumoren der Hirnnerven sind keine Neurinome. Mit Borst, den ich um Rat gefragt habe, halte ich Sie für Metastasen; leider ist keine Körpersektion gemacht worden.

Gamper wird wohl dieser Tage heiraten. Mit der neuen Laborantin ist ein rechtes Gefrett; es ist nicht leicht, Nachfolgerin der Gamperin zu sein! Überhaupt, mein Lieber, an Sorgen und Unannehmlichkeiten habe ich dieses Jahr keinen Mangel. Ich weiß auch immer noch gar nicht, was aus mir werden soll. Die Enttäuschung in charakterologischen Dingen ist die schwerste. Ich denke, wir werden einmal über manches miteinander reden müsse. Letzte Woche war Richtfest der F. A., ein stattliches Gebäude! Wer wird darin hausen??

Ich aber allerlei körperliche Beschwerden und spüre, daß ein Urlaub unbedingt nötig ist. Da habe ich einen Vorschlag von Lange (Schwabing) angenommen und fahre mit ihm auf einem Ostasienfahrer nach Genua. Am 10 August fährt das Schiff in Hamburg ab. Dauer der Fahrt 13 Tage. Aufenthalt nur in Rotterdam. Ich freue mich darauf. Vor allem einmal weg aus der hiesigen unerfreulichen Atmosphäre.
Grüßen Sie bitte Ihre Frau. Ich bleibe Ihr alter H. Spatz

P. S.: Ich schicke Ihnen einige Präparate eines Falles W. Er ist offenbar an einem Herzleiden gestorben. Als Nebenbefund ergab sich ein nach Neurinom aussehender Tumor im Rückenmark. Ich bitte um Ihr sachverständiges Urteil

---

Lfd. Nr.: 1128
Von: Hugo Spatz
An: Julius Hallervorden
Quelle: Ed / H 268

München, 29.06.1929

Lieber Herr Hallervorden!
Es ist tatsächlich ein Skandal, daß ich auf so viel freundliche Briefe nicht geantwortet habe.

Beginnen wir von vorne. Fall P.: Ich glaube auch, daß der Zustand der Substantia nigra für eine durchgemachte Encephalitis epidemica spricht. Dann ist aber offenbar noch ein anderer Prozess im Gang. Nach den klinischen Angaben dürfte dieser Prozess bereits vor der Encephalitis (1918?) begonnen haben. Der Patient soll ja schon seit 1915, d. h. seit seinem 45. Lebensjahr nicht mehr gearbeitet haben. Dieser andersartige Prozess ist vom anatomischen Standpunkt aus wohl nicht zu klären. Wenigstens kann ich mir nichts Sicheres dabei vorstellen. Sind übrigens Bielschowskypräparate (Drusen) gemacht worden? Bemerkenswert ist, daß die Pyramidenbahndegeneration erst unterhalb der Kreuzung erkennbar wird.

Mit dem vergällten Alkohol haben wir früher einmal Versuche gemacht, die kein sehr erfreuliches Resultat ergaben. Seitdem habe ich die Versuche nicht wiederholt. Ich halte es auch für sehr wohl denkbar, daß die Granulome, welche sich bei S., sowie bei anderen Paralytikern finden, auf den Boden der Schob'schen Abszesse entstehen könnten. Aber der Beweis wird bei mangelnder Spirochätenanhäufung schwer zu führen sein.

Hirntumoren beschäftigen mich z. Zeit sehr. Ein beginnender Assistent des Göttinger Pathologen Gruber war hier, um für eine Arbeit über Hirntumoren Technik zu erlernen. Er ist ferner gerade damit beschäftigt, das Buch von Bailey und Cushing über die Gliome ins Deutsche zu übersetzen. Gruber ist von sich aus auf diese Idee gekommen und hat Gustav Fischer dafür gewonnen. Also wie steht nun Springer da? Ich habe fernerhin daran gedacht, ob nicht andere Arbeiten von Cushing sich zur Übersetzung eigenen würden. Ich habe mit dem Verleger Lehmann darüber gesprochen und es wurde auch an Cushing geschrieben. Leider ist Cushing nicht dazu zu bewegen, etwas Zusammenfassendes über seine neurochirurgischen Methoden zu schreiben. Von seinen vorliegenden Monographien (Akusticustumor, Hypophysentumor, Olfaktoriusmeningiom, Akromegalie und neuerdings Geschwülste der Blutgefäße des Gehirns) halte ich keine für recht geeignet, weil sie alle ganz speziellen Themen gewidmet sind. Mit seinen Mitteilungen in Zeitschriften ist es nicht anders. Nun ist ein zusammenfassender Bericht über ein Jahr bei Cushing von einem jungen englischen Chirurgen Hugh Cairns soeben herausgekommen. Aber es ist eine sehr trockene Zusammenstellung und der Autor gänzlich unbekannt. Ich habe also den Gedanken wieder aufgegeben.

In Baden-Baden vor den Südwestdeutschen sprach ich über die symptomatische Hirnschwellung bei Hirntumoren, ferner mit Guttmann zusammen über Meningiome des vorderen Chiasmawinkels. Endlich habe ich mir eine Diskussionsbemerkung erlaubt zu dem sehr mittelmässigen Referat von Veraguth. Hiervon schicke ich Ihnen ein Autoreferat zu mit der Bitte um Rückäusserung dazu. Nach Baden-Baden fuhr ich nach Paris, wo ich Guillain, Lhermitte sowie die beiden führenden Neurochirurgen De Martel und Vincent kennen lernte. Bei den letzteren sah ich eine Operation eines kleinfaust-großen Meningioms (fünf bis sechs Stunden á la Cushing). Ich habe den Eindruck bekommen, daß wir Waisenknaben sind, aber das kann man natürlich nicht drucken lassen. Wissen Sie etwas über die Operationsergebnisse von O. Foerster? Gibt es eine Statistik bezüglich der Mortalität von ihm? Wendet er die neuen amerikanischen Methoden an? Für die Berliner Verhältnisse habe ich kürzlich mit Creutzfeldt gesprochen, er lobt Heymann. In Süddeutschland ist absolut niemand. Wenn ich heute einen Hirntumor bekäme, würde ich nach Paris fahren. Von Veraguth möchte ich mich auch nicht operieren lassen; Das Gliomwerk von Cushing ist ihm, wie er mir selber zusagt, unbekannt. Warum hält er dann ein Referat über das Thema?

Von dem Fall S. habe Sie wohl inzwischen Präparate erhalten? Ich schicke Ihnen heute einige Nissl-Bilder von Tumoren. Die Präparate bitte ich behalten zu wollen. Um gelegentliche Meinungsäusserung bin ich dankbar. Bei G. und H. handelt es sich natürlich um klassische Gliome von Art des Spongioblastoma multiforme von Cushing. Soeben erhalte ich einen Brief von Bailey und er legt Wert darauf, dass die path. anat. Ausführungen in der Monographie mit Cushing von ihm stammen. – Also da menschelts auch!

Einige weitere Fälle werden zur Zeit fertig und Sie werden von ihnen ebenfalls Präparate erhalten. Es hat mich gefreut, daß Ihnen meine Mittelarbeit gefallen hat. Vom Achucarro-Preis weiss ich nicht mehr, als in den Zeitungen gestanden hat, vielleicht ist es ein Irrtum.

Mit herzlichen Grüßen Ihr Spatz

Lfd. Nr.: 1134
Von: Max Bielschowsky
An: Willibald Scholz
Quelle: Max-Planck-Institut für Neurobiologie (Prof. G. Kreutzberg)

Berlin, 21.10.1929

Sehr verehrter Herr Kollege!
Ihre Präparate von dem Fall von Torsionsspasmus habe ich mit grossem Interesse durchgesehen. Tatsächlich ist eine weitgehende Übereinstimmung mit dem Cassirerschen Fall vorhanden. Das gilt besonders von der Lipofuscinspeicherung in den Gliazellen des Striatums und in den Gefässwandzellen. Es handelt sich also wirklich um einen, wie Sie richtig sagen, ziemlich banalen Befund, der aber doch lokalisatorische Hinweise auf das Stiatum enthält. Den von Ihnen hervorgehobenen Befund in der motorischen Region des Cortex möchte ich deswegen besonders hoch bewerten, weil der Bestand an Betzschen Zellen im Gyrus centralis anterior schon in der Norm weitgehenden von der näheren Lokalisation abhängigen Schwankungen unterliegt. In der Beinregion sind die Zellen ja viel zahlreicher und grösser als in der Arm- und Gesichtsregion.

Der Fall Cassirer war deswegen schwer zu beurteilen, weil neben einem sub finem entstandenen Gehirnoedem und Hirnschwellungserscheinungen auch noch kadaveröse Veränderungen bestanden. Ich sende Ihnen ein Fettpräparate aus dem Nucleus caudatus, das sich noch einigermassen gehalten hat. Die seinerzeit angefertigten Fettpräparate aus dem Putamen, die quantitativ noch erhebliche Speicherungen in der Glia aufwiesen, sind leider nicht mehr brauchbar.

Es ist natürlich eine höchst merkwürdige Sache, dass ein klinisch so ungemein prägnantes Bild wie der Torsionsspasmus ein im Grunde noch recht unbefriedigendes anatomisches Substrat haben soll; und diese Diskrepanz hat entschieden etwas Quälendes. Merkwürdig ist dabei, dass der erste von mir anatomisch untersuchte Fall von Torsionsspasmus aus der Breslauer Klinik, den Dr. Thomalla mitgeteilt und den Vogt auch in seiner grossen Striatumarbeit verwertet hat, ein viel greifbareres Substrat erkennen liess, nämlich eine Einschmelzung grosser Strecken beider Putamina. Wenn Sie ein Präparat von diesem Falle sehen wollen, stelle ich es Ihnen gerne zur Verfügung. Ich persönlich habe bei Ihrem und bei dem Cassirerschen Fall die Empfindung, dass wir mit unserer heutigen Technik noch nicht tief genug in die Struktur der Grundsubstanz der basalen Ganglien und der Rinde eindringen, und dass uns deswegen vielleicht wichtige Veränderungen verborgen bleiben.

Ich würde mich freuen, recht einmal Ihre persönliche Bekanntschaft zu machen, und würde dann gern Gelegenheit nehmen, mich über alle zu dieser Frage gehörenden Probleme mit Ihnen zu unterhalten.
Mit bestem kollegialen Gruss Ihr sehr ergebener Bielschowsky

Lfd. Nr.: 1169
Von: Max Bielschowsky
An: Julius Hallervorden
Quelle: Edinger-Institut (Signatur Peiffer H 1141)

Berlin, 7.10.1930

Lieber Herr Hallervorden!
Schönen Dank für Ihre Mitteilung über die Dresdner Tagung. Die Meinungen der Collegen über den Verlauf und die Bedeutung der Verhandlungen gehen hier weit auseinander. Viel wurde mir von der Diskrepanz zwischen den Auffassungen Foersters und Goldsteins erzählt. In dubio bin ich entschieden für Foerster. Die sich als tiefe Weisheit ausgebenden Ganzheitsspekulationen des Herrn Goldstein, die im Grunde genommen recht banal sind, müssen endlich einmal etwas tiefer gehängt werden. Leider scheint man ihm noch nicht gründlich genug zu Leibe gerückt zu sein.

Das Vertrauen, das Herr Wallenberg in mich setzt, ehrt mich; aber zunächst habe ich einmal von „Technik" die Nase voll. Ich habe nachgrade genug Zeit für die Glia verpulvert, und wenn ich mich auch täglich darüber ärgere, dass ich dem Stoff soviel Arbeit geopfert habe, so kommt man doch von der Sache nicht los, weil man bei jeder neuen Methode eben auch neue Befunde entdeckt, die einen fesseln, ohne dass man sie zunächst in eine richtiges System bringen könnte. Im übrigen ist das Verlangen des Herrn Wallenberg nach einer neuen elektiven Methode garnicht so leicht zu befriedigen. Es wird Ihnen ja auch nicht unbekannt sein, dass man die Marchimethode für marklose Element ganz gut verwenden kann, wenn man das Material richtig bearbeitet und kürzere Zeiten als bei den markhaltigen Fasern beobachtet. – Schon vor Jahren hat mir Brower [sic! wohl Brouwer] in Amsterdam sehr schöne Marchipräparate von den marklosen Endausbreitungen degenerierter zentraler Nervenfasern innerhalb ihrer Aufsplitterungszone demonstriert.

Ich hoffe, dass Sie bald wieder einmal nach Berlin kommen und mich besuchen werden. Könnten Sie es nicht ermöglichen, einmal über Nacht hier zu bleiben, damit ich das Vergnügen habe, Sie mit Ihrer Frau Gemahlin des Abends bei mir zu bewirten? Vogt ist in Tiflis und lässt nichts von sich hören.
Viele herzliche Grüsse von Ihrem Bielschowsky.

Lfd. Nr.: 1191
Von: Max Bielschowsky
An: Walter Spielmeyer
Quelle: Edinger-Institut, Spielmeyer (H 982)

Berlin-Buch, 19.3.1931

Lieber Herr Spielmeyer!
Aus Ihrem letzten Brief, in dem Sie sich mit unserer Entgegnung auf von Braunmühls Studie beschäftigen, ersehe ich zu meinem grossen Bedauern, dass Sie unsere Stellungnahme zum Wilson-Pseudosklerose Problem verstimmt hat. Sie wissen, dass ich die Ergründungsmöglichkeiten pathologischer Zusammenhänge durch anatomische Forschungsmittel für sehr begrenzt halte. Ich habe Ihnen ja schon vor Jahren ganz offen gesagt, dass die Histopathologie, wenn sie nicht durch neue Methoden eine we-

sentliche Verlängerung ihres Aktionsradius erhält, bald am Ende ihrer Leistungen sein wird. Es muss unbedingt neuer Wein in die alten Schläuche gefüllt werden. Die Unzulänglichkeit ihrer Forschungsweise macht sich gerade bei der Wilson-Pseudosklerose besonders fühlbar. Dasselbe gilt prinzipiell auch von anderen nicht exogenen Erkrankungen des Nervensystems. Das mag wohl auch ein Grund sein, weshalb radikale Geister, wie z. B. O. V., unsere ganze Forschungseinrichtung als quantiqué [sic!] negligeable ansehen und als solche jedem, der es hören will, bezeichnen. Sie können versichert sein, dass ich zu meiner Stellungnahme aber nicht durch irgend welche „exogenen" Einflüsse veranlasst worden bin, sondern weil ich die feste Ueberzeugung habe, dass man besonders bei den Heredodegenerationen mit vergleichend histologischen Betrachtungen nicht weiter kommt. Gegen Herrn von Braunmühl und seine Arbeit habe ich nicht das Geringste; ich halte ihn für einen ausgezeichneten Forscher, und glaube in voller Uebereinstimmung mit Herrn Hallervorden meiner Wertschätzung für ihn an verschiedenen Stellen deutlich Ausdruck gegeben zu haben. Seine Arbeit steht z. B. hoch über derjenigen von Pollak-Wien. Aber hier handelt es sich nicht um persönliche Sentiments, sondern um einen Versuch, dem Verständnis ganz bestimmter pathologisch-anatomischer Komplexe näher zu rücken. Denken Sie vor allem an die beiden Geschwister, über die Schob berichtet hat. In beiden Fällen typische Wilson-Leber; in dem einen, die grossen symmetrischen Einschmelzungsherde in den Stirnlappen mit den Kayser-Fleischer'schen Cornealringen, mit bräunlicher Pigmentierung der Haut, bei Intaktheit der Stammganglien. Bei dem andern nur ganz geringfügige Zerfallserscheinungen in den Striata. Die produktive Gliakomponente war bei beiden Fällen in gleichem Masse ausgeprägt. Wie soll man sich das erklären? Ich glaube, es ist wirklich nicht gesucht, wenn man hier, gestützt auf die Erfahrungen der experimentellen Genetik, genetische Gesichtspunkte zum Verständnis der Dinge heranzieht. Von einer restlosen Klärung der Aetiologie kann nicht die Rede sein; denn eine solche wäre ja erst dann denkbar, wenn wir einen Einblick in die Chromosomen der Keimzellen und in die Mechanik der von ihnen verankerten Gene bekämen. Für die menschliche Pathologie wird das immer eine hoffnungslose Utopie bleiben, aber die experimentell beeinflussbaren Insekten mit ihrer raschen Fortpflanzung haben uns mancherlei gezeigt, was von allgemein biologischer Gültigkeit ist, und ich halte es für geradezu notwendig, dass wir an diesen Feststellungen nicht achtlos vorübergehen. Mehr wollte ich nicht gesagt haben. Ich bin einigermassen erstaunt, dass Sie unsere Ausführungen mit solcher Schärfe ablehnen. Sie können versichert sein, dass sich in den pathologischen Arbeiten der nächsten Zukunft der genetische Standpunkt stetig fühlbarer machen wird. Vielleicht darf ich Sie in diesem Zusammenhange auch noch an meine Arbeit über das Zusammenvorkommen der Ganglioglioneurome mit excessiven Missbildungen am Skelett erinnern. Mir tut es nur leid, dass Sie unsere Ausführungen unangenehm berührt haben. Sie können überzeugt sein, dass wir beide nicht im entferntesten an die Möglichkeit einer solchen Wirkung gedacht haben.

Was meine persönlichen Angelegenheiten hier am Institut betrifft, so werde ich gegen Ende dieses Monats meine Forderungen nochmals Herrn Dr. Gl. in Erinnerung bringen und zugleich zu verstehen geben, dass ich entsprechend handeln werde, wenn man nicht endlich etwas für mich tut.

Von Herrn Hallervorden hörte ich, dass Sie demnächst einer Einladung nach Brasilien folgen werden, um dort Vorträge zu halten. Ich erblicke in dieser Berufung einen neuen grossen Erfolg für Sie, über den ich mich aufrichtig freue, und zwar umsomehr,

als in ihr eine Ehrung unserer Wissenschaft enthalten ist. Sie werden auf dieser Reise wieder viel neue starke Eindrücke sammeln und sich hoffentlich auch von den Münchener Strapazen erholen.
Nehmen Sie viele herzliche Grüsse zugleich für Ihre werte Familie von Ihrem Bielschowsky

---

Lfd. Nr.: 1194
Von: Walter Spielmeyer
An: Max Bielschowsky
Quelle: Ed / H 1094

München, 23.03.1931

Lieber Herr Bielschowsky!
Darum keine Feindschaft nicht – wie man bei Ihnen in Berlin sagt!

Ihr Brief hat die gute Wirkung auf mich gehabt, dass er mich einen Lacher kostete. Ich bin es nämlich in den letzten Jahren gewohnt gewesen, dass man mir auf Kongressen, in Diskussionen zu meinen Referaten oder auch sonst in Repliken zu meinen Arbeiten den Vorwurf machte, dass ich in meiner Kritik all zu weit ginge, und daß ich offenbar das Können der pathologisch-anatomischen Forschung sehr gering einschätzte. Jetzt kommt nun ein guter Freund von mir mit Namen Bielschowsky und belehrt mich, dass die pathologisch-anatomische Forschung an den Grenzen ihrer Beweiskraft angelangt sei. – Ich glaube auch, daß ich unverdächtig sein sollte, die Behauptung der genetischen genealogischen Forschung gering einzuschätzen, nicht nur, da in unserem Institute die Dinge sehr intensiv und extensiv, aber allerdings auch sehr kritisch betrieben werden; sondern ich habe mich ja auch ziemlich viel mit der Heredodegeneration beschäftigt und oft genug betont, wie sehr wir nicht nur die Ergänzung, sondern auch die Führung durch die Erbwissenschaften brauchen. Wie wesentlich das ist, habe ich gerade an dem Beispiel der Huntington'schen Chorea noch vor verhältnismässig kurzer Zeit gezeigt. Also, lieber Freund, glauben Sie mir, daß ich zu ganz ähnlichen Schlüssen gekommen bin wie Sie.

Aber nehmen Sie es mir nicht übel, wenn ich in Ihren (und Hallervordens?) genetischen Darlegungen lediglich eine Vergleichung sehe zwischen histopathologischem Befunde und genetischen Tatsachen, nicht eine Erklärung. Ich kann darin nicht etwas sehen, was Sie zu dem von mir bereits zitiertem Ausspruche veranlasst hat: „dass Sie zwar nicht behaupten wollten, eine restlose Erklärung gegeben zu haben, aber u.s.w". Vor einer also nahezu „restlosen" Klärung der Dinge haben Sie mich nicht überzeugt. Das kann aber unserer Freundschaft keinen Abbruch tun.

Ich muss auch noch einmal betonen, dass ich an der ganzen Arbeit von Braunmühl keinen Anteil habe und mich deshalb also neutral betrachten kann. Aber wenn Sie in Ihrem vorletzten Briefe an mich die Hoffnung aussprechen, auch Herr von Braunmühl möchte eine ritterliche Klinge führen – so muß ich sagen, daß Ihr Ton ihm gegenüber reichlich wohlwollend ist. Ich erinnere Sie nur an Ihr Wort von der „sonst vortrefflichen Arbeit von Braunmühls". Denken Sie sich bitte um einige dreißig Jahre zurück, und Sie werden vielleicht verstehen, dass eine solche Bemerkung keine erfreulichen Gefühle auslöst. Ob aber Prügel weh tun, bestimmt nicht derjenige, der Sie austeilt.
Damit „Schwamm darüber"! Herzliche Grüße von Haus zu Haus Ihr Spielmeyer

P. S.: Wegen meiner Übertragung des Referates Ihrer Wilson-Arbeiten an von Braunmühl möchte ich bemerken, daß ich über diese schon verfügt hatte, als ich das neue Heft Ihres Journals angezeigt bekam. Ich pflege bei einigen Neurologischen Fachzeitschriften selbst die Referenten zu bestimmen, die mir sachverständig erscheinen; Und das ist ja in diesem Fall von Braunmühl. Erst hinterher erhielt ich Ihren Brief. Ich würde allerdings auch trotz Ihres Einwandes keine Bedenken getragen haben, v. B. das Referat zu übertragen, wenn ich von vorneherein gewusst hätte, dass Sie einen anderen Standpunkt einnehmen als er. Ausserdem sagen Sie ja in der Einleitung, dass Sie von B.'s Arbeit, die nach Abschluss Ihrer Studien erschienen sei, nicht berücksichtigen könnten, tun das aber allerdings dann am Schluß auf einigen Seiten. Wie sie wissen, lege ich in unserem Zentralblatt Wert darauf, dass die Referate nicht einfache Berichte, sondern auch Kritiken sind, und ich zweifle keinen Augenblick, dass Herr v. B. eine neutrale Berichterstattung über Ihre Arbeit geben wird, wenn er auch selbstverständlich eine Kritik folgen lassen wird.

Lfd. Nr.: 1208
Von: Julius Hallervorden
An: Hugo Spatz
Quelle: Edinger-Institut (Archiv Peiffer H301)

Landsberg-Warthe, 01.07.1931

Lieber Herr Spatz!
Es hat mich sehr getröstet, wieder etwas von Ihnen zu hören. Was Sie schreiben, ist in hohem Grade aufregend für mich, einen solchen Fall zu untersuchen habe ich mir glühend gewünscht. Im übrigen liegt das Gute näher als Sie denken; Wenn Sie einmal in Ihrem Präparatenschrank nachsehen möchten, was Sie unter meinem Namen aufgestapelt haben, so werden Sie, wenn ich mich nicht ganz irre, ein wunderschönes Markscheidenpräparat finden von Balo, jetzt Professor der pathologischen Anatomie in Széged in Ungarn. Dieser hat 1928 als Encephalitis periaxialis concentrica im Archiv of Neurol. a. Psychiatr. 19. 242, 1928 (vergl. auch Zbl. für Neurol. 49, 838 und 47, 533) einen solchen Fall beschrieben. Da mich diese Angelegenheit sehr bewegt hat, wandte ich mich an ihn und habe ein sehr anständiges Stück Gehirn bekommen, von dem ich ganze Markscheidenschnitte und diverse Gefrierschnitte angefertigt habe. Ein solches Markscheidenpräparat haben Sie also auch, wenn nicht, so können Sie von mir alles bekommen. Ich bitte Sie aber sehr herzlich darum, bei der Herstellung der Präparate daran denken zu wollen, daß ich einige bekomme, denn diese Markerkrankungen einschließlich der diffusen Sklerose im weitesten Sinne sind mein Hauptkapitel für den speziellen Teil des Spielmeyer. Seit langer Zeit untersuche ich hauptsächlich solche Fälle, und sammle Material über dieses Gebiet von allen Autoren, deren ich habhaft werden kann. Übrigens finden Sie einen Satz über die Balosche Krankheit doch in meinem Handbuchbeitrag über die seltenen Fälle. Ich kann augenblicklich meine Notizen über den Fall nicht finden, d. h. ich würde sie schon finden, aber ich wollte die Antwort an Sie nicht verzögern. B. erwähnt nämlich noch solche Fälle aus der französischen Literatur, die ich noch nicht kenne, aber Sie werden das ja in der Orginalarbeit finden. Eines möchte ich noch dazu sagen, was ich selbst noch nicht habe nachprüfen können: die vollständig unerklärbare konzentrische Anordnung, welche in einem

Wechsel scharf getrennter, völlig erhaltener und total degenerierter Gewebsstreifen besteht, findet eine Analogie in der Achatbildung; an einer Stelle, die ich im Augenblick nicht reproduzieren kann, las ich, dass irgendwelche kolloiden Einflüsse einer Schicht die Diffusion bestimmter Stoffe gestattet, sodass diese eigenartige Streifenbildung zustande kommt. Vielleicht ließe sich da ein Weg finden, um diese ganz unglaublichen Veränderungen zu begreifen. Nun wir werden noch eingehend darüber reden, wenn Sie aus Bern zurückkommen, denn im September und Oktober werde ich in München sein. Bis dahin will ich auch, was ich sonst zu sagen habe, aufheben, wenn es mir auch sehr schwer fällt. Nur eines muss ich jetzt schon von mir geben; besorgen Sie sich ein Prospekt von dem kleinen Mikroprojektionsapparat von Zeiss. Sie glauben nicht, wie wunderschön er ist, wie einfach und bequem man damit ausgezeichnete Bilder ohne Umstände im Laboratorium produzieren kann, sodass man nicht nötig hat, sechs Leute hintereinander ins Mikroskop gucken zu lassen. Das Ding kostet zweihundert bis dreihundert Mark, natürlich ohne Mikroskop. Ich habe den Apparat seit vorgestern und freue mich an seiner ganz ausgezeichneten Brauchbarkeit.

Wie ich sehe, sind Sie jetzt Mitherausgeber des Archivs. Würden Sie es als eine Unfreundlichkeit gegen Spielmeyer auffassen, wenn ich eine kleine Arbeit an das Archiv schicke, statt in seine Zeitschrift? Ich möchte ihn nicht gerne kränken, um so mehr als ich gehört habe, dass er wegen der Arbeit von Bielschowsky recht verstimmt gewesen sein soll. Im übrigen hat sich äußerlich nichts wesentliches geändert.
Viele Grüße von Haus zu Haus Ihr Julius Hallervorden.

Lfd. Nr.: 1209
Von: Hugo Spatz
An: Julius Hallervorden
Quelle: Ed / H 299

München, 02.07.1931

Lieber Herr Hallervorden!
Das ist es! Ich hatte eine dunkle Erinnerung, dass ich mit Ihnen einmal über einen solchen Fall gesprochen habe. Auch die Bilder im Archiv hatte ich schon einmal gesehen, dann aber den Ort vergessen. Unser Fall zeigt ganz genau die nämlichen Verhältnisse wie derjenige von Balo. Mit Unrecht meint Wohlwill in seinem Referat, daß hier keine besondersartige Krankheit vorliege, es ist im Gegenteil etwas ganz ausserordentlich eigenartiges. Von unserem Falle besitze ich das ganze Gehirn und Sehnerv samt Papille von einer Seite (hier gibt es auch Veränderungen). Die Veränderungen befinden sich in beiden Hemisphären und sind offenbar viel ausgedehnter als im Falle von Balo. Ich habe große Hirnscheiben für Weigert und Nissl eingelegt. Von einem kleinen Stück wurde bisher Spielmeyer, Hämalaun-Eosin, Sudan und Holzer angefertigt, hiervon bekommen Sie je ein Präparat, so bald diese trocken sind. Der Vergleich mit der Achatbildung ist gar nicht schlecht. Wie wäre es, wenn wir diesen Fall gelegentlich Ihres Hierseins im Herbst gemeinschaftlich bearbeiten würden? Ich wäre jedenfalls sehr gerne dazu bereit.

Ich kann mir nicht denken, daß Spielmeyer es als eine Unfreundlichkeit auffassen kann, wenn wir einmal eine Arbeit auch im Archiv veröffentlichen wollten. Übrigens gehört er ja auch zu den Herausgebern des Archivs und hat seinerzeit meinen Eintritt in die Schriftleitung gutgeheissen.

Ich habe auch Photographien von dem makroskopischen Aussehen des Falles von Encephalitis concentrica hergestellt. Die Kopien werde ich Ihnen ebenfalls zuschicken. Bemerken möchte ich noch, dass hier auch eine Meningitis vorliegt. Von multipler Sklerose ist diese Erkrankung in jeder Hinsicht scharf zu trennen. Das klinische Bild war bei uns ähnlich wie im Falle Balos. Anatomisch unterscheidet von der multiplen Sklerose u. a. das vollkommene Fehlen der obligaten periventrikulären Herde.
Mit herzlichen Grüssen Ihr H. Spatz

Lfd. Nr.: 1214
Von: Hugo Spatz
An: Julius Hallervorden
Quelle: Ed / H 291

München, 30.07.1931

Lieber Hallervorden!
Beiliegend schicke ich Ihnen wunschgemäß Diapositive zum Thema „Rindenkontusion" (19 Stück). Bei den Fällen K. und Kl. handelt es sich um ganz frische Blutungen; Bei R. Nr. 3210 liegt das Trauma rund 7 Wochen zurück. Bei P. um 4 Jahre. Bei allen übrigen handelt es sich um das Endzustandsbild des état vermoulu, die Dauer ist meistens nicht bekannt, weil es sich um unerwartete Befunde handelt. Bei B. Nr. 3144 zeigt die Aufnahme Nr. 366 das Gehirn mit den Meningen; Bei Nr. 369 sind die Weichen heute abgezogen, die vorher kaum erkennbaren Defekte treten nun sehr deutlich hervor. Die Fälle H. Nr. 2702 und R. Nr. 3012 waren genuine Epileptiker.

Das Experiment mit den Liesegangschen Ringen ist sehr interessant. Ich bin auch der Überzeugung, daß bei dem Zustandekommen der Veränderungen der „Encephalitis concentrica" kolloid-chemische Bedingungen eine Rolle spielen. In meinem kurzen Autoreferat von meiner vorläufigen Mitteilung auf dem Bayerischen Psychiatertag, dass ich Ihnen beilege, habe ich davon noch nicht gesprochen, weil dies unserer gemeinschaftlichen Publikation vorbehalten bleiben soll. In dem Vortrag wollte ich nur auf den merkwürdigen Befund hinweisen. Inzwischen haben wir nach Erregern gesucht, aber bisher keine gefunden.
Mit herzlichen Grüssen Ihr Spatz

Nachtrag: Ich schicke ferner noch ein Diapositiv von einer subduralen Blutung, eines von einer epiduralen Blutung (L. Nr. 2948), eines von einer alten Schußverletzung, eines zur Demonstration des Geburtstraumas (Schwartz) und endlich eines (362) welches zur Demonstration gewisser Veränderungen bei der Commotio dienen kann. Die Diapositive bitte deshalb bald zurück, weil ich einige vielleicht in Bern benötige.

Lfd. Nr.: 1226
Von: Julius Hallervorden
An: Hugo Spatz
Quelle: Edinger-Institut

Landsberg-Warthe, 24 11.1931

Lieber Herr Spatz!
Ich harre Ihrer chromierten Blöcke, damit wir die Serie bis Weihnachten fertig stellen können, und ich sehe wohl, dass ich Sie mahnen muß, weil das Kolleg Sie ganz zu verschlingen scheint. Ich kann Ihnen berichten, dass ich inzwischen in meiner Serie von Balo an zwei konzentrischen Herden und dem unzweifelhaften Zentrum ein Blutgefäß entdeckt habe, von dem die Entmarkungen auszugehen scheinen. Sodann war ich bei Bielschowsky. Er hat eine Arbeit fertig gemacht, über einen bildschönen Fall von multipler Sklerose, welche mit deutlichen diffusen Herden kombiniert ist. Aufgrund der Ausbreitung der Herde kommt er zu dem Ergebnis, dass es sich möglicherweise um Stoffwechselprodukte handelt, welche sich im Gewebe ausbreiten und die Entmarkung herbeiführen. Er betont auch das konstitutionelle Moment. Zum Schluss, den er mir vorgelesen hat, verweist er auf die konzentrischen Entmarkungen und verweist auf unsere zu erwartende Arbeit. Die Erregerfrage läßt er ganz bei Seite, er meinte, dass durch die Steinerschen Untersuchungen die Frage der multiplen Sklerose auf ein falsches Geleise geraten sei. Haben sie etwas von Hamburg gehört? Hie und da habe ich an unserer Arbeit herumgeflickt, doch will ich erst meinen Vortrag in Berlin halten, der angeblich am 14. Dezember steigen wird und Ihnen dann darüber berichten, doch hoffe ich immer noch, dass ich dies werde mündlich tun können.

Könnten Sie mir evtl. mehrere gute Schnitte (Markscheiden) von dem Gagelschen Fall leihen, damit ich mir ein paar ordentliche Photographien davon machen kann, Großhirn und Kleinhirn von dem letztern auch den Schnitt, auf welchem die Brücke an der Peripherie so stark entmarkt ist. Sie bekommen die Präparate alsbald wieder. Mit besten Grüßen Ihr Hallervorden.

Lfd. Nr.: 1250
Von: Julius Hallervorden
An: Hugo Spatz
Quelle: Edinger-Institut

Landsberg-Warthe, 08.02.1932

Lieber Herr Spatz!
Hier schicke ich Ihnen noch von I R 11 Präparate ausserhalb der Serie als Reserven für Dedikationen. Von dieser Sorte hat inzwischen Roessle zwei bekommen zum Dank für die überlassenen Präparate von Patrassi, zwei werde ich Bielschowsky schenken und gelegentlich auch Balo. In dem Falle von Patrassi finden sich in den Herden eigentümliche gliöse Riesenzellen mit eigenartigen pathologischen Kernteilungen, genau derselben Art, wie sie Creutzfeldt in seiner Arbeit über Encephalomyelitis disseminata beschrieben hat. Nachträglich habe ich sie dann auch in dem Falle von Balo und auch in dem unsrigen gefunden. Bei uns sind sie immer in den periphersten frischen Herden, was sehr gut dazu stimmt, dass es sich um überstürzte Bildungen handelt; es sieht so

aus, als ob die Kerne der Riesenzellen sich aus den einzelnen Chromosomen entwickeln, was natürlich mit allem Vorbehalt gesagt sei. In den peripheren Herden findet man auch sehr häufig Körnchenzellen mit Mitosen.

In einiger Zeit werden Sie auch noch einige Reserven von den Markscheidenpräparaten mit den konzentrischen Ringen bekommen.

Bei unseren im Park gefällten Bäumen sind mir unregelmässige, die Jahresringe überschneidende zentrale Verfärbungen aufgefallen, die ich natürlich sofort mit Diffusionen in Zusammenhang brachte. In unserem Institut für Pflanzenkrankheiten habe ich dann einen Botaniker ermittelt, der mir sofort bestätigte, daß hier Diffusionen vorliegen, und zwar, wie er das nennt, von Nekrohormonen, worüber ich aber noch mit ihm des längeren konferieren werde. Es gibt darüber eine ansehnliche Literatur, wovon ich mir einiges durchlesen werde. Bei dieser Gelegenheit stellte sich dann heraus, dass es wohl auch sonst Pflanzenkrankheiten gibt, die auf Diffusion irgend eines Toxin zurückgeführt werden können. Das liegt zwar durchaus in der Peripherie unserer Sache, ist aber als Analogie vielleicht zu gebrauchen.
Mit den besten Grüßen Ihr Hallervorden.

Lfd. Nr.: 1282
Von: Julius Hallervorden
An: Hugo Spatz
Quelle: Edinger-Institut

Landsberg-Warthe, 29.06.1932

Lieber Herr Spatz!
Die schönen Bilder von Löwenberg gefallen mir sehr, ich bin selbstverständlich durchaus damit einverstanden, dass wir eine Abbildung davon erbitten, aber dann würde ich vorschlagen, dass wir eine vergrösserte Photographie der ganzen erkrankten Seite bringen und nicht blos den Teilabschnitt. Es ist ein Jammer, daß die Leute immer mit Horizontalschnitten arbeiten, damit geht viel Material verloren. Übrigens habe ich mit Löwenberg auch eine Korrespondenz angefangen, wegen eines sehr bemerkenswerten Falles von diffuser Sklerose, den er beschrieben hat, leider ist seine Darstellung ziemlich unklar. Eine Antwort von ihm habe ich noch nicht.

Um das Kolleg bei Fajans beneide ich Sie sehr, es hat seine Nachteile, wenn man blos auf Bücher angewiesen ist.

Dass ich in Heidelberg einen Vortrag gehalten habe, schrieb ich Ihnen, in diesem Briefe ist dann auch Genaueres darüber nachzulesen.

Die Lückenzone interessiert mich natürlich sehr und ich hoffe, dass Sie da stark mit kolloidchemischen Betrachtungen wirken. Ich schrieb Ihnen schon einmal, dass diese Dinge ungefähr der „circumfokalen Areolierung" entsprechen dürften, die Steiner bei multiplen Skleroseherden im Mark schildert. Bei unserer konzentrischen Sklerose sind sie auch da. Mir scheint, es handelte sich da um den Ausdruck einer Stauung um die in dem Herd verdichtete Hirnsubstanz. Ich schickte Ihnen einmal Präparate von einer Fettembolie (R.), wenn Sie sie nicht mehr brauchen sollten, hätte ich sie gerne wieder.

Ich bin unentwegt an unserer Arbeit, weil ich die Sache gerne abgeschlossen hätte und ich hoffe sehr, Ihnen in einigen Tagen schon mein Elaborat zugehen lassen zu können.

Es wäre sehr schön, wenn wir dann noch einmal die Sache zusammen besprechen könnten, aber wie? Können Sie nicht einmal zur Abwechslung nach Norddeutschland kommen?
Mit den besten Grüßen Ihr Hallervorden.

Lfd. Nr.: 1303
Von: Julius Hallervorden
An: Hugo Spatz
Quelle: Edinger-Institut

Landsberg-Warthe, 10.10.1932

Lieber Herr Spatz!
Die Aussicht, daß Sie uns im Winter besuchen wollen, hat mich sehr entzückt, hoffentlich wird diesmal etwas daraus. Im einzelnen ist zu Ihrem Briefe und den verschiedenen Beilagen folgendes zu sagen:

Hinsichtlich des Falles Barré würde ich vermeiden, von einer neuen Publikation van Bogaerts zu sprechen, weil man nicht wissen kann, ob dies beabsichtigt ist und ob es nicht Barré selbst tun will.

Vor nicht allzu langer Zeit habe ich von hier aus an Löwenberg geschrieben und ausdrücklich darauf hingewiesen, daß die Drucklegung unserer Arbeit nur noch von seiner Antwort abhängt, die er aber gleich an Sie richten soll.

In den beiliegenden Blättern, die Ihre Umänderungen enthalten, habe ich meinerseits mit Bleistift herangeschrieben, was ich zu ändern vorschlage. Sie mögen darüber entscheiden, ob und was Sie übernehmen wollen. Der Abschnitt zu Seite 58 ist nur dann verständlich, wenn kurz vorher noch einmal von den Hexenringen die Rede war; die entsprechenden Sätze darüber fehlen in meinem Manuskript, weil Sie diese nach meiner Abreise diktieren wollten. Es war darin die Rede davon, dass man auch daran denken könnte, die Ringbildung mit einem Erregerwachstum in Verbindung zu bringen.

Zu Seite 75 möchte ich sehr raten, den Satz: „als wäre im Medium während der Diffusion eine Bewegung erfolgt" wegzulassen. So gut ich dies auch verstehe, so dürfte es doch dem nicht in der Materie steckenden Leser Schwierigkeiten machen. Mit allem bin ich ganz einverstanden, allenfalls würde ich den Schlußsatz etwas schwungvoller und blumiger gestalten. Nur ein Punkt ist noch zu diskutieren: die Sache von der nervösen Leitung: Zunächst schlug mich die Sache vor den Kopf und so wird es wahrscheinlich jedem gehen und deswegen würde ich empfehlen, ruhig etwas mehr zu sagen, und zwar würde ich etwa vorher einschalten:

„Eine weitere Frage können wir nicht ganz unterdrücken: Wenn pathologische Stoffe sich im Gehirn von den Gewebsstrukturen unabhängig ausbreiten können, sollte da nicht vielleicht im Bereich des Physiologischen unter Umständen Ähnliches vorkommen? Dass z. B. normaler Weise im Stoffwechsel des Gehirns auch Diffusionsvorgänge mitwirken können? Auf die Möglichkeit eines solchen Weges für einen „humoralen" An- und Abbau wurde schon vorher hingewiesen (Seite 81, Anmerkung). Da alle Wechselwirkungen physikalisch-chemischer Natur – also auch Diffusionen von Lösungen und Kolloiden – mit elektrischen Vorgängen verknüpft sind, so erhebt sich die Frage: ist es wirklich berechtigt, wenn wir bei der nervösen Leitung immer nur an die vorgeschriebenen Wege des Verlaufes der mikroskopisch erkennbaren Gewebsstrukturen, nämlich die Anordnung der Neurone, denken? Gibt es vielleicht nicht auch noch ganz andere Möglichkeiten für die Reizleitung? Es sind dies Vorstellungen, die sich mit Gedankengängen des Physiologen von Kries berühren.

Zwar kenne ich diese Gedankengänge nicht, aber Sie schreiben das in dem Brief und es wäre schon gut, diesen Gewährsmann anzuführen, damit die Leute sehen, dass diesem Gedanken schon gewisse physiologische Wahrscheinlichkeiten zu Grunde liegen.

Was die Idee selbst betrifft, so würde ich eher meinen, daß nicht die eigentliche Reizleitung auf diese Weise möglich ist, sondern mehr eine allgemeine Sensibilisierung eines Hirngebietes, eine leichtere Anregbarkeit oder dergleichen. Jedenfalls scheint es mir nützlich, hier daran zu erinnern, daß all diese physikalisch-chemischen Vorgänge nebenher mit elektrischen Erscheinungen verbunden sind.

Zu der Anmerkung Seite 78 könnte man noch hinzufügen: „dem Vordringen mancher Tumoren vgl. auch Schwartz und Cohn Zeitschrift für Neur. 126, 1 1930".

Bei den Bildern, die ja an sich ausgezeichnet sind, möchte ich noch mal nachdrücklichst darauf hinweisen, daß es mir für das Verständnis des Lesers nach wie vor zweckmäßiger erscheint, nicht einzelne Details sondern den ganzen Herd abzubilden; so ist zum Beispiel auf dem Thioninpräparat nicht zu sehen, dass der äusserste Herd sich aus mehreren Streifen zusammensetzt, worüber doch im Text gesprochen wird. Ebenso kommt auf dem Markscheidenbild nicht heraus, dass hier wirklich ein grösserer Herd vorliegt.

Das wäre alles, was ich noch zu sagen hätte. Bogaert schreibt mir heute, daß er mir Präparate des Falles Barré und seine Beobachtungen von Hallervorden-Spatz'scher Krankheit schicken will. Damit für heute genug, mit vielen herzlichen Grüßen Ihr Hallervorden.

Lfd. Nr.: 1315
Von: Kurt Schneider
An: Nicolai Hartmann
Quelle: Deutsches Literaturarchiv Marbach

München, 16.11.1932

Lieber und sehr verehrter Herr Kollege!
Wie ich Ihnen schon schrieb, haben wir in diesem Winter bei uns zu Hause einige Abende mit philosophischen Referaten: Es ist ein Kreis von etwa 10 Personen – der erweiterte Kreis meiner Assistenten; kein Fachphilosoph. Der Zweck ist dementsprechend auch nicht der der philosophischen Diskussion, sondern ich möchte insbesondere meine Ärzte, die kaum Zeit haben, etwa Philosophisches zu lesen, mit den Gedankengängen einiger philosophischer Werke bekannt machen.

In diesem Kreise habe ich gestern abend in einem etwa anderthalbstündigen Vortrag den ersten, uns natürlich am meisten interessierenden Teil Ihres neuen Buches referiert. Das Referat ist auf größtes Interesse gestoßen, was sich auch darin zeigte, daß sein Inhalt den Gegenstand des Gespräches fast den ganzen Abend hindurch bildete.

Besonders gefesselt hat uns wieder Ihre Auffassung von der Schichtung des Seins. Ich darf vielleicht sagen, dass ich es sehr begrüße, dass Sie im Gegensatz zu Ihrer früheren Arbeit keine tieferen Schichten als das Materielle aufstellen. Diese tiefsten Schichten, die Sie früher annahmen, schienen mir methodisch doch auf einer anderen Ebene zu liegen, insbesondere (zum Teil) keine Realität zu haben. Sehr problematisch ist für mich nach wie vor die Trennung der seelischen von der geistigen Schicht und Sie sagen ja selbst, daß diese vom subjektiven Geist aus schwer zu begreifen ist. Das Psychologische wird doch auf ein Minimum eingeengt; es bleiben eigentlich nur gewisse vitale Triebarten übrig, selbst die Wahrnehmung rechnen Sie ja schon zum geistigen Bewußtsein. Psychologisch kann man doch wohl nicht umhin, auch Ihre geistigen Akte in Anspruch zu nehmen, man muß doch zum mindesten sagen, daß sie auch seelische Akte sind, dass sie aber durch ihren Zusammenhang mit dem objektiven Geist auch Ihre geistige Seite haben. Sehr schwierig scheint mir nun auch dieser Gesichtspunkt, dass die Einzelperson in soweit den Kategorien des Seelischen enthoben ist, als ihr Geistiges durch den objektiven Geist mitbedingt ist. Das ist im Einzelnen sehr schwer durchzudenken. Wenn ich z. B. einen hässlichen Gedanken habe und mich dessen schäme, so ist diese Scham doch sicher ein geistiger Akt – ich kann aber keinen Zusammenhang mit dem objektiven Geist sehen, es sei denn, ich würde zu Konstruktionen greifen, was Sie aber ja gerade vermeiden wollen. – Dann muss ich gestehen, daß mir uneinsichtig ist, dass der Geist seine Identität immer selbst spontan vollziehen muss. Mir scheint doch, dass der Zusammenhang etwa der Gesinnungen oder des Wertfühlens sich im allgemeinen nicht weniger selbstverständlich vollzieht, als die Zusammenhänge innerhalb der vitalen Triebsphäre.

Es ist mir nun auch klar geworden, dass ich in meiner Arbeit über Trieb und Wille Ihre kategorialen Gesetze doch eigentlich nur bildlich und nicht in Ihrem Sinne angewendet habe. Wenn es sich nur um das Widerspiel der vitalen Triebe (nach Ihnen: seelische Schicht) mit dem Willen (nach Ihnen: geistige Schicht) handeln würde, hätte ich ungefähr Ihre Gedankengänge getroffen. Nun handelt es sich aber ja bei mir genauso um das Widerspiel seelischer Triebe mit dem Willen – also um zwei Faktoren, die beide der geistigen Schicht angehören. Wie man dies auch nennen mag, so ist es immerhin interessant, daß man diese Schichtgesetze auch innerhalb des (von meinem Gesichtspunkte aus) Psychologischen anwenden kann. Allerdings wüßte ich, abgesehen von Trieb und Wille augenblicklich nur noch ein Thema, das sich vielleicht auch so betrachten liesse: Die Beziehung der geschlechtlichen Liebe zur Sexualität. Auch hier eine Überformung des in die höhere Schicht aufgenommenen Stoffes, auch hier die Gültigkeit des Gesetzes der Stärke und die Unmöglichkeit, das Obere aus dem Unteren zu erklären, das kategoriale Novum, das Gesetz der Freiheit.

Natürlich wollen diese wenigen Worte keine Diskussion eröffnen. Die Dinge sind ja so schwierig, dass man sich nur in längeren Aufsätzen schreiben könnte, wozu wir beide keine Zeit habe. Meine Hauptabsicht war nur, Ihnen zu sagen, wie sehr mich Ihr neues Buch beschäftigt. Ich habe naturgemäß hier nur das etwas näher ausgeführt, wo sich bei mir Bedenken geregt haben. Ganz besonders hat mich und meine Hörer gefesselt Kapitel neun und zehn, auch Kapitel zwölf und dreizehn, und nicht zuletzt Kapitel fünfzehn. Ich gestehe, daß mir das Ethos der Teilhabe wesentlich lieber ist, als ein rigoroser Moralismus, der auf Tun geht.

Nehmen Sie noch einmal sehr herzlichen Dank und seien Sie ebenso gegrüßt von Ihrem Kurt Schneider

Lfd. Nr.: 1319
Von: Nicolai Hartmann
An: Kurt Schneider
Quelle: Deutsches Literaturarchiv Marbach

Berlin, 08.12.1932

Sehr verehrter Herr Schneider!
Ihre kritischen Bemerkungen geben mir mancherlei zu denken. Ich bin mit ihnen noch keineswegs zu Rande gekommen, möchte aber die Klärung so weit ausladender Dinge nicht erst abwarten, sondern Ihnen heute nur danken für Ihre freundliche Bemühung, mir diese Dinge zu schreiben. Es ist das erste, was ich an ernstlicher Kritik erfahre. Und Sie werden leicht ermessen, was das für mich bedeutet.

Indessen darf ich vielleicht hier doch auf einiges eingehen. Da ist vor allem ein Punkt, in dem ich offenbar nicht ganz eindeutig gewesen bin. Ich bin nicht der Meinung, dass wir innerhalb der aufweisbaren Bewusstseinsakte eine reinliche Grenzscheide zwischen geistigen und seelischen Akten aufweisen könnten. Am wenigsten habe ich mir angemasst, sie ziehen zu können. Die Grenze – wenn es eine solche ist – geht mitten durch die Akte hindurch, sodass zum Beispiel Wahrnehmung, Sympathie, Gefühle etc. neben der seelischen auch eine geistige Seite haben. Vielleicht lassen sich am ehesten noch zwei Momente als geistige auszeichnen: die Transcendenz des Aktes und das objektive Haben des Inhalts (als aufweisbaren und mittelbaren Gebildes, sich vom fremden Gegenstande unterscheidet). Das Mitbestimmtsein durch die Sphäre des geistig Gemeinsamen (des objektiven Geistes) käme dann erst als ein drittes hinzu. Ihr Beispiel vom Sich-Schämen ist etwas schwierig. Doch scheinen mir diese Momente auch an ihm aufweisbar; die eigene Person ist im objektiven Verhältnis zur fremden Person gesehen, und der „hässliche Gedanke“, dessen ich mich schäme, ist selbst inhaltlich geformter Gegenstand der Scham; beides aber ist mitbedingt durch Wertung, die mich beherrscht, die also wohl stets eine zur Zeit für mich und Andere gemeinsame gültige sein dürfte. Insofern liegt darin das Hervorstreben des objektiven Geistes.

Ich sehe sehr wohl, daß auch diese Auskunft eine spärliche ist. Ich frage mich nur: soll man bei der Verwickeltheit der seelischen Dinge und Ihrer immer noch weitgehenden Unerforschtheit ein von der anderen Seite her (vom o. G. her) durchaus greifbares Verhältnis fallen lassen? Das würde mir nicht problemgerecht vorkommen. Schliesslich bitte ich Sie zu beachten, dass die ganzen Ausführungen über den personalen Geist nur versuchsweise unternommenes Ableuchten [?] gewisser Phänomene sein wollen – und auch das nur im Hinblick auf den Hauptteil. Sie sind denn auch das zuletzt Geschriebene und sollten eigentlich nur in einer Einleitung stehen. Aus der Einleitung ist dann freilich etwas anderes geworden.

Noch eins zur inneren Identifizierung der Person: Sie haben Recht, ein Zusammenhang der Gesinnungen ist auch ohne besondere Identifizierung da. Aber würden Sie nicht auch sagen, dass das nicht zur Personalität genügt? Freilich kann man unter Person auch etwas ganz anderes verstehen; es gibt ja Biologen, [die] auch von Tierpersonen sprechen. Vielleicht hätte ich das, was ich im Sinne habe, anders nennen sollen. Aber das läuft dann auf eine Wortfrage hinaus. Mir will doch scheinen, dass es im Menschen als geistigem Wesen noch eine Einheit anderen Ranges gibt, die sich auch dort durchsetzt, wo jene Zusammenhänge abreissen. Und nicht verkennbar scheint mir, dass diese Art Einheit in der Tat auf Spontaneität des Vollzuges gestellt ist. Vom rein ethischen Problem her dürfte das greifbar sein.

Wie dem auch sei, Sie sehen, ich denke Ihren Anregungen eifrig nach, und Sie haben ein gutes Werk getan, mir Ihre Bedenken auszusprechen. Ich danke Ihnen herzlich. Und ich werde weiter diesen Fragen nachgehen.
Mit herzlichen Grüßen auch an Ihre verehrte Gattin Ihr N. Hartmann.

Lfd. Nr.: 1346
Von: Walter Spielmeyer
An: Julius Hallervorden
Quelle: Ed / H 796

München, 22.03.1933

Lieber Herr Hallervorden!
Haben Sie vielen Dank, dass Sie mir Ihre sehr interessanten Präparate zugeschickt haben. Herrn Professor Scholz und mich hat die Sache natürlich ausserordentlich interessiert. Ich freue mich besonders auch für Herrn Dr. von Braunmühl, mit dem ich neulich – zum ersten Mal nach seiner Krankheit – sprechen konnte, wobei wir uns auch Ihre Präparate ansahen. Ich habe dabei gesehen, dass es ihm eine große Genugtuung ist, dass Sie seine Anregungen aufgenommen und nach den Fibrillenveränderungen bei entzündlichen Prozessen gesucht haben. Vor einiger Zeit hat uns Herr Neubürger hier einen interessanten Vortrag gehalten über das Vorkommen von Drusen bei noch jungen Leuten, die an Krebs litten, oder, wenn ich mich richtig erinnere, anders bedingte kachektische Erscheinungen hatten. Es sind also, wie es Braunmühl annahm, ganz offensichtlich die verschiedensten Bedingungen, unter denen solche colloid-chemischen Vorgänge anatomisch im Erscheinung treten können.

Übrigens sahen wir nicht nur in der Substantia nigra, sondern auch an einigen anderen Stellen Ihrer Nisslpräparate Veränderungen der gleichen Art an den Ganglienzellen. Ohne Ihnen im geringsten Einwendungen machen zu wollen, darf ich wohl sagen, dass ich nicht so rasch in Ihren Feststellungen eine Erklärung für die „Metencephalitis“ (gegen die ich mich immer skeptisch verhalten habe) sehen möchte.
Mit den besten Grüssen von Haus zu Haus Ihr W. Spielmeyer

Lfd. Nr.: 1349
Von: Julius Hallervorden
An: Walter Spielmeyer
Quelle: Ed / H 798

Landsberg-Warthe, 25.03.1933

Sehr verehrter Herr Professor!
Haben Sie schönen Dank für Ihren freundlichen Brief. Wie Sie schildern, dass Sie zusammen mit Herrn Braunmühl die Präparate angesehen haben, hat mich wieder die Sehnsucht gepackt und ich bedauere nur, dass ich nicht dabei sein konnte. Ganz so systematisch, wie Sie denken, habe ich diese Untersuchungen nicht unternommen, vielmehr brachte mich der Zufall darauf, weil ich bei dem einen Kinde Fibrillenverände-

rungen fand, und erst nachträglich habe ich daraus die Folgerungen gezogen. Fürchten Sie nicht, daß ich daraus eine Metencephalitis konstruiere, obwohl natürlich der Befund dazu sehr verlocken muss. Da diese Entdeckung der Fibrillenveränderungen nicht so sehr fern liegt, habe ich schleunigst eine vorläufige Mitteilung an die Klinische Wochenschrift geschickt, um mir wenigstens die Priorität zu sichern. Darin habe ich die Vermutung ausgesprochen, dass die entzündlichen und die synhaeretischen Vorgänge im Sinne von Braunmühl vielleicht gleichzeitig durch das unbekannte Virus angeregt werden, und nur durch das ausserordentlich verschiedene Tempo zu soweit auseinanderliegenden Symptomenkomplexen führen, und ich sage ausdrücklich, daß der Parkinsonismus nicht als eine besondere Nachkrankheit aufzufassen sei. Übrigens bestätigen sich die Befunde dauernd; inzwischen habe ich noch einen eigenen neuen Fall mit positivem Befund, einen von Braunmühl und einen von Biondi. Die Fibrillenveränderungen finden sich nicht bloss in der Substantia nigra, sondern in all den Gebieten, die Spatz für die Ausbreitung der Entzündung im frischen Stadium beschrieben hat. Weitaus am ausgebreitetsten sind sie aber bei den Kindern, wo nicht bloss der sonst verschonte rote Kern, sondern auch das ganze Pallidum und einzelne große und kleine Zellen des Putamen befallen sind. Es scheint so, als ob die Fibrillenveränderungen in den jugendlichen Fällen am stärksten ausgeprägt sind, und mit dem Alter zu abnehmen. Damit möchte ich meine Frage wiederholen, ob Sie mir irgendwelches Material von Parkinsonismus im kindlichen Alter überlassen könnten? Fälle aus dem mittleren und höheren Lebensalter habe ich selbst hinreichend. Übrigens sollen die beiden kindlichen Fälle von einem jungen Kollegen hier bearbeitet werden, und ihm zu seinem Doktortitel verhelfen; Ich hoffe, dass ich Ihnen diese Arbeit Ende des Jahres für Ihre Zeitschrift zuschicken kann. Dabei fällt mir noch eine Frage ein, die ich auf dem Herzen habe. Ich möchte einige von diesen Fibrillenveränderungen zeichnen lassen, weil sie photographisch auch bei grösster Bemühung nicht immer sehr schön herauskommen. Darf ich fragen, in welcher Höhe diese Tätigkeit honoriert wird? Mir fehlen da jegliche Anhaltspunkte; Einen geeigneten Zeichner hoffe ich hier zu finden. Mit vielen herzlichen Grüßen allerseits Ihr stets ergebener Hallervorden.

Lfd. Nr.: 1354
Von: Walter Spielmeyer
An: Dr. Ast (Direktor der Heil- u. Pflegeanstalten Eglfing und Haar)
Quelle: Max-Planck-Institut für Neurobiologie München-Martinsried

München, 03.04.1933

Sehr verehrter Herr Obermedizinalrat!
Nachdem Sie mir vorgestern die Anordnung der Regierung von Oberbayern mitgeteilt haben, sind mir allerhand Bedenken gekommen, die ich glaube Ihnen vortragen zu sollen. Würde ich mit diesen Bedenken zurückhalten, so würde das nicht offen gegen Sie sein, und insbesondere könnte meine Handlungsweise illoyal erscheinen gegenüber der Regierung von Oberbayern, die uns stets in verständnisvollster Weise unterstützt hat, und gegen die nationale Regierung überhaupt. Denn es muss, glaube ich, damit gerechnet werden, dass die Durchführung dieser Anordnung in amerikanischen Kreisen, die bisher die deutsche Wissenschaft und deutsche Institute mit ausserordentlich grossen Geldsummen unterstützt haben, Misstimmung erregen könnte,

und gerade solche Misstimmungen sollen ja, wie man nach dem Telegramm des Reichskanzlers an Amerika schliessen darf, möglichst vermieden werden. Der Fall Neubürger ist aber besonders gelagert, und ich halte es deshalb für richtig, Ihnen das hier ausführlich darzulegen.

Wenn ich Sie recht verstanden habe, lautet die Anordnung der Regierung von Oberbayern, dass unser Prosektor, Herr Privatdozent Dr. Neubürger, keine Sektionen mehr machen und die dem Kreise gehörenden Räume der Prosektur nicht mehr betreten dürfe. Ausserdem sollte Herrn Dr. Neubürger nahegelegt werden, seine Entlassung zu nehmen.

Was diesen letzten Punkt betrifft, so ist die Lage diese: Die Prosektur wurde mit den Mitteln der Kreise und des bayerischen Ministeriums des Innern auf Anregung des Begründers der Forschungsanstalt Professor Kraepelin errichtet; sie ist die „Prosektur der Forschungsanstalt" bei den oberbayrischen Heil- und. Pflegeanstalten Eglfing und Haar. Die Mittel zum Betrieb erhält sie aus unserem Etat, nämlich aus jährlichen Zuschüssen, die unserer Forschungsanstalt gegeben werden. Aus diesen Einnahmen im Etat unseres Kaiser Wilhelm-Institutes wird auch Dr. Neubürger besoldet. Er ist nicht Beamter des Kreises, sondern bezahltes Mitglied der Forschungsanstalt. Er ist vom Stiftungsrat angestellt.

Die Errichtung unserer Prosektur erfolgte im Jahre1925, also während der Amtszeit Ihres Vorgängers, des Herrn Geheimrat Vocke. Auf seine Anregung wurde unserer Forschungsanstalt von den Kreisen die Auflage gemacht, einen geeigneten Prosektor zu bestimmen, resp. ihn zu präsentieren. Professor Kraepelin hatte dafür Dr. Neubürger benannt; denn er erfüllte die beiden Forderungen, die man an den Vorstand einer solchen Prosektur stellen muss: er war allgemeiner pathologischer Anatom und zugleich auch Gehirnpathologe. Denn um die Erkenntnis der Grundlagen der Geisteskrankheiten und ihre Vorbeugung zu fördern, kommt es darauf an, dass nicht nur, wie wir es in unseren eigenen Laboratorien tun, das Gehirn studiert wird, sondern auch die verschiedenen Körperorgane untersucht werden, die nach Kraepelins und unserer Überzeugung vielfach der primäre Sitz eines psychotischen Prozesses sind. Forscher aber, die beides in genügender Weise können, fanden wir damals sonst nicht. (Ich kenne auch heute keinen anderen ausser dem Prosektor des pathologischen Institutes der Anstalt Buch.) Obschon Dr. Neubürger schon früher, nämlich vor seiner Vermählung mit einer Katholikin, katholisch geworden war, glaubten wir mit Rücksicht auf etwaige Bedenken wegen seiner jüdischen Abstammung noch eingehendere Erhebungen über seine menschlichen Eigenschaften machen zu sollen. Wir erfuhren damals, dass Dr. Neubürger während des ganzen Feldzuges als Truppenarzt in vorderster Front sich in hohem Masse ausgezeichnet hatte. Er erhielt das Eiserne Kreuz I. Klasse. Wichtiger noch sind die Urteile, die seine militärischen Vorgesetzten (Regimentskommandeur, Bataillonsarzt) über seinen Charakter, seine Bescheidenheit und seinen hervorragenden Opfermut in den hier Abschrift beiliegenden Briefen aus dem Jahre 1925 ausgesprochen haben.

Die Tätigkeit Dr. Neubürgers als Prosektor hatte 1920 in unseren Verhandlungen mit der Rockefeller-Stiftung eine Rolle gespielt. Wie Sie sich wohl erinnern, hatten wir unser Stiftungskapital zum Neubau eines Institutes durch die Inflation verloren. Professor Kraepelin hatte dann die Hilfe der Rockefeller-Foundation erbeten, und es war ihm gelungen, speziell das Interesse Abraham Flexners vom New Yorker Hauptoffice der Rockefeller-Foundation wachzurufen. In den Vorverhandlungen mit den medizinischen Beamten der Rockefeller-Foundation wurde von uns u. a. Zusicherungen darüber verlangt, dass wir über das notwendige anatomische Material verfügten, und es wurde besonderer Wert darauf gelegt, dass neben der Hirnuntersuchung auch eine allgemein pathologische Erforschung der Körperorgane durch unsere Einrichtungen und Mitarbeiter möglich sei. Der Lehrgang und die Leistungen Dr. Neubürgers, der damals dem Direktor des europäischen Office, der Rockefeller-Foundation vorgestellt wurde, wurden als Garantie für diese sachgemässe Materialbeschaffung und Verarbeitung angesehen. -- Sie wissen vielleicht, dass die Rockefeller-Foundation schliesslich für unser Institut die Summe von ungefähr 1 400 000 RM (etwa 25 000 Dollar) gegeben hat. Das war das erste Mal, dass die Rockefeller-Foundation einem deutschen Institut geholfen hatte, und das Aufblühen unserer Forschungsanstalt, das wir nicht zum wenigsten auch der finanziellen Mitwirkung der bayerischen Kreise zu danken haben, wurde massgebend für weitere sehr grosse Zuwendungen der Rockefeller-Foundation zur Förderung der deutschen Wissenschaft. Ich erinnere nur an die grossen Institute in Berlin und Göttingen und an die soeben erst fertiggestellten Neubauten des zoologischen und physikalisch-chemischen Institutes in München, deren Errichtung die Rockefeller-Stiftung ermöglicht hat.

Über die Leistungen von Dr. Neubürger und die erfolgreiche Zusammenarbeit mit ihm zu sprechen, halte ich für überflüssig.

Ich muss aber zum Schlusse noch eine Sache darlegen, die mir wesentlich und dringlich erscheint. Als mit der Verminderung unserer Etatsmittel in der Forschungsanstalt selbst und anderseits mit der Vergrösserung unserer Aufgaben zur Bekämpfung der Geisteskrankheiten unsere finanziellen Bedürfnisse grössere wurden, habe ich mich als damaliger Vorstand der Forschungsanstalt mit den massgebenden Direktoren der Rockefeller-Foundation in Amerika: nämlich mit Simon und Abraham Flexner und Richard Pearce und später mit dem Direktor des European Office in Paris Dr. Gregg in Verbindung gesetzt und ihre Beihilfe erbeten. Es ist mir gelungen, von 1932 ab für 8 Jahre einen jährlichen Zuschuss von ungefähr 55 000 RM zugesichert zu erhalten. Dieses Geld soll für ganz bestimmte wissenschaftliche Aufgaben verwendet werden. Davon entfallen ca. 30 000 RM für eine umfassende Erforschung zur Vorbeugung der Idiotien einerseits und der Kreislaufschädigungen im Gehirn andererseits. Für die unter meiner Leitung und Anregung auszuführenden Untersuchungen wurde (neben Professor Scholz) Dr. Neubürger der Rockefeller-Foundation benannt. Er ist an diesen speziellen Untersuchungen beteiligt, da er wissenschaftlich vor allem durch seine Arbeiten über Störungen der Kreislauffunktion und deren Bedeutung in der Entstehung von Geisteskrankheiten hervorgetreten ist. Diese Untersuchungen sind mitten im Gange. Ausser Sachmitteln stehen 2 technische Assistentinnen und ein junger wissenschaftlicher Assistent zur Verfügung, die ebenfalls von den Rockefeller-Foundation bezahlt werden. Diese Beträge für die eben genannten Zwecke müssen nach Bedarf von Zeit zu Zeit von der Rockefeller-Foundation abgehoben werden, und ich muss den ärztlichen Sachverständigen der Rockefeller-Foundation bei ihren Besuchen in unserem Institut und jeweils schriftlich über den Fortgang dieser Studien und über die Forschungen meiner einzelnen Mitarbeiter berichten.

Wenn Dr. Neubürger seine mikroskopischen Untersuchung in der Prosektur der Anstalt Eglfing nicht mehr fortsetzen soll, müssten unsere Spezialforschungen, die an das von ihm vorbereitete Material gebunden sind, abgebrochen werden. Ich betone dabei ausdrücklich mikroskopische Arbeiten, denn für die blosse Ausführung der Sektionen (wenn dagegen Bedenken bestehen) werde ich, wie früher schon, die Prosektur des Schwabinger Krankenhauses bitten, resp einen meiner Mitarbeiter dafür abstellen.

Ich glaube damit die Besonderheiten des Falles Neubürger klar dargelegt zu haben. Sehr gerne stehe ich Ihnen noch zu weiterer Auskunft zur Verfügung. Mit Rücksicht auf die eingangs erwähnten Bedenken und die ganz spezielle Lage der Sache stelle ich Ihnen natürlich anheim, von dem Inhalte dieses Briefes Ihrer vorgesetzten Behörde Kenntnis zu geben,

Ich wäre Ihnen sehr dankbar, wenn Sie mich bald über eine Entscheidung in dieser Sache unterrichten wollten.

Mit den verbindlichsten Grüssen bin ich
Ihr sehr ergebener
Professor Dr. Spielmeyer

Anlagen zum Brief Spielmeyer an Ast bezüglich Neubürger (Lfd. Nr.: 1354)
Von: Oberstleutnant Equord von Hammerstein
An: Prof. Walter Spielmeyer

Prenzlau i. W., den 20.II.1925

Sehr geehrter Herr Professor!
Ihren Brief vom 16. ds. Mts. beantworte ich sofort. Ich war vom Oktober 1914 bis Dezember 1916 Kommandeur des II. Bataillons Res. Inf. Rgts. 213. Dr. Neubürger stand beim I. Bataillon, so dass ich das genauere Urteil über ihn seinem Kommandeur, Herrn Major Plange überlassen muss.

Ich habe Dr. Neubürger während der Zeit aber ziemlich genau kennen gelernt und kann nur in allen Punkten die Auskunft meines ehemaligen Bataillonsarztes, der gleichzeitig Regimts. Arzt war, Herrn Dr. Metz vom 15.1.1925 bestätigen. Dr. Neubürger war ein sehr pflichttreuer und tapferer Mann, nie habe ich Gegenteiliges über ihn gehört. Ausser Dienst zurückhaltend, still und bescheiden, ein sehr beliebter Kamerad, der bei Vorgesetzten und Untergebenen gleich geachtet war.
Mit ausgezeichneter Hochachtung
Sehr ergebenst
gez. Lp. von Hammerstein – Equord Oberstleutnant an der Infanterieschule

---

Lfd. Nr.: 1363
Von: Julius Hallervorden
An: Hugo Spatz
Quelle: Ed / H 95

Landsberg-Warthe, 21.06.1933

Lieber Herr Spatz!
Heißen Dank für Ihren schönen Brief, den ich gleich beantworten will. Wahrscheinlich hätte ich auch ohne dies heute an Sie geschrieben, weil ich heute Nacht so ungewöhnlich lebhaft von Ihnen geträumt habe: Ich war nämlich bei Ihnen und fand Sie bereits verheiratet vor; wie ich nun sehe, entspricht das durchaus den Tatsachen. So bleibt mir

nun nichts anderes übrig, als Ihnen und Ihrer Gattin post festum die allerherzlichsten Glückwünsche von mir und meiner Frau zu übermitteln. Hoffentlich kann ich meinen Traum wahr werden lassen, auch wenn die Gesellschaft deutscher Nervenärzte nicht tagt, wie ich leider hören musste. Dort wollte ich meine Gehirnerschütterungsideen einstweilen vortragen. Damit bin ich inzwischen sehr viel weiter gekommen. Alles was ich darüber bisher aus der kolloidchemischen Literatur gelesen habe, und von biologischen Experimenten erfuhr (in dem Artikel von Spek in Gellhorns allgemeiner Physiologie steht eine Menge von verwendbaren Daten), steht meiner Vorstellung nicht entgegen, desgleichen enden alle ernsteren chirurgischen und ähnlichen Arbeiten mit einem non liquet. Die wichtigste letzte experimentelle Arbeit von Knauer und Enderlen stellt fest, dass die Hirnrinde nach der Erschütterung sauer statt alkalisch reagiert. Sie haben natürlich ganz recht – und ich selbst habe das schon längst eingesehen –, dass hier heftig experimentiert werden muss und kann, und zwar gleich mit Zuhilfenahme kolloidchemischer Methoden. Aber das ist der Haken: die Methodik ist nicht im Handumdrehen zu erlernen und nur bei sehr ausgedehnten physikalischen Kenntnissen kritisch nutzbar zu machen, und muss man auch in Tierexperimenten versiert sein. Das ist die eine Seite der Sache; die andere ist die pathologisch-anatomische; ich halte es für denkbar, dass man bei Gehirnerschütterten, wenn sie ernsthafte Folgen davontragen, namentlich bei chronischer Gehirnerschütterung, wie sie die Boxer erleiden (vgl. Jokl und Guttmann), vielleicht Fibrillenveränderungen oder sonst irgend etwas findet, woraus man auf kolloidchemische Veränderungen schliessen könnte. Ungefähr in diesem Sinne habe ich schon bei Braunmühl angefragt mit negativem Erfolge und dann auch bei Guttmann – wobei ja auch kaum etwas herausschauen wird. Da bleibt natürlich nun bloss wieder mein lieber Spatz übrig, der schon einmal so freundlich war, mir weitgehend bei dem Parkinsonismus unter die Arme zu greifen. Mein eigenes Material bezieht sich im wesentlichen auf zwei oder drei Epileptiker, welche die üblichen oberflächlichen Rindenerweichungen haben. Die Untersuchung wird heute begonnen, woraus Sie sehen, dass mir diese Seite der Sache erst kürzlich aufgetaucht ist. Wenn Sie mir also ein wenig passendes Material von relativ jungen Leuten zur Verfügung stellen könnten, wäre ich Ihnen sehr dankbar; sog. traumatische Demenzen unter fünfzig Jahren sind bevorzugt.

Bei der Betrachtung einer traumatischen Hirnnarbe oberflächlicher Art ist mir heute deutlich geworden, daß hier die Thixotropie sehr wohl eine Rolle spielen kann. Mit der Gefässausbreitung haben diese traumatischen Narben nichts zu tun, das zeigt ja schon ihre Ausdehnung. Während der Hirnerschütterungsvorgang, der natürlich das gesamte Gehirn betrifft, in den nicht zu schweren Fällen reversibel ist, wird das Protoplasma an den Stellen wo es ganz unmittelbar gegen den Schädel geschleudert wird, irreversibel verändert. Die betroffenen Zellen müssen zugrunde gehen, genauso wie im Experiment die Zellen absterben müssen(meist unter Wasseraustritt), welche zu starken mechanischen Reizen ausgesetzt wurden. Nervenzellen und Gliazellen scheinen gleichzeitig einzugehen. So weit ich sehe, ist bei einer grösseren Verletzung immer ein Zentrum schwerer betroffen wo die Narbe tiefer reicht und nach der Peripherie der Verletzung zu wird der Defekt immer oberflächlicher. Dies spricht ebenfalls nicht gegen meine Vorstellung. Es spricht weiter dafür, daß Hirnerschütterung nur bei geschlossenem Schädel eintritt, denn bei offenem Schädel fehlt der Gegenstoss. So viel ist mir jedenfalls klar, daß kolloidchemische Veränderungen für den Vorgang Gehirnerschütterung in Anspruch genommen werden müssen, ob diese im einzelnen genau dem als Thixotropie bezeichneten Vorgange entspricht, ist eine Frage, die erst dann beantwortet werden kann, wenn man experimentell daran gehen kann.

Sie antworteten mir auf meinen Brief vom 1. April; ich habe aber inzwischen am 13. Mai ausführlich unter Rücksendung des Materials über die Fibrillenveränderungen beim Parkinsonismus von Ihren Fällen berichtet. Dabei schrieb ich, daß ich von der Heinrich Laehr-Stiftung des Vereins für Psychiatrie zweihundert Mk zu Forschungszwecken erhalten habe. Diese Zuwendung verdanke ich Professor Max Laehr, der mich damals von Ihnen abholte. Ursprünglich hatte ich die Absicht, mich damit einige Tage nach Berlin zu begeben, um mit Bielschowsky einige sehr hübsche und von mir gründlichst bearbeitete tuberöse Sklerosen und Recklinghausen (darunter auch Ihr Fall „Schneider") zu bearbeiten. Nun ist aber Bielschowsky nicht mehr in dem Institut von Vogt tätig, sein Material ist aber noch dort und niemand weiss, wie dies ausgehen wird. Nun möchte ich Sie fragen, ob Sie Lust haben, die Gehirnerschütterungsfragen wenigstens in einem Teilgebiete, das Ihnen passend erscheint, mit mir zusammen zu bearbeiten, wobei dann zu überlegen wäre, ob man ev. einen geschickten Chirurgen (Ernst?) und einen interessierten Kolloidchemiker heranziehen soll. Ich würde dann die enorme Summe dazu verwenden, um mich einige Zeit in München aufzuhalten.

Von unserer gemeinsamen Arbeit habe ich bisher noch nicht viel gehört, geschweige denn gelesen.

Mit den herzlichsten Grüßen Ihnen und Ihrer Frau von uns beiden Ihr Hallervorden.

Lfd. Nr.: 1365
Von: Paul Nitsche
An: Ernst Rüdin
Quelle: MPIP 127

Pirna, 29.06.1933

Streng vertraulich!

Sehr verehrter Herr Rüdin!

Anläßlich Ihrer bevorstehenden Verhandlung mit Herrn Römer möchte ich nicht unterlassen, Ihnen mit Bezug auf den Verband für psychische Hygiene, wie gesagt streng vertraulich und nur für Sie allein bestimmt, folgendes zu sagen.

Prinzipiell habe ich es immer für sehr unzweckmäßig gehalten, daß die Organisation dieses Verbandes neben dem deutschen Verein für Psychiatrie besteht. Richtig wäre es, wenn die Aufgaben, die der Verband sich gestellt hat, und die auf eine praktische Betätigung hinauslaufen, vom Deutschen Verein f. Psych. übernommen würden. Das scheitert aber an der weltfremden Einstellung der im Vorstand des Vereines vorherrschenden Richtung, wie sie namentlich auf die Einstellung meines sonst hochverehrten Lehrers Boenhoffer zurückgeht. Aber auch Bumke, der vermutlich anstelle Bonhoeffers einmal Vorsitzender werden wird, ist nicht anders eingestellt. Daß wir eine praktische Betätigung der Psychiater in dem Sinne, wie sie der Verband prinzipiell anstrebt, brauchen, ist ja klar. Sommer hat versucht den Deutschen Verein in diesem Sinne zu beeinflussen, dann aber infolge der ablehnenden Haltung des Vereins seinen Verband gegründet. In der ablehnenden Haltung wurde der Verein – vor allem wohl auch Bonhoeffer – sicherlich und verständlicherweise wesentlich bestärkt durch die eigenartige, schwierige Persönlichkeit Sommers, der – obwohl sehr gescheit und mit guten Ideen begabt – bekanntlich eben merkwürdige Fimmel hat usw. Dazu kommt die allzu sehr auf persönliche Geltung gerichtete Betriebsamkeit eines anderen Herren.

Ich selbst bin dadurch in den Vorstand im vorigen Jahre gekommen, daß ich für die Dresdener Hygieneausstellung vom sächsischen Ministerium die Gruppe seelische Hygiene designiert worden war, eine Gruppe, an der vor allen Dingen auch der Verband mitarbeitete. Unsere Arbeit an dieser Ausstellung – mein Bestreben ging dabei vor allem darauf hinaus, die seelische Hygiene, so weit das heute möglich ist, analog der körperlichen Hygiene zu erfassen, während der Verband, namentlich Roemer, dass rein Psychiatrische in den Vordergrund stellen wollte – wurde durch politische Quertreibereien in Dresden (einflußreicher sozialistischer Stadtverordneter, der vor allem in Individualpsychologie machte und dessen Bestrebungen uns zwischen die Beine geworfen wurden) sehr erschwert, sodaß die Gruppe in sehr unvollkommener Weise in Erscheinung trat. Bei dieser Arbeit kam ich in näheren Kontakt mit den Vorstandsmitgliedern des Verbandes und nahm auf deren Bitten im vorigen Jahr die Wahl in den engeren Vorstand an, weil dem Verband sehr daran lag, in das Hygienemuseum in Dresden zu kommen, und ich als Verbindungsmann hierfür besonders geeignet schien. Nach wie vor bin ich der Ansicht und wird meine Bestrebung sein, eine Vereinigung des Verbandes mit dem Deutschen Verein für Psychiatrie zu erzielen, in dem Sinne, daß dieser die Aufgaben des Verbandes, soweit sie vernünftig und nach Abzug alles Sommerisch-Fimmelhaften (Ruhehallen und so weiter) zu billigen sind. Ich bemühe Sie deshalb mit diesen Ausführungen, weil ich doch glaube, Ihnen vielleicht damit zu dienen und Ihnen die Annäherung an den Verband und die Beteiligung an demselben – als ein Anzeichen solcher Absicht Ihrerseits glaube ich zu meiner Freude die Aufnahme Ihrer Verbindung zu Roemer gerade jetzt ansehen zu dürfen – zu erleichtern. Von Roemer glaube ich übrigens zu wissen, daß er bezüglich der anzustrebenden Fusion mit dem D. V. f. Psych. genau so denkt wie ich. Wenigstens hat er mir, wenn ich davon sprach, mehrfach zugestimmt. Sommer und Weygandt gegenüber habe ich diese Ansicht noch nicht geäußert. Ersterer würde bestimmt dagegen sein; über die Haltung, die Weygand einnehmen würde, bin ich mir nicht klar. Sommer hat mir aber heute geschrieben, daß er den Vorsitz niederlegen will. In Anbetracht der Wirkung seiner Persönlichkeit nach außen würde das sicherlich zweckmäßig sein.

Daß Sie zum Reichskommissar für Rassenhygiene ernannt sind, begrüße ich außerordentlich. Es ist nicht nur für die Rassenhygiene selbst von größter Bedeutung, sondern wird, wie ich annehmen darf, wohl auch für die Zukunft der Forschungsanstalt sehr wichtig und begrüßenswert sein. In dem ich Ihnen für den Erfolg auch dieser Ihrer Arbeit das Beste wünsche, bin ich mit den besten Empfehlungen
Ihr ergebenster Nitsche.

Lfd. Nr.: 1367
Von: Paul Nitsche
An: Ernst Rüdin
Quelle: MPIP 127
Vertraulich!

Berbisdorf bei Dresden, 01.07.1933

Lieber Herr Rüdin!
Ich verbringe den heutigen Abend und den morgigen Tag auf dem Landsitze eines Freundes, und es traf sich sehr glücklich, dass ich heute nachmittag Ihren Brief noch erhielt wenige Minuten bevor ich von Hause wegfuhr.

Ich beeile mich, Ihnen gleich nach meiner Ankunft an meinem Ziele zu schreiben, und hoffe, daß Sie der Eilbrief noch rechtzeitig erreicht. Nehmen Sie daher bitte mit diesen eilig und ohne lange Überlegung hingeworfenen Zeilen fürlieb. Dazu ungewohnte Schreibmaschine.

Zunächst die Frage einer Fusion beider Vereinigungen. Da alle Mitglieder des derzeitigen engeren Vorstandes des Verb. f. ps. Hygiene – Sommer, Weygandt, Römer, Simon, ich – von einer Neuordnung, Umwandlung oder Umstellung überzeugt sind, Sommer als Haupthemmnis für alle Wandlungen auch den Vorsitz niederlegen will, so würden von unsere Seite m. E. keine Schwierigkeiten entstehen. Ganz anders freilich dürfte es beim Vorstand des Deutschen Vereins für Psych. liegen, zu dessen Vorstand ich gegenwärtig auch gehöre. Wer sonst noch, kann Ihnen Spielmeyer sagen. Bumke vor allem ist drin. Von diesen Herren, wenigstens von den maßgebenden – besonders Bonhoeffer – ist m. E. keine Neigung in dieser Richtung zu erwarten. Hier hat Sommer, aber auch Weygandt mit seiner ehrgeizigen Betriebsamkeit zu abschreckend gewirkt. Erst in Würzburg sagte mir ein Ordinarius, der Verb. sei doch nichts als ein Unternehmen zur Befriedigung der Eitelkeit der 3 Hauptmacher, nämlich, S., W. und Roemer. Diese Meinung ist offenbar sehr verbreitet. Tatsächlich sind aber die Bestrebungen des Verb. im Prinzip sehr richtig: praktische Psychiatrie in jeder Hinsicht, Sorge für seelische Volksgesundheit – im neuen Staate m. E. vor allem nötig Bekämpfung der Neurotisierung und Hysterisierung im Gegensatz zur bisherigen Beeinflussung und Verweichlichung des Volkes, Erziehung zur Weltanschauung auf der Basis der Opferwilligkeit, der heroischen Einstellung auf überindividuelle Ziele, zu strenger weltanschaulicher und religiöser Bindung, Schärfung des Gesundheitsgewissens und -Willens im Gegensatz der bisherigen Verhätschelung der Psychopathen, richtige Einschätzung des Minderwertigen, Bekämpfung des Fürsorgefimmels, allgemeine seelische Roborierung usw.

Der Verband war nur möglich, weil der D. Verein für jede praktische Betätigung – auch im engeren Rahmen der reinen Psychiatrie – nicht zu haben war: Dünkelhafte Einstellung im Sinne der sogenannten reinen Wissenschaft. Solange die Vorstandsmitglieder sich nicht anders einstellen und solange namentlich Bonhoeffer den Vorsitz hat, ist hier nichts zu ändern. Dies muss ich bei aller pers. Verehrung für ihn sagen. Entscheidend wird ja lediglich sein, ob etwa eine Umkurbelung auch solcher wissenschaftlicher Vereine von Staatswegen und im Sinne des neuen Staates kommen kann und kommen wird, also Auflösung des Vorstandes, Bestellung eines Kommissars, der für „Gleichschaltung sorgt“. Bei der Wichtigkeit der Psych. gerade für die völkischen

Ziele des neuen Staates sollte man meinen, dass das doch kommen müsste, und Ihr gestriger Brief klingt mir beinahe so, als wäre dem so und rechneten Sie damit. Übrigens ist eine praktisch wichtige Aufgabe, an die wir Psych. sogleich heran müssen, die notwendige weitestgehende Herabsetzung der Kosten für das Irrenwesen unter möglichster Hochhaltung des therapeutischen Niveaus; hier sollte möglichst bald eine Kommission anfangen. Am besten vielleicht aber ein Kommissar für diese Aufgabe, der ein guter hochstehender Praktiker, zugleich aber überzeugt von der Aufgabe der Einsparung auf das Äußerste sein müßte. M. E. hätte der Verband in dem D. Verein aufzugehen und im Rahmen des Letzteren wären für die versch. Zweige wissenschaftlicher und prakt. psych. Betätigung einzelne Sektionen zu bilden. Wie und mit welchen Persönlichkeiten wäre noch zu erörtern.

Ihre Wünsche nach Vorschlägen in pers. Hinsicht kommen mir sehr überraschend. Was ich da in der Eile jetzt sagen will, bitte ich nicht als irgendwie endgültig aufzufassen und mit Nachsicht aufzunehmen.

M. E. müßten doch jetzt Sie die Spitze bilden, da Sie ja doch Psychiater, zugleich aber doch führender Rassenhyg. und die prakt. und psych. Mitarbeit im neuen Staat doch letzten Endes unter Leitgedanken zu erfolgen hat, die sich ergeben aus rassenhygienischen und bevölkerungspolitischen Gesichtspunkten. In zweiter Linie würde ich an Lange-Breslau denken, dessen sachliche Eignung sicher ist, von dem ich aber nicht weiss, wie er sich in organisatorischer Beziehung eignet. Sie kennen ihn ja. Ebenso werden Sie Bumke unter diesem Gesichtspunkt besser beurteilen können, als ich; sehr geschickt, klug, doch hat er m. E. den Grundfehler einer – wie soll ich mich ausdrücken? – Abneigung, praktische und nach umgestaltender Anwendung der Wissenschaft drängende Folgerungen zu ziehen. Weygandt, obwohl eitel und von einer unangenehmen Betriebsamkeit, ist doch ein sehr guter Organisator, kann viel, bringt viel fertig, arbeitet sehr schnell. Wie mag es aber mit seiner arischen Abstammung stehen? Römer ist geschickt, rührig; das auch ihn stark beherrschende Motiv des Ehrgeizes tritt hinter seinen Fähigkeiten nicht so sehr hervor; letztere bestehen aber doch mehr in einer freilich nicht zu unterschätzenden Rührigkeit, ein Geschick, seine Fühler auszustrecken, Verbindungen auf zunehmen; eigene Ideen scheint er mir aber nicht viel zu haben. Sonst glaube ich, dass man seine Kraft im Rahmen seiner Eignung recht gut verwerten könne.

Ich bin mir bewusst, gerade in dem Punkte, heute wenigstens, zu versagen, auf den es Ihnen heute offenbar bes. ankommt: Vorschlag von Persönlichkeiten. Entschuldigen Sie. Ich werde nächste Tage nachdenken und nochmals schreiben.

Ich pers. stelle mich zur Verfügung, z. B. für die oben erwähnten psych.-erzieherischen, seelisch-hygienischen und prakt.-psychiatrischen Aufgaben. Daß ich nicht geltungssüchtig bin und also keinerlei Ansprüche erhebe, wissen Sie wohl.

Was Spielmeyers Beteiligung anlangt, so werden Sie viel besser urteilen können als ich. Ich kenne ihn nur wenig.

Mit herzlichen Grüßen stets zu Weiterem bereit,

Ihr ergebener Nitsche

[Handschr. Zusatz:]

Schreiben Sie bitte, ob die Richtung meiner Vorschläge Ihnen zusagt.

Lfd. Nr.: 1368
Von: Ernst Rüdin
An: Ernst Kretschmer
Quelle: MPI für Psychiatrie GDA 127

München, 04.07.1933

Sehr verehrter Herr Kollege!
Das Reichministerium des Inneren hat mich u. a. beauftragt, einen Rat zu geben, was am besten mit dem von ihm finanziell unterstützten Deutschen Verband für Psychische Hygiene geschehen solle. Im Zusammenhang mit der Lösung dieser Frage ist mir der Gedanke gekommen, ob nicht vielleicht auch dem Deutschen Verein für Psychiatrie mit der Anregung genützt wäre, sich etwas mehr mit den Aufgaben in Verbindung zu bringen, welche im Sinn und Geiste der neuen Zeit und der neuen Regierung gelegen sind, als vor allem mit wissenschaftlicher und praktischer Rassenhygiene. Ich habe zunächst nur informatorisch für mich mit Freunden darüber gesprochen und auch sie meinen, daß dies geschehen sollte. Bei dieser Gelegenheit könnten man dann an den Deutschen Verein für Psychiatrie auch die moderne Psychotherapie heranbringen, die von Ihnen gepflegt und mit Ihrem Namen verknüpft ist. Es ist die Frage, ob man für die Richtungen, deren Pflege nach Meinung Vieler im Deutschen Verein für Psychiatrie bisher zu kurz gekommen ist, vielleicht Unterausschüsse bilden sollte, mit eigenen Vorsitzenden und Schriftführern, die ihre Gebiete besonders pflegen und mit den Ergebnissen ihrer Bemühungen jeweils in Referaten, Vorträgen usw. vor den Gesamtverein treten sollten. Die einzelnen Unterausschüsse sollten sich selbstverständlich auch gegenseitig befruchten. Ein Unterausschuß könnte nach wie vor die Dinge pflegen (klinische Psychiatrie, Anatomie, Serologie), die bisher als traditionelle Hauptgebiete des Vereins galten. Ein anderer Unterausschuß sollte die Psychotherapie pflegen, ein weiterer die psychische Hygiene und Prophylaxe samt der psychiatrischen Rassenhygiene, ein anderer das Anstaltswesen und die soziale Psychiatrie. Dann könnte der bisherige Verband für Psychische Hygiene bei aller sonstigen Selbstständigkeit als Unterorganisation in die Dachorganisation des Deutschen Vereins für Psychiatrie einbezogen werden. So würden die Vorzüge der Selbstständigkeit und der Eingliederung miteinander kombiniert werden und es wäre wohl ein Wunsch der Regierung erfüllt, eine Zersplitterung von Bestrebungen zu vermeiden, die doch eigentlich an demselben Strang ziehen sollten.

Meine vertrauliche Frage an Sie wäre nun, ob Sie eventuell dem Gedanken nähertreten könnten, den Vorsitz eines Unterausschusses für Psychotherapie im Dachrahmen eines Deutschen Vereins für Psychiatrie zu übernehmen? Die Vorsitzenden der Unterausschüsse mit ihren Geschäftsführern müßten natürlich eo ipso in den Vorstand des Deutschen Vereins hineinkommen. Sie wären integrierender Bestandteil desselben. Ein Vorsitzender etc. des Gesamtvereins wäre nach wie vor eigens vorgesehen.

Die Psychiater, die der Meinung sind, es sollte sich in allseitigem Interesse der Deutsche Verein für Psychiatrie den aktuellen psychiatrischen Gebieten und Bestrebungen in möglichst allen seinen Teilen derselben Liebe zuwenden wie den bisher traditionellen, und es sollte etwa vom neuen rassenhygienischen Geist auch in den Verein für Psychiatrie hineinkommen, würden es begrüßen, wenn auch die Gruppe der Psychotherapie berücksichtigt würde und gerade in Ihnen den führenden Vertreter bekämen,

den sie im Interesse der nötigen Achtung von Seiten der anderen Bestrebungen im Schoße des Gesamtvereins brauchen. Da ich noch nicht weiß, wie meine Anregungen bei weiteren Kollegen und im Reichministerium aufgenommen werden, bitte ich Sie, die ganze Sache zunächst vertraulich zu behandeln. Ich glaube aber, daß mit der von Ihnen erbetenen Zustimmung schon ein guter Schritt vorwärts getan wäre. Ich hätte sehr gern den Plan mit Ihnen persönlich besprochen, kann aber so schwer fort von hier, da ich ohnedies jetzt so viel in Berlin sein muß. Kommen Sie vielleicht zufällig in den nächsten Tagen einmal nach dem Süden oder irgendwie sonst in die Nähe von München? Ist das nicht der Fall, so wollte ich fragen, ob Sie bereit wären, zum Zwecke der Fühlungnahme in dieser Frage einen befreundeten Kollegen zu empfangen, den ich in dieser Sache, ganz inoffiziell, zu meiner Information ins Vertrauen gezogen habe? Zustimmendenfalls wäre Herr Römer bereit, Sie nächsten Samstag oder Sonntag zu diesem Zwecke in Marburg zu besuchen, und sollten Sie Ihre vorläufige prinzipielle Zustimmung nicht ohne eine solche Vorunterredung geben können, so würde ich bitten, Herrn Römer umgehend direkt nach Illenau zu verständigen, ob und wann Sie ihn empfangen wollen.
Mit den allerbesten Grüßen Ihr ganz ergebener Rüdin.

Lfd. Nr.: 1386
Von: Max Bielschowsky
An: Julius Hallervorden
Quelle: Ed / H 974

Amsterdam, 07.11.1933

Lieber Herr Hallervorden!
Es ist mir ein Bedürfnis Ihnen einige Zeilen zu senden. Ich habe hier in Holland viel freundliches Entgegenkommen gefunden und arbeite bei Brouwer in Amsterdam und bei Boeke und Baumann in Utrecht. Es gibt auch für den erfahrensten Neurologen hier viel zu lernen. Die Klinik Brouwers ist glänzend organisiert und zieht Gäste aus aller Herren Länder an sich. Die klinische Neurologie wird durch Brouwer ausgezeichnet vertreten, der ein didaktisches Talent ersten Ranges ist und seinen Assistenten und Schülern viel Zeit widmet. Da er auf dem richtigen Standpunkt steht, dass in der Neurologie nicht bloss Diagnosen gestellt sondern auch therapeutische Leistungen vollbracht werden müssen, hat er sich den berühmten Neurochirurgen Goljenik attachiert. In seiner Klinik wird fast täglich operiert: Tumoren, Abszesse, Trig. neuralg., etc. Die Erfolge sind dieselben wie bei Cushing. Hier bin ich aus einem Saulus ein Paulus geworden. Man staunt Bauklötze. Da kann Berlin einpacken. Die Technik des Mannes ist fabelhaft, und dementsprechend fliesst ihm das Material aus ganz Holland und den Nachbarländern zu. Ausserdem hat er den Physiologen de Jong, der auch gute Leistungen aufzuweisen hat. Für Sie wäre hier Heringa wertvoll, weil er sich mit kolloidchemischen Problemen beschäftigt und über ein gut eingerichtetes großes histol. Institut verfügt. Auch mit Ariens Kappers bin ich in Kontakt gekommen; Ein großer Gelehrter und ein herzensguter Mensch! Im allgemeinen liegt das ärztliche Niveau hier sehr hoch. Nirgends faule Flamen, überall ernste Wissenschaft.
Viele herzliche Grüße von Ihrem Bielschowsky.

Lfd. Nr.: 1388
Von: Hugo Spatz
An: Julius Hallervorden
Quelle: Ed / H 99

München, 12.11.1933

Lieber Herr Hallervorden!
Die Ehe hat mich leider auch nicht pünktlicher im Briefeschreiben gemacht. Die Sache mir dem Autounfall ist ja übel. Wir haben übrigens daran gedacht, uns ein altes Auto schenken zu lassen, aber – es wäre uns zu teuer geworden.

Bezüglich des Jakob'schen Labors weiß ich nur, daß mit Braunmühl verhandelt wurde bzw. wird. Ich habe gar nichts gehört abgesehen [von] eine[r] – schon ziemlich lange zurückliegende[n] Bemerkung Spielmeyers, daß er mich empfohlen habe. Auf mich brauchen Sie aber keinerlei Rücksicht nehmen. Sonst ist es hier schwer zu raten. Man entschließt sich natürlich nicht leicht, sein Material und die selbstgeschaffene Arbeitsstätte zu verlassen. Aber es liegen auch die Vorzüge zu sehr auf der Hand, als daß man sie hervorheben müßte.

Nein, die Zeiten sind nicht wissenschaftsfreundlich. Aber die Wissenschaft ist ja eine Notwendigkeit und sie ist nicht von Zeitströmungen abhängig. Wir müssen halt – jeder an seinem Platz – versuchen, daran zu arbeiten, daß wir Deutsche nicht ins Hintertreffen kommen. Wir haben allerhand zu verlieren. Übrigens bin ich nicht pessimistisch. Was sagen Sie zu der neuen Arbeit von Braunmühl? Ideen hat er, aber hat er Recht? Wenn ja, dann ist das bedeutungsvoll.
Mit herzlichem Gruß von Haus zu Haus Ihr Spatz.

Ich beschäftige mich jetzt mit der Anatomie und Pathologie der Cisternen

Lfd. Nr.: 1389a
Von: Julius Hallervorden
An: Hugo Spatz
Quelle: EdrO (H 91)

Landsberg-Warthe, 16.11.1933

Lieber Herr Spatz!
Das war mal wieder nett von Ihnen zu hören, und ich danke Ihnen herzlichst für Ihren Brief. Was im einzelnen darüber zu sagen ist, schreibe ich selbst weiter unten. Augenblicklich bewegt mich die ausgezeichnete Arbeit von Pentschew, die ich sofort, als das Archiv kam, in einem Ritt durchgelesen habe. Ich finde das Ergebnis von der Endarteriitis als Folge des Sauerstoffmangelreizes ganz ausserordentlich interessant und höchst bedeutungsvoll. Sie würden mir einen großen Gefallen tun, wenn Sie Herrn Pentschew bitten würden, mir einen Separatabdruck dieser Arbeit zu überlassen; ich würde ihm auch selbst schreiben, wenn ich nicht vermutete, daß er längst nicht mehr bei Ihnen ist. Die in der Arbeit behandelten Dinge beschäftigen mich ganz auserordentlich, nicht so sehr wegen der Frage des Status marmoratus, als vielmehr im Zusammenhang mit den gefäßbedingten Prozessen bei Idiotie. Davon habe ich eine

schöne Sammlung zusammen, besonders auch Fälle, in denen sicher gefässbedingte Veränderungen neben sicheren Entwicklungsstörungen vorhanden sind, woraus man den naheliegenden Schluss ziehen darf, dass ein Teil dieser Entwicklungsstörungen wohl auch eine gefässbedingte Ursache gehabt hat. In der Arbeit ist die Frage nicht berührt, dass die granuläre Atrophie durchaus nicht immer auf [auch?] eine Vermehrung der Markfasern in den Narben haben muß und wovon dies möglicherweise abhängt. Ausserdem kommen neben granulär-atrophischen Ausfällen grössere Verödungen, namentlich laminäre und pseudolaminäre vor. Von diesem Gesichtspunkt aus lege ich Ihnen hier eine Reihe von Abbildungen bei eines Falles H. welcher Ihrem Fall G. entspricht. Dies Kind war drei Jahre alt und zeigt ausser dem Status marmoratus und der ausgedehnten granulären Atrophie grössere Erweichungen und Höhlenbildungen, die natürlich auf die gleichen Ursachen zurückgehen müssen, wie die granuläre Atrophie, besonders deutlich dürfte dieses aus dem großen Gliapräparat hervorgehen. Wenn Sie dann doch die beiden Bilder von R. betrachten wollen, so werden Sie mir vielleicht zugeben, dass die Ähnlichkeit mit der granulären Atrophie überraschend ist. Es handelt sich um einen älteren, von Geburt an epileptischen Menschen, welcher wie das makroskopische Bild zeigt, einen umschriebenen Bezirk granulärer Atrophie im hinteren Scheitellappengebiet besitzt; übrigens symmetrisch dazu einen kleineren auf der anderen Seite. Ich nehme an, daß hier lokale Ernährungsstörungen vorgelegen haben, während der Rindenentwicklung, daher die Heterotopien. Ich besitze noch einen sehr ähnlichen Fall, wobei nahezu angiomatöse Gefäßbildungen eine Rolle spielen. Ich bin sehr scharf darauf, diese Frage einmal experimentell anzugehen, ich will nur erst gewisse Entscheidungen abwarten. Es ist schade, daß ich Ihnen mein sehr großes Material nicht vorführen kann.

Mir fällt die leidige Aufgabe zu, die reichlich senile und kläglich moralisierende Schrift von Cajal zu referieren, die er als Ratschläge für junge Forscher bezeichnet. Es lohnt wirklich, sie zu lesen, weil man sich etwas Absurderes gar nicht vorstellen kann. Ihr Hallervorden.

Lfd. Nr.: 1391
Von: Ernst Rüdin
An: Paul Nitsche (Sonnenstein bei Pirna)
Quelle: MPI für Psychiatrie GDA 127

München, 01.12.1933

Lieber Herr Nitsche!
Meinen besten Dank für Ihre vertraulichen Mitteilungen vom 28.XI. 1933. Damit Sie sehen, in welchem Geist ich gerne die Sache geregelt hätte, sende ich Ihnen die Kopie eines Briefes an Herrn Roemer. So weit es möglich ist, und so weit es Ihren Interessen und denen des Herrn Ilberg nicht direkt zuwiderläuft, bitte ich Sie, meine Politik zu unterstützen. Mir liegt natürlich nur daran,, daß die neue große Sache auch in der allgemeine Zeitschrift für Psychiatrie, sei es nun in der ungeteilten oder sei es in 2 Teilen, sowie im Deutschen Verein für Psychiatrie auch allmählich zum Durchbruch kommt, wie die einzelnen Persönlichkeiten sich in diese Aufgabe teilen, das eben möchte ich gerne gütlicher, persönlicher Vereinbarung überlassen.

Meinen besten Dank auch für Ihre Mitteilung über Herrn Carl Schneider. Es tut mir furchtbar leid, daß ich bisher keine Fühlung mit ihm hatte und bekommen konnte. Es wird mir auch gesagt, ob es richtig ist, weiß ich nicht, daß er der naturwissenschaftlichen Anschauungsweise der psychiatrischen Dinge weniger nahe stehe, als z. B. Sie oder ich, kurz, daß er mehr so eine Art geisteswissenschaftlicher Richtung vertrete. Ich kann das nicht beurteilen. Lieb wäre es mir, wenn Sie diese Ansicht als falsch bezeichnen könnten und wenn wir damit rechnen könnten, innerlich und äußerlich Herrn Carl Schneider auch zu den Unsrigen zu zählen. Ich habe z. B. immer noch keinen geeigneten Vorsitzenden der Ortsgruppe Baden der Deutschen Gesellschaft für Rassenhygiene gefunden. Nach allem, was Sie mir nun über Carl Schneider schrieben, würde er sich zweifellos vortrefflich zu einem solchen eignen, oder sagen wir zu einem Vorsitzenden wenigsten in Heidelberg. Nur frage ich mich, ob er sich dazu eignet oder dazu geeignet fühlt, nach dem er, wie sie mir schreiben, sich erbbiologisch noch nicht betätigt hat. Ist er auch antihierarchisch eingestellt?

In welcher Form meinen Sie, sollte ich Carl Schneider zum Kurs nach München einladen? Als Hörer-Gast oder als Vortrags-Gast, und im letzteren Falle, worüber könnte er vortragen, sodaß er gegenüber der bisherigen rassenhygienisch unfruchtbaren Richtung der Psychiatrie etwas bringen könnte, was mit Erbbiologie oder Rassenhygiene Bezug hätte. Ihn als Hörer-Gast einzuladen, wäre wohl insofern einfacher, als wir da wohl kein Reisehonorar zahlen bräuchten, was uns angesichts der vielen Redner, die wir von außerhalb kommen lassen wollen für den Kurs, etwas schwerfallen würde.

Für die Anweisung Ihres sächsischen Ministeriums bezüglich der konjugalen Psychosen, die ich Ihnen verdanke, sage ich Ihnen meinen verbindlichsten Dank.

Den anthropologischen Herrn Schultz werde ich fragen, warum er Ihnen noch nicht geantwortet hat. Wenn nötig, werde ich das dann selbst besorgen. Ich komme heute abend mit ihm zusammen.
Mit den allerbesten Grüßen Ihr ganz ergebener Rüdin

Lfd. Nr.: 1397
Von: Georg Stertz
An: Max Nonne
Quelle: StAHH

Wessling bei München, 12.01.34

Sehr verehrter lieber Herr Professor!
Für das neue Lebensjahr senden wir Ihnen viele gute Wünsche. Möge es Ihnen die Gesundheit, Frische, Genußfähigkeit und die Freude an allem Schönen erhalten, alles Güter, die Sie von den Monita der letzten Jahre abgesehen, stets in beneidenswertem Maß besessen haben. So ist das Alter doch schön, denke ich mir, und unter solchen Bedingungen möchte ich es Ihnen wohl nachmachen, wie ich früher die Wissenschaften und die Kunst, den Tag gut auszufüllen, von Ihnen gelernt habe. Die ganz großen Reisen mögen vielleicht nicht mehr angebracht sein, aber was hindert einen die früheren in der Erinnerung wieder aufleben zu lassen, ohne sich dabei Gefahren auszusetzen?

Aber eigentlich gehört, um Erinnerungen bunt und lebendig zu reproduzieren, ein gleichgestimmter, empfängnisbereiter Kreis, ein Raum und eine interior nota Falerni. Das trifft nicht immer zusammen, und so bleiben dem gewöhnlichen Durchschnittsmenschen ihre schönen Erinnerungen oft brachliegend.

Das kann Ihnen nun nicht widerfahren, da Sie nicht nur die oben angeführten Bedingungen leicht erfüllen können, sondern auch Ihre Lebenserinnerungen schreiben. Das ist sicher eine schöne Aufgabe, gehören Sie doch noch zu der Kategorie der guten alten Ärzte, welche die neuzeitliche deutsche Medizin mitaufgebaut haben, und von denen wir so köstliche Memoiren besitzen. Schwer denke ich es mir dabei, Dinge und Menschen in den Scheinwerfer des unbestechlichen Wahrheitswillens zu setzen, während wir doch im aktuellen Leben ohne Kompromiss nicht auskommen.

Aber glauben Sie, dass die jüngere Generation noch ein Erleben hat, das für einen größeren Kreis festgehalten zu werden wert wäre? Sind wir nicht in der Pendelbewegung der Zeiten gar zu sehr dahin geworfen, wo vor körperlicher und geistiger Uniformierung das größte Glück: die Persönlichkeit zu verkümmern droht! Es ist daher gut, daß menschliche Zeugnisse der Vergangenheit vorliegen, an die sich später wieder anknüpfen läßt, wenn das Pendel nach einigen Gesetzen zurück schwingt.

A propos, ewige Gesetze: Kennen Sie die populäre Astronomie von Sir James Jeans „Durch Raum und Zeit"? Die dort geschilderten Dinge können einen bescheiden machen, wenn man es auch nicht sein sollte, aber Sie können einen auch trösten, wenn einen gerade die Menschen oder Verhältnisse ärgern. Schenken sie uns doch eine Vogelperspektive von Millionen Lichtjahren. Es ist wahrscheinlich, daß lebende Wesen in unserem Sinne nur auf der Erde sind, dann wäre also das Universum nur dazu da, daß wir es bewundern und erforschen – aber anderenteils steht fest, daß das Universum auf das Stäubchen „Erde" nicht die geringste Rücksicht nimmt. Wie reimt sich das zusammen? Alles Gute und herzliche Grüße, auch von meiner Frau immer Ihr getreuer G. Stertz

---

Lfd. Nr: 1398
Von: Robert Gaupp
An: Ernst Rüdin
Quelle: Archiv des Max-Planck-Institutes für Psychiatrie, München (MPIP-HA: GDA 131)

Tübingen, 24.1.1934

Lieber Herr Kollege Rüdin!
Ich danke Ihnen für die Übersendung des Manuskriptes, das ich gerne in meine Zeitschrift aufnehme, wenn mir nicht der Verlag wegen des etwas grossen Umfanges Schwierigkeiten macht. Sie werden ja vielleicht gehört haben, dass wir genötigt sind, in diesem Jahr den Umfang der Zeitschrift auf etwa ein Drittel des früheren zu reduzieren und dass ganz strenge Abmachungen, namentlich auch mit Amerika, getroffen worden sind, wonach die Arbeiten auf den möglichst kleinen Umfang zusammengedrängt werden müssen. Eine Arbeit soll durchschnittlich den Umfang von 2 Druckbogen nicht überschreiten. Ich werde nun dem Verlag mitteilen, dass ich die Arbeit trotz ihres grösseren Umfanges wegen ihrer Bedeutung aufgenommen haben möchte.

Und nun zu etwas anderem: Sie schreiben mir, dass Sie meine Bedenken über Sterilisation nicht teilen. Da möchte ich nun zunächst einmal bemerken: Seit 9 Jahren habe ich für diese Sterilisation gekämpft und darüber ja auch schon <u>vor</u> langer Zeit eine Monographie veröffentlicht. Ich bin ein grosser Anhänger der Sterilisierung und wir haben sogar schon vor der Gültigkeit des Gesetzes damit begonnen, und auch weiterhin werde ich darauf halten, dass diese so notwendige Massnahme überall da durchgeführt wird, wo die Voraussetzungen dafür gegeben sind, also vor allem in jedem Sinne von Schwachsinn, bei unzweideutiger Zerfallsschizophrenie, bei echter genuiner Epilepsie, bei eindeutig zirkulärem Irresein und auch bei schwerem Alkoholismus. Ich habe in meinem Aufsatz nicht gegen die Sterilisierung gesprochen, sondern die Schwierigkeiten beleuchtet, die bei der jetzigen Fassung des Gesetzes auftauchen werden und auftauchen müssen [es ist nicht ganz klar, ob die Unterstreichungen von Gaupp oder – was wahrscheinlicher ist – von Rüdin stammen].

Ich kann nicht verhehlen, dass das Gesetz und die Ausführungsbestimmungen nicht recht zusammenpassen. Das Gesetz ist eine „Kann"vorschrift, die Ausführungsbestimmungen sind eine „Muss"vorschrift. Das Gesetz verlangt einen „hohen Grad von Wahrscheinlichkeit" der Erkrankung des Nachwuchses, eine Formulierung, die mir Sorgen machte, weil namentlich die Juristen unter hoher Wahrscheinlichkeit verstehen werden, dass mehr als 50% Erkrankungsgefahr besteht. Ich hätte es lieber gesehen, wenn der Gesetzgeber nur gesagt hätte: „Wenn grosse Gefahr besteht", dann wäre es leichter gewesen, die Sterilisierung auch in solchen Fällen zu fordern, wo wir nicht beweisen können, dass die Mehrzahl der Nachkommen geistig abnorm sein wird.

Die Voraussetzung dafür, dass das Gesetz eine Wohltat für unser Volk wird und nicht Unruhe, Angst und Hass erzeugt, ist, dass die besten Sachverständigen in die Erbgesundheitsgerichte hineingewählt werden. Ich habe nicht die Beruhigung, dass dies der Fall ist. Ich habe kürzlich mit sämtlichen Vorständen unserer Anstalten in Württemberg zusammen eine Sitzung im Ministerium des Inneren gehabt, wobei uns der Ministerialreferent, Herr Dr. Stähle, eröffnete, dass er die ärztlichen Sachverständigen ausschliesslich und nur aus alten Nationalsozialisten wähle, die schon vor dem 30. Januar 33 bei der Partei gewesen seien. Wir psychiatrischen Sachverständigen sind dadurch wohl ausgeschaltet. So habe ich z. B. gehört, dass hier in Tübingen am Orte unserer Klinik, niemand von uns als Richter im Erbgesundheitsgericht in Frage komme (obwohl doch in meiner Klinik ganz speziell viel über Vererbung von Geisteskrankheiten gearbeitet wurde), sondern dass zwei praktische Ärzte vom Lande von Stuttgart aus bestimmt seien, deren Eignung darin besteht, dass sie schon lange bei der Partei sind. Ich kenne noch nicht alle Namen der ärztlichen Richter bei den Erbgesundheitsgerichten unseres Landes, aber ich glaube jetzt schon annehmen zu dürfen, dass nicht psychiatrisches Sachverständnis, sondern nur Parteizugehörigkeit dabei in Betracht kommt. Der vorsitzende Richter hier in Tübingen hat mir schon andeuten lassen, dass er es eben dann so machen werde, dass er uns immer als Sachverständige beiziehe, weil er ohne Sachverständnis nicht die Verantwortung übernehmen könne. Ich sage das nicht, um mich zu beschweren oder um irgendwelche Schwierigkeiten zu machen; ich sage es nur deshalb, um Ihnen zu zeigen, dass bei der Ausführung des Gesetzes Schwierigkeiten auftreten können, weil zwischen dem Gesetz und den Ausführungsbestimmungen ein Widerspruch besteht und weil es schwer sein wird, diejenige Sicherheit bei der Auswahl der Fälle zu gewinnen, ohne die grosse Fehler entstehen werden – zum Schaden des an sich so guten Gedanken. Sie wissen ja, dass augenblicklich in den Parteikreisen ein fast systematisches Kesseltreiben gegen uns Professoren vor sich geht. Wir werden als alt, senil-verblödet, arteriosklerotisch verkalkt, reaktionär und bonzenhaft angesehen und so wird es so kommen, dass die Stätten der Wissenschaft, an denen in mühevoller Arbeit die wissenschaftlichen Grundlagen für die ganze Vererbungslehre geschaffen wurden, bei der praktischen Handhabung des Gesetzes ausgeschaltet werden. Ich sage dies ohne jedes Ressentiment, denn es ist mir für meine Klinik um das Vertrauen der Bevölkerung willen an sich ja viel bequemer, wenn ich von dem Odium, das mit jeder zwangsweisen Sterilisierung verbunden sein würde, mich ganz freihalten kann. Aber ich habe den Hochmut zu glauben, dass ich von den Dingen etwas mehr verstehe als die Landärzte, deren einziges Verdienst darin besteht, dass sie schon längere Zeit der nationalsozialistischen Bewegung angehören.

Ich hoffe, dass es Ihnen immer gut geht. Ich habe von meinen beiden Herrn, die an der Münchner Tagung teilnahmen, gehört, mit wie viel Temperament und Frische Sie den Kurs geleitet haben. Wenn wir uns im Laufe des Jahres wieder einmal sehen und sprechen, dann darf ich vielleicht einiges von dem genauer ausführen, was ich eben jetzt nur kurz angedeutet habe.

Mit herzlichen Grüssen auch an die verehrte Frau Gemahlin in alter Freundschaft
Ihr R. Gaupp

Lfd. Nr.: 1405
Von: Max Nonne
An: Viktor v. Weizsäcker
Quelle: Staatsarchiv Hamburg

Hamburg, 25.02.1934

Lieber Herr von Weizsäcker!
Sehr interessiert und für Sie aufrichtig betrübt hat mich Ihre Mitteilung, daß Herr Kollege X. als Sieger über die Bahn gegangen ist. Vor etwa vierzehn Tagen hörte ich gerüchtweise hier in Hamburg, dass Sie, im Gegenteil zu früher, jetzt bei der SA einen Stein im Brett hätten. Heute ist ja vieles unberechenbar.

Ich schrieb Ihnen ja, wie die Sachen hier in Hamburg stehen, bzw. von uns empfohlen worden sind. Ich weiß nur, dass die Namen nach München weitergegeben sind; damit hört meine Orientierung auf. Ich hätte für Ihre Kandidatur für hier insofern Interesse als damit die Möglichkeit sich auftun würde, Herrn Y [es handelt sich offensichtlich um Prof. Schaltenbrand] an Ihre Stelle nach Heidelberg zu bringen. Sie kennen ihn persönlich als vornehmen, durch und durch mustergültigen Menschen und kennen ihn aus seinen Arbeiten. Im August vorigen Jahres war ich in London überrascht, welches Ansehen sich sein Name überall im Ausland erfreut; es war kaum einer von den 17 Vertretern der ausländischen Staaten, der sich nicht speziell nach Herrn Y [s. o.] bei mir erkundigt hat. Sie kennen ja seine komplizierte und ungewöhnlich vielseitige Anamnese und wissen, dass er von fremden Sprachen fließend französisch, englisch und holländisch spricht, dass bisschen Chinesisch spielt natürlich keine Rolle.

Anbei schicke ich Ihnen die Arbeit des Herrn Curtius, die ich gern annehme. Der Inhalt hat mich lebhaft interessiert. Ich würde nur bitten, daß auf Seite 34 etwas geändert wird: Ein Fräulein Fischer hat vor zwei Jahren in ihrer Doktordissertation durch eine eingehende Umschau in der Literatur und durch Bearbeitung meines Paralyse-Materials der letzten zehn Jahre festgestellt, daß 17 bis 20% der Paralysen keine oder keine nennenswerten Pupillenanomalien haben. Ich selbst war von diesem hohen Prozentsatz außerordentlich überrascht. Herr C. schreibt auf Seite 34 von 10%. Er könnte citieren: Fischer, Dissertation aus dem Eppendorfer Krankenhaus 1932.

Ich schicke Ihnen die Arbeit aber hauptsächlich deshalb noch einmal zu, um Sie zu bitten, den Autor zu veranlassen, die Tabellen alle so klar zu zeichnen oder zeichnen zu lassen, wie die Tabelle 5 ist. Wie ich Springer kenne, bin ich fest davon überzeugt, daß ich die Tabellen, mit der Aufforderung, sie deutlicher zu machen, zurückbekommen würde.

Erlauben Sie mir eine kleine Bemerkung pro domo, auf die Gefahr hin, daß Sie mich für senil/ eitel halten: In der Einleitung würde ich gerne sehen, daß meine vielfachen Bemühungen um die congenitale Tabes dorsalis sowie meine Ausführungen der Neurosyphilis in ihren verschiedenen Formen ein kurzes Wort der Berücksichtigung fänden. Da könnte wohl in der Hinsicht auf das familiäre Vorkommen von Neurosyphilis in den Arbeiten von Plath und [...; Lücke in Durchschrift, wohl im Hinblick auf vertraulichen Charakter des Briefes], von Hauptmann und von [...; s. o.] (die beiden letzteren aus meiner Klinik) Erwähnung finden. Herr C. kann das alles in „Syphilis und Nervensystem", vierte oder fünfte Auflage lesen.

Ich fühle mich trotz allem noch nicht alt genug, um mich schon ganz der Vergessenheit anheimgestellt zu sehen. Herzlichst der Ihre Nonne

---

Lfd. Nr.: 1411
Von: Ernst F. Müller
An: Max Nonne
Quelle: Hauptstaatsarchiv Hamburg

New York, 10.04.1934

Sehr geehrter Herr Professor Nonne!
Sie haben uns beiden mit Ihrem Brief vom 1.4. eine so große Freude gemacht, daß ich ihn gern postwendend beantworten möchte. Und wir beide senden Ihnen unsere herzlichsten Wünsche zu baldiger völliger Genesung. Rein ärztlich darf ich zu Ihren Ausführungen bemerken, daß man eigentlich nicht erwarten darf, so schnell wieder zum Gehen zu kommen. Ein paar Wochen Dwerkaten werden das schon anders machen, wenn Sie es wirklich für ein paar Wochen ohne Arbeit aushalten. Von Eppendorf haben wir wenig gehört. Selbst K.'s, mit denen wir im Briefwechsel stehen, haben leider nichts Definitives mitgeteilt. Meine anderen „Mitarbeiter" aus Eppendorf haben seit dem ersten Juli 1933 jede Gelegenheit vermieden, mit uns zu korrespondieren. Und den jungen Brauer, der hier lebt, haben wir seit Wochen einfach deshalb nicht gesehen, weil ich durch die Behandlung dieses einen schweren Falles jeder Freizeit beraubt bin.

So waren uns Ihre Eppendorfer Mitteilungen besonders interessant. Von uns ist nicht viel Neues zu berichten. Wir haben eine eigene Wohnung und damit unser altes Hamburger Heim mit Friesenzimmern und Hamburger Erinnerungen wieder. Und sobald dieser Fall mich hier frei läßt, werde ich auch dort wohnen können. Was Ihre uns seinerzeit mitgegebene Prognose anbetrifft, so wird sie sicher zutreffen, d. h. bis jetzt ist sie durchaus eingetroffen. Wir haben unseren inneren Menschen unverändert herübergebracht und sind froh darüber. Denn das ist die Hauptsache. Äußerlich nimmt alles richtige „Hereinkommen" natürlich Zeit. Besonders wenn man nach New York, der Stadt der besten Ärzte, d. h. der schwierigsten Concurrenz geht. Man kann nicht erwarten, daß man sofort die Stellung einnimmt, die man sich nach 15 Jahren Arbeit in der Heimat unter ziemlich normalen Verhältnissen errungen hat.

Wenn wir nach sechs Monaten an der besten Universität des Landes arbeiten, an einem weiteren Krankenhaus eine eigene Abteilung mir meiner Frau als etatmäßiger Assistentin haben und wirtschaftlich ein bereits ausgeglichenes Budget, dann sind alle meine Erwartungen in ungeahnter Weise übertroffen. Denn nur eins habe ich hier ganz sicher erwartet vorzufinden, was ich in Deutschland zum größten Teil verloren habe. Nämlich die Treue meiner Freunde. Und da bin ich in keiner Weise enttäuscht worden.

Über Brauer haben wir Näheres von seinem Sohn gehört, der hier nun wieder bei uns ist. Wir senden nochmals unsere besten Wünsche für baldige volle Genesung und Ihrer Frau Gemahlin verbindlichste Grüße
Ihr ergebener Ernst F. Müller

Lfd. Nr.: 1413
Von: Viktor v. Weizsäcker
An: Max Nonne
Quelle: StAHH

Heidelberg, 10.05.1934

Lieber, hochverehrter Herr Professor Nonne!
Ich kann nicht glauben, dass politische Gründe gegen meine Berufung nach Hamburg sind, weil politisch nichts gegen mich vorliegt. Sonst wäre ich z. B. nicht Vertrauensdozent der Heidelberger Universität auf Vorschlag des Führers der hiesigen Studentenschaft im letzten Sommer geworden und seither geblieben. Dass es trotzdem Leute geben kann, die etwas gegen einen unternehmen – nun dem ist doch jedermann ausgesetzt, da es bei jeder Berufung pro und contra gibt. Aber ich bemerke ausdrücklich, dass ich weder weiss, wer diese angeblichen politischen Gründe aufgebracht hat, noch welche Motive ihn bewegen können. Die hiesige Fakultät hätte mich nicht primo loco für die Innere Medizin vorgeschlagen, wenn ich politisch abzulehnen wäre. Ich habe daher ein gutes Recht, an dieser Begründung zu zweifeln und wüsste freilich ganz gerne, was dahinter steckt. Dank für Ihr freundliches Interesse!
Stets Ihr treulich ergebener Weizsäcker

Lfd. Nr.: 1418
Von: Wilhelm Holzmann
An: Ernst Rüdin
Quelle: MPI für Psychiatrie

Hamburg, 23.05.1934

Sehr geehrter Herr Kollege!
Leider war mir Ihr Schreiben vom 2. Mai nicht zu Gesicht gekommen, so daß ich erst heute zu dessen Beantwortung komme.

Ich nahm Gelegenheit, nochmals mit Präsidenten Professor Dr. Peters Rücksprache zu nehmen, um Ihnen sichere Auskunft geben zu können über die Gründe, die zu der Pensionierung des Professors Doktor Weigandt geführt haben. Es sind dieselben, die mich seiner Zeit veranlassten, Einspruch dagegen zu erheben, daß Herr Professor Weigandt auf einem rassehygienischen Kursus in München als Lehrer auftrat. Die huma-

nitäre Freimaurerei, insbesondere auch die Schlaraffia, waren antreibend; hinzu kam die während der verflossenen Periode betätigte Vorliebe für jüdische Assistenten in der Friedrichsberger Anstalt. Es wurde der normale Grund – „vorgerücktes Altern" – als Anlass genommen, der aber sonst nicht genommen worden wäre.
Mit verbindlichem deutschem Gruß und Heil Hitler Ihr Dr. W. Holzmann.

[Unter dem Brief handschriftliche Notiz von Ernst Rüdin:] Verehrtester Herr Kollege Ast! Was meinen Sie dazu? Roemer schreibt dazu: Auf diese Antwort muß man sagen können, daß Weigandt den Vorstand nur noch berät und nicht mehr als stellvertretender Vorsitzender vertritt. Etwas anderes kann man weder dem Verband, noch der deutschen Gesellschaft für Psychiatrie unter diesen Umständen zumuten. Die Vertretung im europäischen Ausschuß und im internationalen Komitée sollte gelegentlich abgebaut bzw. ausgetauscht werden! Was meinen Sie? Mit herzlichem Gruß Ihr Rüdin

[Antwort von Dr. Ast:] Sehr verehrter Herr Professor, ich meine auch, daß gar nichts anderes übrigbleibt, als das, was Römer vorschlägt. Ich habe auch ein paar Sachen mit Ihnen zu besprechen und werde Sie im Lauf der nächsten Wochen anrufen. Mit herzlich ergebensten Grüßen Ihr Ast

---

Lfd. Nr.: 1423
Von: Julius Hallervorden
An: Max Bielschowsky
Quelle: Ed / H 953

Landsberg-Warthe, 25.06.1934

Sehr verehrter Herr Professor!
Allerschönsten Dank für Ihren ausführliche Brief. Die Präparate sind soeben angekommen, aber ich vermisse die versprochenen von der spätinfantilen Form. Leider besitze ich Ihre Originalarbeit über diese nicht, habe aber soeben in Ihrer Arbeit aus dam Jahre 1914 im Journal Band 26, denke ich, gelesen, dass Sie keinen besonderen Wert auf die Unterschiede zwischen der infantilen und spätinfantilen Form legen. Schönen Dank auch für die Arbeit über den cerebellaren Fall über die Fibrillenveränderungen. Ich habe sofort eine Reihe von Schnitten von meinen 3 Friedreichfällen machen lassen, aber nirgends die Spur von Fibrillenveränderungen gesehen, aber ich werde in Zukunft weiter aufpassen. Sehr interessiert hat mich auch Ihre neueste Arbeit, die vor wenigen Tagen in der Spielmeyerschen Zeitschrift herauskam. Ich erinnere mich noch gut der Präparate, die Sie mir davon gezeigt haben. Ich halte diese Arbeit für recht wichtig, weil sie die ungeheuren Schwierigkeiten der Beurteilung hereditärer Krankheiten ganz ausgezeichnet vor Augen führt, und mir auch in der Deutung ganz besonders gelungen erscheint. Das ist m. E. der einzige Weg, wie man diese Dinge angehen kann und es freut mich ganz besonders, das Sie trotz der Vielgestaltigkeit des Bildes nicht zu dem banalen Schluss kommen, es seien alle Erbkrankheiten in einen Topf zu werfen; ich finde, man kann das gar nicht genug betonen.

Zu dem, was Sie über die amaurotische Idiotie B. schreiben, habe ich eine ganze Reihe von Fragen und Einwänden; ich wäre Ihnen sehr dankbar, wenn Sie mir darüber Ihre Meinung sagen wollten. Im Gegensatz zu Ihrer Meinung finde ich, dass ein Status spongiosus sehr ausgesprochen ist und zwar überall im ganzen Gehirn, d.h. in der ganzen Hirnrinde. Es hat den Anschein, als ob Löcher ganz vorwiegend im Gliaplasma liegen, sodass es aussieht, als wäre die ganze Glia vakuolisiert. Gerade dieses hat mich veranlasst, Präparate Herrn Braunmühl zu schicken, mit dem mich ja enge kolloidchemische Beziehungen verbinden. Aber er sowohl wie Neubürger meinen, dass es sich hier um Kunstprodukte handelt; selbst wenn dies so wäre, was ich nicht glaube, so wäre mindestens die Bevorzugung der Glia sehr eigentümlich. Ich finde diesen Status spongiosus, der übrigens die Nervenzellen verschont, in allen meinen Fällen von juveniler amaurotischer Idiotie, sowohl im Falle SZ. wie auch W. und C. (dieser vielleicht spätinfantil?), von denen allen Sie Präparate von mir s. Zt. erhalten haben. Sie schreiben: „auch an solchen Stellen wo die 4. Schicht frühzeitig verschwindet, ist sie hier erhalten geblieben und zwar als ein von Ganglienzellen fast völlig freier Streifen". Von dem Fehlen dieser Ganglienzellen habe ich mich nicht recht überzeugen können. Die Substantia nigra entspricht dem Alter auch in ihrem Pigmentgehalt, die eigenartige Abblassung des Pigments, die dabei eintritt (übrigens scheint es mir so, als ob die Melaninkörnchen auch kleiner geworden sind) ist vor längerer Zeit schon Spielmeyer aufgefallen und ich habe ihm deshalb Material schicken müssen. Die klinischen Daten über B. lege ich Ihnen bei. Der Fall soll mit dem Fall Sz. zusammen im Hinblick auf die sorgfältige Untersuchung der inneren Organe auf Lipoidvermehrung, die überall vermisst wurde, zu einer Doktorarbeit verwertet werden. In dieser Hinsicht sind mir Ihre Bemerkungen dazu von ganz besonderen Wert.

Noch eines möchte ich Sie fragen. Schob betont in seinem Handbuchartikel, dass die Achsenzylinder immer von Lipoideinlagerungen frei sind, dass etwaige Anschwellungen als Degenerationskugeln anzusehen seien. Ich muss nun sagen, dass bei unbefangener Betrachtung, namentlich von Fettpräparaten der Rinde, ich gar nicht selten mit unzweifelhaften Lipoideinlagerungen versehene markwärts gerichtete Fortsätze finden, die ich ohne weiteres für Achsenzylinder halten würde. Es wäre doch jedenfalls sehr merkwürdig, wenn ausgerechnet die Achsenzylinder verschont bleiben sollen.

Sie bedauern so sehr, dass aus Hamburg nichts geworden ist. Ich muß aber sagen, dass ich nicht mehr so traurig darüber bin, wie die Verhältnisse augenblicklich liegen. Es wäre für mich ungewöhnlich schwer geworden, mein ausgezeichnetes Material im Stich zu lassen, so wenig ich die Vorzüge einer universelleren Betätigungsmöglichkeit unterschätze. Im übrigen hat dieser Ruf, wie ich Ihnen verraten will, meine Stellung hier gefestigt und auch pekuniär verbessert.

Ostertag ist von Moabit nach dem Virchow-Krankenhaus gekommen, wie Sie wohl schon gelesen haben. Ich habe Ihn lange nicht gesehen, nichts Näheres gehört. Auch von Spatz habe ich seit undenklichen Zeiten keine Nachricht, das liegt aber auch an mir. Im September will ich nach München, um dort den Nervenärzten die parkinsonistischen Fibrillenveränderungen ans Herz zu legen, und bei dieser Gelegenheit hoffe ich, mich mit ihm, Spielmeyer u. a. ausgiebigst aussprechen zu können.

Es ist mir eine besondere Genugtuung, dass Sie in den Ventrikeltumoren die neuroplastischen Elemente zugeben, aber sind sie darum wirklich atypisch? Ich bin nach wie vor davon überzeugt, dass sie zwar nicht den Hauptbestandteil, aber doch einen Bestandteil der Ventrikeltumoren bilden. Das liegt doch direkt in dem Modus ihrer Entstehung und ist gewissermassen eine Forderung a priori, wenn nämlich dieser Modus richtig ist, woran ja wohl niemand zweifelt. Freilich können nur Tatsachen sprechen, um deren Nachweis ich nach wie vor bemüht bleibe.

Heute vor 8 Tagen habe ich in der Berliner psychiatrischen Gesellschaft Vortrag gehalten und verschiedenes Interessante vorgezeigt. Den Aufenthalt habe ich benutzt, um Pick zu besuchen, der sich jetzt in seiner Wohnung ein kleines Laboratorium eingerichtet hat. Er ist ein amüsanter Mensch und von einer rührenden Güte. Dass ich gelegentlich einmal mit ihm sprechen kann, ist mir ein schwacher Ersatz dafür, dass ich Sie nicht mehr aufsuchen kann.
Mit herzlichen Grüßen Ihr Hallervorden.

Lfd. Nr.: 1427
Von: Walter Spielmeyer
An: Julius Hallervorden
Quelle: Archiv Peiffer H00824

München, 12.09.1934

Lieber Herr Hallervorden!
Vom Zentralblattbüro wurde mir Ihre Besprechung der Arbeit von Arthur Weil über die Epidemie in St. Louis geschickt zusammen mir Ihrem Briefe, in welchem Sie es uns überlassen, ob die Schlußkritik gebracht werden soll oder nicht. Ich stimme Ihren Bedenken und Einwänden durchaus zu. Doch möchte ich Sie bitten, darauf zu verzichten. Sie wissen ja, dass wir Deutschen uns jetzt keiner besonderen Beliebtheit in der Welt erfreuen (ich habe das in Italien, wo wir zur Erholung waren, von Vertretern der verschiedensten Nationen sehr stark empfinden müssen). Das soll uns natürlich nicht hindern, Kritik zu üben, wo es notwendig ist, denn schliesslich ist das ja keine Reichspolitik. Aber mit dem Herrn Kollegen Arthur Weil, den ich von Chicago her gut kenne, und von dem Sie selbst schreiben, dass er ein verdienter Autor sei, hat sich gerade vor kurzem eine für unser Zentralblatt sehr unangenehme Sache zugetragen. Nämlich Herr Ostertag hat ihn ziemlich scharf vorgenommen, und darüber hat sich Weil bei mir bitter beklagt und am Schlusse seines Briefes geschrieben, dass ein Referent sich doch vorher mit dem Autor in Verbindung setzen sollte, ehe er abfällige Kritik übt. Er hat auch in dem Ton von Ostertag einen persönlichen polemischen Angriff herausgehört. Außerdem schreibt Weil, dass es sich bei solchen Kritiken um einen Rückfall in „atavistische Referiergewohnheiten" handelte, denen man in Amerika dadurch vorbeugt, daß man meist – was ich natürlich nicht meine – den Autor selbst um ein Autoreferat bittet.

Ich denke, Sie werden bei diesen Schwierigkeiten meine Bitte freundlich aufnehmen und es vor allen Dingen auch verstehen, dass ich nur ungern den Schlussteil Ihres Berichtes brächte nach den eben genannten Vorkommnissen mit diesem Autor, der sich noch dazu als Jude vom nationalsozialistischen Deutschland nicht gerecht beurteilt glauben wird. Bei unseren freundschaftlichen Beziehungen zueinander kann ich einen solchen redaktionellen Wunsch ja unbedenklicher äussern als einem anderen Mitarbeiter gegenüber.

Ich freue mich sehr, Sie bei dem Kongress begrüssen zu können, kommen Sie mit Ihrer Gattin, oder machen Sie die lange Fahrt alleine? Meine Frau und ich würden Ihnen gerne unsere neue Wohnung, die jetzt seit ein paar Wochen draussen in Schwabing ist, zeigen, und wir hoffen, daß Sie die Mittagspause am Donnerstag oder Freitag benutzen können, mit uns und einigen Kollegen zu Mittag zu essen. Bitte, schreiben

Sie mir doch auch zu diesem letzteren Punkte Antwort, damit ich Ihnen rechtzeitig sagen kann, ob der Donnerstag oder der Freitag „geschickter" ist.

Mit herzlichen Grüssen von meiner Frau, Ruth, und mir für Sie beide und Elisabeth
Ihr W. Spielmeyer

Lfd. Nr.: 1431
Von: Ernst Rüdin
An: Landesrat Schulte, Münster
Quelle: MPI f. Psychiatrie

München, 27.09.1934

Sehr geehrter Herr Landesrat!
Leider komme ich erst jetzt dazu, Ihnen auf das Schreiben, das Sie am 20. Dezember vorigen Jahres an Herrn Medizinalrat Dr. Gütt gesandt hatten und das mir dieser zugeschickt hatte, zu antworten.

Sie schreiben, daß Sie es für zweckmäßig hielten, daß einheitliche Formulare und Kartothekblätter für die Überprüfung der in Anstaltpflege befindlichen Geisteskranken verwendet würden. Ich nehme an, daß Sie damit nicht die für die Erstattung der amtsärztlichen bzw. ärztlichen Gutachten herausgegebenen Formulare meinen, die u.a. in dem von Gütt, Ruttke und mir herausgegebenen Kommentar auf den Seiten 70–80 wiedergegeben sind. Denn diese Formulare sind ja Anlagen für den am 5. Dezember 1933 erschienenen Ausführungsverordnungen. In Ihrem Schreiben weisen Sie aber ausdrücklich darauf hin, daß Sie in den Ausführungsverordnungen vom 5. Dezember 1933 nichts darüber finden.

So möchte ich denken, daß Sie andere Formulare im Auge haben, nämlich eine Art Kartei, vermittels derer sich ein besonders wertvolles Ergebnis der Nachprüfung statistischer Unterlagen erzielen läßt. Über diesen Punkt habe ich mich erst kürzlich dem Präsidenten des Reichsgesundheitsamtes gegenüber geäußert. Dieser hatte mich angefragt wegen einer Karteikarte, die zur Registrierung und weiteren Auswertung der Akten der Erbgesundheitsgerichte dienen sollte. Sollten Sie sich inzwischen nicht ohnehin mit Herrn Präsidenten Reiter in Verbindung gesetzt haben, so würde ich Ihnen empfehlen, sich an das Reichgesundheitsamt zu wenden.

Im übrigen hat in letzter Zeit ja eine ganze Reihe von Stellen mit der Einrichtung von Karteien begonnen. Ich nenne Peretti-Grevenbroich (siehe Deutsches Ärzteblatt 16. Juni 1934, Zeitschrift „Der Erbarzt", S. 5). Ich weise hin auf den Aufsatz in den Veröffentlichungen aus dem Gebiet der Medizinalverwaltung Band 39, Heft 5, Berlin 1933 von Vellguth in Meldorf (Schleswig-Holstein). Seit einigen Monaten hat auch Privatdozent Dr. Braun von der Psychiatrischen- und Nervenklinik in Kiel sich mit der Anlage einer solchen Kartothek befaßt. Auch Gerum, Stadtrat in Frankfurt am Main hat eine solche Kartothek angelegt oder will sie in nächster Zeit, wie ich hörte, anlegen; auch Astel, Präsident des Landesamtes für Rassenwesen in Thüringen, dürfte auf dem Gebiet wohl schon Erfahrungen haben. Auch von Sachsen habe ich gehört, daß an den Anstalten dort jetzt Karten für die erbbiologische Bestandsaufnahme eingeführt sind. Professor Nitsche, Direktor der Landesanstalt Sonnenstein, wird darüber näheres wissen. Ferner ist auch von Kranz, Leiter der Abteilung für Erbgesundheit und Rassenpflege bei der hessischen Ärztekammer in Giessen, Frankfurter Straße 24, bekannt,

daß er eine Bestandsaufnahme der hessischen Bevölkerung plant bzw. mit einer solchen begonnen hat und schließlich ist auch von der Stadtarzt- und Schularztstelle in Mannheim eine Erbkartei eingerichtet.
Mit deutschem Gruße und Heil Hitler Ihr Rüdin

Lfd. Nr.: 1443
Von: Alois Emil Kornmüller
An: Edgar Douglas Lord Adrian
Quelle: Max-Planck-Gesellschaft, Archiv Sign. Kornmüller III/16/37

Berlin, 10.11.1934

Hochverehrter Meister!
Mit größtem Interesse verfolge ich Ihre bioelektrischen Untersuchungen, und ich wäre Ihnen außerordentlich verbunden, wenn Sie die Freundlichkeit hätten, mir Sonderdrucke Ihrer wertvollen Arbeiten zukommen zu lassen.

Gleichzeitig möchte ich mir erlauben, Sie in Kenntnis zu setzen über den Werdegang der bioelektrischen Untersuchungen am Kaiser Wilhelm-Institut für Hirnforschung. Schon seit vielen Jahren habe ich mich mit der Möglichkeit der Registrierung bioelektrischer Erscheinungen des Gehirns beschäftigt, aber meine Gedankengänge sind stets von Herrn Prof. M. H. Fischer abgelehnt worden. Letzterer hielt es trotz meiner wiederholten Anregung bis zum Jahre 1931 für ausgeschlossen, daß vom Gehirn bioelektrische Erscheinungen zu registrieren sind. Der Direktor des Kaiser Wilhelm-Instituts für Hirnforschung, Herr Professor Vogt, kann ebenso wie einige der wissenschaftlichen Mitarbeiter des genannten Instituts bezeugen, daß die Anregung zu den bioelektrischen Untersuchungen einzig und allein von mir ausgegangen sind. Die ersten drei Veröffentlichungen der im Frühjahr 1931 begonnenen Untersuchungen aus unserem Institut (Psychiatr. neurol. Wochenschrift 34,25 (Jan. 1932) und mit J. F. Tönnies ebenda (Feb. 1932); J. Psychol. u. Neur. 44, 447 (1932)), stammten von mir, welche Arbeiten ich Ihnen seinerzeit übersandt habe. Die erste bioelektrische Arbeit von M. H. Fischer kam erst nach den genannten Arbeiten. Diese erste Arbeit von Fischer, die voll und ganz ein Material benutzt, das aus gemeinsamen Untersuchungen mit mir stammt, enthält in allen Abschnitten mit Ausnahme der Aktionsströme auf Augenbelichtung Unrichtigkeiten, die ich gelegentlich in meinen folgenden Arbeiten aufzeigen werde. Abb. 1 u. 2 sind unter keinen Umständen auf Grund meiner viel größeren Erfahrung als normale bioelektrische Erscheinungen zu bezeichnen. Außerdem habe ich lange vor Fischer die ständig vorhandenen Ströme als bioelektrische Erscheinungen erkannt, während Fischer auch Herrn Prof. Vogt gegenüber diese stets nur als physikalische Störungen bezeichnet hat. Abb. 6 ist die Registrierung einer physikalischen Störung und nichts anderes als die Auswirkung einer Erschütterung von der Betätigung des Rollverschlusses. Abb. 8 ist ein vereinzelt gebliebener Befund und ist, wie ich auf Grund monatelanger Untersuchungen mit Marthe Vogt feststellen mußte, ebenfalls nur eine physikalische Störung, wohl durch Änderung der Elektrodenauflagefläche hervorgerufen.

Da Herr Fischer trotzdem in aller Welt den Eindruck erwecken will, daß die bioelektrischen Untersuchungen am hiesigen Institut von ihm ausgegangen sind, habe ich mich leider gezwungen gesehen, Ihnen den Tatbestand, zu dem ich jederzeit Beweise erbringen kann, zu schildern.

Ich hoffe sehr, daß ich im kommenden Jahr anläßlich des Neurologenkongresses zusammen mit J. F. Tönnies Gelegenheit haben werde, Herrn Professor kennen zu lernen.
In vorzüglichster Hochachtung [Ihr Kornmüller]

Lfd. Nr.: 1452
Von: Walter Spielmeyer
An: Julius Hallervorden
Quelle: Ed / H 829

München, den 7. Dezember 1934

Lieber Herr Hallervorden !
Es tut mir sehr leid, aus Ihrem Briefe zu erfahren, dass Sie eine Grippe haben, und gleichzeitig freue ich mich, dass Sie sie offenbar grossen Teils schon hinter sich gebracht haben. Ich danke Ihnen sehr, dass Sie mir von Ihrem Bette aus einmal wieder einen persönlichen Brief schreiben, über den ich mich, wie Sie wissen, immer sehr freue.

An die Entlassung von Vogt hatte ich erst nicht geglaubt. Ich hatte es hier nur gerüchtweise gehört, und es war mir mitgeteilt worden, dass Planck und Krupp mit ihrem Rücktritt gedroht hätten, wenn die Sache durchgeführt würde. Auch dieses letztere war mir etwas unwahrscheinlich, da Plank sich sicherlich unter gar keinen Umständen gegen die Anordnungen der nationalsozialistischen Regierung stellen würde; denn er betont ja bei jeder Gelegenheit seine volle Ergebenheit, Treue und Bewunderung gegen die neue Regierung. Dann aber hörte ich auch von Bielschowsky das Gleiche unter Hinweis auf eine Mitteilung, die ihm Dr. O'Brien persönlich gemacht hatte. Ich wollte es natürlich vermeiden, mich danach hier zu erkundigen. Nun fügte es der Zufall, dass in diesen Tagen Dr. Grinker aus Chicago hier ist, und dieser erzählte mir genau das Gleiche, und zwar von Vogt selbst. Ich weiss nun, dass Dr. O'Brien in diesen Tagen in Berlin ist, und er wird dabei sicherlich Gelegenheit nehmen, mündlich zum Ausdruck zu bringen, dass die Rockefeller Foundation enttäuscht ist, nachdem sie vor kurzer Zeit erst das Institut erbaut hatte. Schriftlich oder in bestimmten Formulierungen würde die Rockefeller Foundation nach meiner Kenntnis ihrer Gepflogenheiten das nicht tun; aber im persönlichen Gespräch ist das ja leicht. Das würde natürlich der Kaiser Wilhelm-Gesellschaft eine grosse Stütze in ihren Bemühungen geben, den Beschluss des Ministeriums rückgängig zu machen.

Was im anderen Falle mit dem Institut wird, das ist noch ganz und gar nicht klar. Es werden da wahrscheinlich von interessierter Seite Gerüchte verbreitet, als solle daraus eine chemische Fabrik gemacht werden; ich halte es aber für ganz ausgeschlossen, dass die Reichsregierung oder das preussische Ministerium so etwas beabsichtigt. Bestimmter hörte ich, dass man das Institut zeitweilig auflassen wollte. Aber auch dafür fehlen mir authentische Grundlagen.

Ich glaube, die Sache wäre nicht so weit gekommen, wenn Vogt sich seinerzeit nicht in der Sache Bielschowsky und Fischer allzu energisch vorgewagt hätte. Das Disziplinarverfahren gegen Fischer hat ihm sicher keine neuen Freunde erworben und hat erneut die Aufmerksamkeit auf seine früher bekundete politische Gesinnung gelenkt. Ich habe das seinerzeit in meinen Briefen an Planck und Krupp betont und auch im persönlichen Gespräch mit Krupp und Glum dargelegt, dass das rücksichtslose und radikale Vorgehen gegen die genannten Leute dem Institut und Vogt selbst zum Schaden ausschlagen könnte. Vielleicht überschätze ich das, weil das meine eigene Ansicht und Befürchtung war; aber vielleicht habe ich auch recht. In Jedem Falle ist es natürlich sachlich sehr zu beklagen, wenn dieses Institut so Knall und Fall auffliegt, und wenn Vogt und besonders sein wissenschaftlicher Stab nicht mehr weiterarbeiten können.

Was Sie mir von Pick mitteilen, kann ich nur bestätigen; ich hatte vor einigen Monaten hier Gelegenheit ihn bei einem kommissarischen Gutachten zu treffen und habe mich über diesen kultivierten und regen Menschen sehr gefreut. Es kam dabei auch das Gespräch auf Friedrich den Grossen und seine Porträtsammlung. Es ist schade, dass alle solche Leute, die in Deutschland stolz und treu ihre Heimat sehen, und die sie im Kriege verteidigt hatten, nicht nur als Rasse letzter Ordnung diffamiert, sondern neuerdings, als „Tiere“ betrachtet werden. Aber wir sind wohl die ewig Gestrigen, wenn wir uns über solehe Sachen noch aufregen, resp. uns überhaupt darüber unterhalten.

Grüssen Sie Ihre verehrte Gattin, recht sehr von uns, ebenso Elisabeth. Herzliche Grüsse für Sie selber von meiner Frau und mir und recht gute Besserung Ihr Spielmeyer

---

Lfd. Nr.: 1454
Von: Max Nonne
An: Georg Stiefler
Quelle: StAHH

Hamburg, 12.12.1934

Sehr verehrter Herr Professor!

Haben Sie herzlichen Dank für Ihre Zusendung. Ich nehme den Aufsatz gern für die „Deutsche Zeitschrift für Nervenheilkunde“ an. Die Fälle haben mich recht interessiert. Ich hatte keine Ahnung, daß meine kleine Arbeit, die ich im Jahre 1890 (!) geschrieben habe, in die Literatur eingegangen war. Übrigens bin ich in einem anderen Falle viel mehr Leidtragender: Die Ataxie cerebelleuse hereditaire von Pierre Marie ist ein Jahr vor P. M. von mir beschrieben worden. Ich war jedoch damals noch so töricht und unerfahren, einen sehr unpassenden Titel zu wählen, nämlich den Titel: Congenitale Coordinationsstörung. Ich hatte der Arbeit gleich eine beweisende anatomische Untersuchung beigefügt. Es handelte sich um drei erwachsene Brüder, die alle drei das gleiche Krankheitsbild boten.

Ich hoffe, daß es Ihnen und Ihrer verehrten Familie gut geht und wir wünschen auch unsererseits Ihnen ein frohes Weihnachtsfest und ein gesundes 1935. Ihren Hoffnungen betreffs Wiederkehr normaler Verhältnisse zwischen den beiden verwandten und befreundeten Völkern wage ich mich anzuschließen.

Mir freundlichem Gruß aufrichtigst Ihr sehr ergebener Nonne

Lfd. Nr.: 1455
Von: Ernst Rüdin
An: Reichs- und Preußischer Minister des Inneren Berlin
Quelle: MPI f. Psychiatrie 127
Vertraulich!

München, 14.12.1934

Betreff: Tagung der Schweizerischen Gesellschaft für Psychiatrie Bern
Dem beiliegenden Bericht aus Illenau vom 14. Dezember möchte ich noch beifügen, daß in Bern alle rassenhygienischen Maßnahmen höflich vorgetragen und auch von den Teilnehmern diskutiert wurden, daß aber, nach dem starken Grad der Beifallskundgebungen zu den verschiedenen Darlegungen zu schliessen, die Mehrzahl der Teilnehmer der Versammlung der Art des Vorgehens in Deutschland ungünstig und zum Teil direkt feindlich gegenüberstanden, was sich, wie ich von in Bern ansässigen Kennern der schweizerischen Verhältnisse, die ebenfalls teilnahmen, hörte, zum großen Teil damit erklärt, daß sich die Zuhörer über die Hälfte aus Nicht-Ariern, Immigranten und Psychoanalytikern zusammensetzte.
Heil Hitler Rüdin.

Lfd. Nr.: 1458
Von: Friedrich Wohlwill
An: Max Nonne
Quelle: StAHH

Lissabon, 28.12.1934

Sehr geehrter Herr Professor Nonne!
Das halbe Jahr Lissabonner Tätigkeit, nach dessen Ablauf ich einmal Bericht zu erstatten versprochen hatte, ist nun abgelaufen. Es trifft ja gerade mit dem Jahreswechsel zusammen, und so will ich damit anfangen, Ihnen für das Jahr 1935 alles Gute zu wünschen. Sie werden gewiss mit Befriedigung auf das verflossene Jahr zurückblicken; denn ich vermute, daß Sie am Anfang des Jahres nicht geglaubt haben, es werde Ihnen eine solche Erholung von Ihrem scheusslichen Unfall bringen, daß Sie, wie Professor Paschen mir mitteilte, wieder ganz, nicht nur zu Fuß, sondern sogar zu Pferde sein würden. Ich darf Ihnen also zur Fortsetzung in der begonnenen Linie wünschen, nun wirklich das Glück des berühmten „Otium cum dignitate" zu geniessen. Wir Jüngeren wünschen nur, daß Ihnen das otium die Gelegenheit gibt, uns so mancherlei aus Ihrer reichen ärztlichen, wissenschaftlichen und Lebenserfahrung aufzuschreiben.

Wenn ich auf das zu Ende gehende Jahr zurücksehe, so gehört zu dem Erfreulichsten, was es mir gebracht hat, die warmherzige, tatkräftige und ja auch von greifbarem Erfolg begleitete Anteilnahme, die Sie, verehrter Herr Professor, an meinem und der Meinen Geschick genommen haben. Lassen Sie mich Ihnen dafür am Schluß dieses Jahres noch einmal von ganzem Herzen aufrichtig danken.

Mein Bericht würde wohl etwas optimistischere Färbung bekommen haben, wenn ich ihn schon nach 1/4 Jahr geschrieben hätte. Damals liess sich alles so ziemlich hoffnungsvoll an, wenn man, wie ich, von vornherein mit dem Entschluss hergekommen war, möglichst das Gute zu finden, sich mit den etwa nicht zusagenden Eigenschaften der Menschen und Dinge abzufinden und vor allem nicht zu vergleichen. Denn daß ich für St. Georg nirgendwo auf der Welt einen auch nur annähernden Ersatz finden würde, darüber war ich mir immer klar.

Seit Ende September, d.h. gerade seit der Zeit, in der meine Familie hierher gekommen war, wurden wir aber nicht nur von allerhand Missgeschick verfolgt, angefangen von der Festhaltung des unsere Möbel bringenden Frachtschiffes „Stahleck“ in Bilbao infolge der spanischen Revolution, was einen einwöchigen kostspieligen Aufenthalt in einer Pension für sieben Köpfe mit sich brachte, zu der einschneidenden Änderung der Devisenbestimmungen in ungünstigem Sinne, sondern es offenbarte sich auch immer mehr, daß meine hiesige Stellung nicht so ist, wie ich es mir wohl vorgestellt hatte. Doch ich will zunächst das Tatsächliche berichten. Meine hiesige Tätigkeit ist – wie übrigens bei sehr vielen – zweigeteilt. Das eigentliche pathologische Institut am Krebsinstitut existiert ja noch nicht. Es war ursprünglich Frühjahr 1935 als Termin der Fertigstellung vorgesehen; jetzt ist schon von Herbst 1937 die Rede. Wann wird es tatsächlich der Fall sein? Ich kann da also noch nicht sezieren. Statt dessen kann ich im pathologischen Universitätsinstitut sezieren und kann mir sogar die Sektionen aussuchen, die ich machen – oder meist – durch einen Assistenten machen lassen will. Es gibt da aber 2 große „aber“. Erstens sind die Fälle, die teils von einer Station für plötzlich Erkrankte, teils aus einer Abteilung eines der städtischen (nicht Universitäts-) Krankenhäuser stammen, so gut wie nie ordentlich untersucht, und man wird sich dabei erst so recht dessen bewusst, wie wesentlich für die Beurteilung am Sektionstisch eine gute klinische Untersuchung ist und 2.) besteht so gut wie keine Möglichkeit, durch anschliessende histologische Untersuchung die Fälle weiter zu klären, denn im histologische Laboratorium fehlt es an so gut wie Allem. Oft sind wochenlang nicht einmal Deckgläser und Objektträger da. Es fehlt am Geld, und da ich dort nur Gast bin, kann ich nichts machen. Damit sind die Vormittage ausgefüllt.

Am Nachmittag kommt dann die Arbeit im Krebsinstitut. Da ist schon ein sehr lebhafter Ambulatoriumsbetrieb. Ich habe täglich so etwa 6 Probeexzisionen zu untersuchen. Anschliessend halte ich 5 mal die Woche eine kleine Vorlesung auf portugiesisch, an der nicht nur die Assistenten der pathologischen, sondern auch der klinischen Abteilungen teilnehmen. Mein Verhältnis zu diesen letzteren gehört überhaupt zu den erfreulichsten Seiten meines hiesigen Beruflebens. Sie zeigen mir alle interessanten Fälle und ziehen mich in zweifelhaften Fällen hinzu, damit ich den Ort der Probeexzision angebe, was für den Pathologen natürlich sehr wertvoll ist.

Im Institut habe ich von Anfang an nur portugiesisch gesprochen, und soweit es sich im medizinischen Bereich hält, macht mir die Sache auch einschließlich der erwähnten Vorlesungen, keine sehr großen Schwierigkeiten mehr. Ich mache natürlich noch sehr viele Fehler, und die Aussprache ist sicher noch recht mangelhaft, aber man kann sich doch gegenseitig verständigen. Im täglichen Leben – mit Handwerkern, Beamten (mit denen man hier unerfreulich viel zu tun hat: es herrscht ein Bürokratismus wie in Deutschland schon lange nicht mehr bekannt ist) u. s. w. macht es schon viel mehr Schwierigkeiten, nicht nur, weil mir dabei viel öfter die Ausdrücke fehlen, sondern weil das Portugiesische, das ja überhaupt eine weiche Sprache mit wenig „Skelett“ ist, von vielen ausserordentlich verwaschen artikuliert wird. Die Unterschiede in dieser Beziehung scheinen mir größer zu sein wie in anderen Sprachen, sie hängen meist mit dem Bildungsgrad des Sprechenden zusammen.

Schwer war es natürlich anfangs, sich in die Mentalität der Leute hineinzufinden, mit denen ich täglich zu tun habe. Sie werden ja diesen Menschentyp aus Ihren Südamerika-Erfahrungen kennen! Nur anstrengen mögen sie sich nicht. Sie haben eine für unsereins ganz unfassliche Liebe, lange Zeit arbeitsermüdet gar nichts zu tun, nicht etwa, um kurzweiligere Dinge als es die jeweilige Arbeit erfordert, zu tun. Sehr merkwürdig ist nur die trotz recht guter Intelligenz vorhandene Denkfaulheit. Das liegt offenbar an ihrer Erziehung auf Schule und Universität, die ganz auf Auswendiglernen eingestellt ist. Die Freude am Selbsterarbeiten ist ihnen fremd. Wenn ich Sie nicht zwingen würde, sich die Zusammenhänge etwa in einem Sektionsfall, selbst zurecht zu legen (wobei sich dann herausstellt, daß sie es ganz gut können), würden sie sich alles von mir „aufs Butterbrot geben" lassen. Dabei möchten sie sehr gern nach aussen etwas vorzeigen. Wenn es richtig ist, daß Deutsch sein heißt: „eine Sache um ihrer selbst willen tun", dann sind die Portugiesen das Gegenteil der Deutschen. So etwas kennen Sie nicht. Typisch ist, daß der Direktor des Institutes jetzt, im Dezember, einen Ukas erlassen hat, nachdem jeder Assistent bis zum März (!) eine wissenschaftliche Arbeit druckfertig abzuliefern hat, wobei der jüngste dem ältesten gleichgesetzt wird. Von ihr soll es abhängen, ob der Betreffende weiter Assistent bleiben kann. Man kann sich vorstellen, was dabei herauskommt.

Damit wäre ich bei dem Herrn Direktor Gentil angelangt, der ausser den allgemein-portugiesischen Eigenschaften, mit denen ich mich durchaus schon abzufinden angefangen hatte, noch einige individuelle hat, die das Leben mit ihm recht erschweren. Er ist kein großer Wissenschaftler, was auch nicht nötig wäre, da er ein vorzüglicher Chirurg und ein ausgezeichneter Organisator ist, der vor allem Instituts- und Krankenhausbau von Grund aus versteht. Daneben aber hat der die Allüren eines kleinen Diktators in der Westentasche, ohne alle Qualifikation dazu. Maßlose Hypertrophie, Brutalität, Feigheit und Verlogenheit sind die Eigenschaften, die ihn mit fast allen Kollegen in Universität und Ärzteschaft verfeindet haben, während alles im Institut bis zu den Weißhaarigen hinauf vor ihm kriecht. So hat er auch meine Anstellung als die eines kleinen Angestellten aufgefasst, und das hat dann natürlich schon zu Konflikten geführt, die eben jetzt beigelegt sind, die sich aber bei solchem Charakter zweifellos immer erneuern werden.

Zum wissenschaftlichen Arbeiten geben die sehr provisorischen Verhältnisse kaum Möglichkeiten. Das ist für mich vorläufig nicht so schmerzlich; Denn ich habe für die Beiträge zum Nervenband des Henke-Lubarsch'schen Handbuchs mindestens noch ein Jahr zu tun. Bis dahin werden sich hoffentlich die Verhältnisse auf irgend eine Weise so weit gebessert haben, daß sich hier Möglichkeiten zu erspriesslicher Betätigung eröffnen. Aber der Herr Direktor möchte natürlich gern baldigst eine Frucht meiner Herberufung schwarz auf weiss sehen. Er ist sicher jetzt schon ungeduldig, daß ich, wenn ich schon nicht das Krebsproblem gelöst habe, nicht wenigstens einige Kilo Papier geschrieben habe, wozu ich ganz und gar keine Neigung verspüre. Es wäre schön gewesen, wenn sich die andere Möglichkeit, die vor meiner Herreise zu bestehen schien, hätte verwirklichen lassen, nämlich die der Prosektur am Krankenhaus St. Martha, dem Universitätshospital. Dort sind vorzügliche Leute, wissenschaftlich und menschlich (wirklich nicht nur zufolge Kontrastwirkung gegenüber meinem „Herrn"), unter Ihnen Egas Moniz, der mir ausserordentlich freundlich entgegenkommt; ausserdem ein sehr hervorragender Internist und ebensolcher Kinderarzt; leider alle mit G. verfeindet. Die Leute möchten mich sehr gern an ihr Krankenhaus haben. Unglücklicherweise fehlt es an Geld, über das G. zufolge seiner guten Beziehungen zum Ministerpräsidenten in so reichen Maße verfügt. Professor Gama Pinto habe ich noch nicht kennen gelernt. Er war bis in den Dezember hinein verreist, im Seebad Estoril, und als ich ihn jetzt aufgesucht habe, habe ich ihn leider nicht angetroffen. Ich werde den Versuch wiederholen. Im übrigen habe wir schon allerhand uns zusagende Menschen kennen gelernt, Deutsche und Portugiesen, und ganz allmählich fängt auch meine Frau an, sich einzuleben. Es wurde ihr anfangs recht schwer, sich in den so ganz andersartigen Verhältnissen und mit der uns fremden Mentalität der Menschen, auch den hiesigen Deutschen, zurecht zu finden. Auch gesundheitlich könnte es ihr besser gehen. Bedeutend leichter ist es natürlich den Kindern geworden, die alle vier in die deutsche Schule gehen, es dort gut haben und gerne da sind.

Wir wohnen wieder ziemlich weit draußen, ganz im Grünen und für hiesige Verhältnisse behaglich. Was man hier an Ungemütlichkeit und Komfortmangel in den Wohnungen sieht, ist erstaunlich, dafür habe sie die schönsten Autos, die man sich denken kann. Nehmen Sie noch einmal die besten Wünsche zum neuen Jahr von Ihrem dankbar ergebenen Wohlwill

---

Lfd. Nr.: 1459
Von: Alfred Hauptmann
An: Max Nonne
Quelle: Staatsarchiv Hamburg

Halle an der Saale, 30.12.1934

Sehr verehrter Herr Professor!
Als ich in München und vor allem später auf der Zugspitze mit Ihnen zusammen war, da zog endlich wieder ein Gefühl in mir ein, das ich fast 2 Jahre nicht mehr gekannt hatte: das Gefühl, ein Mitmensch zu sein, nicht nur ein Schemen mit Menschenantlitz. Dass gerade Sie bei Ihrer bekannten Einstellung mir dieses Gefühl vermittelten, zeugt nur für die Grösse Ihrer Gesinnung. Ich muss doch immer instinktiv tief das Richtige gefühlt haben, wenn es mir so vorkam, als ob Sie nicht nur in wissenschaftlicher Hinsicht mein Nährvater waren; Ich musste Ihnen ja schon oft sagen, daß Ihre Assistenten mit Ihnen zusammen eine Familie bilden, wie ich es bisher von einem anderen Chef noch nicht erlebt habe. Gerade Ihre berüchtigte Strenge bindet uns wohl noch fester aneinander, denn man ist ja nur dort streng, wo man Interesse an der Erziehung hat. Und Sie haben wirklich viel an mir erzogen und oft, wenn ich im Begriffe bin, irgendetwas zu tun, erscheint Ihr Blick vor mir und dient mir zur Richtschnur meines Handelns. Wenn Sie nicht nur wissenschaftliche Söhne sondern auch Enkel haben, so verdanken diese ihre durch mich vorgenommene Erziehung eben auch nur wieder Ihnen. – Ich war damals nach langer Überlegung nach München gereist und ich hatte zunächst auch auf dem Kongress das Gefühl, es wäre besser für mich gewesen, nicht hingekommen zu sein. Irgend ein Ocean trennte mich von den Anderen, auch wenn mir der Eine oder Andere die Hand hinstreckte. Das ist nicht eine paranoische Empfindung, zu der ich gar nicht neige, sondern entspricht nur den Tatsachen. Und das Schlimmste ist, dass dies Verhalten der Anderen nicht etwa Offenbarung einer ehrenhaften inneren Gesinnung war, sondern nichts Anderes, als die blasse Angst sich zu kompromittieren, wenn sie allzu liebenswürdig zu mir wären. Bei Ihnen war das an-

ders: Ich empfand Sie nicht anders als auch sonst; auch früher bisweilen litt ich darunter, dass Sie mich etwas kühler behandelten, als den Einen oder Anderen Ihrer Assistenten. Ich sah dann aber sehr bald, dass ich mich doch getäuscht hatte und bat Ihnen immer wieder im Stillen ab. Wie recht ich daran tat, davon konnte ich mich eben diesmal in München überzeugen. Sie waren der Alte geblieben, und Sie haben mir damit den Glauben an die Menschen – allerdings an sehr wenige – und damit an mich und meine menschliche Sendung wiedergegeben. Wie sehr Sie mir damit genützt haben, das können Sie gar nicht ermessen, da Sie nicht wissen können, wie es manchmal in mir aussieht, wenn man meinen Wunsch mitzuarbeiten mit Füßen tritt. Die Dornenkrone Christi ist mehr als ein Symbol für die geduldete Stellung manch eines, der noch als Leiter einer Klinik zu regieren glaubt. Eine schmerzhafte Funktion, für die ich dem Schicksal aber immerhin noch sehr dankbar bin; denn nähme man sie mir, ich könnte dann nicht so recht für mich gutsagen.

Das wollte ich Ihnen heute am Ende des Jahres sagen, nicht um Ihnen, sondern um Gott dafür zu danken, daß er mich einst zu Ihnen geführt hat, und dass er Sie noch in diese Zeit hat hineinragen lassen. Er wird schon wissen, weshalb er Sie durch so viele Krankheiten und Mißfälle in der letzten Zeit siegreich hindurch geführt hat. Auch wenn Sie es Konstitution nennen, ist es kein geringeres Wunder.

Ich bin in das Wintersemester mit wenig Erwartung hineingegangen, da man mir das Prüfungsrecht auf Grund der neuen ministeriellen Verfügung genommen hatte, obgleich sich nie ein Student je über mich beschwert hatte. Die Studenten, von welchen ich erwartet hatte, daß sie nun mehr auch in der Vorlesung Schwierigkeiten machen …

[der Originalbrief bricht hier ab und die folgende Seite liegt im Hamburger Staatsarchiv nicht vor].

Lfd. Nr.: 1461
Von: Carl Schneider
An: Ernst Rüdin
Quelle: MPI. f. Psychiatrie GDA 129

Heidelberg, 02.01.1935

Sehr geehrter Herr College!
Mit Ihrer Anfrage über Professor von Weizsäcker haben Sie ein sehr schwieriges Problem angeschnitten, dass uns hier in Heidelberg ganz ausserordentlich bewegt. Ich möchte Ihnen ganz klaren Wein einschenken, und da muss ich Ihnen sagen, daß nach allem, was ich hörte, insbesondere Frau v. W. zunächst einmal ein hoffnungsloser Fall ist hinsichtlich der Bewegung. W. selbst steht der Bewegung kühl gegenüber, verhält sich aber selbstverständlich vollkommen loyal. Irgendwie tiefer ergriffen ist er offensichtlich nicht. Das hat ja auch dazu beigetragen, daß er trotz seiner unbestreitbaren Bedeutung keinen Ruf nach auswärts erhalten hat. Soviel ich weiss, ist Packheiser [Staatskommissar für Gesundheitswesen im Bad. Innenministerium] sehr gegen ihn. Ob Packheiser dafür noch besondere Gründe bestimmen, oder ob es nur der Eindruck ist, den wir alle habe, daß eben W. doch ein wenig akademisch ist und darum den Zugang zur Bewegung nicht finden kann, das weiss ich nicht. Ich weiss, dass einmal irgendwie gegen W. vorgegangen werden sollte, habe dann aber nichts wieder von der

Sache gehört ausser, dass sie niedergeschlagen sei. Offenkundig hat es sich damals um Missverständnisse gehandelt. Die ganze Sache ist deswegen so traurig, weil W. vor dem Umschwung eigentlich in Kampfstellung zur früheren Regierung stand, und weil er einer der Ersten ist, der den Begriff einer politischen Medizin prägte und in seiner Klinik schon längst die kameradschaftliche Haltung in der Schulung der Assistenten und Studenten hatte, die uns allen doch notwendig erscheint. Wir, d.h. Stein, Achelis, ich und noch eine Reihe Jüngerer aus dem Kreise der Partei bedauern, daß anscheinend der Fall W. so hoffnungslos liegt, deswegen, weil wir glaubten, hier würde es sich wirklich lohnen, den Versuch zu machen, W. auf unsere Seite zu ziehen. Aber W. ist im Augenblick natürlich verärgert, weil Leute berufen worden sind, die unstreitig weniger können als er, und das macht es uns schwer, an ihn heranzukommen. Wissenschaftlich scheint mir W. nicht nur in der Neurologie, sondern auch in der inneren Medizin einer der fähigsten Köpfe zu sein, die wir haben. Sein Vorteil und zu einem gewissen Grade auch Nachteil ist es, daß er aus einer alten Familie stammt; Sein Großvater war der Bibelübersetzer, sein Vater der frühere badische Staatsminister. Das fördert und hemmt ihn zu gleicher Zeit. Sie wissen ja, in welcher Richtung ich das meine. Ob es möglich wäre, W. für die Bewegung und für unsere Sache, vor allem auch für die Erbbiologie zu gewinnen, wenn man ihn in eine aktive Mitarbeit einspannt, etwa an der Stelle, an die Sie denken, das wäre eben die Frage, über die man sich entscheiden müsste. Seine früheren Assistenten sagen mir immer, dass sie gerade durch W. zum Nationalsozialismus gekommen seien. Ich kann das nicht nachprüfen, würde aber, wenn das stimmt, der Meinung sein, man müsste auch W. gewinnen können. Lohnen würde es sich, wie gesagt, deswegen, weil er einer unserer wissenschaftlich fähigsten Köpfe in der Neurologie und inneren Medizin überhaupt ist.

Ich hoffe, daß diese Auskunft Ihnen genügt. Den Gauleiter werde ich noch zu einer Auskunft veranlassen. Ich weiß nicht, ob da noch Material über W. vorliegt.

Kurz gefaßt liegt die Sache eben so: Als Arzt könnte man sich schon für W. begeistern, als Nationalsozialist zu mindestens nicht für seine der Bewegung gegenüber eingenommene kühle, wenn auch loyale Haltung.

Ihre freundlichen Wünsche für das neue Jahr erwidere ich auf das herzlichste. Mit besten Grüßen und Heil Hitler!
Ihr ergebener Carl Schneider

Lfd. Nr.: 1473
Von: Anton von Braunmühl
An: Julius Hallervorden
Quelle: Ed / H 834

München, 11.02.1935

Lieber Herr Hallervorden!
Soweit ich es vermag ein paar Worte zu Spielmeyers Tod. Ich erfuhr von der Erkrankung, die mit leichten grippösen Erscheinungen einsetzte erst am Samstag, also wenige Tage vor dem am Mittwoch 1/2 8 h morgens erfolgten Tod. Samstag brachte man den Kranken, bei dem sich eine Pneumonie einstellte, ins Privatsanatorium Neu-Wittelsbach. Sehr bald zeigte sich der Ernst der Lage: Rapider Sturz der Leukozytenzahl, beängstigendes Sinken des Blutdruckes. An eben diesem Samstag wurde die Prognose

sehr zweifelhaft gestellt. An den folgenden Tagen konnten Bluttransfusion und alles Andere nicht mehr durchgreifend helfen; der periphere Kreislauf versagte völlig. Psychisch ging es bis zuletzt gut, d.h. bei seiner Suggestionen zugänglichen Art konnte man ihn über die Schwere des Zustandes glatt täuschen. Am letzten Tag half Mph. Freitag fand in Stille die Beerdigung statt. Bei eisigem Ostwind marschierte ein kleiner Zug von Leuten bis ans hinterste Ende des Nordfriedhofs; die Leute selbst sahen blaß und wie zu Tode erstarrt aus. Keine Reden; es war fast zu trostlos; ein Heulen des Windes um die Friedhofmauer, hinter der Buben lustig schrieen und spielten. Er war ja tot – denn sonst hatte ja Schweigen zu herrschen. Sechs Leichenträger erwiesen über dem Grab den deutschen Gruß. Hinter Spatz gab ich meine drei Schaufeln Erde ins Grab. Möge Spielmeyer wirklich in Frieden ruhen, so dachte ich und alles vergeben sein, was er mir zu Lebzeiten an Hoffnungen und bitteren Enttäuschungen zu tragen gab.

Die kleine Trauergesellschaft verlief sich schnell. Zu Hause fragen wir uns oft, ob Sp. Tod Wirklichkeit sei oder Traum. Es ist Wirklichkeit; und keiner wird für unsere anatomische Wissenschaft mehr so sprechen können wie Spielmeyer, auf den man noch horchte. Was mir bleibt, ist Spielmeyer als Wissenschaftler; glücklich der, wer ihm als Mensch näherkam.
Herzliche Grüße und höfliche Empfehlung an Ihre Frau Gemahlin.
Stets Ihr Braunmühl

Lfd. Nr.: 1478
Von: Hugo Spatz
An: Julius Hallervorden
Quelle: Ed/Spatz (H 116)

München, 14.2.1935

I.) Befund von N.

Es ist natürlich ein Jammer, dass hier nur die Gehirnsektion gemacht worden ist. Die Herde sind natürlich gefässabhängig und soweit sie alt sind, tragen sie Merkmale, welche mit der Reaktion des unreifen, noch wachsenden Gewebes zusammenhängen. Am meisten interessieren mich natürlich die Gefässverschlüsse, welche mit den frischen Herden in Zusammenhang stehen. Eine frische Wucherung der Endothelzellen ist an manchen Stellen unverkennbar und zwar nicht nur da, wo Thromben organisiert werden. Uebrigens bin ich nach Unterredung mit Spielmeyer, Borst und Duerck und nach meinen eigenen Beobachtungen zur Ueberzeugung gelangt, dass man oft nicht unterscheiden kann, ob eine Endothelzellen-Wucherung primär [sic!] ist oder secundär im Verlauf der Thrombenorganisation. Ich glaube, dass man nach dem vorliegenden Befund durchaus an Thrombo-endangiitis – so nenne ich die Erkrankung jetzt – denken muss. Beweisen lässt sich dies aber natürlich an den vorliegenden Präparaten nicht. Man müsste den Befund am übrigen Gefässystem kennen. Der Zusammenhang der frischen Veränderungen mit den alten wird auch zweifelhaft bleiben müssen. Leider ist also der Fall für meine Frage nur mit starken Einschränkungen zu gebrauchen. Haben Sie noch unverarbeitetes Material, insbesondere von Gefässen und Hirnhäuten?

Von Spielmeyer habe ich einen ihm von Aschoff übersandten Fall zur Ansicht bekommen, welcher Intimawucherungen zeigt, die wiederum ganz so aussehen wie die meines Falles, nur ist es dabei nur selten zu vollkommenen Verschlüssen gekommen. Dann habe ich noch einen weiteren Fall erhalten, welcher genau die gleichen Veränderungen zeigt wie mein erster Fall. Hier hatte auch das klinische Bild für ein Gefässleiden gesprochen; u. a. waren Spasmen an den Retinagefässen beobachtet worden.

II.) B.: Hier kann ich auch keine Gefässveränderungen finden, aber die Herde sind gefässbedingt; davon bin ich überzeugt. Noch mehr wie bei N. tritt hier die besondere Reaktionsweise des Jugendlichen hervor. Ich habe nirgends das charakteristische Zustandsbild [eines] Erweichungsherdes gesehen. Man findet nur „Verödungen", d.h. Herde, in welchen der Gewebszusammenhang nicht verloren gegangen ist, sondern der Defekt vollkommen durch Glia gedeckt ist. Etwas derartiges kenne ich beim Erwachsenen nur von den kleinen „perivasculären" Herden Alzheimers her, welche Pentschew jetzt bei der Granulären Atrophie wieder näher beschrieben hat. Im Gegensatz zu diesem Bild dehnen sich die Herde aber bei B. über ganze Windungen aus. Ich glaube, dass derartiges bei Erwachsenen nicht vorkommt. Charakteristisch sind ferner die vielen Verkalkungen und die kompensatorische Hypertrophie der Nervenzellen an den Herdrändern. Haben Sie von B. keine Markscheidenbilder? Es würde mich interessieren, ob in den Herden besonders in den grossen im Ausbreitungsgebiet der Arteria cerebri media rechts eine (regenerative) Wucherung markhaltiger Fasern stattgefunden hat.

Ich stimme Ihnen zu, dass die alten Herde bei Ihren beiden Fällen sich sehr ähnlich sehen. Beidemale handelt es sich m. E. um Endzustände nach zirkulatorischen Schädigungen, welche in früheren Lebenszeiten eingetreten sein müssen. Das vollkommene Fehlen von Abbauprodukten in diesen alten Herden, die Ueberwucherung durch die benachbarten Windungen und insbesondere das Fehlen der Residuen der mesodermalen Reaktion sprach in diesem Sinne. An manchen Stellen sieht es aus, als wäre ein Stück einer Windung mit dem Messer abgeschnitten. Dies ist aber natürlich ein Irrtum; die oberste Rindenschicht ist überall erhalten. An den Zusammenhang mit dem im 49. Lebensjahr durchgemachten Typhus kann ich bei B. nicht recht glauben. Auch die eigenartigen Verdrängungserscheinungen, welche manche von den gliösen Herden zeigen, kann man m. E. nur dadurch erklären, dass das umgebende Gewebe nach der Läsion noch weiter gewachsen ist. Ich stehe hier vor einer Frage, die mich schon öfter beschäftigt hat: Ist es nicht möglich, dass frühkindliche Defekte des Gehirns zunächst mehr oder weniger symptomlos bleiben, im späteren Leben aber den Boden abgeben für ein fortschreitendes Leiden? Merkwürdigerweise wird dieses fortschreitende Leiden aber nur klinisch festgestellt; anatomisch findet man nur die Residuen der alten Schädigung. Diese Frage hat mich schon in meiner ersten Arbeit beschäftigt. Ich habe es aber nicht gewagt zu dieser schwierigen Sache später noch einmal Stellung zu nehmen. Was meinen Sie dazu?
Spatz.
[handschriftlicher Zusatz]
Entschuldigen Sie die Verspätung. Sonderdrucke von der [unleserlich]-Arbeit habe ich neu bestellt und schicke sie dann.

Lfd. Nr.: 1485
Von: Nicolai Hartmann
An: Kurt Schneider
Quelle: Deutsches Literaturarchiv Marbach Sign. 83.512/3

Berlin, 21.03.1935

Lieber Herr Schneider!
Ich komme so lächerlich schwer zu Beantwortungen. Aber diese Fragen, die Sie gestellt, sind mir wichtig. Darf ich in Kürze darauf eingehen?
1. „Ewigkeit des Sinnes". Das ist am besten am Wertvollsein zu sehen: Die Sache ist vergänglich, ihr Wert oder Unwert ist zeitlos. Diese Zeitlossein hat einen ganz schlichten Sinn: der Unwert des Ephialtes hat seinen Unwert ein für allemal, kann niemals wertvoll werden; er selbst also ist etwas Ephemeres, sein Unwert ist etwas Zeitloses. Es ist dasselbe mit der Wahrheit und Unwahrheit der Urteile; ein Urteil, das irgendwann wahr ist, kann nie unwahr werden, auch wenn der Sachverhalt, den es ausspricht, ein einmaliger, längst vergangener ist. Das gilt auch dann, wenn niemand da ist, es zu fällen; – es ist dann eben kein wirklich gefälltes, aber es bleibt wahr. Ein sehr merkwürdiges Verhältnis, aber es läßt sich ihm nichts abhandeln.

Die Konsequenz scheint mir schlagend: der Sinn, der einer ephemeren Sache anhaftet, ist als solcher immer zeitlos. Wer das bestreitet, der meint gar nicht wirklich den Sinn, sondern das Realsein. Was ja etwas ganz anderes ist. Man merkt es nur nicht, weil man gewöhnt ist, nur Realität als Sinn gelten zu lassen – m. E. ein uralter Fehler. Und eben gegen diesen Fehler richteten sich meine Ausführungen. Auf ihm beruht die ganze lange Geschichte der Sinntranszendenz-Theorien – quasi die Hälfte aller spekulativen Metaphysiken.
2. Zum teleologischen Determinismus. Also Sie meinen „Gott" könnte doch zwar allmächtig sein und doch uns Freiheit lassen. Das mag sein (wenn man schon überhaupt Gott bemühen will, was ich nicht gern tue). Aber anders, wenn er kraft seiner Allmacht teleologisch dafür sorgt, daß unser Tun wieder aufgehoben wird. Damit würde m. E. mit einem Schlage der ganze Ernst der sittlichen Verantwortung hinfallen. Es käme dann im Grunde doch nicht sehr darauf an, was wir tun; Also auch nicht darauf, wie wir entscheiden. Eine Freiheit solcher Art, wenn sie sollte bestehen können, würde ich als sittlich wertlos, eine Spielerei Gottes bezeichnen. Und nimmt man noch hinzu, dass der Mensch ja nur dann darauf hereinfallen könnte, wenn er in lebenslänglicher Täuschung darüber gefangen bliebe (vergl. Descartes, deus malignus) möchte ich noch hinzufügen, daß es auch eine unwürdige Spielerei wäre. Eine wahrhaft teuflische Gottesvorstellung.

Aber auch abgesehen von solcher Schändlichkeit: Es wäre ja doch keine wirkliche moralische Freiheit, weil dem menschlichen Verhalten und Entscheiden der Ernst der Folgenschwere fehlte. Wo Gott zuletzt doch sorgt, da ist eben von vorne herein alle Sorge des Menschen überflüssig. Auf den Unterschied langer und kurzer Sicht aber darf man keine Scheinlösungen bauen. Denn prinzipiell ist da kein Unterschied.
Mit herzlichen Grüßen Ihr N. H.

Lfd. Nr.: 1490
Von: Kurt Schneider
An: Nicolai Hartmann
Quelle: Marbach 83.511/6

München, 29.03.1935

Lieber Herr Hartmann!
Ich möchte Ihnen nur kurz danken für Ihren Brief und die Freundlichkeit, mit der Sie auf meine Fragen eingegangen sind. Nur noch einige Worte: Ich verstehe vollkommen, was Sie unter „ewig" verstehen. Es ist aber wohl schwer für den Menschen, sich mit diesem schlichten Sinn zu begnügen – wohl auch der Grund, warum die spekulative Metaphysik in all den Jahrhunderten immer „mehr" gewollt hat. Es ist schwer, dieses „Ewig" schon als ein „Ewig" gelten zu lassen. Auch scheint es mir sehr fraglich, ob man die ewige Wahrheit eines Urteils der Ewigkeit des Sinnes im Menschenleben ohne weiteres vergleichen darf, und mir scheint, dass Ihre eigene Kategorienlehre dem widerspricht. Ich bin aber weit entfernt, diese Dinge zu Ende gedacht zu haben, und bin auch nicht Philosoph genug, es zu können.

Wenn ich beim teleologischen Determinismus „Gott" bemüht habe, so geht das ja wohl schlechterdings nicht anders. Man kann natürlich auch „die Gottheit" sagen. Meine Ausführung wollte nun tatsächlich nichts anderes, als eine Denkmöglichkeit aufzuweisen, mit der man Freiheit und Determinismus logisch doch vereinigen kann. Ich gebe Ihnen vollkommen recht, daß „weltanschaulich" die Sache so unannehmbar ist. D. h. dann, wenn man, wie Sie, dieses ungeheuere Gewicht auf die Freiheit legt. Betont man wie das Christentum nicht so sehr die Freiheit als solche, sondern Ziel und Zweck der Freiheit, sieht die Sache schon nicht mehr so unannehmbar aus. Auch möchte ich sagen, daß ich mich in meiner Menschenwürde dadurch nicht gekränkt fühlte, wenn ein Gott das, was ich schlecht und dumm gemacht habe, in seinem Wirkungswert wieder aufhöbe – auch diese Gedanken sind unfertig und es ist nicht mein „Geschäft", sie ganz durchzudenken.

Dann möchte ich noch etwas sagen. Ich habe den Eindruck, daß die neuere deutsche Philosophie bei Ihrer Betrachtung des Menschen immer von einer irgendwie ausgezeichneten Elite ausgeht. Das Modell des Menschen ist, wie bei Ihnen, jenes seltene Exemplar, das ein Leben überhaupt in sittlicher Verantwortung und Entscheidung lebt. Oder es ist wie bei Jaspers, daß seltene Exemplar des geistigen Menschen, in dem sich der ganze Stand der zeitgenössischen Bildung widerspiegelt. Die geschichtlichen Parallelen aus dem 19. Jahrhundert wissen Sie ja unendlich viel besser als ich. Es ist sicher kein Wunder, daß unsereiner, der täglich mit Dutzenden von moralisch Minderwertigen, Primitiven, Schwachen, Kranken und Narren zu tun hat, kurz mit „Schutt der Weltgeschichte", nicht so leicht den Blick frei bekommt auf die höchsten Möglichkeiten des Menschen. Es scheint mir (trotz allem) ein Vorzug von Heideggers Existentialanalyse, den Menschen umfassender und breiter genommen zu haben.
Leben Sie wohl für diesmal und herzlichen Gruss Ihr Kurt Schneider

Lfd. Nr.: 1502
Von: Herrmann Hoffmann
An: Ernst Rüdin
Quelle: MPI für Psychiatrie München

Gießen, 11.06.1935

Sehr verehrter Herr Professor!
Wenn ich Ihnen heute eine Angelegenheit vortrage, so tue ich es aus dem Grunde, weil ich sie im Interesse unseres Faches für sehr wichtig, ja dringend wichtig halte.

Zur Zeit hat sich die Situation so entwickelt, daß die psychiatrischen Kliniken bei der Bevölkerung mehr in „Verruf" stehen als früher (es mag das an einzelnen Universitäten auch noch verschieden sein). Die Ursache ist teils in einer bornierten unverständigen Abwehrreaktion auf das Sterilisationsgesetz, teils im allgemein menschlichen Unverstand für Gesetze überhaupt zu suchen. Und zwar sind gerade die Patienten in einer Angst und Abwehrstellung gegen den Psychiater befangen, die es dem Gesetz nach gar nicht nötig hätten; z. B. Neurotiker und Psychopathen, auch wohl körperlich Kranke, darunter neurologische Fälle. Infolgedessen suchen manche, man darf vielleicht auch sagen, viele Patienten die psychiatrischen Kliniken nicht auf, sondern wandern in die medizinischen Kliniken ab. Das war früher zum Teil schon so und hat sich heute noch mehr gesteigert. Dadurch entgeht uns Material, das für Unterricht und Forschung notwendig ist, nebenbei gesagt entgehen uns auch Privatpatienten (und solche zu haben ist ja keine Schande). Mir wurde neulich von dem hiesigen Internisten erklärt, das er Mühe habe, seine Patienten innerhalb seiner Klinik in einem der psychiatrischen Klinik benachbarten Pavillon unterzubringen, weil bei ihnen gleich die Befürchtung auftaucht, sie könnten eventuell zu uns verlegt und dann gleich unfruchtbar gemacht werden. Selbstverständlich betrifft dies Fälle, die mit dem Sterilisationsgesetz gar nichts zu tun haben. Besonders schwierig sind die Verhältnisse an den Universitäten, wo die medizinischen Kliniken in Ihrer Bezeichnung den Zusatz „und Nervenklinik" führen, was, so viel mir bekannt ist, für Tübingen, Würzburg und Gießen zutrifft. In Heidelberg, Hamburg und Breslau bestehen ja ausdrücklich Neurologische Kliniken neben den psychiatrischen. Der eben erwähnte Zusatz und Nervenklinik" unterstützt zweifellos die Abwanderung des neurologischen und neurotischen Materials in medizinische Kliniken und tut den psychiatrischen Kliniken empfindlich Abbruch, die ohnehin mit großem Mißtrauen in der Bevölkerung zu kämpfen haben; trotz aller Aufklärung.

Ihnen als Reichsleiter unserer Gesellschaft deutscher Neurologen und Psychiater möchte ich die Frage vorlegen, ob nicht von Reichs wegen hier Wandel geschaffen werden könnte. An allen Universitäten, wo nicht ausdrücklich neurologische Kliniken mit einem reinen Neurologen als Chef existieren, müßte die Namensgebung einheitlich geregelt werden; hier medizinische Klinik-, hier Psychiatrische- und Nervenklinik. Letztere haben zum Teil noch kuriose Namen aus alter Zeit, zum Beispiel Universitätsklinik für Gemüts- und Nervenkranke etc. Die Namengebung ist nicht nur eine Äußerlichkeit; das ist ein Einwand, der nicht zu Recht besteht. Eine Verständigung an Ort und Stelle oder mit dem zuständigen Landesministerium ist wohl meistens (hier wenigstens) nicht möglich. Ich glaube, daß Reichardt in Würzburg darüber ein Lied zu singen weiß; die Bereinigung, die ich für notwendig halte, kann nur von Reichs wegen erfolgen. Ob Sie eine Möglichkeit haben, sie durchzusetzen, daß wollte ich Ihnen zu überlegen geben. Es besteht die Gefahr, daß die Psychiatrie, die auf Jahre hinaus schwer zu kämpfen hat, stark ins Hintertreffen kommt. Ich weiß von Tübingen her, wie stark die Konkurrenz der medizinischen Klinik ist, und gerade die Namengebung gibt dazu noch eine formale und sachliche Rechtfertigung. Das Bestreben der Internisten, die Neurologie ganz zu sich herüber zu ziehen, ist noch nicht zur Ruhe gekommen. Im letzten Jahr wurde ja auf dem Internisten-Kongress in Wiesbaden offiziell erklärt: Die Neurologie gehört zur inneren Medizin. M. E. tut hier eine diktatorische Entscheidung not. In der Zusammenfassung der Neurologen und Psychiater unter Ihrer Führung ist zum Ausdruck gebracht, daß die Neurologie ein Kind unseres Faches ist und sein soll. Im Interesse unseres Faches sollten die Zusätze „und Nervenklinik“ bei allen medizinischen Kliniken verschwinden. Dieser Zusatz ist unlauterer Wettbewerb. Ich glaube, daß damit für unser Fach auf Jahrzehnte Gutes bewirkt sein würde, ohne daß den medizinischen Kliniken der Lebensnerv empfindlich verletzt würde. Sollte sich je einmal die Neurologie selbstständig spezialisieren, dann sei es nur zunächst als ein Zweig der Psychiatrie, keineswegs aber der inneren Medizin.

Vielleicht können Sie mir gelegentlich, wenn Sie Zeit haben Ihre Meinung über diese Angelegenheit mitteilen.
Mit deutschem Gruß ergebenst Ihr Hoffman.

Lfd. Nr.: 1507
Von: Hugo Spatz
An: Julius Hallervorden
Quelle: Ed / H 69

München, 26.06.1935

Lieber Herr Hallervorden!
Ich danke Ihnen bestens für Ihren freundlichen Brief. Ich wüsste nicht, warum ich Bielschowsky böse sein sollte. Als er das letzte Mal hier war, hat er so masslose Vorwürfe gegenüber den Vogts erhoben, daß ich ihm allerdings zu verstehen gegeben habe, dass mir dies zu weit geht. Wenn Sie Gelegenheit haben ihm zu schreiben, dass ich ihm nicht böse bin, so tun Sie es bitte ja. Im übrigen befolge ich Ihren Vorschlag und sende ihm Sonderdrucke. Wohlwill schreibt mir ziemlich traurig aus Lissabon. Ich sei einer der ganz wenigen, welche ihm noch Sonderdrucke zugehen lassen.

Creutzfeldt hoffe ich im Sommer zu sehen; Seine Zerfahrenheit ist leider unheilbar. Ich kann ihn trotzdem gut leiden.

Die Arbeit von Frl. Marthen über juvenile amaurotische Idiotie will ich schon in das Archiv aufnehmen, weil Sie mir die Arbeit empfehlen. Sonst nehme ich keine Arbeiten an, ohne sie gelesen zu haben. Die Sache mit Rössle geht mich ja nichts an. Ich bitte Sie im übrigen herzlich, daß Archiv auch bei eigenen Arbeiten bedenken zu wollen. Für mich ist das Durchhalten des Archivs nahezu Existenzfrage.
Mit vielen herzlichen Grüssen Ihr Spatz

Lfd. Nr.: 1527
Von: Ernst Kretschmer
An: Ernst Rüdin
Quelle: Max-Planck-Institut für Psychiatrie, München

Marburg, 06.11.1935

Sehr geehrter Herr Kollege!
Beiliegend erhalten Sie (vertraulich!) Abschrift von dem Antwortbrief von Herrn Professor J. H. Schultz, mit dem ich wegen des nächstjährigen psychotherapeutischen Referates korrespondierte. Aus der gewundenen Ausdrucksweise ersehen Sie die taktische Situation innerhalb der psychotherapeutischen Restgruppe, auf die ich nachher zurückkomme. Um nicht unnötig Zeit zu verlieren, schlage ich folgendes vor: J. H. Schultz wird diesmal nur zu einem Vortrag über ein anderes psychotherapeutisches Thema aufgefordert, und erst für den übernächsten Kongress als Hauptreferent vorgemerkt; ich kann dann beim nächsten Kongress alles weitere mündlich mit ihm verhandeln. Für den nächsten Kongress würden wir als Hauptthema für unsere psychotherapeutische Arbeit aufstellen: „Soziale Psychotherapie". Ich würde Herrn von Weizsäcker bitten, den mehr klinischen Teil und Herrn Reichardt-Würzburg den mehr auf die Begutachtung bezüglichen Teil in je einem Hauptreferat zu übernehmen. Falls ich bis Anfang nächster Woche keinen gegenteiligen Bescheid von Ihnen habe, nehme ich Ihr Einverständnis an und würde dann mit beiden Herrn gleich endgültig abschließen, um Ihnen wiederholte Schreibarbeiten zu ersparen.

Zu dem mir freundlichst zur Kenntnis gegebenen Brief von Göring darf ich folgendes bemerken: Es würde den Gepflogenheiten der wissenschaftlichen Welt nicht entsprechen, wenn wir Redner für unseren Kongress durch Vermittlung von Herrn Kollegen Göring anfordern. Wir werden für unseren Kongress stets persönlich mit den Persönlichkeiten verhandeln, von denen wir Referate erbitten; Wollen sich diese ihrerseits erst um Genehmigung an Herrn Kollegen Göring wenden, so kompliziert dies natürlich die Beziehungen, doch haben wir kein Recht, uns hierin einzumischen. Die Einholung einer Genehmigung des Vorsitzenden zum Auftritt auf anderweitigen Kongressen war, soviel ich weiß, bis jetzt nur bei der psychoanalytischen Schule Freuds und den verwandten Gruppen üblich und würde, allgemein durchgeführt, den geistigen Austausch in der Wissenschaft entscheidend gefährden.

Nachdem die psychotherapeutische Restgruppe sich offiziell den Naturheilärzten angeschlossen hat, dürfte die Zusammengruppierung mit unserer Gesellschaft wesentlich erschwert sein. Da sie nur noch wenige Herren enthält, die als wissenschaftliche Persönlichkeiten für uns Interesse haben, und da wir auch ohne sie notfalls ein gutes psychotherapeutisches Programm für unsere Kongresse auf die Dauer zu bestreiten in der Lage sind, so können wir hier die Dinge ruhig an uns herankommen lassen.

Es muß nur eine ernste Gefahr dauernd im Auge behalten und hier bei den maßgebenden Behörden vorgebeugt werden, daß die psychotherapeutische Restgruppe öffentliche Kompetenzen für sich im Anspruch nimmt oder durchsetzt, die auf Kosten der Position der Psychiatrie und Neurologie gehen. Speziell wären psychotherapeutische Lehrstühle oder Lehraufträge, die außerhalb unserer Wissenschaft vergeben werden, durchaus abzulehnen. Die Psychiatrie ist heute durchaus in der Lage, den Anforderungen eines guten psychotherapeutischen Universitäts-Unterrichtes zu genügen. Es müßte hier allerdings dem öfters gehörten Einwand vorgebeugt werden, daß man außer in Marburg nirgends in Deutschland Psychotherapie systematisch an psychiatrischen Universitäts-Kliniken lernen könne; dieser an sich schon nicht ganz stichhaltige Einwand würde entkräftet, sobald Schüler von mir psychiatrische Lehrstühle bekommen. Sie sind durchweg in Psychotherapie allseitig wissenschaftlich und praktisch durchgebildet. Es besteht also angesichts unseres eigenen guten psychotherapeutischen Nachwuchses nicht das geringste Bedürfnis, von außen her angebotene Persönlichkeiten hereinzunehmen.

Diese klar zu betonenden Unterschiede in manchen grundsätzlichen Fragen, werden für uns kein Hindernis sein, freundliche und korrekte Beziehungen zu der psychotherapeutischen Restgruppe zu unterhalten, soweit diese auf Grund ihrer eigenen inneren Struktur auf die Dauer lebensfähig bleiben sollte.

Für eine gelegentliche Mitteilung zu den angeschnittenen grundsätzlichen Fragen bin Ich Ihnen dankbar.

Mit freundlichen Grüßen und den besten Wünschen für baldige Wiederherstellung Ihrer Gesundheit Ihr stets aufrichtig ergebener Ernst Kretschmer

---

Lfd. Nr.: 1539
Von: Julius Hallervorden
An: Hugo Spatz
Quelle: Ed / H 50

Landsberg-Warthe, 20.01.1936

Lieber Herr Spatz!

Ihr Brief kam soeben, und ich beantworte ihn sofort, weil er gleich wieder mit der Post mit soll, denn die von Ihnen angeschnittene Frage liegt mir ausserordentlich am Herzen. Zunächst muß ich einen Irrtum berichtigen: die Prosektur der Brandenburgischen Landesanstalten wird von Landsberg nach Potsdam verlegt, das heißt, es wird überhaupt gar keine Stelle frei, sondern ich ziehe blos mit meinem Geschäft um und zwar ist der tiefere Sinn, dass ich dort werde leichter eine Nachfolge heranziehen können. Meine Stelle wird erst frei, wenn ich sterbe oder pensioniert werde. Also damit ist z. Zt nichts zu machen. Aber ich will Ihnen streng vertraulich verraten, daß Braunmühl an mich einen sehr verbitterten und tief gekränkten Brief geschrieben hat, weil er wieder übergangen wird. Als ich Ihm gewissermaßen zumTrost sagte, man brauche einen Allgemeinpathologen, da hat er dies mit sehr guten Gründen und sehr hübsch widerlegt. Nun muss ich ja sagen, dass ich am wenigsten Grund habe, einen solchen Einwand zu machen, weil mir ja die allgemeinpathologische Vorbildung fehlt, was ich immer wieder bedauere, andererseits zeigt sich aber – und darauf weist Braunmühl natürlich hin – dass die Allgemeinpathologen wie zum Beispiel gerade Neubürger unsere eigentliche Spezialwissenschaft nicht gefördert haben. Ich habe mich ja schon immer gewundert, dass man nicht sofort auf ihn gekommen ist, aber ich weiss nicht, wie weit da persönliche Schwierigkeiten mitsprechen, über die ich mich nicht äussern kann. Ich hatte schon vor, in diesen Tagen Scholz noch einmal gründlich darüber zu schreiben und ganz besonders auf Braunmühl hinzuweisen. Dass ich ihn für geeignet halte, ist ja gar keine Frage, ich könnte mir aber denken, dass keine große Neigung besteht, ihn als Prosektor zu nehmen, weil er natürlich wenig Lust haben wird, das anfallende Material der Forschungsanstalt zu überlassen. Ich kann diese Dinge nicht mit der wünschenswerten Offenheit mit Ihnen besprechen, und mündlich ist es mir unmöglich, weil ich nicht abkommen kann. Wenn Sie irgendetwas für Braunmühl tun können, so würde mich das sehr aufrichtig freuen. Schönen Dank für Ihre sonstigen Nachrichten: Gestern bekam ich einen Brief von Kleist, worin er mich zu einem Vortrag auffordert auf der nächsten Versammlung gewissermassen über die Lokalisationsmöglichkeiten des Schwachsinns; er denkt an Leseschwäche, Rechendefekte und dergleichen. Ich werde es natürlich annehmen, obwohl es so etwas wie er will, gar nicht gibt, aber das wird ja dann zu zeigen sein.

Meine Frau hat eine Cholecystektomie hinter sich und ist wieder gesund. Das war eine schwere Zeit, aber für die zu erwartenden besseren Tage in Potsdam eine Notwendigkeit. Mit den besten Grüßen Ihr Hallervorden.

Lfd. Nr.: 1551
Von: Kurt Schneider
An: Nicolai Hartmann
Quelle: Marbach 83.511/7

München, 10.03.1936

Lieber Herr Hartmann!
Ich bin einige Tage auf dem Lande und habe Ihre Ontologie mitgenommen und ganz gelesen. Unsereiner muß solche Werke „durchreissen", sonst kommt er nie dazu. Bei langsamem, durch eigene Aufgaben und Pflichten unterbrochenem Lesen über lange Zeitstrecken hin verliert man immer wieder den Blick aufs Ganze und man erlahmt dann, weil die „Spannweite des intentionalen Bogens" nicht ausreicht. – Ich habe, glaube ich, im Grossen-Ganzen auch gut folgen können – bis auf Stellen des 4. Teiles. Er ist unerhört schwer – oder liegt es an meinem geringeren Interesse oder an einer geradezu unfallsneurotischen Selbstunsicherheit, wenn Mathematik oder Logik sich auch nur von Ferne zeigen?

Ich bewundere Ihre saubere, gleichbleibende Werkstattarbeit durch das ganze Buch hindurch. Mir scheint: wir haben keinen Philosophen, der das auch nur annähernd so kann, wie Sie.

Auf Einzelheiten kann ich kaum eingehen. „Dasein und Sosein" hat mich ganz besonders gefesselt. Wohl weil ich selbst (natürlich sehr grob) diese Fragen vor Jahren auch auf die Psychose anzuwenden versucht habe. Auch hier kann man das auf die körperliche Noxe zurückzuführende Dasein von dem auf andere Momente (z. B. Konstitution, Erlebniserinnerungen etc.) ursprünglich zurückgehenden Sosein der speziellen Symptomatik unterscheiden. Das ist für die Betrachtung des Aufbaues des Bildes einer Psychose von grosser Bedeutung. Auch ob man das Dasein einer Psychose „verstehen" kann, oder nur ihr Sosein, har mich damals stark beschäftigt. Ich bin erlegen und bin nun auch nicht sicher, ob ich mich überhaupt auf einer Ihrer Problemstellung vergleichbaren Ebene bewegte. (Dass das „Dasein" einer Psychose wieder ein „Sosein" meines derzeitigen klinischen Krankenbestandes ausmacht, ist sicher).

Lange bevor ich an Kapitel 30, c kam, war ich neugierig, wie Sie sich zu den illusionären Ängsten stellen würden, ja, ob Sie überhaupt an sie gedacht hätten. Hier habe ich manche Bedenken. Da solche Illusionen doch alle Grade haben und man sich auch sehr oft streiten kann, ob und in wie weit es überhaupt solche sind, scheint mir die Realität selber schwimmende Grenzen zu bekommen, was doch unmöglich sein kann. Wo ist da der Punkt, an dem man sich orientieren kann? Komme ich S. 226 mit dem Abschnitt „Zwischen diese...." weiter? Er ist mir nicht ganz klar geworden.

Dann gehen Sie mit dem „Angstmenschen" doch sehr hart um. „Wir schelten die Unglücklichen, um sie nicht beklagen zu müssen" (Vauvernargues). Ich halte die Linie Paulus – Augustin – Kierkegaard – Heidegger – Karl Barth, d.h. die Ansicht, die sie vom Menschen haben, doch für zu gewichtig, als dass man, auch wenn man sie nicht mag, ja verachtet, sie einfach wegschieben könnte.

Dann noch zur Psychologie. Ich glaube, dass man sie doch auch mit der intentio recta treiben kann. Das zu tun, ist gewissermassen mein Stolz. Und Sie tun es doch auch an einzelnen Stellen des Buches. Wie könnten Sie sonst z.B. die verschiedenen emotionalen Haltungen so fein herausarbeiten? Aber es liegt wohl an Ihrem Psychologiebegriff, der das Wesentliche dieser Schicht im Unbewussten sucht; da gibt es allerdings wohl nur die intentio obliqua.

Dies nur ein paar Fetzen, die ungeformt genug sind. Sie wollen wenig mehr, als Ihnen meinen Dank sagen.
Ihr herzlich grüssender Kurt Schneider

Lfd. Nr.: 1552
Von: Nicolai Hartmann
An: Kurt Schneider
Quelle: Marbach Sign. 83.512/4

Berlin, 17.03.1936

Lieber Herr Schneider!
Lieber konnte mir nichts sein als kritische Bemerkungen der Art, wie Sie sie machen. Das ist eine grosse Seltenheit für mich. Es sind ja überhaupt nicht viele, die so ein Buch wirklich lesen. Daß Sie sich dafür die Mühe nehmen – bei der Entlegenheit des Stoffes – muss ich wohl für ein besonderes Freundschaftsstück halten.

Sehr wichtig ist mir, was Sie im Schlusspassus zur Psychologie sagen. Moriz Geiger (jetzt .... in den USA) hat mir den Einwand gemacht, es gehe nicht an, die Ontologie auf die Intentio recta zu stellen, die Psychologie aber der Intentio obliqua vorzubehalten; denn auch in ihr ginge es um ein Sein, seelisches Sein, (psychische Realität). Ich glaube, er hat Recht. So geht es nicht. Und nun liefern Sie mir gerade den Zugang zur Lösung der Frage. Das will aber noch in Ruhe durchüberlegt sein. Denn schliesslich trifft es nicht auf alle Gegenstände der Psychologie zu.

Dann was die „Angstmenschen" anlangt. Bin ich wirklich so achtlos mit ihnen umgesprungen? Es mag sein. Immerhin, ich habe nicht gemeint, dieser Menschentypus sei weniger ernst zu nehmen als andere. In einer Psychologie würde ich ihn als sehr gewichtig und aufschlussreich gelten lassen; in einer geschichtlichen Diskussion menschlicher Typen gewiss noch mehr. In einer Ontologie liegt die Sache anders, zumal dort, wo es sich um Erörterung der Zugänge zum „Sein" handelt. Soviel ich sehen kann, bestreiten Sie das Illusionäre in der Angst nicht. Illusion ist aber nun doch gerade das Gegenteil von Zugang zum Sein. Ich kann also doch die Angst als seinsvermittelten Akt nicht auf gleiche Linie mit anderen nicht illusionären Akten stellen. Was Kierkegaard und Heidegger anlangt, so wollen sie aber gerade plausibel machen, daß die Angst den Zugang zum Sein darbiete. Das allein ist es, wogegen ich mich wende. Und hier muss man m. E. streng abrechnen. Aber deswegen braucht man die Unglücklichen nicht zu „schelten".

Sie sagen weiter: „da solche Illusionen alle Grade haben und man sich auch sehr oft streiten kann, ob und wie weit es überhaupt solche sind, scheint mir die Realität selten schwimmende Grenzen zu bekommen... „

Ist es nicht zu weit gegangen, wenn man aus Graden der Illusion auf Grade der Realität schliesst (denn darauf läuft das Argument doch hinaus?). Mir würde es näher liegen zu sagen: Was hier verschwommene Grenzen zeigt, ist nicht die „Realität selber", sondern nur ihre Gegebenheit (resp. Gewissheit). Gegebenheit (Zustände, Gewissheit kann sich sehr wohl abstufen – von voller Unanfechtbarkeit bis zur vagsten Vorspiegelung herab. Und diese Abstufung der Gegebenheit habe ich Seite 226 in dem von Ihnen angegebenen Absatz im Auge gehabt. Mir schien, darin liegt keine gewagte Behauptung – und auch kein Widerspruch zum schroffen Gegensatz von real und irreal, der natürlich keine Übergänge gestattet. Denn dieser besteht nicht in der Gegebenheitsweise, sondern am Gegenstande.
Viel herzlichen Dank und Grüße! Ihr N. H.

Lfd. Nr.: 1563
Von: Julius Hallervorden
An: Max Bielschowsky
Quelle: EdrO

Potsdam, 29.06.1936

Lieber Herr Professor!
Meinen schönsten Dank für Ihre verschiedenen Zusendungen, die ich mit dem grössten Interesse studiert habe. Die neue Umgebung, das Einleben in die neuen Verhältnisse und sonstige reichliche Arbeit hat mich so absorbiert, dass ich Ihnen dafür noch nicht gedankt habe. Im stillen hatte ich auch immer gehofft, daß wir uns einmal in Berlin wiedersehen werden, und ich bitte Sie sehr, daran zu denken, mich rechtzeitig davon in Kenntnis zu setzen, wenn dies möglich ist. Sie können sich keine Vorstellung davon machen, wie sehr sich die Anstalt in Potsdam gegen früher geändert hat. Ein grosser Teil der Lübbener Kranken wird hierher überführt und von jetzt an werden alle Schwachsinnigen bis zum 16. Lebensjahr hier aufgenommen, dafür werden die Epileptiker fortgelegt. So entsteht ein fabelhaftes Material, dass außerdem klinisch vorzüglich bearbeitet wird. Der Betrieb hier entspricht fast dem einer Klinik. Ich brauche Ihnen nicht zu sagen, wie ich mit all diesem hier zufrieden bin und freue mich, daß ich noch zu einer Zeit da hineingekommen bin, wo ich noch etwas leisten kann. Das Laboratorium ist recht hübsch eingerichtet, und wir sind nun auch wieder glücklich in der Arbeit. Dass Scholz nun in München seinen Posten bezogen hat, werden Sie gelesen haben. Er war noch in Landsberg einige Tage bei mir und wir haben vieles Gemeinsame besprochen. Ganz besonders freut es mich, daß Spatz nach Buch kommt; so habe ich ihn in der Nähe und kann ihn öfter sehen. Ich könnte noch viele Einzelheiten berichten, aber ich hoffe, dass ich Ihnen davon bald einmal erzählen kann.
Mit den herzlichsten Grüßen Ihr Hallervorden.

Lfd. Nr.: 1567
Von: Julius Hallervorden
An: Hugo Spatz
Quelle: EdrO

Potsdam, 03.08.1936

Lieber Herr Spatz!
Soeben bin ich von Berlin zurückgekommen, wo ich mein Wesen auf einer Bibliothek treibe und fand Ihre Präparate vor. Das ist ein Thema, dass mich ausserordentlich beschäftigt hat. Ich halte Ihren Fall sicher für ein diffuses Gliom und die Entmarkung ist irgendwie sekundär. Ich habe eine ganze Reihe von solchen Fällen, die offenbar recht selten sein müssen, denn Ostertag sagte mir, er hätte dergleichen noch nicht gesehen. Zwei von diesen Fällen sind meine erblichen Hirntumoren, wo Sie die nötigen Abbildungen sehen können, ich habe aber noch viel mehr. Diese Tumoren bestehen immer aus ganz unreifen Gliazellen, die auch auf dem Liquorwege sich verbreiten und von aussen in die Rinde einwachsen, Cushing bezeichnet sie wohl als Medulloblastome. Das ist die eine Seite der Sache und dort wäre entsprechende Literatur zu finden. Das andere ist eine diffuse Entmarkung und dann laufen die Fälle als blastomatöse diffuse Sklerose, unter welcher Marke man die übrige Literatur findet; aber das Primäre ist ja auch hier der Tumor. Das Merkwürdige ist nun, dass manchmal bei diesen diffusen Tumoren eine unbestimmte Entmarkung vorhanden ist und manchmal nicht. Ich möchte wissen, wie diese Entmarkung zustande kommt, aber darüber bin ich mir noch nicht klar geworden. Die Entzündung ist also in diesem Falle sekundär, das halte ich für ziemlich sicher. Ich habe eine Menge Literatur darüber gesammelt, und stelle Ihnen den ganzen Kram zur Verfügung, wenn ich auch selbst noch nicht eigene Untersuchungen darüber aufgeben möchte, zu denen ich augenblicklich nicht komme. Ich hatte ursprünglich vor, den erblichen Hirntumoren entweder noch einen Absatz darüber zuzufügen, oder einen zweiten Aufsatz folgen zu lassen, habe aber die Sache zurückgestellt, bis ich mehr Klarheit habe; ich habe es dann absichtlich vermieden, diese Probleme auch nur anzurühren. Vielleicht macht es Ihrem neuen Adlatus Spaß, mein Material anzusehen und zu Vergleichen heranzuziehen. Dazu wird ja Zeit sein, wenn er Ihnen nach Buch folgt.

Dass Sie einige Haare in dem Kleistschen Buche finden, freut mich sehr. So sehr ich den Fleiss von Kleist schätze, so ist seine ganze Lokalisationstheorie auf absolut unzureichender Grundlage aufgebaut: seine Fälle sind alle makroskopisch angesehen und es fehlt die histologische Fundierung. Wie würde er sich wohl wundern, wenn er bei seinen Kopfschüssen, von denen er ausgeht, noch an anderen Stellen des Gehirns beginnende Nekrosen im Zellbilde gesehen hätte. Ich musste leider meinen Vortrag aus Zeitgründen aufgeben, sonst hätte ich das ausgeführt, was Sie in meinem letzten Separatum gelesen haben (haben Sie es gelesen?). Es wird wohl eine allgemeine Abrechnung in diesem Sinne mit ihm geben bei aller Würdigung seiner sonstigen Verdienste.

Was die Geldfrage betrifft, hat mich Ast darauf aufmerksam gemacht, dass sich die Gesellschaft der Neurologen und Psychiater wegen eines Preises und dergl. schon ziemlich festgelegt hat. Die Geschichte scheint mir wenig aussichtsreich, ich will aber dieserhalb noch einmal an Ast schreiben.

Vor einigen Tagen war Herr Nevin hier; er will später noch einmal wiederkommen, entweder zu Ihnen oder zu mir. Ich hoffe, dass es mir möglich sein wird, Sie in Frankfurt zu sehen, noch weiß ich nicht, ob ich die unerläßlich provinzielle Unterstützung erhalte. Ich lege Ihnen ein Referat bei, das Sie interessieren wird, falls Sie die Arbeit noch nicht kennen. Ihre Präparate behalte ich einstweilen, ich will sie mir noch einmal in Ruhe durchsehen.
Mit den herzlichsten Grüßen allerseits! Ihr Hallervorden.

Lfd. Nr.: 1573
Von: Alfred Hoche
An: Oswald Bumke
Quelle: Archiv der Universitätsnervenklinik München

Baden-Baden, 01.12.1936

Lieber Herr College!
Ich danke Ihnen bestens für die sehr freundliche Zusendung der neuen Auflage; ich möchte wünschen, daß der Zwang zur Arbeit, die damit verbunden war, Ihnen seelisch gut getan haben möchte; an manchen Stellen klingt für den Kundigen vernehmbar doch ein gewisser Überdruß an der Befassung mit der ganzen Geschichte durch.

Ich habe dafür grosses Verständnis und habe bei der Befassung mit dem neuen Bande, allerdings ohne Überraschung, festgestellt, wie wenig mir im Grunde genommen alle diese Fragen, um die es sich da dreht, lebenslänglich bedeutet haben; jedenfalls bin ich heilsfroh, dass ich mit der neuen Entwicklung, namentlich mit der unter dem Zeichen von Rüdin, nichts mehr zu tun habe. Auch die Einladungen zu Gutachten im Sterilisierungsverfahren, mit denen ich mich, öfter als mir lieb war, herumschlagen muß, werden jetzt Gott sei Dank seltener. Da Sie meine Anschauungen kennen, werden Sie es nur natürlich finden, dass ich die auch von Ihnen durchgeführte Ausdehnung des Schizophreniebegriffes nicht billigen kann; ich habe mich in der Hoffnung getäuscht, dass gerade der Blick auf den von dilettantischen Ärzten geübten diagnostischen Missbrauch des Wortes zu einer Revision der Abgrenzung führen würde; aber es hat keinen Zweck, darüber Worte zu verlieren; ich stehe abseits, und mich geht es nichts mehr an; von Roon stammt der Vergleich, dass er sich vorkäme wie ein alter Fuhrmann, der nicht mehr selbst fährt, sich aber doch freut gelegentlich mit der Peitsche zu knallen; mich freut nicht einmal mehr das.

Ich lege Ihnen meinen Badener Vortrag bei, an dem die Reaktion von einem gewissen Interesse war; in der Diskussion stand ein Jüngling auf, von dem ich später hörte, daß er der Nachfolger von Erb und Krehl ist, um mir Vorhaltungen zu machen, daß ich nicht von dem Einfluss des Schmerzes auf „die Erziehung unseres Volkes zum Heroismus" gesprochen hätte; der Heidelberger sogenannte Psychiater, der mich vor einem Jahre attackierte [Carl Schneider], stellte die Ebene gleich von vornherein fest, in dem er den Kongress mit „Volksgenossen" anredete.

Die Versammlung ist im übrigen so unsympathisch geworden, dass ich wohl nicht mehr hingehen werde, was immerhin bei meinem historischen Verhältnis dazu ein Signal bedeutet.
Mit allen guten Wünschen für Ihre eigenes Ergehen bin ich Ihr ergebenster Hoche.

Lfd. Nr.: 1575
Von: K. Thums
An: H. Luxenburger
Quelle: Max-Planck. Institut für Psychiatrie München, Archiv Sign. 131 Nr. 1575 (Abschrift!)

Berlin, den 7. Dezember 1936

Hochverehrter Herr Professor!
Bei meinem gegenwärtigen Aufenthalt in Berlin erfahre ich durch zwei Freunde, die den 8monatigen „Erbärztekurs" bei Fischer besuchen, einige interessante Dinge, über die ich Ihnen sofort berichten möchte, da ich noch länger als eine Woche von München fern bin und bis dorthin Einzelheiten vergessen könnte. Ich bitte Sie, auch Herrn Prof. Rüdin von dem Inhalt dieses Briefes Kenntnis zu geben.

In den Diskussionsstunden dieses Kurses, die im Anschluss an Referate der einzelnen Kursteilnehmer abgehalten werden, macht Lenz andauernd abfällige Bemerkungen „über sonst an sich verdiente Autoren" (sic!) und zwar sind damit stets die Arbeiten zur empirischen Erbprognoseforschung der Rüdinschen Schule gemeint. Lenz und sein Assistent Geyer (ein Psychiater?) erklären andauernd, dass die Methode der empirischen Erbforschung falsch sei und dass sie demnächst „auf der Tagung der Deutschen Gesellschaft für Vererbungswissenschaft in Frankfurt im März, 1937 einen Frontalangriff gegen die Methode und ihre Ergebnisse führen werden". Dabei versichern sie sich stets der Diskretion der Kursteilnehmer und betonen ausdrücklich, dass man sie nicht „in München denunzieren" und ihre Frankfurter Absichten nicht verraten möge. An sachlichen Einzelheiten führen sie Folgendes an: Die Methode der empirischen Erbprognoseforschung könne nicht das aussagen, was sie gefunden zu haben behauptet. Es sei z. B. grundsätzlich falsch, auf den Komplex der Schizophrenie die Erbprognosemethode anzuwenden, denn bei der Schizophrenie handelt es sich nicht um eine homogene Krankheitsgruppe sondern um viele in ihrem Erbgang grundsätzlich verschiedene Biotypen. So habe Geyer zweifellos schon klinische Typen herausschälen können, die sich von den anderen Schizophrenietypen klinisch unterscheiden und spezifischen Erbgängen folgen – so kenne er monomer dominant sich vererbende Typen (und) rezessiv geschlechtsgebundene Typen und dergleichen. Daher sei die Anwendung der empirischen Erbprognosemethode auf die Gesamtheit der Schizophrenie ebenso unsinnig, wie wenn man alle erblich Blinden in einen Topf werfen würde, obwohl ja kein Zweifel darüber bestehen kann, dass es verschiedene Formen der erblichen Blindheit gibt, die ganz verschiedenen Erbgängen folgen und daher weder eine klinische, noch eine genetische oder erbbiologische Einheit darstellen. So sei es z. B. von der Muskeldystrophie bekannt, dass es sich bei ihr um verschiedene Krankheiten handle: Es gäbe dominante Formen, rezessiv geschlechtsgebundene, rezessiv dimere Formen, die sich zwar klinisch in ähnlicher Weise manifestieren, aber bei denen es sich vom erbpathologischen Standpunkt um grundsätzlich verschiedene Krankheiten handelt.

Ebenso längen die Dinge bei der Schizophrenie: Es sei daher ausgesprochen dogmatisch, wenn es im Kommentar heisst: „Die Erbkraft der Schizophrenie ist eine erhebliche. Der Erbgang ist rezessiv." Erstens sei nirgends der Ausdruck Erbkraft definiert and man könne sich darunter Verschiedenes vorstellen: So kann er die Erbanlage bedeuten oder aber ausdrücken, dass die Erbanlage einen schwerwiegenden Anteil an der Verursachung der Krankheit habe. Zweitens sei es aus den oben angeführten Gründen völlig unbewiesen, dass die Schizophrenie einem rezessiven Erbgang folge. Dagegen spricht ausser den bereits oben angeführten Dingen auch noch Folgendes: Niemals sei noch bei den Erblichkeits-Untersuchungen bei der Schizophrenie die Blutsverwandtschaft der Eltern berücksichtigt worden (dass die Blutsverwandtschaft in der Aszendenz von wahrscheinlich rezessiven Erbkrankheiten im Rahmen der empirischen Erbprognoseforschung nicht berücksichtigt werde, sei überhaupt ein grundsätzlicher Fehler dieser Methode). Weiter spräche gegen die Rezessivität der Schizophrenie das Verhältnis der erkrankten Kinder zu den erkrankten Geschwistern, bei einem rezessiven Erbgang wären mehr erkrankte Geschwister als erkrankte Kinder zu erwarten, bei der Schizophrenie sei dieses Verhältnis geradezu umgekehrt. Ferner schwanken die empirischen Erbprognosezahlen viel zu sehr, um ihnen eine ernstliche Bedeutung zuzumessen „1935 waren 9,1% Kinder krank,1936 waren es 16,4% – wieviel werden es 1937 sein?“ (sic!). Die dafür von Luxenburger gegebene Erklärung der verschiedenen Materialzusammensetzung reiche nicht aus. Rechnet man zu diesen Zahlen nun noch den dreifachen mittleren Fehler hinzu, so komme man auf sehr weit gespannte Schwankungen, die die praktische Bedeutung der empirischen Erbprognoseforschung bei der Schizophrenie völlig in Frage stellen. Auch die bei der Durchschnittsbevölkerung gefundene Zahl der Schizophreniehäufigkeit von 0,85% sei ausserordentlich anzweifelbar, da sie sich nur auf ein Ausgangsmaterial von 362 Fällen (Luxenburgers Darstellung im Erbarzt) beziehen.

Lenz stellt dann auch ähnliche Berechnungen über die Häufigkeit der Schizophrenieanlagen in der Bevölkerung an, wie wir sie aus den Arbeiten von Julius Bauer kennen. Er hält es für völlig ausgeschlossen dass ein so riesenhafter Prozentsatz der Bevölkerung Träger von schizophrenen Teilanlagen sein könne, wie aus diesen Berechnungen bei Annahme eines dimeren Erbgangs hervorgeht“

Völlig falsch und irreführend sei auch der Begriff der Manifestationsschwankungen, der Manifestationswahrscheinlichkeit und dergleichen. Darüber will sich Lenz Ende des Semesters ausführlich vor den Erbärzten äussern.

Es sei auch unrichtig nur aus grossen Zahlen etwas schliessen zu wollen, mehr als die empirische Erbprognosemethode könne oft die Erbforschung einer einzelnen Familie zu entscheidenden erbtheoretischen Ergebnissen führen.

So sprachen Lenz und Geyer nicht nur einmal und in zusammenhängender Darstellung, sondern viel häufiger als kleine Nebenbemerkungen oder aber auch gesprächsweise mit einzelnen Kursteilnehmern. Stets aber betonen beide, dass sie unter keinen Umständen wollen, dass ihre Angriffe gegen die empirische Erbprognoseforschung schon jetzt allgemein bekannt würden und vor der Frankfurter Tagung bis nach München dringen.

Sehr geehrter Herr Professor, ich bitte Sie daher, meine heutigen Mitteilungen mit Rücksicht auf die beiden Kollegen die als erste verdächtigt würden, wenn Lenz erführe, dass seine Angriffe gegen Rüdin und Sie in München bekannt geworden sind, nur mit Vorsicht dementsprechend auszuwerten, beziehungsweise vor allem zur Kenntnis zu nehmen und Herrn Professor Rüdin darüber Mitteilung zu machen. Ich fühlte mich aber jedenfalls verpflichtet, Ihnen die Berichte meiner beiden Freunde sofort zu Kenntnis zu bringen.

Mit den besten Grüssen und
Heil Hitler
Ihr sehr ergebener
Thums

Lfd. Nr.: 1576
Von: Ernst Rüdin
An: Ministerialdirektor Dr. Gütt, Reichministerium des Inneren
Quelle: MPI f. Psychiatrie GDA 131

München, 22.12.1936

Lieber Herr Ministerialdirektor!
Hiermit erlaube ich mir, Ihnen die Abschrift eines Briefes zu übersenden, der an einen Mitarbeiter hier an meinem Institut gerichtet wurde, und den er mir übergeben hat.

Der Brief kennzeichnet so sehr Herrn Lenz und vielleicht auch noch andere seiner engsten Mitarbeiter, daß ich dem Inhalt des Briefes weiter nichts beizufügen habe.

Ich sende Ihnen die Abschrift dieses Briefes lediglich deswegen, um Sie zu benachrichtigen, was geht, und weil Sie die Verantwortung dafür tragen, daß alles unterbleibt, was die Grundlagen der rassenhygienischen Gesetzgebung in Mißkredit bringen kann, was natürlich sehr wahrscheinlich ist, wenn Lenz mit seinen Helfershelfern in Frankfurt wirklich den Frontalangriff vornimmt, den er vor hat (die Zeugen, die dem Briefe zu Grunde liegen, sind absolut zuverlässig).

Denn das ist klar, daß ich in Frankfurt zugegen sein und ihm auf das schärfste antworten werde. Ich werde selbstverständlich auch noch vieles Andere gegen Lenz vorbringen, was sein psychiatrischer Dilettantismus verbrochen hat und was gedruckt von ihm vorliegt. Er soll sich über meine Antwort nicht freuen.

Eine andere Frage ist, ob es nun wünschenswert ist, dass getarnte Feinde unserer gemeinsamen Sache, die sicher in der Versammlung der Deutschen Gesellschaft für Vererbungswissenschaft in Frankfurt mit anwesend sein werden, dies zu ihrer grössten Freude anhören werden, und es dann im Ausland, insbesondere im August in Moskau verbreiten und gegen unsere Bestrebungen in der bekannten Weise ausschlachten werden, auch wenn es noch so klar sein wird, daß Lenz mit seinen Auffassungen nicht recht hat. Wenn also schon einmal der Kampf stattfinden soll, dann muß ich jede Verantwortung für die Folgen ablehnen und das ist der Grund, warum ich Ihnen die ganze Sache mitteile.

Noch um eines möchte ich Sie dringen bitten: Nämlich Ihre allenfallsigen Gegenmaßnahmen, falls Sie solche für wünschenswert halten, so zu treffen, daß meine Gewährsmänner, die Lenz ja wohl bald ausfindig machen könnte, nicht blossgestellt werden. Denn daß Lenz in seiner kleinlichen Rachsucht vor nichts zurückschrecken würde, wo es sich darum handelt, gegenüber ihm Wehrlose zu zwiebeln und zu benachteiligen, ist mir vollständig klar, und ich möchte das vermeiden, da der Kurs ja noch einige Zeit dauern soll.

Ich bin übrigens auch der Ansicht, daß die Austragung dieses wissenschaftlichen Streites, wenn man das überhaupt so nennen soll, nicht vor das Forum von Schülern kommen soll, die ja doch zu lernen hingekommen sind, weil sie in diesen Dingen kein selbstständiges Urteil und noch keine gefestigten Kenntnisse haben, und daß der Streit insbesondere nicht in dieser hinterhältigen und feigen Art gegen Gegner, die gar nicht da sind, um sich wehren zu können, geführt werden sollte. Aber wie aus dem Brief hervorgeht, soll ja dieses Heldenspiel, das in den Schülerkursen angefangen wurde, nun auch in Frankfurt noch fortgeführt werden, ohne daß man Gelegenheit habe soll, dagegen mit den nötigen Argumenten aufzutreten.

Ich muss mir noch weitere Schritte gegen das hinterhältige Vorgehen des Herrn Lenz nicht bloß gegen mich, sondern auch gegen unsere gemeinsame Sache vorbehalten, wäre Ihnen aber für ein kurzes Wort, wie Sie sich in der Sache verhalten wollen, dankbar.

Meine Meinung ist, daß man diese Dinge doch diskutieren kann, mit gegenseitig offen dargelegten Karten, ohne das man die Schadenfreude Dritter deswegen wachrufen und die Öffentlichkeit zu beunruhigen braucht. Wege zu einem solchen offenen, ehrlichen und ritterlichen Vorgehen, ohne daß weitere Kreise davon beunruhigt werden, gibt es doch wahrhaftig genug.

Ich will hoffen, daß Ihnen die Feiertage auch ein bischen Entspannung von Ihrer großen Arbeitslast bringen mögen und verbleibe mit den besten Grüßen und Wünschen für die Feste und Heil Hitler Ihr ergebenster Rüdin

---

Lfd. Nr.: 1578
Von: Adolf Wallenberg
An: Max Nonne
Quelle: StAHH

Danzig, 10.03.1937

Lieber und hochverehrter Herr Kollege!
Sie haben mir mit Ihren herzlichen Abschiedsworten wohlgetan! Vielen aufrichtigen Dank und Gruß Ihnen und Ihrer Frau Gemahlin von Ihrem Ihnen auch ferner stets ergebenen Adolf Wallenberg

---

Lfd. Nr.: 1582
Von: Willibald Scholz
An: Karl Neubürger
Quelle: MPI f. Biologie

Peking, 21.05.1937

Lieber Herr Neubürger!
Das war eine freudige Botschaft, welche die lange Zeit des Wartens und der Ungewissheit nun in schöner Weise belohnt hat. Es ist mir ein Bedürfnis, Sie und Ihre liebe Frau dazu von Herzen zu beglückwünschen. Ich brauche Sie wohl nicht zu versichern, daß es auch für mich eine große Freude ist, daß Sie und Ihre Familie nun ohne Sorgen in München leben können und dass mir Ihre Mitarbeit erhalten bleibt. Wenn ich Ihnen einige schöne Worte darüber sagen würde, welchen Wert ich darauf lege, von Ihnen beraten zu werden, so werden Sie es in Ihrer allzu großen Bescheidenheit doch ablehnen. Sie müssen mir aber schon zugeben, daß in diesem Fall mein Urteil kompetenter [war] als das Ihre. Glück auf also in eine neue schöne Zeit freundschaftlicher und bewährter Zusammenarbeit.

Mein Aufenthalt in Peking nähert sich nun mit Riesenschritten seinem Ende, ich werde es wahrscheinlich schon in der zweiten Juniwoche verlassen um zunächst Yamagiva in Mugden aufzusuchen und dann über Korea nach Japan zu fahren. In Japan werde ich auf Aufforderung der Deutschen Botschaft hin zwei Vorträge, wahrscheinlich in Tokyo, halten. Ich denke etwa um den 10. August herum wieder in München zu sein. Ihnen und den Ihrigen herzliche Grüße Ihr Scholz

Lfd. Nr.: 1586
Von: Paul Schröder
An: Ernst Rüdin
Quelle: MPI f. Psychiatrie-HA: GDA 132

Leipzig, 09.08.1937

Lieber Herr Kollege Rüdin!
Gestern habe ich eine Karte an Sie geschrieben, wegen Rückzahlung der mir von Ihnen freundlichst geliehenen Devisen. Heute kam Ihre Geldsendung. Damit habe ich wohl Ihre freundliche Unterstützung in Paris als abgegolten anzusehen. Nochmals meinen herzlichsten Dank dafür.

Den Pariser Kongress für Kinderpsychiatrie dürfen wir wohl für Deutschland als einen recht guten Erfolg buchen. Mich hat auch gefreut, daß Sie auf diese Weise wenigstens einen kleinen Eindruck von meinen Bestrebungen und Arbeiten an den Kindern bekommen haben. Sie werden verstehen, wie schwer und wie ungern ich gerade dieses Arbeitsgebiet verlasse, wenn ich demnächst aus dem Staatsdienst ausscheiden muß. Ich habe mir bereits allerlei Gedanken gemacht, wie ich trotzdem die Arbeit fortsetzen könnte. Aber ich weiß zunächst keinen gangbaren Weg. Solange ich die Klinik habe, geht die Kinderarbeit nebenher. Nachher wird sich in Deutschland kaum jemand finden, der das gleiche Interesse und die gleiche Liebe dafür hat. Auch mein sehr gutes Personal (eine ganze Reihe von Damen) sieht diesem Ende schon mit Schrecken entgegen.

Ihre Frau Gemahlin sprach davon, sie wolle sich nunmehr einmal meine Abteilungen und den Betrieb ansehen. Ich würde mich sehr darüber freuen. Langsam kommen auch sonst aus aller Herren Länder Interessierte zur Besichtigung oder schicken mir Ihre Leute zum anlernen. Ich selber bin mit der Arbeit ganz außerordentlich fest verwachsen Ich glaube aber auch, daß diese Arbeit, so wie sie in Leipzig betrieben wird, sehr stark im Interesse der Allgemeinheit liegt: rücksichtsloses Ausscheiden alles dessen, was charakterologisch als wertlos erkannt wird, aber alle Hilfe denjenigen Kindern, die entweder aus ihrem Charaktergefüge heraus in die Umgebung nicht passen, in die sie hereingeraten sind und deshalb verkümmern oder den Vielen, die lediglich milieugeschädigt sind. Unter beiden Gruppen sind viele besonders wertvolle Naturen, die zu erhalten und zu fördern gerade in unserer Zeit wichtig ist.

Vorbedingung ist allerdings immer wieder, wie ich auch am Schluß meines Vortrages gesagt habe: Eine auf Erfahrung gestützte, wissenschaftlich durchgearbeitete Charakterologie und ein Personal, daß diese diagnostischen Aufgaben mit Liebe und von ganzem Herzen leistet. In Verruf gebracht hat die „Psychopathenfürsorge" (übrigens ein gräßliches Wort) die Kritiklosigkeit, mit der man früher für alle Kinder, auch die schlimmsten, alles tat und dann schwer enttäuscht wurde. Unberechtigt und ein schwerer Schaden für die Allgemeinheit ist aber auch, ausnahmslos alle Kinder, welche von irgend jemand als „psychopathisch" bezeichnet worden sind, von den Segnungen der Fürsorge auszuschließen. Damit verkümmert vieles Gute und nicht weniges Wertvolle, oder kommt sogar in schlechte Bahnen.
Mit den besten Grüßen Heil Hitler! Ihr P. Schröder

Lfd. Nr.: 1590
Von: Georg Stertz
An: Max Nonne
Quelle: StAHH

Wessling, 02.11.1937

Sehr verehrter, lieber Herr Professor!
Nun ist es schon über 14 Tage her, seit wir in Kiel die Zelte abgebrochen haben. Die letzte Zeit war aufregend genug, aber es war uns doch eine kleine Genugtuung, bei dieser Gelegenheit zu erfahren, wie viele Sympathien uns gehörten. Die Klinik und vor allem meine Ärzte haben mir und auch meiner Frau so viele Beweise der Zuneigung und Anhänglichkeit dargebracht, daß wir aufs tiefste davon berührt waren. Das ist doch ein uns unvergeßliches Erlebnis gewesen. Wenn als Überschrift über diese Abhalfterung „Im Namen des Volkes" steht, so vermag ich an die Berechtigung derselben nach allen diesen Erfahrungen nicht zu glauben. Es gab dann einen etwas schwierigen Umzug, vor allem wegen der Wegverhältnisse zu unserem etwas abgelegenen Besitz, aber es ging am Ende doch alles ziemlich gut. Zunächst war ja ein Chaos im Haus, aber es ist ein wahres Wunder, wie sich alles unter den Händen der Damen gestaltet und jetzt hausen wir schon recht behaglich, wenn auch bei der Saumseligkeit der ländlichen Handwerker bei weitem nicht alles fertig ist. Unser Umbau ist sehr schön geworden und das Haus erfüllt alle Vorbedingungen einer behaglichen Lebensführung inmitten einer idyllischen Natur, die uns und besonders meiner Frau ja so wohl vertraut ist und welche der Herbst mit den prächtigsten Farben geschmückt und in den Glanz köstlichster Beleuchtungen getaucht hatte. Das Hochgebirge schien zum Greifen nahe. Wir nehmen ganz Besitz von allem Schönen und besonders von der tiefen Stille, die hier immer um uns ist. Bald lösten sich alle Spannungen, auch Schlaf ist [in] einer mir unerwarteten Geschwindigkeit wiedergekehrt. Zunächst habe ich noch das Gefühl von Ferien, die wir uns ja in diesem Sommer versagt hatten, wir machen Wanderungen, kleine Autofahrten mit unserem netten Adler, arbeiten im Garten und im Haus, und ich lese Horaz und Seneca: „Vom glückseligen Leben". Ich finde hier meine eigenen Gedanken und Gefühle von einem wirklich Weisen so bestätigt, daß ich nicht fürchte, mit dieser Gestaltung unseres Lebens auf einem falschen Weg zu sein. Zunächst habe ich gar keine Sehnsucht nach der Stadt, bisher hat uns nur einmal Furtwängler dort hin gelockt, und morgen ist mein Kollegtag, an dem ich mich einmal passiv auf diesem Gebiet, aber nicht in der medizinischen Fakultät versuchen will: ob ich mit Beginn des neuen Jahres den Versuch einer irgend wie gearteten beruflichen Tätigkeit machen werde, weiß ich noch nicht genau. Kennen Sie Oden des Horaz, II. Buch, Strophe 17? *

> „aber auch mein Geschick log
> nicht: ein Gütlein ward mir zuteil und griechischen
> Musengeists ein Hauch und die Kraft, das schlechte
> Volk zu verachten"

Wenn Sie der Weg wider einmal nach Bayern führt, müssen Sie uns besuchen, einstweilen danke ich Ihnen für die stete Teilnahme an unserem Schicksal auch in dessen letzter Phase. Mit herzlichen Grüßen von Haus zu Haus Ihr getreuer G. Stertz

*[Es handelt sich bei der zitierten Strophe um die Zeilen 37 bis 41 der sechzehnten Strophe]

Lfd. Nr.: 1592
Von: Hugo Spatz
An: Julius Hallervorden
Quelle: Ed /H 630

Berlin-Buch, 25.11.1937

Lieber Herr Hallervorden!
Den Titel Ihres Vortrages im Programm konnte ich nicht mehr ändern. Ausserdem glaube ich, daß die Bezeichnung, wie sie jetzt ist, „Über die systematischen Atrophien des Kleinhirns (hereditäre Atrophie)" doch besser in den Rahmen des Ganzen hineinpasst. Ich würde vorschlagen, daß Sie zum Ausdruck bringen, daß ausserordentlich häufig Verbindungen da sind zwischen den systematischen Atrophien des Kleinhirns und den systematischen Atrophien des Rückenmarkes. Wenn eine solche Kombination sehr ausgesprochen ist, dann sprechen wir eben von „Friedreich'scher Krankheit". Ich würde meinen, dass es zweckmässig wäre, wenn die Strangdegeneration des Rückenmarkes zwar gezeigt, aber doch kürzer behandelt würde und wir die Kleinhirnatrophien in den Vordergrund nehmen. Dadurch wäre auch der Zusammenhang mit der systematischen Atrophie des Brückenfußes betont.

Das, was ich als allgemeines über die systematischen Atrophien des Zentralnervensystems sagen will, werde ich schriftlich festlegen und Ihnen schicken. Dann können wir noch einmal darüber reden, bevor die Vorträge steigen. Mit dem Wort „systematisch" soll das wichtigste Merkmal der Ausbreitung und mit dem Wort „Atrophie" das wichtigste Merkmal der Art des Prozesses angedeutet werden.

Eine Einladung der Bonhoeffer'schen Klinik ist bereits vorgesehen, Creutzfeldt habe ich mir notiert. Die Brandenburgischen Landesanstalten sind vorgesehen.

Herr Welte wird Ihnen einen Durchschlag seines Manuskriptes mitsamt Abbildungen zugehen lassen, so daß Sie genau wissen, was er sagen wird. Wiederholungen werden sich dann leicht vermeiden lassen.

Der Zusatz „hereditäre Ataxie" ist auf Wunsch von Rosenhagen erfolgt, mit dem ich zusammen mit Reisch und Welte am Sonnabend eine Besprechung hatte. Rosenhagen hat ferner ausdrücklich gewünscht, daß Sie vor ihm sprechen, daß also die Anatomie ebenso wie bei der systematischen Atrophie des Brückenfußes vorangeht.

Reisch ist aus der Brückenfußatrophie ausgetreten und macht dafür bei der Pick'schen Krankheit mit. Das fertige Programm lege ich Ihnen bei.
Mit den besten Grüssen Ihr Spatz

Lfd. Nr.: 1598
Von: Alfred Hauptmann
An: Max Nonne
Quelle: Staatsarchiv Hamburg, Nachlass Max Nonne, Sign. 200

Freiburg i. Br., 8.12.1937

Sehr verehrter Herr Professor!
Es hat einige Tage gedauert, bis ich Ihre mir dedicierten Separata gelesen habe, nicht weil mir die Zeit hierzu mangelte (denn ich habe immer noch viel zu viel freie Zeit), aber ich wollte mir die Lektüre bis zu einer hierfür günstigen Stimmung aufsparen,

sagte ich mir doch, dass hier neben der Freude an wissenschaftlichen Früchten ein Gefühl aufkommen würde, wie man es bei einer Einladung in vertrautem Familienkreise hat. Und diese Erwartung hat mich nicht getäuscht: es umgab mich wirklich wieder der Zauber jener glücklichen Welt, wo ich an Ihrer Station arbeiten durfte (das „durfte" hat angesichts der jetzigen Verhältnisse seine besondere aktuelle Bedeutung, denn Sie galten ja früher nicht gerade als Philosemit), und wo wir doch so etwas wie eine große Familie waren, was ich von anderen „Chefs" nicht gerade sagen kann. Wenn ich mich jetzt frage, was der Lektüre Ihrer jetzigen beiden Arbeiten (ebenso wie Ihrer früheren) jenen besonderen Reiz gibt, so ist es die „Persönlichkeit", die aus jedem Satz spricht; es ist eben keine kalte wissenschaftliche Abhandlung, die man liest, man hat vielmehr den Eindruck, dass Sie mit dem Leser persönlich sprächen, und dass Sie sich bemühten, gerade ihm etwas zu geben. – Ich habe Ihnen ganz besonders dafür zu danken, dass Sie es trotz der jetzigen Zeit nicht gescheut haben, meinen Namen zu nennen, ja, ich habe fast den Eindruck, als ob Sie mich über Gebühr genannt hätten (ich habe es ja ebenso wohltuend empfunden, dass Sie mich einmal auch in einer Bemerkung auf einem Kongress nannten, was übrigens auch Anderen ebenso wohltuend auffiel). – Sachlich möchte ich natürlich nicht auf die Arbeiten eingehen, ich freue mich nur, dass ich schon zu einer Zeit, wo man nicht gezwungenermaassen an die Konstitution dachte, für das Zustandekommen der Metalues diesen Weg gegangen bin; ich stehe auch heute noch auf dem Standpunkt, dass dieser Faktor der ausschlaggebende ist, dass aber durch ihn auch eine Änderung der Biologie der Spirochaetenstämme, die einen solchen Körper passiert und mit ihm gekämpft haben, zustande kommen kann, wobei auch die Art der Behandlung eine Rolle spielen mag, und dass derartig veränderte Spirochaeten, wenn sie auf einen weiteren Organismus treffen, in ihm wieder eine Metalues erzeugen können (nicht müssen, da es ja auch wieder auf die Abwehrfähigkeit dieses Organismus ankommt); im übrigen wird diese biologische Änderung der Spirochaeten natürlich nicht etwas Dauerndes bleiben, es gibt also sicher keine „Neurotropen Spirochaeten" als feste Exemplare. Wäre ich heute noch im Amt, so hätte ich die verschiedensten Pläne, wie ich diese Lehre stützen könnte, ich habe ja eigentlich auch noch bis in die letzte Zeit hinein an meiner Klinik hierüber arbeiten lassen; und wenn ich überhaupt noch aushalte, so tue ich es, weil ich spüre, dass immer noch in meinem Kopf Ideen kommen und gehen, und dass noch nicht das Interesse an der Lösung solcher Fragen erstorben ist. Wird mir aber je noch Gelegenheit gegeben sein, hieran zu arbeiten?

Ich bin nicht so töricht, Alles für baare Münze zu nehmen, was mir mitleidige Seelen sagen. So war z. B. neulich der große Hoche bei mir in der Wohnung, was er früher nie getan hätte und trotz Einladung nicht getan hat. Er hat das sogar auch eingestanden, und meinte, die jetzige Zeit nivelliere (das ist mein Ausdruck, er hat es aber so gemeint) Höhenunterschiede. Ja, er sagte also, die Verhältnisse würden sich bald ändern, und dann käme ich ja wieder in die mir gebührende Stellung. Ich weiß natürlich ganz genau, dass er so etwas auch gar nicht wirklich denkt, dass das etwa auf die Stufe des Trostes zu setzen ist, den man Schwerkranken gibt, welchen man eine baldige Genesung in Aussicht stellt. Trotzdem hat mich sein Besuch aber sehr gefreut. H. hat mir gleichzeitig etwas leid getan (dies bitte aber nur zu Ihnen gesagt!), denn ich hatte den Eindruck, dass der Besuch nicht nur mir zu Liebe geschah, sondern auch aus einer gewissen Vereinsamung heraus und aus dem Bedürfnis nach einer akuten Aussprache, da gerade kurz vorher die Berufung des Prof. Marchionini von hier (Dermatologe an der Hautklinik, Ihnen wohl bekannt aus seinen Untersuchungen über Fermente bei Lues, auch in B. B. vorgetragen) nach Ankara herauskam; Sie wissen wohl, dass M. das frühere Fräulein Soetbeer geheiratet hat, die sogen. „Adoptivtochter" Hoches, an der er sehr hängt, und die ihm seinen Lebensabend vergoldete. Er ist nun wohl recht betrübt darüber, dass sie weit weg von ihm geht, gönnt es ihr aber auf der anderen Seite. Denn M. wird, da sie auch zu irgendeinem Procentgrade Nichtarierin ist, in Deutschland keinen Ruf bekommen und geht natürlich gern nach Ankara. Mir geht der Fortgang auch sehr leid, denn sie waren fast die einzigen Menschen hier, mit welchen [ich] noch hätte zusammenkommen können. Denn sonst habe ich Niemand hier, mit dem zusammen zu sein mich irgendwie gelüstete; die Leute, mit denen ich verkehren könnte, stehen intellektuell und aesthetisch so fern von mir, dass ich jedesmal, wenn ich mit ihnen zusammen war, fast am Weinen bin, und Andere haben eben nicht den Mut, mit mir zu verkehren.

Meine Pläne, nach einer anderen Stadt zu ziehen, haben natürlich noch keine greifbare Gestalt gewonnen, da solch ein Schritt nicht so leicht geschehen kann; ich habe mir nach Hamburg nochmals Leipzig angesehen, das am ehesten in Frage käme, und war auch in Königstein, wo die Möglichkeit bestehen sollte, an einem Sanatorium zu arbeiten. Das wird aber wohl nichts werden. Ich habe nun hier noch alle die Möglichkeiten, bekannt zu werden, beschritten und will nun abwarten, was die nächsten Monate bringen. Meine Erwartungen liegen so niedrig, dass ich nicht enttäuscht werden kann. Hamburg habe ich als Projekt fallen gelassen, da ich das Gefühl habe, dass ich dort keinen rechten Kontakt finden würde, obgleich der Leiter des jüdischen Krankenhauses sehr entgegenkommend zu mir war. Aber ich gehöre ja zu den Leuten, die doppelt schlecht dran sind, da sie weder hier noch dort zu hause sind; ich bin ja evangelisch und habe nicht die Absicht, dem Rat Vieler zu folgen, zum Judentum überzutreten; Konjunkturschritte haben mir noch nie gelegen. Man muss eben, wenn es not tut, für seine Überzeugung eintreten und dafür bezahlen.

Genug zu heute. Nur zum Schluss noch das Bekenntnis, wie wohl Sie und Ihre Gattin mir mit Ihrer Einladung in Hamburg taten. Ich sage das wirklich nicht aus Konvention, sondern aus vollstem Herzen. So etwas entschädigt für viele Spiessrutenschläge.

Mit der Bitte, mich Ihrer Gattin bestens empfehlen zu wollen, bin ich mit herzlichstem Gruß Ihr Hauptmann

---

Lfd. Nr.: 1605
Von: Ernst Rüdin
An: Oberstabsarzt Dr. Wuth
Quelle: MPI f. Psychiatrie, GDA 132

München, 25.03.1938

Sehr geehrter Herr Wuth!
Ich danke Ihnen für Ihren Brief vom 18.03.1938. Sie bitten mich darin um Beantwortung einiger Fragen zum Thema „Psychopathie" bzw. „schwere Psychopathie", und zwar unter Bezugnahme auf einen Antrag, den Oberstabsarzt Simon im Auftrage des Generals von Reichenau eingereicht haben soll.

Eine Stellungnahme K. Schneiders hierzu war mir bisher nicht bekannt. Ich selbst habe von den Simon'schen Ideen Kenntnis erhalten durch den Vortrag, den er im

Herbst vor dem militärärztlichen Verein in München hielt, und über den mir mein Assistent Dr. Riedel eingehend berichtete. Ferner habe ich den Artikel Simons im „Militärarzt" gelesen. So viel mir bekannt ist, und ich aus alledem, was ich über den Simon'schen Antrag gehört habe, schließen muss, geht es Simon bzw. von Reichenau darum, 1. schwere Psychopathen solcher Art, die erfahrungsgemäß bei innen- oder aussenpolitischen Verwicklungen störend in Erscheinung treten, rechtzeitig vermerkt zu haben, damit man sie im Ernstfalle an Ihren destruierenden Unternehmungen hindern kann, 2. will man die jungen abnormen Charaktere erfassen und gegebenenfalls gesondert vornehmen, die erfahrungsgemäß wegen ihrer militärischen Dienstzeit Einordnung in das militärische Gemeinschaftswesen vermissen lassen und für die Truppe untragbar werden.

In beiden Fällen handelt es sich also darum, bestimmte Sorten von Psychopathen so früh kennen zu lernen und zu registrieren, daß zu erwartende Störungen bereits vor ihrem Auftreten unterbunden werden können. So viel ich weiss, stellt sich dies der General so vor, dass die erwähnten abnormen Persönlichkeiten, sobald ihre Absonderlichkeiten erwiesen sind, karteimäßig festgehalten werden, sodass ein Zugriff jederzeit möglich ist. Die Zuerkennung des Prädikats „schwere Psychopathie" wird von den Antragsstellern ausschliesslich dem fachärztlichen Begutachter vorbehalten. So ergibt sich von selbst, daß die Zusammenstellung dieser Kartei zunächst von einer Stelle vorgenommen werden muss, die solche kompetenten Gutachter aufzuweisen hat. (Wie weit der Staat mit anderen Armen hierbei nachhilft, dürfte sich in der Praxis bald zeigen). Etwas völlig Neues wäre diese „Meldepflicht" für schwere Psychopathen übrigens durchaus nicht. Es wir Ihnen bekannt sein, daß das badische Irrenfürsorgegesetz jede Einweisung auf eine geschlossene Abteilung, so auch die von Psychopathen, von der Zustimmung des Amtsarztes abhängig macht. Von welcher Seite her man an die Psychopathie herankommen kann, ist mit einem Satze nicht gesagt. Zweifellos spielt hier die Erfassung über den Strafakt eine wesentliche Rolle, doch dürften hierbei allgemeine Erziehungsschwierigkeiten, Versagen im Arbeitsdienst und natürlich auch beim Militär eine grosse Rolle spielen. Selbstverständlich stehen allen diesen Plänen noch immer zwei Hauptschwierigkeiten im Wege: 1. die Unzulänglichkeit des Psychopathiebegriffes als solcher und 2. die Unzulänglichkeiten der Frühdiagnostik psychopathischer Persönlichkeiten. Über beide Themen wird an meinem Institut eingehend gearbeitet. Wir sind doch wohl alle der Meinung, dass sobald als möglich gewissen störenden psychopathischen Typen so früh wie möglich entgegen getreten werden muss. Ich persönlich bin nicht der Meinung, dass derartige Vorhaben so lange hinaus geschoben werden können, bis es wissenschaftlich gelungen ist, über alles Klarheit zu schaffen. Es versteht sich von selbst, dass zunächst auch der erbbiologischen Forschung gewisse Grenzen gezogen sind. Ich kann Ihnen mitteilen, dass an meinem Institut auch hierüber Arbeiten laufen.

Wiewohl ich die hier in Rede gestellten Angelegenheiten im Augenblick noch nicht für spruchreif halte, so glaube und wünsche ich doch entsprechend meiner ganzen Einstellung zu diesen Fragen, dass in absehbarer Zeit der Staat einen Weg finden möge, der ihm eine fürsorgerische Sicherung der gesunden Bevölkerung vor abnormen Persönlichkeiten gewährleistet. Wenn hierzu das Militär auf Grund seiner Erfahrung mit jugendlichen Psychopathen im Wehrdienst Stellung nimmt und den Anstoss seiner praktischen Auseinandersetzungen diesen Menschen geben will, so kann das natürlich von meiner Seite aus nur wärmstens begrüßt werden. Es versteht sich von selbst, dass ich mit meinen Mitarbeitern alles nur irgend wie mögliche dazu beitragen würde, einem entsprechenden Vorhaben der Militärbehörde wissenschaftliche Unterlagen zu liefern, deren sie bedürften, wenn sich ein gesetzgeberischer Akt als nötig erweist.

So viel mir Dr. Riedel mitteilte, mit dem Herr Oberstabsarzt Dr. Simon verschiedentlich über seinen Auftrag zum Entwurf gesetzlicher Bestimmungen über die Erfassung schwerer Psychopathen sich unterhalten hat, ist von Sterilisation niemals die Rede gewesen. Ich kann nicht leugnen, daß mir bei einigen Psychopathentypen dieses Vorgehen als ein Wunschziel vorschwebt, doch bin ich mir in jeder Hinsicht darüber klar, dass der geeignete Zeitpunkt für diesen Schritt heute noch nicht gegeben sein kann.

Ich würde mich natürlich sehr freuen, mit Ihnen diese Dinge gelegentlich persönlich besprechen zu können.

Mit freundlichen Grüßen und Heil Hitler bin ich Ihr sehr ergebener Rüdin

---

Lfd. Nr.: 1610
Von: Nicolai Hartmann
An: Kurt Schneider
Quelle: Deutsches Literaturarchiv Marbach Sign. 83.512/7

Berlin, 04.05.1938

Lieber Herr Schneider!
Vielleicht ist dieses Buch ein böses Beispiel dafür, wohin man kommt, wenn man „so immer weiter macht". Es dürfte dann unter die Gegenstände Ihres Faches fallen.

In der Tat, wenn man es wagt, mit so uralten Anschauungen zu brechen, die auch das Denken der Gegenwart mehr beherrschen, als wir wissen, da kann man alle Masstäbe verlieren. Man erschrickt vor der eigenen Anmassung, eine Mitwelt zu belehren. Aber kann man eigentlich anders vorgehen? Wie viel rechtfertigt die innere Konsequenz des Gedankens? Vielleicht doch auch gerade soviel, als sie von ihrem Träger verlangt... oder ist das schon Selbsttäuschung? Herzlicher Gruß Ihr N. H.

(Zu „Möglichkeit und Wirklichkeit")

Lfd. Nr.: 1615
Von: Julius Hallervorden
An: Max Bielschowsky
Quelle: Ed / H 872

17.08.1938

Sehr verehrter, lieber Herr Professor!
Es ist furchtbar nett von Ihnen, daß Sie mir die Separata überlassen haben. Sie sind schon historisch eingereiht und sollen dann gebunden werden, damit ich nicht immer die Angst habe, die einzelnen zu verlegen, denn sie werden sehr viel gebraucht. Ich halte es für eine Ehrenpflicht des Instituts, diese für uns wertvollen Arbeiten zu besitzen.

Vor kurzem war ich bei Professor Pick um mir genauere Nachrichten über den Fall Hämosiderose zu holen, den Sie mir früher schon einmal gezeigt haben und dessen Präparate ich nun im Zusammenhang besehen habe. Mir ist dieser Befund neu, und ich muss einmal versuchen, wie ich mich damit auseinandersetzen kann.

Augenblicklich bin ich von Arbeiten überlastet, weil die Kongresse bevorstehen. Ich will bei den Pathologen über die Spätfälle der amaurotischen Idiotie etwas sagen und mir dann die Neurologische Versammlung in Köln anhören. Ausserdem wird in dieser Zeit die Anstalt in Potsdam nach Görden bei Brandenburg/ H. verlegt. Kranke, Ärzte, Inventar und alles. Zum 1. Oktober muß die Anstalt geräumt sein, weil dann unsere vorgesetzte Behörde ihre Büros dort einrichten will. Für mich ist diese räumliche Entfernung des Anstaltslaboratoriums ein schwerer Schlag, aber schliesslich läßt sich das ja auch ertragen. Wenn diese Kalamitäten überwunden sind, werde ich mich wieder melden und hoffe Sie dann bei gutem Befinden anzutreffen. Mit den besten Grüssen auch an Ihre Frau Gemahlin Ihr sehr ergebener Hallervorden.

Lfd. Nr.: 1620
Von: Otto Marburg
An: Max Nonne
Quelle: Staatsarchiv Hamburg

New York, 29.10.1938

Sehr verehrter Herr Kollege!
Nehmen Sie vorerst meinen herzlichsten Dank für Ihre warme Teilnahme. Ich habe und werde für die deutsche Neurologie mein bestes leisten, denn ich habe einen neuen Wirkungskreis gefunden. Ich bin zum Professor der klinischen Neurologie an der Columbia University (der ersten in New York) ernannt worden und werde in Kürze mein Diplom erhalten. Ich bekomme ferner, da das Laboratorium Tilneys, das ich übernehme, zu klein ist, ein Forschungslaboratorium für Neuropathologie an dem der Columbia University attachierten Montefiore Hospital für chronisch Kranke.

Mein erster englischer Vortrag vor der Postgraduate School der Columbia University war ein voller Erfolg. Die Rockefeller Foundation subventioniert mich vorläufig für vier Jahre ausgiebig. – Sie sehen, meine amerikanischen Schüler und Freunde haben für mich gesorgt, allerdings habe ich selbst auch vieles dazugetan.

Ich habe mein Hydrocephalusbuch, das mir Springer zurückgeben mußte, bereits ins Englische übersetzt und schon einen bedeutenden Verleger gefunden. Ich schreibe eine Pathologie des Nervensystems mit Atlas und habe schon 150 Abbildungen fertig und schreibe ein kleines Buch über Unfallserkrankungen des Nervensystems mit einem meiner Schüler. –Das läßt mich alles vergessen, was hinter mir liegt. Sie sehen, ich lasse mich nicht unterkriegen und halte in den kommenden Wochen noch 3 englische Vorträge an der Postgraduate School.

Wir leben vorläufig sehr bescheiden, da wir noch immer unsere Möbel nicht haben. Ich hatte allerdings gehofft, mit Rücksicht auf meine bescheidenen Verdienste im Frieden und Krieg – ich war 38 Jahre an der Universität in Stellung – anders behandelt zu werden wie das Schreiben* u. glauben Sie mir, ich habe immer deutsch gefühlt und die Vereinigung Österreichs mit Freuden begrüßt – aber das darf ich nicht und trotzdem bin ich weder erschüttert noch hasserfüllt. Arbeiten und nicht verzweifeln ist meine

Devise. Alles andere findet sich. Meine Frau ist sehr tapfer und findet sich in die etwas brüsk geänderte Verhältnisse. Nun wissen Sie alles – seien Sie herzlichst von uns beiden gegrüßt.
Ihr und Ihrer Frau Gemahlin Ihr stets ergebener Marburg.

* [offenbar ein Nonne bekannt gewordenes Entlassungsschreiben an Marburg]

Lfd. Nr.: 1625 a
Von: Max Nonne
An: H. H. Reese
Quelle: Staatsarchiv Hamburg, Nachlass Nonne

Hamburg ohne Datum (wahrscheinlich 1938, eingeordnet als 31.12.1938)

Lieber Herr Reese!
Ich komme wieder einmal mit der Anfrage, ob sie evtl. in der Lage wären und Lust hätten, sich eines nichtarischen Kollegen anzunehmen. Doktor Meyersohn in Schwerin ist Sohn eines Arztes, der s. Zt. in Schwerin der beschäftigtste Praktiker war. Ich habe ihn öfter bei Konsultationen getroffen und auch auf unseren Jahreskongressen. Er gehörte zu den anständigen und vornehmen Juden. Als mein Sohn Hans in Schwerin ausgebildet wurde, fand er in der Familie des Dr. M. freundliche Aufnahme und in dem intelligenten und kultivierten Haus sah er eine Oase bei dem stumpfsinnigen, zeitweilig fast brutalen Wesen des Kasernenhofes. Dr. M. sen. ist vor einigen Jahren gestorben. Sein Sohn hat die Praxis übernommen. Er ist ein guter Praktiker. Er hat dadurch, dass er zwei Jahre bei Dreyfuss in Frankfurt Assistent war, neurologische Kenntnisse und Interessen. Dr. M. jun. will auswandern, er weiss, dass er zwei Jahre drüben leben muß, dass er sein Examen in englischer Sprache machen muss und ein Fachexamen ablegen muss. Er will aber hinüber, seiner zwei Kinder wegen, trotzdem seine Praxis in Schwerin keineswegs abgenommen hat. Dr. M. machte auf mich einen soliden, zuverlässigen Eindruck. Ich habe ihm gesagt, daß ich in New York ihm keine Empfehlung geben könne, weil ich dort niemanden mehr kennte. Ich mochte E. F. Müller nicht schon wieder bemühen, da ich ihn erst vor einigen Monaten wegen Dr. Schlomer, dem früheren Leiter des Sanatoriums Westend in Berlin behelligt hatte. Ich gab ihm aber Ihre Adresse und sagte ihm, daß er, falls er eine Meinung oder einen Rat einzuholen für nötig hielte, er sich an Sie wenden möchte.

Hoffentlich geht es Ihnen und Ihrer lieben Familie weiter gut. Von uns können wir nur Gutes berichten. Die Pneumonie, die Amoebenruhr und die infektiöse Keratitis, die ich mir in Assuan und an der Grenze von Sudan zugezogen hatte, sind wieder abgeklungen und ich bin wieder in der Arbeit (in refracta dosi) und morgens auf dem Pferde. Der Doktor in Assuan und die Tropenärzte in unserem Tropeninstitut und mein erfahrener Freund und Augenarzt Dr. Beselin waren alle einigermaßen baff über meine Heilhaut. Folgen sie meinem Beispiel und bleiben Sie beim Sport.
Herzliche Grüße von Haus zu Haus und in der Hoffnung auf nicht zu fernes Wiedersehen getreulichst der Ihre Nonne

Lfd. Nr.: 1628
Von: C. Meyer-Pellegrini
An: Max Nonne
Quelle: Staatsarchiv Hamburg, Nachlass Nonne

Santa Rita (Provinz Cordoba, Argentinien), 30.01.1939

Mein lieber Herr Professor Nonne!
Vielen Dank für Ihre Karte vom 22.12., und unsere ganze Familie erwidert die guten Wünsche zum neuen Jahr. Wir sitzen augenblicklich auf unserer Chaleta bei Cordoba und erfreuen uns an dem Regen, der nach langer Trockenheit und erdrückender Hitze die Natur wieder grün werden läßt. Ich glaube nicht, daß ich mich entschliessen werde, wieder nach Europa zu reisen, selbst wenn die Gesundheit es erlauben sollte; ob ich selbst in dem Falle, dass ich trotzdem nach Europa fahre, nach Deutschland komme, ist aber mehr wie zweifelhaft. Das Deutschland, was ich von Kindheit an zu lieben und zu verehren gelernt habe, und das mein Vater mit allen Fasern seines Herzens bis zum Wahnsinn liebte, ist uns plötzlich fremd geworden, und wir können es nicht mehr verstehen.

Macht ist an sich nichts werth, wenn es die Heiligthümer nicht schützt, die die Grösse des Volkes kennzeichnet; Gerechtigkeit, Edelmut, – und Gedankenfreiheit.

Ich weiss wohl, dass das Volk selbst sich nicht geaendert hat, und sich einmal nach diesem Winterschlaf wieder finden wird. Aber während des Schlaafes können wir uns nicht verstehen. Hier hat sich nichts verändert, außer daß Maria Julia (Marias Tochter) ein 2tes Baby, und zwar dieses mal ein Mädchen bekommen hat. Dora und ich senden Ihnen und Ihrer ganzen Familie unsere herzlichsten Grüsse. Glauben Sie stets an die aufrichtige Anhänglichkeit des Sohnes Ihres verstorbenen Freundes. Auch ich hoffe auf ein Wiedersehen „malgré tout". Ihr sehr ergebener Carlos Meyer-Pellegrini*

[* Der Vater von C. Meyer-Pellegrini war ein guter Bekannter von Nonne. Er wird erwähnt in Nonnes Erinnerungsbuch „Anfang und Ziel meines Lebens", Hans Christians Verlag, Hamburg, 1971, S. 193 ff.]

Lfd. Nr.: 1631
Von: Willibald Scholz
An: Dr. Kaldewey, Niedermarsberg
Quelle: Krankenhausmuseum Bremen

München, 08.02.1939

Lieber Herr Kaldewey!
Auf Ihre Anfrage vom 6. ds. teile Ich Ihnen folgendes mit. Ich trage Bedenken gegen die hypothetische Annahme einer gesteigerten Empfindlichkeit der Gehirne konstitutionell Schwachsinniger. Es ist zwar gelegentlich behauptet worden, dass missbildete Gehirne eine erhöhte Anfälligkeit besässen, verwertbare Untersuchungen darüber sind meines Wissens aber nicht gemacht worden. Nach meiner eigenen Erfahrung dürfte das kaum der Fall sein. Wenn ich z. B. die tuberösen Sklerosen, bei denen es sich ja um eine ideotypische Missbildung handelt, heranziehe, so kann ich nicht sagen, dass die dabei ja regelmässig vorhandenen Krämpfe schwerere oder öftere Schädigungen hin-

terlassen als bei Fällen mit normal entwickeltem Gehirn. Auch spielen bei den schweren exogenen Gehirnschädigungen im Kindesalter, von denen wir ja ein ziemlich reichliches Material haben, Mißbildungen nur in sofern eine Rolle, als sie auf eine im Uterinleben stattgefundene Gehirnschädigung bezogen werden können. Was nun das Zurückbleiben und Wachstum mit konsekutiver Mikrocephalie (also Mikrencephalie plus Mikrocephalie) betrifft, so glaube ich, daß sie vorwiegend vom Zeitpunkt der Hirnschädigung abhängig sind. Erfolgt die Hirnschädigung im uterinen Leben an einem noch in Entwicklung begriffenen Gehirn, so kommt es eben zu sekundären Mißbildungen und zu größeren Wachstumshemmungen als wenn das in der Reife schon sehr viel weiter fortgeschrittene Gehirn nach der Geburt betroffen wird. Hinsichtlich der Wachstumshemmungen ist es wohl auch nicht gleichgültig, welche Hirnstellen betroffen werden. Rein eindrucksmässig scheinen die Fälle, bei denen ausgedehnte Rindenzerstörungen bzw. sekundäre Missbildungen vorhanden sind, im Wachstum mehr zurückzubleiben als jene Fälle mit reinen Markdefekten, bei denen oft ein kompensatorischer Hydrocephalus den räumlichen Defekt ausfüllt. In Ihren beiden Fällen würde ich doch mehr dazu neigen, die sicher erwiesenen exogenen Hirnschädigungen in den Vordergrund zu stellen, es sei denn, dass die familiären Verhältnisse sichere Hinweise auf eine Belastung mit endogenem Schwachsinn ergeben.

Ich hoffe, dass Ihnen mit dieser Auskunft gedient ist und bin mit besten Grüßen Heil Hitler! Ihr sehr ergebener W. Scholz

---

Lfd. Nr.: 1641
Von: Richard Jung
An: Frederic Bremer
Quelle: Universitätsarchiv Freiburg

Freiburg, 03.07.1939

Sehr verehrter Herr Professor Bremer!
Ich möchte Ihnen heute endlich meinen besten Dank aussprechen für die freundliche Übersendung Ihrer Arbeiten, die ich in den letzten Wochen mit großem Interesse gelesen habe. Besonders interessiert haben mich natürlich Ihre und Ihrer Mitarbeiter weitere Untersuchungen über die corticalen Potentialschwankungen, deren neuere Schriften von 1938 ab ich noch nicht kannte. Wichtig ist vor allem die Correlation der corticalen Erscheinungen mit dem peripher motorischem. Bei kurzen epileptischen petit-mal-Anfällen habe ich durch gleichzeitige Registrierung des E. E. G. und des Elektromyogramms der Gesichtsmuskeln Kurven erhalten, die Ihren Tierversuchen über Lidschlagbewegungen und corticale Potentialschwankungen an der strychninisierten Hirnrinde fast genau entsprechen. Ich glaube allerdings, daß für die verschiedenen Manifestationen der zentralen Erregungen in der Peripherie nicht nur die Durchgängigkeit der corticobulbären Synapsen eine Rolle spielt, sondern auch Characteristica der Erregungs- und Entladungsvorgänge im Cortex selbst.

Wichtig waren mir auch Ihre Untersuchungen über die spinalen Potentiale und ihre Beziehung zur Bahnung und Hemmung, da ich selbst seit einiger Zeit mit Untersuchungen am Menschen über die Beziehungen der Phänomene der Reflexphysiologie zur rhythmischen Tätigkeit des Zentralorgans beschäftigt bin. Ich glaube, daß die Herstellung einer Verbindung zwischen der klassischen Reflexphysiologie und den neueren Arbeiten über die Spontantätigkeit des Z. N. S. einer der dringendsten Aufgaben der Neurophysiologie in der nächsten Zeit ist. Ich hoffe einige darauf bezügliche Untersuchungen bald fertig zu stellen und sie Ihnen in einigen Monaten schicken zu können. Ich möchte Sie auch bitten, mir weiterhin Ihre neurophysiologischen Arbeiten schicken zu wollen und bleibe in aller Verehrung und Hochachtung! Ihr sehr ergebener Richard Jung

P. S.: Ich möchte Ihnen doch noch schreiben, daß ich im Gegensatz zu den schönen experimentellen Arbeiten Ihres Laboratoriums nicht sehr glücklich über die Schrift von Titeca über Veränderungen des EEG bei Hysterischen gewesen bin. Gegenüber solchen Ausschlägen von mehr als 7 mV, wie sie der Autor beschreibt, kann man nur sehr skeptisch sein, sie haben meiner Meinung nach mit den Krampfpotentialen bei der Epilepsie nichts zu tun. Auch ich selbst habe Derartiges im E. E. G. bei Hysterischen mehrfach beobachtet. Diese Veränderungen haben sich aber immer als Artefakte herausgestellt.

Lfd. Nr.: 1662
Von: Richard Jung
An: Walter Rudolf Hess
Quelle: Universitätsarchiv Freiburg

Freiburg 17.04.1940

Sehr verehrter Herr Professor!
Ich erhielt Ihren Brief vom 13. d. M. und will ihn gleich beantworten. Es ist unter den heutigen Verhältnissen natürlich nicht so leicht, bei uns in Deutschland jemand zu finden, der sich der von Ihnen gewünschten anatomischen Auswertung Ihrer Katzengehirne annehmen würde. Wegen des Krieges sind in den meisten Kliniken und Instituten Viele eingezogen. Ich halte es für das beste, daß Sie Professor Spatz schreiben, der zur Zeit wieder am Bucher Institut ist. Der gegebene Mann für die Auswertung, der vor allem auch Verständnis für das Physiologische hat, und die anatomischen Grundlagen vollkommen beherrscht, die Hauptfragestellungen kennt und sich dafür interessiert, wäre Herr Weisschedel. Er ist aber nun schon seit mehr als zwei Jahren in die Chirurgie gegangen und seine Beziehungen zum Bucher Institut sind nur recht lockere, ebenso wie meine eigenen, seitdem ich mich mit Herrn Kornmüller gestritten habe. Weisschedel würde sich aber zweifellos noch dafür interessieren. Vielleicht schreiben Sie ihm und gleichzeitig Professor Spatz. Weisschedels Adresse ist Chirurg.-Klinik der Charité, Schumannstraße 21, Berlin NW 7. Außer Professor Spatz selbst käme in Buch wohl kaum jemand in Frage, ebenso wenig in München. Dort ist W. Scholz Nachfolger von Spielmeyer, und er ist leider ganz darin dessen Schüler, daß er sich gar nicht mehr für die physiologischen und normalanatomischen Fragestellungen der Hirnforschung interessiert, sondern, wie auch Spielmeyer in den letzten Jahren (nicht früher!), nur noch rein histopathologisch orientiert gewesen ist.

Sonst käme noch Vogt und sein Institut in Frage. Er hat zwar zur Zeit keine Leute, würde Ihnen jedoch eine Verbindung mit Herrn Straßburger vermitteln, der vielleicht der geeignete Mann wäre, zuletzt in Amsterdam bei Kappers arbeitete. Ich weiß, daß er für diesen etwas Derartiges suchte und will ihm rechzeitig schreiben, daß er sich mit

Ihnen in Verbindung setzt. In diesem Falle würden Sie auch wahrscheinlich bälder zu Ihren Befunden kommen als bei Herrn Weisschedel, dessen Schreibfaulheit meistens unglaublich lange Reaktionszeiten bedingt. Ich möchte noch hinzufügen, daß es bei der Eigenheit von Professor Vogt zweckmäßig ist, gleich Konkretes über die Auswertung auszumachen und sich mit dem betreffenden Mann selbst in Verbindung zu setzen. Vogt würde sonst bei seinem bekannten Sammeleifer das Schnittmaterial in sein Institut kommen lassen und sich vielleicht auch vornehmen, es selber auszuwerten. Aber bei seinem Alter und angesichts der Tatsache, daß das große Werk über die Rindenarchitektonik, das nun schon seit zehn Jahre erscheinen soll, noch lange nicht vor dem Abschluß ist, erscheinen solche Aussichten nicht groß.

Zum Schluß will ich Ihnen noch kurz einiges von mir und meinem Labor berichten. Die Ihnen bekannten Untersuchungen über den Tremor habe ich vor einigen Monaten zusammengestellt und der Fakultät als Habilitationsarbeit gegeben. Sie ist zwar angenommen worden, aber Hoffmann und andere waren mir etwas böse wegen der phylogenetischen Deutung und der Parallele mit von Holsts Fischflossen. Nächstens wird die Arbeit zum Druck abgehen. Den Heidelberger Vortrag über Rhythmik und Koordination, den ich letztes Jahr Bethe für Pflügers Archiv versprach, konnte ich wegen der abnormen Verhältnisse und der Überlastung mit klinischer Arbeit noch nicht fertig stellen. Im ganzen konnten wir aber die angefangene Arbeitsrichtung fortsetzen, wenn ich auch nur einige Doktoranden als Mitarbeiter hatte. Am meisten wird Sie wahrscheinlich interessieren, dass ich mit Herrn Jürgens im letzten Jahre den Schlaf durch Elektroencephalogramm und vegetative Reaktionen systematisch angegangen habe. Die Ergebnisse sind, glaube ich recht brauchbar und interessant. Wenn Sie wollen, kann ich Ihnen nächstens eine Zusammenfassung schicken.

Einige Separata unserer Arbeiten, die noch letztes Jahr fertig geworden sind, gingen Ihnen und Dr. Wyss vor einigen Monaten zu. Falls Sie sie nicht erhalten haben sollten, teilen Sie es mir doch bitte mit. Es ist in der heutigen Zeit natürlich immer möglich, daß eine Auslandssendung nicht oder verspätet überkommt.

Ich bitte Sie noch, Herrn Dr. Wyss zu grüssen und ihm zu danken für seinen Sonderdruck und die Rücksendung der Gibbs'schen Arbeit.
In alter Verehrung und Hochachtung bleibe ich Ihr sehr ergebener Hess

---

Lfd. Nr.: 1675
Von: Hugo Spatz
An: Julius Hallervorden
Quelle: Ed / H 542

Br.[üssel], 30.09.1940

Lieber Herr Hallervorden!
Bitte seien Sie doch so freundlich und veranlassen Sie, daß das beiliegende Schreiben auf dem vorgeschriebenen Wege nach Ferrara geschickt wird, wenn es geht eingeschrieben.

Dankend erhielt ich Ihren Brief vom 25.09. Zur Finanzlage: Arndt beabsichtigt unsere Überschüsse zum Ausgleich für das Defizit an dem Institut zur verwenden. Das ist ja sehr schön gedacht, aber ich meine, zuerst sorgen wir für uns selber. Wenn wir jetzt keine techn. Assistentinnen gewinnen, wird es später fast unmöglich sein. Vertraulich kann ich Ihnen noch sagen, daß mir von einer sehr einflußreichen Persönlichkeit vor kurzem die Mitteilung zugegangen ist, daß voraussichtlich in absehbarer Zeit sehr erhebliche Geldmittel für Forschungszwecke zur Verfügung gestellt würden; ich solle Vorschläge zur Verwendung machen. Dies habe ich so getan. Ich glaube also, daß wir für die Zukunft keine zu großen Sorgen haben müssen. Voraussetzung ist natürlich, daß der Krieg gewonnen wird – im anderen Falle wäre ja auch alles egal. Bitte sprechen Sie doch auch noch einmal mit Herrn Patzig, der jetzt wohl aus dem Urlaub zurück sein wird. Ich denke übrigens daran, mich in diesem Monat (Oktober) nach Berlin und Landsberg [Würzburg?] für 14 Tage kommandiren zu lassen. Es möge auch daran gedacht werden, daß die Stelle einer Sekretärin des Direktors noch unbesetzt ist. In Frage kommt nur eine Kraft, die schon in einer entsprechenden Stelle tätig war, also Erfahrung besitzt. Fräulein H. kann nur als Notbehelf in dieser Tätigkeit angesehen werden, die Ihr nicht liegt, während sie sonst außerordentlich tüchtig ist. Tief bedrückt bin ich über Ihre Nachricht, daß verschiedene von den bereits gewonnenen Assistentinnen schon wieder abgesagt haben, so auch die für die Photo-Abt. vorgesehene Praktikantin. Wenn das bedeutet, daß Fräulein L. nun dort wieder alleine dahinarbeiten soll, so sehe ich schwarz. Eine Katastrophe wäre demnächst nicht zu vermeiden; sie ist schon zu lange Zeit überlastet. Wir sammeln hier ein sehr wertvolles Material (Firma Spatz-Tönnis); wenn ich nach Berlin komme, werde ich zahlreiche Gehirne mitbringen, die eilig von allen Seiten photographiert werden müßten. Es ist für unsere klinisch-pathologische Zusammenarbeit wichtig. Übrigens werde ich für das nächste Jahr eine Erhöhung des Beitrages vom Leiter der Luftwaffeninspektion beantragen, die sicher bewilligt wird. Also Mut! Herr Patzig muß unter Benutzung seiner Verbindungswege und Betonung des Interesses der beiden Wehrmachtsteile (Heer und Luftwaffe) dafür sorgen, daß wir ausreichend Hilfskräfte zur Verfügung haben. Auch für Tönnis wird es nicht schwer sein, eine Erhöhung seines Etats für seinen Forschungsauftrag von der Luftwaffe zu erreichen.

Bezüglich meines Schriftwechsels mit Sütterlin bitte ich Sie, daß Sie sich denselben von Frl. N. zeigen lassen. Diese wird wie immer zunächst sagen, sie könne ihn nicht finden. Dann bitte ich kräftig fluchen zu wollen. Ich hätte gesagt, der Schriftwechsel müsse da sein, sie solle einen Tag lang suchen bis sie ihn gefunden habe. Vielleicht ist er in einem Akt „Verhandlungen mit Stadt". Sütterlin hat einen Vertreter genannt, der die Besprechungen für ihn mit mir führen sollte. Dann kam ich weg. Ich würde es sehr begrüßen, wenn Sie zusammen mit Herrn Patzig die Verbindung mit den im Briefe namhaft gemachten Herren in meinem Auftrag aufnehmen würden. Ich habe übrigens noch einen anderen Vorschlag gemacht, nämlich die Einrichtung einer Beschaffungs- und Versorgungsstelle für Kriegs-Kopfschußverletzte in Berlin (von allen Wehrmachtsteilen). Mit dem Herrn der Einrichtung einer Beobachtungsstelle für Geisteskranke bin ich auch einverstanden, habe ihn auch in dem bewußten Schreiben an Sütterlin genannt. Sütterlin hat übrigens sehr wahrscheinlich rückgeantwortet. Ich bin mir allerdings nicht darüber im klaren, wer die Untersuchungen an einer solchen - „wissenschaftlichen" Abteilung durchführen wird? Da müßten wir auch ein Wort mitreden können. Ich rate aber, daß Sie nicht mit Herrn Bender, sondern mit Herrn Sütterlin bezüglich seines Vertreters verhandeln. Bender möge dann von dem Ergebnis, wenn es für ihn von Belang ist, benachrichtigt werden. Zunächst wollen Sie mir bitte meinen letzten Briefwechsel mit Sütterlin heraussuchen lassen und daran anknüpfen.

Van Bogaert habe ich wieder aufgesucht. Ich kam gerade recht, um ihm zu helfen, da die Absicht bestand, sein Institut mit Soldaten zu belegen. Ich hoffe, daß dies verhindert werden kann, fahre heute wieder dorthin.
Herzlichst grüßt Sie Ihr Spatz

Mit Tönnis ist ausgemacht, daß die Gehirne von allen Verletzten die er behandelt hat, auf der Tumor-Abteilung verarbeitet werden, die übrigen von hier auf der anatomischen (Peters). Bitte wollen Sie Herrn Peters grüßen.

Lfd. Nr.: 1701
Von: Kurt Schneider
An: Nicolai Hartmann
Quelle: Marbach 83.511/13

Aus dem Felde, 06.09.1942

Lieber und verehrter Herr Hartmann!
Schon von München aus wollte ich Ihnen schreiben. Ich hatte einmal wieder ein gutes Stück Ihrer „Metaphysik der Erkenntnis" gelesen und befand mich so wohl bei der edlen Kühle philosophischen Problemdenkens. Mit nichts kann man den Druck der Zeit besser überwinden und den Druck des eigenen Ichs. Leider habe ich nur die Ausdauer nicht, ein ganzes Buch dieser Art durchzuhalten, aber auch einige Stunden dabei zu verweilen, ist für mich eine erholsame Sache.

Seit über einer Woche bin ich nach langer Reise wieder vor L. angelangt. Es ist am Tage noch heißer Sommer, und man kann sich dem fremden Reiz des weiten Raumes nicht entziehen. Persönlich sind die Verhältnisse ordentlich, weit besser als im Dezember – aber es ist eben auch noch warm.

Sie werden belächeln, was ich diesmal ein einziges Buch bei mir habe: Deussen: „Geschichte der Philosophie von Descartes bis Schopenhauer". Ich fand es immer sehr unterhaltend und belehrend geschrieben. Es macht mir auch Freude, festzustellen, wie alles durch die idealistische Brille gefärbt ist, und diese gewissermaßen wegzunehmen. Und wie rührend ist die Sicherheit des Menschen, sein Stolz auf den „unverlierbaren" Besitz, daß erreichte „Wissen". – Und jetzt nach 25 Jahren ist das schon wieder ganz anders: Nicht mehr selbstverständlich und beschwert mit „Beweislasten". Ich gestehe dankbar, daß ich das Alles nur durch Sie zu beurteilen gelernt habe. Übrigens gibt mir das Buch von Deussen natürlich auch manches positive Wissen. Dass auch dies heute etwas anders dargestellt würde, braucht mich „Liebhaber" ja nicht zu kümmern.

Wissenschaftliche Psychiatrie gibt es kaum mehr. Sie kommt und geht mit der Humanität. Meine „Psychopathen" waren übrigens in drei Monaten vergriffen und ich erwarte die Korrekturen zur sechsten Auflage.
Mit herzlichen Grüßen und Wünschen Ihr Kurt Schneider

Lfd. Nr.: 1705
Von: Nicolai Hartmann
An: Kurt Schneider
Quelle: Deutsches Literaturarchiv Marbach Sign. 83.512/12

Babelsberg, 08.10.1942

Sehr verehrter, lieber Herr Schneider!
Wenn ich recht vermute, liegen Sie wieder vor Petersburg; So wenigstens deute ich das L. in Ihrem Brief vom 6.9., mit dem Sie die lose Verbindung aufrechterhalten, die mich wie ein dünner roter Faden durch diese in mancher Hinsicht schwierigen Kriegsjahre hier geleitet. Dieser Faden ist für mich eine sehr schöne und wertvolle Ergänzung zu mancherlei merkwürdigen Erfahrungen, die ich mache, und ich bin Ihnen recht dankbar dafür. Er ist übrigens die einzige Verbindung mit den ehemaligen Kölner Kollegen, die sich über allen Wechsel hinweg erhalten hat.

Ob Sie wohl noch Deussen lesen? Es ist Jahrzehnte her, dass ich ihn nicht mehr in die Hand genommen habe. Die damalige Geschichtsschreibung liegt uns heute doch recht fern. Aber vielleicht sollte man doch mehr auswerten, was die Damaligen geleistet haben. Mehr als das aber berührt mich [die] rein (?) lokale Färbung in Ihren Zeilen. Es zieht mich doch immer wieder in den alten, wohlbekannten Petersburger Raum...

Was ich Ihnen hier beilege, ist ganz unverbindlich als Mitteilung zu verstehen. Die Hauptverfasserin Dr. med. Inge Carlebom ist eine Cousine von mir, war in Rußland Ärztin – Chirurgin – und wurde im vorigen Winter (oder schon im Herbst?) von deutschen Truppen geschnappt. Da sie ein bei den Russen bekanntes Verfahren der Blutkonservierung mitbrachte, wurde sie nach Deutschland gebracht, zunächst nach Frankfurt, seit zwei Monaten nach Berlin. Hier sollte sie mit dem jungen Dr. Ellenbeck (dem Mitverfasser) zusammen ein Laboratorium einrichten. Alles schien gut zu gehen – bis jetzt kürzlich Verfolgungsideen bei ihr ausbrachen. Natürlich hat sie viel Schreckliches durchgemacht, hat in Rußland im Gefängnis gesessen, war jahrelang verschickt usw. Möglich, daß alles darauf zurückgeht, vielleicht könnte man sie in Ordnung kriegen, wenn man ihrem heißen Wunsch, wieder praktisch zu arbeiten, nachgäbe? Aber das ist schwer zu beurteilen – für mich schon vollends.

Vielleicht können Sie sich nach dem spärlichen Schriftchen ein Bild machen, ob wenigstens was an der Sache ist, um die sich die beiden bemühen.

Ob Sie hinsichtlich der wissenschaftlichen Psychiatrie nicht doch zu schwarz sehen? Und vielleicht sogar hinsichtlich der Humanität? Es gibt doch in allen Fächern die aus der Gesamtstimmung bedingten Rückschläge. Auch die systematische Philosophie scheint auf dem Aussterbeetat zu sein. Aber ich glaube nicht an ihr Aussterben im deutschen Lebenskreise. Man muss viel Geduld haben und abwarten. Nach uns kommt ja nicht die Sintflut, sondern ohne Zweifel irgendwann das Zurückfluten des künstlich Niedergehaltenen und Aufgestauten. Ich muß immer daran denken, dass es dann nicht gleichgültig sein wird, was wir Letzten vom alten Schlage in dieser Zeit gearbeitet haben.

Vielleicht ist doch auch die Zeit sehr nahe, wo man in aller Welt auf Deutschland schauen und sich fragen wird, womit die Deutschen ihre erungene Vormachtstellung geistig zu rechtfertigen gedenken. Dann könnte das Rückgreifen auf unsere Arbeit sehr plötzlich kommen.
Mit allen guten Wünschen für erträgliche Wintermonate und vielen herzlichen Grüßen Ihr Nicolai Hartmann.

Lfd. Nr.: 1708
Von: Ernst Rüdin
An: den Herrn Reichsgesundheitsführer zu Händen von Herrn Dozent Dr. W. Schütz
Quelle: MPI f. Psychiatrie, GDA 8

München, 23.10.1942

Zum dortigen Schreiben vom 8.10.1942 Tgb. Nr. 2444/42, Dr. Sch. / St.
Sie bitten um Auskunft, welche Fragen ich während des Krieges als besonders dringlich und wichtig erforscht sehen möchte.

1. Haben die Ausleseberufe, inklus. Offiziere seit 1933 und speziell seit Beginn des jetzt bestehenden Krieges in Ihrer Geburtenrate ebenso aufgeholt wie die Nicht-Auslese-Berufe. Originalstudie über die Wirkung der Zeit nach 1933 und speziell des gegenwärtigen Krieges auf die unterschiedliche Fruchtbarkeit.
   Die Antwort auf diese Frage ist für Stärke und Kulturbedeutung des künftigen, des „ewigen" Deutschland von grundlegender, allererstrangiger Bedeutung. Von ihr wird auch die Antwort auf die Frage abhängen, was noch zur Erhaltung und Mehrung der Begabung im weitesten Sinne des Wortes im deutschen Volke zu tun sein wird.
2. Das Problem einer durch die Verluste von Tüchtigen im Kriegsheer akut gewordenen beschleunigten Erb-Auffrischungszucht beim deutschen Menschen. Feststellung, welche körperlichen, geistigen und charakterlichen Anlagen (Erbgesundheit und Erbbegabung) sich bei Auffrischungszuchten beim Tier vererben (evtl. nach welcher Mendel'schen Modalität) und die Frage der Möglichkeit einer entsprechenden Übertragung und Anwendung der Ergebnisse hieraus auf den deutschen Menschen.
3. Zu welcher Art Sippen-Auslese in bezug auf Begabung und Gesundheitszustand gehören unsere im Kriege besonders ausgezeichneten Soldaten und Offiziere aller Waffengattungen?
4. Die differenzierte Auslese und Ausmerze im Krieg sowohl in körperlicher als auch in geistiger Beziehung.
5. Weitere Fassung einer Unehelichkeitsforschung: Die biologische Stellung der Frauen, welche seit Beginn des Krieges unehelich geboren haben.
6. Engere Fassung einer Unehelichkeitsforschung. Biologische und erbbiologische Charakterisierung der Frauen, welche sich, mit Schwangerschaftsfolge, mit Kriegsgefangenen und sonstigen, aber freien Ausländern eingelassen haben.
7. Weitertreibung der Forschung, welche die rechtzeitige, frühzeitige Erkennung und Trennung der erblich verankerten Gemeinschaftunfähigen von denjenigen Rechtsbrechern bzw. Gemeinschaftunfähigen zum Ziele hat, welche vorwiegend Umweltopfer sind.
8. Nach Maßgabe der jetzt im Kriege vorhandenen Forscherkräfte: Verbreitung und Vertiefung der Erarbeitung der wissenschaftlichen Grundlagen und Richtlinien für eine praktische Rassenhygiene (Erb- und Rassenpflege) sowohl in Erbgesundheit als auch Erbbegabung (Menschliche Mendelforschung, Zwillingsforschung, Sippenforschung inkl. Empirische Erbprognoseforschung).

– Hierzu gehören unter Anderem unsere vom Herrn Reichsgesundheitsführer (Reichinnenministerium) unterstützten, ausgedehnten und systematischen Forschungen über Art und Intensität der Vererbung der häufigsten körperlichen, schweren erblichen Mißbildungen (Klumpfuß, Gesichtsspalten, Hüftluxation).

9. Dringend wichtig mit Bezug auf die auseinanderweichenden Ansichten der psychiatrischen Kliniker und die schwankenden Erbgesundheitsgerichtlichen Entscheidungen ist die psychiatrisch-erbbiologische Sonderfrage: klinische und erbbiologische Stellung der Schizophrenien mit ersten, einmaligen, kurzen Schüben und längerer Komplett-Remission in Hinblick auf die nosologische Stellung und praktische Bedeutung für die Unfruchtbarmachung.
   An dieses Thema habe ich jetzt schon seit längerer Zeit drei Herren, einen holländischen Psychiater, einen Psychiater in Württemberg und einen Münchener, zur Zeit im Feld befindlich, aber wohl für Oktober 1942 bis März 1943 beurlaubt werdenden Psychiater angesetzt.
10. Rassenhygienisch von hervorragender Wichtigkeit, weil bedeutsam als Grundlage zu einer humanen und sicheren Gegenwirkung gegen kontraselektorische Vorgänge jeder Art in unserem deutschen Volkskörper wäre die Erforschung der Frage, <u>welche Kinder</u> (Kleinkinder) <u>können, als Kinder schon, klinisch und erbbiologisch</u> (sippenmäßig) <u>so einwandfrei als minderwertig eliminationswürdig charakterisiert werden, daß sie mit voller Überzeugung und Beweiskraft den Eltern bzw. gesetzlichen Vertretern so wohl im eigenen Interesse als auch in demjenigen des deutschen Volkes</u> zu Euthanasie empfohlen werden können?
11. Der Alkoholkonsum im Krieg in Heimat und Front und dessen Wirkung im Vergleich zu Friedenszeiten. Was können wir für Frieden und Krieg aus den Ergebnissen lernen?
12. Im Vordergrund des Aufgabengebietes der Neurologie stehen natürlich die traumatischen Schädigungen des zentralen und peripheren Nervensystems.
13. Darüber hinaus sollte aber auch nicht verabsäumt werden, auf dem Gebiete der <u>entzündlichen Erkrankungen</u> des Nervensystems zu forschen. Je länger der Krieg dauert, um so mehr erkennen Truppen- wie Fachärzte die große Bedeutung dieser Erkrankungen in Ihrer Auswirkung auf die Wehrmacht. Fragen der Pathogenese (Dienstbeschädigung) stehen heute im Brennpunkt der Forschung.
14. Auch auf psychiatrischem Gebiet sind Fragen der Pathogenese auch für Erbkrankheiten von eminenter Wichtigkeit für Prophylaxe und Therapie: (Frage, welche Einwirkungen äußerer oder- anders-genischer Natur sind phänotypisch Bestimmend auf dem Wege einer besonderen Gen-Auswirkung bis zum endgültigen Phänotypus?)
15. Die Forschung auf dem Gebiete der Therapie der Psychosen, und zwar gegenwärtig besonders auf dem Gebiete der Elektroschocktherapie darf nicht zum Erliegen kommen. Zu diesem Zwecke ist es notwendig, die Herstellung der hierzu notwendigen Apparaturen in ausreichendem Umfange aufrecht zu erhalten.
   Wir haben zwar kein Interesse an der Erhaltung unheilbarer ruinenhafter Opfer der Vererbung am Leben und auch nicht an der Fortpflanzung der Menschen, welche Träger der zur Ausbildung schwerer Erbkrankheiten nötigen Erbanlagen sind. Aber wir haben ein Interesse daran, bei den letztgenannten Menschen durch rechtzeitige Eingriffe in Pathogenese und Krankheitsverlauf wenigstens individuell noch zu retten, was zu retten ist, um so noch wenigstens ihre soziale Brauchbarkeit zu erhalten.

16. Es ist wünschenswert, an Paralytikern
    1. Heilverfahren gegen Paralyse
    2. Mittel gegen Malaria in größerem Umfange zu erproben, um die Ergebnisse den Heeres-Angehörigen nutzbar zu machen, die an einer früh-Syphillis bzw. Malaria leiden.
    Einzelne der genannten Probleme werden bereits verfolgt, für die Vorbereitung, Bearbeitung und Lösung anderer fehlen aber heute nicht bloß die Mittel, sondern besonders die Arbeitskräfte.
17. Wie wirken sich die Kriegsverhältnisse auf den Selbstmord aus?

Heil Hitler gez. Rüdin

Lfd. Nr.: 1715
Von: Kurt Schneider
An: Nicolai Hartmann
Quelle: Marbach 83.511/16

München, 04.04.1943

Lieber Herr Hartmann,
halten Sie es bitte nicht für unbescheiden, wenn ich Ihnen für Ihren freundlichen Brief gleich danke. Aber er hat mich in mancher Hinsicht sehr angeregt und einige Punkte in ihm liegen mir sehr am Herzen.

Dass Ihre Beiträge zu jener Geschichte der Philosophie nicht mehr Ihren Gefallen finden, gibt mir zuerst zu denken. Was soll denn ein armer Leser anfangen, wenn ein Autor schon nach wenigen Jahren seine Werke nicht mehr ganz zu sich rechnet? Dies Problem bewegt mich um so mehr, als es mir auf meinem sehr viel schmaleren und flacheren Gebiet genauso geht. Eben sollte ich die dritte Auflage meiner „Psychiatrischen Vorlesungen für Ärzte" machen. Die letzte ist etwa sieben Jahre her. Ich meinte, dass sei so ungefähr alles in Ordnung und mit einigen Zusätzen und Anpassungen an neueste Forschungen sei es getan. Zu meiner Verwunderung merkte ich aber, dass ich mit kaum einer Zeile mehr einverstanden war, und mich auch der „Ton" durchaus fremd und unsympathisch ansprach. Ich hätte ein neues Buch schreiben müssen und da ich dazu weder Stimmung noch innere Ruhe habe, sagte ich die dritte Auflage ab. Ist es nicht entmutigend, dass man immer seinen Schriften entwächst und einem so alles entgleitet? Schliesslich möchte man ganz schweigen. Dass nun S i e nicht mehr ganz zu diesem, doch so überlegten und gründlichen Büchlein stehen wollen und können, bestätigt meine Skepsis, dass man je was auch nur für einen selbst Bleibendes leisten kann.

Das führt zu einem zweiten Punkt: Dass es eben in der Geschichte der Philosophie gar keinen, kaum einen Besitz gibt. Wo soll denn ein Liebhaber, der im Allgemeinen keiner Originalia liest, finden, „wie es ist"? Was hat etwa die Kantinterpretation des letzten Drittels des vergangenen Jahrhunderts mit der von Heidegger zu tun oder die Hegeldarstellung in jenem Deussen mit Ihrem Hegel? Es hat doch nichts Bestand und der harmlose Leser, der kein eigenes Urteil haben kann, steht im Leeren. Schließlich ist nur der (wie seltene!) selbstschöpferisch Philosophierende in der Lage, Autoren „richtig" zu verstehen und der Liebhaber versteht immer etwas Falsches und Überholtes – das immer wieder überholt wird. Unsereiner, den nun mal ein unergründlicher Hang immer wieder zur Philosophie zieht, muss sich dann ganz darauf stellen, durch das Lesen philosophisch erregt zu werden, aber grundsätzlich darauf verzichten, den Text sei es auch nur nach der Zeitlage richtig zu verstehen. Es ist wirklich eine „Hoffnungslosigkeit".

Ihr „vierter Band". Ich verstehe natürlich vollkommen, wie uferlos dieses Meer ist. Philosophie ist eben das Ganze, und kein Fach. Aber ist es für die Erfassung des Grundsätzlichen nötig, in Einzelheiten des Empirischen einzudringen – das doch immer veraltet? Die empirischen Tatbestände sind doch einfach nicht mehr überblickbar. Wenn ich an mein kleines Fach denke. Ich habe keine Ahnung von wissenschaftlicher Neurologie, vollends nicht von Ihren anatomischen und physiologischen Grundlagen – obwohl ich auch Professor für Neurologie genannt werde. Ich kann praktisch einigermaßen diagnostizieren und „Fälle" vorstellen, wenn ich mich vorbereite, aber von „Wissenschaft" keine Rede. Und nach der Psychologie hin wird es auch sehr bald dünn. Es scheint mir ganz unausdenkbar, eine Zusammenschau des Empirischen für eine Naturphilosophie zu gewinnen.

Eine Geschichte in Ihrem Sinne, nämlich eine der Probleme und nicht der Systeme, wäre freilich ein sehr hohes und ganz neues Geschenk. Ich wünschte sehr, dass Sie es uns geben würden. Wer könnte das ausser Ihnen, dem „letzten deutschen Philosophen?"

Ihre Berichte über Ihre Reisen und Vorträge haben mich sehr interessiert. Ich bin etwas beruhigt, daß das in K. nicht ganz so war. Ich konnte mirs auch nicht recht denken.

Von mir wenig Neues. Ich werde wahrscheinlich auch noch das S. S. „zur Lehrtätigkeit kommandiert" bleiben. Bei meiner einen Stunde eine unnötige, aber dankbar angenommene Sache. Meine Zivilbasis schrumpft aber immer mehr. Durch das Militär habe ich seit Kriegsbeginn die Hälfte meiner Klinik verloren. Nun wurde 9./10. März bei einem Angriff meine ganze Männerabteilung restlos zerschmettert, sodaß nur noch wenig Klinik da ist. Entsprechend nimmt die Zahl der Assistenten ab. Forschung gibt es kaum mehr. Die Entwicklung in der Psych-„iatrie" hat einen sehr mutlos gemacht. Und dann ist ja richtig: Was soll Psychiatrie in solchen Sturm- und Notzeiten? Alle Jüngeren wenden sich der Neurologie zu, soweit überhaupt noch wissenschaftlicher Trieb besteht.

Ich schicke Ihnen die eben erschienene sechste Auflage meiner „Psychopathischen Persönlichkeiten" nicht, da sie für einen umfassenderen Blick nichts Neues enthält. Dagegen lege ich eine andere kleine Sache bei, die Sie wohl noch nicht kennen. Vielleicht interessiert Sie auch dieses Eckchen Empirie.

Wenn ich einmal wieder nach Berlin komme, werde ich mich gern melden. Es kommt manchmal vor, da von Zeit zu Zeit die „Beratenden" dort hin zu einem Erfahrungsaustausch kommandiert werden. Im Mai und November hatte ich bei solchen Gelegenheiten Referate. Meist ist aber der ganze Tag und der Abend mit Dienst belegt. So kam es, daß ich mich nicht zeigte. Auch etwas Schwerfälligkeit und Verkehrsfremdheit mag Schuld haben und die geringe Neigung, in Uniform mehr als nötig herumzufahren. Aber ich will das das nächste mal überwinden. Es wäre schön, mit Ihnen über einige Gedanken dieses Briefes zu sprechen, der natürlich *keine* Antwort erwartet.

Möge Ihre Gesundheit wieder besser werden. Daß Ihnen Kaffee und schwarze Zigarren nicht ausgehen mögen, wage ich nicht zu wünschen. Es ist ja doch kummervoll, dass man sich auch von solchen harmlosen und sagen wir es ruhig wohlverdienten Erfreulichkeiten trennen muß. Herzlich grüßt Sie stets Ihr Kurt Schneider

Lfd. Nr.: 1722
Von: Kurt Schneider
An: Nicolai Hartmann
Quelle: Marbach 89.511/19

München, 01.12.1943

Lieber und verehrter Herr Hartmann,
sehr danke ich Ihnen für Ihren Brief und die Arbeit – sozusagen ein Kapitel geistiger Ahnenforschung. Ich habe sie mit grösstem Interesse und mit Gewinn gelesen. Man sieht an ihr auch, dass nur der produktive Philosoph die Geschichte der Philosophie weitertreiben kann. Das Ganze erscheint zwingend; man hat nicht den Eindruck, dass Sie zu viel von Eigenem hineingelegt haben. Freilich bin ich kein sachverständiger Kritiker.

Was die antike Philosophie betrifft, so ist es hier eigentlich unmöglich, sich heute halbwegs zuverlässig zu orientieren. Die Deutungen sind zu verschieden. Ich habe im Felde versucht, den Stenzel zu lesen – und bin steckengeblieben. Von Plato ab verstand ich eigentlich nichts mehr. Auch schien mir die Darstellung allem zu widersprechen, was ich früher „gelernt" hatte. Das sagt ja beides nichts gegen das Buch. Es würde mich aber sehr interessieren, ganz gelegentlich kurz von Ihnen zu hören, was Sie davon denken. Ich hatte ziemlich üble Zeiten vor L. Die persönliche Unsicherheit nahm immer mehr zu, und es kam allerlei vor. Nach Einbruch der Dunkelheit (also etwa von drei Uhr ab) durfte man nur zu dritt mit geladenen Schußwaffen das Haus verlassen. Zu tun hatte ich nur die ersten sechs Wochen. Auch nur, weil infolge Personalschwierigkeiten viele Gerichtsgutachten liegengeblieben waren. Hier ist auch wenig zu tun. Meine Klinik ist ja ganz klein geworden und „arbeiten" kann ich auch nicht recht. Das liegt einmal an der verhagelten Lage der Psychiatrie und dann daran, dass ich ihr eigentlich nichts mehr zu sagen habe. Es ist wieder die Stunde der Pathophysiologie. Meine „Psychopathen" gehen immer weiter. Nun kommt die siebte Auflage, die sechste war noch im Satz, als das Buch vergriffen war.

Es bewegte mich, was Sie von Berlin und Ihren Erlebnissen schreiben. Der Philosoph in der brennenden Stadt – ein fast antik-grossartiges Bild. Es ist aber zu ernst für Aestheticismen. Hier war lang nichts mehr.
Herzliche Wünsche und Grüsse Ihr Kurt Schneider

Lfd. Nr.: 1723
Von: Ernst Rüdin
An: Paul Nitsche
Quelle: MPI f. Psychiatrie, GDA 131

München, 08.01.1944

Lieber Herr Nitsche!
In der Annahme, daß Sie jetzt wieder in Berlin sein dürften und daß Ihnen doch nichts ganz Schlimmes passiert ist, möchte ich Sie bitten, mir möglichst bald zu schreiben, ob Sie fliegergeschädigt sind, von anderer Seite habe ich gehört, daß die Tiergartenstraße sehr stark mitgenommen sei, von Frohnau aber ist mir nichts bekannt. Lieb wäre es mir auch, wenn Sie mir vielleicht schrieben, wie man Sie fortan erreichen kann, sowohl

durch Anschrift, als auch durch Telephon. Im übrigen wird es ja jetzt wohl kaum einen großen Sinn haben, Berlin aktiv und dringlich mit den Fragen zu befassen, die unseren gemeinsamen Interessenkreis berühren. Es ist ja auch mit der Post jetzt immer mit Störungen zu rechnen. Ich denke, den Gedanken an eine Sitzung, und wenn es auch nur eine Arbeitstagung der Gesellschaft deutscher Neurologen und Psychiater wäre, müssen wir wohl bis auf Weiteres fallen lassen, obschon es mich, wie ich schon öfter gesagt habe, eigenartig berührt, daß, wenigstens bis vor kurzem, die Chirurgen und Internisten, vielleicht auch andere, noch haben tagen können, wir aber nicht. Im Übrigen steht jetzt wirklich der Gedanke an den Sieg und alle Ansammlung der Kräfte für ihn so im Vordergrund, daß uns alles übrige immer wieder recht klein erscheint.

Wissen Sie z. B. was in Sachen eines Asozialen-Gesetzes jetzt geschieht? Könnte man dasselbe einmal vertraulich zu Gesicht bekommen?

Wir in München warten jetzt der Dinge, die da kommen werden. Es wäre also sonderbar, wenn ich Sie ausgerechnet nach München einladen wollte. Aber wenn Sie Ihr Weg einmal nach München so wie so, vielleicht dienstlich nach München oder in dessen Nähe führen sollte, so bitte versäumen Sie doch nicht, mit mir in Verbindung zu treten, wir können dann doch zusammen etwas essen und wieder zusammen etwas reden.

Ich habe schon vor längerer Zeit Kollegen Heinze gebeten, mir einen Archivartikel zu schreiben über Tatsache und Begründung eutanatischer [sic!] Maßnahmen mit den von ihm so gründlich untersuchten Kindern. Hat er das vergessen, oder darf das nicht veröffentlicht werden, oder will er es aus irgend einem Grunde noch nicht? Könnten Sie mir vielleicht auch schreiben, an welches Hotel oder an welche Unterkunftsstelle man sich jetzt wenden muß, wenn man doch wieder einmal in Berlin sollte übernachten müssen?

Wie Sie sehen, nehme ich an, daß es Ihnen wieder so gut geht, daß Sie doch wieder reisen konnten. Es könnte aber auch sein, daß gerade die Vorgänge in Berlin Anlass gaben, Ihren Aufenthalt am Attersee etwas zu verlängern. Für diesen Fall sende ich Ihnen eine Abschrift auch dorthin.

Indem ich Ihnen nun noch beste Gesundheit, viele andere gute Wünsche zum neuen Jahr nachträglich noch wünsche verbleibe ich mit herzlichen Grüßen und Heil Hitler
Ihr ergebenster Rüdin

Lfd. Nr.: 1731
Von: Hugo Spatz
An: Julius Hallervorden
Quelle: Ed / H 489

Berlin-Buch, 11.08.1944

Lieber Herr Hallervorden!
Zunächst haben Sie nochmals meinen herzlichsten Dank für die freundliche Aufnahme in Dillenburg. Wenn nun auch für den Luftschutztrupp etwas getan wird, so glaube ich, daß man wirklich zufrieden sein kann.

Die Rückfahrt von Gießen nach Berlin war etwas beschwerlich, weil ich infolge 7-stündiger Verspätung des Zuges die Nacht auf dem Bahnhof in Gießen zubringen musste (die Verspätung betrug zuerst nur 1 Stunde und dann sukzessive immer mehr).

Hier traf ich Lindenberg, der gestern wieder abgereist ist. Er hatte drei Arbeiten. Eine kleine über gefäßbedingte Nekrosen bei Hirnschussverletzungen, die zur Dissertation benutzt werden soll und für die ich das Referat erstatten will. Eine zweite betrifft das erste Stadium der Erweichung (Nekrosestadium). Abgesehen von einigen phantastischen Vorstellungen, die ich noch zu mildern hoffe, erscheint mir das Ganze doch wohl gelungen. Die Sache mit der Demarkation und die Sache mit dem Saum kommen gut heraus. Es ist doch allerhand Literatur gesammelt worden. Nicht einverstanden bin ich zum Beispiel mit einer Vorstellung, daß die im Innern von großen Herden zerfallenden Gliazellen „wiederbelebt" werden können. Das zweite und das dritte Stadium sollen einer späteren Arbeit vorbehalten bleiben, womit ich einverstanden bin. Die dritte Arbeit endlich betrifft eine etwas zweifelhafte Angelegenheit: Bei 6 Fällen von Erstickung beim Überschlagen eines Flugzeuges soll in der Zeit zwischen 5 und 10 Minuten eine über das ganze Mark ausgebreitete Klasmatodendrose eingetreten sein. Das selbe fand sich bei einem Fall von Höhentod mit akutem Sauerstoffmangel. Dagegen wurde Klasmatodendrose vermisst, wenn der Tod an Sauerstoffmangel erst nach längerer Zeit erfolgte. Postmortale Veränderungen sollen durch Beobachtungen aus der menschlichen Pathologie ausgeschlossen sein. Hiermit gab ich mich nicht zufrieden, sondern verlangte, daß bei einer Katze in verschiedenen Abständen nach dem Tod die Cajal'sche Methode gemacht werden sollte. Das Ergebnis war meinen Erwartungen entsprechend: Am Anfang keine Klasmatodendrose und dann von etwa zehn Stunden ab zunehmend immer mehr. Trotz dieses wenig ermutigenden Befundes soll die Angelegenheit der Klasmatodendrose im Tierversuch weiter untersucht werden und L. soll Ende dieses Monats ein längeres Kommando hierher erhalten. Er will mit Noell zusammenarbeiten. Anliegend schicke ich Ihnen eine Tabakmarke für Herrn Kl. Mit herzlichen Grüßen
Ihr Spatz

Ich leide seit Gießen an einer schauderhaften Lumbago.

Lfd. Nr.: 1741
Von: Erich Müller
An: Richard Jung
Quelle: Univ. Archiv Freiburg

Bad Homburg, 08.12.1944

Lieber Jung!
Ich hoffe, daß Sie den Angriff auf Freiburg gut überstanden haben. Wir alle haben diesen Terrorangriff hier im wahrsten Sinne des Wortes tief bedauert, hofften wir doch, daß das schöne Freiburg verschont bleibt. Ein Patient von mir – ein hirnverletzter Medizinstudent, der auch einmal in Ihrem Kolleg war, der Sie von mir grüßen sollte – ist wegen Ausbombung bereits zurückgekehrt und studiert in Frankfurt am Main weiter.

Wir haben jetzt hier schwere Sorgen. Knechtstedten/Rhld., Homburg/ Saar sind verlegt, teilweise in Lazarettabteilungen in unseren Wehrkreis gekommen und es mangelt erheblich an Betten und an den genauen Richtlinien für die weitere Versorgung. Von dem einen Extrem, das in München von Wollny betrieben wird – der die Pat. nach einer sehr oberflächlichen, kurzen neurologischen Untersuchung zur Entlassungsstelle entsendet – bis zum Verfahren von Weizsäcker – der die Leute mindestens zwei Jahre im Lazarett läßt und erst eine Arbeitserprobung von einem Jahr vorliegen muss, ehe Entlassung erfolgt – sind alle Schattierungen vorhanden. Auf der Tagung in Bad Ischl hatten wir gehofft, eine gewisse Regelung zu bekommen und wollten Denkmalschutz über unsere Speziallehrer, besonders die Taubstummenlehrer verhängen. Sie ist aber in der üblichen Weise nur eine Kann- und Sollvorschrift, nicht eine strenge Bestimmung. Der Erfolg ist der, dass natürlich die jungen, befähigten Pädagogen abgezogen werden. Wenn man nicht so einen ulkigen Optimismus oder Berufsfanatismus hätte, könnte man manchmal verzweifeln.

Der Papa Kleist hat ein Ulcus duodeni, das noch nicht ganz ausgeheilt ist, erhebliche Beschwerden machte und ihn zu einem alten Mann brachte. Sie würden überrascht sein, wenn Sie ihn sähen; er ist Oberstarzt und Schmieden Generalarzt geworden.

Bei Riechert war ich auch einige Mal. Er hat jetzt 500 Betten, leider ist sein Betrieb nicht genügend durchorganisiert, auch fehlt es an Ärzten. Er selbst schwebt über seinem Laden, operiert nur ihn interessierende Dinge. Er wird langsam bürgerlich, ist verheiratet, zwei Kinder. Wir haben häufig Schwierigkeiten, unsere Patienten operativ unterzubringen.

Dr. Brandt vom Sanatorium Amelung, Königstein, den Sie von Kleist her noch kennen, war Oberfeldarzt und Beratender im Osten, ist jetzt krank in der Heimat. Stockert ist Oberfeldarzt geworden, ich glaube, er hofft weiter noch auf seinen inzwischen reichlich nebelhaft gewordenen Ordinarius.

Nun etwas dienstliches. In Lindau habe ich Dr. Bay getroffen, den Oberarzt von Vogel, Heidelberg. Dieser hat den interessanten Fall von Goldstein – den wir ja in Frankfurt untersuchen wollten – nachuntersucht und als reinen Dressurfall entdeckt. Auch Isserlin hat in seinen Nachuntersuchungen über die Goldsteinschen Auffassungen der Denkstörungen bei Sprachgeschädigten ganz andere Ergebnisse bekommen. Man steht doch da plötzlich vor einer sehr argen Enttäuschung. Leute wie Goldstein mit einem enorm wissenschaftlichen Ruf und einer bestechenden Dialektik sind meinetwegen bewusst oder unbewusst irgendwelcher Theorienbildung erlegen. Man erlebt doch immer wieder, wie gerade Neurologen sich der Psychologie zu sehr verschreiben, sodass sie in die Schönrederei hineingeraten, zu sehr ins Theoretisieren kommen und exakte Untersuchungstechnik vernachlässigen. Ich habe Kleist, der, wie wir alle wissen, ausgesprochen monoman ist, anfangs nicht verstehen können, aber seine Einseitigkeit ist aber auch seine Stärke. Ich möchte einmal jetzt, nach dem Sie sich jahrelang mit den Dingen befasst haben, Sie hören. Z. B. halte ich es für einen Irrtum von Goldstein, wenn er bei Occpitalgeschädigten, neben der optischen speziellen Schädigung, eine schwere Grundstörung im Sinne einer allgemeinen Persönlichkeitsschädigung fordert, diese sogar in den Vordergrund stellt. Auch Isserlin hat bei Nachuntersuchungen an Hirnpatienten des Münchener Hirnverletztenmaterials ausgezeichnete Denkleistungen bei schweren Sehhirngeschädigten – Jahre nach der Verwundung – erhalten, sodass er auch darin skeptisch geworden ist (Beitrag im Handbuch der Neurologie). Es ist dies ein ausserordentlich wichtiges Problem, einmal aus praktischen Gesichtspunkten zur Beurteilung der Hirnverletzungsfolgen, 2.) bei den nicht seltenen Fragen der gerichtlichen Zurechnungsfähigkeit, 3.) aus allgemeinen wissenschaftlichen, lokalisatorischen und psychologischen Gründen. Ich komme im-

mer mehr zu der Auffassung, daß man bei den Hirnverletztenkontrollen die Leute mit schweren Leistungsschwächen im ersten halben Jahr nach der Verwundung und dann im späteren Stadium mit den doch sehr gut faßbaren lokalen Symptomen unterscheiden muss. Es ist traurig, dass die sogenannte Ganzheitspsychologie, die ja im Gegensatz zur lokalisatorischen Richtung seit den Franzosen Flourens und Magendi immer wieder erneut im alten Gewande erscheint, quoad Vermehrung und Beiträgen in Richtung der Lokalisationslehre pessimistisch ist. Weizsäcker sagt wörtlich: „Wir kommen lokalisatorisch nicht mehr weiter, sind da am Ende und müssen jetzt mit irgendwelchen psychologischen oder sonstigen Methoden eine Leistungspathologie allgemeiner Art betreiben". Ich halte das für einen ausgesprochenen Rückschlag, denn wenn Weizsäcker z.B. bei seinen Untersuchungen über Funktionswandel bei Sehhirngeschädigten scheinbar neue Gesichtspunkte entwickelt, muss er dies doch in Beziehung zu lokalisatorischen Fragestellungen, die bereits bekannt sind, bringen. Zu dem bin ich der Überzeugung, dass gerade die Ganzheitspsychologie, die verständlicherweise niemals Anatomie oder Physiologie im engeren Sinne betrieben hat, viele exakte moderne Lokalisationsfragen nicht kennt. Z. B. ist es überraschend zu sehen, daß manche Kleists Auffassung über das Stirnhirn, Hirnstamm – ich erinnere nur an die extrapyramidalen Symptome (wer kennt z.B. den Begriff des Ruhezitterns und Aktionszitterns bei Hirnverletzten und lokalisiert denselben) [nicht kennen], wie gesagt, das sind Dinge, die z.B. Weizsäcker und seiner Schule unbekannt sind. Wenn Weizsäcker einen Hirnverletzten untersucht, ist sein Befund meistens kurz, die Pädagogen, die ihn unterrichten müssen, können damit nichts anfangen. Nachuntersucher – der ich leider in Berlin häufiger war – können sich über die Schwere der Versehrtheit, Prognose und Ausfallserscheinungen kein Bild machen. Ich habe ihn in Bad Ischl erlebt, wenn er nicht den berühmten Namen trüge, hätte man seinen Vortrag auspfeifen müssen; er lautete Katamnese bei Hirnverletzten und war Wiederholung des Funktionswandels, wobei er mit zwei Sätzen von der Katamnese einige Notwendigkeiten bemerkte. Bei den Diskussionen bemerkte er immer wieder, was auch Domnick – der mir kürzlich schrieb – vertritt: „Lokalisatorisch sind wir am Ende, wir müssen jetzt Ganzheitspsychologie machen". Es ist die höchste Zeit, ich bitte Sie Ihren Chef darauf aufmerksam zu machen, daß wir die Überflutung der Weizsäckerschüler an den internen Kliniken eindämmen, zumal diese psychiatriefeindlich gesonnen sind. Denken Sie doch nur an den Einfluss, den Vogel und seine Schüler, als treue Trabanten Weizsäckers, in Heidelberg ausüben. Da sind mir doch exakte, klinisch gut ausgebildete Neurologen wie Scheller, Berlin – wenn sie auch nicht so originell und geistreich sind – lieber. Unter dem berühmten Namen seines Bruders ist Weizsäcker stark in den Vordergrund getreten und wird von einem jungen Heer Dozenten erheblich umschwärmt. Faktisch reizt alle die Gefahr dieser Richtung stärker denn je. Auch die Pötzlschüler, ich lernte da einen arroganten Jüngling von ihm kennen, es war in Bad Ischl, der mit einer wirklich bewundernswerten Überlegenheit und Ahnungslosigkeit seiner jungen Jahre über große Neurologen redete. Ich bin einmal gespannt, wer Pötzls Nachfolger wird? Ihr Chef wird wahrscheinlich den größten Einfluß auf die Besetzung ausüben, sehen Sie blos zu, das ein exakter Kliniker hinkommt, damit die Tradition Wagner-Jaureggs fortgesetzt werden kann. Ich habe gehört, daß sich de Crinis, Berlin, sehr dafür interessiert, es ist aber fraglich, ob er eine Lehrstelle bekommt und schließlich wird es ja nur eine vorübergehende Lösung sein. Schreiben Sie mir bald einmal wieder.
Inzwischen mit den besten Wünschen für Ihre Gesundheit Ihr Erich Müller

Lfd. Nr.: 1749
Von: Kurt Schneider
An: Nicolai Hartmann
Quelle: Marbach 83.511/21

München, 04.01.1945

Lieber und verehrter Herr Hartmann!
Ganz besonders danke ich Ihnen für Ihre zwei Arbeiten, die gerade zum Jahresende kamen und mir in meiner Einsamkeit einige sehr besinnliche Stunden geschenkt haben. Ich gehöre sicher nicht zu denen, die meinen, aus Wissenschaft müsse immer unmittelbar etwas für das „Leben", vollends für das aktuelle Leben herausspringen. Dennoch empfinde ich es als besonders schön, dass Ihre beiden Arbeiten trotz Ihrer Strenge und vollendeten Sachlichkeit den Leser an Probleme führen, die Ihnen in der Gegenwart, im Zeitgeschehen unablässig beschäftigen müssen. Ich meine besonders die Situationstypen als Rahmenphänomene der Werte und die Ausführungen über politische Initiative in Ihrer anderen Arbeit. In beiden Schriften, die sich ja auch an – einem Punkte berühren, machen Sie als Philosoph vor dem Aktuellen, dem „Angewandten" Halt, aber Sie sagen doch so viel, dass sich das Weiterdenken gewissermaßen von selbst ergibt.

Im Einzelnen möchte ich zu der Arbeit „Naturphilosophie und Anthropologie" ein paar Worte sagen. Über den ersten Punkt schrieb ich wohl früher schon einmal. Ich kann der Gemeinschaft und der Geschichte zumindestens nicht im gleichen Sinne Realität zuerkennen wie dem Individuum. Was in ihnen real ist, das sind eben die Individuen und das von ihnen Objektivierte. Objektivierter „Geist" möchte ich der idealistischen Tradition wegen nicht sagen. Denn das ist eben selbst kein Geist, es ist „gefrorener" Ausdruck der Individuen, der von anderen Individuen „aufgetaut", d.h. gelesen und verstanden werden kann. Mit dieser Meinung hängt unmittelbar zusammen, dass ich eben im „Geist" etwas Psychologisches sehe: eine Seite des Seelischen mit besonderen Funktionen und Möglichkeiten. Auch wenn ich die von Ihnen an den geistigen Phänomenen aufgezeigte Kategorien voll anerkenne, so kann ich doch nicht mitmachen, daß Sie in Ihnen etwas Reales sehen. Das Reale (in der Welt) geht für mich nicht über die Schicht des Seelischen hinaus.

Und weiter darf ich zu Seite 10/11 sagen, dass ich nicht einsehe, daß der Mensch die Natur nur deshalb lenken kann, weil sie keinem Finalnexus, sondern nur einer kausalen Bestimmung unterliegt (Seite 35 schränken Sie das ein: „im wesentlichen"). Gewiss wäre das unbedingt richtig, wenn dieser Finalnexus das Endziel bestimmen würde, nicht aber wenn das Naturgeschehen nur eine Zielrichtung hätte. Als Bild: Wenn ich vorhabe, in die Universität zu gehen, so kann ich doch unterwegs durch äussere Einflüsse (einen Verkehrsunfall, einen Bekannten, der mich beredet wo anders hinzugehen) von meinem Vorhaben abgehalten werden. So könnte das doch einer nicht nur nach dem Kausalnexus sich vollziehenden Natur gegenüber sein. Sie meine ja auf alle Fälle sicher nur die anorganische Natur. Den Tieren gegenüber ist es ja bestimmt so: der Mensch kann sie trotz ihrer triebhaften Zielstrebungen für seine Zwecke „einspannen". Es soll damit natürlich nicht gesagt sein, daß die anorganische Natur finaler Richtungen habe – meine Überlegungen sind rein methodischer Art.

Natürlich erwarte ich keine Stellungnahme zu diesen Punkten, die ja sehr weit führen müsste. Vor allem greift ja der erste Punkt stark an ein Grundphänomen Ihrer hier sehr idealistischen Position. Und zudem müßten Sie ja vieles wiederholen, was Sie immer wieder in Ihren Schriften gesagt haben und was mir auch wohl bekannt ist. Kurz: Ich wollte Ihnen mit meinem Brief nur sagen, wie mich Ihre beiden Arbeiten beschäftigt haben und noch beschäftigen.

Ich wünsche von Herzen alles Gute für die kommende schwere Zeit und bin in immer dankbarer Gesinnung Ihr Kurt Schneider

---

Lfd. Nr.: 1804
Von: Richard Jung
An: Walter Rudolf Hess
Quelle: Universitätsarchiv Freiburg

28.12.1946

Sehr verehrter Herr Professor!
Haben Sie herzlichen Dank für Ihren freundlichen Brief vom 29. November, für das Elektrodenmaterial und die genauen Angeben von Herrn Jenny, den ich noch zu grüßen bitte. Ich hoffe, daß das Material nächstens gut hier ankommt und möchte nur noch bitten, auch kleine Befestigungsschräubchen für die Sockel beizulegen, da diese hier nicht zu erhalten sind.

Unsere Vorversuche mit konzentrischen Nadeln haben bereits recht brauchbare Resultate beim Menschen ergeben; wie vorauszusehen war, ist zur Versilberung nicht notwendig gewesen. Wir haben bei Ventrikulographien abgeleitet, die Lokalisation ist röntgenologisch exakt durchführbar. Nachdem ich gesehen habe, wie die Neurochirurgen mit Ihren Nadeln im Gehirn arbeiten, glaubte ich, daß dabei mit exakterer Methodik auch etwas für die Physiologie herauskommen müßte. Professor Riechert glaubt auch, daß wir dabei etwas praktisch Brauchbares für die Lokalisation von Tumoren finden. Dieses glaube ich nicht, aber ich bin sicher, daß physiologisch wichtige Ergebnisse zu zeitigen sind, die vielleicht auch für die Pathologie von Bedeutung sind. Ich denke vor allem an die Genese der Epilepsie und die Wechselbeziehungen mit den subkortikalen Zentren, über die so viel geredet wird, und über die man so wenig weiß. Das Ganze liegt auf dem Wege meines Zieles einer menschlichen Neurophysiologie, für die ja das Tierexperiment nur ein Nebenweg für sonst nicht lösbare Fragen darstellt. Ich hoffe auch bald wieder mit Tierversuchen anfangen zu können, für die wir noch einige Elektroden haben. Manches von dem, was wir jetzt in der Klinik und im Alltag sehen, würde auch Sie in bezug auf die vegetativen Umstellungen interessieren. Am eindrucksvollsten ist immer wieder die trophotrope Spareinstellung des Gesamtkörpers unter dem Ernährungsmangel. Man beobachtet Bradykardien, niederen Blutdruck, Leistungsunlust und Antriebsmangel von sonst nie gekanntem Ausmaß.

Ihre zusammenfassende Darstellung des vegetativen Systems würde uns sehr interessieren. Leider sind mir im Kriege alle Ihre älteren Separata abhanden gekommen. Wenn Sie noch Sonderdrucke Ihrer Arbeit aus dem Schweizer Archiv 1915/16 und der klinischen Wochenschrift 1926 haben sollten, so wäre ich für eine Überlassung sehr dankbar.

Nachdem meine besten Jahre durch den Krieg für die Wissenschaft größtenteils verlorengegangen sind, hoffe ich jetzt trotz der großen technischen Schwierigkeiten, unter denen wir noch leiden, Einiges aufholen zu können. Allerdings wird es kaum möglich sein, sich weiter von der Klinik zu lösen, da die reinen Forschungsinstitute bei uns große Schwierigkeiten haben. Ich habe letzte Woche noch mit Herrn Professor Vogt ausführlich über diese Fragen gesprochen. Er sieht zunächst auch noch keine Möglichkeit der Finanzierung.

Herr Professor Beringer läßt herzlich grüßen, und ich bleibe in alter Hochachtung und Verehrung, mit den besten Neujahrsgrüßen Ihr sehr ergebener Richard Jung

---

Lfd. Nr.: 1806
Von: H. Kranz
An: Richard Jung
Quelle: Univ. Archiv Freiburg

Heidelberg, 27.01.1947

Lieber Herr Jung,
es tut mir außerordentlich leid, meinem letzten, für Ihren Artikel hoffnungsvollen Brief, einen weiteren folgen lassen zu müssen, mit dem Bescheid, daß eine Veröffentlichung Ihrer schönen Arbeit leider nicht möglich ist. Nachdem Professor Schneider Ihre Arbeit mit den bereits nicht unbeträchtlichen Streichungen versehen hatte, die Sie aus dem Manuskript ersehen, ist über Ihre Arbeit ganz persönlich und inoffiziell von dem Verlagsleiter mit den zuständigen Referenten der amerikanischen Militärregierung Rücksprache genommen worden. Diese hat leider die Veröffentlichung Ihrer Arbeit, auch in der abgeänderten Form, abgelehnt. Die Gründe sind klar. Gegen ihre weitere Entkräftung können wir beim besten Willen nichts unternehmen, und ich bitte Sie, sich ohne Groll gegen uns damit abzufinden, daß wir Ihnen den Aufsatz wieder zurückschicken müssen.

Herr Professor Schneider hatte bereits erwogen, daß von den beiden von Ihnen herausgestellten Punkten, nämlich erstens: der Sorge des Truppenarztes für Verwundete und Kranke, und zweitens: der Verpflichtung des Truppenarztes für die Aufrechterhaltung von Kampfgeist und Kraft alles, was zum zweiten Punkte gehöre, schon ohne weiteres als unzulässig zu streichen sei; aber auch danach würde im ganzen Ton, besonders im ersten, rein frontpsychologischen Teil noch genug des in gegenwärtiger Situation Unzeitgemäßen zurückbleiben. Er hatte aber die letzte Entscheidung abhängig gemacht von der Stellungnahme des Verlages, und somit hatte ich den Verlagsleiter um die oben erwähnte Rücksprache gebeten, die dann zu dem negativen Ergebnis führte.

Dass ich diesen Ausgang sehr bedauere und dass davon selbstverständlich für uns der objektiver Wert Ihrer Beobachtungen nicht berührt wird, brauche ich wohl nicht zu sagen. Aber es bleibt uns nichts anderes übrig, als über diesen Punkt die Akten zu schließen. Ich schicke Ihnen also Ihr ursprüngliches Manuskript und eine korrigierte Abschrift wieder zurück. Die Abschrift, die sich in der Professor Schneider überreichten Sammlung befand, bleibt bei ihm zu seiner Verfügung. Ich bitte Sie nun, wohlwollend einmal zu überlegen, ob es Ihnen nicht doch möglich ist, zu unserem Band einen anderen, garantiert unanstößigen Aufsatz beizusteuern. Herr Professor Schneider erzählte mir zum Beispiel von einer Arbeit über den Schwachsinn, die Sie wohl fertig hätten. Wäre es Ihnen möglich, uns diesen zur Verfügung zu stellen oder wenn nicht ihn, dann einen anderen?

Ich hoffe, dass diese Absage, die mir selbst, weiß Gott, nicht angenehm ist, die eben aufgenommenen Beziehungen zwischen Ihnen und mir nicht trübt, sondern ich auch in Zukunft darauf rechnen darf, mit Ihnen in eine wissenschaftliche Zusammenarbeit zu kommen.
Mit herzlichen Grüßen, auch von meiner Frau bin ich Ihr H. Kranz

Lfd. Nr.: 1819
Von: Hugo Spatz
An: Richard Jung
Quelle: Ed / H 3457

Dillenburg, 10.04.1947

Lieber Herr Jung!
Es bedrückt mich, dass ich einen Brief von Ihnen vom 30.10. immer noch nicht beantwortet habe. Allmählich komme ich jetzt etwas zur Ruhe – wenigstens vorläufig.

Leider kann ich Ihre Frage bezüglich einer Lokalisation der Ageusie nicht beantworten. Es fehlt mir an eigenen Erfahrungen. Wohl findet man öfters Blutungen in der von Ihnen angegebenen Gegend, aber dann auch gleichzeitig an anderen Stellen, dann handelt es sich gewöhnlich um Kranke, welche der Schwere Ihre Verletzung bald erlegen sind, wenn sie nicht sofort nach dem Unfall tot waren. Klinische Beobachtungen sind in solchen Fällen also nicht zu erwarten.

Nach unseren Erfahrungen sind die ja durchaus nicht seltenen anatomisch nachweisbaren Veränderungen charakteristisch für besonders schwere Verletzungen. Meistens sind die Verunglückten gleich tot oder sie überleben nur ganz kurze Zeit. Bei unserem Material von Verletzten mit längerer Überlebenszeit vermissten wir zu unserer Überraschung Veränderungen, die mit den uns zu Gebote stehenden Methoden hätten nachgewiesen werden können – obwohl zu Lebzeiten Erscheinungen, die auf Beteiligungen des Hirnstammes hinwiesen, im Vordergrund standen. Wir sind auch davon überzeugt, daß in allen diesen Fällen ein krankhafter Vorgang am Hirnstamm gespielt hat aber er hinterlässt keine für uns erkennbaren Spuren. Im übrigen spielen „spurlose Vorgänge“ in der Neuropathologie überhaupt eine viel grössere Rolle als man gewöhnlich annimmt. Dies ist meiner Weisheit letzter Schluss.

Ich freue mich sehr zu hören, dass Sie wieder fest bei der wissenschaftlichen Arbeit sind, Sie haben ja eine Aufgabe auf diesem Gebiet.

Die Katastrophe des Bucher Institutes ist schwer zu verwinden. Die Verluste an wissenschaftlichem Material sind sehr gross und unersetzbar. Ein Trost ist es, daß ausser den Genetikern und ausser Herrn Köpf, der im Osten vermisst wird, alle Mitarbeiter sich wieder gemeldet haben und ihr Interesse für den Fortbestand unseres hiesigen bescheidenen Restinstitutes bekundet haben. Sie sind übrigens auch alle in Stellung und ein Teil arbeitet wieder neuropathologisch. In Berlin befinden sich nur mehr Frau Lange und Frl. Gauck.
Mit herzlichen Grüssen und allen guten Wünschen für Sie und Ihre wachsende Familie bin ich stets Ihr Hugo Spatz

Lfd. Nr.: 1820
Von: Hugo Spatz
An: Wilhelm Tönnis
Quelle: Ed/Sp 03458

Dillenburg, 12.04.1947

Lieber Tönnis!
Es hat mich sehr gefreut, zum erstenmal durch Frau Lange einen eingehenden Bericht über Dich zu erhalten. Sie wird Dir von mir berichten. Wenn Du hörst, daß mein Schreibtisch in meinem Dienstzimmer auch gleichzeitig Kochherd und Möbeltisch meiner Frau ist, so ersiehst Du daraus, daß hier manches noch etwas provisorisch ist. Ausserdem besteht immer noch die große Ungewissheit in Zusammenhang mit der noch nicht vollzogenen Entnazifizierung. Ich habe nur eine vorläufige Arbeitserlaubnis. Auch die Entscheidung bezüglich der Überseereise ist leider immer noch nicht gefallen. Meine ehemaligen Mitarbeiter (außer Hallervorden und Gerlach) haben es besser. Sie sind jetzt alle in festen Stellungen und meistens in recht guten.

Die Bahnen des Sexualzentrums – der Film ist, wie so vieles andere von besonderem Wert, endgültig während meiner elfmonatigen Gefangenschaft in der Forschungsanstalt in München verloren gegangen – sind noch völlig ungeklärt. Es wäre wichtig zu wissen, ob bei Rückenmarksverletzten mit alter Querschnittsläsion Hodenatrophie eintritt. Neben der Potenz soll auch die Libido erloschen sein (W. Schulte im 1. Heft des Nervenarztes). Ich habe Frau Lange vorgeschlagen, daß sie dieser Frage systematisch nachgehen soll. Dazu müsste sie möglichst an alle Stellen schreiben, welche Rückenmarkverletzte in größerer Zahl versorgen, und bitten, daß man bei der Sektion von Querschnittsverletzten Hoden, Prostata und Samenblasen herausnimmt und auf den Zustand der Schambehaarung achtet. Mit Hilfe von Rössle und eventuell Stieve könnte sie in Berlin dann die histologische Bearbeitung vornehmen. Was meinst Du zu diesem Vorschlag? Wenn Du zustimmst, würde ich Dich bitten, Frau Lange zu fragen, an welche Stellen Sie sich wenden kann, um Material zu erhalten. Wenn es geht, wäre es natürlich auch erwünscht, wenn Hypophyse, Epiphyse und die Gegend des Tuber cinereums mituntersucht werden könnten im Falle, daß makroskopisch Zeichen für eine Keimdrüsenatrophie vorliegen. – Ich brüte zur Zeit über das Problem der Neurohypophyse. Vieles scheint dafür zu sprechen, daß die Mehrzahl der ungeheuren Menge markloser Nervenfasern, welche dieses Organ charakterisieren, zentripetal verlaufen, und nicht zentrifugal wie gewöhnlich ohne weiteres angenommen wird. Dann wäre die Neurohypophyse (samt Hypophysenstiel und Infundibulum) also ein receptorisches Organ, wie Cajal bereits einmal vermutet hat. In diesem Fall wäre es naheliegend, anzunehmen, daß die zentrifugalen Fasern des Sexualzentrums (vorwiegend des Nucleus infundibularis) auf dem Wege über Hirnstamm und Rückenmark abziehen.

Heute Nachmittag sehe ich meinen Bruder, der so eben aus französischer Gefangenschaft zurückkehrt und sich mit seiner noch in der russischen Zone lebenden Frau hier trifft. Morgen muß ich nach Heidelberg zu einer dringenden Besprechung fahren. Und am Anfang nächster Woche habe ich eine wichtige Besprechung im Kultusministerium in Wiesbaden. Nach wie vor bin ich traurig, daß unsere Göttinger Pläne, bei welchen uns Ewald so tatkräftig und hilfreich unterstützt hat, nur wegen der Zonengrenze gescheitert sind. Neuerdings interessiert sich die Universität Frankfurt für uns, und wenn ich allein wäre, hätte ich gute Aussicht, als Direktor des kleinen aber ausgezeichnet eingerichteten Edinger'schen Instituts eine Stellung zu finden, die für meine entwicklungsgeschichtlichen Arbeitspläne geradezu ideal geeignet wäre. Da ich aber auch an Hallervorden und Noell denken muß, besteht keine Möglichkeit, das Institut in Frankfurt unterzubringen. Immerhin hoffe ich, einen Arbeitsplatz am Edinger'schen Institut zu bekommen. Krücke, der zur Zeit bei uns Assistent ist, soll dort in Verbindung mit Lauche die pathologische Abteilung des Edinger'schen Institutes, welche sich im pathologischen Institut befindet, übernehmen.

Das Archiv für Psychiatrie hat aufgehört zu existieren bzw. es wird in der Zeitschrift für die gesamte Neurologie und Psychiatrie aufgehen. Dies hat mir Dr. Ferdinand Springer selber in Heidelberg mitgeteilt. Ich hoffe auf die Unterstützung Beringers, wenn einmal wieder dir Zeit kommen wird, wo man daran denken kann, Arbeiten zu publizieren. Manuskripte hätten wir genug, und an Mitarbeitern würde es auch nicht fehlen. Mit herzlichen Grüßen von Haus zu Haus und allen guten Wünschen
Dein Hugo Spatz

Lfd. Nr.: 1826
Von: Viktor v. Weizsäcker
An: Alexander Mitscherlich
Quelle: Archiv des Lambert-Schneider Verlages (Kopie von Abschrift)

Heidelberg, 07.05.1947

Auf Bitte von Herrn Priv. Doz. Dr. A. Mitscherlich äussere ich mich zu seiner mit F. Mielke herausgegebenen „Dokumentation" und deren Eindruck au mich wie folgt. Zur Verfügung stehen mir ausserdem der Antrag von Herrn Professor Dr. Büchner an das Landgericht in Freiburg i. Br., die Antwort von Herr Dr. Mitscherlich an dasselbe, so wie die Einstweilige Verfügung des Gerichts. Ich bin mit der eventuellen Benutzung meiner Äußerung vor dem Gericht einverstanden.

Was die Erwähnung von Herrn Professor Büchner in der Schrift anlangt, so war mir bis zur Kenntnisnahme von dessen Antrag und Antragsbegründung überhaupt nicht bekannt, dass er zu den Seite 42 erwähnten 95 Tagungsteilnehmern gehört hatte. Ich konnte deshalb auch nichts gegen ihn Gerichtetes entnehmen und tue es jetzt, nach seiner Klarstellung auch nicht. Auch aus dem S. 71 abgedruckten Brief des Professor Haagen entnahm ich keinerlei Belastung. Es ist darin nicht behauptet und auch nicht daraus zu schliessen, dass er sich an unerlaubten Menschenversuchen irgendwie betätigt hätte, nicht einmal unwissentlich.

Überhaupt kommt eine Vermutung gar nicht in Frage, dass gerade Professor Büchner, dessen Person und Haltung mir und allen Fachgenossen bekannt war und ist, sich anders als oppositionell zu jenen Übergriffen oder Vergehen je verhalten hätte. Was er in seiner Antragsbegründung an das Freiburger Landgericht mitteilt, entspricht dem vollständig, und ist keine Überraschung für jeden, der ihn kennt. Ob man in einer Tagung wie der genannten in der Sitzung oder nachher seinen Widerspruch verlautbarte, hing auch nicht nur von der inneren Gesinnung, sondern von der Abschätzung ab, welchen Erfolg solche Schritte haben sollten. Ein öffentlicher Protest konnte die Situation nur noch verschlimmern, ein privater eventuell nützen. Ich sehe keine Anklage in der reinen Feststellung des Verlaufs einer solchen Sitzung.

2. Da es in solchem Falle nicht immer auf Tatsachen und Wortlaute, sondern auf Imponderabilien des Tons ankommt, erlaube ich mir auch dazu einigen Bemerkungen: Die Verbreitung der Dokumente zum Nürnberger Ärzteprozess habe ich bereits nach Kenntnisnahme der Druckfahnen begrüsst. Die Nachrichten in der Tagespresse waren ungenügend. Daß die Publikation nach Titel und Ton einen Protest gegen bestimmte Geschehnisse und Gedankengänge ist, gilt mir als selbstverständlich und notwendig zur Aufklärung der Öffentlichkeit; notwendig aus der Gesinnung heraus, die auch die von Professor Büchner ist. Es sind noch mehr Namen in der Sammlung genannt von Personen, die nach meiner und allgemeiner Überzeugung niemals im Sinne einer Anklage belangt oder belastet werden können und es durch die Dokumente und den Text auch nicht sind. Viele andere Namen von Personen sind nicht genannt, die im Sinne der Anklage vermutlich belastet wären. Ich betrachte diese Veröffentlichung also als eine notwendige und nützliche Aufklärung.

3. Nachdem ich nun Kenntnis erhielt, daß die Publikation als solche oder bestimmte Stellen derselben so wirken, als ob sie ungerechtfertigte Angriffe enthielten (wie etwa die Stelle, daß keiner der 95 Protest erhob), so will ich darauf nochmals eingehen und bekunden, daß mir die Feststellung des Herganges und dessen Bekanntmachung nützlicher erscheint, als das Stillschweigen. Schädlich für die Integrität des Bewusstseins der Ärzte erschien es mir, wenn diese Veröffentlichung im Gegensatz zu Ihrer Absicht als Stimmungsbeeinflussung und nicht als Beitrag zur Findung einer Erkenntnis genommen und dadurch als Ganzes diskreditiert würde. Ich würde daher eine fortgesetzte Unterdrückung der Schrift bedauern und fürchten, dass gerade eine Meinung an Boden gewinnt, die sagt, es handle sich um Propaganda. Ich sehe in dem Antrag auf Suspension und seiner Begründung ein einfaches Missverständnis und wünsche mir seine völlige Beseitigung; Ich halte diese letztere für leicht möglich.

4. Es handelt sich nämlich darum, klar zu stellen, in welcher Gefahr die sachliche wissenschaftliche Forschung steht, dass sie infolge der Verkettung in der Benutzung ihrer Ergebnisse unwissentlich und gegen ihre Absicht ein Glied in der Herbeiführung sittlichkeitswidriger Handlungen wird. Über diese Gefahr, über ihren ganzen Umfang und über ihre Nähe war sich vor 5 oder 10 Jahren fast niemand klar genug. Es ist also sehr nötig, diese Verkettung und diese Gefahr aufzudecken. Ihre Erkenntnis hat mit Schuld und Anklage überhaupt nichts zu tun, und dies zu begreifen ist im Interesse der Forscher, der Ärzte, der Kranken, der Richter und der Angeklagten. Jeder müsste es bedauern, wenn zwei Männer, die beide dies erstreben, durch ein Missverständis gegeneinander wirken würden.
Gez. Viktor v. Weizsäcker o. Professor für Allg. klin. Medizin d. Universität

---

Lfd. Nr.: 1827
Von: Alfred Weber
An: Alexander Mitscherlich*
Quelle: Archiv des Lambert-Schneider-Verlages

Heidelberg, 08.05.1947

Erklärung
Die Schrift von Alexander Mitscherlich „Diktat der Menschenverachtung" ist eine mutige, patriotische Tat. Es ist im Interesse Deutschlands aufs wärmste zu begrüßen, daß ein deutscher Fachmann den Deutschen die furchtbaren Handlungen exakt bekannt

gibt, die angeblich im Namen der medizinischen Wissenschaft, in Wirklichkeit in gedankenloser Rohheit von deutschen Ärzten und Menschen, die zu blossen Sachen herabgewürdigt wurde[n], begangen worden sind. Diese Handlungen sind im ganzen Ausland seit der Zeit ihres Geschehens überall genau bekannt. Wollen wir vom Ausland überhaupt wieder verstanden werden und wollen wir uns selber wiederfinden, so ist es absolut notwendig, dass diese Tatsachen von uns in unser Bewusstsein aufgenommen und in gebührender Weise dort verarbeitet werden.

Das ist in knapper, durchaus angemessener wirksamen Art in der Schrift, die im übrigen rein aktenmäßig gelegte Tatsachen mitteilt, geschehen.

Es erscheint unverständlich, wie irgend ein deutscher Gerichtshof diese so verdienstvolle Aufklärungsschrift durch vorläufige Verfügung verbieten konnte, weil ein im ganzen an den Vorgängen Unbeteiligter, durch blosse, den Tatsachen im übrigen durchaus entsprechende und zu dem unvermeidliche Nennung seines Namens in der Schrift sich getroffen fühlt. Der Betreffende hatte durchaus die Möglichkeit, seine Rolle in der Angelegenheit durch eine Erklärung vor der Öffentlichkeit genau aufzuhellen.

Das Verbot der Schrift durch ein deutsches Gericht dagegen kann nur aufs äußerste schädlich wirken, weil der Anschein entsteht, als wolle man diese in der ganzen Welt bekannten Dinge, deren Kenntnis für die Selbstbesinnung des deutschen Volkes notwendig ist, dem eigenen Volk vorenthalten. Das ist das Gegenteil eines im Interesse unseres Vaterlandes gebotenen Handelns.
Gez. Alfred Weber

[* Die Erklärung wurde zu dem in Freiburg schwebenden Gerichtsverfahren gegen Mitscherlich abgefasst.]

Lfd. Nr.: 1834
Von: Eugen Kahn
An: Ernst Grünthal
Quelle: Archiv der Universitären Psychiatrischen Dienste Bern (Waldau)

Vevey, 21.08.1947

Lieber Herr Grünthal!
Sie sind schon in Ihre Ferien abgefahren, wenn dieser Brief in der Waldau eintrifft. Ich adressiere ihn aber doch lieber dort hin als nach BiognobindestrichBe..., weil ich einfach manchmal ein in Ihrer unverändert zügigen Handschrift geschriebenes Wort nicht sicher genug entziffern kann. Das ändert gar nichts an der Freude, die Sie mir mit Ihren Briefen machen.

Was Reichardt anlangt, so haben Sie ohne Zweifel recht. Wie ich Ihnen, glaube ich, neulich einmal schrieb, habe ich immer etwas für ihn übrig gehabt. Ich sehe in ihm einen nach Originalität schwitzenden Arbeiter, der im Laufe der Zeit zwischen zwei Platten etwas abgeflacht wurde, untere Platte der verflixte Schwiegervater, obere Platte „die Ereignisse“. Daß solche Abflachbarkeit in erheblichem Maße constitutionell ist, brauche ich Ihnen, dem intimen Maiskenner (Zea Mays) nicht auseinanderzusetzen.

Diese Abflachbarkeit – hol mich der Teufel, wenn mir das jetzt grad einfällt – ist vielleicht bei gewissen Menschen, z. B. Homo teutonicus, besonders entwickelt. Da braucht dann nur gedrückt zu werden und so weiter. Es ist ungemein characteristisch, dass Jaspers „alleinsteht“. Von allem, was ich lesen und hören und sehen muß, sind fast alle unsere früheren Landsleute abflachbar und wohl noch abgeflacht. Niemand hat den geringsten Zweifel, daß alle Deutschen sich durch und durch sich zum Nazismus „bekannt“ hätten, wenn sie den Krieg hätten gewinnen können. In einem Berliner Brief, den eine der besten USA-Berichterstatterinnen (Genêt heißt sie sich) im „New Yorker“ erscheinen lässt, heissts u.a. „die Masse der Deutschen denkt immer noch „braun“, wie sie es selbst heissen... Das neue Deutschland ist bitter gegen alles andere in der Welt und merkwürdig selbstzufrieden“.

Mir rutschten diese Bemerkungen in die Maschine, als ich wieder an Reichardt dachte. Der Neffe war, so schrieb mir der Onkel, vorher in Minneapolis, Minnesota. Und nun: lassen Sie uns den in Bern wiederaufgenommenen Faden weiter und dicker spinnen. Wir fliegen am 11. September heim. Meine Adresse ist 596, Prospect Street, New Haven, Connecticut*.
Herzliche Grüße und alle guten Ferien- und post-Ferien-Grüße Ihr Eugen Kahn.

* Das soll nicht heissen, dass Sie mir nicht mehr hierher schreiben dürfen!

Lfd. Nr.: 1861
Von: Richard Jung
An: Frederic A. Gibbs
Quelle: Universitätsarchiv Freiburg

Freiburg, 27.10.1948

Lieber Herr Kollege Gibbs!
Besten Dank für Ihren Brief vom 4. Oktober mit der Epilepsie-Therapieübersicht, die ich gleich für den Nervenarzt referiert habe. Inzwischen sind auch die Sonderdrucke und reprints angekommen, für die ich Ihnen sehr dankbar bin. Sie geben eine ausgezeichnete Übersicht über Ihre Arbeit der letzten Jahre, zu denen ich Sie nur beglückwünschen kann. Sollten Sie noch Separata Ihrer Artikel über EEG und Enzephalitis und über die Hirndurchblutung im Arch. of Neur. 1947 haben, so wäre ich auch dafür dankbar. Doch ist das nicht unbedingt erforderlich, weil wir jetzt durch Vermittlung von Springer die Arch. of Neur. seit 1947 erhalten.

Ein schwieriges Problem für unsere Bibliothek ist noch die Auffüllung der Kriegsjahrgänge, da uns alle Nummern der Arch of Neur. seit Dezember 1939 fehlen. Ich hoffe, daß wir bald die Zeitschriften auch von Deutschland aus bezahlen können. Vielleicht könnten Sie mir einen Rat geben, wo wir die fehlenden Jahrgänge noch erhalten würden? Mir selbst fehlen auch noch einige Nummern des J. of Neurophysiology. Eine schwedische Buchhandlung sollte Sie besorgen, hat aber leider jetzt abgeschrieben. Falls es dort eine Buchhandlung gibt, die Lieferungen nach Deutschland übernehmen würde, so wäre ich für die Angabe sehr dankbar. Ich bin bereit, im Austausch deutsche Zeitschriften zu vermitteln, die vielleicht in den dortigen Bibliotheken fehlen.

Besonders interessiert haben mich Ihre Untersuchungen über die psychomotor attacs und die Beziehungen zu temporalen Herden, von denen Sie mir schon erzählten. Die Ansicht, die ich wohl 1939 zuerst geäußert habe (Nervenarzt 12, (1939) Seite 572, 575 und 583 (vier Tumoren) und in Zusammenfassung Seite 590. 3) daß sich basale und temporale Herde auf die Ohrableitung auswirken, scheint sich doch allmählich durchzusetzen. Wir haben seit längerem Temporaltumoren und Temporalverletzungen durch Ableitungen von Nase gegen Ohr lokalisiert. Aber durch den Krieg bin ich nicht dazu gekommen, die Befunde systematisch darzustellen. Auch die Schlafveränderungen lagen in unserer Arbeitsrichtung. Wir haben aber nur wenig untersucht und auch bei Gesunden Asymmetrien gefunden. Ich bin sehr froh, daß ich mein EEG III über die Epilepsie noch nicht abgeschickt habe und Ihre Arbeit so noch berücksichtigen kann. In einigem weicht unsere Statistik von Ihren Ergebnissen ab, doch hat sich unsere Klassifizierung auch anders entwickelt. „Fast" rechnen wir erst über 13/6 sec als abnorm.

Über Köln oder mein Hierbleiben ist noch nichts Sicheres entschieden. Es sieht aber so aus, als wenn meine Wünsche hier erfüllt werden und ich eine selbstständige Neurophysiologische Abteilung einrichten kann.

Daß Mesantoin bei fortgesetzter Behandlung nach einer Reaktion Leukopenie machen kann, ist doch recht bedenklich. Ich habe von dem Patienten A., dem Sie damals das Mittel rieten, nichts mehr gehört. Da er nach Abklingen der Lymphdrüsenschwellung das Mittel wieder nehmen sollte, will ich der Mutter doch schreiben, daß sie ein Blutbild machen und absetzen läßt.

Von Grey Walter erhielt ich einen Prospekt über die neue EEG-Zeitschrift. Ich habe ihm geschrieben, daß ich sie leider noch nicht aus Deutschland bestellen kann und es bedaure, daß zwar Französisch und Spanisch, aber nicht die deutsche Sprache darin zugelassen ist. Ich glaube, daß die in Deutschland erschienenen Arbeiten über das EEG doch wohl wichtiger gewesen sind als die in den anderen beiden Sprachen, außer der englischen. Wollen Sie nicht für die neue EEG-Zeitschrift eine kurze Würdigung Bergers zum 20-jährigen Jubiläum seiner ersten EEG-Arbeit schreiben?

Jedenfalls rechne ich sicher damit, für die Berger-Nummer des Archiv für Psychiatrie einen Artikel von Ihnen zu erhalten. Walter, den ich auch aufforderte, hat geschrieben, er müsse sich die Sache noch überlegen. Sonst habe ich außer Adrian noch keine Zusage aus dem Ausland, ich habe den meisten erst in den letzten beiden Wochen geschrieben. Aber unsere Postverhältnisse sind noch zu schwierig.

Von uns kann ich Ihnen vorläufig nur die Nystagmusarbeit mit Tönnies schicken. Aber ich hoffe, daß es bald mehr sein wird.

Mit herzlichem Gruß, besonders auch an Ihre Frau und den besten Wünschen bleibe ich immer Ihr Richard Jung.

Lfd. Nr.: 1872
Von: Hugo Spatz
An: Richard Lindenberg
Quelle: Edinger-Institut, Ordner Spatz (Peiffer-Signatur 3477)

Dillenburg, den 29.12.1948

Lieber Herr Lindenberg!
Sehen Sie ja, es geht doch – sogar sehr gut!

Über Ihren ausführlichen, wirklich lang ersehnten Brief haben wir uns alle mächtig gefreut. Was lange währt, wird gut. Auch für das nette Bild von Ihnen zusammen mit Herrn Bingel sage ich Ihnen vielen Dank.

Ja, Texas und Hessen sind sicher grundverschiedene Welten und man schon verstehen, dass man sich da drüben erst allmählich akklimatisieren muss. Besonders interessant waren für uns u. a. Ihre Begegnungen mit Schlangen und gar mit einem Gürteltier. Das nächste Mal müssen Sie diesem Tier aber bitte das Gehirn herausnehmen. Wir müssen jetzt mit Igeln und Maulwürfen vorlieb nehmen, um das Gehirn der lower mammals zu studieren. Doch sollen wir später Gehirne von Halbaffen bekommen - auch lower brains - wenn Herr Diepen nach einem Jahr zu uns aus Java zurückkehrt. Vor einem Monat haben wir bewegten Abschied von ihm genommen. Sie werden sich denken können, dass er auch nicht leichten Herzens und keineswegs freiwillig dort hinübergeht. Er hat den festen Vorsatz, dann zu uns zurückzukehren. Mittlerweile konzentriert sich hier alles um unser neues Wahrzeichen, den Hypophysenstiel. Die erste Veröffentlichung, das Kaninchen betreffend ist jetzt endlich erschienen und ich habe den letzten Sonderdruck Herrn Noell geschickt, der Ihn denselben zum Genuss weiterreichen möge. Nowakowski hat die sehr interessanten Verhältnisse bei der Katze, wo der Reccesus infundibuli bis in den Hinterlappen reicht, bereits weitgehend erforscht. Herr Christ hat die schwierige Aufgabe die in vielen Punkten ganz andersartigen Gegebenheiten beim erwachsenen Menschen zu untersuchen. Da sind es zwei amerikanische Autoren, Harris und Green, für deren gleichstrebenden Bemühungen wir uns sehr interessieren. Bezüglich des tatsächlichen Befundes (besonders auf Grund der Bodianmethode) besteht gute Übereinstimmung, bezüglich der Deutung aber geht es diametral auseinander. Man kann aber mittels unserer Hypothese der Chemoreceptorischen Funktion der unendlich zahlreichen perivasculären Nervenfaseraufsplitterungen in der Neurohypophyse die Tatsachen viel zwangloser erklären. Die Chemoreceptoren sind u. E. eingestellt auf die Produkte der Adenohypophyse, welche in den glomerulusartigen Gefässen nach unserer Vorstellung zugeleitet werden, bzw. dort zirkulieren. Nun hat sich auch Herr Becker zugesellt und den Hypophysenstiel der Maus übernommen, während Herr Link, welcher 3 Wochen hier war, die Veränderungen des Hypophysenstiels bei der traumatischen Basalmeningitis bei Ventrikelinfektion studierte. Ein für das Frühjahr angesagter junger Anatom wird auf den Hypophysenstiel des Meerschweinchens gesetzt werden. Herr Diepen soll dann eine Übersicht über die gesamte vergleichende Anatomie geben, während ein Forscher für die hochinteressanten Verhältnisse beim menschlichen Foetus noch aussteht. Ein derartiges konzentrisch auf ein Thema gerichtetes Arbeiten hat viele Vorteile vor unserer Arbeitsweise in Buch, wo die übergrosse Fülle des Materials zur Zersplitterung verführte.

Wenn wir hier hinter den ruinösen Mauern des einstigen Oranierschlosses auch ziemlich aus der Welt sind, so ermöglicht uns jetzt doch die Besserung der Verkehrslage - die Fahrten in drangvoller Eingeklemmtheit zwischen gereizten Mitreisenden sind gottseidank vorüber - mit anderen Orten die Verbindung aufzunehmen. So habe ich vor kurzem einen Vortrag in Wuppertal gehalten, wo ich den Nobelpreisträger Domagk, einen sehr sympathischen, bescheidenen Mann kennenlernte. Im nächsten Jahr werden Vorträge in Frankfurt und Mainz folgen. Ausserdem nehme ich mit Vorträgen in den Volksbildungsvereinen in Dillenburg und Herborn teil.

Mit Kornmüller und Tönnis stehen wir in freundschaftlicher Fühlung. Doch der Plan einer Wiedervereinigung aller Abteilungen wird sich in absehbarer Zeit wohl kaum realisieren lassen. Wie Sie wohl aus meinem letzten Brief an Herr Noell wissen, befindet sich ein Teil des Institutes bereits in Giessen, aber die endgültig Übersiedelung nach dort macht Schwierigkeiten. Man hat zwar angefangen auch Wohnungen für Hallervorden und mich im Dachgeschoss des dortigen ehemaligen Physiologischen Institutes auszubauen, aber nun sind wieder alle Bauten wegen Geldmangels gestoppt.

Die Lage des Institutes auf einer leichten Erhebung nahe den Kliniken und von dem zerstörten Stadtkern entfernt ist sympathisch und die fertig gewordenen Räume sehen neu gestrichen recht gut aus. Da sie ja schon als Laboratoriumsräume gedient haben, war es leicht, sie entsprechend einzurichten. Chemische Abzüge gibt es mehr als wir brauchen und auch der Tierstall ist grösser, als (es) den augenblicklichen Bedürfnissen und Möglichkeiten entspricht. Wenn erst auch einmal der grosse Rundbau wieder fertig gestellt sein wird, werden wir reichlich Platz haben. Im März beginnt in Giessen der erste Fortbildungskurs im Rahmen der neugegründeten Akademie für Medizinische Fortbildung und Forschung, an welchem Hallervorden und ich auch mit Vorträgen teilnehmen werden. Im Medizinischen Verein habe ich bereits gesprochen, ebenso wie Hallervorden. Die Stadt hat soeben ihr 700jähriges Bestehen gefeiert. Wie mag es damals wohl in Texas ausgesehen haben? Im übrigen sind aus der Geschichte Giessens wenig Heldentaten zu vermerken. Der einzige wirkliche Held, auf den man mit Recht stolz ist und der sich auch zu Glossen bekannt hat, war Justus Liebig. Nach ihm wird die neue Hochschule genannt werden, welche ausser der medizinischen auch die veterinär-medizinische, die landwirtschaftliche und vielleicht noch eine allgemein biologische Fakultät umfassen wird. Die amerikanischen Dienststellen haben diese Gründung in dankenswerter Weise gefördert. Sehr hart tun wir uns noch mit der Beschaffung von ausländischer Literatur. Doch heisst es, dass die Rockefeller-Foundation hierbei helfen will. Die Amerikaner haben auch die Gründung der Max-Planck Gesellschaft zur Förderung der Wissenschaften unterstützt, aber die zuständigen deutschen Stellen (Ministerien) machen – es ist schwer zu verstehen – in den süddeutschen Ländern noch Schwierigkeiten, während in der englischen Zone bereits alles o. k. ist, unter dem Titel „Kulturautonomie“ werden da die merkwürdigsten Dinge ausgeheckt. Doch hoffen wir auf Besserung,

Ich stehe in ständiger Korrespondenz mit einer Reihe von Fachkollegen in Amerika: Hiller, Neubuerger, Engel, Tilly Edinger, Wallenberg, Haymaker und Stanley Copp, Auch in der Schweiz versucht man jetzt an einigen Stellen vorsichtig die Fäden wieder zu knüpfen. Das übrige Ausland schweigt noch bis auf Le Gros Clark in Oxford und unser Bucher Bekannter Gruner.

Mit Freude können wir feststellen, dass sich die wirtschaftliche Lage und die Ernährung sehr gebessert haben, besonders seitdem sich nun auch die ausserordentliche Geldknappheit nach der Währungsreform wieder ein wenig gelockert hat. Zu Weihnachten waren alle 6 Kinder hier vereint. Die kleine Gisela hat sich in der Schweiz prächtig erholt und wurde von Wolf Bernhard, der noch die Schwarzwaldschule besucht in Basel abgeholt und hierhergebracht. W. ist ein grosser, strohgelber Jüngel geworden, der bereits seiner Mutter über den Kopf gewachsen ist und der alles besser weiss. Durch seinen unwiderstehlichen Hang, seine jüngeren Geschwister zu erziehen, fällt er uns manchmal auf die Nerven. Für den kleinen Johannes wird es höchste Zeit, dass er bald in die Schule kommt, weil er zu Hause kaum mehr zu halten ist. Die Musik spielt weiterhin im Leben meiner Frau eine beherrschende Rolle und zu Weihnachten wurde hier allerhand getätigt, worüber ich kein Urteil habe. Eine recht bedauerliche Feststellung wird jetzt bei vielen kulturellen Veranstaltungen gemacht. Das

Interesse an diesen Dingen war bei den Menschen viel grösser, als sie weniger zu essen hatten. Nur die Kinos sind ebenso voll wie vorher. Man hofft, dass auf dieses Wellental auch wieder ein Berg folgen wird. Auch Vorträge über Albert Schweitzer, für den ich eine besondere Verehrung habe, werden zur Zeit schlecht besucht. Übrigens befindet sich Schweitzer seit kurzem wieder in Europa und der dritte Band seiner Kulturphilosophie soll bald herauskommen. Der Wandel, der innerhalb eines Jahres vor sich gegangen ist, hat sich bei dem weihnachtlichen Büchermarkt besonders deutlich gezeigt. Neben einer Masse von überflüssigem sind auch viele gute Bücher neu gedruckt worden – leider konnte man sie nur meist nicht kaufen, weil sie zu teuer waren. Preiswert und sehr gut ist eine Folge von Städteschilderungen, die unter dem Titel „Im Geiste Merians" erscheint. Bisher sind Hefte über Augsburg, Lübeck, Köln und Würzburg erschienen. Da scheut man sich auch nicht auf die Zerstörungen und schwersten Verlusten an Kulturgut hinzuweisen und es gibt wohlgemeinte Pläne zu einem Wiederaufbau. Besonders schwierig ist dieses Problem des Wiederaufbaues in Giessen, weil hier die Altstadt vollkommen dem Erdboden gleich gemacht ist. Nur zwei moderne Kirchen in wenig erfreulichem neugotischen Stil haben sich erhalten. Der Bahnhof aber und die abscheulische Geleisanlage, welche die Stadt von dem reizvollen Lahntal und dem hübschen Blick auf die beiden von Burgen gekrönten Hügel völlig abschliesst, sind erhalten geblieben, übrigens haben auch die Kliniken einen 50–60%igen Schaden erlitten. Doch die Chirurgische Klinik ist jetzt wieder nahezu völlig neu erstanden und von der Inneren steht wenigstens die Hälfte.

Nur unerfreuliche Nachrichten bekommen wir aus Buch und aus Berlin. In Buch ist Lüers Nachfolger von Timo geworden; seine Frau ist z. Zt. leider krank. Die Hoffnung von unserer Habe in Buch noch irgendetwas wiederzusehen, haben wir jetzt ganz aufgegeben.

In Berlin leben noch Frau Lange, die mit einem Bahnbrecher über Pubertas praecox beschäftigt ist, Herr Weisschedel, Herr und Frau Dr. Hochheimer, und der Geheimrat Henneberg, der soeben 80 Jahre alt geworden ist und immer noch sehr amüsante Briefe an Hallervorden schreibt. Auch Herr Klinghardt lebt dort in einem Altersheim und forscht weiterhin auf dem Gebiet der Paläontologie des Gehirns. Auf seine etwas vertrakte Art und Weise.

Nun will ich Ihnen noch besonders herzlich danken, dass Sie die Ring-Affäre, die mir so viel Kummer bereitet hat, doch noch zu einem glücklichen Ende gebracht haben. Ich hatte schon gefürchtet, dass Sie den Ring bei der Überfahrt in die See fallen liessen, weil ich garnichts mehr davon hörte und meine Verwandten fortwährend drängelten. Nun schreiben Sie auch noch, dass ein Paket unterwegs sei.

So dankbar wir Ihnen dafür sind, so kann ich Ihnen erfreulicherweise jetzt doch versichern, dass Sie hinsichtlich Ernährung keine Sorge mehr um uns haben sollen. Wir werden auch von einer früheren Mitarbeiterin aus meiner Münchener Zeit, Dr. Tuthill in Wilkes Barre in rührender Weise mit Paketen bedacht. Wirkliche Not leidet offenbar Prof. Klinghardt. Wenn Sie je einmal jemanden kennenlernen, der für einen notleidenden deutschen Gelehrten etwas tun will, so würden Sie ein gutes Werk tun, auf Herrn Klinghardt aufmerksam zu machen. Seine Anschrift ist: Berlin-Staaken, Weinmeisterhornweg 208–210 (Amalienhof). Hier in Herborn lebt übrigens ebenfalls im Altersheim der ehemalige Rektor der Universität Prag, Prof. Riehl, doch für den können wir selber mit sorgen. In Berlin sind die Verhältnisse ja ungleich schwerer, ich hoffe nun, lieber Herr Lindenberg, dass Sie, nachdem Sie die Stimme endlich wie-

dergefunden haben, auch weiterhin von ihr Gebrauch machen werden. An uns soll es nicht fehlen, dass die Verbindung nicht abreisst. Grüssen Sie bitte die Herren Noell und Bingel sowie evtl. weitere Bekannte. Mit herzlichen Grüssen von Haus zu Haus und mit allen guten Wünschen im Neuen Jahr
Ihr H. Spatz
Herr Prof. Kleist begeht am 31.1.49 seinen 70. Geburtstag

Lfd. Nr.: 1876
Von: Ferdinand Adalbert Kehrer
An: Walter Betzendahl
Quelle: Institut für Theorie und Geschichte der Medizin, Universität Münster
Zu Ihrem Brief vom 5.1.1949

Münster, 10.01.1949

Sehr geehrter Herr Kollege Betzendahl!
Ich danke Ihnen sehr für Ihre so ausführliche Charakterisierung Bonhoeffers. Sie hat mich, da mir stets das Biographisch-psychologische, und zwar mehr noch als das klinisch-Psychiatrische, welch letzteres dadurch zu Ungunsten meiner äußeren wissenschaftlichen Entwicklung in der eigentlichen Psychiatrie zu kurz gekommen ist, am Herzen gelegen ist, ausserordentlich interessiert. Ich würde auf einen Einblick in die Bonhoeffersche Autobiographie daher geradezu gespannt sein. So wertvoll mir also Ihre Ausführungen sind, so wenig – nehmen Sie mir dies bitte nicht übel, Sie sind daran nicht schuld! – führen sie mich gerade in der speziellen Frage nach Bonhoeffers letzter Auffassung über seine exogenen Reaktions-Typen weiter. Und dies liegt aber in der Bonhoefferschen Redensart begründet, auf die offenbar auch Jaspers (in der letzten Auflage seiner Allgem. Psychotherapie Seite 713) abzielt, wenn er sozusagen rügt, daß B. nie das psychiatrische Gesamtgebiet dargestellt habe und eben dies erstaunt mich immer wieder:

Warum hat er seine spätere und besonders seine endgültige Meinung über seine exogenen Reaktionstypen niemals literarisch festgelegt? Nach 1913 hat er sich nicht mehr über sie geäussert, auch nicht, nachdem Kraepelin und Bumke in einer denkwürdigen Sitzung im Jahre 1925 sich über sie ausführlich geäussert haben, und auch nachdem in den letzten 20 Jahren eine ganze Reihe von klinischen Arbeiten zum Thema erschienen sind. Auch zu Bumkes Auffassung, daß die Schizophrenie schlechthin auf einen exogenen Reaktionstypus hinauslaufe, hat er nie Stellung genommen, obwohl diese in den Kern seiner Lehre hinein [gepaßt hätte. Hier fehlt eine Zeile].

Leider hat mich diesbezüglich auch Ihr Hinweis auf seine Arbeiten von ihm aus dem Jahre 1924 und 1934 nicht weitergebracht: In der Klin. Wochenschr. von 1924 findet sich nur ein Aufsatz über Unfruchtbarmachung bei Schwachsinn und die Arbeit aus 1934 ist derart vorsichtig gehalten und erschöpft sich in Fragestellungen, dass auch nichts über die exogenen Reaktionstypen aus ihr herauszulesen ist. Letzten Konsequenzen scheint er eben principiell abhold gewesen zu sein, bzw. ihnen gegenüber resigniert zu haben, so wie es auch Hoche (Jahresringe) von sich bekannt hat; wenn er daher letztere Auffassung ablehnte, so geschieht es m. E. nicht zu recht, beziehungsweise diese Ablehnung ist rein charakteriologisch zu erklären, denn beide stimmten ja im Grundsätzlichen überein, und zwar gegen Kraepelin. Nehmen Sie unter diesem Gesichtspunkt z. B. einmal das unter die Lupe, was er in der Arbeit 1934, Seite 214, darlegt.

Daß der Fall zwei (Seite 211) eben doch nur eine durch die Eklampsie ausgelöste Schizophrenie oder eine Schüben verlaufende Schizophrenie war, ist meines Erachtens doch so evident, wie etwas in der klinischen Psychiatrie evident sein kann. Aber B. spricht dies nicht aus. Und so muss man wieder Jaspers recht geben, wenn er (a. a. O.) sagt: „Durch seine Arbeit geht ein Hauch von Bescheidung vor den ungeheuren Rätseln". Gut – nur hört dann wissenschaftliche Arbeit auf.

Aber um noch einmal auf die exogenen Reaktions-Typen zurückzukommen, können Sie mir vielleicht doch noch etwas darüber sagen, was seine letzte Meinung über diese war? Es wird Sie vielleicht in diesem Zusammenhang interessieren, daß ich vor kurzem wie Sie auch Bumke „gestellt" habe, er möge mir seine Behauptung begründen, die er in der genannten Diskussion 1925 (siehe Neur. 40, 382) gegen Kraepelin gemacht hatte, „Bonhoeffers fruchtbarer Gedanke sei noch lange nicht ausgeschöpft"; habe aber noch keine Antwort erhalten.
Mit den besten Grüßen Ihr sehr ergebener Kehrer.

Lfd. Nr.: 1877
Von: Erich Müller
An: Richard Jung
Quelle: Universitätsarchiv Freiburg

Koblenz, 13.01.1949

Lieber Jung!
Hoffentlich haben Sie sich beim Skisport gut erholt. Ich hätte sowieso nicht kommen können, denn meine Weihnachtsferien bestanden darin, meine Mutter, die an einer Lungenentzündung im Alter von 73 Jahren erkrankt war, in einem heftigen Penicillin-Kampf über den Berg zu bringen. Aber aufgehoben ist nicht aufgeschoben. Ich bin übrigens in Bonn gewesen und habe mir mal Röttgen angeschaut und die Nervenklinik. Die Neurologie wird dort von einem früheren Assistenten von Bonhoeffer – Kirchhoff – gemacht, der einige Schwierigkeiten hat, dort Fuß zu fassen. Röttgen hat die übliche Chirurgen-Überheblichkeit als echter Tönnis-Schüler und macht seine Neurologie selber. Er überkompensiert mächtig und macht in jovialem Tönnis-Ton. Er ist im übrigen ein ganz netter Kerl, relativ guter Chirurge. Die Fälle werden leider wenig ausgewertet und klinisch wenig kritisch gesichtet. Gruhle ist leider zu sehr in den Wolken verhaftet und mit Verwaltungsarbeiten überlastet, sehr ehrgeizig und macht neuerdings das, was sonstwo ein guter Oberarzt hinsichtlich der Verwaltung macht. Röttgen hat mir stolz erklärt, daß er dreihundert Bandscheiben-Hernien operiert hat, das übrige können Sie sich denken. Ich erinnere nur an die Arbeit von Pette. Wir müssen unbedingt Neurochirurgen zum Teil auch in die Nervenklinik bringen, und ich bitte Sie, an der Universität folgende Gedankengänge voranzutreiben:

1. Abgrenzung der Neurologie von der inneren Medizin. Wir müssen hier eine klare Front beziehen. Ich habe darüber schon bei Kretschmer angeregt, der hat aber wenig Interesse und ist jetzt nur an seiner Privatpraxis interessiert, die rein psychotherapeutisch aufgezogen ist.
2. Klinischer Ausbau einer aktiven Therapie mit kleinen neurochirurgischen Eingriffen:
   a) Ischias
   b) Trigeminusneuralgie

c) Allgemeine Neuritisbehandlung
d) Die sehr notwendige Behandlung der Praesklerose und eine systematische Therapie der Gefäßneurosen.

Die Internisten sind außerordentlich rührig und die ungeheure Überfüllung mit Internisten hat zur Folge, daß diese sich in der Neurologie sehr breit machen. Offizielle Debatte des alten Gedankens von Lange, an den städtischen internen Abteilungen neurologische Abteilungen anzugliedern, die von Fachneurologen besetzt werden.

Ich muss immer wieder betonen, daß nirgendwo eine so furchtbare Kluft trennt wie in unserem Fach zwischen der erhabenen Klinik, den weltfremden Kliniksdirektoren und den Neurologen in der Praxis. Ich habe Kretschmer um Diskussion über Nervenabteilungen an städt. Krankenanstalten und engere Beziehungen zwischen Klinik und Praxis vor zwei Jahren in einem Brief gebeten und systematisch Anregungen gebracht. Der Herr antwortete mir nicht einmal. Ich bat um eine Einladung zu einem lokalen Kongress und erhielt einen allgemeinen Wisch mit Unterschrift des dritten Assistenzarztes. – So liegen die Dinge. Die Antwort werden die Herren in den nächsten Jahren von selbst bekommen. Ich habe mir ernstlich Gedanken darüber gemacht, daß die so oft geschilderte Hochschulkrise tatsächlich besteht und muß heute beschämt zugeben, daß viele Vorwürfe, die mir amerikanische Ärzte über unsere Hochschulprofessoren machten, leider zu Recht bestehen. Die maßlose Eitelkeit unserer Herren, die sich nur sicher hinter ihrem Schreibtisch und in ihren heiligen Hallen fühlen, die ungeheure Unsicherheit, die ich draussen beim Heer, wo sie Gleiche unter Gleichen waren, erleben durfte, hatte für mich etwas Erschütterndes. Ausserdem hatte ich leider die Möglichkeit, in den jetzt laufenden Prozessen (Pohlisch, Kreuz usw.) die Haltung dieser Herren als Mensch und Charakter indirekt zu studieren. Von Prozeßbeteiligten habe ich auch aus Haftanstalten genügend gehört und erlebt, was die oben geäusserte Ansicht leider sehr verstärkt hat. Die Haltung von Jaspers habe ich erwartet. Sie hat den Hochschulcredit weiterhin erheblich erschwert.

Weiterhin kann ich Ihnen sagen, daß die SPD, die ja vielerorts ausschlaggebend ist, die Achillesverse [sic!] unserer Universität erkannt hat und erfolgreich angeht. Wir werden hier ein anderes 1933 erleben. Dies sind nur so einige Gedankensplitter, die aus der Praxis mal zu Ihnen hineinkommen. Hätten wir mehr solcher Kerle wie Sie, wäre es besser um uns bestellt. Der Cortex und das Relief der ach so dünnen Rinde entscheidet nicht allein. Ausserdem geht leider die grössere Intelligenz vorzeitig weg, da ein blutvoller Mensch mit Eigenständigkeit früher rechtzeitig in die allgemeine Praxis ging. Ich spreche hier nicht von irgendwelchen Fachkollegen, sondern von jungen Talenten, die nach dem Staatsexamen in die Praxis gingen, und die heute als alte Praktiker hier und dort, jedoch zahlreicher als man es an der Hochschule glaubt, durch ihre ungewöhnliche Persönlichkeit und hohe Intelligenz auffallen. Diese Leute haben eine durchaus selbständige Meinung gegenüber den Universitäten und eine lange Lebens- und Arzterfahrung, verstärkt eigenwillige Gedankengänge und dies reisst die Kluft zwischen Universität und Praxis noch mehr auf.

Ich wünsche Ihnen im neuen Jahr alles Gute. Ich hielt es vielleicht doch für gut, wenn Sie nach Köln gingen. Köln liegt im Mittelpunkt und wir brauchen dort einen anständigen Mann. Überlegen Sie sich doch einmal, ob Sie nicht dort hingehen wollen. Der übliche akademische Nachwuchs, der sich jetzt ordinariusreif wähnt, ist vor allem menschlich und organisatorisch erbärmlich. Über die wissenschaftlichen Qualitäten steht Ihnen ein besseres Urteil zu.

Für heute mit den besten Grüssen, auch an Ihre Gattin und Ihre Kinder Ihr Müller

Lfd. Nr.: 1879
Von: Richard Jung
An: W. Mayer-Groß
Quelle: Universitätsarchiv Freiburg

Freiburg, 07.02.1949

Lieber Herr Professor Mayer-Groß!
Haben Sie vielen Dank für Ihren freundlichen Brief vom 30.01.49. Ich denke, daß wir uns alle drei über das Wesentliche ziemlich einig sind, sowohl über Kleist, wie über psychiatrisches Theoretisieren, wie über die unheilvolle Rolle der Politik in der Wissenschaft. Aber es ist ganz gut, wenn man mal einiges ausspricht, was sonst nur verhaltenen Ärger macht. Leider ist es von Deutschland aus nun seit langen Jahren immer noch nicht möglich, und darin sehe ich die Hauptgefahr, die wieder zu einem neuen Nationalismus führt.

Ich muß mich entschuldigen, daß die versprochenen Separata noch nicht abgegangen sind. Ich wollte noch die experimentelle Arbeit aus Pflügers Archiv beilegen, von der ich aber leider immer noch die Separata erwarte, nachdem sie im letzten Heft im Dezember erschienen ist. So schicke ich sie vorläufig mit einigen anderen Arbeiten ab, aus denen Sie sehen, daß auch die jungen Leute bei uns dazu angehalten werden, kürzer und knapper zu schreiben. Ich hoffe, daß wir auch erreichen, daß die Zeitschriften allgemein dahin kommen, und wir erkennen darin ohne weiteres die Überlegenheit der Angelsachsen an. Ihr Beispiel von der deutschen Psychologie ist sicher richtig. Nur hatte ich bei KÖHLER, als ich 1947 kurz in Stockholm war, doch den Eindruck einer starken affektiven Reaktion, die seinen Ausspruch etwas übers Ziel hinausschießen ließ. Bitte schreiben Sie ruhig weiter Ihre Kritik. Besonders das Archiv würde solche Urteile viel nötiger haben. Im Nervenarzt ist im allgemeinen dafür gesorgt, daß das Geschwätz nicht zu breit wird. Andererseits steht Professor Beringer auf dem Standpunkt, über den wir uns auch schon manchmal gestritten haben, auch Arbeiten geringerer Qualität aufzunehmen, selbst wenn Sie falsch sind, falls dadurch Anregnungen gebracht werden und eine stagnierende Frage etwas in Fluß kommt. In manchen Fällen habe ich mich bekennen lassen wie in der Arbeit von Schulte über psychische Auslösung bei organischen Erkrankungen, die ich miserabel fand, aber die etwas anschneidet, was klinisch immer mal wieder diskutiert werden muß.

Für die Berger-Nummer des Archivs (das ich langsam etwas näher in exakte neurophysiologische Bahnen zu lenken versuche) kam soeben als erster Beitrag eine Arbeit von Adrian, über die ich mich sehr gefreut habe. Zur Diskussion steht nur noch, ob die ausländischen Arbeiten übersetzt werden sollen. Professor Beringer ist mehr für Übersetzung, ich mehr für die Originalsprache. Wir warten jetzt noch die Arbeit von Penfield und Jasper, die wahrscheinlich auch mehr für eine englische Publikation geeignet ist. Sehr erfreulich waren noch zwei verspätet einlaufende Zusagen aus Dänemark und Schweden. Aus Dänemark hatte ich Sie nicht erwartet. Ich hatte auch zunächst nicht geschrieben, weil ich den Eindruck hatte, daß in den besetzten Ländern die Wunden noch zu frisch sind.

Vor 14 Tagen hatten wir hier Max Müller aus Bern, dazu kam Gruhle aus Bonn, bei seinem Alter immer noch von erstaunlicher Frische. Er fuhr die Nacht durch in unseren keineswegs bequemen 3. Klasse-Wagen und überfüllten Abteils, kam morgens 10 Uhr an und ließ sich sofort durch die Klinik und Labors führen. Erst am Nachmittag

merkte man Ihm ein bischen Ermüdung an. Es sind nur wenige von den Älteren, die noch so leistungsfähig und elastisch sind, sonst haben wir mehr den Eindruck, daß die schwierigen Zeiten bei uns ein vorzeitiges Altern begünstigt haben. Was wir eigentlich in diesen Nachkriegsjahren neu gelernt haben, ist der große Einfluß der Ernährung und des Nahrungmangels auf das Nervensystem. Dadurch ist sicher das ungeheure Anwachsen der Neuritiden und die deutliche, wenn auch nicht so sicher nachweisbare, Zunahme der hirnatrophischen Prozesse mitbedingt. Dagegen haben die neurotischen Reaktionen, wie überhaupt Psychopathen, die als behandlungsbedürftig in die Klinik kamen, unter der Not der Zeit abgenommen. Ich habe darüber einige ganz interessante Statistiken machen lassen.
Herzliche Grüße und alle guten Wünsche immer Ihr Richard Jung.

Lfd. Nr.: 1884
Von: W. Mayer-Gross
An: Richard Jung
Quelle: Universitätsarchiv Freiburg

Dumfries, 10.03.1949

Lieber Herr Jung!
Ihre interessante Separaten-Sendung, die gestern eintraf, möchte ich Ihnen mit herzlichem Dank bestätigen. Ich schulde Ihnen Dank für Ihren letzten Brief. Die Arbeit über die Horizontale bei Hirnverletzten interessiert mich besonders, und die schöne Methode, die Sie dafür entwickelt haben. An Ihrem Diagnosenschema hätte ich dies und jenes zu kritisieren – aber es lohnt sich kaum, darüber zu korrespondieren. Bei uns ist das Problem der psychiatrischen Klassifikation akut durch die Einführung des staatlichen Health Service, der eine Vereinheitlichung der Statistik einführen will. Die Lösung des Diagnosen-Schemas war einfach, da eine internationale Nomenklatur von UNO angewandt werden soll. Sie wurde offenbar unter amerikanischer Leitung in Genf beschlossen – enthält 300 (!) verschiedene psychiatrische Diagnosen. Ich hab es noch nicht zu sehen bekommen, lasse es Ihnen zugehen, sobald es hier erhältlich ist. Es wäre sehr erwünscht, wenn man sich auf ein internationales Schema einigen könnte.

Ihre Bemerkung über die scheinbare Verminderung von Neurosen und Psychopathen, bestätigt bei Beobachtungen bei v. Baeyer in einem Artikel im Nervenarzt, interessiert mich sehr. Man versteht ja, das Neurosen unbeachtet bleiben, wenn Hunger und Not die Aufmerksamkeit auf primitive tägliche Bedürfnisse ablenkt. Während der schweren Luftangriffe gab es weniger Neurotiker in London – es gab kein Ausweichen. – Oder gehen die Neurotiker nicht zum Psychiater in Deutschland, weil sie den Kollegen, die Sterilisierungen durchführten, nicht trauen? Sind die Psychopathen in den Gefängnissen oder betätigen sie sich als Schwarzmarkthändler und Gauner anderer Art? In Holland sagte man mir, daß die Psychopathen in den Lagern der Collaboratoren zu finden sind! Eine Umfrage bei praktischen Ärzten in internen Kliniken und Polikliniken wäre vielleicht der Mühe wert. Ich kann mir schwer vorstellen, dass es sich um eine reale Verminderung handelt. Die Russen, die ich während des Krieges hier befragte, bestanden darauf, daß sie kein Neurotiker-Problem in ihrer Armee hätten – was ich natürlich für einen Selbstbetrug hielt.
Nochmals Dank und herzliche Grüße von Ihrem W. Mayer-Gross.

Lfd. Nr.: 1885
Von: Ernst Grünthal
An: Eugen Kahn
Quelle: Archiv der Universitären Psychiatrischen Dienste Bern (Waldau) (ST re)

Bern, 12.03 1949

Lieber Herr Professor,
Der Vergleich mit dem Bier ist ganz lustig, nur daß es sich hier um das Geniessen, in der Wissenschaft aber um die Richtigkeit handelt. Viele sogenannte geisteswissenschaftliche Psychiater haben die Eigentümlichkeit, dass sich Ihr Fähnlein nach den jeweils gerade vorhandenen Geisteswehen richtet. Dieses blies erst psychoanalytisch, dann phänomenologisch und jetzt bis auf weiteres existentiell. Man muß immer auf der Höhe der Zeit sein, und immer ist die derzeitige Richtung die allein Seligmachende. Nun kann sich zwar niemand den Strömungen der Zeit völlig entziehen, und man kann ihnen oft gewisse fruchtbare Blickpunkte verdanken; gerade die Psychiatrie hat das nötig. Aber das ist doch etwas Anderes als wenn man sich mit Haut und Haar einer vielleicht nur modischen geisteswissenschaftlichen Anschauung oder Methode verschreibt. – Heideggers Methode ist rein philosophisch-metaphysisch und als solche erstaunlich durchgeführt, aber für die Psychiatrie unanwendbar. Seine Sachen erregen Aufsehen, weil er die Unsicherheit des Individuums in unserer Zeit in seine Philosophie einbezieht, beziehungsweise davon ausgeht, sodass der zeitbedingte Ton die Musik macht. Eine Kostprobe seines Stiles sende ich Ihnen beiliegend. Man muß aber das Hauptwerk „Sein und Zeit" lesen, was keine Kleinigkeit ist, um urteilen zu können. Eine Darstellung seiner Philosophie finden Sie in dem Bändchen über „Moderne Philosophie" der Sammlung Dalp, Franken-Verlag Bern. Während für Heidegger der dem Nichts ausgelieferte, von Sorgen erfüllte Mensch das Eigentliche ist, hat sich Binswanger des liebenden Miteinanderseins in einem dicken Buche angenommen, daß ich nie gelesen habe. Was man mit einer sich in die Welt des Kranken versetzenden Beschreibung machen kann, zeigt bis jetzt neben Binswangers Fällen noch am besten die Arbeit von Roland Kuhn: „Mordversuch eines depressiven Fetischisten usw." in der Monatsschrift für Psychiatrie und Neurologie. Herr Doktor Kuhn, Oberarzt an der Anstalt Münsterlingen in Thurgau würde Ihnen sicher gern ein Exemplar davon schicken. Wie Sie richtig bemerken, sind all diese Sachen in einer komplizierten Weise und eigenen Sprache geschrieben, wo man nie weiss, ob es sich nur um einen Jargon mit neuen Worten oder um wirklich neue Sachen handelt. Auch ist das Sich-Hineinversetzen in die Welt des Kranken etwas sehr Subjektives, und wie schon Jaspers bemerkt hat, weiß man nie, wieviel der Autor in den Kranken hineinphantasiert hat.

Eine der letzten Auflagen von Kurt Schneiders „Psychopathischen Persönlichkeiten" lege ich ebenfalls bei, und darf ich Sie bitten, diesen Band nicht zu lange zu behalten.
Mit vielen herzlichen Grüßen Ihr Grünthal

Lfd. Nr.: 1902
Von: Siegfried Haddenbrock
An: Kurt Beringer
Quelle: Universitätsarchiv Freiburg

Göttingen, 18.08.1949

Sehr verehrter Herr Professor!
Für die Überlassung eines Sonderdruckes Ihrer Arbeit „Zur Frage der Leukotomie" in der Med. Klin. wäre ich Ihnen sehr dankbar. Erlauben Sie mir ein paar Worte zu Ihrem kritischen Eingehen auf meinen früheren Aufsatz in dieser Zeitschrift.

Ich habe die Leukotomie nicht rundweg ablehnen wollen, wie ich leider vielfach missverstanden wurde, und welchen Anschein auch die Zusammenstellung herausgegriffener Zitate erweckt, sondern ich wollte lediglich hinweisen auf die Schwierigkeit und Verantwortungsschwere der Indikationsstellung, über die ich nicht zweifele, mit Ihnen einig zu sein, zumal mir eben auch Herr Professor Riechert geschrieben hat, dass diese für ihn persönlich zu den „schwierigsten Dingen in der Medizin überhaupt" gehöre. Sie, wie besonders auch Herr Professor Riechert, machen mir zum Vorwurf, daß ich mich ohne persönliche Erfahrung zu haben, kritisch geäussert habe. Ich wüsste aber kaum einen empirischen hirnpsychopathologischen Befund, der von sämtlichen Autoren so übereinstimmend geschildert wird wie die Persönlichkeitsveränderungen nach Leukotomie. Ich sehe auch keine Mitteilung, welche dagegen spricht, daß sich diese Persönlichkeitsveränderungen ihrem Wesen nach doch nur quantitativ, aber nicht qualitativ von der pathologischen Stirnhirndepravation unterscheiden. Das sind aber zwei Fakten, die m. E. erlauben, zu ärztlichem Problem der Leukotomie Stellung zu nehmen, auch ohne daß schon tausendfach gemachte Experiment schon selbst wiederholt zu haben.

Die weiteren Tatsachen sind aber doch diese: erstens – im Ausland wird die Leukotomie bereits als ein therapeutisches Standardverfahren in breitem Umfange angewandt; zweitens – die typischerweise mit ihr verbundenen relative Niveausenkung wurde nicht übersehen; drittens – sie wurde im allgemeinen nicht als ein tiefes Problem empfunden, und anhand von Einzelfallen vorsichtig weitertastend zu vermeiden gesucht, sondern man nahm sie in der wahrscheinlich nicht unrichtigen Annahme, dass die symptomatischen Besserungen ihr zu danken sind, mit einer gewissen Selbstverständlichkeit in Kauf. Angesichts dieser Umstände erscheint es mir offengestanden nach wie vor nur zu verständlich und kein schlechtes Zeichen, dass gerade in Deutschland auf die Leukotomie „allergisch" reagiert wird, und man das Problem auch unter anderen als behavioristischen Gesichtspunkten „anvisiert".
Indem ich Sie, sehr verehrter Herr Professor, bitte, mir diese offenen Worte nicht zu verübeln, bin ich mit ergebenster Empfehlung Ihr S. Haddenbrock

Lfd. Nr.: 1903
Von: Richard Jung
An: Siegfried Haddenbrock
Quelle: Universitätsarchiv Freiburg

Freiburg, 22.08.1949

Sehr geehrter Herr Kollege!
Frau Professor Beringer bat mich, Ihren Brief vom 18.08. zu beantworten, der nach dem Tode Ihres Mannes eintraf.

Herr Professor Beringer ist immer der Meinung gewesen, daß man nicht über Dinge schreiben soll, die man nicht selbst kennt, und über die man sich nur etwas angelesen hat. Auch ich bin dieser Meinung und halte daher Ihre Diskussion über die Leukotomie für unnötig, doppelt unnötig, weil es sich um eine Polemik mit einem Toten handelt.

Wenn Sie meine Ansicht wissen wollen, so ist es die, daß es sich bei der Leukotomie wie bei allen verantwortungsvollen ärztlichen Eingriffen um etwas handelt, was in jedem Einzelfall individuell nach genauer Abwägung der Vor- und Nachteile entschieden werden muß. Irgendwelche allgemein ethischen und weltanschaulichen Fragen können selbstverständlich für die Einzelentscheidung von Bedeutung sein, sollten aber meines Erachtens nicht vor einem großen Forum, das diese Entscheidungen gar nichts angeht, breitgetreten werden, insbesondere nicht dann, wenn jede eigene Anschauung fehlt. Es ist ja glücklicherweise nicht so, daß es sich, wie etwa bei der Sterilisation, um staatliche Zwangsmaßnahmen handelt. Dann würde ich allerdings auch eine allgemeine Erörterung für notwendig halten. Wenn die Philosophen und Literaten jetzt schon mit allgemeinen weltanschaulichen Gesichtspunkten darüber reden, so braucht die medizinische Literatur nicht damit belastet werden.

Ich persönlich würde daher raten, die Diskussion abzubrechen und Ihre Schrift von der „Medizinischen Klinik" zurückzuziehen. Doch muß jeder selbst wissen, was er tut. Sie sind in dieser Angelegenheit jetzt affektiv gebunden und werden das kaum einsehen. Ich kann mir aber nicht denken, daß Ihr Chef das ebenfalls ist, und würde Sie bitten, die Angelegenheit noch einmal mit Professor Ewald zu besprechen.
Mit kollegialem Gruß! Richard Jung

Lfd. Nr.: 1924
Von: Hugo Spatz
An: Erwin Guido Kolbenheyer
Quelle: Edinger-Institut (Ed/Spatz, Signatur Peiffer 003491)

17.04.1950

Sehr geehrter Herr Kolbenheyer!
Besten Dank für Ihren Brief. Von Seiten der Fachleute habe ich bisher nichts von einer Resonanz bezüglich meiner letzten Arbeit verspürt (was mich nicht weiter beunruhigt); nun kommt ein Echo von einer Seite, vom der ich es nicht erwartet hätte. Ich habe Sie nämlich bisher nur als Dichter des Paracelsus gekannt, dessen 1. Band ich sogar zweimal gelesen habe.

Dass Naturwissenschaft und Philosophie Hand in Hand gingen, wäre heute nötiger denn je. Als Naturwissenschaftler muss man auf die Probleme hinweisen, deren sich die Philosophie annehmen sollte. Doch die modernen Philosophen (einschliesslich Jaspers) haben bisher nicht viel Interesse an den Fragen der Hirnentwicklung gezeigt, die übrigens auch nur einen merkwürdig kleinen Kreis an Fachleuten beschäftigen.

Die Naturwissenschaft unserer Zeit befindet sich wohl in einem Umbruch. Mit der Physik hat es angefangen und die Biologie wird auch eine Umwandlung durchmachen müssen. So wie Newton durch die moderne Atomphysik nicht entthront worden ist, so werden in der Biologie die von Darwin geschaffenen Grundlagen in modifizierter Form weiterbestehen, aber etwas ganz Neues wird dazukommen müssen. Es ist eben nicht möglich, alles mit der Selektionstheorie zu erklären; dies wird bei den Problemen der Gehirnentwicklung besonders deutlich. Im Sammelwerk Heberers (1943), das noch ganz auf dem Boden dieser Theorie steht, finden sich bei Kapiteln über die Menschwerdung nur ganz oberflächliche Hinweise auf die Hirnentwicklung. Die Unzulänglichkeit des Selektionismus wird übrigens heute von den meisten Biologen gefühlt, die sich mit evolutionistischen Fragen befassen. Der Rest versucht es, wie mir scheint, noch mit gewaltsamen Hilfshypothesen. Mir scheint, dass die Kräfte unbekannt sind, die – bei wechselnden Umweltbedingungen – zu einer orthogenetischen Entwicklung führen. Die Form wandelt sich und die Wandlung wird vererbt, ohne dass irgendein Anpassungseffekt ersichtlich wird. Ein schönes Beispiel gibt Versluys bei dem Vergleich der Gehirne und des Verhaltens von Mystax und Saimiris. Anpassung ist erst möglich, wenn ein Organ in Funktion genommen wird. Beim Foetus bilden sich die verschiedensten Organe aus, ohne dass sie irgend eine Funktion ausüben würden. Erst nach der Geburt werden sie in Funktion genommen (z. B. Lunge und Verdauungstrackt) und erst dann kommt Anpassung infrage.

Die Giessener Bibliothek hat Ihre „Bauhütte" nicht, aber ich habe Sie soeben bei einer anderen Bibliothek bestellt und werde sie bekommen.

Doch Sie werden Geduld mit mir haben müssen. Man sollte 60 Jahre Naturwissenschaft studieren, und dann 60 weitere Jahre Philosophie. Es ist sehr mangelhaft eingerichtet, dass sich das in unserer Zeit trotz Shaw noch nicht verwirklichen lässt. Als Junge habe ich nach dem „Sinn" der Dinge gefragt, und die Erwachsenen haben mich ausgelacht; daraufhin beschloss ich, Philosophie zu studieren. Doch was ich an der Universität hörte, gefiel mir wenig, und ich studierte Naturwissenschaften und Medizin. Dabei hörte ich, dass ich als Naturwissenschaftler nur nach Ursache und Wirkung, nach einfacheren und komplizierteren Strukturen und Funktionen sowie nach Anpassung fördernden und Anpassung hemmenden Ursachen zu fragen hätte. Nach diesem Rezept habe ich mich auch jahrelang treulich gehalten. Als ich dann nach Kriegsende ein Jahr eingesperrt wurde, hatte ich – dafür bin ich dankbar – ein Jahr Musse, um über manches nachzudenken, was ich vorher verdrängt hatte. Seitdem „schiele ich über den Zaun". Ich fand, dass man auch als Naturwissenschaftler ein Mensch ist, wie andere auch. Und das sich also auch dem Naturwissenschaftler Fragen weltanschaulicher Art aufdrängen, ob er will oder nicht. Man kann sich zwar als exakter Naturwissenschaftler Scheuklappen anlegen, aber damit sind die Probleme nicht aus der Welt geschafft.

Die Evolution des Menschenhirns ist aufs engste verbunden mit der Menschwerdung, und sie hat die materiellen Grundlagen geschaffen für das Werden des Menschengeistes, womit etwas ganz Neues geschaffen wurde, was vorher in der Welt nicht war. Die Geisteswissenschaft und die Philosophie können an ihrem Ursprung nicht vorüber gehen. Die von Generation zu Generation weitergegebene und immer weiter entwickelte Technik, die mit der Werkzeugbildung des Schimpansen nicht vergleichbar ist, hat ganz neue Möglichkeiten des Daseins eröffnet, ungeheuer erhabene und schrecklich bedrohende. Noch wesentlicher ist, dass der Mensch durch den Erwerb der Sprache, die mehr ist als ein Verständigungsmittel, und durch Schrift und Bild die Möglichkeit hat, auf die Zukunft einzuwirken durch eine Art der Übermittlung an folgende Generationen, die selbstständig neben der Biologischen Vererbung dasteht. Nur dem Menschen eignen schliesslich Fähigkeiten, die überhaupt nicht mit Nützlichkeitsmasstäben messbar sind und die gar keinen Anpassungswert besitzen.

Wenn wir die Frage nach einer zukünftigen Weiterentwicklung des Menschenhirns aufwerfen – und das dürfen wir als Naturwissenschaftler tun – so erhebt sich von der anderen Seite sofort die alte, nicht naturwissenschaftliche Frage nach der ethischen Vervollkommnung des Menschengeschlechts und nach seiner Bestimmung. Zuletzt kann man der Frage nicht ausweichen: Was können, was sollen wir als Einzelindividuen dazu tun, um unserer Verantwortung bei diesem Werdegang gerecht zu werden? Man kann an den Fragen der Ethik nicht vorbeigehen.

Wenn ich die Wahl habe zwischen einer pessimistischen und einer optimistischen Lösung und wenn es für beide gleich viel „für" und „wider" gibt, so wähle ich die letztere – vielleicht auch aus Protest, weil sich so viele klüger dünken, wenn sie es umgekehrt machen. So habe ich an die naturwissenschaftliche Hypothese eines zukünftigen Fortschreitens der an der „Impression" erkennbaren Ausdehnung der Basalen Rinde des Neokortex nicht naturwissenschaftliche Gedanken optimistischer Art angeschlossen. Man kann es auch anders machen. Es gibt ja auch orthogenetische Entwicklungsreihen, die zum Untergang führen. Auf Sinn und Ethik wird man dann freilich verzichten müssen. Doch ist das nötig? Hat bei dem zeitweisen Sieg einer mechanistischen und pessimistischen Weltanschauung nicht eine Massensuggestion mitgewirkt?

Doch ich glaube nicht, dass es meine Aufgabe ist, solche Gedanken weiter auszuspinnen, oder sie gar in das Gewand einer mir nicht geläufigen Sprache der Philosophie zu kleiden. Vielleicht mögen Zuständige mit dem gegebenen Hinweis etwas anfangen. Ich sehe meine Mission, so weit die Zeit noch reicht, darin, weiteres Tatsachenmaterial über die phylo- und ontogenetische Entwicklung des Menschenhirns zu publizieren, von dem ich glaube, dass es sich zur Aufstellung eines „Bauplanes" des Gehirns vereinigen lässt. (Ich habe etwas zu lange bei der Neuropathologie verweilt, doch es ist auch nicht ohne Wert gewesen für die Fragen, die mich jetzt beschäftigen.)

Das Haus 5 in Schlederloh im Isartal ist mir wohl bekannt, da meine Familie dort in den letzten Kriegsjahren – nicht ganz ideal – untergebracht war. Jetzt leben wir friedlich und zufrieden in dieser Stadt, die zwar neben vielem anderen auch Ihre alte Universität eingebüsst hat, in der sich aber trotzdem eine gute Tradition auf geistigem Gebiet erhalten hat. Am Wiederaufbau ein wenig mithelfen zu dürfen, ist sinnvoll und erfreulich.

Mit besten Grüssen und auf Wiederschreiben
Ihr ergebener

Bezüglich einer sprunghaften Hirnentwicklung in anderthalb Jahrhunderten bin ich skeptisch. Doch vielleicht habe ich Sie hier nicht ganz richtig verstanden.
Ich füge eine Diskussionsbemerkung zum Thema „Leukotomie" bei. Ich bitte Sie, das Manuskript behalten zu wollen. Es soll publiziert werden.

Lfd. Nr.: 1929
Von: Eugen Kahn
An: Ernst Grünthal
Quelle: Archiv der Universitären Psychiatrischen Dienste Bern (Waldau)

Knonau, 26.05.1950

Lieber Herr Grünthal!
Vielen Dank für die Überlassung des Maihefts der Msch., das ich Ihnen beigeschlossen zurücksende. Es hat mich befriedigt, daß einige Referate von mir drin sind. Vivant sequentes. Warum ist das Referat über die Lourdes-Arbeit vom Referenten nicht unterzeichnet? Auf Seite 315 ist ein Druckfehler: Die Dame heißt nicht Maier, sonder Maria.

Wissen Sie, wer Hans-Werner Janz ist? Ich habe einen interessanten Artikel von ihm in den Fortschritten 1949 gelesen. Aus diesem Band geht übrigens hervor, dass die deutschen Psychiater und Neurologen ganz intensiv arbeiten. Haben Sie Kurt Schneiders kleinen Aufsatz über die Untergrunddepression gelesen? Was halten Sie und Wyrsch davon? Ich hatte Mühe, herauszubringen, was er unter Untergrund versteht, glaube aber, daß er mit seiner Idee etwas richtiges gepackt hat. Ich habe immer eine Art Schwäche für ihn gehabt. Er ist ein klarer und sauberer Arbeiter und hat vielleicht als Gegengewicht gegen die Kretschmerei mehr Bedeutung als man ohne weiteres annehmen würde (wo ist Mauz?).

„Meine" Definition Heideggers Daseins deckt sich nicht ganz mit der Ihrigen. Bei Heidegger (Sein und Zeit p. 12) heißt es

> Das Dasein ist ein Seiendes, das nicht nur unter anderem Seienden vorkommt. Es ist vielmehr ontisch dadurch gekennzeichnet, daß es diesem Seienden in seinem Sein um dieses Sein selbst geht. (Das ist auch die Definition, die ich neulich L. Binswanger hingehalten habe).

und auf derselben Seite

> Das Dasein versteht sich selbst immer aus seiner Existenz, einer Möglichkeit seiner selbst, es selbst oder nicht es selbst zu sein.

wichtig (Seite 125)

> Sofern das Sein überhaupt ist, hat es die Seinsart des Miteinanderseins.

und (Seite 134)

> Was wir ontologisch mit dem Titel Befindlichkeit anzeigen, ist ontisch das Bekannteste und Alltäglichste, die Stimmung, das Gestimmtsein... Die Stimmung macht offenbar „wie einem ist und wird". In diesem „wie einem ist" bringt das Gestimmtsein sein Sein in sein „Da".

und noch einmal (Seite 143)

> Dasein ist Seiendes, dem es als In-der-Welt-Sein um es selbst geht.
> Soweit ich verstehe und erinnere liegt das „Wesen" des Daseins in seiner Existenz, die gekennzeichnet ist als das Sein selbst, dem das Dasein sich so oder so verhält.

Auf Seite 231

> Das Dasein ist als verstehendes Seinkönnen, dem es in seinem Sein um dieses Selbst geht. Das Seiende dergestalt seiend, bin ich je selbst (von mir unterstrichen).

Seite 233

> Existenz besagt Seinkönnen.

Das ist nur das Vorspiel zu dem, was ich auf Ihre Bemerkung, es sei Ihnen nicht recht klar, was die Daseinsanalyse mit der von Ihnen zitierten Daseinsdefinition zu tun habe (ich glaube, Sie haben recht), sagen möchte.

Nach meinen Notizen definiert Heidegger existentielles Verstehen als Analytik der Struktur der Existenz. Sie erinnern sich, daß im Druck und im Gespräch Binswanger nie Existenzialphilosophie oder Existentialanalyse und besonders auch nie Analytik sagt. Er protestierte sogar dagegen, daß Heidegger als Existentialphilosoph bezeichnet werde, als ob das ein Schimpfwort sei. Binswanger betont konsequent, daß er Daseinanalyse treibe. Er hat sich ein Gerüst von Heidegger-Ideen und Formulierungen zurechtgemacht. Dabei hat er mit der Sorge nicht auskommen können, sondern die Liebe dazugenommen (Ich habe die nicht zu beweisende Vermutung, daß dabei Jaspers' Kommunikation und liebender Kampf Pate gestanden sind). Mit dem Gerüst geht Binswanger an die – lassen Sie es ihn heissen, wie er es heisst – Daseinsanalyse von Individuen, d.h. er empirisiert, individualisiert und psychologisiert, was Heidegger ontologisch-phänomenologisch gemeint hat. Ob das primär in Heideggers Sinn ist oder ob Heidegger in seiner „Sorge“ froh ist, wenn er wie auch immer ausgelegt wird, entzieht sich meiner Kenntnis. Auf alle Fälle scheint es mir, daß Binswanger gerade das tut, dem sein Meister ausweicht: Er beschäftigt sich mit dem „bin ich je selbst“ des Daseins, mit dem Menschen (dem „Einzelindividuum). Und wenn er noch so oft und noch so pastoral behauptet, daß es sich bei ihm um die Daseinsweise handle, so ist es doch, meiner Ansicht nach, die Erlebensweise des Menschen im „je seiner Welt“, auf die es hinausgeht. Schon die Betonung L. Binswangers auf dem Nichtpsychologischen seines Vorgehens müßte einen argwöhnisch machen, daß er irgendwie Psychologie treibt. Dass er es tut, daran ändert auch das Ausweichen in die Bemerkung nicht, dass es sich hier eben um ontologisches Verstehen handle. Was uns beeindruckt, ist halt dass das Binswanger'sche Verstehen eben doch aufs Psychologische hinausgeht. Das hat sicher Heidegger nicht beabsichtigt. Ich darf daher wiederholen, ohne Klammer, was ich oben in Klammern geschrieben habe: Ich glaube, Sie haben recht.

Mir liegt deshalb daran, selbst beim gelegentlichen Gebrauch von daseinsanalytischen Gesichtspunkten und Terminis zu unterstreichen, daß ich die Grundanschauungen nicht teile, die Binswanger vertritt. Übrigens können sich die Heideggerianer Ihre Termini patentamtlich schützen lassen! Bevor sie das tun, ist die Benutzung derselben frei, solange man klar macht, ob man heideggert oder nicht.

Übrigens sind „Daseinsanalytiker unter sich“ sehr drollig. Beim Mittagessen am Sonntag machte ich eine Bemerkung über Sartre zu Kuhn. Nun hat Sartre offenbar Hauptstücke von Heidegger übernommen und wird in Fachkreisen als Schüler Heideggers betrachtet, den(m) er(s) besonders gut verstanden habe. Was aber sagt Roland, der Kuhn: „Sartre hat ja Heidegger gar nicht verstanden“. Ich war so amüsiert, daß mir nicht einfiel, die einzig richtige Antwort zu geben, nämlich: „jetzt möchte ich schon wissen, wer am meisten heideggert“.

In dem beruhigenden Bewußtsein, unserer Korrespondenz einem mindesten wortreichen Stoss gegeben zu haben, grüsse ich Sie herzlich Ihr Eugen Kahn

Lfd. Nr.: 1931
Von: Wilhelm Szilasi
An: Richard Jung
Quelle: UA Fr C 92/236

Freiburg, 30.05.1950

Sehr geschätzter, lieber Herr Jung!
Ich danke Ihnen herzlichst für die Zusendung Ihrer Sonderdrucke. Sie haben mich stark beschäftigt und viel zum Denken gegeben. Naturgemäss interessierte mich in erster Linie die Abhandlung „Gedanken zur psychiatrischen Schockbehandlung“. Ich schätze sehr Ihre masshaltende Vorsicht in den philosophischen Deutungen. Doch glaube ich, dass wir manche Punkte im Gespräch noch besser klären könnten. Vielleicht liegt der Zusammenhang zwischen Philosophie und Psychiatrie in derselben Tiefe wie der Zusammenhang zwischen Philosophie und konkreter Erforschung des Strukturzusammenhanges der Psyche. In dieser Hinsicht war mir Ihre Kritik über Gelb-Goldschmidt [wohl K Goldstein gemeint] bzw. Ihre Ausführungen betreff Agnosien besonders instruktiv. Beringers an Exaktheit kaum zu übertreffenden Untersuchungen über Alexie kenne ich nur aus dem Manuskript. Ich glaube, dass gerade diese Themen philosophisch relevant sind. Denn die natürliche Erfahrung ist so fest gefügt, daß die Philosophie und philosophische Logik genötigt ist, an der Oberfläche zu bleiben. Wir können den inneren Zusammenhang nicht auftrennen. Dagegen hat die Natur der Psychiatrie – mit gleichsam operativen Eingriffen in das normale Gefüge – das instruktivste Material zur Verfügung gestellt. Und wenn Philosophie und Psychiatrie wirklich den gemeinsamen Boden der Zusammenarbeit finden würden, könnten auch die wichtigsten philosophischen Probleme viel mehr gefördert werden.

Dasselbe bezieht sich auch auf die Probleme, die die Schockbehandlung aufgeworfen hat. Sie ist auch ein operativer Eingriff, bei dem ein Zusammenhang aufgedeckt wird, den die alltäglichen Stimmungen verdecken. Es ist schon sehr wichtig, dass Sie hier auf Grundsituationen hinweisen. Nun ist zwar die Philosophie Erfahrungswissenschaft und sie muß sich an die wissenschaftliche Erfahrung binden, aber Ihre Erfahrungsschicht liegt tiefer als die der Wissenschaften. Ihre Schicht läßt sich nur dann genau definieren, wenn die Begriffe der Beschreibung einer beobachtbaren Grundsituation streng und eindeutig sind.

Ich hoffe, lieber Herr Jung, dass wir bald Gelegenheit haben werden, uns über diese Fragen zu unterhalten. Ende der Woche will Herr Binswanger aus Badenweiler noch herkommen, und er schreibt mir, dass er sehr froh wäre, mit Ihnen und einigen Freunden zusammen zu sein. Wären Sie mit einer Zusammenkunft bei mir Sonntag Nachmittag einverstanden? Ich nehme an, daß Herr Binswanger gerne etwas über seine neuen Arbeiten referieren würde. Ich befürchte nur, daß Ihr Bedarf nach zwei Tagen Kongress befriedigt sein dürfte. Ich bitte Sie um Ihren fr. Anruf (Telephon XXX).
Mit besten Wünschen und herzlichen Grüßen bin ich Ihr sehr verbundener Wilhelm Szilasi

Lfd. Nr.: 1944
Von: Erich von Holst
An: Richard Jung
Quelle: Universitätsarchiv Freiburg

Wilhelmshafen, 11.09.1950

Lieber Herr Jung!
Haben Sie Dank für Ihren Brief und die Grüße Ihrer Gattin!
Nachdem heute gar noch ein Pfund Zucker an Fräulein von Saint-Paul ankam sind wir bereits wieder so stark in Ihrer Schuld, daß ich bei einem Besuch in Freiburg kaum wagen kann, mich überhaupt bei Ihnen sehen zu lassen!

Die Strümpell'sche Arbeit habe ich mit großem Interesse gelesen (schicke sie dankend zurück), sie ist wirklich ausgezeichnet! In der Arbeit Adrians findet sich in der Tat ein Passus, der sehr an unsere Gedanken der der Efferenzkopie und Reafferenz erinnert. Allerdings habe ich dieses Mal nicht die fromme Absicht, Adrian in unserem Aufsatz zu zitieren – in Anbetracht der eisernen Hartnäckigkeit, mit der seine Leute und auch er selber, wenn sie von Koordinationsproblemen handeln, meine Untersuchungen unerwähnt lassen und statt dessen lediglich englische Nachuntersucher (Grey und Lissman zum Beispiel) zitieren. Ansonsten bin ich gewiß immer dafür zu haben, gedankliche Priorität anderer ausdrücklich anzuerkennen.

Auch das hirnpathologische Symposion las ich mit Interesse; aus dem Referat Ihres Vortrages glaube ich schon einigermaßen entnehmen zu können, welchen Aufbau Ihre ausführliche Darstellung des Themas, von der Sie sprachen, besitzen wird. Es hat mir sehr gut gefallen, so weit mir ein Urteil zusteht.

Wenn Sie Ihre Streptomyzin-Nachuntersuchungen gemacht haben, würde das Ergebnis mich sehr interessieren. In der letzten Medizinischen Wochenschrift war ein neuer Fall dieser Art beschrieben.

Die Beziehung von Pyramidensystem und Reflexen, von der Sie sprechen, ist ja auch ein altes Lieblingsthema von P. Hoffmann, der mir einen Fahnenabzug einer im Druck befindlichen Arbeit: „Beziehung des Willens und der einfachsten Reflexformen zueinander", Archiv Psychiatrie, zur Einsicht geschickt hat, in der aber nichts nennenswert Neues zum Thema enthalten ist, so viel ich sehe. Ich hatte Hoffmann einen Manuskriptdurchschlag unserer Reafferenzarbeit geschickt, der er durchaus zustimmt (auch in dem Punkte, daß die Eigenreflexe keine Rückmeldung oder Efferenzkopie besäßen, worin Sie ja abweichender Meinung sind; Sie sehen ihn ja sicher öfter, und es würde mich sehr interessieren – da ich ja Laie bin – welche Meinung nun mehr für sich hat.

Ich schicke in den nächsten Tagen an Herrn Tönnies eine Fahnenkorrektur unseres Reafferenz-Aufsatzes; hoffentlich nehmen Sie beide nicht zu viel Anstoß an der nach wie vor „Antireflex-physiologischen" Grundeinstellung. Mir wird es eigentlich immer deutlicher, daß die Histologie des ZNS alle Physiologen immer wieder zum Gedanken verführt hat, dieses Gebilde müsse gewissermaßen auf einen Generalnenner gebracht werden (Reflex-Zentren-Plastizitätslehre usw., neuerdings völlig blödsinnige „Synallaxe-Theorie" von Scheit [wohl Walter Scheidt], die ja nichts als ein Verzicht auf naturwissenschaftliches Verständnis überhaupt ist, und sich darum in der Medizin zunehmend verbreitet): In Wirklichkeit handelt sichs aber beim ZNS um eine Anzahl distinkter Apparate mit völlig verschiedener Funktionsmechanik! Wir müssen uns noch viel mehr als bisher vor jeder Verallgemeinerung eines Funktionsprinzipes hüten – und das geht offenbar nur, wenn man solche naturwissenschaftlichen Hypothesen aufstellt, die bestimmte konkrete Voraussagen machen, an denen die Gültigkeit und der Geltungsbereich sich prüfen lassen.

Noch kurz wollte ich Ihnen mitteilen, daß ich den Baron Romberg in Buldern besucht und seine Experimente an mir und anderen beobachtet habe. Mir scheint, der Fehler ist oder war bei ihm eine viel zu einseitig auf Nystagmus gerichtetes Interesse, woran Herr Ohm schuld ist. Auf breitere Basis gestellt und mit anderen Methoden kombiniert ist hier ohne Zweifel eine Menge zu gewinnen; jedenfalls haben wir einige gemeinsame Versuchsreihen verabredet. In technischer Hinsicht ist der Baron sehr geschickt.
Seien Sie und Ihre Gattin sehr herzlich gegrüßt von Ihrem Erich von Holst.

Lfd. Nr.: 1949
Von: Hugo Spatz
An: Alfred Döblin
Quelle: Ed/Spatz (Signatur Peiffer 003495)

23.10.1950

Hochverehrter, lieber Herr Döblin!
Ihre beiden Bücher „Die Schicksalsreise“ und „Der sterbliche Mensch“ sind wohlbehalten bei mir eingetroffen. Es war unrecht von mir, dass ich den Empfang nicht sofort bestätigt habe. Ich wollte zuerst lesen, aber ein ungewöhnlich heftiger Hetzbetrieb hat mich dann daran verhindert. Erst jetzt bin ich zur Lektüre gekommen (besonders während einer gemächlichen Wochenendreise zum Genuss des alten oberhessischen Residenzstädtchens Büdingen, mit meiner Frau zusammen).

Wenn ich Ihre Bücher lese, so höre ich Ihre Stimme, was mir angenehm ist. Wenn ich sonst in Büchern lese, kann ich mir die Stimme des Schriftstellers nicht vorstellen, weil ich ihn nicht kenne.

„Die Schicksalsreise“ geht mich besonders an, weil ich zu den ungezählten Menschen gehöre, die längere Zeit im Lager sassen. Ich war im KZ, aber – es muss gesagt werden – auf der falschen Seite. Darf ich hierüber etwas erzählen?

In den letzten Julitagen 1945, nach dem ich schon über ein Vierteljahr amerikanisch geworden war (und mit manchem Amerikaner freundschaftliche Erfahrung ausgetauscht hatte), erschienen nachts nach neun Uhr zwei schwer bewaffnete Soldaten, während ich in der Lederhose am Schreibtisch in meinem Zufluchtsort an der deutschen Forschungsanstalt für Psychiatrie in München saß. Die frugen mich, ob ich Kaiser Wilhelm sei. Dies wurde verneint, aber ich musste zugeben, daß ich etwas mit Kaiser Wilhelm zu tun habe; drei Tage vorher hatte ich nämlich auf einem Fragebogen angegeben, daß ich „Direktor eines Kaiser Wilhelm Institutes“ sei. Damit hatte ich mich selber, nicht wissend, denunziert, und das Signum „Direktor Kaiser Wilhelm Institut“ verfolgte mich von da an (auch schriftlich auf dem späteren Verhaftungsschein als Grund angegeben) fast ein Jahr lang. „Automatic arrest“ (in der amerikanischen Zone sind alle Direktoren von Kaiser Wilhelm Instituten verhaftet worden; mein persönliches Pech war es (oder auch nicht),dass ich nun gerade nach Garmisch kam.)

Klingt harmlos, aber wenn man auf einen Sitz hunderttausend von Menschen, sei es mit, sei es ohne zureichenden Grund, in „Automatic arrest“ bringt (in einer Zeit, wo Nahrungsmittel schon knapp sind), so sind die Unzuträglichkeiten unvermeidlich. Solche kamen auch. Nachdem ich zuerst ohne Verhör in eine Zelle eingesperrt worden war, kam ich nach Umwegen zu einem Massentransport von stehend auf einem Lastwagen zusammengepressten Menschen in ein Lager in einer Kaserne in Garmisch. Ich war der Meinung, daß ich hier verhört und entlassen werden sollte. Dem war aber nicht so, sondern die Entlassung kam erst elf Monate später. Wir mussten vom Wagen abspringen, über den Kasernenhof laufen und uns auf der anderen Seite desselben in einem Karrée aufstellen. Ich lief zu langsam und erhielt deshalb von einem großen kräftigen Soldaten einen wohlgezielten Tritt, dass ich ein Stück über den Kiesboden flog und mit blutendem Knie liegen blieb. Wieder aufgestanden, verfluchte ich, dass in Babylon die Sprachen verwirrt worden sind; es gelang mir nicht, meinem amerikanischen Bedroher klar zu machen, daß ich kein Verbrecher sei. Im Karée angekommen, hörte ich klatschende Geräusche. Ein Soldat ging aussen herum (ich stand glücklicherweise etwas tiefer) und teilte wahllos kräftige Ohrfeigen aus. Die Nacht über in einem Schuppen zusammengepfercht, erfuhren wir zweierlei: Erstens, dass das Schlimmste sei, nach dem Verhaftungsgrund zu fragen, und zweitens, wir sollten die mitgebrachten Lebensmittel aufessen, denn es würde uns alles abgenommen. Dieses geschah am nächsten Tag sehr gründlich. Am meisten vermisste ich die Zahnbürste und seit dieser Zeit achte ich dieses vorher selbstverständlich gewordene Instrument sehr hoch. In der Folgezeit waren körperliche Misshandlungen selten, aber wir litten schwersten Hunger. Das Brot, das wir erhielten, war meist schimmelig, sonst gab es nur am Morgen eine Art von dünnem Kaffeersatz und am Abend warmes Wasser, in dem einige Kräuterblätter gekocht waren. Die Folgen dieser Art des akuten Nahrungsentzuges und die Unsicherheit der Lage (Schreiben an Angehörige oder sonst jemand wurde erst ein Vierteljahr später erlaubt) waren empfindlich. Es ist mir aber bald klar geworden, dass das Ganze eine Art Prüfung zu bedeuten habe, und dass auch Misshandlungen vielleicht auch dann einen Sinn haben könnten, wenn sie ungerechter Weise ausgeteilt werden (natürlich bin ich kein Freund der Prügelstrafe). Übrigens habe ich später offiziell Beschwerde eingelegt bei der Lagerleitung wegen körperlicher Misshandlung. Man hat diese nicht abgestritten und sie bedauert, wie ausdrücklich festgestellt sei. Es gibt auch Internierungslager, wo eine solche Beschwerde nicht vorstellbar ist. Am Anfang glaubte ich, daß wir „liquidiert“ werden sollten. Als ich einmal – schwerhörig – in der Frühe einen Befehl hörte, verstand ich „Aufstehen zum Erschießen“. Ich stand ruhig auf und war erstaunt, als es dann nur zu einem gewöhnlichen Apell[sic!] ging, der zwar auch keine Annehmlichkeit war, aber doch nicht lebensbedrohend. Unvorstellbar ist, was alles verboten war, z. B. Löwenzahn-pflücken im Hof (als Vitaminersatz sehr begehrt) oder englischer Unterricht. Ich wurde einmal schwer gerüffelt, weil ich angeblich meinen Löffel nicht geputzt hatte (er hatte eine endogene Krankheit); gehorsam musste ich erneut den Löffel reinigen, obwohl ich wusste, daß es zwecklos sei.

Die Schicksalsgenossen gehörten den allerverschiedensten Schichten an, darunter viele Akademiker (Privatdozenten, Künstler usw.) Viele waren ausgesprochene Nazis gewesen, manche aber auch das Gegenteil (Verhaftungsgrund z. B. irgend einen Titel, der den schlecht informierten Amerikanern gefährlich erschienen war). Jetzt waren wir alle gleich. Niemals möchte ich diese Lagerzeit missen. Seit dem ersten Weltkrieg, den ich von Anfang bis Ende in der Truppe mitgemacht hatte, habe ich keine Zeit zum ruhigen Nachdenken gehabt. Immer war etwas Neues gekommen, Sammeln von neuem Material, immer neue Beobachtungen oder Experimente, oder organisatorische Aufgaben usw. Jetzt hatte ich Zeit zum Nachdenken. Da ich wegen meines schlechten Aussehens als arbeitsunfähig erklärt worden war, musste ich zwar auf ein Mittagessen (eine Scheibe Brot) vollkommen verzichten – was anfänglich sehr schwer fiel – aber ich hatte noch mehr Zeit zum Nachdenken als die anderen. Ich suchte nach einer Synthese meiner Beobachtungen auf dem Gebiet der Hirnforschung und ich suchte nach einer möglichst kurzen Fassung der Quintessenz der durchgemachten Schicksale der Deutschen und der Menschen überhaupt während der letzten Zeit. Die Fassung wurde immer kürzer. Schliesslich beruhigte ich mich eine Zeit lang mit dem Satz: „Nicht hassen!", später habe ich aber eine mehr positive Fassung bevorzugt und gelangte damit hart an die Liebe. Einmal habe ich eine Fensterscheibe zertrümmert und laut gebrüllt. Ein Kamerad hatte gesagt, der Fehler der Nazi sei gewesen, daß sie nicht genug Juden umgebracht hätten. Beim Mittagessen wollte er dann ein Stück Brot (dass mir eingeschmuggelt worden war und das ich verteilte) nicht nehmen, aber dann konnte ich mich auch mit ihm verständigen. Er war mehr beschränkt als bösartig (übrigens ein Künstler im Rechnen, gab Unterricht in Buchhaltung). Ich lag einen Monat lang ohne Unterlage in einem Schrank, später bekamen wir Stroh. Dann lag ich ganz oben auf den übereinander gestellten Betten. Es waren sechzehn Mann in einem kleinen Raum. Darunter befand sich u.a. ein junger Professor der Atomphysik, ein ziemlich hypertropher Herr, mit dem ich wenig Fühlung hatte. Meine besonderen Freunde waren ein Zollbeamter, der nachts, wenn wir dunkelmachen mussten, herrliche Geschichten vom Kampf mit Schmugglern erzählte, ein Handwerker und ein Filmregisseur (mit bekanntem Namen). Der letztere hat Gedichte gemacht, auch über das Lagerleben. Wir waren hingerissen, wenn er sie vorlas. Nach einem Vierteljahr begannen die ersten Verhöre; dann durfte man nach Hause schreiben, die Ernährung wurde besser und man durfte sogar Englisch sprechen. Ich hielt Vorträge über das Gehirn. Ich verglich die Großhirnrinde mit einer Landkarte und die Stellen mit unerforschten Funktionen verglich ich mit den weissen Stellen auf den alten Atlanten (jetzt gibt es ja leider keine unerforschten Gebiete mehr). Ich behauptete, die weissen Stellen der Großhirnrinde, das seinen die wichtigsten, und sie seien noch in weiterer Entfaltung begriffen. Die überintelektuellen, die nicht dem Nutzen des Menschen dienenden Fähigkeiten des Menschen hingen davon ab. Das geschehe aber nicht ohne unsere eigenen Verantwortlichkeit. Ich bejahte und bejahe noch die Möglichkeit, daß das Gute sich im Menschen weiter entfalten könne. Darüber wurde viel diskutiert, und das Stichwort „die weissen Stellen im Gehirn" war überall im Lager bekannt. Wir hatten auch protestantische und katholische Theologen, denen ich Spezialvorträge hielt, und mit denen ich viel diskutiert habe. Wir versuchten uns zu einigen auf dem ethischen Sektor der Religion und in dem Satz von Albert Schweitzer, das es kaum ein gottgefälliges Werk sein kann, etwas zu glauben was der von Gott gegebene Verstand zu glauben ablehnt (in eigenen Worten ausgedrückt). Einer von den protestantischen Theologen, ein Landpfarrer aus der Steiermark, war ein hinreissender Redner, wenn er in seinem Sträflingsanzug (den wir alle tragen mussten) vor dem selbstgezimmerten Kreuz stand und uns predigte. Am Sonntag beim Gottesdienst war oft strahlendes Wetter. Hinter dem Stacheldraht und hinter den Wehrtürmen des Lagers, auf welchem die Maschinengewehre standen, sahen wir das Wettersteingebirge am Eingang ins Höllental.

Gerade hier hatte ich als Student in Freiheit die schönsten Touren gemacht, im Winter und im Sommer. Es gab auch viele Diplomaten, aus aller Herren Länder, die von den Landschaften und Kulturgütern erzählen konnten. Im Lager entstand auch mein „Film" über die Geschichte meiner Vaterstadt München von Heinrich dem Löwen an. Es war nicht ganz einfach, ohne alle Hilfsmittel einen gedachten Film abrollen zu lassen. Doch der Beifall zeigte, daß es geht. Der Münchenvortrag wurde bald begehrter als der Hirnvortrag.

Viel schwerer war das Schicksal meiner jungen Frau, die plötzlich mit sechs kleinen Kindern (zwischen zwei und zehn Jahren) allein stand. Törichte Menschen, zu denen der Bericht aus unserem damals verrufenen Lager in die Aussenwelt gedrungen war, berichteten ihr, daß ich tot sei. Das wollte sie nicht glauben, und irgend eine Spur lenkte sie auf das Lager in Garmisch. Sie reiste (aus München) dorthin. Doch im Lager waren über viertausend Menschen in mehreren wieder durch Stacheldraht unterteilten cages untergebracht. Wie mich finden? Die Leitung verweigerte jede Auskunft. Eine Strasse geht dort vorbei, die über eine etwas erhöhte Brücke führt, von der aus man über die Kasernenmauern hinweg hineinsehen kann. Sie riskierte, von der Brücke aus meinen Namen zu rufen. Der war im Lager wegen meiner Vorträge bekannt und ich eilte an ein bestimmtes Abortfenster, von dem aus man, von den Posten auf den Türmen nicht beobachtet, zur Brücke sehen konnte. Ich sah meine Frau – zum ersten Mal, nachdem ich in der Versenkung verschwunden war – wieder und konnte ihr ein Zeichen des Erkennens geben. Am Nachmittag war sie noch kühner geworden und hatte sich von Bekannten in Garmisch ein Fernrohr geborgt, um mich besser sehen zu können. Das wurde ihr allerdings zum Verhängnis. Ein Posten sah es, nahm ihr das geborgte Fernrohr ab und nun wurde meine Frau auch im Lager eingesperrt. Doch das erfuhr ich erst einige Tage später, als ich plötzlich zum Zahnarzt ins Revier gerufen wurde, obwohl ich gar keine Zahnschmerzen hatte. Der Zahnarzt wusste, dass meine Frau im Arrestlokal eingesperrt war. Das erschien tragisch wegen der unversorgt zurückgebliebenen Kinder. Doch am nächsten Morgen schon erschien ein Offizier bei meiner Frau und erklärte ihr nicht ohne Pathos: „Americans don't fight against children" Damit war sie glücklicherweise entlassen worden. Übrigens war ihre Behandlung im Arrestlokal durchaus human gewesen. Später haben wir uns auch sprechen können, obwohl dies streng verboten war. Durch Kaschieber erfuhr ich es, wenn meine Frau bei den Bekannten in Garmisch war. Dass erste Mal war es so: Ein Arbeitkommando besserte Straßen aus und war zufällig gerade vor dem Besitztum unserer Bekannten beschäftigt. Als ich in meinem Sträflingsgewand in der Kolonne dort erschien, war meine Frau noch nicht da, aber ein Kind (bei Kindern war das Sprechverbot nicht so streng durchgeführt), sagte mir, ich sollte meinen Mantel an den Zaun des Grundstückes hängen. Ich sah dann, wie die Frau meines Bekannten vom Garten her, unter grosser Vorsicht, ohne mich anzusehen, heranschlich und etwas in beide Taschen steckte. In der einen Tasche fand ich dann später ein ganzes Pfund Butter. Damals ein unvorstellbarer Reichtum, der längere Zeit anhielt, obwohl ich auch den Zimmerkameraden etwas davon abgab. In der anderen Tasche war ein kleines Reclambändchen: Kant „Über die Religion". Ich hatte bis dahin niemals Kant im Original kennengelernt und musste mich erst langsam in die altertümliche Sprache einlesen. Ich habe es dann ganz gelesen und habe heute noch viel davon. (Kant wurde übrigens wegen dieser Schrift vom preussischen Staat gemassregelt und es wurde ihm verboten, in Vorlesungen über Religion sprechen; Er war wohl keine Kämpfernatur und nahm es hin). Dann erschien nach einiger Zeit meine Frau. Wir gingen an einander vorüber, als wenn wir uns nicht kennen würden, denn die Posten waren damals noch sehr streng. Als wir an einander vorüber gingen, „Wie geht's meiner Mutter“ ... sie antwortete „gut“. Dann gingen wir noch einmal an einander vorüber und ich frug nach den Kindern. Als wir uns später das zweite Mal trafen, war die Aufsicht schon gelockert und wir konnten uns richtig sprechen, wenn auch nur ganz kurz. Wir waren natürlich nicht die einzigen, die sich sehen und sprechen wollten. Ein beliebtes Stelldichein wurde dann raffiniert organisiert, wenn man Außendienst (zu dem man sich melden konnte, wenn ein Kaschieber eingetroffen war) im Eisstadion erlangt hatte. Dort gab es einen Frauenabort, den die Ami nicht betreten durften. Allerdings dauerte das Stelldichein nur ganz kurz, weil gleichzeitig sich nur zwei Pärchen dort treffen konnten und noch viele andere darauf warteten. Es ist mir nicht bekannt, ob die Ami hinter diese Organisation nicht gekommen waren, oder ob sie ein Auge zugedrückt haben. In letzterer Hinsicht waren die farbigen Amerikaner die menschenfreundlichsten. Die weissen habe oft befehlsgemäß die Reste ihrer Mahlzeiten vor den Augen der hungernden Sträflinge vernichtet. Das taten die Schwarzen nie und wenn sie konnten, haben sie uns sogar Brocken zugeworfen. Dies war ein Erlebnis, das für uns unerwartet war.

Das Verhör erfolgte nach einem Vierteljahr, nachdem sich Geheimrat Max Planck, der damals noch lebte, für mich persönlich eingesetzt hatte. Der Name bedeutete allerdings für den Lagerleiter nichts. Auf seine Frage, wer Max Planck sei, antwortete ich kurz und sachlich: „Ein deutscher Physiker“. Das Verhör durch einen sehr gelangweilten 20-jährigen „Kommissar“ war sehr kurz; es wurden nur die üblichen Fragen nach Parteizugehörigkeit usw. gestellt, die ich natürlich längst schon im Fragebogen beantwortet hatte. Nur als ich zufällig den Namen eines spanischen Hirnforschers nannte, wurde der Beamte misstrauisch; ich konnte ihm aber versichern, daß Ramon y Cajal schon vor dem Francoregime gestorben sei. Im übrigen wollte der Kommissar von Hirnforschung weiter nichts wissen und gab zu, daß er davon nichts verstehe. Sein Benehmen war übrigens flegelhaft und ich wies deshalb die mir von ihm angebotene Zigarette zurück, was er sichtlich übel nahm. Ich weiss nicht, ob dies der Grund war, dass ich dann nicht sofort entlassen wurde, sondern ich noch ein weiteres halbes Jahr im Lager blieb. Doch das war dann nicht mehr so schlimm. Die Verpflegung war ganz ordentlich geworden (sie war niemals reichlich – aber im Gegensatz zu den Verhältnissen in russischen Interniertenlagern – verhältnismässig abwechslungsreich. Oedeme und dergl. kamen nicht mehr vor. Und vor allem die Ungewissheit bezüglich der Angehörigen war vorüber.

Aus dem Lager entlassen, stand ich natürlich ziemlich ratlos da. Was ich an wissenschaftlichem Inventar (das persönliche musste zurückgelassen werden) auf meiner abenteuerlichen Flucht von Berlin-Buch nach München gerettet hatte, fand ich auf recht empfindliche Weise geplündert wieder vor. Das Haus meiner Mutter war inzwischen beschlagnahmt worden und meine Familie musste in die beiden Arbeitsräume zusammenrücken, die mir in der Forschungsanstalt gelassen worden waren (leider waren sie nicht beheizbar). Ausserdem war ich völlig mittellos. Einige Kinder, die während einer Erkrankung meiner Frau längere Zeit in Waisenhäusern und Heimen untergebracht worden waren, kränkelten. Die Rettung kam durch amerikanische Kollegen, die auf meine Lage aufmerksam gemacht worden waren. Ich bekam ein Kommando zu einem „Air Medical Center“ in Heidelberg mit Bezahlung und amerikanischer Verpflegung. Mein Hypothalamus lief allmählich wieder normal auf Touren. Interessant ist folgendes: Man bemitleidete die Kinder, die ins Waisenhaus kamen, aber sie selber erzählen heute noch von dort ohne Bedauern, ähnlich wie ich die Lagerzeit nicht missen möchte.

Nun habe ich Ihnen, lieber Herr Kollege, immer von mir erzählt und noch nichts über Ihre Bücher, über die ich mich doch so herzlich gefreut habe und in denen ich noch, mit meiner Frau zusammen, lese. Es waren ja gerade Ihre Bücher, die mich zu dieser Expectoration veranlasst haben. Sie sprechen so vieles aus, was ich während meiner eigenen Schicksalsreise bis zur Wiedervereinigung mit meiner Familie erlebt habe, und Sie können sich jetzt denken, dass ich bei der Lektüre an das eigene Schicksal gedacht habe. Vorher ist es mir ähnlich gegangen als ich zwei jüdische Kollegen wiedersah, die aus Theresienstadt zurückgekehrt waren. Der eine – einst mein Chef während des ersten Weltkrieges bei der Sanitätskompanie – wurde an seinem 80. Geburtstag nach Theresienstadt geschleppt. Wir stehen in Korrespondenz und ich besuche ihn öfters in Solingen, wo er früher Oberarzt war. Demnächst wird der jetzt 87-jährige einen Vortrag in Solingen organisieren. Kollege Kronenberg, so heisst er, ist im Lager zwar nicht misshandelt worden, und hat auch nicht so stark unter akutem Nahrungsentzug gelitten, aber er stand, wie alle in Theresienstadt, unter dem schrecklichen, länger währenden Druck völliger Ungewissheit über die Zukunft. Jeden Tag mussten die ärmsten mit ihrer „Liquidation" rechnen; das war bei uns nur in den ersten Wochen der Fall. Dies bedeutet einen ganz großen Unterschied zu unseren Gunsten. Dabei hatten diese Leute ja gar nichts verbrochen, während ich immerhin 1938 in – durch die falschen Friedensklänge des Vertrages von München verführt – in die Partei eingetreten bin und später auch nicht den Mut hatte, unter Opferung meines Instituts (die Nazi hatten gedroht, es eingehen zu lassen) wieder aus der Partei auszutreten. Ich wusste doch von Anfang an, dass die Führenden (nicht die gutgläubigen, aber meist kritiklosen kleinen Leute, die an die Verheissung glaubten) böse Menschen waren. Man beruhigte eben sein Gewissen mit Bibelsprüchen „Seid der Obrigkeit Untertan" oder „Gebet dem Kaiser was des Kaisers ist". Darüber wäre allerhand zu sagen. Heute steht aber für mich fest, dass es Obrigkeiten gibt, bei denen man nicht tun darf, was sie befehlen. Ich möchte aber keinen Stein werfen auf unsere armen Volksgenossen, die sich jetzt in der Ostzone „den Krieg verloren aber die Partei (unter anderen Vorzeichen) behalten haben".

Kollege Kronenberg besitzt noch die selten gewordenen Gabe des Briefschreibens. Er wird sicherlich einverstanden sein, wenn ich Ihnen – er kennt Sie natürlich – einen Auszug aus seinem letzten Briefe beilege. Ich finde, er hat im wesentlichen Recht mit dem was er sagt.

Ich glaube, dass alle, die im Lager gesessen haben (sei es mit, sei es ohne Stacheldraht) ein gemeinsames Schicksal durchgemacht haben. Es ist natürlich Sache jede einzelnen, wie er die Erlebnisse verarbeitet hat. Trotzdem möchte ich mit dem Satz schliessen: „Lagerinsassen aller Völker vereinigt euch!"

Ich bedanke mich nochmals und freue mich herzlich darauf, Sie in den nächsten Tagen in Mainz wiederzusehen und hoffentlich auch wieder zu sprechen.

Ich bin
Ihr ergebener (Hugo Spatz)

Sie finden noch eine weitere Anlage. Es handelt sich um einen offiziellen Bericht über meine Schicksalsreise an meine vorgesetzte Behörde, die Generalverwaltung der Max-

Planck-Gesellschaft in Göttingen. Es würde für Sie zu zeitraubend sein, das ganze durchzulesen. Ich habe deshalb 2 Stellen rot gekennzeichnet. Die eine bezieht sich auf den schon erwähnten „warmen" Empfang im Lager Garmisch, der andere betrifft ein paranoides Verhalten, das ich bei anderen Häftlingen und bei mir selber festgestellt habe und das vielleicht auch Ihnen nicht fremd ist: Nachher lacht man darüber, und wenn die Situation wiederkehrt, kann man die Reaktion doch nicht abstellen. Natürlich wäre vom psychiatrischen Standpunkt noch sehr viel zum Thema Haftpsychose zu sagen. Bei der letzten Versammlung der Deutschen Psychiater und Neurologen habe ich den Vorschlag gemacht, man sollte „Kriegs- und Lagerpsychose" zum Referatsthema machen, vor allem mit Rücksicht auf die jungen Kollegen, die zu diesem Thema allerhand zu sagen hätte. Mein Vorschlag wurde aber als zu gefährlich und noch nicht zeitgemäss abgelehnt. Es wurde auch dagegen eingewandt, dass man über subjektive Stimmungsänderung nicht hinauskommen würde, was ich übrigens nicht glaube. – Eben sehe ich, dass von diesem Bericht kein Durchschlag vorliegt; solche werden aber angefertigt und Ihnen ein Exemplar nachgeliefert.

Nicht vergessen sei, dass ich von Seiten amerikanischer Kollegen und Kolleginnen in der Nachkriegszeit sehr viel Gutes, oft in rührender Weise dargeboten, erfahren habe. Jetzt sind die wissenschaftlichen Bande wieder fest geknüpft. Vor kurzem, wurde ich sogar eingeladen, in den Advisory Board einer amerikanische Fachzeitschrift (Journal of Neuropathology and Experimental Neurology) einzutreten, was als ungewöhnlich gilt.

Lfd. Nr.: 1952
Von: Eugen Kahn
An: Martin Reichardt
Quelle: Archiv der Universitären Psychiatrischen Dienste Bern (Waldau)

Knonau, 30.01.1951

Lieber Herr Reichardt!
Haben Sie meinen aufrichtigen Dank für Ihren Brief vom 18. Januar. Er hat mich ungemein gefreut. Ich kann es wohl verstehen, daß Sie von Ihrer umfangreichen Geburtstagspost so lange in Anspruch genommen worden sind. Um so mehr hat es mir wohl getan, dass Sie so viel Zeit gefunden haben, mir zu schreiben.

Wenn ich auf alle Punkte, die Sie erwähnt oder behandelt haben, einzugehen vermöchte, würde dieser Antwortbrief ein kleines Buch werden mit dem Titel „Ein alter Psychiater in Verlegenheit vor seiner Selbstbesinnung". Darauf läuft es auch hinaus, dass ich mich hinsichtlich der Mitarbeit der Neu-Auflage Ihres Lehrbuches, die mir Herr Grünthal, wohl mit Ihrem Einverständnis zugedacht hat, aus meiner ambivalenten Einstellung noch immer nicht habe herauswinden können. Doch lassen Sie mich ein wenig weiter ausholen.

Bei meinem Handbuchbeitrag über die Psychopathischen Persönlichkeiten habe ich, nachdem er nach etwa vierjähriger Arbeit 1928 endlich geboren war, nicht geglaubt, Endgültiges und Letztes über die P. P. „festzulegen". Immerhin nahm ich an, aus einer Reihe von Stücken so etwas wie eine einheitliche Darstellung mit einer Art von Amalgamierung einiger weniger Gesichtspunkte geleistet zu haben. Ich hatte mir sogar eingebildet, ein wenig über eine rein deskriptive Betrachtung ins „Dynamische" vorgestoßen zu sein (in optimistischer Stimmung kommt mir diese Einbildung sogar jetzt noch gelegentlich). Für „tiefenpsychologisch“ Eingestellte ist freilich meine Bearbeitung so deskriptiv wie irgendeine von vornherein klar deskriptive. Immer wieder habe ich daran gedacht, meine P. P. neu zu bearbeiten. Ich habe es auch versucht. Es ist mir aber nicht gelungen, aus dem Grunde, dass ich keine neuen Leitgedanken gefunden habe, oder, wenn ich meinte, es sei mir gelungen, bald einsehen mußte, dass ich mich getäuscht hatte. Das ist mir oft recht bitter gewesen, weil mir eine Neufassung der Abhandlung von 1928 wirklich ein Anliegen gewesen wäre. Ich habe es auch vom Standpunkte des Erlebens, mit dem ich mich seit vielen Jahre herumschlage, probiert, – bisher ohne den Erfolg, der es mir erlaubt hätte, frisch-fröhlich ans Umschreiben zu gehen. Der von mir besonders geschätzte Kurt Schneider hat inzwischen seine ausgezeichnete neunte Auflage seiner Psychopathischen Persönlichkeiten herausgebracht. In unmissverständlicher, ich möchte sagen in weisester Weise ist er immer beim Deskriptiven geblieben und hat ungeachtet der Klarheit seiner Schilderungen seiner kritischen Skepsis stets freien Raum gegeben. Er hat sogar gelegentlich geäußert, daß die Zeit des „Psychopathen“, der schon „angekränkelt“ sei, wohl vorübergehen werde (Klinische Psychopathologie, 3. Auflage. 1950). Er hat aber keinen Zweifel daran gelassen, daß „die Psychopathen“, unter was für einen Namen man sie auch bringen mag, immer unter uns bleiben werden. Von psychoanalytischer Seite, auf die ich gleich ausführlicher zu sprechen komme, ist geltend gemacht worden, daß es wohl „Anethopathen“ gebe, daß aber alle anderen, sogenannten Psychopathen schlicht und schlecht Neurotiker seien. Die Psychoanalytiker sind – wenigstens in den USA – mit gutem Erfolg bemüht, die Psychopathen gewissermaßen aus der psychiatrischen Begriffswelt und Nomenklatur auszumerzen. In den Klassifikationen mancher psychiatrischer Anstalten gibt es die Rubrik der P. P. nicht mehr, dafür um so mehr Neurosen, Psychoneurosen und (namentlich bei Kindern) „behaviour problems“. Dass selbst Freud die Bedeutung von Konstitution und Disposition hat gelten lassen, wird von den Adepten meist vergessen oder unterbetont. – Die Psychoanalytiker haben mir mein psychiatrisches Leben so sauer gemacht, dass es mir kaum möglich ist, über ihre Religion auch nur einigermaßen objektiv zu schreiben. Ich bin der Ausdehnung Ihres Kults in den USA gegenüber ganz machtlos gewesen. Sie haben sich in der Psychiatrie drüber so breit gemacht und haben direkt und indirekt auf andere, nicht allein medizinische Gebiete einen Einfluß gewonnen, wie Sie es sich kaum vorstellen können. Nur eine kleine Anzahl von Leuten in den USA wären zum Beispiel willens und imstande, die Stellungnahme Jaspers (Nervenarzt, 20. November 1950) zu verstehen oder überhaupt zu würdigen.

Und da ist mir etwas aufgegangen – sicher nicht mir allein. Es ist gar kein Unterschied zwischen der Verkündigung und Propagierung von politischen und theologischen Totalitarianismen auf der einen und dem Freudschen Doktrinismus auf der anderen Seite. Was Jaspers in seinem Aufsatz schreibt, könnte mit wenigen Abänderungen über die sovietische Staatsphilosophie, den „dialektischen Materialismus“ ausgeführt werden. Drollig ist dabei, daß, wie ich neulich gelesen habe, die sovietische Psychiatrie und Psychologie die Psychoanalyse ablehnen, weil ihnen, den auf Pavlov Eingeschworenen, unbewußte seelische Vorgänge nicht in den Kram passen. Nun ist aber auch kaum ein Unterschied zwischen der Begründung der psychoanalytischen Lehre und anderen totalitären Doktrinen: Die Prämissen stimmen nicht, wenn dann auch die einen und anderen Schlußfolgerungen logisch erscheinen. Das hat eine verteufelte Ähnlichkeit mit der Kraepelinschen Begriffsfassung Paranoia.

Wozu das alles? Wozu die Ab- und Weitschweifigkeit? So mögen Sie fragen. Sie gehörten zu meiner Selbstbesinnung, oder, wenn sie wollen: zu meiner Verlegenheit. Dinge sind am Werk - innerhalb und ausserhalb der Psychiatrie - gegen die sich unsere Vernunft und unser Gewissen sträuben, und wir suchen den Sinn, vielleicht suchen wir bloss das erlösende Wort. Ich habe mich in der Philosophie - einschließlich Jaspers und Heidegger (plus Ludwig Binswanger, für den ich etwas übrig habe) - umgesehen. So weit habe ich nicht viel Versprechendes herausgebracht. Oft frage ich mich, ob die Menge der Worte und der tiefe Sinn - der vermeintlich tiefe Sinn vielleicht - auch nur Ausdrucksweisen einer Verlegenheit sind. Vielleicht - nein: wahrscheinlich - ist zu viel Selbstbesinnung schon etwas Psychopathisches; aber wo fängt das Zuviel an? In der durch die Psychoanalyse verbreiteten Sucht nach Introspektion? In den Selbstanklagen und Reuebekenntnissen der sovietischen und soviet-dirigierten Abtrünnigen? Im Grübeln über Wahrheit? Im allzu bewussten Streben nach Selbstvervollkommnung?

Was die Wahrheit anlangt, so bin ich durchaus Ihrer Meinung, daß es „die" Wahrheit - als „Totalschau", um auch einmal ein dickes Wort zu gebrauchen - nicht gibt. Aber es gibt eine ganze Reihe von greifbaren Sachen und ungreifbaren Begriffen, die wir mit Recht für wahr oder Wahrheiten halten, und an denen wir uns immer wieder orientieren, ja orientieren müssen, um den Boden nicht unter den Füßen zu verlieren. Ich bin wie Sie der Meinung, dass Vernunft und Gewissen hierher gehören (wie einer die definiert, ist freilich wieder eine schwierige Frage). Ich glaube auch, dass in das, was wir Charakter nennen, Vernunft und Gewissen - in Ihrem Sinne - einzubeziehen sind. Sehr wesentliche Differenzen in unserer Auffassung vom Charakter dürften nicht bestehen. Ich habe mich in Ausführungen um Selbst- und Fremdwertung in meinen P. P., wenn auch wohl in etwas kursorischer und naiver Weise, auch mit der ethischen Seite des Charakters beschäftigt, der trotz notwendiger anlagemäßiger Verankerung von Um- und Mitwelt geformt wird. Wie weit er - ad bonum oder ad malum - geformt werden kann, dürfte in anlagegegebenen Potentialitäten bedingt sein, über deren Einzelheiten ich allerdings nichts zu sagen wüßte. Übrigens scheint gerade hier das Vorkommen „negativer Spielarten" - gewisse Menschen ohne Gewissen, Kalte und Unberührbare, „Anethopathen", „moral insanes", - denen keine wie immer beschaffene Um- und Mitwelt zur Entwicklung „menschlicher Gefühle" (diesen Ausdruck verwende ich der Kürze halber) zu verhelfen vermag, für das Vorhanden- beziehungsweise Nicht-Vorhandensein von Anlagefaktoren zu sprechen. Aus diesen Bemerkungen geht hervor, dass [und] wie wir uns auch das Seelische und Geistige vorstellen oder nicht vorstellen können, das Biologische sich immer von selbst verstehen sollte. Nun ist es aber genug für heute. Bitte schreiben sie bald wieder.
Mit herzlichen Grüßen Ihr Eugen Kahn.

Lfd. Nr.: 1961
Von: Willibald Scholz
An: Berthold Ostertag
Quelle: Archiv Peiffer

München, 20.07.1951

Lieber Herr Ostertag!
Zu der Darstellung von Herrn Menner so weit sie mich betrifft, möchte ich folgendes sagen:

Als Ergebnis der Arbeit über protoplasmatische Gliaherdchen kann festgehalten werden, daß sie einmal als reparatorischen Phänomene auftreten, daß andere Mal nicht nachweisbar als solche, wobei das letztere das Problematische ist. Aus einer gewissen Antinomie von perivaskulären Gliamänteln und Infiltrationen der Virchow-Robin'schen Räume habe ich den damals noch etwas ketzerischen Schluss gezogen, daß eins das andere ausschlösse bzw. unnötig mache, kurz, daß solche gliösen Reaktionen ein Ausdruck des Entzündungsvorganges seien. Damals ließ man alle gliösen Reaktionen nur als reparative Phänomene gelten. Als geeignetes Studienobjekt diente mir die damals gerade herrschende Economosche Encephalitis, und ich habe dabei die nichtreparativen gliösen Reaktionen als Gradmesser des Entzündungsvorganges und mutmaßlichen Weiser für den Verlauf des Krankheitsvorganges angesehen.

Die zweite zitierte Arbeit betraf einen außergewöhnlichen Fall von enzephalitischem Parkinsonismus mit Rindenblindheit nach laminären Ausfällen in der Area striata aber auch aussergewöhnlicher Ausbreitung der noch bestehenden entzündlichen Vorgänge z. B. in der vorderen Zentralwindung. Es war damals einer der ersten chronischen Fälle und die typische Ausbreitungsform war noch nicht bekannt. Heute würde ich kaum noch alles unter einen Hut bringen wollen, sondern eine mehrdimensionale Diagnose anstreben, insbesondere die laminären Ausfälle mit plötzlich eintretender Rindenblinheit mit Durchblutungsstörungen im akuten Stadium (Anfälle) in Verbindung bringen.

Der Fall H., von dem ich nie das ganze Gehirn selbst gesehen habe, ist ein nicht erkannter Pick, übrigens auch klinisch ziemlich charakteristisch.

Beim Status marmoratus war das Neue seine Identifizierung als Narbe und die Erklärung des Reichtums an Markfasern als regeneratives Phänomen. Auf letzteres hatte mich *Spatz* gebracht, dem ich Präparate in München gezeigt hatte. Die Erkennung als Kreislaufschaden, d. h. als Teilausdruck meist viel ausgebreiteterer Durchblutungsstörungen bei zerebraler Kinderlähmung erfolgte erst viel später. Damals dachte ich bei der vermuteten Familiarität noch an eine Heredodegeneration.

Die Darstellung der familiären Leukodystrophie enthält das Wesentliche und inzwischen auch von anderer Seite Anerkannte.

Mit herzlichen Grüßen und nochmals bestem Dank für die Durchsicht und Beurteilung des Biondi'schen Beitrages Ihr Scholz

Lfd. Nr.: 1968
Von: Ernst Grünthal
An: Martin Reichardt
Quelle: Archiv der Universitären Psychiatrischen Dienste Bern

Bern, 20.12.1951

Sehr verehrter, lieber Herr Professor,
Besten Dank für Ihr Schreiben vom 16. Dezember. Auch mir tat es leid, daß unser Briefwechsel einige Zeit unterbrochen war. Wir hatten hier viel zu tun und viele Besuche. Inzwischen ist auch eine kleine Monographie von mir, zusammen mit meinem Mitarbeiter Herrn Doktor Feremutsch noch vor Weihnachten herausgekommen, mit einigen Abhandlungen zur Entwicklungsgeschichte und zur normalen Anatomie des Gehirns. Mit dieser rein morphologischen Angelegenheit möchte ich Sie nicht langweilen. Ich schicke aber mit gleicher Post eine kleine, ebenfalls gerade erschienene Arbeit, die vielleicht Ihr Interesse findet, da sie sich mit den körperlichen Grundlagen der psychischen Dynamik befasst. In Ihr großes Manuskript, das ich im Sommer empfing, habe ich inzwischen schon verschiedentlich hineingesehen, bin aber noch nicht dazu gekommen, es im Zusammenhang zu lesen. So viel ich sehe, wird es mir bei der Bearbeitung der organischen Psychosen für das Lehrbuch sehr zustatten kommen. Auch Herr Störring wird sich für die Bearbeitung der allgemeinen Psychiatrie doch sehr daran halten können. Die Abschnitte über das Bewusstsein und seine Störungen hat sich unser junger Kollege Doktor Hans Heimann sehr eingehend vorgenommen, der auf meine Veranlassung einmal das Thema Bewusstsein und seine Störungen" umfassend bearbeiten will und ein sehr kritischer Kopf und guter Beobachter ist. Das Thema bietet allerdings erhebliche Schwierigkeiten und wird Ihren Namen selbstverständlich nennen. Ihre Frage über den Fall mit metastatischer Herdencephalitis lässt sich leider nicht ohne weiteres beantworten. Man müsste den Befund der Körpersektion kennen. Bestand wirklich ein entzündlicher Prozeß im Gehirn, so kann es sich natürlich um eine symptomatische Psychose gehandelt haben.

Was Ihren Begriff der Neuropathie betrifft, so hatte Kraepelin bei seiner konstitutionellen Nervosität etwas Ähnliches im Sinne, meinte aber mehr eine psychische Labilität und Schwäche. Ihr Begriff deckt sich wohl mehr mit dem, was man heute allgemein als vegetative Labilität bezeichnet.

Herr Kahn, den ich im August zum letzten Mal in Zürich sprach, ist im September für etwa ein Jahr nach den Vereinigten Staaten gegangen und hatte die Absicht, dann wieder in die Schweiz zurückzukehren.

Über Charakter, Moral und Politik zu reden ist immer eine heikle Sache. Jedenfalls glaube ich, daß mit psychologischer Belehrung über den ethischen Charakter nicht viel zu erreichen sein wird. Man überschätzt heute den Wert der Psychologie, glaube ich sehr. Vielmehr notwendig ist es, daß man im praktischen Verhalten bestimmte Werte hochhält, darnach handelt und die Kinder im Sinne der Hochhaltung dieser Werte erzieht. Wie leicht derartige in der Tradition des Abendlandes verwurzelte Werte umgestürzt und vergessen werden können, hat man ja leider mit Entsetzen sehen müssen.

Es hat mich besonders gefreut, Ihrem Brief zu entnehmen, daß Sie stets bei der Arbeit sind und die Freude an der Musik Ihnen vieles gibt. Auch meinerseits wünsche ich

zu Weihnachten und Neujahr Ihnen und Ihren Angehörigen zugleich im Namen meiner Frau das Allerbeste.
Mit den besten Grüßen Ihr Grünthal.

Lfd. Nr.: 1971
Von: Hugo Spatz
An: Ernst Grünthal
Quelle: Archiv der Univ. Nervenklinik Bern, 62/8597

Gießen, 2.1.1952

Sehr geehrter Herr Grünthal !
Mit grossem Interesse beginne ich gerade mit der Lektüre Ihres Buches (zusammen mit H. Feremutsch) „Beiträge zur Entwicklungsgeschichte und normalen Anatomie des Gehirns". Ich freue mich darüber, dass Sie weiterhin das derzeit leider so vernachlässigte Gebiet der Entwicklungsgeschichte des Gehirns bearbeiten.

Schon lange wollte ich Ihnen vorschlagen, den Austausch von Sonderdrucken wieder aufzunehmen. Ich mache damit den Anfang, indem ich Ihnen die Separata einiger soeben erschienener Arbeiten aus dem hiesigen Institut zuschicke.

Ihre Zurückhaltung ist mir verständlich. Ich halte dafür, dass man die furchtbaren Dinge, die geschehen sind, nicht durch Hinweis auf die Schuld anderer verkleinern darf. Nur die volle Erkenntnis kann zu besserer Zukunft führen.

Mein Bestreben, gerade denen, welche durch Unrecht gezwungen wurden, unser Land zu verlassen, die Hand zu reichen, haben erfreuliches Entgegenkommen gefunden. So ist es nicht nur das wissenschaftliche Interesse, das ich von je an gerade für Ihre Arbeit gehabt habe, welches mich zu diesem Brief veranlasst. – Ihre Reaktion, wie sie auch sein mag, wird an meiner positiven Einstellung zu Ihnen nichts ändern.

Nun aber doch etwas Wissenschaftliches. Bei den Hypothalamus-Arbeiten aus Ihrer Schule, von denen ich so viel gelernt habe, vermisse ich eines: dies ist ein Eingehen auf die topographischen Beziehungen bestimmter hypothalamischer Abschnitte zur extrasellären Hypophyse. Dasselbe gilt bezüglich der Arbeit von Brockhaus, aus deren Photos hervorgeht, dass das Infundibulum fehlte (was übrigens nicht Schuld des Autors ist, denn er hat die fertigen Serien so erhalten). Diese Lücke haben wir auszufüllen gesucht und sind dabei auf die anzunehmende Wichtigkeit der extrasellären Hypophyse hingelenkt worden. – Im übrigen geht es mir so, dass ich immer wieder von Neuem überrascht davon bin über die Überfülle von nicht gehobenen Schätzen auf dem Gebiet der Entwicklungsgeschichte und der Normalen Anatomie des Gehirns. Ihnen wird es vermutlich ähnlich ergehen.

Für das neue Jahr wünsche ich sowohl persönlich als für den Fortgang Ihrer Forschungen alles Gute und bin mit den besten Grüssen
Ihr ergebener Hugo Spatz

Lfd. Nr.: 1972
Von: Georg Stertz
An: Max Nonne
Quelle: Staatsarchiv Hamburg, Nachlass M. Nonne

Krailling bei München, den 11.Jan. 1952

Verehrter lieber Herr Professor!
An meinem Geburtstag konnte ich keine grössere Freude erleben als Ihren Brief, der von so vielen Erinnerungen und von so viel Lebensweisheit überstrahlt ist. Wie sehr preise ich immer wieder mein Schicksal, das mich frühzeitig zu Ihnen nach Eppendorf geführt und mir das grosse Glück Ihrer dauernden Anteilnahme und Freundschaft beschert hat.

Etwa gleichzeitig mit Ihrem Brief habe ich einen ausführlichen Bericht über Ihren Berliner Vortrag aus dem Berliner Aerzteblatt zugeschickt bekommen. Welche ganz aussergewöhnliche Wirkung Sie auf die Kollegen ausgeübt haben, geht daraus hervor, und an dem nicht endenwollenden Beifall werden Sie es ja selbst damals gemerkt haben. Das ist eben eine Gnade, die Ihnen zuteil geworden ist, wie sie nur verschwindend wenige Sterbliche haben. Wie froh bin ich, dass ich Sie vor etwas mehr als einem Jahr besuchen konnte und dass Sie mir einige Tage schenkten, wo wir uns über alle Dinge des Lebens unterhalten konnten. Wenn ich auch nicht zu Ihrem Festtag kam, so war diese Begegnung mir darum so viel wertvoller, weil ich sie mit niemand teilen musste als mit Ihrer Gattin, die wir ja alle so hoch verehren.

Morgen sind wir zu einer Nachfeier meines Geburtstages und zu seinem eigenen Geburtstag bei Marchionini und Frau Thilde eingeladen. Ich bin ausdrücklich gebeten worden, Ihren Brief zu meinem Geburtstag mitzubringen. Er muss aber in Ruhe und mit Andacht gelesen werden, und ich muss darauf achten, dass ich ihn auch wirklich wieder zurückbekomme. Ich habe einmal einen entzückenden Brief von Rilke bekommen, den ich leihweise einem Kollegen überlassen habe, der ihn mir nicht wiedergegeben hat. Er starb im Krieg, und ich konnte diesen Brief nicht reklamieren. Das darf mir nun nicht wieder passieren.

Sie schreiben ja – und es ist auch so –, dass dieser Geburtstag, nämlich der 75., der letzte war, den ich während meiner Amtstätigkeit erleben durfte. Nachdem ich acht Jahre ersten – unfreiwilligen – Ruhestand in dem schönen Wessling genossen hatte, hauptsächlich mit Rosenzucht und bildender Lektüre, die mir eine Spur von jener Humanität vermittelt hat, von der Sie in Ihrem Brief sprechen, kommt nun der zweite, von dem ich wohl sagen kann, dass er freiwillig vor sich geht. Ich wünschte sehr, dass in dem schönen kleinen Haus, das wir uns im letzten Jahr errichtet haben, das Leben, das trotz mancher Enttäuschungen vorwiegend schön war, gefällig ausklingt. Von Vielem muss man ja resigniert sagen: Ich besass es auch einmal, was so köstlich ist. Aber auf der anderen Seite ist es auch wieder ein Gewinn, dass ich meiner Natur entsprechend mich(?) ohne Hass vor der Welt verschliessen kann. Ebenso wie Sie habe ich ja die vortrefflichste Frau. Es ginge uns wohl beiden nicht so gut, wenn wir dieses Glück nicht gefunden hätten.

Gestern war ich übrigens mit Frau Dr. Peiffer, geb. Greuel und ihrem Mann zusammen, der bei uns das EEG betreibt und jetzt zu Jung nach Freiburg zu seiner Sonderausbildung abgeordnet ist. Bei dieser Gelegenheit sprachen wir viel von Ihnen, von

Rolands und ihren Kindern, und ich hörte, dass Ihr Schwiegersohn in Aegypten ganz grosse Pläne durchführt. Schrieben Sie mir nicht früher, dass er auch in Indien aus gleichem Anlass gewesen sei? Vererbung zeigt sich eben nicht nur im Bereich des Kranken, nicht nur im Bereich der genialen Anlagen, sondern auch in der Gattenwahl! Und das trifft eben auch für die Familie Roland zu.

Von der Familie kann ich Ihnen, abgesehen von den bei den Enkeln unausbleiblichen Kinderkrankheiten, nur Gutes berichten. Dr. Hager, der Mann unserer verstorbenen Gabriele, hat, wie Sie ja wohl wissen, wieder geheiratet, hat eine grosse Kinderschar, die teils durch unsere Enkelin Sabine, teils durch die Kinder der zweiten Frau, teils durch die gemeinsamen Kinder repräsentiert wird, und leitet ein Sanatorium in der Nähe von Hannover. Der zweite Mann unserer Hildegard, der früher Assistent der Klinik war, hat nun eine Stelle beim Versorgungsamt in Regensburg, was allerdings mit dem bitteren Los der zeitweiligen Trennung von seiner Familie verbunden ist. Wann sie wieder einmal eine gemeinsame Wohnung finden werden, steht noch dahin.

Ich freue mich auf den Sommer, denn erstens hat mir meine Frau zum Geburtstag eine Reihe sehr schöner Bücher geschenkt, die sie mir auf der Terrasse vorlesen wird; meine Lesestörung ist ja leider eine komplette und unheilbare. Zweitens aber wird in Krailling – so heisst unser Nest – auch viel Gelegenheit geboten sein, in der Gegend das Starnberger-sees, im Mühlthal u. s. w. die Natur zu geniessen, deren Anblick mir ja nicht versagt ist.

Ob uns wohl noch einmal ein Wiedersehen beschieden sein wird? Vielleicht gibt es einmal wieder eine besonders schöne Ausstellung in München und Sie fliegen hierher, um sie ebenso zu geniessen wie damals die Ars sacra.

Ich habe nun die Sonderabdrucke von dem Vortrag bekommen und darf Ihnen davon einige Exemplare schicken, die Sie nach Belieben weitergeben können. Auch Pette werde ich eine Anzahl Sonderabdrucke schicken.

Mit seiner Charakterisierung haben Sie übrigens ganz Recht. Sicher hat er die schönste Nervenklinik und ist ein sehr verdienter Forscher auf unserem Gebiet. Was er nicht besitzt und womit Sie so reich gesegnet sind, ist der Charme einer grossen Persönlichkeit. Das dürfen Sie aber weder ihm noch seiner Frau sagen.

Morgen bei Marchionini werden wir auf Ihr spezielles Wohl trinken, und wenn es eine Fernbeeinflussung gibt, werden Sie es merken.

Bleiben wir im neun Lebensjahr die alten und bleiben wir es, so lange uns das Licht dieser Sonne leuchtet, Grüssen Sie Ihre Gattin und die Ihrigen. Immer Ihr getreuer
Georg Stertz

Beifolgend sende ich Ihnen auch den Brief von Wohlwill zurück. Das war wirklich ein grosses Verdienst, das Sie sich mit seiner Lancierung erworben haben.

Lfd. Nr.: 1973
Von: Hugo Spatz
An: Ernst Grünthal
Quelle: Bern 62/8597

Giessen, 15.02.1952

Sehr geehrter Herr Grünthal!
Dringende Geschäfte haben mich bisher verhindert, auf Ihren Brief vom 9.1. und auf die freundliche Übersendung so vieler wertvoller Sonderdrucke, für die ich - auch im Namen meiner Mitarbeiter - bestens danke, zu antworten.

Ich möchte wiederholen, daß auch ich der Überzeugung bin, dass man die furchtbaren Geschehnisse, die sich hier abgespielt haben, und ihre Ursachen nicht vergessen darf. In diesem Sinne bemühe ich mich zu wirken, so weit ich das vermag. Ob bei mir aber ganz die Einsicht vorliegt, die Sie wünschen, kann ich nicht wissen.

Das von Ihnen zitierte Seumewort, das ich noch nicht kannte, ist schön; Doch weiss man immer von Anfang an, wohin der Strom führt? Wäre es nicht vielleicht - von heute gesehen - besser gewesen, wenn Europa sich zu Napoleons Zeiten unter politischer Führung Frankreichs geeinigt hätte? Hat dies nicht vielleicht auch Goethe gehofft? Letzteres werden Sie besser wissen als ich.

Nicht alle, die sich festhalten, sind Helden, denn viele von ihnen sind am Schwimmen verhindert. Ein Held war z. B. Jan Massaryk (der Sohn des großen Präsidenten); nebenbei, war es nicht eine furchtbare „politische Ahnungslosigkeit“, als man 1945 das freiheitsliebende Volk der Tschechen der östlichen Diktatur überlieferte? Ich wage es nicht, einen Stein zu werfen auf die Tschechen (und ebenso wenig auf die Deutschen in der Ostzone), die jetzt mit dem Strom schwimmen, obwohl ich fürchte, daß dieser ins Unheil führt.

In den 11 Monaten meiner K. Z.-Zeit - die Behandlung in den ersten Monaten war unmenschlich und auch Mißhandlungen blieben mir nicht erspart - habe ich viel über Probleme von Schuld und Schicksal nachgedacht. Ich kam zu drei Ergebnissen: Das erste ist das Nicht-hassen-sollen. Das andere ist die Einsicht, daß die charakterologischen Unterschiede bei den Völkern dieser Erde nicht so gross sind als meist angenommen wird. Bei allen gibt es wenige gute, charaktervolle und wenige ganz schlechte. Die große Masse dazwischen schwimmt mit dem Strom, in der optimistischen Hoffnung, dass er letztlich zum Guten führe. Wehe, wenn die Macht bei der kleinen Gruppe der Schlechten ist, wie es bei uns war! Das dritte Ergebnis: gute Deutsche von gestern könnten gut Europäer von morgen werden.
Mit besten Grüssen Ihr H. Spatz

Lfd. Nr.: 1995
Von: Julius Hallervorden
An: Ludo van Bogaert
Quelle: Archiv der Max Planck Gesellschaft

22.06.1953

Lieber Herr van Bogaert!
Von meinem Urlaub zurückgekehrt, will ich die Briefe beantworten, die mir von Ihnen und von Herrn Welte nachgegangen sind. In dem Brief an Herrn Welte haben Sie bestimmte Fragen gestellt, die ich hier beantworten will.
1. Ich bin zusammen mit Herrn Spatz und anderen Psychiatern in die Reichskanzlei, also in den Sitz des Hitlerregimes, befohlen worden. Hier wurden uns von offizieller Seite Mitteilungen über die Euthanasie-Aktion gemacht und hier wurde die Untersuchung der Gehirne verlangt. Es kann danach kein Zweifel sein, daß die Initiative von dem damaligen Regime ausgegangen ist, obwohl dasselbe gleichzeitig bemüht war, die Durchführung der Aktion geheim zu halten.
2. Die Frage, ob man sich ohne großes Risiko der Verpflichtung entziehen konnte, ist nicht mit einem Worte zu beantworten. Es lag in dem politischen Charakter jener Epoche, dass man sich sehr unangenehmen Folgen aussetzte, wenn man sich einer Anordnung zu entziehen suchte. Wir waren jedenfalls damals der Überzeugung, daß eine Verweigerung sehr schwerwiegende Folgen für unser Institut haben würde. Meine militärische Dienstverpflichtung hat mit diesen Dingen gar nichts zu tun. Wesentlich ist, daß ich Beamter war.

Dass ich die Untersuchung angeregt hätte, ist unrichtig, richtig ist vielmehr, dass mir die Durchführung der Untersuchungen nahe gelegt wurde und dass ich mich zu den anatomischen Untersuchungen bereit erklärt hatte. Schriftliche Unterlagen darüber existieren nicht, wohl aber das Zeugnis von Herrn Professor Spatz.

Ich kann Ihnen nur wieder danken, daß Sie sich so viele Mühe mit meiner Rechtfertigung machen. Ich meine, wenn die Erklärung, welch in nächster Zeit von Herrn Spatz und mir sowie von der Neurologischen Gesellschaft erschienen sind, dass man dann einmal ruhig abwartet, ob damit nun eine Beruhigung eintritt, oder ob darauf Reaktionen erfolgen, die uns zu weiteren Äusserungen Veranlassung geben.
Mit vielen herzlichen Grüßen Ihr stets ergebener Hallervorden.

Lfd. Nr.: 2001
Von: Ernst Grünthal
An: Hugo Spatz
Quelle: Archiv der Universitären Dienste Bern (Waldau)

Bern, 13.08.1953

Sehr geehrter Herr Spatz!
Besten Dank für Ihr freundliches Schreiben vom 6. August 1953. Mit grösstem Bedauern habe ich die mir noch unbekannte Nachricht des Todes von Herrn Hiller vernommen.

An die von Ihnen erwähnten Untersuchungen in München erinnere ich mich noch sehr genau. Es ist in der Tat so, dass beim Stirnhirnsyndrom das Gedächtnis lange Zeit

verhältnismäßig gut erhalten bleibt, wie dies auch der Fall ist für die elementaren Verstandesleistungen. Beim Stirnhirnsyndrom ist bei Störung der Konvexität des Stirnlappens hauptsächlich gestört die willensmässige Zuwendung und das Interesse. Alles sinnlich Wahrnehmbare, das keines besonderen Zuwendungsaktes bedarf, kann deshalb richtig verarbeitet werden. Wo aber aus dem Vorstellungsschatz etwas herangeholt werden muss, da versagen die Stirnhirnkranken. Primär ist die abstrahierende Leistungsfähigkeit wohl kaum gestört. Bei der Alzheimer'schen und der senilen Demenz, beides von vornherein wohl eher diffuse Rindenprozesse, ist das Gedächtnis schon anfänglich gestört. Wir untersuchen hier seit einiger Zeit die Verlaufsform der letzten beiden Krankheiten eingehend, indem wir die klinischen Bilder fortlaufend und im Film festhalten, daneben die elektroenzephalographischen Befunde fortlaufend vergleichend studieren und für das Endstadium den anatomischen Befund zu Rate ziehen. Dabei kommt denn wohl einiges Neues heraus. Im Juni haben wir mit Herrn Remy bei den Schweizer Psychiatern darüber einen Film gezeigt. Meine bisherigen klinischen und psychopathologischen Ansichten finden Sie in Band 11 des Handbuches zur Neurologie vom Jahre 1936 kurz niedergelegt. Es würde mich interessieren zu hören, ob Sie der von Herrn Kollegen Simma geäußerten Ansicht über die Veränderungen im Striatum bei Pick'scher Krankheit beistimmen. Die Dinge sehen doch ganz anders aus als bei Chorea Huntington. Daß beim Pick primäre Thalamusveränderungen bestehen können, ist natürlich von vornherein durchaus möglich. Uns fiel nur auf, dass diese Veränderungen stets in Projektionskernen der erheblich stark betroffenen Rindengebiete sichtbar waren. Nach Lissabon gehe ich auch nicht.
Mit den besten Grüssen verbleibe ich Ihr Grünthal.

Lfd. Nr.: 2012
Von: Ernst Grünthal
An: Eugen Kahn
Quelle: Archiv der Universitären Psychiatrischen Dienste Bern (Waldau) (ST re)

Bern, 25.08 1954

Lieber Herr Kahn,
Gerade bin ich aus Würzburg, Bayreuth und Stuttgart zurück, wo es mannigfache Eindrücke gab. Reichardt ist unverändert rüstig und weltfremd, Würzburg stark zertrümmert, die Landschaft weit und schön wie je, der Wein gut. Stuttgart macht in der Altstadt einen düsteren Eindruck.

Was nun Kraepelin betrifft, so habe ich es kaum anders erwartet, die Töchter waren ähnlich. Ich hätte ebenso wie Sie reagiert. Habe mir aber überlegt, daß man es auch anders machen kann: Kraepelin als Forscher und erstklassiger Wissenschaftler mit den Auswirkungen seines Werkes objektiv darstellen, und am Schluss bemerken, dass auch solche Menschen Ihre Schwächen und Anfälligkeiten haben; dass auch Sie der Dummheit, der zeitbedingten Phrase, Propaganda und Massensuggestion, ja dem Massenwahn zum Opfer fallen, den Hitlerjargon vom „Volksgenossen" mitmachen könnten und daß es als ein Glück anzusehen sei, dass dieser Mann die Folgen der allgemeinen deutschen Anfälligkeit für solche Dinge nicht mehr zu erleben brauchte.

In der Eisenbahn hörte ich in Deutschland Gespräche, in denen das dritte Reich als etwas Unangenehmes, Vergangenes behandelt wurde, in dem aber Ordnung und Recht herrschte und keine Plünderungen vorkamen, wie etwa bei den Russen. Als einer der Mitreisenden sich zu bemerken erlaubte, immerhin habe die SS Leute mit Benzin übergossen und angezündet, wurde das nicht weiter viel beachtet. Die guten Leute haben alles vergessen, und kaum etwas zugelernt. Einer redete immer vom „deutschen Menschen", der es doch besser macht als die anderen, es gehe ja trotz Verwüstungen bei dessen Tüchtigkeit hier viel schneller vorwärts als in England usw. Wobei nicht zu leugnen ist, daß man auch auf kritische und vernünftige Leute stösst, die aber selber sagen, das Trostlose sei, daß sich in Deutschland eben trotz allem nicht viel verändert habe. Ich bin neugierig, wie Kolle auf Ihren Brief reagiert. Über das Goetheheft haben Sie mir voriges Jahr schon einiges geschrieben, aber der tiefere Sinn der Sache ist Ihnen doch wohl erst jetzt aufgegangen. Mit vielen herzlichen Grüßen Ihr Grünthal.

Lfd. Nr.: 2018
Von: Eugen Kahn
An: Ernst Grünthal
Quelle: Archiv der Universitären Psychiatrischen Dienste Bern (Waldau)

Houston, Texas, 07.01.1955

Lieber Herr Grünthal:
Überflüssigerweise habe ich einigen Arbeiten von Ludwig Binswanger und Roland Kuhn nachgelesen. Da sind so viele „es hat sich gezeigt... „ und ähnliche Redewendungen, wenn, „es" sich im besten Fall nur zur Befriedigung des Autors „gezeigt" hat. Viele Leser werden aber annehmen, beziehungsweise angenommen haben, daß „es sich wirklich gezeigt hat" (ich denke dabei zunaechst nicht ans Boss, dem es doch nur darauf ankommt, sich selber zu zeigen). Immerhin hat mich unter anderem eine Fußnote Binswangers (Fall Lola Voss p. 96) gereizt, naemlich:

> Es muss ja klar geworden sein, daß da, wo die transzendentale Einheit von Angst und Vertrauen zugunsten der Übermacht oder Alleinherrschaft der einen oder der anderen zerrissen ist, das vorliegt, was wir klinisch als Psychose bezeichnen.

1. Warum und wieso muss das klar geworden sein?
2. Was soll „die transzendentale Einheit von Angst und Vertrauen" sein und bedeuten?

Und wie passt das alles zu dem Bekenntnis (ibid. p. 91)

> Ich glaube, dass die daseinsanalytischen Untersuchungen an den bisherigen Faellen zumindestens gezeigt haben (n. b.: gezeigt haben siehe meine Bemerkung oben), dass es einen Weg auch zum wissenschaftlichen Verstaendnis (nebenbei: was soll wissenschaftliches Verstaendnis hier heissen?) des Wahns (was etwas ganz anderes heisst als zu seiner Einfühlbarkeit und psychologischen Verstehbarkeit! Klammer und Ausrufezeichen sind von Binswanger) gibt, und dass dieser Weg der der phänomenologisch-anthropologischen Untersuchungen ist.

Im Hecht (? Klammer und Fragezeichen von mir) beim Mittagessen nach der Luzerner Tagung haben Sie seinerzeit mit meiner bescheidenen Unterstützung Binswanger klarzulegen versucht, daß er Psychopathologie, verstehende Psychopathologie treibe, wenn er es auch anders nenne und sich auf die Terminologie Heideggers stuetze. Mir scheint, daß das seither mehr und mehr deutlich geworden ist. Es springt geradezu in die Augen in Boss' psychosomatischem Buch, wo die Dinge auf „psychischem Gebiet ausgetragen werden" – damit, dass er das Wort ausgetragen verwendet, glaubt er offenbar den anderen „gezeigt" zu haben, daß sie Dualisten geblieben sind, und dass er den königlichen Weg zu Wahrheit gefunden hat.

Ich bin immer noch der Meinung, daß man von Binswanger und seiner Schule (Protagonist: Kuhn, der „es-hat-sich gezeigt-Kuhn") lernen kann. Aber ich glaube nicht an ihre Anthropologie, Ontologie, Terminologie. Manchmal moechte man sich durch einen lauten Ruelpser (Ausdruck von somatischem und seelischem Gebiet) Luft machen. Was huelfe es? Die haben ja alle das Recht, ihre, wenn auch immer unverständlicher werdenden Meinungen zu sagen – wie wir anderen. Ist das nun, wie es scheint, eine andere Sektenbildung, die sich wie das Christentum und die Freudsche Psychoanalyse frueher oder spaeter in kleiner und kleiner werdende Sektchen und Untersektchen aufloesen wird?

Ludwig Binswanger ist ein durchaus ehrenwerter, ehrlicher und tief gebildeter Mann, dessen Enthusiasmus immer Respekt einfloeßt.

Roland Kuhn ist eine fleissige Ameise, die ueberall findet, was sie selber oder ihre Lehrer L. B. hinein getan hat.

Medard Boss ist ein intelligenter Charlatan und Opportunist.

Sie: koennen mir leid tun, daß Sie diesen Stiefel zu lesen haben. Aber ich fuehle mich jetzt entschieden etwas besser – Selbstpsychotherapie mit „magischem Einschlag".

Ihr Eugen Kahn

Lfd. Nr.: 2023
Von: Eugen Kahn
An: Ernst Grünthal
Quelle: Archiv der Universitären Psychiatrischen Dienste Bern (Waldau)

Houston, Texas, 26.08.1955

Lieber Herr Grünthal!
Herr Kolle hat mir in sehr netter Weise das grüne Licht gegeben. So werde ich denn in den für mich zweifelhaft bleibenden Apfel beißen und Ihnen einen „wie Sie es immer heissen wollen" (Bindestriche vermieden) zum 100. Geburtstag des dicken Emil schreiben. Um Ihnen etwaiges Unbehagen zu ersparen, bemerke ich, daß ich trotz allem nie vergessen habe, daß ich ein Schueler Kraepelins bin, und dass mein Respekt vor der Riesenarbeit, die er geleistet hat, mit den Jahren eher gewachsen als gleich geblieben ist. Teilen sie mir bitte mit, wie viele Schreibmaschinenseiten diese Erinnerungsworte einnehmen müssen, ob Sie irgend eine besondere Betonung wuenschen, und wann sie spaetestens in Ihren Haenden sein müssen.

Das kleine Buch des van den Berg habe ich auch noch nicht fuer Sie referiert. Ich werde es naechstens tun. Es ist da etwas an diesem Hollaender – wie an seinem Landsmann van der Horst, der eine zweibaendige „Anthropologische Psychiatrie" geschrieben hat, und den ich im Burghoelzli habe reden hören –, das mir schlechtweg widersteht, wie allzu sueße Nahrungsmittel. Ich kann mir nicht helfen: einige der Heidegger-Nachbeter sind einfach nicht ehrlich. Glauben Sie, daß Herr Spoerri mir sein Vortragsskript leihen wuerde, um mich vor groesseren Missverstaendnissen zu bewahren, wenn ich naechstens einmal für Psychiater und Psychologen ueber Existentialismus rede? Ich weiss schon ungefaehr, was ich sagen will und kann, ohne mich als Philosophen hinzustellen. Inzwischen haben Ihnen ja Heimann und Spoerri (bitte grueßen Sie beide?) erzaehlt, das ich in der Meinung des wackeren Roland Kuhn nur noch einen kleinen Schucker brauche, um vollinhaltlich im daseinsanalytischen Lager zu landen. Ich teile Kuhns Meinung nicht, sehe aber doch, daß wir besser einiges von den D-A-isten uebernehmen, anstatt es noch einmal zu dem Entweder-Oder kommen zu lassen, dank dem, wenigstens hierzulande, die „dynamische" Richtung in die Majorität gekommen ist. Dass allem Anschein nach Heidegger laengst nicht mehr ganz zu dem steht, was er 1927 im ersten (!!) Teil von „Sein und Zeit" hat drucken lassen, macht die ganze Geschichte nur saftiger.

Auf meinem Tisch liegt „Was heißt Denken" von Martin demselben Heidegger (Max Niemeyer-Verlag, Tübingen, 1954), das einer wie ich kaum anders als mit einer Mischung von Aerger und versuchtem Verstehen lesen kann. Zum Beispiel:

> Das Gehen der Zeit ist freilich ein Kommen, aber ein Kommen, das geht, indem es vergeht. Das Kommende der Zeit kommt nie, um zu bleiben*, sondern um zu gehen. Das Kommende der Zeit ist immer schon mit dem Zeichen des Vorbeigehens und des Vergehens gezeichnet. Darum** gilt das Zeitliche schlechtweg als das Vergängliche… (Seite 39)

* wieso „um zu"? – um zu ist final.
** wieso „darum"? – man könnte es mit dem selben Recht einfach umdrehen. Mir scheint die Phänomenologen (oder die, die phaenomenologische Methoden gebrauchen) uebersehen, dass sie immer wieder nicht die Erscheinungen festnageln, sondern sie interpretieren. Dies macht natuerlich alles anders, da ja jeder interpretieren kann, wie er will (as he dammned pleases).
Ihr Eugen Kahn.

Lfd. Nr.: 2033
Von: Eugen Kahn
An: Ernst Grünthal
Quelle: Archiv der Universitären Psychiatrischen Dienste Bern (Waldau)

Houston, Texas, 19.04.1956

Lieber Herr Grünthal!
Herzlichsten Dank für die beiden hochwillkommenen Separate. Ich habe gegenwärtig ein kleines Seminar über systematische Psychiatrie zu halten, in der erheblich von Kraepelin die Rede ist. Auch seine Lehrer, zu denen der gute Gudden gehoerte, sind erwaehnt worden.

Aber noch bemerkenswerter sind die „Koinzidentialien" im Falle Nikolai Hartmann. Vor einigen Wochen habe ich meine sehr ausgedehnten Notizen hervorgeholt, die ich mir in Knonau machte, als ich Hartmanns „Das Problem des geistigen Seins" las. Wenn ich mich nicht taeusche, haben Sie mir damals das Buch geliehen. Ich finde Ihre Arbeit hoechst angebracht und anregend. Geradezu gefreut hat mich die Lapidaritaet des Satzes: „Wir beschaeftigen uns mit diesen Dingen nicht, um Philosophie zu treiben, sondern um uns klar zu werden über die <u>Begriffe</u> (Ihre Unterstreichung) des Problemgebietes…".

Gudden war wohl unter den relativ ersten – es ist immer mindestens einer schon vorher da gewesen –, der so etwas wie Arbeitstherapie trieb beziehungsweise treiben

liess, in der Ökonomie von Werneck, wenn ich recht verstehe. Wie ist es gekommen, dass Simon-Gueterslohe, dem ich es von Herzen goennte, den ganzen Ruhm für die Arbeitstherapie hat ernten duerfen? Haben Sie eine Vorstellung davon, wie ausgebreitet die Arbeitstherapie – man sollte wohl besser sagen Beschaeftigungstherapie, wie sie ohnehin hier heisst (occupational therapy) – in den USA ist? Die occupational therapists bilden einen neuen Beruf (fashion) mit besonderer Ausbildung und allem, was dazu gehoert, auch mit einer sie von den nurses unterscheidenden Uniform.
Mit vielen Gruessen Ihr Eugen Kahn

Lfd. Nr.: 2035
Von: Eugen Kahn
An: Ernst Grünthal
Quelle: Archiv der Universitären Psychiatrischen Dienste Bern (Waldau)

Houston, Texas, 07.05.1956

Lieber Herr Grünthal!
Dieses wird Sie interessieren und vielleicht auch amuesieren: die Versyrupung Freuds schreitet hier fort und fort und fort. Nicht allein medizinische und andere sogenannte wissenschaftlichen Journale bringen uebersuesse Artikel, sondern die illustrierten Zeitschriften und selbst die Tageszeitungen haben angefangen mitzumachen. Nun war in Chicago der jaehrliche psychiatrische Viehmarkt, bei dem unter anderem Ernst Jones die Himbeersosse über den wehrlosen Sigmund rinnen ließ. Irgendwie muss das dem wohl reputierten Neurochirurgen Percival Bailey zuviel geworden sein. Und er legte los. Ich schicke Ihnen den von Freyhan uebersandten Zeitungsbericht über Baileys Attacke – fatal ist, das er trotz Chlorpromazin (Largactil) in vielem recht hat. Die Verantwortung tragen nicht allein die Freudianer alter und neuer Herkunft, sondern auch diejenigen, die sich nie getrauen, etwas zu sagen. Es wird mit der Daseinsanalyse grad so gehen, wenn nicht bald vernehmliche Stimmen laut werden. Der Kanzleisekretaer wird sich hueten, irgendjemand auf die Zehen zu treten.

Wird es moeglich sein, auf der Versammlung in Koenigsfelden – in der wissenschaftlichen Sitzung oder beim Bankett – etwas ueber die Syrupiaden zu sagen, und darauf hinzuweisen, daß immerhin ein psychiatrischer Kliniker – Kraepelin, Emil – zufaellig auch 1856 geboren wurde?

Sie werden sehen, daß 1957 bei der Weltversammlung in Zuerich Eugen Bleuler bis zur Unkenntlichkeit uebergepriesen werden wird. Manfred wird in aller Bescheidenheit leicht erroetend beisitzen und verzweifelt ausrechnen, was das alles kostet. Und erst noch das Suppositorium Krapf. – Wenn wir nur hinueber koennten. Es waere notwendig, dass ein aelterer Bursche wie ich, ab und zu ein wenig Essig und Humor hineinbringen koennte.

Die drei Buecher, die Sie ueberwiesen, sind angekommen. Die Bemuehungen des Generalsekretär Wyrsch fange ich an, ruehrend zu finden. Mir scheint, er hat ein bißchen zu viel von der Binswangerschen Gehirn-Nahrung uebernommen; Ich bin neugierig, „wo das alle noch hinfuehren wird".

Inzwischen sind Sie bei dem bewundernswerten Reichardt gewesen. Hoffentlich geht es ihm gut und muß er sich nicht aergern. Nebenbei: was tut Gebsattel in Wuerzburg?
Herzliche Gruesse, auch von meiner Frau Ihr Eugen Kahn

Lfd. Nr.: 2072
Von: Gustav E. Störring
An: Ernst Grünthal
Quelle: Univ. Nervenklinik Bern, Nachlass Grünthal (Schreibtisch links)

Kiel, 24.1.61

Lieber Herr Grünthal!
Herzlichen Dank für Ihren Brief vom 19.1.61. Inzwischen ist mein Vortrag gestiegen, er hat besonderen Anklang gefunden, weil es mir gelungen ist, die Persönlichkeitsstörungen mit schematischen Bildern anschaulich darzustellen, besonders die der Neurose und der Schizophrenie.

Die Affäre mit Herrn Catel ist wirklich sehr ärgerlich. Seine Berufung schwebte gerade, als ich nach Kiel gekommen war und an der l. Fakultätssitzung teilnahm. Das Ministerium hatte die ganze Berufungsangelegenheit an die Fakultät zurückgegeben mit dem Hinweis, dass bekannt geworden sei, dass Herr Catel mit der Euthanasie etwas zu tun gehabt habe. Das was uns aber vom Ministerium mitgeteilt worden war, gab keine genügend sicheren Hinweise, dass er tatsächlich mit der Euthanasie direkt etwas zu tun hatte. Es wurde uns von ihm und dem Ministerium mitgeteilt, dass eine gerichtliche Überprüfung für ihn günstig ausgegangen sei. Nachdem auch von den Kinderärzten Deutschlands nichts Negatives über Herrn Catel mitgeteilt worden war, insbes. auch nicht von seinem Vorgänger, Prof. Rominger, der kein Nazi war, entschloss sich die Fakultät, an der eingereichten Liste festzuhalten und Catel wurde daraufhin berufen. Bei der Aufstellung der Liste war überhaupt nichts von irgendeiner Belastung des Herrn Catel bekannt, wie die Herren, die in der Kommission tätig waren, der Fakultät mitteilten. Inzwischen haben wir erfahren, dass er tatsächlich als Gutachter von idiotischen Kindern und solchen mit schwersten Missbildungen mitgewirkt hatte. Dies alles ist ein Grund, weshalb die Fakultät sich nun nicht hinter Herrn Catel stellen konnte, obwohl er in den 6 Jahren, die er hier tätig war, bei Studenten und Ärzten der Klinik geschätzt wurde. In der Fakultätssitzung habe ich allerdings auch darauf hingewiesen, dass wir Herrn Catel in Düsseldorf, wo wir ihn auch auf die Liste gesetzt hatten (ohne Näheres von seiner Belastung gewusst zu haben) wieder von der Liste abgesetzt hatten und zwar auf Drängen des Ministeriums in Düsseldorf, das offenbar besser über die ganzen Dinge orientiert war als das hiesige Ministerium. Die Angelegenheit wird auch durch die Zeitungsschreiber verschieden dargestellt, sodass man sich kein ganz klares Bild machen kann.

In der Sache Heyde ist es wirklich erstaunlich, dass er so lange von einigen Juristen mit Gutachten bedacht wurde ohne dass man ihn anzeigte, nachdem doch offenbar einigen Leuten bekannt war, wer sich hinter dem Namen Sawade* verbarg.
*in Wirklichkeit
Mit vielen herzlichen Grüssen von Haus zu Haus! Stets Ihr G. Störring

Lfd. Nr.: 2073
Von: Tilly Edinger
An: Wilhelm Krücke
Quelle: EdLM

Cambridge/ Mass., 26.02.1961

Lieber Herr Krücke!
Ich erhielt jetzt durch meine New Yorker Anwälte Kopie eines Schreibens von Flesch an die Entschädigungskammer in Wiesbaden vom 02.02., worin die Rede ist von einer ganzen Reihe von Telefongesprächen, „die ich mit Herrn Professor Krücke gehabt habe". Wer da die Telephonier-Initiative ergriffen hat, brauche ich nicht zu raten; die Zwischenschaltung der New Yorker Firma geschah ja nur wegen Nicht-Initiative der Frankfurter (und bedeutet weitere Prozent Honorar im Fall von Erfolg). Sie guter Freund! Als ob Sie sonst nichts zu tun hätten. ... Und man weiss nicht einmal, ob Freundeseinmischung irgend etwas nützt, irgend etwas beschleunigt. Die Klage dort ist ja erst wenig über zwei Jahre anhängig! Es war bei dem oben erwähnten Schreiben von Flesch auch eines von ihm an eine Frankfurter Behörde betr. mein Umzugsgut. Den Verlust habe ich angemeldet, genau damals, als ich Sie kennen lernte: in Frankfurt im August 1950; nichts ist entschieden, aber damit ist meiner einer der 7/8 bis Januar 1961 noch nicht erledigt gemeldeten Anträge unter einem, dem Bundesentschädigungsgesetz.

Herzlichen Dank auch für Ihren am 07.06. angefangenen und am 24.12 zuende geschriebenen Brief, und die schönen Beilagen. Ich erhielt ihn in New York, am 29. Dezember – als Belohnung, nämlich gerade nachdem ich beiliegend angezeigtes Vorträgchen gehalten hatte.

Natürlich hat mich jedes Wort interessiert! Im rückblickenden Teil erwähnten Sie, dass Sie sich hier das „Verbrechen" unserer Verpflanzung klar machten (und dachten dabei kaum daran, daß wir mit zehn Mark herausgeworfen wurden). Während des ersten Monats war ich ständig versucht, Selbstmord zu begehen; mußte mir immer wieder sagen, ich darf es nicht, nachdem mein Chef hier sich solche Mühen gemacht hatte, mich zu retten; Als das abklang, merkte ich, dass ich auch noch andere Symptome echter Depression gehabt hatte – der einzigen meines Lebens. Ich freue mich, daß Sie bei Scharrers waren. Beim „zoologist's dinner" am Abend des 29. Dezember saß ich zwischen Ernst und Berta.

Da Ihnen Hofer einen Brief von mir an ihn weitergeschickt hat, wissen Sie, daß ich (+) für Passagen-Bestellung eigentlich ein Jahr voraus erfahren müßte, wann das Institut eröffnet wird! Es sei denn, es geschieht vor der Hauptreisezeit. (als ich März 55 fuhr, war das Schiff mehr als halb leer). Viele herzliche Grüße Ihre Tilly Edinger.

(+) Meine Schwester schrieb mir gerade, sie sei nicht so fest entschlossen, mitzukommen, wie ich geglaubt hatte. L

lfd. Nr.: 2087
Von: Berthold Ostertag
An: Ernst Frauchiger (Bern)
Quelle: JP/O

Tübingen, 02.10.1961

Lieber Herr Frauchiger!
Indem ich auf unsere Rücksprache in Rom zurückkomme, darf ich Ihnen Situation und Sorgen unterbreiten.

1925 hatte ich nach pathologischer und psychiatrisch-neurologischer Fachausbildung mich definitiv der Neuropathologie zugewandt, und das Städt. Neuropathologische Institut an der Heil- und Pflegeanstalt Buch sowie für die neurologischen Hospitäler gegründet und bis 1933 geleitet, als ich zur Wiederherstellung des Berufsbeamtentums diese Stelle verlor und auf Umwegen das Virchow-Krankenhaus als Pathologe übernehmen mußte. Während dieser Zeit hatte ich mich neben einer Anzahl allgemein-neuropathologischer Arbeiten auch mit den zentral bedingten Konstitutionsfragen, den Hirntumoren, befaßt, und vor allem, auf Bitten Spielmeyers die Frage der Entwicklungsstörungen nach langen Vorarbeiten und Sammeln in Angriff genommen. Dies fand schließlich einen Niederschlag im Handbuch der speziellen pathologischen Anatomie und Histologie, der allgemein bekannt ist.

Leider konnte wegen Beschränkung des Umfanges und der Abbildungen nur ein Teil des Erarbeiteten Verwendung finden. Auch hatten diese, zum Teil recht mühevollen Untersuchungen an Serienschnitten durch die zweimaligen Versetzungen 1933 und durch den Krieg unliebsame Unterbrechungen gefunden. Nun verfüge ich heute über eine große Anzahl gut erhaltener menschlicher Früchte, mit und ohne Verbildungen, verbildete Früchte bei verfehlter Eieinnistung bzw. ektopische Gravidität, ferner nahezu 200 verbildete Föten mit Familien- und Schwangerschaftsanamnese und Röntgenaufnahmen, die ich nach der Beschlagnahme durch die SS selbst wieder gestohlen habe, dazu noch eine Anzahl neuerlichen Materials. Sie selbst wissen es, daß mit einem derartig bereits bearbeiteten Material ein anderer nichts mehr anfangen kann; So habe ich große Sorge, was daraus werden soll. Selbst wenn ich mich heute sehr intensiv mit diesen Fragen befassen würde, werde ich in der mir verbleibenden Amtszeit sicherlich nicht damit fertig, und ich würde erst nach meiner Emeritierung die Dinge zum Abschluss bringen können. Dazu brauche ich jedoch Autorisation, und eine Hilfskraft. Bei dem ausserordentlichen Raummangel in Tübingen ist dies für die Emeriti stets eine sehr schwierige Frage, natürlich nicht für Theologen und Juristen, wohl aber für Naturwissenschaftler und Mediziner, und ich kann diese Arbeiten wohl nur durchführen, wenn ich dazu gewissermaßen von höherer Stelle aus autorisiert bin. Da sich in Deutschland aber niemand für diese Fragen der Entwicklung, Fehlentwicklung, Induktion übergeordneter Hirnpartien bei frühen Verbildungen usw. interessiert, die Beschäftigung mit den Verbildungen und deren Genese häufig sogar als Ausdruck einer veralteten und absolut unmodernen Morphologie angesehen wird, würde ich dazu die Autorisierung von anderer Stelle benötigen, wobei auch evlt. an die World Federation zu denken wäre. Mein Untersuchungsgut ist außerordentlich reichhaltig und interessant, z. B. verfüge ich u. a. auch über zwei augenlose Mißgeburten, die ich mit Hassler zusammen herausgeben will.

Weiterhin habe ich die (nur zum Teil bisher veröffentlichen) Fälle in der Hand, bei denen frühzeitige Prozesse (sog. „Perinatale Schäden") eine Rolle spielen und von denen einige bis ins mittlere Lebensalter verfolgt werden konnten, die dann unmotiviert unter zentralem Fieber oder anderen vegetativen Störungen starben.

Aufgrund der Kenntnis dieser exogenen frühkindlichen Hirnschäden habe ich therapeutisch recht gute Erfolge erreichen können. Schließlich befassen wir uns anläßlich dieser fötalen Untersuchungen auch mit der Verschiedenheit der embryonalen Glia in verschiedenen Hirnabschnitten, die uns Aufklärung über Gewebsverschiedenheit der Gehirngliome geben soll.

Wie weit histochemisch hier bei Untersuchungen etwas herauskommt, kann ich noch nicht sagen, die genannten Probleme erscheinen mir nicht nur aus rein wissenschaftlichen Gründen, sondern auch bezüglich Therapie der Retardierungs- und Schwachsinnszustände recht wesentlich. Sie werden verstehen, daß ich nach dem Arbeitszeitverlust meines Lebens (zwei Kriege, Verlust des selbstgebauten Bucher Instituts, zweimalige Versetzungen 1933/34, und, zum 4. Male in Tübingen neu anfangen) außerordentlich daran interessiert bin, aus diesem Material, (das für andere wertlos wäre) die bestmöglichen Ergebnisse heraus zu holen. Darüberhinaus liegt mir daran, daß auch diese Forschungsrichtung in der Neuropathologie ihre berechtigte Anerkennung erhält - und nicht als Beschäftigung eines antiquierten Neuropathologen gilt, dem sonst nichts einfällt.
Mit den besten Grüßen bin ich stets Ihr B. Ostertag.

Lfd. Nr.: 2131
Von: Walter Rudolf Hess
An: Richard Jung
Quelle: Universitätsarchiv Freiburg

Ascona, 25.02.1969

Lieber Herr Jung!
Vorerst vielen Dank, daß Sie bei Ihrer Belastung meinem Exposée „Cerebellum" doch Ihr Interesse entgegengebracht haben.

Aus Ihrem Brief vom 18.02. ersehe ich, daß ein Missverständnis betreffend meiner Initiative vorliegt. Natürlich kann ich nicht daran denken, mit den Zielen von Experimentatoren in Laboratorien zu konkurrieren. Dies liegt mir vollständig fern. Was ich im Sinne habe und hatte, ist nicht analytisch orientiert. Es darf nicht vergessen werden, dass die Physiologie auch ihre theoretischen Probleme hat, analog zur Physik. Im konkreten Fall geht es mir darum, aus einer definierten Leistung gewisse Bedingungen abzuleiten, welche auf Grund gesetzlicher Zusammenhänge erfüllt sein müssen, dass ein anvisiertes Ziel wirklich erreicht wird. Es muss in das ganze somatomotorische System ein „Transporteur" (in der Messkunde = Winkelüberträger) eingeschaltet sein, wenn ein Ziel wirklich erreicht werden sollte. Dieses unbedingte Postulat habe ich zum Cerebellum als Ganzem in Beziehung gesetzt. Die „Infrafunktion" klar zu stellen, bleibt der experimentellen Kontrolle vorbehalten. Auch ist zu bedenken, daß es nicht ausgemacht ist, ob Analyse oder Synthese bzw. Differenzierung oder Integration den Vortritt haben.

Bei der Ablenkung des Lichtstrahles durch die Masse der Sonne ging die Theorie voran, ebenso bei den Positronen (Yukava) als Glieder des Atomkerns. Bei der Strahlenforschung ist meist das Experiment in Führung.

Bei dieser Ihnen vielleicht etwas fremd anmutenden Richtigstellung meiner Ansicht bleibt eine Frage: Ob schon von irgend einer Seite darauf hingewiesen worden ist, dass im Fluss einer gezielten Bewegung schrittweise andere Muskelkombinationen aktiviert werden müssen, weil sich die Ausgangspositionen in einer fortlaufenden Bewegung ständig ändern?

Die Arbeit W. T. Thach sagt darüber nichts aus. Darf ich diese, sofern Duplikat, gleichwohl zum wiederholten Studium noch behalten?

Zur näheren Erläuterung meines Gesichtspunktes resp. der Trennung desselben von demjenigen der experimentellen Analyse darf ich vielleicht auf den Unterschied zwischen Analyse und Synthese in der Chemie, ferner allgemein auf die verschiedene Orientierung von Differenzierung und Integration hinweisen. Darüber habe ich schon früher mit Bethe korrespondiert und auch in einer früheren Publikation geschrieben: Rückgriff auf elementare Gesetze – Ableitung der Voraussetzung einer zielstrebigen Funktion. – So wie die Sache heute steht, werde ich wohl mein Exposée auf das Wesentliche konzentriert, solo publizieren. Der Plan von Akert scheint in der heutigen Zeit noch nicht realisierbar. Mit herzlichen Grüßen und wiederholtem Dank Ihr W. R. Hess

---

Lfd. Nr.: 2138
Von: Alfred Meyer
An: Willibald Scholz
Quelle: Max-Planck-Institut für Biologie (Prof. Kreutzberg)

London, 11.12.1969

Lieber Herr Scholz!
Wenn ich mich recht erinnere, feiern Sie am 15.12. Ihren 80. Geburtstag, und auch ich möchte nicht verfehlen, unter den Vielen, die Ihrer an diesem Tage gedenken, meine herzlichsten Glückwünsche zu senden. Unsere Freundschaft stammt noch von den Tagen Spielmeyers – das ist fast eine Lebensspanne her – und sie hat in ungetrübter und unverminderter Herzlichkeit durch Revolution, Krieg und Alter bis zur Gegenwart gehalten. Leider haben wir uns seit meiner Übersiedlung nach London nur selten getroffen (durch meine eigene Erkrankung), aber die Begegnungen in London, Rom und Marseille gehören zu meine festlichsten und erfreulichsten Erinnerungen.

An diesem, Ihrem Ehrentage, sei mir auch erlaubt, Ihnen meine stete Bewunderung auszusprechen für Ihre massiven Leistungen und Erfolge, die Sie zum führenden Neuropathologen Deutschlands gemacht haben – und meine aufrichtige Dankbarkeit für so viele Beweise Ihre Hilfsbereitschaft und Ihrer freundschaftlichen Gesinnung!

Ich hatte geplant, diesem Brief das Manuskript einer ausführlichen Arbeit über „Karl Fr. Burdach and his place in the history of neuroanatomy", die eine Widmung an Sie tragen wird, beizulegen. Leider bin ich aufgehalten worden, und die Arbeit, die ich beabsichtige, in einer englischen (historischen oder neurologischen) Zeitschrift zu veröffentlichen, bedarf noch einiger Wochen zur Fertigstellung. Sie werden das Manuskript bald nach Weihnachten oder Neujahr erhalten!

Ich hoffe sehr, daß Sie Ihren Geburtstag festlich (obwohl wahrscheinlich stiller) und in erträglicher Gesundheit verbringen werden. Ich werde in Gedanken bei Ihnen sein. Mit sehr herzlichen Glückwünschen und Grüßen, denen sich auch meine Frau anschließt ad multos annos! Ihr stets ergebener A. Meyer.

P. S.: Verspäteter Dank für die Zusendung Ihres schönen Nachrufes auf Hugo Spatz. Sein unerwartetes Hinscheiden hat auch mich recht traurig gemacht. Ich hatte eine nicht häufige, aber regelmäßige Korrespondenz mit ihm.

Teil IV

Kurzbiographien

Kapitel 1

Kurzbiographien zu den in den Briefen genannten Personen

Die Angaben wurden zusammengestellt aus zahlreichen Laudationes, Nekrologen und biographischen Einzeldarstellungen, auf die hier aber nicht bibliographisch Bezug genommen wird. Besonders viele Informationen stammen aus folgenden Datensammlungen:

- American Man of Science. A biographical Directory. Ed. By The Jaques Cattel Press. R. R. Bowker Company, New York and London 1967. 11. Esit. The Physical & Biological Sciences.
- Datenbank des Archivs des Max-Planck-Institutes für Psychiatrie München.
- Der Große Brockhaus in 21 Bänden, B. A. Brockhaus, Leipzig, 1928–1935.
- Deutsche Biographische Enzyklopädie. (W. Killy, R. Vierhaus, Hsg.) Deutscher Taschenbuch Verlag K. G. Saur, München 2001.
- Deutsche Gesellschaft für Neurochirurgie (Hsg): Neurochirurgie in Deutschland. Geschichte und Gegenwart. 50 Jahre Deutsche Ges. Neurochirurgie. Blackwell Wiss. Verlag Berlin, Wien 2001.
- Deutscher biographischer Index. 2. Aufl. K. G. Saur Verlag München 1998. In derselben Reihe auch: Americ. Biograph. Index 1993; British Biograph. Index; Indice Biographica Italiana 1993; Jüdischer Biograph. Index 1998; Indice Biográphico de Espana, Portugal e Ibero-america, 1990; Scandinavian Biograph. Index 1994; Index Biographique Francaise, 1993, jeweils mit entsprechenden Mikrofiches.
- Deichmann, U: Biologen unter Hitler. Fischer Taschenbuchverlag Frankfurt/M 1995.
- Dhom, G: Geschichte der Histopathologie, Springer Verlag Berlin, Heidelberg, New York 2001.
- Eckart, W E, Gradmann, Chr: Ärztelexikon. Von der Antike bis zum 20. Jahrhundert. C. H. Beck Verlag, München 1995.
- Eulner, H H: Die Entwicklung der medizinischen Spezialfächer an den Universitäten des deutschen Sprachgebietes. Ferdinand Enke Verlag Stuttgart 1970.
- Fischer (Hsg): Biographisches Lexikon der hervorragenden Ärzte der letzten 50 Jahre. Urban und Schwarzenberg Verlag, München, Berlin 1962.
- Geuter, E: Daten zur Geschichte der deutschen Psychologie. Verlag der Psychologie Dr. C. J. Hogrefe, Göttingen, Toronto, Zürich 1986.
- Haymaker, W, Schiller, F (Hsg): The Founders of Neurology. 2te Ed. Charles Thomas Publ., Springfield Ill. 1970.
- Internet Recherchen in Datenbanken (z. B. www. google. de, http://home. tiscalinet. ch/biografien/biografien).

- Kirchoff, Th.: Deutsche Irrenärzte. Springer Verlag Berlin Bd. 1 1921, Bd. 2 1924.
- Klee, E: Das Personallexikon zum Dritten Reich. Wer war was vor und nach 1945. S. Fischer Verlag, Frankfurt am Main 2003
- Kolle, K: Große Nervenärzte. G. Thieme Verlag, Stuttgart 1956 (Bd. 1), 1959 (Bd. 2), 1963 (Bd. 3).
- Kreuter, A: Deutschsprachige Neurologen und Psychiater. Ein biographisch-bibliographisches Lexikon. Von den Vorläufern bis zur Mitte des 20. Jahrhunderts. K. G. Saur Verlag München, New Providence, London, Paris 1996 (3 Bände).
- Kürschners Deutscher Gelehrtenkalender. W. de Gruyter, Berlin 1966 und 1976.
- Peters, U W: Lexikon Psychiatrie, Psychotherapie, Medizinische Psychologie. Urban und Fischer, München, Jena 5. Aufl. 2000.
- Reichsmedizinalkalender aus den Jahren, 1924, 1925, 1933, 1937.
- Schliack, H, Hippius, H: Nervenärzte. Biographien. G. Thieme, Stuttgart, New York 1998.
- Schriftenreihe der Deutschen Gesellschaft für Geschichte der Nervenheilkunde. C H Beck Verlag, München 1995.
- Simmer, H H: Der Berliner Pathologe Ludwig Pick (1868–1944). Winau, R, Bleker, J (Hsg). Abhandlungen zur Geschichte der Medizin und der Narturwissenschaften, Heft 94. Matthiesen Verlag, Husum 2000.

Nicht von allen in den Briefen genannten Personen, selbst nicht von allen Briefstellern gelang es, ausreichende biographische Daten zu erheben. Soweit es sich dabei um Personen handelt, die aus dem Brieftext als vorübergehende Mitarbeiter zu erkennen sind, deren Namen auch später in der wissenschaftlichen Literatur keine nennenswerte Erwähnung findet, wurde auf eine zeitaufwendige Suche verzichtet. Bei einigen der in den Briefen genannten Personen gelang es zwar, Daten zu finden, doch blieben Zweifel, ob sie auf die genannte Person zutreffen. In solchen nicht unzweifelhaft identifizierbaren Fällen wurde ein* vorangestellt. Die Todesdaten waren nicht immer aufzufinden. Vereinzelt wurden statt der von mir nicht nachweisbaren Vornamen nur die Initialen genannt.

Abderhalden, Emil: geb. 9.3.1877 Oberuzwil (Kt. St. Gallen), gest. 5.8.1950 Zürich. Med. Studium Basel. Promotion dort 1902.1904 Habilitation für Physiologie in Berlin beim Chemiker Emil Fischer. 1908 Prof. und Direktor des Physiolog. Institutes der Tierärztl. Hochschule Berlin. 1911 o. Prof. in Halle. 1945 in die Schweiz und 1946/47 o. Prof. für physiolog. Chemie an der Univ. Zürich.

Achúcarro, Nicolás: geb. 14.6.1880 Bidebarriera bei Bilbao, gest. 23.4.1918 Madrid, nur 37-jährig. Gymnasialausbildung zum Teil in Wiesbaden. Nach kürzerem Aufenthalt in Paris wieder in Wiesbaden. 1897 nach Zaragoza zum Studium, 1998 nach Madrid. Hier Kontakt zu Ramón y Cajal. 1899 Weiterstudium in Marburg. Studien in Paris bei Pierre Marie und Babinski, in Deutschland bei Lewandowski, in Florenz bei Lugaro und Tanzi. Besuche bei Kraepelin und Alzheimer. 1908 als Laborleiter der Psychiatrischen Klinik nach Washington. 1909 wieder nach Spanien. In Madrid Zusammenarbeit mit Gonzalo Lafora und Rio del Hortega.

Ackerknecht, Erwin H.: geb. 1.6.1906 Stettin, gest. 18.11.1988 Zürich. Promotion zum Dr. med. in Leipzig 1931 bei H. E. Sigerist über ein medizingeschichtliches Thema. Kurze Zeit neuropathologische Ausbildung bei Ostertag in Berlin-Buch. 1933 aus politischen Gründen Emigration nach Paris. Dort Bruch mit dem Marxismus, für den er bis dahin eingetreten war. Studium der Ethnologie am Musée de l'homme. 1941 in die USA, wo er als Medizinhistoriker arbeitete. 1947–57 o. Prof. in Madison/Wisconsin, 1957–71 in Zürich.

Adamkiewicz, Albert: geb. 11.8.1850 Zerkow/Posen, gest. 30.10.1921 Wien. Studium in Königsberg, Breslau und Würzburg (Heidenhain, Westphal). Arbeitete im Laboratorium von Heidenhain und v. Recklinghausen in Würzburg. Promotion 1873. Assistent bei v. Wittich am Physiololog. Institut und bei Naunyn an der Med. Klinik Königsberg. 1877 Oberarzt an der Charité unter Westphal. 1878 Berufung nach Krakau, 1891 nach Wien.

Adler, Alfred: geb. 7.2.1870 Penzig bei Wien, gest. 28.54.1937 Aberdeen. Studium in Wien. 1895 Promotion. 1895–97 Assistent am Allgemein. Krankenhaus Wien. 1897 Niederlassung als Nervenarzt in Wien. Ab 1902 Zusammenarbeit mit Sigmund Freud bis zur Entfremdung mit diesem und Gründung einer eigenen Gesellschaft für Individualpsychologie 1912. Setzte sich für Erziehungsberatungstellen ein. 1930 Ehrenbürger von Wien. 1935 Prof. für medizin. Psychologie am Long Island College of Medicine.

Adrian, Edgar Douglas Lord: geb. 30.11.1889 London, gest. 4.8.1977 London. Studium der Physiologie und der Naturwissenschaften mit B. A.-Grad 1911 am Trinity College Cambridge, anschließend Med. Studium mit Promotion 1915 am St. Bartholomew Hospital London. Seit 1919 Vorlesungen in Cambridge über Neurophysiologie, dem bleibenden Thema seiner Forschungen. 1929 Professur der Royal Society. Von 1937–1951 Research Professor für Physiologie in Cambridge. Von 1951–1965 Leiter des Trinity College und von 1960–62 der Royal Society of Medicine. 1932 gemeinsam mit Sherrington Nobelpreis.

Akert, Konrad: geb. 21.5.1919 Zürich. Med. Studium in Zürich. 1946–51 Assistent am Physiol. Institut Zürich (W. R. Hess) und am Pathol. Institut St. Gallen. 1951–53 Stipendiat der Schweizer Akademie der Wiss., 1953 Gastprofessor an der Johns Hopkins Univ. bzw. der Universität von Wisconsin. Seit 1962 Direktor des Institutes für Hirnforschung an der Univ. Zürich.

Alexander, Leopold: geb. 11.10.1905 Wien, gest. 20.7.1985 Boston. 1926 Forschungsassistent Zoolog. Station Neapel. 1926–1929 Nervenklinik Wien. 1928 KWI f. Hirnforschung Berlin. 1929 Promotion Wien. 1929–1931 Psychiatr. Univ. Klinik Frankfurt/M (K. Kleist), 1931–1932 Peiping/China, 1933 emigriert in USA. City Hosp. Boston; 1941–1946 Assoc. Prof. Duke Univ. Durham; 1946 Tuft Univ.; Amerikan. Beobachter und Rechercheur für Nürnberger Ärzteprozesse.

Allis, Edward Ph jr.: geb. 14.9.1851 Milwaukee. Studium 1867/68 am Institute Franklin, NewYork, in Antioch (O) und am Mass. Inst. for Technology, Boston. L. L. D. 1903 Wisconsin. 1889 Gründung des Lake (später Allis-Research) Laboratory, mit dem er 1890 nach Mentone (Frankreich) übersiedelte. 1911 Assoc. Prof. am Harvard Museum für Mikroskopie und Metereologie. Mitglied der Akademie der Wiss. New York. Zahlreiche internationale Ehrungen, so Mitglied der Französ. Ehrenlegion. Arbeitsschwerpunkt Vergleichende Anatomie der Wirbeltiere.

Altmann, Hans-Werner: geb. 7.6.1916 Herford. Promotion 1940. Habilitation für Pathologie in Freiburg/Br (Büchner) 1947.1952 apl. Professor, 1957 o. Prof. an der Freien Universität Berlin, seit 1959 bis zur Emeritierung in Würzburg.

Altmann, Richard: geb. 3.12.1852 Deutsch-Eylau, gest. 8.12.1900 Hubertusburg. Med. Studium in Greifswald, Königsberg, Marburg, Gießen. Hier 1877 Promotion. Assistent und Prosektor in Leipzig. 1882 Habilitation, 1887 a.o. Professor der Anatomie in Leipzig. Entwickelte eine Granulatheorie der Zytologie.

Alzheimer, Alois: geb. 14.6.1864 Marktbreit, gest. 19.12.1915 Breslau. Studium in Berlin, Würzburg, Tübingen. Dissertation bei Koelliker. 1888–1902 an Psychiatr. Anstalt Frankfurt/M (Sioli); Kontakte zu Weigert, Edinger, Nissl; 1902 zu Kraepelin nach Heidelberg und 1903 mit diesem nach München. 1904 Habilitation („Histologische Studien zur progressiven Paralyse"). 1904–1912 Laborleiter an Münchner Nervenklinik. 1912 Berufung nach Breslau. Dort Stertz sein Oberarzt. Zu A.'s Schülern gehören u. a. Achucarro, Biondi, Bonfiglio, Casamajor, Cerletti, H G Creutzfeldt, Doinikow, A M Jakob, Merzbacher, St Rosenthal, Simchowicz.

Ammermann, Wilhelm: Approbation 1926. Mitarbeiter von Hallervorden in der Prosektur der Anstalt Brandenburg-Görden um 1938–39. Keine näheren Angaben gefunden.

Anders, Hans: geb. 30.10.1886, gest. 3.2.1953 Berlin. Schüler von E. Schwalbe in Rostock sowie L. Aschoff in Freiburg. Assistentenjahre bei Schwalbe in Rostock, ab 1922 in Freiburg. 1929 Übernahme der Prosektur am R. Virchow-Krankenhaus Berlin (Nachfolge Christeller). 1933 aus politischen Gründen entlassen, aber 1935 als Pathologe am Kaiser-Wilhelm-Institut für Hirnforschung Berlin-Buch (O. Vogt). 1950–53 Ordinarius für Pathologie an der Humboldt-Universität Berlin.

Anton, Gabriel: geb. 28.8.1858 Saaz/Böhmen, gest. 3.1.1933 Halle. Studium in Prag und Wien. 1882 Promotion in Prag. 1882–87 Assistent von A. Pick in Dobrzan bzw. Prag, 1887–1891 von Theodor Meynert in Wien. 1889 Habilitation in Wien. 1891 a.o. Prof. in Innsbruck, 1893 o. Prof. in Graz. (Nachfolge Wagner v. Jauregg). 1905 Berufung nach Halle (Nachfolge C. Wernicke). Schüler u. a. M. de Crinis, B. Pfeifer, P. Schilder, K. Pönitz.

Apathy, Stephan: geb. 4.1.1863 Budapest, gest. 27.9.1922 Szeged. Dort Studium und 1885 Promotion. Arbeitete unter dem Pathologen Scheuthauer 1883–84, unter dem Zoologen Margó 1885–86, dann bis 1890 an der Zool. Station Dohrn in Neapel. 1890 Prof. für Zoologie und vergleich. Anatomie in Koloszvar/Ungarn (Klausenburg).

Apelt, Friedrich: 1877–1911. Mitarbeiter von M. Nonne, zuständig für das Liquorlaboratorium (Nonne-Apeltsche-Eiweissreaktion).

Apitz, Kurt: geb. 1907 Aachen, gest. 1945 in Berlin (bei Luftangriff). Studium in Würzburg, Bonn, München und Freiburg. Promotion 1931 in Würzburg bei M. B. Schmidt. 1932–34 Assistent von Berblinger in Jena. 1934–35 Stipendiat an der Harvard Medical School Boston. Ab 1935 unter Rössle am Pathol. Institut der Charité. 1937 Habilitation. 1940 Prosektor und a.o. Professor.

Ariens Kappers, Cornelius Ubbo: geb. 9.8.1877 Groningen. Studium in Amsterdam. Dort 1904 Promotion. 1903–06 Assistent am Pathol. Institut, 1906–08 bei L. Edinger in Frankfurt/M. 1908 Direktor des Holländischen Zentral-Inst. für Hirnforschung und seit 1929 o. Prof. für vergleichende Hirnforschung in Amsterdam. [Entsprechend der alphabetischen Einordnung in den niederländischen Lexika hier und nicht unter K eingeordnet, obwohl man im Sprachgebrauch überwiegend nur von A. Kappers spricht]

Arning, Eduard: geb. 9.6.1855 Manchester, gest. 20.8.1936. Studium in Heidelberg und Straßburg, dort 1879 Promotion. Assistentenjahre in Straßburg (Kussmaul), Berlin (Martin) und Breslau (Neisser). 1906–23 Leiter der Dermatologie, zunächst am Hamburger Krankenhaus St. Georg, ab 1919 als a.o. Prof. am Univ. Klinikum Hamburg-Eppendorf. Studienfreund Nonnes aus Heidelberger Zeit. Forschungen auf dem Gebiet der Lepra (Studienreise nach Hawai) und der Lues.

Arnold, Philipp Friedrich: geb. 8.1.1803 Edenkoben, gest. 5.7.1890 Heidelberg. Studium 1821–25 in Heidelberg (Tiedemann und Fohmann). Promotion 1825. Ab 1826 Anatom in Heidelberg, seit 1834 als a.o. Prof.; 1835–40 o. Prof. der Anatomie in Zürich. 1840 Lehrstuhl der Anatomie in Freiburg, 1845 in Tübingen, ab 1852 in Heidelberg. 1876 emeritiert. Vater von Julius Arnold.

Arnold, Julius: geb. 19.8.1835 Zürich, gest. 3.2.1915 Heidelberg. Studium in Heidelberg, Prag, Wien und Berlin unter R. Virchow, Friedreich, C. O. Weber. Promotion 1860 in Heidelberg. Studienreisen nach Breslau, Prag, Wien (Rokitansky)und Berlin(Virchow). Habilitation nach Assistentenzeit in Heidelberg 1863. Professur für Pathologie in Heidelberg 1866.1870 o. Prof. der Pathologie. Eponym: Arnold-Chiari-Syndrom.

Arnold, P.: Zoologe in Hamburg. Keine weiteren Angaben gefunden.

Arrhenius, Svante: geb. 19.2.1859 Vik, gest. 2.10.1927 Uppsala. Ab 1876 Studium der Mathematik, Chemie und Physik in Uppsala und ab 1881 in Stockholm. Assistent von E. Edlund an der Akadamie der Wiss. Stockholm. Promotion 1884 über galvanische Übertragung von Elektrolyten. Im gleichen Jahr Dozent für physikal. Chemie in Uppsala. Studienreisen nach Würzburg (Kohlrausch), Wien (Boltzmann) und Riga (Ostwald). 1888 bei van 't Hoff in Amsterdam. Arbeitsgebiet weiterhin die Elektrolyse, auch im Blick auf biologisch-medizin. Probleme. 1891 Ruf nach Gießen, 1895 Prof. der Physik in Stockholm. Hier Rektor 1897–1905. Nobelpreis für Chemie 1903.

Aschaffenburg, Gustav: geb. 23.5.1866 Zweibrücken, gest. 2.9.1944 Baltimore. Studium Heidelberg, Würzburg, Freiburg, Berlin, Straßburg; Staatsexamen 1890. Assistent in Wien, Paris und Heidelberg (Kraepelin). Apl. Prof. Heidelberg 1900. Habilitation (Gerichtsmed.) Halle 1901. 1904–1934 Ordinarius für Psychiatrie Univ. Köln. 1926 Dr. jur. h. c., 1932 Dr. phil. h. c. Würzburg. 1934 emeritiert; 1938 emigriert über Schweiz nach USA. Prof. Criminal Psychology Kathol. Univ. of America.

Aschoff, Ludwig: geb. 10.1.1866 Berlin, gest. 24.6.1942 Freiburg/Br. Studium in Bonn und Straßburg. 1889 Promotion beim Pathologen Ribbert in Bonn. 1890–91 bei R. Koch in Berlin, bei Koelliker und Stöhr in Würzburg. 1891–93 Assistent bei v. Recklinghausen in Straßburg. 1893–1903 am Pathol. Institut Göttingen (J. Orth). 1894 Habilitation. 1901–02 in London und Liverpool sowie am Pasteur-Institut Paris. 1903 Berufung nach Marburg, 1906 nach Freiburg. 1936 emeritiert.

Asenjo, Alfonso: Neurologe in Santiago (Chile). Dort ist eine Neurochirurgische Klinik nach ihm benannt. Ehrenmitglied der Deutschen Gesellschaft für Neurochirurgie.

Ast, Fritz: geb. ?, gest. 1956. Von 1931–37 Direktor der damals zusammengeführten Oberbayer. Psychiatr. Anstalt Eglfing-Haar als Vorgänger von Pfannmüller. Ast war als erbbiologisch Interessierter ein Befürworter der Zwangssterilisationen.

Atthias, Mark: 1875–1946. Studium in Paris. Chirurgieprofessor an der Universität Lissabon und Professor am Institut Pasteur Lissabon. 1939–1943 Arbeiten über Neurophysiologie, Neurone und Synapsen.

Auerbach, Leopold: geb. 27.4.1818 in Breslau, gest. 30.9.1897 in Breslau. Studium seit 1884 in Berlin, seit 1886 in Leipzig (unter dem Dekanat seines Lehrers Purkinje). Promotion 1849.1863 Priv. Dozent in Breslau, 1872 a.o. Prof., 1881 Mitglied der Leopoldina. Arbeiten zur Neuroanatomie. Beschrieb den Plexus myentericus. Enge wissenschaftl. Beziehungen zu W. Waldeyer, Moritz Traube und Ferdinand Cohn.

Auersperg, Prinz Alfred: geb. 26.9.1899 Salzburg, gest. 10.9.1968 Concepcion (Chile). 1929 Promotion in Wien. Assistent von Pötzl an der Wiener Psychiatr. Univ. Klinik. Tätigkeit bei Chvostek, Redlich, Wilder und Franz v. Brücke in Innsbruck. 1934–35 Assistent bei V. v. Weizsäcker in Heidelberg, anschließend wieder an der Wiener Klinik. 1937 Habilitation. 1947 nach Sao Paulo, Brasilien und ab 1948 o. Prof. für Psychiatrie an der Univ. Concepion.

Babinski, Joseph Francois Félix: geb. 2.11.1857, gest. 30.10.1932. Die Eltern waren Flüchtlinge aus Polen. Studium in Paris. Promotion 1885 unter Charcot. Nach mehrjähriger Tätigkeit unter Charcot Chefarzt am Pitié Hospital (zur Salpetrière gehörig). (627)

Bach, Ludwig: geb. 31.12.1865 in Frankenweiler, gest. 11.5.1912 Marburg. Studium in München, Berlin, Würzburg, dort 1888 Promotion. 1891–1900 Assistent an Augenklinik Würzburg. 1894 Habilitation. 1900 o. Prof. der Augenheilkunde in Marburg. Arbeitete u. a. über Oculomotorius-Kerne beim Affen und über die Entwicklungsgeschichte des Auges.

Baecker, Hans: geb. 12.2.1889 Lindenberg (Westfalen). Approbation 1914 Kiel. Von 1915–1921 Arzt an der Brandenburgischen Psychiatr. Landesanstalt Görden. Anschließend Niederlassung als Nervenarzt in Osnabrück.

Baege, Max Hermann: geb. 11.5.1875 Jessnitz. Studium der Naturwissenschaften, Biologie und Philosophie. 1905–1914 Dozent für Pädagoge, Psychologe und Soziologe an der Freien Hochschule, 1914–1918 an der Humboldt-Akademie Berlin. 1918–19 Unterstaatssekretär im Preuß. Ministerium für Wissenschaft, Kunst und Volksbildung. 1921–26 Direktor der Volkshochschule und Prof. an der Handelshochschule Nürnberg. Später Privatgelehrter in Jena. Arbeiten z. B. über die Soziologie des Denkens (Jena 1929).

Bagh, Konrad v.: 1908–1982 Studium an der Universität von Helsinki. 1935 graduiert und promoviert bei den Physiologen Y. Rfeenpää und R. Granit. Gastassistent bei J. Hallervorden am KWI für Hirnforschung in Berlin-Buch. Er arbeitete hier über Picksche Atrophie. Seit 1948 Direktor des Psychiatr. Krankenhauses in Oulu/Nordfinnland. Dort Arbeiten über Lymphozytenvakuolisierungen bei der Ceroidlipofuscinose. Emeritierung 1973.

Bailey, Percival: geb. 9.5.1892, gest. 10.8.1973. Studium und 1914–1917 Assistentenzeit am Anatomischen Institut Chicago, dann chirurgisch 1919–1928 in Boston. Hier Schüler und Mitarbeiter von H. Cushing. 1928–29 Assoc. Prof. in Chicago. Forschungsaufenthalte in Paris bei Pierre Marie, Cl. und P. Janet, 1932 bei O. Foerster in Breslau. 1929–39 als Neurochirurg in Illinois tätig, anschließend 1939–59 Forschungsdirektor des Ill. State Psychiatr. Institute.

Ballreich, Hans: geb. 18.4.1913 Ludwigsburg, gest. 11.11.1998 Bad Griesbach. Dr. jur. Mitarbeiter des Max-Planck-Institutes für Vökerrecht. 1949 Referent im Generalsekretariat der Max-Planck-Gesellschaft und designierter Generalsekretär.

Baló, Joseph: geb. 10.11.1895, gest. 9.10.1979. 1919 Staatsexamen in Budapest: 1923–24 Rockefeller-Stipendiat in USA. 1928–45 Pathologie-Prof. in Szeged (mit Szent-Györgi und Miscolczy). 1945–67 Ordinarius für Pathologie in Budapest. Beschrieb 1927 die „Encephalitis periaxialis concentrica"

Balthasar, Karl: geb. 20.10.1902 Hohenziatz. Staatsexamen Halle 1926, Promotion Hamburg 1929. Neurolog. Ausbildung in Düsseldorf und neuropathologisch bei K. M. Jakob in Hamburg 1928–30. Nervenklinik Berlin 1930–34.1943–47 am Hirnforschungsinstitut von O. Vogt in Neustadt. 1952–54 Neuroanatom im US Army Chem. Center, anschließend Neuropathologe an der State Univ. NY Buffalo.

Bandorf, Melchior Joseph: 12.8.1845 in Weyhers bei Fulda, gest. 4.12.1901 München. Studium in Würzburg. 1870 dort Approbation und Promotion. 1873 Assistent bei Gudden in München (gemeinsam mit Kraepelin, P. Mayser, A. Forel), ab 1878 Oberarzt an der Münchner Kreisirrenanstalt. 1883 Direktor der Anstalt Gabersee.

Barany, Robert: geb. 22.4.1876 Wien, gest. 8.4.1936 Uppsala. Studium in Wien. Dort Promotion 1900. Assistent von Noorden am Städt. Krankenhaus Frankfurt/M., dann bis 1903 zu Kraepelin nach Heidelberg, 1903–1905 an Chirurg. Univ. Klinik Wien, ab 1905 an der Ohrenklinik (Politzer bzw. Urbantschitsch). Habilitation für HNO-Krankheiten 1909 in Wien. Während seiner Kriegsgefangenschaft in Russland 1915 Nobelpreis für Arbeiten über die Vestibularisfunktionen. Siedelte nach Schweden über als Direktor der HNO-Univ. Klinik Upsala ab 1917.1926 dort o. Professor.

Bardeleben, Karl v.: geb. 7.3.1849 in Gießen, gest. 19.12.1918 in Jena. Studium in Greifswald, Berlin und Leipzig. 1871 Promotion in Berlin. Assistent von W. His in Leipzig. 1875 Prosektor Schwalbes in Jena.

Bargmann, Wolfgang Ludwig: geb. 27.1.1906 Nürnberg, gest. 20.6.1978 Kiel. Med. Studium mit Promotion 1932. Priv. Doz. 1937 in Zürich, 1938 Prosektor in Leipzig, apl. Prof. 1941 in Königsberg, dort 1942 a.o. Prof. 1945 o. Prof. der Anatomie in Göttingen, 1946 in Kiel.

Barker, Lewellys Franklin: geb. 16.9.1867 in Norwich/Ontario. Studium in Toronto und Studienaufenthalte in Leipzig, München und Berlin. 1890 Promotion. 1890–91 am Toronto General Hospital, 1891–1900 am Johns Hopkins Hospital als Assoc. Prof. für Anatomie. 1900–05 Prof. am Rushe Medical Center in Chicago, von 1905 bis zur Emeritierung 1921 an der Johns Hopkins University Baltimore.

Bartels, Karl Heinrich Christian: geb. 25.9.1822 Meilsdorf (Holstein), gest. 20.6.1878 Kiel. Med. Studium ab 1844 in Kiel, Heidelberg (Pfeuffer und Henle). Militärarzt im schleswig-holstein. Krieg. Staatsexamen 1849–50. Assistent bei Frerichs. 1851 Habilitation für inn. Medizin. Leiter der Medizin. Poliklinik Kiel (Nachfolge Frerichs). 1854 vorübergehend Praxis bis zum Ruf als Direktor der Medizin. Klinik. Publizierte u. a. 1868 einen Fall von „Echinococcus innerhalb des Sackes der Dura mater spinalis".

Bartels, Martin: Nervenarzt aus Lima (Peru). Keine näheren Angaben gefunden.

Bauer, Karl Friedrich: geb. 21.6.1904 Mylau/Vogtland, gest. 21.8.1985 Peschiera/Italien. Habilitation für Anatomie 1936 in Berlin, 1937 Stipendiat am Rockefeller Inst. for Med. Research New York. 1938 Umhabilitation nach München. Dort 1942–45 apl. Prof. 1947 o. Prof der Anatomie in Erlangen. Vertrat eine der Neuronentheorie widersprechende Theorie eines Neurenzytiums.

Baumann: Arbeitete in Verbindung mit Bielschowsky über den Lipidstoffwechsel und über den roten Fleck bei Lipidosen. Keine näheren Angaben gefunden.

Bay, Eberhard: geb. 12.12.1908 in Tübingen, gest. 1.5.1989 Düsseldorf. Studium in Tübingen, Kiel, Wien und Berlin. Dort 1931 Promotion. Assistent bei His jun. und Siebeck in Berlin und ab 1934 bei P. Vogel an der Neurologischen Hansaklinik. Dann 14 Jahre an der Nervenabt. der Ludolf Krehl-Klinik in Heidelberg. 1940 Habilitation in Berlin. 1948 a.o. Prof., 1955 o. Prof. der Neurologie in Düsseldorf. 1977 emeritiert.

Baeyer, Walter v.: geb. 28.5.1904 Heidelberg, gest. 26.6.1987 Heidelberg. Dort Studium. Psychiatr. Ausbildung unter dem Einfluss von Homburger, Wilmanns, Gruhle und Jaspers in Heidelberg. Neurologische Ausbildung bei O. Foerster in Breslau. 1933–35 vorübergehend bei Rüdin in München, dann 1935 bis 1945 Sanitätsoffizier. 1945–55 zunächst Leiter der Nervenabteilung der Nürnberger Kliniken. Habilitation an der Univ. Erlangen 1955–1972 o. Prof. für Psychiatrie in Heidelberg.

Beccari, Nello: 1883 Bagno a Ripoli, gest. 1957.1922 Prof. der Anatomie in Catania, anschließend in Florenz. Arbeitete bei Edinger über Riechhirn.

Bechterew, Wladimir: geb. 22.1.1857 in Wjatka (Russland), gest. 24.12.1927 Moskau; Studium in St. Petersburg, Leipzig (P. Flechsig) und Paris (Charcot). Promotion und Habilitation 1881 in St. Petersburg; 1885 Prof. der Psychiatrie in Kasan, seit 1893 o. Prof. in St. Petersburg.

Bechold, Jakob Heinrich: geb. 13.11.1866 Frankfurt/M, gest. dort 17.2.1937. Studierte Chemie in Freiburg, Straßburg und Berlin. Arbeitete im Institut von P. Ehrlich mit dem Schwerpunkt der Kolloidchemie. Hierfür gründete er 1911 das Institut für Kolloidchemie. Zusammenarbeit auch mit Liesegang.

Beck, Elisabeth: geb. 4.1.1907 Berlin. Medizinisch-technische Assistentin am KWI für Hirnforschung unter O. Vogt von 1934–1937. Vorübergehende Tätigkeit in Frankfurt/M unter K. Kleist; 1939 Emigration nach London zu Alfred Meyer an das Maudsley Hospital. Dort wesentliche neuropathologische Publikationen zur Leukotomie, zur Temporallappenepilepsie und vor allem zu Scrapie und Kuru und deren Übertragbarkeit (zusammen mit dem Nobelpreisträger C. Gajdusek) sowie über Jakob-Creutzfeldtschen Krankheit. 1952 Research Assistant, 1964 Lecturer an der University of London. 1968 Gastassistent bei Prof. Yakovlev an der Harvard Univ. Boston. 1972 Pensionierung. Ehrenmitglied der British Neuropathological Society. Fortsetzung der Forschungen in Frankfurt/M 1973–74 bei R. Hassler und W. Krücke am MPI für Hirnforschung. Dr. med. h. c. der Frankfurter Universität 1983.

Becker, Hermann: geb. 25.4.1910 Trier. Assistent bei Hugo Spatz zur Ausbildung in Neuroanatomie und -pathologie. Habilitation für Neurologie und Psychiatrie in Marburg 1951, apl. Prof. in Würzburg 1961. Ließ sich als Nervenarzt in Ansbach nieder.

Beheim-Schwarzbach, Dorothee: Mitarbeiterin von O. Vogt an dessen Institutes in Berlin-Buch und Neustadt/Schwarzwald.

Behn, Wilhelm Friedrich Georg: geb. 25.12.1808 Kiel, gest. 14.5.1878 Dresden. Medizinstudium ab 1828 in Göttingen und Kiel. 1833 Habilitation für Anatomie in Kiel. Nach wissenschaftl. Reise nach Paris 1837 a.o. Prof. und Direktor des anatom. Museums Kiel. 1845 Forschungsreise mit dänischem Kriegsschiff nach Indien und Amerika. 1848 o. Prof. und Direktor des Anatom. Institutes der Univ. Kiel. 1864 emeritiert. 1869 zum Präsidenten der Leopoldina gewählt.

Behr, Carl v.: geb. 28.10.1876 Hamburg. Med. Studium in Freiburg/Br, Kiel, München und Berlin. 1900 Promotion in Kiel. Assistentenzeit in Hamburg am Krankenhaus Eppendorf und St. Georg sowie an der Univ. Augenklinik Kiel. Dort 1910 Habilitation. 1916 a.o. Prof., 1923 o. Prof. der Augenheilkunde in Hamburg. Arbeitete über Augenmuskeln und Pathologie der Augenhöhle.

Behring, Emil v.: geb. 15.3.1854 in Hansdorf bei Deusch-Eylau (Westpreußen), gest. 31.3.1917 in Marburg. Studium 1874–1880 an der Berliner Militärärztl. Akademie. 1887 als Stabsarzt an das Bonner Pharmakologische Institut abkommandiert; 1889 Assistent von R. Koch. 1894 Berufung nach Halle; 1895 Direktor des Hygiene-Institutes der Univ. Marburg. 1890 Erstbeschreibung von Antikörpern gemeinsam mit Schibasaburo Kitasato. Enge Verbindungen zu P. Ehrlich bei Entwicklung eines Diphtherie-Antitoxins und der Grundlagen der Immunologie. 1901 Nobelpreis.

Beicker, Otto: Keine Unterlagen gefunden.

***Benedek, L.:** Nachfolger von Karol Schaffer als Direktor des Institutes für Hirnforschung der Universität Budapest. Arbeitete gemeinsam mit Adolf Juba während des 2. Weltkrieges eng mit Hallervorden am KWI für Hirnforschung in Berlin-Buch zusammen. Schrieb über Mikrogliomatose und über die Pathologie des Dienzephalon (1943). Keine näheren Angaben gefunden.

Benedikt, Moritz: geb. 6.7.1835 in Eisenstadt/Ungarn, gest. 14.4.1920 Wien. Studium der Mathematik, Physik und 1854–59 der Medizin in Wien. Promotion 1859.1861 Habilitation über Elektrotherapie. 1868 a.o. Prof., 1899 persönl. Ordinarius. Arbeitete neuropathologisch u. a. über Verbrechergehirne sowie über Opticusatrophien.

Benninghoff, Alfred: geb. 21.5.1890 Emmelsum bei Wesel, gest. 18.2.1953 Marburg. Habilitation für Anatomie 1921 in Marburg, a.o. Prof. in Kiel 1925, dort o. Prof. der Anatomie 1927–1941, 1941–1953 in Marburg.

Benoit, Walter: 1929 Prosektor an der Heil- u. Pflegeanstalt Wiesloch. Gastassistent an der Deutschen Forschungsanstalt für Psychiatrie in München. Pathologe

Berblinger, Walther: geb. 13.7.1882 in Karlsruhe, gest. 10.4.1966 in Muri bei Bern. Studium in Straßburg (v. Recklinghausen), und München 1900–06. Promotion 1907.1907–1911 Assistent am Pathol. Institut der Univ. Zürich. 1912 Habilitation für Pathologie in Marburg unter M. B. Schmidt. 1916 apl. Prof. unter L. Jores in Kiel, 1918 a.o. Prof., 1922 o. Prof. der Pathol. in Jena (Nachfolge R. Rössle). 1937 entlassen. Emigration in die Schweiz und in Davos Leiter des Tuberkulose-Forschungsinstitutes 1937–1954.

Berger, Emil: geb. 1.8.1855 Wien, gest. März 1926 Montreux. Studium in Wien und unter Claus sowie Ed. Jäger (Wien), A. Graefe (Halle) und J. Hirschberg (Berlin) Weiterbildung in Augenheilkunde. 1883–87 Dozent in Graz, 1887 nach Paris. Dort 1896 Promotion. Arbeitete unter Ranvier und vergleichend anatomisch über Gehirn und Retina der Arthropoiden. Die Pupillendifferenz als Frühsymptom der Tabes dorsalis wurde nach ihm benannt.

Berger Hans: Enkel des Orientalisten und Dichters Friedrich Rückert, geb. 21.5.1873 Neuses bei Coburg, gest. 1.6.1941(Suizid) Jena. Studium seit 1892 Berlin, Kiel, Würzburg, Jena. 1897 Assistent bei O. Binswanger an Psychiatr. Univ. Kl. Jena (neben Th. Ziehen, O. Vogt, K. Brodmann); 1919–1938 o. Prof. für Psychiarie in Jena. Am 6.7.1924 erste Hirnstromableitung; 1929 erste Arbeit über EEG. 30.9.1938 Emeritierung.

Bergmann, Gottlieb Heinrich B.: geb. 12.6.1781 in Erichshagen bei Nienburg/Weser, gest. 29.10.1861. Studium in Göttingen. 1804 Promotion. Assistent an der Irrenanstalt Celle, 1832 Medizinalrat und Direktor der Anstalt Hildesheim. Arbeitete neuroanatomisch über Groß- und Kleinhirnstrukturen.

Bergmann, Ernst v.: geb. 16.12.1836 in Riga, gest. 25.3.1907 Wiesbaden. 1954–1860 Studium in Dorpat. Anschließend dort chirurg. Ausbildung. 1864 Habilitation für Chirurgie. Nach mehrjähriger militärärztl. Tätigkeit 1871 o. Prof. der Chirurgie in Dorpat (Nachfolge seines Lehrers v. Adelmann). 1878 o. Prof. in Würzburg, 1882 an der Charité.

Beringer Kurt: geb. 24.6.1893 in Ühlingen (Schwarzwald), gest. 11.8.1949 in Freiburg. Studium in Heidelberg (Wilmanns, Jaspers). Nach Kriegsdienst 1919 Promotion. 1920 als Assistent zu Wilmanns. 1927 Habilitation in Heidelberg. 1928 Teilnehmer an der Burjato-Mongolischen Expedition. 1932 a.o. Prof.; 1933 Oberarzt der Münchner Univ. Nervenklinik unter O. Bumke. 1934 o. Prof. in Freiburg.

Bernhardt, Martin: geb. 10.4.1844 Potsdam, gest. 17.3.1915 Berlin. 1862–67 Med. Studium in Berlin. 1866 Promotion in Berlin. Assistent von v. Leyden in Medizin. Univ. Klinik Königsberg, von 1869–73 bei C. Westphal an der Berliner Psychiatr. Univ. Klinik. 1872 Habilitation für Nervenkrankheiten und Elektrotherapie. 1882 a.o. Professor. Nach ihm ist die spinal-neuritische Form der progressiven Muskelatrophie benannt.

Bernheimer, Stefan: geb. 17.1.1861 Triest, gest. 19.3.1918 Wien. Nach Studium in Wien dort 1855 Promotion. Assistent an der Univ. Augenklinik Heidelberg. Dort 1888 Habilitation für Augenheilkunde. Nach dem Tode seines Lehrers O. Becker Lehrstuhlvertretung, 1891 wieder nach Wien. 1900 als o. Prof. nach Innsbruck berufen. Ab 1915 Direktor der Wiener I. Augenklinik.

Bertrand, Ivan. geb. 10.1.1893 Oran. Professor der Neurologie in Paris.

Besser, Leopold: geb. 11.5.1820 in Altenburg/Sachsen, gest. 14.2.1906 Bonn. Studierte in Leipzig (Relegierung wegen burschenschaftl. Tätigkeit) und Jena. Dort 1845 Promotion. 1847–1859 prakt. Arzt in Berlin, dann Anstaltsarzt bis 1863. Drei Jahre an der Anstalt Siegburg, dann Gründer des Asyls Pützchen bei Bonn.

Bethe, Albrecht: geb. 25.4.1872 in Stettin, gest. 19.10.1954 Frankfurt/M-Schwanheim. Medizinstudium seit 1892 in Freiburg, München und Berlin. Wechsel zur Zoologie unter O. Hertwig in München mit Promotion zum Dr. phil über die Otozyste von Mysis 1895. Nach Gastbesuchen an der Zool. Station Plymouth zu W. Kühne an das Physiol. Institut Heidelberg mit Kontakten zu J. v. Uexküll. Arbeitete seit 1896 vergleichend anatomisch und physiologisch an der Zoolog. Station von A. Dohrn in Neapel und in Straßburg mit R. Ewald und Fr. L. Goltz. 1900 1. Assistent von Ewald. 1899 Habilitation in Straßburg. Enge Kontakte zu L. Edinger. 1903 erschien „Die allgemeine Anatomie und Physiologie des Nervensystems". 1911–1915 Prof. in Kiel, 1915–1937 in Frankfurt/M Direktor des Physiologischen Institutes. 1917/18 Rektor mit starken hochschulreformerischen Impulsen. Nach 1945 nochmals Übernahme des Frankfurter Lehrstuhles.

Betzendahl, Walter: geb. 4.7.1896 Barmen, gest. 8.6.1980 Kiel. Dr. med., Dr. phil. 1936 Habilitation für Psychiatrie in Berlin. 1941 apl. Prof., 1948 Lehrbeauftragter Psychiatrie Kiel.

Beumelburg, Werner: geb. 19.2.1899 Traben-Trarbach, gest. 9.3.1863 Würzburg. Schriftsteller, der mit seinem hohe Auflagen erzielenden Buch „Sperrfeuer um Deutschland" während der NS-Zeit stark gefördert worden war.

Bickel, Adolf: geb. 19.3.1875 Wiesbaden, gest. 1946 (1953?). Medizinstudium in Oxford, Straßburg, Genf und Bonn. 1898 Promotion. Assistent in Straßburg, Göttingen und Berlin. Habilitation für inn. Medizin 1901 in Göttingen. 1904–32 Leiter der Abt. für experiment.-biolog. Abt. am Pathologischen Institut der Berliner Univ.

Bidder, Heinrich Friedrich: geb. 9.11.1810 Gut Treppenhof (Livland),, gest. 22.8.1894 Dorpat. Med. Studium seit 1828 in Dorpat. Dort 1834 Promotion und Ernennung zum Prosektor und a.o. Professor. 1834/35 Studienaufenthalte in Dresden, Halle, Leipzig und Berlin (Joh. Müller) 1835–1869 an der Univ. Dorpat, seit 1842 als o. Prof. der Anatomie, seit 1843 der Physiologie und Pathologie. Arbeitete über das sympathische Nervensystem

Biebricher: Mitarbeiter von Spatz in der Endphase des 2. Weltkrieges. Keine näheren Angaben gefunden.

Bielschowsky, Max: geb. 19.2.1869 Breslau, gest. 15.8.1940 London. Studium in Breslau, Berlin, München; hier Dissertation in Pathologie 1893.1893–96 in Frankfurt/M bei Weigert und Edinger; 1902–03 Entwicklung seiner Silberimprägnations-Methode. 1904 an Neurol. Centralstation Berlin unter O. Vogt. Arbeitete als Abteilungsleiter für Hirnpathologie am KWI für Hirnforschung über Leukodystrophien und Missbildungstumoren. 1933 Emigration in die Niederlande; nach Schlaganfall 1936 zurück nach Berlin; 1939 emigriert nach London.

Bier, August: geb. 24.11.1861 in Helsen/Waldeck, gest. 12.3.1949 in Sauen. Studium in Berlin, Leipzig und Kiel (Esmarch). 1888 Promotion, 1889 Habilitation für Chirurgie in Kiel. 1899 Ruf nach Greifswald, 1903 nach Bonn, 1907 nach Berlin. Einführung der Lumbalanaesthesie, Förderer der Homöopathie. 1932 emeritiert.

Bierens de Haan, Johan Abraham: geb. 1883 Haarlem (Niederlande), gest. 1959. Studium in Utrecht. Examen in Mathematik und Astronomie 1905. Nach einjährigem Militärdienst der Biologie zugewandt. Schüler von Cornelis Winkler. Begleitete den Embryologen A. A. W. Habrecht auf eine Expedition nach Brasilien, um embryonales Material der Breitnasenaffen zu sammeln. Unter dem Einfluss von WS. Roux und H. Driesch algemeineren Fragen der Entwicklungsgeschichte zugewandt. Nach einem Studienaufenthalt in Wien gemeinsam mit J. Dembowski im Labor von H. Przibrama stärkere Hinwendung zu der in Holland unter dem Einfluss von Buytendijk stehenden Tierpsychologie. Im Amsterdamer Zool. Garten arbeitete de Haan auf diesem Gebiet weiter, gleichzeitig als Dozent an der Univ. Amsterdam.

Binding, Karl: geb. 4.6.1841 Frankfurt/M, gest. 7.4.1920 Freiburg/Br. Bedeutender Strafrechtler und Rechtshistoriker. Publizierte mit A. Hoche 1920 die Schrift: „Die Freigabe der Vernichtung lebensunwerten Lebens".

Binet, Alfred: 1857 Nizza–1911. Studium der Medizin und der Naturwissenschaften in Paris. 1886 bei Charcot und Ribot als Assistent mit zunehmender Hinwendung zur Medizin. Psychologie, insbesondere der Kinderpsychologie. Ab 1891 an der Sorbonne. Entwickelte Intelligenzprüfungen für Kinder.

Bing, Robert: geb. 8.5.1878 Straßburg, gest. 15.3.1956 Basel. Habilitation für Neurologie 1907 in Basel. Dort a.o. Prof. 1918, o. Prof. der Neurologie 1932.

Binswanger, Ludwig: geb. 13.4.1881 Kreuzlingen, dort gest. 5.2.1966. Enkel des gleichnamigen Gründers der Privat-Nervenklinik Bellevue in Kreuzlingen, Sohn von dessen Nachfolger Robert B. und Neffe des Jenenser Psychiaters Otto Binswanger. Schüler von E. Bleuler und C. G. Jung. Promotion bei C. G. Jung 1907. Besuchte 1907 S. Freud in Wien. Nach psychiatr. Ausbildung bei seinem Onkel Otto in Jena ab 1911 Übernahme des Sanatoriums Bellevue in Kreuzlingen bis 1950. Starke Beeinflussung durch Heidegger in der eigenen Entwicklung einer Daseinsanalyse.

Binswanger, Otto: geb. 14.10.1852 Münsterlingen (Schweiz), gest. 15.7.1929 in Kreuzlingen. Studium in Heidelberg, Straßburg (v. Recklinghausen) und Zürich. 1877 Promotion in Göttingen und Assistent bei L. Meyer an der Psychiatr. Univ. Klinik, vorübergehend auch bei Th. Meynert in Wien. 1878 nach Breslau zu C. Wernicke. 1878–1880 beim Pathologen E. Ponfick. 1880 Oberarzt in Berlin bei C. Westphal. 1882 a.o. Prof. in Jena, 1891 o. Prof. Zu den Schülern gehören u. a. Th. Ziehen, O. Vogt und K. Brodmann. 1919 emeritiert. Mitwirkung im Privatsanatorium Bellevue seines Neffen Ludwig B. in Kreuzlingen.

Bizzozero, Giulio Cesare: geb. 20.3.1846 in Varese, gest. 1901 Turin. Studium in Pavia. Promotion 1866. War als Direktor des Pathol. Institutes der Universität Pavia Vorgesetzter von Camillo Golgi. Entdeckte 1868 gleichzeitig mit E. Neumann, aber unabhängig von diesem die Hämopoese im Knochenmark und beschrieb 1882 erstmals die Blutplättchen. Direktor der Medizin. Klinik Turin.

Birch-Hirschfeld, Felix Victor: geb. 5.5.1842 in Cluvensieck bei Rendsburg, gest. 20.11.1899 in Leipzig. Studium in Leipzig (Wunderlich, E. Wagner). 1867 Promotion. 1867–69 Assistent am pathol.-anatom. Institut, ab 1870 Prosektor in Dresden. 1885–1899 Prof. für Pathologie (Nachfolge Cohnheim) in Leipzig.

Blainville, Henry Marie Ducrotay de: geb. 12.9.1777 Arques bei Dieppe, gest. 1.5.1850 Paris. 1796 geht er nach Paris, um dort eine Kunstmaler-Ausbildung zu erhalten, entschließt sich aber bald zum Studium der Naturgeschichte, beeinflusst durch Cuvier. 1812 erhält er durch Empfehlung von Cuvier den Lehrstuhl für Anatomie und Zoologie in Paris, doch kommt es später zu Spannungen mit einem Kollegen. 1825 Aufnahme in die Akademie der Wissenschaften. 1830 Ruf auf den Lehrstuhl von Lamarck. 1832 übernimmt er die Professur von Cuvier für vergleichende Anatomie.

Bleuler, Eugen: geb. 30.4.1857 in Zollikon bei Zürich; dort gest. 15.7.1939. Studium in Zürich. 1881 Promotion. Assistent an der Waldau/Bern. Studienreisen nach Paris (Charcot) und England. Gastassistent bei Gudden in München, Assistent von A. Forel am Burghölzli in Zürich. 1886 Direktor der psychiatr. Anstalt Rheinau; 1898 Berufung nach Zürich (Nachfolge Forel). 1927 emeritiert.

Bleuler, Manfred: geb. 4.1.1903 Zürich, gest. 4.11.1994 Zollikon. Sohn von Eugen. Bl.; Medizinstudium in Zürich. 1927 Staatsexamen. Wegen einer Unfallbehinderung Aufgabe des Planes, Chirurg zu werden und Hinwendung zur Psychiatrie. 1941 Habilitation für Psychiatrie in Basel. Ab 1942 bis 1969 o. Prof. der Psychiatrie in Zürich und Direktor der Anstalt Burghölzli.

Bluntschli, Hans Hermann: geb. 19.2.1877 in Frankfurt/M, gest. 3.7.1962 Bern. Studium in Zürich, München, Heidelberg und Leipzig. Promotion 1903 in Heidelberg. Assistent von M. Fürbringer am Anatom. Institut in Heidelberg und bei Ruge in Zürich. Habilitation 1906 in Zürich für Anatomie und Entwicklungsgeschichte. 1914 Prosektor und Direktor an der Senckenbergischen Anatomie in Frankfurt/M; 1915 Tit. Prof., 1919 o. Prof. der Anatomie und Entwicklungsgeschichte.

Bodechtel, Gustav: geb. 17.3.1899 Nürnberg, gest. 10.7.1983 München. Studium der Zoologie. Dr. phil. in vergleichender Anatomie (Labyrinth-Entwicklung), Med. Studium mit Promotion 1925 in Erlangen. 1927 Neuropathologie in München bei Hugo Spatz und W. Spielmeyer. Habil. 1932 unter L. R. Müller in Erlangen. 1935 zu Pette an die Hamburger Neurolog. Univ. Klinik. 1940 Ordinarius Inn. Med. Düsseldorf und 1953 in München.

Boeke, Jan: geb. 23.10.1874 Hengeloo, gest. 12.9.1956 Bandung. Med. Studium in Amsterdam. Staatsexamen 1900. Assistent bei Place in Amsterdam. 1901 Promotion. Im selben Jahr an die Zoolog. Station Dohrn nach Neapel. Dort Zusammentreffen mit Apathy. Anschließend Studienaufenthalt bei diesem in Kolosvar. Lektor für Histologie und forens. Med. in Leiden. 1909 dort Professor. 1918 Prof. in Utrecht bis 1946 mit Unterbrechung während der deutschen Besetzung Hollands. Dabei designierter Rektor seitens der Exilregierung.

Boening, Heinz: geb. 17.4.1895 Hagen/Westf., gest. 19.8.1960 Gießen. Staatsexamen 1927. 1936 a.o. Prof. für Psychiatrie in Jena., 1938–1960 o. Prof. der Psychiatrie in Gießen.

Bogaert, Ludo van, Baron: geb. 25.5.1897 in Antwerpen, dort gest. 3.3.1989. Studium in Brüssel. Staatsexamen 1922. Neurolog. Ausbildung in Paris bei Labbé, Pierre Marie und Bertrand, in Utrecht bei Winkler und bei Brouwer in Amsterdam. Studienaufenthalte bei A. M. Jakob in Hamburg, bei v. Economo in Wien und bei W. Spielmeyer in München. Mehrere Jahre bei Guillain in Paris, dann zurück nach Antwerpen und ab 1934 Direktor der Neurologie und Neuropathologie am Institut Bunge. Gründer der World Federation of Neurology und unermüdlicher Förderer der internationalen Zusammenarbeit der Neurologen und Neuropathologen.

Bolk, Louis: geb. 10.12.1866 Overschie (Niederlande), gest. 17.6.1930 Amsterdam. Medizinstudium bis 1896 in Amsterdam. Dann Assistent bei G. Ruge. 1898 dessen Nachfolger als Prof. der Humananatomie. Vergleichender Anatom, der die Entwicklung des menschlichen Körpers im Fetalstadium mit dem der Anthropoiden verglich („Fetalisationslehre").

Bonfiglio, Clodomiro: geb. 1838 in Camerino, gest. 28.12.1919. Studium in Rom. Nach internist. Ausbildung Übergang zur Psychiatrie als stellvertr. Direktor der Anstalt Reggio Emilia, 1873 Direktor in Ferrara, 1893 in Rom.

Bollnow, Otto Friedrich: geb. 14.3.1903 Stettin, gest. 7.2.1991 Tübingen. Mathematik- und Physikstudium in Berlin, Greifswald und Göttingen Tübingen. Promotion für Philosophie (theoret. Physik) 1925 in Göttingen bei M. Born. 1926–31 Philosophiestudium in Berlin, Göttingen, Marburg und Freiburg. 1931–33 Assistent am Pädagog. Seminar in Göttingen (Nohl), dort auch Habilitation 1931. Ruf nach Gießen 1939, 1946 nach Mainz, 1953–70 nach Tübingen. Pädagogisch ausgerichteter Philosoph.

Bonhoeffer, Karl: geb. 3.3.1868 Neresheim, gest. 4.12.1948 Berlin; Studium Tübingen und Berlin. 1892 Staatsexamen und Promotion. 1893 Assistent von C. Wernicke in Breslau (Bindearm-Chorea). 1897 Habilitation über Geisteszustand der Alkoholdeliranten; 1898 Beobachtungsstation geisteskranker Gefangener Breslau. 1903 Ordinarius für Psychiatrie in Königsberg, $^1/_2$ Jahr später in Heidelberg (Nachfolge Kraepelin), doch ab 1.10.1904–1912 Breslau. 1912 nach Berlin (Nachfolge Ziehen). 1937 emeritiert. Schüler u. a. G. Stertz, H. G. Creutzfeldt, P. Schuster, R. Henneberg, H. Scheller.

Bonin, Gerhardt v.: Amerikanischer Zytoarchitektoniker aus San Francisco. Keine Personendaten gefunden.

Borchardt, Moritz: geb. 6.1.1868 in Berlin, gest. 6.1.1948 Buenos Aires. Studium in Zürich, Berlin, Leipzig und Heidelberg. Promotion 1892.1901 Habilitation für Chirurgie in Berlin. Chirurg am St. Urban-Krankenhaus, ab 1920 Direktor der III. Chirurg. Univ. Klinik und der Chirurg. Abt. Moabit. 1939 nach Argentinien emigriert. Frühe Arbeiten über Hirn- und Rückenmarksoperationen.

Borm, Kurt: geb. 25.8.1909 Berlin-Rummelsburg. Seit 1930 Mitglied der NSDAP, 1933 SS-Obersturmführer, 1939 in der Leibstandarte Adolf Hitler. Von Dez. 1940 bis Okt. 1941 als Tötungsarzt in der Vergasungsanstalt Pirna/Sonnenstein, seit Frühjahr 1941 in gleicher Funktion auch in der Anstalt Bernburg. Ab März 1942 in der T4-Zentrale der sogen. Euthanasieaktionen. Seit Juni 1945 am Städt. Krankenhaus bzw. als niedergelassener Facharzt in Uetersen/Holstein. 1972 vor dem Landgericht Frankfurt freigesprochen.

Borst, Max: geb. 19.11.1869 Würzburg, gest. 19.10.1946 Murnau. Studium in Würzburg und München. Promotion 1892 in Würzburg. Hier Assistent am Patholog. Institut (v. Rindfleisch). 1897 Habilitation für Pathologie. 1903 a.o. Professor. 1904 Prof. an der Medizin. Akademie Köln. 1905 o. Prof. in Göttingen, 1907 in Würzburg, 1910 in München. Arbeitete über Krebsforschung.

Boss, Medard: geb. 4.10.1903 St. Gallen, gest. 21.10.1990 Zollikon bei Zürich. Studium der Medizin in Zürich mit Abschluss 1928. Studienaufenthalte in Paris und Wien, wo er sich durch S. Freud analysieren ließ. Nach vierjähriger Tätigkeit am Burghölzli als Assistent von Eugen Bleuler Studienreisen nach Berlin und London zur Kontaktaufnahme mit Karen Horney und Kurt Goldstein. In Zürich auch Verbindung zu C. G. Jung. Nach einem Treffen mit Heidegger 1946 Hinwendung zur Existentialpsychologie.

Bostroem, August: geb. 17.7.1886 in Gießen als Sohn des Pathologen B., gest. 3.2.1944 in Straßburg. Studium in Freiburg und Gießen. Dort 1909 Staatsexamen und 1910 Promotion. Nach mehrjähriger Schiffsarzttätigkeit Assistent für Pathologie in Gießen und bis 1919 für Neurologie bei M. Nonne in Hamburg. Bis 1921 zu K. Kleist an die Univ. Nervenklinik Rostock und ab 1921 als Oberarzt zu O. Bumke nach Leipzig. Hier 1922 Habilitation. 1924 mit Bumke nach München. 1932 Berufung nach Königsberg, 1939 nach Leipzig (Nachfolge Joh. Lange). Ab 1942 in Straßburg.

Bottazzi, Filippo: geb. 23.12.1867 in Diso/Lecce, gest. 1941. Studium in Rom mit Promotion 1893. Arbeitete unter Fano am Physiol. Institut Florenz. 1896 dort Habilitation für Physiologie. 1902 Prof. in Genua, 1904 in Neapel. Arbeitete über Muskelphysiologie unter Betonung der physiolog.-chemischen Grundlagen.

Boulanger, G A: Mitarbeiter des Britischen Museums (Natural History) London. Übergab Edinger Mormyriden-Gehirne. Keine näheren Angaben gefunden.

Bouman, Leendert: geb. 23.5.1869 in Nieuw-Beyerland, gest. 25.2.1936 Utrecht. Studium in Amsterdam und Wien. Examen 1894.1895 Promotion. Assistentenzeit in Wien bei Krafft-Ebing, Obersteiner und Wagner v. Jauregg. 1907 Habilitation in Amsterdam und Prof. für Neurologie und Psychiatrie an der Freien (protestant.) Univ. Amsterdam, ab 1924 in Utrecht.

Bourneville, Désiré-Magloire: geb. 20.10.1840 in Ghartenciére, gest. 1909 Paris. Studium in Paris. Promotion 1870. Schüler von Claude Bernard. Neuropsychiater an der Bicêtre. Beschreiber der Tuberösen Sklerose.

Bowman, Sir William: geb. 20.7.1816 in Nantwich (Cheshire), gest. 29.3.1892. Studium in Birmingham mit ausgedehnten Studienreisen nach Dublin, Leiden, Amsterdam, Bonn, Heidelberg, München, Wien, Berlin. 1838 Anatom. Demonstrator in London. Arbeitete auf dem Gebiet der Anatomie und Physiologie des Nervensystems und insbesondere der Ophthalmologie 1848–1856.

Bozzolo, Camillo: geb. 30.5.1845, gest. 1920 Turin. Studium in Pavia. Dort Promotion 1868. Ausbildung bei Oppolzer in Wien und unter Traube in Berlin. Assistent am Patholog. Institut am Ospedale Maggiore in Mailand, dann unter Bizzozero in Turin. Dort 1878 Habilitation, 1879 a.o. Prof. und Leiter der Propaedeut. Klinik, 1883 o. Prof. für inn. Med. in Turin. Beschrieb schon 1895 und 1900 das Krankheitsbild der Encephalitis lethargica, wenn auch als Poliomyelitis interpretiert.

Bradford, Sir John Rose: geb. 7.5.1863 London. Studium am Univ. College Hospital, dort auch später Konsiliararzt und Holmes Lecturer für klin. Med. 1926 Präsident des Royal Coll. of Physicians.

***Brahn:** Mitarbeiter von L. Pick, mit Lipiduntersuchungen befasst. Keine Unterlagen gefunden, eventuell Anne-Marie Brahn, Berlin-Zehlendorf, Approbation 1926.

Bramwell, Sir John Byrom: geb. 18.12.1847 in North Shields (England), gest. 27.4.1931. Studium in Edinburgh und Paris. Promotion 1877 in Edinburgh und London. Ausbildung als Pathologe und Internist. Lecturer in Durham und Edinburgh.

Brandt, Karl: geb. 8.1.1904 Mühlhausen/Elsass, gest. 2.6.1948 Landsberg. Med. Studium in Jena, Freiburg/Br und Berlin. Chirurg. Ausbildung. FrüherAnhänger Hitlers und dessen Leibarzt. 1942 Generalkommissar für das Gesundheitswesen und verantwortlich auch für die Euthanasieaktionen. 1944 Generalleutnant der Waffen-SS. In der Schlussphase des Krieges wegen Zusammenarbeit mit den Aliierten zum Tode verurteilt, aber nicht vollstreckt. Im Nürnberger Ärzteprozess zum Tode verurteilt und in Landsberg aufgehängt.

Brandt, Walter: geb. 26.1.1889 Berlin, gest. 16.7.1971. Med. Studium in Berlin, München und Würzburg. Nach Promotion Assistent am Anatom. Institut Freiburg/Br, 1923 Köln. Dort 1926 o. Prof. der Anatomie. 1933 Direktor des Anthropolog. Institutes, jedoch 1936 entlassen. 1936 Emigration nach England (Univ. Coll. London). 1937–54 Lecturer an der Univ. Birmingham. 1959 nach Deutschland zurückgekehrt.

Brauer, Ludolf: geb. 1.7.1865 Rittergut Hohenhaus bei Thorn, gest. 25.11.1951. Approbation 1895. Internist und Tuberkuloseforscher. Nach Emeritierung (vorzeitig wegen politischer Unzuverlässigkeit) Weiterarbeit mit einem Tuberkulose-Forschungsinstitut in Wiesbaden.

Braunmühl, Anton Edler v.: geb. 14.10.1901 in Kelheim, gest. 12.3.1957 in München. Psychiater mit neuropatholog. Ausbildung bei Spielmeyer in München. Nach 1945 Direktor der Heil- und Pflegeanstalt Eglfing-Haar bei München, wo er zuvor Oberarzt gewesen war.

Braus, Hermann: geb. 15.8.1868 Aachen-Burtscheid, gest. 28.11.1924 Würzburg. Med. Studium in Bonn, Jena, Berlin und Heidelberg. Assistent am Anatom. Institut Jena. Dort 1896 Habilitation. 1899–1901 Prosektor bei v. Koelliker in Würzburg. In Heidelberg a.o. Prof. und als Nachfolger von M. Fürbringer o. Prof. seit 1912.1921 o. Prof. in Würzburg.

Breathnach: Amerikan. Biologe. Keine näheren Angaben gefunden.

Bremer, Fréderic Gaston Nicolas: geb. 28.6.1892 Arlon. Med. Studium in Brüssel. 1932–62 Prof. der Neurologie an der Freien Univ. Brüssel. Neurophysiologe und EEG-Forscher. Arbeitete z. B. auch über die Physiologie des Corpus callosum.

Brieger, Friedrich: geb. 1900, gest. 1985. 1928 Dozent für Botanik an der Universität Berlin. 1934 Emigration nach Sao Paulo (Brasilien). Dort 1938 Professor.

Brissaud, Eduard: geb. 15.4.1852 Besancon, gest. 20.12.1909 Paris. Studium in Paris, 1873 Externe, 1875 Interne des Hôpitaux, 1878 Präparator am Patholog. Institut. 1889 Leitender Arzt am Hôpital St. Antoine, 1900 am Hôtel-Dieu. 1899 Prof. der Geschichte der Medizin, 1900 der inn. Medizin. Arbeitete auch als Neurologe und Neuroanatom. Schüler von Jean Martin Charcot und Charles Lasègue in Paris.

Broca, Paul: geb. 28.6.1824 in Sainte-Foy-la-Grande., gest. 8.7.1880 Paris. Studium in Paris. 1843 Assistent in der Bicêtre. 1849 Promotion. 1853 Prof. agrégé für Chirurgie. 1868 Akademie-Mitglied Zusammenarbeit mit Gratiolet auf dem Gebiet der Neurologie und Neuropathologie, insbesondere der Aphasie und Lokalisationslehre.

Brodmann, Korbinian: geb. 17.11.1868 Liggersdorf am Bodensee, gest. 22.8.1918 München. Studium München, Würzburg, Berlin (Jolly, Mendel, Stumpf), Freiburg. 1895 Approbation in Freiburg. Weiterbildung in Lausanne und München (Kinderklinik bei Seitz; Psychiatrie bei Grashey); 1896 Assistent in Nervenheilanstalt Alexanderbad (unter O. Vogt); 1898 Psychiatr. Univ. Kl. Jena (O. Binswanger); 1900 Assistent Städt. Irrenanstalt Frankfurt/M (Sioli); 1901–1910 Assistent an Neurol. Centralstation unter O. Vogt. Hier entsanden seine zytoarchitektonischen Rindenstudien. Nach Ablehnung des Habilitationsgesuches in Berlin an Psychiatr. Univ. Kl. Tübingen (R. Gaupp). Dort Habilitation („Vergleichende Lokalisationslehre der Großhirnrinde in ihren Prinzipien dargestellt auf Grund des Zellenbaues"). 1913 apl. Prof.; 1916 an Anstalt Nietleben bei Halle (B. Pfeiffer). April 1918 Berufung an Deutsche Forschungsanstalt für Psychiatrie nach München. Tod an Sepsis.

Broman, Ivar: geb. 18.9.1868 in Östrtaby/Schweden. Studium in Lund und Stockholm. 1892–96 Assistent am anatom. Institut in Lund, 1898–99 Prosektor. 1899 Habilitation für Anatomie. 1901 a.o. Prof. in Upsala, 1905 in Lund. 1909 Ordinarius für Anatomie in Lund.

Brouwer, Bernard: geb. 23.3.1881 Amsterdam, gest. 1949.1909 Promotion bei Cornelis Winkler. Arbeitete bei v. Monakow u. Ariens Kappers. 1923 Prof. der Neurologie in Amsterdam.

Brown, R.: 1905 als Psychiater in The Elms, Parkhurst. Keine näheren Angaben gefunden.

Brown-Séquard, Charles Edouard: geb. 1817 auf Mauritius, gest. 2.4.1894 Paris. Studium in Paris. Promotion dort 1840 Assistent unter Trousseau. Ausgedehnte Forschungsreisen nach USA und England. 1869 Prof. agrégé; Professuren in Virginia/USA und am Queen Square Hosp. London. 1878 o. Prof. für Neurologie in Paris (Nachfolge Cl. Bernard).

***Bruce, David:** geb. 29.5.1855 in Melbourne/Austr., gest. 27.11.1931 in London. Medizinstudium in Edinburgh. Promotion 1881. Militärarzt und Tropenmediziner (Trypanosomen-Forschung, Maltafieber). Nach ihm die Brucellose benannt. Emeritiert 1919.

***Bruce, Alexander:** geb. 16.9.1854 in Ardiffery/Aberdeenshire, gest. 4.6.1911 in Edinburgh. Studium in Edinburgh, Wien, Heidelberg, Frankfurt, Paris. 1887 Promotion in Edinburgh. Assistent von Argyll-Robertson. Neurologe und Neuropathologe.

Brücke, Ernst Wilhelm v.: geb. 6.6.1819 Berlin, gest. 7.1.1892 Wien. Studium Berlin, Heidelberg. 1842 Promotion bei Joh. Müller in Berlin. 1843 dessen Assistent. Mikroskop. Instruktor unter R. Virchow. 1844 Habilitation. 1848 Ruf auf a.o. Prof. in Königsberg; 1849 Ordinariat in Wien. (Lehrer von S. Freud).

Brüning, Heinrich: geb. 26.11.1885 Münster, gest. 30.3.1970 Norwich (Vermont/USA). Studium der Geschichte und Volkswirtschaft ab 1804 in München und Straßburg. 1911–13 Studienaufenthalt in England. 1915 Promotion in Bonn. Nach der Teilnahme am 1. Weltkrieg in der Geschäftsführung des Christl. Deutschen Gewerkschaftsbundes. 1924–33 Reichstagsabgeordneter des Zentrums. 1930 Reichskanzler bis 30.5.1932. Am 24.5.1934 Emigration in die USA. Dort 1937–51 Prof. der Verwaltungswissenschaften an der Harvard University.

Bruns, Ludwig: geb. 25.6.1858 Hannover, dort gest. 11.11.1916. Studium in Göttingen und München. 1895 Promotion. Assistent in der Anstalt Nietleben, ab 1895 in der Psychiatr. Univ. Klinik Halle. Später Niederlassung als Psychiater in Hannover.

Bucy, Paul C.: geb. 13.11.1904 Hubbard, Ill. Med. Studium an der State Univ. Iowa. 1927 M. D. Ausbildung zum Neurochirurgen 1928–30 in Chicago, 1930–33 als Assist. Prof., 1933–38 als Associate Prof. für Neurochirurgie in Chicago. 1938–41 Prof. für Neurology and Neurosurgery an der Univ. of Illinois, ab 1941 an der Northwestern Univ.

Büchner, Franz: geb. 20.1.1895 Boppard, gest. 9.3.1991 Freiburg/Br. 1922 Beginn der Pathologieausbildung bei L. Aschoff in Freiburg. Hier 1927 Habilitation. Übernahme der Prosektur von L. Pick in Berlin 1933.1936 Ordinarius für Pathologie in Freiburg/Br (Nachfolge Aschoff). 1941 Öffentliche Rede gegen Euthanasie.

Bülow, Karl v.: geb. 24.3.1846 Berlin, dort gest. 31.8.1921. Preuß. Generalfeldmarschall.

Büngeler, Walter: geb. 30.12.1900 Niedermendig/Rheinland, gest. 1.11.1987 München. Medizinstudium in Rostock, Frankfurt/M und Berlin. Dort 1926 Promotion. Habilitation für Pathologie 1929 in Frankfurt/M, apl. Prof. 1934.1934 o. Prof. der Pathologie in Danzig. 1936 Direktor des Lepra-Forschungsinstitutes Sao Paulo/Brasilien. 1942 o. Prof. der Pathologie in Kiel, 1956 in München.

Budge, Julius Ludwig: geb. 6.9.1811 Wetzlar, gest. 14.7.1888 in Greifswald. Studium in Marburg, Berlin, Würzburg (Buenger, Schlemm). 1833 Promotion. Anatom in Greifswald von 1856–1888.

Budge, Albrecht: Sohn von Julius B. geb. 23.8.1846 in Bonn, gest. 17.7.1885 in Greifswald. Studium in Greifswald und Leipzig (W. His). Promotion 1870. Habilitation für Anatomie 1877 in Greifswald. 1884 a.o. Prof.

Bumke, Oswald: geb. 25.9.1877 in Stolp/Pommern, gest. 5.1.1950 in München. Studium in Freiburg, Leipzig, München und Halle. Promotion 1901 in Kiel. Anschließend Assistent an der Psychiatr. Univ. Klinik Freiburg unter H. Emminghaus und ab 1902 unter A. E. Hoche. 1904 Habilitation. 1906 Oberarzt unter Hoche. 1910 a.o. Prof., 1914 Berufung nach Rostock, 1916 nach Breslau (Nachfolge Alzheimer), 1921 nach Leipzig. 1923 o. Prof. in München. 1946 Entlassung, 1947 Emeritierung.

Bumm, Anton: geb. 27.3.1849 Würzburg, gest. 13.4.1903 München; 1873 Staatsexamen; Assistent Anstalt Werneck; Studienreisen nach Wien, Paris (Charcot), London; Hirnanatom. Arbeiten bei Th. Meynert in Wien; 1877 zu Gudden nach München (neben Forel, Ganser, Kraepelin). 1883 Hilfsarzt in Erlangen; 1884 Nachfolger Grasheys als Anstaltsdirektor in Deggendorf; 1888 Professur und Direktion Anstalt Erlangen; 1896 Ordinarius Psychiatrie München (Nachfolge Grashey). Arbeitete neuroanat. über Sehnervenkreuzung und Spinalganglien.

Bunge, Gustav v.: geb. 19.1.1844 in Dorpat, gest. 5.11.1920 Basel. Studium in Dorpat, Leipzig und Straßburg. 1874 Dr. der Chemie in Dorpat, 1882 Dr. med. in Leipzig. 1874 Dozent für Physiologie in Dorpat, seit 1885 Prof. der Physiologie in Basel.

Bunsen, Robert-Wilhelm: geb. 31.3.1811 in Göttingen, gest. 16.8.1899 in Heidelberg. Habilitation 1834.1836 Prof. an der höheren Gewerbeschule Kassel (Nachfolge Wöhler). 1838 a.o. Prof., 1841 o. Prof. der Chemie in Marburg. 1851 Prof. in Breslau, 1852–1889 in Heidelberg. Zahlreiche Auslandsreisen.

Burckhardt, Carl Rudolf: geb. 30.3.1866 Basel, gest. 14.1.1908 Rovigno. Zoologiestudium in Basel, Leipzig und Berlin. 1889 Dr. phil. in Basel. 1889–1893 Assistent von O. Hertwig in Berlin. 1893 Habilitation in Basel, 1894 dort a.o. Prof. für Palaeontologie, vergleichende Anatomie und Entwicklungsgeschichte. 1899 Konservator der zoolog. Sammlungen Basel. 1907 Leitung der meeresbiolog. Station des Berliner Aquariums in Rovigno.

Bürger-Prinz, Hans: geb. 16.11.1897 Weinheim, gest. 29.1.1876 Hamburg. Nach Militärdienst im 1. Weltkrieg und nachgeholtem Abitur Medizinstudium in Bonn und Köln, verbunden mit philosophischen Vorlesungen (M. Scheler, N. Hartmann, H. Plessner). Famulatur bei G. Aschaffenburg in der Psychiatr. Univ. Klinik. Staatsexamen 1924. Stark beeinflusst vom damaligen Oberarzt Kurt Schneider, unter dem er promoviert wurde. Assistentenzeit bei Schneider in Köln und 1925–29 bei Wilmanns in Heidelberg. 1928 Studienaufenthalt in Paris (Gullain, Babinski). 1930 Habilitation bei Aschaffenburg in Köln. Von dort 1931 zu P. Schröder als Oberarzt an die Leipziger Klinik. 1936 zunächst als a.o. Prof. und Vertreter des Direktors an die Hamburger Psychiatr. Univ. Klinik, 1937–1965 Nachfolger von W. Weygandt als o. Prof.

Burnand R: Franz. Neurologe. Keine näheren Angaben gefunden.

Bustamante: Spanischer Mitarbeiter am Cajal Institut Madrid.

Butenandt, Adolf: geb. 24.3.1903 in Lehe/Bremerhaven, gest. 18.1.1995 in München. Studium der Chemie in Marburg 1921–24. Promotion und Habilitation in Göttingen. 1933–36 Ordinarius für physiologische Chemie an der Techn. Hochschule Danzig. 1936 Berufung in die KWG als Direktor des Institutes für Biochemie in Berlin-Dahlem. 1944 Verlagerung nach Tübingen. Dort o. Prof. für Biochemie. 1952 Berufung nach München. 1960–1972 Präsident der Max-Planck-Gesellschaft (Nachfolge O. Hahn).

Buzzard, Sir E. Farquhar: geb. 20.12.1871 in London, gest. ? Studium am St. Thomas Hospital London. Lecturer für Pathology am Royal Free Hospital, Arzt am Belgrave Hospital for Children und am Nation. Hospital for Paralysed and Epileptic. Seit 1928 B. Regius Professor in Oxford. Arbeiten zur Neuropathologie und Neurologie des Rückenmarks und zahlreiche Lehr- und Handbuchbeiträge (z. B. in Greenfields Neuropathology).

Cairns, Sir Hugh: geb. 1896 in Australien, gest. 1952. Begann als Allgemeinchirurg, wurde aber von H. Cushing in Neurochirurgie weitergebildet und galt als einer der engsten Mitarbeiter Cushings. Nach der Rückkehr aus den USA nach England Leiter der Neurochirurg. Abteilung am London Hospital. 1937 Ruf auf die Nuffield-Professur in Oxford. Zu seinen Mitarbeitern und Schülern zählten Dorothy Russell und der Züricher Krayenbühl. Ludwig Guttmann arbeitete nach seiner Emigration zunächst bei Cairns.

Cajal Ramon y, Santiago: geb. 1.5.1852 in Petilla, gest. 17.10.1934 in Madrid. Studium in Zaragossa. Promotion 1873.1881 Prof. der Anatomie in Valencia, 1886 in Barcelona, 1892 in Madrid. Entwicklung einer eigenen Imprägnationsmethode zur Darstellung von Nervenzell- und Gliafortsätzen, beeinflusst von C. Golgi. Im Gegensatz zu diesem Befürworter der Neuronentheorie und darin unterstützt durch Koelliker und Waldeyer. Nobelpreis gemeinsam mit Golgi 1906.

*__Campbell, Henry Johnston:__ geb. 2.5.1859 London, gest. 8.7.1938 Studium am Univ. College Guy's Hospital und in Berlin. 1889–1895 Demonstrator für Biologie und Physiologie, dann Hunterian Professor für Vergleichende Anatomie am Royal Coll. of Surgeons London. Ab 1909 Prof. für Forensische Medizin an der Univ. von Leeds.

*__Campbell, Henry Fraser:__ geb. 10.2.1824 Savannah (Georgia), gest. 1891. 1842 Med. Coll. Georgia. 1842–54 Demonstrator für Anatomie, 1854 Prof. für vergleichende Chirurgie und Mikroskopie, 1857–66 für Anatomie. Teilnahme an den amerikan. Bürgerkriegen. Prof. für Anatomie und Chirurgie an der New Orleans Med. School. 1868 zurück an die Univ. von Georgia in Augusta. 1885 Präsident der Americ. Med. Assoc. von Georgia.

*__Campbell, Walter:__ geb. 1868 Cunningham Plains, Australien, gest. 1937. Medizinstudium in Edinburgh mit Abschluss 1889. Gastwissenschaftler in Wien bei Krafft-Ebing und in Prag. Dissertation über Alkoholismusschäden. Als Psychiater 13 Jahre lang am Rainhill Asylum bei Liverpool. Von seinem dortigen neurohistologischen Labor aus enge Zusammenarbeit mit Sherrington. 1905 wieder zurück nach Sidney. 1937 emeritiert. Arbeitete zytoarchitektonisch, über Lokalisation von Hirnfunktionen und mit Head über Wurzelreizzonen. (Auf ihn bezieht sich wahrscheinlich Soury im Brief Nr. 742)

Carmichael, E. A.: Neurophysiologe am National Hospital Queen Square London.

Caro, Heinrich: geb. 13.2.1831 in Posen, gest. 11.9.1910 in Dresden. Farbstoffchemiker. 1859 in der brit. Chem. Fabrik Dale in Manchester, ab 1868 Direktor an der Bad. Anilin- u. Sodafabrik Ludwigshafen.

Carus, Carl Gustav: geb. 3.1.1789 in Leipzig, gest. 28.7.1869 in Dresden. Thomanerschüler. Studium in Leipzig. 1811 Dr. phil et med. und Habilitation in Leipzig. Anatom und Geburtshelfer. 1814 Prof. für Geburtshilfe in Dresden. Als Naturphilosoph stark von Schelling beeinflusst. Arbeiten zur vergleichenden Anatomie. Freundschaft mit Goethe und enge Verbindungen zu Dichtern und Malern der Goethezeit und der beginnenden Romantik. 1862 Vorsitzender der Leopoldina.

Carus, Paul: geb. 18.7.1852 Ilsenburg (Harz). Studium der Philosophie und Theologie in Greifswald, Tübingen und Straßburg. Promotion 1876. Auswanderung nach den USA. Dort zahlreiche Publikationen im Sinne des Monismus. Philanthropischer Verleger, speziell auch wichtiger deutscher Autoren in englischer Übersetzung.

Casper, Julian: geb. 16.9.1899 Bromberg, gest. 30.11.1968 Savyyon/Israel. Studium Heidelberg, München. 1923 Dissertation München. 1924–25, Hildesheim (Inn. Med., Chirurgie; Neuropathologie Hamburg (A. M. Jakob); 1925–29 Neuropathologe am Hufeland-Krankenhaus Berlin (P. Schuster); 1930–1933 Oberarzt Pathol. Inst. Berlin-Moabit (R. Jaffé). 1933 Emigration nach Israel. Pathologe am Beilison Hospital. Arbeiten über Hypophysentumoren, Diffuse Sklerosen, Morbus Gaucher.

Cassirer, Richard: geb. 23.4.1868 Breslau, gest. 20.8.1925 Berlin. 1886–91 Studium in Berlin und Freiburg. 1891 Staatsexamen Berlin, Promotion in Leipzig. 1891–93 Assistent von C. Wernicke in Breslau. Studienaufenthalte bei Krafft-Ebing und Obersteiner in Wien, bei Kahlbaum in Görlitz. Assistent, später Teilhaber in der Oppenheimschen Privat-Nervenklinik Berlin. 1903 Habilitation, 1912 Professortitel in Berlin. Nach dem Tode Oppenheims dessen Nachfolger als Leiter der Nervenpoliklinik

Catel, Werner: geb. 27.6.1894 Mannheim, gest. 30.4.1981 Kiel. Studium in Halle und Freiburg/Br., Priv. Doz. für Kinderheilkunde Leipzig 1926. Dort 1932 a.o. Prof., 1933–46 o. Prof. und Direktor der Univ. Kinderklinik in Leipzig. 1947–54 Direktor der Kinderheilstätte Mammolshöhe bei Frankfurt/M. 1954–60 o. Prof. der Kinderheilkunde in Kiel. Stark belastet wegen seiner Befürwortung der Euthanasieaktionen.

*__Catois, Eugène-Henry:__ geb. 28.11. Paris, gest. 23.2.1916 Caen. Divisionsarzt und Leiter der Infektionsklinik Caen sowie des Histolog. Labors der École de Médecine Caen.

Cattanero, [Cattaners ?] G: Kurze Karte aus Pavia zu Golgi. Keine näheren Angaben gefunden.

Ceelen, Wilhelm: geb. 21.8.1883 Frankfurt/Main, gest. 7.1.1964 Bonn. 1913 Habilitation Pathologie Berlin; 1919 a.o. Professor; 1925 o. Prof. Greifswald; 1926–54 o. Prof. der Pathologie Univ. Bonn.

Ceni, Carlo: geb. 15.5.1866 in Brignano d'Adda. Arbeitete nach der Promotion 1891 bei Golgi in Pavia und bei Hitzig in Halle. 1899 Habilitation in Pavia. 1908–1927 o. Prof. der Psychiatrie und Neurologie in Cagliari, seit 1928 in Bologna.

Cerletti, Ugo: geb. 1877 in Conegliano Veneto. Medizinstudium in Rom und Turin. Lehrer: Mingazzini, Kraepelin, Nissl und Alzheimer (bei ihnen Arbeiten über senile Drusen und Stäbchenzellen) sowie in Paris Pierre Marie und Dupré. (1835). Neurologe und Neuropathologe in Rom. Professuren in Bari, Genua und ab 1935 in Rom. Entwicklung der Elektrokrampftherapie.

Chamberlain, Houston Stewart: geb. 9.9.1855 in Portmouth, gest. 9.1.1927 in Bayreuth. Studium der Naturwissenschaften ab 1879 in Genf. 1885–89 in Dresden als Privatgelehrter. 1889 nach Wien gezogen. Schwiegersohn von R. Wagner. Sein Buch „Die Grundlagen des 19. Jahrhunderts" hatte starken Einfluss auf nationalistisch Gesinnte.

Charcot, Jean-Martin: geb. 29.11.1825 in Paris, dort gest. 16.8.1893. Seit 1848 nach Studienreisen nach England als überwiegend neurologisch tätiger Arzt an der Salpêtrière. 1870 Prof. für Pathologie in Paris. 1881/82 Neurologie-Prof.

Cimbal, Walter: geb. 9.4.1877 Neisse (Schlesien), gest. 17.1.1964 Hamburg. Nervenarzt und Oberarzt am Stadtkrankenhaus Hamburg-Altona 1904–33. Als Kinder- und Jugendpsychiater engagiert.

Claparède, Jean-Louis-René-Antoine-Edouard: geb. 24.4.1832 Genf, gest. 31.5.1871 in Siena auf der Rückreise von Neapel nach Genf. Dort Studienbeginn, fortgesetzt 1852 in Berlin unter Joh. Müller und Ehrenberg. Begleitete J. Müller 1855 auf eine Forschungsreise nach Norwegen. 1855 Promotion. Prof. der vergleichenden Anatomie und Anatomie in Genf. 1859 Studienreise nach England und gemeinsam mit Carpenter zu den Hebriden.

Clara, Max: geb. 12.2.1899 Völs am Schlern, gest. 13.3.1966 München. 1929 Priv. Doz. für Anatomie in Rom. 1935 -1942 o. Prof. der Anatomie in Leipzig, 1942–45 in München.

Clarke, Jacob Augustus Lockhart: geb. 1817 London, gest. 25.1.1880 London. Studium am Guy's und St. Thomas'Hospital. Arzt in Pimblico. Studien über die Nervenpathologie und -physiologie am St. Georg's Hospital. 1871 Physician des Hospital for Epilepsy and Paralysis. Wesentliche Untersuchungen zu den Bahnenverläufen im Rückenmark.

Cobb, Stanley: geb. 10.12.1887 Brooklyn, Massachusetts, gest. 8.2.1968 Boston. Abschluss des Medizinstudiums an der Harvard Medical School. 1915 für weitere drei Jahre zur physiologischen und psychiatrischen Weiterbildung an die Johns Hopkins Univ. Baltimore. Anschließemd zurück nach Boston an das Masachusetts General Hospital. Er arbeitete daneben zusammen mit Alexander Forbes und Walt B. Cannon am Physiolog. Labor der Harvard Med. School. 1923 Reise nach England und Besuch bei C. G. Jung und in München bei W. Spielmeyer. Zurück in Boston baute er dort die Neurologische Abteilung am Boston City Hospital auf. 1934 Emeritierung.

Coenen, Hermann: geb. 21.11.1875 Tecklenburg, gest. 7.12.1956 Münster. Studium in Freiburg, Leipzig, München, Berlin und Kiel. Promotion 1897 in Berlin. Arbeitete pathol.-anatom. unter R. Virchow, dann chirurg. unter E. v. Bergmann. 1908 Habilitation für Chirurgie in Breslau. 1923 o. Prof. der Chirurgie in Münster/Westf.

Coghill, George Ellett: geb. 17.3.1872 Beaucoup (Ill.), gest. 23.7.1941 Gainsville(Florida). Studium am Shortleff Coll. der Univ. New Mexico und an der Brown Univ. A. B. 1896. Fellow 1901/02. Ph. D. 1902 und im gleichen Jahr Gastassistent in Würzburg. 1899–1900 Assist. Prof. für Biologie New Mexico. 1902–06 Prof. für Anatomie, Embryologie und Histologie, Pacific (Oregon). 1907–13 Denison University Granville/Ohio. 1918–25 Prof. und Head Dept. Seit 1925 Prof. am Wistar Institute of Anatomy and Biology, Philadelphia. 1928 Lecturer an der Univ. of London. Manager des J. Comparat. Neurology

Cohnheim, Julius: geb. 20.7.1839 Demmin, gest. 15.8.1884 Leipzig. 1856–60 Studium in Würzburg, Marburg, Greifswald und Berlin. Schüler von R. Virchow, unter dem er promoviert wird; nach Militärärztl. Tätigkeit (aus finanziellen Gründen) wieder zu Virchow als Assistent. 1867 a.o. Prof., 1868 Prof. für Pathologie in Kiel, 1872 o. Prof. in Breslau, 1878–84 in Leipzig.

Comolli, Antonio: geb. 12.8.1897 Como. 1931 Professor der Chirurgie an der Universität Florenz, 1934 Ordinarius.

Comparetti, Andrea C.: geb. 1746 Vicinale/Friaul, gest. 22.12.1801 Padua. Unter Morgagni in Padua studierend. Dort Promotion und Niederlassung in Venedig. 1784 Berufung nach Padua, wo er vergleichend-anatomisch wie Scarpa über das Gehörorgan arbeitete.

Conrad, Klaus: geb. 19.6.1905 in Reichenberg/Sudetenland, gest. 5.5.1961 Göttingen. 1923–29 Studium in Wien (Wagner v. Jauregg, O. Pötzl), Leipzig und London (H. Head und H. Jackson). Assistent bei O. Pötzl, dann an der Magdeburger Nervenklinik. 1933 Gastassistent an der Salpêtrière. 1934 zu E. Rüdin an die Deutsche Forschungsanstalt für Psychiatrie. Dort genealogische Untersuchungen zur Epilepsie an Zwillingspaaren. 1938 Oberarzt von Kretschmer in Marburg. 1948 Ruf an die saarländische Univ. in Homburg. Seit 1958 Direktor der Univ. Nervenklinik Göttingen.

Conti, Leonardo: geb. 24.8.1900 Lugano, gest. 6.10.1945 (Suizid in Haft) Nürnberg. 1918 Begründer des „antisemitischen Kampfbundes für Deutsche Kultur". 1920 Kapp-Putsch-Teilnehmer. Seit 1923 NS-Parteigenosse. 1927 prakt. Arzt in Berlin und Führer der NS-Ärzteorganisation im Gau Berlin. 1933 Staatsrat. 1939 Reichsgesundheitsführer. 1944 SS-Obergruppenführer.

Copeland, Royal Sammet: geb. 7.11.1868 Dexter/Mich. M. D. 1889 an der Univ. of Michigan. Studienaufenthalte in Europa, auch in Deutschland. 1895 Prof. der Ophthalmologie an der Univ. of Michigan.

Cori, Carl Isidor: geb. 24.2.1865 Brüx (Böhmen), gest. 31.8.1954 Wien. Studium der Medizin und der Naturwissenschaften a1895–1900 an der Deutschen Univ. Prag. Seit 1887 Assistent des Zoologen B. Hatschek. 1889 Promotion in Leipzig zum Dr. phil., 1891 zum Dr. med. in Prag. Dort 1892 Habilitation für Zoologie und vergleichende Anatomie. Seit 1898 a.o. Prof. und bis 1918 Leiter der Zoolog. Station Triest. 1908 o. Prof., 1919–1935 wieder an der Deutschen Univ. Prag. 1910 bei G. Retzius in Stockholm.

Cornelius, Hans: geb. 27.9.1863 München, gest. 23.8.1947 München. Studium der Mathematik, Chemie und Physik in Leipzig und München. Assistent bei a. v. Bayer am Chem. Institut. Wandte sich dann der Philosophie zu und habilitierte sich hierfür 1894. Seit 1903 als Priv. Dozent, später als a.o. Prof. in München. 1910 o. Prof. der Philosophie an der Akademie für Sozialwiss. Frankfurt/M.

Cornil, André Victor: geb. 17.6.1937 in Paris, gest. 1908. Studium der Medizin in Paris ab 1855. Promotion 1864; 1869 Prof. agrégé; 1882 o. Prof.

Corning, Hanson Kelly: geb. 19.11.1861 New York, gest. 1951. Studium in Leipzig und Heidelberg. Assistent der Anatomie in Berlin und Leipzig. 1913 o. Prof. der Anatomie in Basel. 1911 Lehrbuch der topographischen Anatomie.

Cornwall: Identität unklar. Keine Angaben gefunden.

Creutz, Walter: geb. 28.6.1898 Osterfeld bei Recklinghausen, gest. 5.9.1971 Neuss (Rheinland). Medizinstudium in München und Bonn. 1923 Promotion. Assistent am Kathol. Marienhospital Duisburg-Hochfeld. 1925 Volonärassistent Bedburg-Hau und ab 1927 Düsseldorf-Grafenberg. Dort 1928 Oberarzt. 1930 Gastassistent bei O. Förster in Breslau. 1935 Habilitation für Psychiatrie und Neurologie unter F. Sioli in Düsseldorf. In gleichen Jahr Psychiatriereferent und Landesarzt. 1940 apl. Professor. 1951–1967 Chefarzt des Alexianer-Krankenhauses für Nerven- u. Gemütsleiden Neuß.

Creutzfeldt Hans Gerhard: geb. 2.6.1885 Harburg, gest. 30.12.1964 München. Studium Jena, Rostock, Kiel; Staatsexamen Kiel 1908. 2 Jahre Schiffsarzt in Südostasien und Südsee. 1912 Assistent Psychiatr. Kl. Breslau; 1919–20 Neuropathologie an der Deutschen Forschungsanstalt für Psychiatrie in München (Spielmeyer); 1924 zu Siemerling nach Kiel, dort Habil. für Psychiatrie und Neurologie. 1924 nach Berlin zu Bonhoeffer. 1925 a.o. Prof.; 1938 o. Prof. Kiel bis Emeritierung 1953. Anschließend Gast an der Münchner Forschungsanstalt (W. Scholz). Arbeitete über atypische Riesen-Gliazellen, Bronzekrankheit, Lepra und diff. Sklerose (Jakob-Creutzfeldtsche Krankheit).

Creutzfeldt, Otto Detlev: geb. 1.4.1927 Berlin, gest. Jan. 1992 in Göttingen. Studierte zunächst Philosophie, Germanistik, Geschichte und Theologie, dann Medizin. Promotion in Freiburg 1953 unter R. Jung. Bei diesem 1954–58 Assistent., anschließend zwei Jahre in der Psychiatr. Klinik Bern-Waldau. 1962 Habilitation für Neurophysiologie in München. 1960–61 Research Assist. an der UCLA Med. School Los Angeles. 1962 Leiter der Abt. experim. Neurophysiologie an der Deutschen Forschungsanstalt für Psychiatrie in München, anschliessend 1972 als Leiter der Abt. Neurobiologie am MPI für biophysikal. Chemie in Göttingen.

Crosby, Elizabeth Caroline: geb. 25.10.1888 Petersburg/Mich. Arbeitete neuroanatomisch zunächst in Chicago, 1926 in London und am Hirnforschungsinstitut Amsterdam. Prof. an der Univ. of Michigan Med. School bis zur Emeritierung 1960.

Cunningham, Daniel John: geb. 15.4.1850 in Crieff (Schottland), gest. 23.6.1909 in Edinburgh. Studium und 1876 Promotion in Edinburgh. Anatom. Ausbildung bei Turner. Lektor für Physiologie am Royal Veterinary College, 1882 Prof. der Anatomie am Royal Coll. of Surgeons in Dublin.; 1883 Ruf an das Trinity College und 1903 Nachfolger Turners in Edinburgh. Neuroanatomische Arbeiten.

Curschmann, Hans: geb. 14.8.1875 Berlin, gest. 10.3.1950 Rostock. Med. Studium in Freiburg, Leipzig und München. Promotion 1900.1900–07 Assistent am Pathol. Institut und an den medizin. Kliniken Heidelberg, Berlin und Tübingen. 1906 Habilitation in Tübingen. 1907–1916 Leitender Arzt der Inn. Abt. Mannheim, 1917 a.o. Prof. in Rostock, wo er 1921 den Lehrstuhl für Inn. Med. übernahm.

Curtius, Friedrich: geb. 2.10.1896 Thann/Elsaß, gest. 1975. 1930 in Bonn Habilitation für inn. Med., arbeitete auf dem Grenzgebiet der inn. Med., der Neurologie und der Humangenetik. 1935 apl. Prof. in Berlin, Chefarzt der Med. Klinik des Städt. Krankenhauses Lübeck-Ost.

Cushing, Harvey Williams: geb. 8.4.1869 in Cleveland, gest. 7.10.1939 Boston. Studium an der Yale und der Harvard Univ. Boston. Promotion 1895. Ab 1897 an der Johns Hopkins Univ. Baltimore bei dem Chirurgen Halsted. 1901 Studienaufenthalte bei Horsley und in Bern bei Kocher mit Verbindungen zu dem Physiologen Kronecker. Seit 1901 Prof. an der Johns Hopkins Univ. und 1904–1934 an der Yale University. Hier 1933 Sterling Professor. 1932 Erscheinen des grundlegenden neurochirurgischen Werkes über die intrakraniellen Tumoren.

Cuvier, Baron Georg Leopold Christian Friedrich Dagobert: geb. 23.8.1769 Mömpelgard, gest. 23.5.1832. Studium an der Hohen Carlsschule Stuttgart. Vergleichend-zoologische und anatomische Beobachtungen schon als Hauslehrer an der Kanalküste der Normandie. Gefördert durch Geoffry de Saint-Hilaire. Dieser vermittelte ihm eine Stelle als Lehrer für Naturgeschichte an der Zentralschule Paris. Dann Prof. für vergleichende Anatomie. 1795 in die Akademie berufen. 1831 zum Baron erhoben. Arbeiten zur Klassifikation des Tierreiches in Articulata (Gliedertiere), Radiata (Hohltiere), Vertebrata (Wirbeltiere) und Mollusca (Weichtiere).

Cyon, Elias de: geb. 13.3.1842 in Panevezis-Telsch (Litauen), gest. 23.10.1912 in Paris. Studium in Warschau, 1859–62 in Kiew (Pirogov) und 1862–64 in Berlin. Dort 1864 Promotion, gewidmet R. Virchow. Erneute Promotion auf russisch in St. Petersburg 1865. 1866–68 wie der mit ihm befreundete und sich als Schüler de Cyons empfindende Pavlov Assistent des Leipziger Physiologen Carl Ludwig. 1868 Dozent für Anatomie und Physiologie in St. Petersburg, 1870 als a.o. Professor. 1872 trotz starker Widerstände wegen der jüdischen Herkunft Berufung auf den Physiologie-Lehrstuhl in St. Petersburg. Dort Boykott durch die Studenten, darunter W. Bechterew. 1875 Entlassung. Übersiedlung nach Paris.

Czerny, Vincenz v.: geb. 19.11.1842 in Trautenau, gest. 3.10.1916 in Heidelberg. Studium in Wien (Billroth, Oppolzer); 1866 Promotion; 1871 Berufung als Chirurg nach Freiburg, 1877 nach Heidelberg. 1906 Emeritierung und Gründung des Krebsforschungsinstitutes.

Dana, Charles Loomis: geb. 25.3.1852 in Woodstock/Vermont, gest. 1935. Studium am Nation. Med. Coll. mit Promotion 1876, an der Columbia Univ. 1877.1880–88 Prof. der Physiologie am Woman's Med. Coll., 1886–98 Prof. der Psychiatrie und Nervenkrankheiten an der Post Graduate School in New York. Seit 1902 Prof. der Neurologie am Cornell Univ. Med. School New York. Arbeiten über den hereditären Tremor.

Darkschewitsch, Liverij O.: 1858–1925. 1892 Prof. der Neuropathologie der Universität von Kasan, seit 1917 an der 1. Moskauer Universität. Gemeinsame Arbeit mit S. Freud „Ueber die Beziehung des Strickkörpers zum Hinterstrang und Hinterstrangkern…“ (Neurol. Centralbl. Heft 6, 1886).

Darmstaedter, Ludwig: geb. 9.8.1846 Mannheim, gest. 18.10.1927 Berlin. Chemiestudium in Heidelberg bei Bunsen und Erlenmeyer ab 1865. 1868 Dr. phil. Assistent von Kolbe in Leipzig, von Wichelhaus in Berlin. Arbeitete u. a. über Wollfette. Sammelte Handschriften berühmter Naturwissenschaftler (gestiftet der Staatsbibliothek Berlin–Preuß. Kulturbesitz)

Darwin, Charles: geb. 12.2.1809 in Shrewsbury, gest. 19.4.1882 in Down. Studien der Medizin und Theologie in Edinburgh und Cambridge. 1831–36 Expedition nach Südamerika und den Pazifik mit Kapitän Fitzroy. Entwickelte ab 1838 seine Evolutionstheorie gegen die Cuviersche Katastrophentheorie auf Grund geologischer und ornithologischer Beobachtungen. Hauptwerk 1959: „On the Origin of Species by Means of Natural Selection“.

De Brun: Schickt 1949 Zeitschriften aus den USA an Spatz. Keine näheren Angaben gefunden.

De Crinis, Max: geb. 29.5.1889 Ehrenhausen(Steiermark), gest. 30.4.1945 (Suizid). Studium in Graz und Innsbruck. 1912 Promotion in Graz. Ab 1913 Assistent an der Grazer Nervenklinik (F. Hartmann). 1920 Habilitation. 1924 a.o. Prof. in Graz. 1934 Berufung als o. Prof. nach Köln. 1938 nach Berlin berufen (Nachfolge Bonhoeffer). Hoher SS-Offiziersrang. Maßgebend für die Besetzungspolitik während der NS-Zeit als Hochschulreferent im Reichsministerium seit 1940.

Degenhardt, Karl Heinz: geb. 12.9.1920 Mönchengladbach. Studium Bonn, München und Innsbruck. 1950 Wiss. Assistent am Max-Planck-Institut in Berlin-Dahlem. 1957 Habilitation für Humangenetik in Bonn und Facharzt für Kinderheilkunde. 1960 Gastprofessur in Bar Harbour-Maine. 1961 apl., Prof., 1962 o. Prof. für Humangenetik in Frankfurt/M.

Degkwitz, Rudolf: geb. 19.1.1889 Ronneberg (Thüringen), gest. 21.5.1973 Emmendingen. 1912–16 Studium Lausanne, München. Hier Promotion 1917. Mitglied im Freikorps v. Epp und früher Kontakt zu R. Hess und Hitler. Ab 1919 Assistentenzeit in Mediz. Poliklinik und Kinderklinik (Pfaundler) München. 1923 Teilnahme am Marsch auf die Feldherrnhalle. Frühe Abwendung von Hitler. 1924 Habilitation für Kinderheilkunde. 1925 o. Prof. der Kinderheilkunde in Greifswald, 1932 in Hamburg. 1933 für $^1/_2$ J. vom Dienst suspendiert wegen kritischer Äußerungen zur NS-Politik. 1943 denunziert und vor den Volksgerichtshof gestellt. Urteil: 7 Jahre Zuchthaus. 1945 wieder in sein Amt eingesetzt. 1948 wegen politischer Differenzen Aufgabe der Position und Auswanderung in die USA, wo er bis 1973 bei dem Pharmakonzern Merck, Sharp und Dome arbeitete. 1973 Rückkehr wegen schwerer Erkrankung.

Deiters, Otto Friedrich Karl: geb. 15.11.1834 Bonn, gest. dort 5.12.1863. Promotion in Bonn. 1857 Militärdienstzeit in Berlin bei glöeichzeitiger Arbeit am Pathologischen Institut der Charité unter R. Virchow. 1858 Habilitation in Bonn. Führte grundsätzliche Untersuchungen über die Fortsätze der Nervenzellen (Axon, Dendrit) und über Astrozyten durch. Der von ihm beschriebene laterale Vestibulariskern ist nach ihm benannt.

Dejerine, Joseph Jules: geb. 3.8.1849 Genf, gest. 26.2.1917 Paris. Unter Vulpian und Hardy Studium in Paris. 1872 Externe, 1874 Interne des Hôpitaux. Promotion 1879.1882 Médecin des Hôpitaux. 1886 Agrégé, 1887 als Neurologe an der Bicêtre. Seit 1895 an der Salpêtrière. 1901 Prof. der Geschichte der Medizin, später der internen Pathologie und Neurologie. Zahlreiche Arbeiten zur klin. Neurologie und zur Neuropathologie, z. T. gemeinsam mit seiner Frau, der in San Francisco geborenen Auguste Dejerine-Klumpke.

De Jong, Dirk Aart: geb. 29.4.1869 Waddinxveen, gest. 30.5.1925. Studium der Medizin und Veterinärmedizin. Promotion 1899 in Gießen. 1908 a.o. Professor für vergleichende Anatomie in Leiden, 1910 Professor am Staatl. Veterinär College Utrecht.

Delbrück, Hans: geb. 11.11.1848 Bergen/Rügen, gest. 14.7.1929 Berlin. Historiker und 1882–85 Mitglied des preuß. Abgeordnetenhauses, 1884–90 des deutschen Reichstages. Setzte sich während des ersten Weltkrieges für einen Verständigungsfrieden ein und wandte sich nach 1919 gegen die Dolchstoßlegende.

Delbrück, Anton: geb. 23.1.1862 Halle. Studium in Halle und München. Approbation 1886, Promotion 1888 in Leipzig. Psychiatrische Ausbildung in den Anstalten Altscherbitz und Hamburg-Friedrichsberg sowie dem Züricher Burghölzli. 1891 Habilitation für Psychiatrie und Neurologie in Zürich. 1898 Direktor der Nervenanstalt Bremen.

De Martel, Thierry: 1876–1940 (Suizid beim Einmarsch der deutschen Truppen nach Paris). Französischer Neurochirurg, der eng mit Lovis Vincent (1879–1947) zusammenarbeitete

Demme, Hans: geb. 12.2.1900 Alt Kalzinen, gest. 18.2.1964 Hamburg. Oberarzt der Neurologischen Univ. Klinik unter H. Pette.

Deussen, Julius: geb. 25.6.1906 Leipzig, gest. 1975. Assistent an der Freiburger Nervenklinik (K. Beringer) und an der Anstalt Haina. 1939 an der Deutschen Forschungsanstalt für Psychiatrie in München. 1943 Mitarbeiter von C. Schneider in Heidelberg. Nach 1945 Psychiater bei der Bundeswehr.

Deussen, Paul: geb. 7.1.1845 Oberdreis/Neuwied, gest. 6.7.1919 Kiel. Philosoph. 1873–74 Priv. Doz. in Genf, 1875–79 in Aachen, ab 1881 in Berlin, 1889 als o. Prof. in Kiel. Schopenhauer-Herausgeber.

Deuticke, Hans Joachim: geb. 8.3.1898 Arendsee/Altmark, gest. 17.12.1876 Göttingen. Prof. für physiolog. Chemie in Göttingen.

Dexler, Hermann: geb. 10.5.1866 in Baden bei Wien, gest. 11.5.1931 in Prag. Tiermedizin. Studium in Wien mit Diplom 1894. Assistent an der tierärztl. Hochschule in Wien 1896–98.1898 Habilitation für Histologie. 1898 a.o. Prof., 1920 o. Prof. für Tierseuchenlehre an der deutschen Universität Prag. Spezialgebiet Krankheiten des Nervensystems der Tiere.

Diepen, Rudolf: geb. 5.6.1912, Holländer. Nervenärztl. Ausbildung in den Niederlanden. 1943 Betreuer holländischer Kriegsgefangener in Deutschland und dabei Mitarbeiter von Hugo Spatz. Erarbeitete Handbuchbeiträge über die Neuroanatomie der Hypothalamusregion.

Dillin: Arbeitete laut Tilly Edinger über das Seelenleben der Delphine.

Dilthey, Wilhelm: geb. 19.11.1833 Biebrich, gest. 1.10.1911 Seis am Schlern. Prof. der Philosophie in Basel, Kiel und Breslau, seit 1882 in Berlin.

Döblin, Alfred: geb. 10.8.1878 Stettin, gest. 26.6.1957 Emmendingen. Nervenarzt und Schriftsteller in Berlin. Studium 1900–05 in Berlin und Freiburg. Promovierte 1905 in Freiburg/Br über „Gedächtnisstörungen bei der Korsakoffschen Psychose" bei Hoche. 1933 emigriert. 1945 als französ. Kultur-Offizier nach Baden-Baden zurückgekehrt, jedoch bald erkrankt.

Dogiel, Alexander S.: geb. 1.5.1852 Ponewjesh/Kowno,gest. 19.11.1922 in St. Petersburg (Leningrad). Studium und 1883 Promotion in Kasan. Habilitation 1885 dort für Embryologie. 1888 o. Prof. in Tomsk, 895 in St. Petersburg. Hauptwerk 1908: „Der Bau der Spinalganglien des Menschen und der Säugetiere".

Dohrn, Anton: geb. 29.12.1840 in Stettin, gest. 26.9.1909 in München. Studium der Medizin und Zoologie in Königsberg, Bonn, Berlin und Breslau. Promotion 1865. 1868 Habilitation bei E. Haeckel in Jena. 1972/73 Gründung seiner Zoologischen Station Neapel. Schwerpunkt Meeresbiologie und vergleichende Anatomie der Meerestiere des Mittelmeeres. Die Station war ein internationales Forschungszentrum.

Doinikow, Boris: geb. 12.12.1879 St. Petersburg. Med. Studium in Berlin 1906. Am Vogtschen Neurobiol. Laboratorium 1907/08. Anschließend 1908 bei Kraepelin in München.

Donaggio, Arturo: geb. 1868 Falconara, gest. 1942 Bologna. Prof. der Anatomie in Cagliari, Turin und Modena.

Donaldson, Henry Herbert: geb. 12.5.1857 Yonkers. 1879 graduiert an der Yale-Univ.,Ausbildung an der Sheffield Scientific School und 1881 am Coll. for Physicians and Surgeons New York. 1881–83 Fellow an der Johns Hopkins Univ., 1885 Ph. D. Instructor in Biologie 1883–84, Assist. Prof. für Psychologie, 1889–92 für Neurologie an der Clark Univ. Worcester. 1892 Prof. für Neurologie in Chicago. 1892–96 Dean der Ogden School of Science Univ. Chicago. Dann Prof. am Wistar Institute of Anatomy and Physiology, Philadelphia.

Donders, Frans Cornelis: geb. 27.5.1818 in Tilburg (Nordbrabant), gest. 24.3.1889 in Utrecht. Dort 1835–40 Medizinstudium. Dann Militärarzt und Lehrer an der militärärztl. Reichsschule in Utrecht. 1848 a.o. Prof. an der Utrechter Universität. Neuroanatom und -physiologe mit Arbeiten über Wärmeregulation, über Reaktionszeiten und über die Funktionen des Auges. Seit 1852 o. Prof. der Physiologie in Utrecht.

Draganesco: Stand in Verbindung mit Hallervorden am KWI für Hirnforschung in Berlin-Buch.

Driesch, Hans Adolf Eduard: geb. 28.10.1867 in Bad Kreuznach, gest. 20.6.1940 Leipzig. Zunächst Zoologe (Schüler von E. Haeckel); arbeitete 1891–1900 an der Zoologischen Station Neapel bei A. Dohrn. 1907–08 Gifford Lecturer in Aberdeen. 1909 Habilitation für Naturphilosophie in Heidelberg. 1911 a.o. Prof. der Philosophie in Köln, 1920 o. Prof., ab 1921 in Leipzig. Lehre des Vitalismus.

Drigalski, Wilhelm v.: geb. 21.6.1871 Dresden, gest. 12.5.1950 Wiesbaden. Medizinstudium an der Friedrich-Wilhelm-Akademie Berlin mit anschließenden Dienst als Sanitätsoffizier 1895–1907, zunächst an der Charité, dann in einem Berliner Regiment. 1901 Assistent am Inst. für Infektionskrankheiten und 1902–04 Mitarbeiter von Robert Koch (Typhusbekämpfung). 1905 Prof. Titel, 1906 Habilitation für Hygiene. An der TH Hannover. 1907 Stadtarzt von Halle, 1908 Priv. Doz. in Halle, 1914 o. Prof. für Hygiene. 1925 Stadtmedizinalrat und Leiter des öffentl. Gesundheitswesens der

Stadt Berlin. 1942 Übersiedlung nach Wiesbaden. Nach 1945 Ministerialrat für Gesundheitswesen im Hessischen Innenministerium.

Du Bois-Reymond, Emil: geb. 7.11.1818 in Berlin, dort gest. 26.12.1896. Schüler von Johannes Müller in Berlin. 1855 a.o. Prof.; 1858 o. Prof. der Physiologie in Berlin; arbeitete über Nerven- und Muskelphysiologie.

Duchenne, Guillaume Benjamin Amand: geb. 17.9.1806 in Boulogne, gest. 1875 Medizinstudium in Paris. Anschliessend 5 Jahre lang als praktischer Arzt in Boulogne tätig, dann ebenfalls als neurologisch und psychiatrisch orientierter niedergelassener Arzt in Paris. Obwohl kein Univ. Professor und kein festangestellter Klinikleiter enge Kontakte mit Charcot und Trousseau sowie mit Aran (Beschreibung einer progressiven Muskelatrophie). Duchenne war ein glänzender Beobachter und Diagnostiker mit Schwerpunkt in der Entwicklung der Elektrodiagnostik und -therapie (Faradisierung) an Muskeln und peripheren Nerven. Er führte die Muskelstanze zur bioptischen Untersuchung ein, beschrieb u.a. die Vorderhornerkrankung bei der Poliomyelitis und die tabetische Ataxie.

***Duclos, P:** Beschrieb mit J. Lhermitte 1920 eine eigenartige Fehlbildung desKleinhirns im Sinne eines Hamartoms. Keine näheren Angaben gefunden.

Eycleshymer, Albert Chauvney: geb. 16.6.1867 Cambridge, NY, gest. 1925. Biologiestudium an den Univ. v. Michigan und Chicago. Ph. D. 1894 Chicago. 1895–96 Gastassistent in Cambridge, England, und Deutschland. Assoc. Prof. der Anatomie 1895–97, Instructor 1897–1902 in Chicago. 1903–13 Prof. der Embryologe u. Director des Dept. of Anatomy der St. Louis Univ., dann der Univ. of Illinois.

Eberhardt, Hans Achim: Approbation 1920. Nervenarzt und Kreisarzt in Wanzleben.

Ebbinghaus, Hermann: geb. 24.1.1850 Barmen, gest. 26.2.1909 Halle. 1867–70 Studium der Geschichte und Philologie in Bonn, Halle und Berlin. 1873 Promotion in Bonn. Stark beeinflusst von Fechner. 1880 Habilitation für Philosophie in Berlin, 1886 a.o. Prof., 1894 Ruf als o. Prof. nach Breslau, 1905 nach Halle.

Eberth, Karl Joseph: geb. 21.9.1835 in Würzburg, gest. 2.12.1926 Berlin. Studium in Würzburg (Koelliker, Virchow, Leydig). Promotion 1859.1865 Prof. der Pathologie in Zürich, dort 1874–1881 a.o. Prof., seit 1881 in Halle. Seit 1895 Direktor des Pathol. Institutes Halle und o. Prof. Zu seinen Schülern gehörte W. Spielmeyer.

Eccles, Sir John Carew.: geb. 21.1.1903 in Melborne/Australien, gest. 2.5.1997 Locarno. Studium in Australien. 1925 Rhodes-Stipendiat in Oxford bei Sherrington. 1929 Dr. phil.; Lecturer am Exeter und am Magdalene College. 1937 wieder nach Australien als Direktor des Kanematsu Institutes Sidney. 1944 o. Prof. am Physiolog. Institut Univ. Ontago, Neuseeland. Dort Bekanntnschaft mit Karl Popper. 1952–66 o. Prof. in Canberra (erste intrazelluläre Nervenzell-Ableitungen). 1966 nach Chicago; von 1968–75 Prof. an der State Univ. von New York in Buffalo. (1958) geadelt. 1963 Nobelpreis.

Ecker, Alexander: geb. 10.7.1816 Freiburg, gest. 20.5.1887 Freiburg/Br. Studium unter F. S. Leuckart, Buchegger, Baumgärtner in Freiburg, dann unter Tiedemann in Heidelberg. Promotion 1837. Habilitation 1839.1841 Prosektor in Heidelberg, 1844 o. Prof. der Anatomie und Physiologie in Basel, ab 1850 in Freiburg. Dort befindet sich die von ihm geschaffene Schädelsammlung. Er arbeitete u.a. über die Hirnwindungen des Menschen.

Economo, Constantin v.: geb. 20.8.1876 Braila/Rumänien, gest. 21.10.1931 Wien. Schule Triest, Studium Wien. 1901 Promotion. Arbeitete unter Schaffer, Obersteiner, Exner. Studienaufenthalte in Paris, Nancy, Straßburg (Bethe), München (Kraepelin, Alzheimer). 1906 zu Wagner v. Jauregg nach Wien. Dort Zusammenarbeit mit Koskinas über Zytoarchitektonik, mit Karplus über Pedunculi. Schuf Begriff der „progressiven Cerebration". Hobby-Flieger und Luftschiffer.

Edgar, G. W. F.: Holländischer Neurochemiker. Wesentliche Arbeiten zwischen 1952 und 1957.

Edinger, Ludwig: geb. 13.4.1855 Worms, gest. 26.1.1918 Frankfurt/M. Studium Heidelberg (Fr. Arnold, Gegenbaur, W. Wundt), Straßburg (v. Recklinghausen, Hoppe-Seyler, Leyden, Waldeyer, Kussmaul); Promotion 1876 (Schleimhaut des Fischdarmes); Assistent in Straßburg 1877–79 (Kussmaul), in Giessen bis 1882; Habilitation in Giessen 1881. Reise zu Gowers nach England und Besuch bei C. Wernicke (Breslau) und C. Westphal (Berlin). Niederlassung als Nervenarzt 1883 in Frankfurt/M.; Reise zu Charcot nach Paris, zu Cohnheim, Flechsig, Kraepelin, Möbius nach Leipzig. Nach 1885 Zusammenarbeit mit Weigert in Frankfurt. Entwickelte hier Celloidineinbettung und Großflächen-Makrotom. Arbeitete über Entwicklungsgeschichte und vergleichende Anatomie des Nervensystems. 1885 1. Auflage der „Vorlesungen über den Bau des Nervensystems"; 1896 Professor; 1907 eigenes Institut; 1914 mit Univ. Gründung persönl. Ordinarius für Neurologie. Zahlreiche Schüler, u.a. Goldstein, Ariens Kappers, A. Wallenberg.

Edinger, Tilly: geb. 13.11.1897 Frankfurt/M, gest. 27.5.1967 Cambridge/Mass. Tochter von Ludwig E., Palaeontologin und vergleichende Neuroanatomin am Frankfurter Institut. Geb. 13.11.1897 Frankfurt/M. Studium in Heidelberg, München 1916–1918. Dr. phil. (geol.) 1921 in Frankfurt. 1921–27 Assistentin am geolog. Und palaeontolog. Institut Frankfurt. 1927–38 Kustodin am Senckenberg. Institut. Nach der Emigration nach England 1939–40 und in die USA seit 1940–64 Prof. für Palaeoneurologie am Museum of Comparative Zoology at Harvard College, Cambridge/Mass.

Edison, Thomas Alva: geb. 11.2.1847 Milan (Or), gest. 18.10.1931 West Orange (NY). Elektrotechniker, der die Glühlampe, das Kohlekörnermikrophon, den Phonographen (Grammophon) u. a. entwickelte.

Ehlers, Ernst Heinrich: geb. 11.11.1835 Lüneburg, gest. 31.12.1925 Göttingen. Medizinstudium in Göttingen ab 1857.1863 Habilitation für Anatomie und Zoologie. 1861–69 Prosektor unter J. Henle. 1869 o. Prof. für Zoologie und vergleich. Anatomie in Erlangen, 1874 in Göttingen. 1897 Gründungsmitglied der Deutschen Zoolog. Gesellschaft.

Ehrenberg, Christian Gottfried: geb. 19.4.1795 in Delitzsch, gest. 27.6.1876 in Berlin. Zoologiestudium in Leipzig seit 1815, dann Medizinstudium dort und in Berlin. Sechsjährige Forschungsreise durch Ägypten und andere Länder mit Hilfe der Preuß. Akademie der Wissenschaften. 1826 a.o. Prof., 1829 gemeinsam mit Alexander v. Humboldt Expedition nach Sibirien. 1839 o. Prof. für Geschichte der Heilkunde in Berlin. 1833 Erstbeschreibung der mikroskopischen Nervenzelldarstellung.

Ehrlich, Paul: geb. 14.3.1854 in Strehlen/Schlesien, gest. 20.8.1915 in Frankfurt. Vetter von Carl Weigert. Studium der Medizin in Straßburg (Waldeyer, Heidenhain, Cohnheim) mit frühen Anregungen zur Bedeutung von chem. Farbverbindungen. 1876 Darstellung der Mastzell-Granula. Staatsexamen 1877 in Breslau, Promotion in Leipzig. Internistische Ausbildung bei Frerichs an der Charité. Er entwickelte die Methylenblaufärbung und später die Grundlagen der Immunologie und Chemotherapie mit dem großen Erfolge der Salvarsantherapie der Syphilis. 1887 Habilitation. 1899 wurde für ihn ein Institut für experimentelle Therapie in Frankfurt/M geschaffen. 1908 Nobelpreis.

Eicke, Werner-Joachim: geb. 18.6.1911, gest. 19.11.1988 Marburg. Studium Berlin, Wien. 1937 Promotion. 1944 Habilitation Berlin unter J. Hallervorden. 1937–1945 KWI für Hirnforschung bzw. Prosektur der Brandenburgischen Anstalten unter Hallervorden. 1947–1950 Assistent an Univ. Nervenklinik Würzburg; 1950–1955 Oberarzt Univ. Nervenkl. Frankfurt/M; 1955 apl. Prof.; 1955–1974 Direktor der Anstalt Marburg/L.

Eimer, Gustav Heinrich Theodor: geb. 22.4.1843 Stäfa/Zürich, gest. 29.5.1898 Tübingen. Studium in Tübingen, Freiburg, Heidelberg und Berlin (Leydig, Virchow). 1867 Promotion in Berlin zum Dr. med., 1870 in Würzburg zum Dr. phil. Seit 1875 als o. Prof. der Zoologie und vergleichenden Anatomie an der Univ. Tübingen.

Einarson, Larus: Anatom aus Aarhus (Dänemark), der mehrere Monographien über verschiedene Formen familiärer Entmarkungskrankheiten schrieb und erstmals von metachromatischen Leukodystrophien schrieb, ohne damit allerdings die später als Cerebrosid-Sulfatidose beschriebene Form zu meinen.

Einstein, Albert: geb. 14.3.1879 Ulm, gest. 18.4.1955 Princeton. Physikprofessor in Zürich und Prag. 1914–33 Leiter des KWI für Physik in Berlin, nach Emigration in Princeton. Nobelpreis 1905 und 1921.

Eisenlohr, Carl: geb. 18.4.1847 Pforzheim, gest. 18.11.1896 Funchal. Med. Studium in Freiburg, Würzburg und Jena. 1873 Promotion in Heidelberg. Studienreise nach Wien. Assistent unter N. Friedreich in Heidelberg 1874. Dort durch den damaligen Oberarzt W. Erb an Neurologie herangeführt. 1875 Assistent am Alten Allgem. Krankenhaus Hamburg (Goldschmidt). 1878 prakt. Arzt in Hamburg, ab 1887–96 Chef der neuen neurologischen Abt. in Hamburg-Eppendorf. Sein Schüler war M. Nonne.

Embden, Heinrich Georg: geb. 1870, gest. 1941 in Paraguay. 1893 Promotion. Assistent bei Eisenlohr und Fraenkel in Hamburg zur neurologischen Weiterbildung. Niederlassung als Nervenarzt in Hamburg bis er 1923 die Nervenabteilung des Krankenhauses Hamburg-Barmbeck übernahm (Nachfolge Luce). 1934 Emigration nach Brasilien, wo er in Sao Paolo als Nervenarzt wirkte.

Emminghaus, Hermann: 20.5.1845 in Weimar, gest. 17.2.1904 Freiburg/Br. Studium in Göttingen, Jena, Leipzig. Dort 1863 Mitarbeiter des Physiologen C. Ludwig. 1869 Promotion. 1870–72 Assistent des Jenenser Internisten C. Gerhard; 1873 Habilitation für Psychiatrie in Würzburg. 1880 o. Prof. in Dorpat, ab 1886 in Freiburg. Schuf den Begriff der Psychopathologie.

Enderlen, Eugen: geb. 21.1.1863 in Salzburg, gest. 7.6.1940 in Heidelberg. Studium in München (Buchner, Bollinger), Greifswald, Marburg. Promotion 1888.1895 Habilitation für Chirurgie in Greifswald. Seit 1899 a.o. Prof. in Marburg. 1904–1908 o. Prof. in Basel, von da ab in Würzburg. Starke Interessen an normaler und pathol. Anatomie. 1918 Ruf nach Heidelberg.

Engelmann, Theodor Wilhelm: geb. 14.11.1843, gest. 20.5.1909 in Berlin. Studium in Jena, Leipzig, Heidelberg und Göttingen. 1867 in Leipzig promoviert. Assistent des Physiologen Donders in Utrecht. Dort 1871 o. Prof. für allgem. Biologie und Histologie, nach 1877 Übernahme des Lehrstuhles von Donders. 1897–1909 als Physiologe (Nachfolge Du Bois-Reymond) in Berlin.

Epstein, Nathan Isador: geb. 13.10.1901 Yanova (Rußland). Biochemiestudium an der Columbia Univ. mit Promotion 1928.1929–30 in Paris, 1930 in Berlin, 1930–31 Freiburg, 1931–32 Wien, Med. Dr. München 1934.1935–38 Paediater an der Tufts Col. Med. School. 1940–43 New York Hosp. Und Cornell Med. Center, 1946–52 Assoc. Clin. Prof. für Paediatrie.

Erb, Wilhelm: geb. 30.11.1840 in Winweiler/Pfalz, gest. 29.10.1921 Heidelberg. Studium in Heidelberg, Erlangen und München. Ab 1862 Ausbildung bei N. Friedreich in Heidelberg; dort 1864 Promotion und 1865 Habilitation; 1869 a.o. Prof., 1880 o. Prof. in Leipzig (neben Strümpell und Cohnheim).

1883 Berufung auf den Lehrstuhl für inn. Med. in Heidelberg (Nachfolge Friedreich). Beschrieb u. a. die nach ihm benannte Muskeldystrophie. Gründer der Gesellschaft Deutscher Nervenärzte und der Dtsch. Zschr. f. Nervenheilkunde. 1907 emeritiert.

Erbslöh, Friedrich: geb. 30.5.1918 Düsseldorf, gest. 21.10.1974 Giessen. Neuropathol. Ausbildung bei W. Scholz in München, neurologische bei Pette in Hamburg, internistische bei Bodechtel in Düsseldorf. Dort Habilitation. Mit Bodechtel als Oberarzt nach München. Berufung auf neu gegründete neurol. Univ. Klinik Giessen 1961. Arbeitete auf neurologisch-internistischem Grenzgebiet sowie über Myasthenie und andere Muskelkrankheiten; richtete erste neurol. Intensivstation ein.

Ercolani, Conte Giovanni Battista: geb. 27.12.1817 Bologna, dort gest. 16.11.1883. Studium der Naturwissenschaften in Bologna. Promotion dort 1840. Prosektor an der Lehrkanzel für vergleichende Anatomie bis 1948. Verwickelt in die Unruhen um die Vatikan-Herrschaft und als Liberaler an der italienischen Verfassungsgebung in Rom beteiligt, musste er in die Bologneser Berge fliehen, 1851 in das Piemont. In Turin Prof. der Veterinärschule., 1859 deren Direktor. 1863 o. Prof. in Bologna.

Erdmann, Benno: geb. 30.5.1851 Guhrau bei Glogau (Schlesien), gest. 7.1.1921 Berlin. Buchhändlerlehre, dann Studium der Mathematik, Physik und Philosophie in Berlin und Heidelberg. 1876 Dozent für Philosophioe in Berlin. Professuren in Kiel, Breslau, Halle und Bonn sowie seit 1909 in Berlin. Herausgeber der Dilthey-Werke.

Ernst, Konrad: geb. 18.11.1903 Stuttgart, gest. 5.2.1997 Heilbronn. Assistent und Oberarzt von R. Gaupp an der Tübinger Nervenklinik. Dort 1938 Habilitation für Psychiatrie und Neurologie., 1943 apl. Prof. Während des 2. Weltkriegs beratender Psychiater des Heeres. Seit 1947 Direktor der Anstalt Weinsberg bis zur Pensionierung.

Ernst, Paul: geb. 26.4.1859 Zürich, gest. 18.12.1937 Heidelberg. Habilitation für Pathologie in Heidelberg 1888.1900 o. Prof. der Pathol. In Zürich., später in Heidelberg.

Erzberger, Matthias: geb. 20.9.1875 Buttenhausen, ermordet 26.8.1921 Bad Griesbach. Mitbegründer christl. Gewerkschaften 1899. Ab 1903 Reichstagsabgeordneter der Zentrums-Partei. Mitunterzeichner des Waffenstillstandsvertrages 1918. Reichsfinanzminister 1919–1920.

Esmarch, Johannes Friedrich August v.: geb. 9.1.1823 Tönning (Schleswig-Holstein), gest. 23.2.1908 Kiel. Studium in Göttingen und Kiel. Hier Promotion 1848. Chirurg. Ausbildung bei Langenbeck und Stromeyer. Leiter der Chirurg. Klinik seit 1854.1857 o. Prof. der Chirurgie in Kiel.

Ettisch, Georg: geb. 18.1.1890 Posen. 1935 Priv. Doz. der Physiologie an der Univ. Berlin, arbeitete am KWI für Physikal. Chemie über Kolloidchemie und Elektrophysiologie der Zelle. Emigration etwa 1936 über Portugal, wo er zunächst am Krebsforschungsinstitut Lissabon wirkte, in die USA nach Kansas City. Das weitere Schicksal konnte nicht ermittelt werden.

Ettlinger, Max Emil: geb. 31.1.1877 Frankfurt/M, gest. 12.10.1929 Ebenhausen. Studium der Philosophie in Heidelberg bei Kuno Fischer und in München bei Th. Lipps und G. v. Hertling. 1899 Promotion. 1903–07 wissenschaftl. Redakteur der Zeitschrift „Hochland". 1914 Habilitation in München. 1917 o. Prof. derPhilosophie in Münster. Mitbegründer des Deutschen Institutes für wissenschaftl. Päsagogik. 1927 „Leitfaden der Tierpsychologie".

Eulenburg, Albert: geb. 10.8.1840 Berlin, gest. 3.7.1917 Berlin. Med. Studium in Berlin, Bonn und Zürich. 1861 Promotion in Berlin. Nach Studienreise (Zürich) Assistent von v. Bardeleben an Chirurg. Univ. Klinik Greifswald. 1864 dort Habilitation. 1866 als Privatdozent nach Berlin zu W. Griesinger und dem Polikliniker J. Meyer. 1873–82 o. Prof. der Arzneimittellehre in Greifswald. Dann eigene Nervenpoliklinik in Berlin aufgebaut. Ernennung zum a.o. Professor. Herausgeber von Handbüchern und Fachzeitschriften.

Ewald, Gottfried: geb. 15.7.1888 in Leipzig, gest. 17.7.1963 in Göttingen. Studium in Erlangen und Heidelberg. 1912 Promotion beim Internisten A. Schittenhelm. Während des 1. Weltkrieges Amputation des linken Unterarmes. 1916 zu K. Kleist nach Rostock in die Psychiatrie, dann zu Bonhoeffer nach Berlin und anschließend zu Specht als Oberarzt der Erlanger Klinik. 1920 dort Habilitation, 1923 a.o. Prof.;1933 für ein Jahr als o. Prof. nach Greifswald, 1934 nach Göttingen. 1956 emeritiert. (1890)

Ewald, Karl Anton: geb. 30.10.1845 in Berlin, gest. 20.9.1915 Berlin. Studium in Heidelberg und Bonn. 1870 Promotion in Berlin., seit 1871 Assistent des Internisten Frerichs an der Charité. 1874 dort habilitiert. 1882 a.o. Prof. Chefarzt des Königin Augustakrankenhauses in Berlin.

Ewald, Richard Ernst: geb. 14.2.1855 in Berlin, gest. 22.7.1921 Konstanz. Jüngerer Bruder von Karl Anton E.; Studium in Heidelberg, Berlin, Leipzig und Straßburg. Dort 1880 Promotion und Assistent bei Fr. Goltz. 1883 Habilitation für Physiologhie. 1886 a.o. Prof., ab 1900 o. Prof. in Straßburg. Arbeiten mit E. Hitzig über den Schwindel.

Exner, R: Arbeitete am Naturhistorischen Museum Wien und veröffentlichte1960 eine Arbeit über „Das Gehirn bei Mensch und Tier". Keine Angaben zur Biographie gefunden.

Exner von Ewarten, Siegmund: geb. 5.4.1846 in Wien, gest. dort 5.4.1926. Studium in Wien und Heidelberg (Brücke, Helmholtz). 1870 Promotion. 1871 Assistent am Physiol. Inst. Wien. 1875 a.o. Prof. und 1891 Nachfolger von Brücke als Direktor. 1917 emeritiert. Zahlreiche Arbeiten zur Neurophysiologie.

Fajans, Kasimir: geb. 27.5.1887 Warschau, gest. 18.5.1975 Ann Arbor. Studium in Leipzig, Heidelberg, Zürich und Manchester. Arbeitete 1911–35 am Physik.-chem. Institut München, zuletzt als dessen Direktor. 1936 Emigration in die USA. Professor an der Univ. of Michigan, Ann Arbor. H. Spatz hörte bei ihm in München Vorlesungen über Kolloidchemie. Der Schwerpunkt der Arbeit von Fajans lag aber auf dem Gebiet der Isotopenforschung.

Faraday, Michael: geb. 22.9.1791 Newington Butts/London, gest. 25.8.1867 Hampton Court Green/London. Nach Buchbinderlehre Laboratoriumsgehilfe bei H. Davy. 1824 Mitglied der Royal Society und 1825 Nachfolger von Davy als Direktor des Laboratoriums der Royal Institution und Prof. für Physik und Chemie. Arbeitete über Elektrolyse, elektromagnetische Induktion und entwickelte den ersten Dynamo.

Feremutsch: Mitarbeiter von E. Grünthal in der Psychiatr. Univ. Klinik in der Anstalt Waldau/Bern, später am Anatomischen Institut der Univ. Bern.

Fernandez-Marcinowski, R: Vergleichender Anatom am Museum La Plata.

Ferraro, Armando: geb. 15.12.1896 in Port Said, gest. 5.8.1981 im Pembroke Pines Hosp., Florida. Studium in Neapel bis 1914. Im 1. Weltkrieg Militärarzt. 1922–23 Neurologieausbildung in Paris bei Pierre Marie gemeinsam mit L. van Bogaert und W. Freeman. Neuroanatom. Weiterbildung bei Corn. Winkler in Utrecht 1923–24. Dann in Italien bei Mingazzini und Buscaino. Nach kurzer Chefarzttätigkeit in Sassari/Sardinien arbeitete F. neuropathologisch bei Freeman in Washington und in New York City (Ira van Gieson, Ch. Dunlap). 1926 Leiter der Abt. Neuropathologie, 1938 Clin. Prof. der Psychiatrie an der Columbia Univ.

Ferrier, David: geb. 1843 bei Aberdeen, gest. 1928. Studium in Edinburgh, London und Heidelberg. Zunächst Assistent des prakt. Arztes F. E. Image in Bury St. Edmunds, wo er seine ersten neurophysiologischen Experimente begann. Auf Grund seiner preisgekrönten Dissertation 1863 über die Funktion der Corpora quadrigemina Lecturer für Physiologie am Middlesex Hosp. London und anschließend am Kings College. Hier wie auch ab 1873 am West Riding Lunatic Asylum in Wakefield unternahm er auch Versuche an Affen über die Lokalisation von Hirnfunktionen. Klin. Arbeit am West London Hospital und ab 1880 am National Hospital Queen Square.

Feulgen, Robert: geb. 2.9.1884 Essen-Werden, gest. 24.10.1955 Gießen. 1912 Promotion über Purinstoffwechsel. Assistent unter Steudel in Berlin am Physiol. Institut, ab 1919 in Gießen. 1923 a.o. Prof., seit 1927 o. Prof. für physiolog. Chemie. Führte die Färbemethode zur Darstellung von Nucleinsäure ein.

Fick, Rudolf: geb. 24.2.1866 Zürich als Sohn des Physiologen Adolf Fick, gest. 23.5.1939 Berlin. Med. Studium in Würzburg, Marburg, Zürich, Erlangen. Assistent am Anatom. Institut Würzburg unter Koelliker, 1891 dort Prosektor. Habilitation für Anatomie 1892 in Würzburg, 1893 apl. Prof. in Leipzig, 1905 o. Prof. an der Deutschen Univ. Prag, 1909 in Innsbruck, 1917 in Berlin (Nachfolge Waldeyer).

Fischel, Alfred: geb. 26.9.1868 Tschimelitz (Böhmen), gest. 12.1.1938 Wien. Als Student bereits unter Rabl am anatom. Inst. gearbeitet. 1898 Habilitation für Anatomie und Embryologie an der Deutschen Universität in Prag, 1903 a.o. Prof., 1910 Leitung der neuen Abteilung für experim. Morphologie. 1916 Ruf nach Wien, 1921 dort o. Prof.

Fischer, Emil: geb. 9.10.1852 Euskirchen, gest. 15.7.1919 Berlin. Chemiestudium in Bonn ab 1871 (Kekulé), dann in Straßburg. 1874 Promotion. 1875 zu v. Bayer nach München. Dort 1878 Habilitation. 1882 o. Prof. der Chemie in Erlangen, 1885 in Würzburg, 1892 in Berlin.

Fischer, Eugen: geb. 5.4.1874 Karlsruhe, gest. 9.7.1967 Freiburg/Br. Habilitation Freiburg 1900, 1905 dort a.o. Prof., 1912 Prosektor in Würzburg, 1918 o. Prof. in Freiburg, 1927 in Berlin. Direktor des KWI für Anthropologie, menschl. Erblehre und Eugenik in Berlin.

Fischer, Georg: geb. 6.2.1836 Hannover, gest. 2.4.1921 Hannover. Ab 1878 Leiter der Privatheilanstalt Maxbrunn in München-Haidhausen, später Heilanstalt Wilhelmsbad Stuttgart-Bad Cannstatt. 1889–90 Übernahme der Heilanstalt Konstanz. Arbeiten über Hirnverletzungen; Tabes, Paralyse und Muskelerkrankungen.

Fischer, Max Heinrich: geb. 25.5.1892 Gablonz, gest. 28.11.1971 Schwarzach/Pongau. Studium und Promotion sowie 1923 Habilitation für Physiologie an der Deutschen Universität Prag. Neurophysiologe am KWI für Hirnforschung. 1930–36 am KWI für Hirnforschung Berlin-Buch unter O. Vogt, mit dem es allerdings 1933 zu starken Kontroversen kam.

Fischer-Wasels, Bernhard: geb. 25.1.1877 Stolberg, gest. 23.12.1941 Frankfurt/M. Studium in Straßburg, München, Berlin und Bonn. Promotion 1900 in Bonn, wo er Assistent am Patholog. Institut unter H. Ribbert und K. Köster wurde. 1903 Habilitation für Pathologie in Bonn. 1908 Professor an der Akademie für prakt. Medizin Köln und Prosektor am Augusta-Hospital Bonn. 1908 Berufung nach Frankfurt als Direktor des Senckenbergischen Pathol. Institutes. 1914 mit Gründung der Universität dort o. Prof.; 1931 stellvertr. Direktor des Neurologischen Institutes.

Fischgold, Herman: geb. 1.7.1899 Botosani (Rumänien). Studium in Bukarest und Paris. 1925 Med. Promotion in Bukarest, 1933 in Paris. 1947 Radiologe der Hôpitaux Paris. 1963 Prof. an der Mediz. Fakultät Paris. Neuroradiologe, Neurophysiologe und EEG-Spezialist.

Flatau, Edward: geb. 27.12.1869 in Plock(Polen), gest. Juni 1932 Warschau. Studium in Moskau und 1893–99 bei Leydig, Mendel, Oppenheim und Goldscheider in Berlin. 1898 Promotion in Moskau. Neurologe in Warschau. Zahlreiche neuroanatomische Arbeiten (Gesetz der exzentrischen Lagerung der langen Bahnen). Gemeinsam mit Leo Jacobsohn 1899 Herausgeber eines Handbuches der pathologischen Anatomie des Centralnervensystems der Säugetiere.

Flatow, Robert: 1894 Assistent am Städt. Krankenhaus St. Urban, Berlin. Keine näheren Angaben gefunden.

Flechsig, Paul: geb. 29.6.1874 Zwickau, gest. 22.7.1929 in Leipzig. Studium Leipzig. 1872 bei Pathologen E. Wagner, 1873 Assistent von K. Ludwig. 1875 Habilitation. Arbeitete neuroanatomisch über Myelogenese und Hörbahn, spinale Bahnen und Kleinhirn. 1877 a.o. Prof. für Psychiatrie Leipzig. Ludwig äußerte hierzu:"Von der Psyche wissen die Psychiater nichts. Flechsig weiß wenigstens etwas vom Gehirn". Vier Jahr lang Reisen zu psychiatr. Kliniken in Berlin, Wien, Paris. 1882 Antrittsvorlesung. 1884 Ordinarius. 1920 emeritiert.

Fleck, Ulrich: geb. 15.9.1890 Greiz, gest. 27.1.1990. Medizinstudium in Erlangen, München und Leipzig. Staatsexamen 1914 in München. Weiterbildung in Psychiatrie und Neurologie in Hamburg-Eppendorf, München und Göttingen. Habilitation für Psychiatrie und Neurologie in Göttingen 1926, a.o. Prof. 1932.1935–1945 Direktor der Psychiatr. Klinik Nürnberg. 1947 apl. Prof. der Univ. Erlangen.

Fleischer, Bruno: geb. 2.5.1874 Stuttgart, gest. 26.2.1965 Erlangen. Studium in Tübingen, Genf und Berlin. 1898 Promotion in Tübningen. Hier Assistenz an der Univ. Augenklinik. 1904 Habilitation. 1909 a.o. Prof. der Augenheilkunde, 1920 o. Prof. in Erlangen (Kaiser-Fleischerscher Cornealring).

Fleischmann, Albert: geb. 28.6.1862 Nürnberg, gest. 19.11.1942 Erlangen. Zoologiestudium in München, Heidelberg, Berlin, Straßburg, Würzburg und Erlangen. 1885 Promotion über ein vergleichend anatomisches Thema. Ab 1886 Assistent am Erlanger Zoolog. Institut. Dort Habilitation 1888.1896 a.o., 1898 o. Prof. der Zoologie in Erlangen.

Flemming, Walter: geb. 21.4.1843 Sachsenberg bei Schwerin, gest. 4.8.1905 Kiel. Sohn des Psychiaters Carl Friedrich F. Med. Studium in Göttingen, Tübingen, Rostock und Berlin. Promotion in Rostock 1868.1871 Habilitation für Anatomie in Rostock. Ging mit seinem Lehrer Henke nach Prag, wo er 1873 zum a.o. Professor ernannt wurde. 1876 Ruf als o. Prof. nach Kiel (Nachfolge Kupffer). Ermeritierung 1902. Erstbeschreiber der Mitose.

Flesch, Max: geb. 1.1.1852 in Frankfurt/M, gest. 1943 im KZ Theresienstadt (?). Studium in Bonn, Würzburg, Berlin. Promotion 1872 in Würzburg. 1874–82 Assistent bzw. Prosektor am Anatom. Inst. Würzburg. 1879 Habilitation. 1882 o. Prof. Tierarzneischule Bern. Ab 1888 Praxis in Frankfurt/M.

Flourens, Marie Jean Pierre: geb. 24.4.1794 in Mauveilhon/ Bezier, gest. 5.12.1867 in Paris. 1855 Prof. der Anatomie an der Univ. Paris und ab 1856 Sekretär der Akademie der Wissenschaften. F. war gegen die Lokalisation von Hirnfunktionen an bestimmten Stellen.

***Förster, Carl Friedrich Richard:** geb. 15.11.1825 Polnisch Lissa, gest. 7.7.1902 Breslau. Med. Studium in Breslau, Berlin (R. Virchow, Joh. Müller) und Heidelberg. 1849 Promotion. Studienreisen nach Paris und Wien. Niederlassung als Augenarzt in Breslau, 1857 Habilitation, 1863 a.o. Prof. an der Univ. Breslau., 1873 o. Prof. erfand das Perimeter.

Förster, Friedrich Wilhelm: geb. 2.6.1869 Berlin, gest. 9.1.1966 Kilchberg bei Zürich. Philosophiestudium in Freiburg und Berlin. 1895 Verurteilung wegen Majestätsbeleidigung. 1893 Promotion. 1899 Habilitation und ab 1901 Priv. Dozent in Zürich. 1912 Prof. in Wien, 1914–1920 in München. Wegen seiner pazifistischen Gesinnung unter Druck, emigrierte F. 1922–26 in die Schweiz und 1936–40 nach Frankreich, 1940 in die USA. 1963 Rückkehr in die Schweiz.

Foerster, Otfrid: geb. 9.11.1873 Breslau, dort gest. 15.6.1941. Studium Freiburg, Kiel, Breslau. Promotion 1897. Auf Vorschlag von Wernicke 2 J. bei Dèjerine, Pierre Marie, Babinski in Paris. 1902 Habilitation bei Wernicke. 1908 erste Hinterwurzeldurchschneidung bei Spastik. 1911 Städt. Krankenhaus Allerheiligen, Breslau; 1912 und 1914 Besuche in USA. 1915 Operationen von Nerventraumata.; 1917 intramedullären Tumor operiert. 1922 persönl. Ordinarius für Neurologie in Breslau. Zahlreiche Gäste, u. a. Penfield, P. Bailey, Bucy, Mahoney, Sheehan. Schüler u. a. Gagel, Zülch, L. Guttmann, Stender.

Forel, August: geb. 1.9.1848 La Gracieuse (Kt. Waadt), gest. 27.7.1931 Yvorne (Kt. Waadt). 1866–1971 Studium Zürich und Wien. Dissertation 1971/72 bei Th. Meynert. 1873–78 Assistent von Gudden in München. Besuche bei Griesinger, Hitzig, Leydig. 1877 Priv. Doz. in München; 1878–79 Reisen durch Südamerika und Afrika (Ameisensammler). 1879–1898 o. Prof. der Psychiatrie Zürich (Burghölzli) (Nachfolge E. Hitzig). Einsatz zugunsten der Neuronentheorie. Schüler u. a. Adolf Meyer, O. Vogt, Eugen Bleuler, Minkowski.

Fol, Hermann: geb. 1845 Saint Mandé, ertrunken auf Forschungsreise 1892. Zool. u. Med. Studium in Jena, Heidelberg, Zürich, Berlin. Dr. med. 1869. Expeditionen mit E. Haeckel nach Afrika und Kanaren. 1880 Meeresbiol. Labor. In Villefranche-sur-Mer. 1878 Prof. der Embryologie, Teratologie und allgem. Morphologie der Univ. Genf

Foster, Sir Michael: geb. 8.3.1836 Huntington, gest. 29.1.1907 London. 1858 Promotion in London, 1869 Prof. der prakt. Physiologie am University College und Fullerian Professor an der Royal Institution (Nachfolge Huxley). 1870 o. Prof. der Physiologie in Cambridge.

Fournier, Salfred: geb. 12.5.1832 Paris, gest. Februar 1915 Paris. Studium ab 1852, 1855 Interne im Hôp. Du Midi (Ricord). Promotion zum Dr. med. 1860.1863 Agrégé und Hospitalarzt, 1867 Vertreter des Direktors am Hôtel-Dieu, dann am Hôtel de Lourcine und am Hôp. Saint-Louis. Arbeitete vor allem über Syphilis.

Frank, Otto: geb. 21.6.1865 Groß-Umstadt, gest. 12.11.1944 München. Studium in München, Kiel, Heidelberg, Glasgow und Straßburg. 1892 Promotion in Leipzig. Dort und in München Weiterbildung in Physiologie. Habilitation für Physiologie 1895 in München. 1903 a.o. Prof., 1905 o. Prof. in Gießen, ab 1908 in München.

Fraenkel, Albert: geb. 10.3.1848 Frankfurt/Oder, gest. 6.6.1916 Berlin. Studium und Promotion in Berlin. Assistent bei Kussmaul, Traube und v. Leyden. 1877 Habilitation für inn. Medizin, 1884 a.o. Prof., 1890 Direktor der inn. Abt. St. Urban-Krankenhaus Berlin.

Fraenkel, Eugen: geb. 28.9.1853 Neustadt (Schlesien), gest. 19.12.1925 Hamburg. Studium und Promotion (1874) in Breslau. Assistent an der Augenabt. Am St. Georg Krankenhaus Hamburg. 1877 Prosektor. Leiter des Eppendorfer Pathol. Institutes und Vertretung von Eisenlohr auf der neurol. Abteilung. 1909 Prof. Titel. 1919 o. Prof. der Pathologie.

Frankl, Victor: geb. 26.3.1905 Wien, gest. 2.9.1992 Wien. Psychotherapeut.

Frankl, Viktor Ritter von Hochwart: geb. 12.7.1862 Wien, gest. 19.12.1914 Hainfarn-Vöslau bei Wien. 1880–86 Med. Studium in Wien. 1886 Promotion. Psychiatr. Tätigkeit unter Th. Meynert, dann Assistent von Nothnagel an der Medizin. Klinik. 1887 verantwortlich für ein neurologisches Ambulatorium in dieser Klinik. 1890 Habilitation für Nervenpathologie. 1898 Prof. Titel, 1912 a.o. Prof.

Frauchiger, Ernst: geb. am 21.4.1903 in Langenthal/Schweiz, gest. 15.4.1975 in Bern. Medizinstudium in Genf, Paris, Rom, Wien. 1928 Staatsexamen in Zürich: Assistent des Neurologen O. Veraguth. Habilitation 1933 an der veterinärmedizin. Hochschule. Schwerpunkt vergleichende Neuropathologie und Neurologie bei Tieren. Ab 1944 a.o. Prof. in Bern. Starke künstlerische Befähigung als Bildhauer.

Freedom: Keine Angaben zur Biographie gefunden.

Freeman, Walter: geb. 14.11.1895 Philadelphia. Ab 1916 Medizinstudium an der Yale Univ., 1920 in Philadelphia Promotion. 1920–21 Assistent im Anatom. Institut, 1923 in der Pathologie. 1923 Studienreise nach Paris und Rom. 1924 Assoc. Prof. in Georgetown/Wahington, 1924–31 dort Prof. der Neuropathologie, 1927–54 Prof. der Neurologie, ab 1954 Direktor am Santa Clara County Hosp. Arbeitete als Neurochirurg und entwickelte die Leukotomie und Psychochirurgie.

Frenkel, Heinrich S.: geb. 5.6.1860 Heiden (Schweiz), gest. 21.4.1931 Dresden-Loschwitz. Med. Studium in Leipzig und Heidelberg. 1884 Promotion in Leipzig. Dirigierender Arzt in der Anstalt Horn am Bodensee. Dann Leiter des Kurhauses Heiden. Arbeitete auch in der serolog. Abt. der Psychiatr. Klinik der Charité in Berlin und in der Nervenklinik Halle. 1913 Prof. Titel in Berlin. Schuf eine Übungsbehandlung bei Tabikern.

***Frenzel, Hermann F.:** geb. 16.5.1895 Friedrichshagen, gest. 3.12.1967 Göttingen. Habilitation für Hals-, Nasen- und Ohrenkrankheiten 1925 in Greifswald, 1930 apl. Prof. der Univ. Köln, 1935 Chefarzt in Dortmund, 1942 o. Prof. in Göttingen. Wesentliche Arbeiten zur Pathogenese des Nystagmus.

Frerichs, Friedrich Theodor: geb. 24.3.1819 in Aurich, gest. 14.3.1885 in Berlin. Studium ab 1838 in Göttingen, dort 1841 Promotion. 1846 Habilitation in Göttingen, 1849 Ruf als Internist nach Kiel, 1851 nach Breslau und 1859 nach Berlin (Nachfolge Schönlein).

Freud, Sigmund: geb. 6.5.1856 in Freiberg/Mähren, gest. 23.9.1939 in London. Ab 1873 Medizinstudium in Wien. Arbeitete seit 1877 am Physiol. Institut unter Brücke. 1881 Promotion. Neuroanatom. und neuropathol. Arbeiten. 1885 Habilitation. Studienreise zu Charcot. 1886 Eröffnung einer nervenärztl. Praxis. 1902 a.o. Prof. Entwicklung der Psychoanalyse. Nach der Emigration 1938 nach London 1939 selbstgewählter Tod durch Morphium wegen des seit 1923 bestehenden Kehlkopfkrebs-Leidens.

Friedländer, Adolf: geb. 8.8.1870, gest. 7.7.1949. Ab 1897 Assistent von O. Binswanger an der Psychiatr. Univ. Klinik in Jena, ab 1910 in Frankfurt/M. 1904 Eröffnung einer eigenen Privatklinik Hohe Mark bei Oberursel. 1910 Prof. Titel. 1919 nach Freiburg zur Anstalt Littenweiler; 1915–26 vorübergehend wieder in Frankfurt, dann wieder in Littenweiler.

Friedländer, Karl: geb. 19.11.1847 in Brieg/Schlesien, gest. 13.5.1887 in Meran. Studium in Breslau, Würzburg, Zürich und Berlin. 1869 Promotion. Assistent von Heidenhain in Breslau. 1873 Habilitation bei Volkmann in Halle. Dann bei v. Recklinghausen in Straßburg. Pathologe am Städt. Krankenhaus Berlin-Friedrichshain. 1882 Professortitel.

Friedreich, Nikolaus: geb. 31.7.1825 Würzburg, gest. 6.7.1882 Heidelberg. Med. Studium in Würzburg (R. Virchow) und Heidelberg. 1850 Promotion in Würzburg und Assistenz am dortigen Juliusspital. 1853 Habilitation für spezielle Pathologie und Therapie. Seit 1856 Nachfolger von Virchow in Würzburg, 1858 o. Prof. der Pathologie und Therapie in Heidelberg.

Friedrich, Georg: geb. 18.11.00 Leipzig. 1926 Pathologieausbildung in Leipzig. 1928–30 Psychiatrie in Arnsdorf (Carl Schneider). 1936 Prosektor Dösen (Nachfolge Kufs) 1935–37 Gastaufenthalte an der Deutschen Forschungsanstalt für Psychiatrie München (W. Scholz). 1939 Einberufung zur Wehrmacht mit Tätigkeit auch in Berlin-Buch unter Hallervorden. 1948 Pathologe Berlin-Neukölln.

Fritsch, Gustav: geb. 5.3.1838 in Cottbus, gest. 12.6.1927 in Berlin. Studium in Berlin, Breslau und Heidelberg. 1862 Promotion. Ausgedehnte Expeditionen z. B. zum Venusdurchgang, darunter nachSibirien und Arabien. Dabei wiss. Photograph. 1868 Assistent von Reichert, dem Nachfolger von Joh. Müller. 1869 Habilitation in Berlin. 1874 a.o. Prof. Wesentliche Arbeiten zur Neurophysiologie mit erstmaliger elektr. Reizung der Hirnrinde gemeinsam mit E. Hitzig).

Froboese, Curt Siegfried Waldemar: geb. 3.5.1891 in Treptow/Spree, gest. 16.7.1994. Studienbeginn in Berlin, zunächst in geisteswiss. Fächern. 1915 mediz. Staatsexamen. Pathologieausbildung bei Max Koch, J. Orth und D. v. Hansemann an Berliner Pathologieinstituten. Nach vorübergehender Tätigkeit bei dem Anatomen Keibel in Königsberg 1921 nach Heidelberg zu P. Ernst. 1923 dort Habilitation, 1928–29 a.o. Professor. Übernahme der Prosektur in Berlin-Spandau. 1954 Honorarprof. Der Berliner Fakultät. 1969 in Ruhestand.

Fromm Erich: geb. 23.3.1900 in Frankfurt/M, gest. 18.3.1980 in Muralto/Schweiz. Studium der Philosophie, Psychologie und Soziologie in Frankfurt/M, Heidelberg und München. Mitbegründer des Süddeutschen Psychoanalytischen Institutes. Mitglied der Frankfurter Schule der Soziologie. 1934 Emigration nach Mexiko und die USA. Letzte Lebensjahre in der Schweiz.

Froriep, August v.: geb. 10.9.1849 Weimar, gest. 11.10.1917 Tübingen. Studium in Göttingen, Tübingen und Leipzig. Dort 1874 Promotion. Assistent am Anatom. Institut (Braune). 1878 Prosektor in Tübingen. 1884 a.o. Prof., 1895 o. Prof. der Anatomie in Tübingen (Nachfolge Henke). 1917 emeritiert.

Fürbringer, Max: geb. 30.1.1846 in Wittenberg, gest. 6.3.1920 in Heidelberg. Studium in Jena (E. Haeckel, C. Gegenbaur) und Berlin. Dr. phil. 1869, Dr. med. 1874.1876 Habilitation bei Gegenbaur in Heidelberg. 1879 dort a.o. Prof. und als o. Prof. der vergleichenden Anatomie nach Amsterdam. 1888 o. Prof. der Anatomie in Jena, 1901–1912 in Heidelberg.

Fürstner, Carl: geb. 7.6.1848 in Strasburg/Uckermark, gest. 25.4.1906 Straßburg. Studium in Würzburg und Berlin. Promotion 1872 in Berlin. Famulatur bei R. Virchow. Assistent im Pathol. Institut Greifswald und an der Irrenabteilung der Berliner Charité, dann an der Anstalt Stephansfeld. 1878 Ruf als o. Prof. der Psychiatrie in Heidelberg, 1891 in Straßburg.

Gad, Johannes: geb. 30.6.1842 in Posen, gest. 1.2.1926 in Prag. Seit 1869 Studium in Berlin und Würzburg. Assistent von Du Bois-Reymond in Berlin. 1880 Habilitation für Physiologie in Würzburg. 1884 nach Berlin berufen. 1893–94 nach USA beurlaubt an die Western Reserve Univ. in Cleveland/Ohio. Gründete mit S. Exner 1887 das Zentralblatt für Physiologie. 1895 Berufung nach Prag.

***Gade, Fredric Georg:** geb. 21.3.1855 Bergen. 1880 Medizin. Staatsexamen. 1881 Assistent am Reichshospital. Dort 1883 Prosektor. Machte mehrfach Reisen nach Wien, Berlin (R. Koch) und Frankfurt/Main. War hier offenbar Mitarbeiter von Edinger.

Gagel, Oskar: geb. 4.7.1899 Nürnberg, gest. 15.9.1978 Nürnberg. Studium ab 1928 Erlangen und München. 1925 Promotion. 1925–27 Assistent bei Spielmeyer an der Deutschen Forschungsanstalt für Psychiatrie München, anschließend in Erlangen. 1929–1940 Assistent von O. Foerster in Brerslau. 1931 Habilitation in Inn. Med.; 1937 apl. Prof. Breslau, 1939 a.o. Prof.; 1939 Sonderführer Militärärztl. Akademie Berlin. 1940 nach Wien als Direktor des Neurologischen Institutes. 1942 o. Prof. Wien. Nach Kriegsende Entlassung in Wien. G. zog nach Nürnberg. Dort niedergelassener Nervenarzt.

Gall, Franz Joseph: geb. 9.3.1758 in Tiefenbronn, gest. 22.8.1828 in Montouge bei Paris. Seit 1796 auf Vorträgen Vertreter seiner Schädellehre mit der Annahme, aus der Schädelform Rückschlüsse auf die Lokalisierbarkeit bestimmter Hirnfunktionen ziehen zu können; vom Österreichischen Kaiser 1802 verboten, weswegen Gall auf Auslandsreisen ging und sich ab 1807 in Paris niederließ. Hier erschien 1809 sein Hauptwerk.

Galton, Sir Francis: geb. 16.2.1822 in Dundestone bei Birmingham(Vetter Darwins), gest. 17.1.1911 in London. Medizinstudium in London und Cambridge. Anschließend Forschungsreisen nach Asien und Ägypten. Begründer der Eugenik. 1907 in London das „Francis Galton Eugenics Laboratory" gegründet.

Galvani, Giuseppe: geb. 9.9.1737 Bologna, dort gest. 4.12.1798. Arbeitete am Anatomischen Institut der Univ. Bologna seit 1765, seit 1775 Direktor des Anatom. Institutes, seit1782 Direktor der geburtshilfl. Klinik. 1789 entdeckte er elektrische Reizbarkeit der Froschschenkel.

Gamper, Eduard: geb. 23.6.1887 in Kappl/Paznauntal, gest. 20.4.1938 bei Autounfall am Walchensee. Studium in Innsbruck. 1911 Promotion und Beginn der psychiatr. Ausbildung bei C. Mayer in Innsbruck. 1920 Habilitation, 1925 Prof. Titel. 1925 Gast an der Deutschen Forschungsanstalt für Psychiatrie in München als Rockefeller-Stipendiat bei Spielmeyer. 1929 o. Prof. der Psychiatrie an der Deutschen Universität Prag.

Gans, Abraham: geb. 15.5.1885 Altona, gest. 26.4.1971 Leiden (Holland). Studium ab 1902 in Amsterdam. 1909 Staatsexamen. Assistentenzeit in Paris bei Déjerine und in München bei Kraepelin, in Berlin bei Th. Ziehen, in Frankfurt bei Edinger und in Amsterdam bei Pel und Winkler. Provinzial-Siechenhaus Santpoort, Holland. Gastassistent bei W. Spielmeyer an der Deutschen Forschungsanstalt für Psychiatrie in München.

Gans, Oskar: geb. 6.2.1888 Dormagen/Rhein, gest. 28.5.1983 Krempsfield (Surrey, GB) Studium in Bonn, Berlin u. Freiburg/Br. Dort 1913 Promotion. Assistent beim Pathologen L. Aschoff und in Hamburg beim Dermatologen Unna. 1919 nach Heidelberg zu Bettmann. 1919 Habilitation für Dermatologie in Heidelberg. 1924 a.o. Prof., 1930 o. Prof. in Frankfurt/M. 1934 entlassen. Emigrierte nach Bombay (Indien). 1946 erhielt er Rufe nach München und Frankfurt/M. Er wurde o. Prof. in Frankfurt/M und 1959 emeritiert.

Ganser, Sigbert Joseph Maria: geb. 24.1.1853 in Raunen bei Berncastel, gest. 6.1.1931 in Dresden. Studium in Würzburg und Straßburg. Kurz bei Rinecker in Würzburg, 1877–84 Assistent von Gudden in München (neben Forel, Kraepelin, Bumm, Nissl); Habilitation 1880 (vergleichend anatomische Studien über das Gehirn des Maulwurfes). 1884 Oberarzt der Anstalt Sorau. 1886 als Nachfolger Kraepelins Oberarzt in Dresden. 1898 Arbeit „Über einen eigenartigen hysterischen Dämmerzustand" („Ganser-Syndrom").

Gärtner: Keine näheren Angaben gefunden. Prof. in Halle.

Gaskell, Walter Holbrook: geb. 1.11.1847 Neapel, gest. 7.9.1914 The Uplands, Great Chelford. 1865 Trinity Coll. Cambridge. 1872 Univ. College Hospital (Michael Foster). Okt. 1874/75 bei C. Ludwig in Leipzig. 1878 M. D., 1883 Lecturer für Physiologie. 1889 Fellowship an der Trinity Hall. 1908 Hauptwerk „The Origins of the Vertebrates". Bedeutender Neurophysiologe an der Universität Cambridge.

Gatow: Keine Angaben gefunden.

Gaule, Justus: geb. 4.11.1849 Darmstadt, gest. 1939. Assistent am Physiolog. Institut in Straßburg 1877–78 und in Leipzig 1879–85. Habilitation 1878 für Physiologie und Histologie. Seit 1886 Direktor des Physiol. Institutes Zürich. Studienfreund von L. Edinger.

Gaudry, Albert-Jean: geb. 15.9.1827 St. Germaine-en-Laye, gest. 27.11.1908 Paris. Palaeontologe und Entwicklungsforscher.

Gaupp, Robert: geb. 3.10.1870 Neuenbürg (Württemberg), gest. 30.8.1953 Stuttgart. Studium Tübingen (Freundschaft mit K. Bonhoeffer), Genf, Straßburg. 1894 Promotion. 1894 Assistent bei Wernicke in Breslau. 1897 drei Monate Oberarzt der Anstalt Zwiefalten, dann zurück nach Breslau. 1900 Redakteur des Zentralblattes für Neurologie und Psychiatrie. 1900 zu Kraepelin nach Heidelberg. 1891 Habilitation über Dipsomanie. 1903 mit Kraepelin als Oberarzt nach München. 1906 als Nachfolger Wollenbergs nach Tübingen berufen. 1936 emeritiert. Schüler u. a. E. Kretschmer, W. Scholz, H. Hoffmann, W. Villinger, R. Ritter.

Gaupp, Robert jr.: Sohn von R. Gaupp sen. Geb. 19.9.07. Tübingen, gest. 26.3.1978 Stuttgart. 1931 Dr. med., 1933 Assistent an der Deutschen Forschungsanstalt für Psychiatrie München, dann Nervenklinik Kiel. 1936 Habilitation in Freiburg, Dozent und Oberarzt 1938. Nach 1945 Nervenarzt in Stuttgart.

Gaupp, Vera: Tochter von R. Gaupp sen.: Assistentin von H. Spatz am KWI für Hirnforschung Berlin-Buch. Später Kinderärztin in Stuttgart.

Gebsattel, Viktor-Emil Freiherr v.: geb. 4.2.1883 München, gest. 22.3.1976 Bamberg. Studium in Würzburg und München. Klin. Tätigkeit in Berlin-Westend und Freiburg. 1950 Honorarprof. für medizin. Psychologie und Psychotherapie an der Univ. Würzburg.

Gegenbaur, Carl: geb. 21.8.1826 in Würzburg, gest. 14.6.1903 in Heidelberg. Medizinstudium ab 1825 in Würzburg (Leydig, Virchow, Koelliker). Zunächst vergleichend anatom. und zoolog. Arbeiten. 1851 Promotion. Ein Jahr am Juliusspital, dann ab 1852 Studienreisen nach Leipzig, Dresden, Berlin (Joh. Müller), Hamburg und Helgoland und z. T. gemeinsam mit Joh. Müller und A. Koelliker nach Italien. 1854 Habilitation für vergleichende Anatomie in Würzburg. 1855 Ruf nach Jena (Zusammenarbeit mit E. Haeckel) und 1873–1901 Heidelberg (Nachfolge seines Schwiegervaters F. Arnold). 1901 emeritiert.

Gehlen, Arnold: geb. 29.1.1904 Leipzig, gest. 30.1.1976 Hamburg. Philosoph und Soziologe

Gehuchten, Arthur van: geb. 1861 Antwerpen, gest. 19.12.1914 Cambridge. Studium in Louvain, dann Assistent bei Weigert und Edinger in Frankfurt/M. Anschließend an der Kathol. Univ Louvain. Arbeitete über vergleichende Neuroanatomie und über Muskelphysiologie. Nach der Zerstörung von Heim und Laboratorien bei Einmarsch der deutschen Truppen Emigration nach England. Hier bis zum Tode Professur in Cambridge.

Geiger, Moritz: geb. 26.6.1880 Frankfurt/M, gest. 9.8.1937 Seal Harbor (Maine, USA). Studierte Rechts- und Geschichtswissenschaft, anschließend Philosophie und Psychologie in München (Lipps), Leipzig (Wundt) und Göttingen (Husserl). 1904 Dr. phil., 1907 Habilitation für Philosophie in München. 1923 bis zur Emigration 1933 o. Professor der Philosophie in Göttingen. Lehrte in den USA am Vassar College in Poughkeepsie (New York).

Geiler, Karl Hermann: geb. 10.8.1878 in Schönau (Schwarzwald), gest. 14.9.1959. Rechtsanwalt. Prof. der Rechtswiss. an der Univ. Heidelberg 1921–1938 sowie ab 1947. 1945–47 erster Ministerpräsident des neugeschaffenen Groß-Hessen unter amerikanischer Besatzung.

Gellerstedt, Nils: 1932–33 Gastassistent am Hirnpathol. Institut der DFA f. Psychiatrie in München. Keine näheren Angaben gefunden.

Gellhorn, Ernst: geb. 7.1.1893 Breslau. Studium in Berlin und Heidelberg. Hier 1919 Promotion zum Dr. med., in Münster zum Dr. phil. Assistent am Physiolog. Institut Halle. Hier Habilitation für

Physiologie 1921. 1925 a.o. Prof., seit 1929 an der Univ. of Oregon. Arbeitete über Permeabilitätsprobleme.

Gelpke, Ludwig Hermann: geb. 28.7.1854 Allschwil bei Basel, gest. 9.11.1946. Med. Studium in Basel, Zürich und Genf. Chirurg. Weiterbildung in Wien und Paris. 1884 Promotion in Basel, 1886 deutsches Staatsexamen in Freiburg/Br.; 1905 Habilitation für Chirurgie, 1920 a.o. Prof. 1894–1924 Chefarzt des Kantonsspitals Basel-Land.

Gerhardt, Dietrich: geb. 16.2.1866 Jena, gest. 31.7.1921 Meiningen. Studium in Berlin, dort 1889 Promotion. Bis 1892 Assistent von Rindfleisch am Pathol. Inst. in Würzburg, 1892–1900 bei Naunyn in Straßburg. Dort 1894 Habilitation für inn. Medizin. 1900 a.o. Prof., 1903 o. Prof. in Erlangen, 1905 in Jena, 1907 in Basel. Seit 1911 in Würzburg.

Gerlach, Joachim: geb. 30.3.1908 Breslau, gest. 7.4.1989.1938–39 Mitarbeiter von H. Spatz und K. J. Zülch am KWI für Hirnforschung in Berlin-Buch. Während des Krieges ab 1939 neurochirurgisch eingesetzt im Sonderlazarett des Heeres (unter Sauerbruch). 1948 an die Chirurg. Univ. Klinik Würzburg zu Wachsmuth zum Wiederaufbau der vor dem Kriege von Tönnis gegründeten neurochirurgischen Abteilung. 1950 Habilitation. 1961 a.o. Prof., 1965 Direktor der selbständig gewordenen neurochirurg. Univ. Klinik. 1968 o. Prof., 1975 emeritiert. In seinen neuroanatomischen wie philosophischen Interessen stark beeinflusst durch den in die USA emigrierten H. Kuhlenbeck.

Gerlach, Joseph v.: geb. 3.4.1820 Mainz, gest. 17.12.1896 München. 1837–41 Med. Studium in Würzburg, München und Berlin. Studienreisen nach London, Wien, Paris. 1843–50 prakt. Arzt in Mainz. 1850 Ruf als o. Prof. der Anatomie nach Erlangen. Es gelang ihm mit der Carmin-Färbung ein Durchbruch in der Anfärbung von Gewebeschnitten.

Giacomini, Carlo: geb. 25.11.1840 Sale bei Tortona, gest. 1898 Turin. Dr. med. 1864. Direktor des Anatomischen Museums Turin. Starke politische Aktivitäten im italienischen Befreiungskampf 1866 und im Krieg 1870/71. Arbeitete u. a. über Aphasien und Amnesien sowie über Lues cerebrospinalis.

Gianelli, Luigi: Anatom aus Ferrara. Keine näheren Angaben gefunden. (443)

Gibbs, Frederic Andrews: geb. 9.2.1903 in Baltimore, Md. Promotion 19290 an der Johns Hopkins Med. School. 1929–30 Assistent der Neuropathologie an der Harvard Med. School, 1933–34 dort Forschungsassistent, 1933–34 am Physiologischen Institut, 1935–37 an der Neurologischen Klinik. 19330–32 Assoc. Prof., 1937–44 Instructor, 1944–51 Assoc. Prof. der Psychiatrie an der Med. School Illinois, seit 1951 Prof. der Neurologie und Neurophysiologie mit Schwerpunkt EEG in Boston.

Giese, Willy: geb. 18.12.1902 Slupp bei Graudenz, gest. 4.4.1973 Münster. Med. Studium in Königsberg und Berlin. 1927 Staatsexamen in Königsberg. 1928–31 Assistent am Pathologischen Institut Berlin-Westend (W. Koch). 1931–37 bei Aschoff bzw. Büchner in Freiburg/Br. 1932 dort Habilitation für Pathologie. 1937 Chefarzt in Bremen, 1954 o. Prof. der Pathologie an der Univ. Münster

Gieson, Ira Thompson van: geb. 1866 in Long Island, gest. 24.3.1913 New York. Promotion 1885 am Coll. of Physician and Surgeons in New York. Lehrte als Pathologin in New York. Entwickelte die nach ihr benannte Färbung.

Gibbs, Frederic Andrews: geb. 9.3.1903 Baltimore. Studium an Yale und Johns Hopkins Univ., 1929–30 Assistent für Neuropathologie an der Harvard Med. School, 1933–34 als Forschungsassistent, 1934–35 Physiologie, 1935–37 Neurologie. Instruktor 1937–44, Assoc. Prof. für Psychiatrie an der Med. School Illinois, seit 1951 Prof. für Neurologie in Boston Schwerpunkt klin. EEG mit grundlegendem Atlas.

Girschek: Laut Spatz in die Euthanasie-Tötungsaktionen der NS-Zeit involvierter Arzt, offenbar in Tschechien vor Gericht gestellt.

Gjessing, Rolf: Psychiater und Neuropathologe aus Oslo. Direktor des Dikemark Sykehus. Arbeiten u. a. 1938 über Katatonie.

Glaeser, James Aemilius: geb. Hamburg 18??, gest. ?. 9.1905. Promotion in Jena 1850. Hier im gleichen Jahr auch Approbation. Anschließend Assistenzarzt in der I. Medizin. Abt. des Allgem. Krankenhauses Hamburg. 1905 Abteilungsleiter. Arbeitete u. a. über die Aetiologie der Tabes dorsalis.

Glees, Franz Paul: geb. 23.2.1909 Köln. 1924–36 Med. Studium in Wien und Bonn. 1935 Promotion in Bonn. 1936 Emigration nach Holland, hier Assistent (Stipendiat) am Hirnforschungsinstitut Amsterdam. 1938 Forschungsaufenthalt am Zoologischen Meereslaboratorium Neapel. 1939 Emigration nach England. Arbeitete dort als Assistent im Strangeways Res. Lab. Cambridge. 1940–1961 im Laboratorium für Physiologie der Univ. von Oxford. 1961 o. Prof. für Histologie und Neuroanatomie in Göttingen. 1978 Rückkehr nach England.

Globus, Joseph H.: geb. 1885 Witebsk, gest. 19.1.1952 in New York. Mit 20 J. nach USA ausgewandert. 1917 Studium in Cornell mit anatom. Promotion bei Stockard. 1918 Assistent an Neuroanatomie Mont Sinai. Dort 30 J. tätig. Gastassistent von A. M. Jakob in Hamburg und 1931 an der Deutschen Forschungsanstalt für Psychiatrie in München. Zusammenarbeit mit H. Cushing. Gründer des J. Neuropsychol. and exp. Neur.; Präsident der Am. Assoc. Neuropathology. Seit 1921 verheiratet mit Grete Globus, geb. Gans, die er am Hamburger Institut als Schülerin von A. M. Jakob kennengelernt hatte.

Glon: Neuroanatom, der u. a. über die Hippocampusformation arbeitete. Keine Unterlagen gefunden.

Glum, Friedrich: geb. 9.5.1891 Hamburg, gest. 14.7.1974 München. Rechtsstudium in München, Berlin und Bonn. 1923 Habilitation in Berlin. Völkerrechtler und 1925–1938 wissenschaftl. Mitglied des KWI für ausländ. Öffentl. Recht und Völkerrecht. 1920 in die Verwaltung der Kaiser-Wilhelm-Gesellschaft eingetreten. 1922 Generaldirektor der KWG. 1930 a.o. Professor. 1937 aus politischen Gründen entlassen.

Goette, Alexander: geb. 31.12.1840 St. Petersburg, gest. 5.2.1922 Handschuhsheim bei Heidelberg. Med. Studium in Dorpat 1860–66, Promotion in Tübingen, 1872 Habilitation in Straßburg für Zoologie. Arbeitete über Entwicklungsgeschichte. 1877 a.o. Prfessor und 1880 Direktor der Zoolog. Staatssammlung in Straßburg. 1882–86 o. Prof. in Rostock, dann bis 1918 in Straßburg (Nachfolge seines Lehrers Oskar Schmidt) Gegner von Ernst Haeckel.

Goetze, Heinz: geb. 8.8.1912 Dresden, gest. 2.3.2001 Heidelberg. Studium der klass. Archaeologie, Geschichte und Kunstgeschichte in Leipzig, München und Neapel. 1938 Promotion zum Dr. phil. in Leipzig. Nach dem Krieg in das Verlagsgeschäft, ab 1949 im Springer-Verlag. 1957 Mitinhaber. Arbeitete kunstgeschichtlich weiter, vor allem über das Castel del Monte. Seit 1982 Ehrenmitglied der Heidelberger Akademie der Wissenschaften.

Goldscheider, Alfred: geb. 4.8.1858 Sommerfeld, gest. 10.4.1935 Berlin. Med. Studium an der Berliner Pepiniére. Nach Militärdienst Assistent am Berliner Physiolog. Institut, dann bei Leyden an der I. Mediz. Klinik. 1891 Habilitation für inn. Med., 1894 Chefarzt der II. Mediz. Abt. Berlin-Moabit. 1895 Prof. Titel, 1898 a.o. Prof., 1906 Ernennung zum Direktor des Rudolf-Virchow-Krankenhauses. 1910 Direktor der II. Mediz. Univ. Poliklinik, 1919 als II. Mediz. Klinik. 1919 o. Prof., 1926 emeritiert. Arbeitete viel auf neurologischem Gebiet.

Goldstein, Kurt: geb. 6.11.1878 Kattowitz, gest. 19.9.1965 New York. Studium der Philosophie, Literaturwissenschaft und Medizin in Breslau und Heidelberg. 1903 Dissertation in Breslau („Die Zusammensetzung der Hinterstränge. Anatomische Beiträge und kritische Übersicht"). 1903–04 Mitarbeit bei Edinger, Hoche, Oppenheim, E. Meyer. Beziehungen zu Wernicke und K. Kleist 1905–07. Habilitation 1907 in Königsberg; 1914 zu Edinger nach Frankfurt/M; 1917 Leiter eines Institutes zur Erforschung der Folgeerscheinungen von Hirnverletzungen; 1919 Nachfolge Edingers; wesentliche Arbeiten mit Adhémar Gelb (1887–1936) über Probleme der Sprache und Aktualgenese. 1930 als Honorarprofessor Leiter der Neurolog. Abteilung Berlin-Moabit. 1933 Flucht über Schweiz nach Amsterdam, 1935 in USA. Prof. für Psychiatrie Columbia Univ. New York und Montefiori Hospital. 1940–45 Prof. Tuft Medical School Boston. Nach 1945 Nervenarzt in New York. Schüler u. a. Walter Riese.

Golgi, Camillo: geb. 7.7.1843 Corteno, gest. 21.1.1926 Pavia. Studium in Pavia (Malphigi, Lombroso, Bizzozero, Volta). 1860 Arbeiten über Glia, angeregt durch Virchow und Deiters. 1871 Priv. Doz., 1872 Oberarzt der Anstalt Abbiategrasso. Dort Entwicklung seiner „Reazione nera", die 1885 ausführlich publiziert wird. 1875 Prof. der Histologie in Pavia, 1876 Ordinarius für Pathologie in Siena, 1881 in Pavia. Förderung durch Cajal, Koelliker und Waldeyer. 1893 Preis der Medizin. Fakultät Würzburg. 1906 Nobelpreis mit Cajal.

Goltz, Friedrich Leopold: geb. 14.8.1834 Posen, gest. 4.5.1902 Straßburg. Studium in Königsberg (Helmholtz). Dort chirurg. Ausbildung und Prosektor am Anatom. Institut. 1869 o. Prof. der Physiologie in Halle, 1872–1900 in Straßburg. Arbeitete an Hunden nach weitgehender Exstirpation des Gehirns.

Göring, Matthias Heinrich: geb. 5.4.1897 Düsseldorf, gest. 1945. 1913 Habilitation für Psychiatrie in Gießen, dort 1922 a.o. Professor. Mitglied der 1910 gegründeten Berliner Ortsgruppe der internationalen psychoanalytischen Vereinigung. Diese wurde 1933 mit der Vertreibung der jüdischen bzw. politisch belasteten Mitglieder zunächst von den wenigen nicht „belasteten" Mitgliedern, die zu Kompromissen mit der NS-Regierung bereit waren, weitergeführt, 1936 aber unter der Leitung von M. H. Göring, einem Neffen des Reichsmarschalls Hermann Göring, in ein neu geschaffenes Deutsches Institut für psychologische Medizin und Psychotherapie umgewandelt. Dieses fand allerdings nicht die Unterstützung von Rüdin und Kretschmer, der als Verantwortlicher für den Bereich Psychotherapie wirkte. Die Deutsche Psychoanalytische Gesellschaft wurde 1938 aufgelöst.

Gothein, Eberhard: geb. 29.10.1853 Neumarkt (Schlesien), gest. 13.11.1923 Berlin. Kulturhistoriker. Priv. Doz. in Breslau„ dann Straßburg. 1884 Ruf an die TH Karlsruhe, 1890 nach Bonn, 1905 nach Heidelberg. Politisch, insbesondere wirtschaftshistorisch engagiert mit alldeutschen Tendenzen.

Gowers, Sir William Richard: geb. 1845 London, gest. 1915.1856–1860 Studium am University College und am Christ Church College. 1870 Dr. med. in London. Prof. am National Hospital und am University College London. Wesentliche Arbeiten über die Grenzgebiete der Epilepsien und Autor eines vielgelesenen Lehrbuches der Neurologie.

Gozzano, Mario: geb. 1898 Savigliano. Neuropsychiatrische Fachausbildung. Ab1938 Prof. in Cagliari, Pisa, Bologna und seit 1949 in Rom. International angesehener Neurologe und Neuropathologe.

Grashey, Hubert Ritter v.: geb. 30.10.1839 Groenenbach, gest. 24.8.1914 in München. Studium in Würzburg, Wien, Berlin. 1867 Promotion. Hilfsarzt unter Gudden in Werneck. 1873 Direktor der Anstalt Deggendorf. 1884 o. Prof. der Psychiatrie in Würzburg (Nachfolge Rinecker). 1886 Ruf nach München (Nachfolge Gudden).

Gray, Landon Carter: geb. 3.4.1850 New York City, gest. 8.5.1900. Studium am Columbia Coll., in Heidelberg und am Bellevue Hospital Med. Coll., wo er 1873 promoviert wurde. Nach mehrjähriger Praxis als niedergelassener Arzt der Neurologie zugewandt. 1882 Prof. der Neurologie am Long-Island Hosp. College, 1886 an der New York Policlinic School for Post Graduates

Greenfield, J. Godwin: geb. 1884, gest. 2.3.1958 Bethesda/Maryland. Sohn eines Pathologen in Edinburgh. Studium dort und in Leeds. Nach dem 1. Weltkrieg Pathologe am National Hospital Queen Square in London. Schwerpunkt Neuropathologie, speziell heredodegenerative und metabolische Krankheiten des Nervensystems. Schrieb das maßgebende Lehrbuch der Neuropathologie.

Gregg, Alan: geb. 1890 Colorado Springs, gest. 1957. Med. Studium an der Harvard Med. School mit Abschluss 1916. Nach Kriegsdienst 1919 zur Rockefeller Foundation. 1922–1930 Associate Director in the Education, Chef der Medical Science Division 1951–56. Mitglied der US Atomenergie Kommission. Gregg war ein wesentlicher Förderer der deutschen Hirnforschung und half insbesondere Oskar Vogt, Walter Spielmeyer und Felix Plaut sowie deren Angehörigen bei der Emigration.

Greil, Alfred: geb. 30.11.1876 Innsbruck, gest. 4.5.1964 Innsbruck. Med. Studium in Innsbruck (Hochstetter). Assistentenzeit ab 1896. Promotion 1900. Habilitation für Anatomie 1905. 1908 a.o. Professor, 1909 Lehrstuhlvertreter für Anatomie in Innsbruck. 1914–1920 als Arzt in russischer Kriegsgefangenschaft. 1923 vorzeitig emeritiert.

Gremmler: Erbbiologe, der mit Nachtsheim an den Unterdruckversuchen an Epilepsiekindern der Anstalt Görden teilnahm und in der Endphase des Krieges offenbar Mitarbeiter von Spatz am KWI für Hirnforschung war. Keine näheren Angaben gefunden.

Greppin, Leopold: 1854–1925. Mediziner und Zoologe. Direktor der Anstalt Rosegg bei Solothurn. Leitete gleichzeitig das Naturhistor. Museum Solothurn. Tierpsychologe, insbesondere Ornithologe.

Grey Walter: geb. 1910 Kansas City, Missouri, gest. 1970 an den Folgen eines schweren Verkehrsunfalls. 1915 mit den Eltern nach England. Schulausbildung an der Westminster School und anschließend 1931 im King's College, Cambridge. Als Research Fellow in verschiedenen Krankenhäusern in Cambridge sowie 1935–39 in London. 1939–70 am Burden Neurological Institute in Bristol. Bedeutender britischer Neurophysiologe, vorwiegend auf dem Gebiet des EEG und der Kybernetik arbeitend.

Griesinger, Wilhelm: geb. 29.7.1817 Stuttgart, gest. 26.10.1868 Berlin. Studium in Tübingen, Zürich (Schönlein) und Paris (Magendie). Promotion 1839.1840–41 Anstalt Winnenthal (Zeller); 1842 Nervenarzt in Stuttgart, 1843 Assistent von Wunderlich in Tübingen. 1843 dort Habilitation; 1845 Lehrbuch der Psychiatrie; 1947 a.o. Professor. 1849 Direktor der Med. Poliklinik Kiel. 1850–52 Kairo als Leibarzt des ägyptischen Königs. 1852 wieder in Tübingen; 1854 hier Nachfolge Wunderlich. 1859 Direktor der Anstalt Mariaberg; 1860 Direktor der Züricher Klinik; 1866 der Medizin.-Psychiatr. Klinik der Charité in Berlin. Gründer des Archives für Psychiatrie und Nervenheilkunde 1867. Schüler: C. Westphal.

Griffin, Donald Redfield: geb. 3.8.1915 Southampton (NY). 1938–40 Assistent der Biologie an der Harvard Univ. 1942–45 Assistent am akust.-psychol. Labor, 1946–47 Ass. Prof., 1947–52 Assoc. Prof. der Zoologie an der Cornell Univ., 1952–53 Prof. an der Havard Univ., seit 1953 Biologe am Rockefeller Institute New York. Arbeitete speziell vergleichend physiologisch über die akustische Orientierung und über Sinnesphysiologie.

Grinker, Roy Richard: geb. 2.8.1900 Chicago. Examen 1919, Promotion 1921. Weitere Studien in Wien, Zürich, London und Hamburg 1924–25 sowie 1933–35 in Wien, Deutschland und London. 1927–28 Instruktor für Neurologie in Chicago. Ass. Prof. 1929–31, Associate Prof. 1931. Seit 1951 Direktor des Institutes für Psychosomatik und psychiatrische Forschung.

Grober, Julius: geb. 27.9.1875 Laucha, gest. 10.11.1971 Bonn. Studium in Jena, Bonn und Straßburg. Promotion 1899, Habilitation für inn. Medizin Jena 1901, 1904–05 Assistent am Pathol. Institut in Marburg unter Aschoff. A. o. Prof. 1906, 1907 Chefarzt der Medizin. Klinik Essen. O. Prof. der inn. Med. 1918 in Dorpat, 1925 Direktor des Institutes für physikal. Therapie der Univ. Jena. 1956 emeritiert.

Grombach, Frau: Leitende med.-techn. Assistentin an der Deutschen Forschungsanstalt für Psychiatrie München und Lehrerin einer Unzahl in- und ausländischer Neuropathologen in neurohistol. Technik.

Groos, Karl: geb. 10.12.1861 in Heidelberg, gest. 3.4.1946 in Tübingen. Habilitation für Philosophie in Giessen 1889.1898 o. Prof. der Philosophie in Basel, 1901 in Giessen, 1911 in Tübingen. 1929 emeritiert. Arbeiten im Grenzgebiet Psychologie-Philosophie.

Gruber, Georg Benno: geb. 22.2.1884 München, gest. 20.7.1977 Göttingen. Medizinstudium in München 1904–1908. Promotion bei H. Dürck 1909, bei dem er als Assistent blieb bis 1913, dann bei Chiari in Straßburg. Dort Habilitation 1913.1917 Prosektor in Mainz. Ab 1923 Ordinarius für Pathologie in Innsbruck, seit 1928 in Göttingen. 1946 emeritiert.

Gruber, Karl: geb. 30.8.1881 Freiburg/Br., gest. 18.6.1927. Medizin. Promotion 1905 in München. Dort 1912 Priv. Doz. an der TH, 1921 a.o. Professor. Arbeitete auf dem Grenzgebiet Biologie-Medizin, interessierte sich auch für Parapsychologie.

Gruenbaum: Holländischer Mitarbeiter von Bielschowsky mit Interesse an der Lipid-Neurochemie.

Gruhle, Hans Werner: geb. 7.11.1880 Lübben, gest. 3.10.1958 Bonn. Studium in Leipzig, Würzburg, München. 1904 Promotion bei Kraepelin in München. Ab 1905 an der Heidelberger Psychiatr. Klinik (Nissl, Wilmanns). Enge Beziehung zu Jaspers. 1934 Direktor der Anstalt Zwiefalten und später Weißenau. 1946 o. Prof. Bonn bis zur Emeritierung 1952.1955 nochmals kommissarisch für ein Jahr Vertretung des verstorbenen Pohlisch.

Grünewald: Vorübergehend Mitarbeiter von O. Vogt (s. Brief Nr. 1019). Keine Personaldaten gefunden.

Grünthal Ernst: geb. 26.10.1896 Beuthen, gest. 5.1.1972 Bern. Studium Lausanne, München, Heidelberg. 1922 Promotion München; 1920–25 Assistent Psychiatr. Klinik München (Kraepelin, Bumke). 1925 und 1927 Gastaufenthalte bei W. Spielmeyer an der Deutschen Forschungsanstalt für Psychiatrie in München. 1925 über Münster nach Würzburg unter M. Reichardt. 1927 Habilitation Würzburg. 1934 Emigration nach Bern. Leiter des hirnanatomischen Labors der Waldau.

Grützner, Paul v.: geb. 30.4.1847 Festenberg (Schlesien), gest. 29.7.1919 Bern. Med. Studium in Breslau, Berlin und Wien. Promotion in Berlin 1869. Assistent am Breslauer Physiolog. Institut (Heidenhain). 1881–1916 o. Prof. der Physiologie in Tübingen. Arbeitete über Belegzellen der Darmschleimhäute und Pepsin.

Gudden, Bernhard v.: geb. 7.6.1924 Cleve, gest. 13.6.1886 (Starnberger See). Studium in Bonn, Halle und Berlin. Promotion 1848 in Berlin. 1849 Assistent Anstalt Siegburg (M. Jacobi). 1851–55 Illenau (Roller), 1855 Direktor der Anstalt Werneck. Dort Einführung der Arbeitstherapie. 1859 Ruf nach München abgelehnt, 1869 Direktor des Burghölzli in Zürich. 1872 Direktor der Kreisirrenanstalt München. Hirnanatomische Arbeiten mit Exstirpationsversuchen. Schüler: u. a. A. Forel, E. Kraepelin, F. Nissl, S. Ganser, A. Bumm, P. Mayser, Donaldson, C. v. Monakow.

Guillain, George: geb. 3.3.1876 Rouen. Studium in Paris, dort 1902 Promotion. 1910 Habilitation für Neurologie. Seit 1923 Prof. der Neurologie an der Univ. Paris.

Gundolf, Friedrich (d. i. Gundelfinger): geb. 20.6.1880 Darmstadt, gest. 12.7.1931 Heidelberg. Anhänger von Stefan George. Seit 1911 Dozent, seit 1920 Prof. für Literaturwissenschaft in Heidelberg.

Gütt, Arthur: geb. 17.8.1891 Michelau (Oberfranken), gest. 2.3.1949. Nach 1933 Ministerialrat im Reichsinnenministerium. Als Ministerialdirektor verantwortlich für das Gesetz zur Verhütung erbkranken Nachwuchses, das er gemeinsam mit Ernst Rüdin und Falk Ruttke kommentierte. Rassenhygieniker, SS-Gruppenführer. 1939 auf eigenen Wunsch pensioniert.

Guttmann, Sir Ludwig: geb. 3.7.1899 Tost (Oberschlesien), gest. 18.3.1980 Buckinghamshire. Studium Freiburg, Würzburg. Promotion Freiburg 1924; 1924–29 Breslau (O. Foerster), 1928–29 Psychiatrie und Neurochirurgie Hamburg; 1929–33 Oberarzt Neurologie Breslau. 1930 Priv. Dozent. 1933–39 Chef des jüdischen Krankenhauses Breslau. 1939 Emigration und bis 1943 Fellow für Neurochirurgie an der Radcliffe Infirmary Oxford; 1944–66 Nation. Spin. Injury-Center Stoke Mandeville.

Haddenbrock, Siegfried: geb. 5.9.1913 Erfurt. Assistent und Oberarzt an der Univ. Nervenklinik Göttingen. Habilitation 1945 in Göttingen. 1941–42 Gastaufenthalt an der Deutschen Forschungsanstalt für Psychiatrie in München bei W. Scholz. 1954 apl. Prof. Direktor der Anstalt Emmendingen.

Haeckel, Ernst H. Ph. A.: geb. 16.2.1834 Potsdam, gest. 9.8.1919 Jena. 1852–58 Studium der Botanik und Medizin in Berlin (Joh. Müller), Würzburg (Koelliker, Virchow) und Wien. 1856 Assistent von Virchow. 1857 medizin. Promotion. Nach einem prakt. Jahr an die Zoolog. Station Neapel zu A. Dohrn. 1861 Habilitation in Jena bei Gegenbaur. 1862 a.o. Prof., 1865 o. Prof. der Zoologie in Jena. 1877 Bruch mit Virchow in der Frage der Einführung des Darwinismus in den Schulunterricht.

Häfner, Heinz: geb. 20.5.1926 München. Medizinstudium in München. 1950 medizin., 1951 philosoph. Promotion in München. Habilitation 1960 in Heidelberg. 1965 Prof. (C 3) für Sozialpsychiatrie, 1968 ord. Prof. für Psychiatrie in Mannheim-Heidelberg. Aufbau und Leitung des Zentralinstitutes für seelische Gesundheit Mannheim; Stiftungsvorstand seit 1975.

Hagen, Friedrich Wilhelm: geb. 16.8.1814 in Dottenheim/Mittelfranken, gest. 13.6.1888 in Erlangen. 1836 Promotion in Erlangen. Schüler von Rudolf Wagner und J. B. Friedreich. Ausgedehnte Studienreisen nach England, Frankreich und nach Gent sowie an die Anstalten Siegburg, Winnenthal, Heidelberg und Illenau. 1846 Assistent von August v. Solbrig an der neueröffneten Anstalt Erlangen. 1849 Direktor der Anstalt Irsee. 1859–1888 Anstaltsdirektor und Prof. für Psychiater in Erlangen (Nachfolge v. Solbrig). 1887 pensioniert.

Hagen, Bernhard: geb. 23.11.1853 Germersheim, gest. 3.5.1919 Frankfurt/M. Ärztliche Tätigkeit in Sumatra und New Guinea seit 1879.1881 und 1883 Forschungsreisen durch Batakländer, 1905–06 durch Sumatra. 1897–1904 Abteilungsleiter fürAnthropologie am Senckenbergischen Museum; 1904 Gründung des Frankfurter Völkerkundemuseums.

Hahn, Otto:geb. 8.3.1879 in Frankfurt/M, gest. 28.7.1968 in Göttingen. Ab 1928 Direktor des KWI für Chemie. 1946–1960 Präsident der Max-Planck-Gesellschaft. 1945 Nobelpreis.

Haller, Béla: geb. 28.4.1859, gest. 21.7.1914 Heidelberg. Zoologe, a.o. Prof. in Heidelberg. Arbeitete über ein retikuläres Fibrillennetz.

Hallervorden, Julius: geb. 21.10.1882 Allenberg/Ostpr., gest. 29.5.1965 Frankfurt/M. Studium in Königsberg. 1909 Promotion („Über Heilerfolge bei nervösen Invalidenversicherten"). Internistische Ausbildung in Berlin bei Zinn, psychiatrisch bei M. Lähr in Privatnervenklinik Haus Schönow, Zehlendorf. 1913 Anstaltsarzt in Landsberg (Warthe). 1918 Kreisarztexamen. 1921 Gastassistent in München bei Spielmeyer an der Deutschen Forschungsanstalt für Psychiatrie, später mehrfach wiederholt bei engen Kontakten zu H. Spatz. 1929 Prosektor in Landsberg; 1936 in Potsdam für die Brandenburgischen Anstalten. 1938 als Nachfolger Bielschowskys an das KWI für Hirnforschung nach Berlin-Buch unter Beibehaltung der Prosektur, jetzt in Brandenburg-Görden. 1944 wegen Bombenbedrohungen nach Dillenburg, 1949 nach Giessen, 1962 nach Frankfurt/M. Arbeiten über Perinatalschäden, amaurotische Idiotien u. a. seltene Krankheitsbilder. Schüler u. a. Eicke, Seitelberger, Ule.

Halpern, Lipman: geb. 10.12.1902 Bialystok, gest. 26.9.1968 Jerusalem. Promotion 1928 Königsberg. Assistent Univ. Nervenkliniken Königsberg, Berlin und Hirnforschungsinstitut Zürich. Arbeiten über Parkinson, Progr. Paralyse, M. Wilson, Frontale Epilepsie, Zwangsgreifen, Stirnhirnsyndrom. 1934 nach Palestina emigriert. Neurologe und Neuropathologe an der Hebrew Univ., Hadassah Med. School.

Handloser, Siegfried: geb. 25.3.1885 Konstanz, gest. 3.7.1954 München. Medizinstudium an der Militärärztl. Akademie in Berlin. Approbation 1910, Promotion 1911 in Straßburg. Dann als Sanitätsoffizier des Heeres in verschiedenen militärärztl Stellungen, so 1928–32 als Referent im Reichswehrministerium und als Korps- und Wehrkreisarzt in Stuttgart, Dresden (1935–38) und Wien (1938). Dazwischen Internistische Fachausbildung in Gießen. Zuletzt Generaloberstabsarzt und seit 1941 Chef der Sanitätsinspektion des Heeres, seit 1942 der Wehrmacht. 1938 Honorarprof. In Wien, 1943 in Berlin. Mitglied des Kuratoriums des KWI für Hirnforschung (wie sein Vorgänger Waldmann). In den Nürnberger Ärzteprozesses zu lebenslänglicher Haft verurteilt, jedoch 1953 krankheitshalber entlassen.

Hansemann, David v.: geb. 5.11.1858 Eupen, gest. 28.8.1920 Berlin. Studium Berlin, Kiel, Leipzig. Staatsexamen 1885, Dissertation bei J. Cohnheim. Neun Jahre bis 1895 Assistent bei R. Virchow; 1890 Habilitation. 1895 Prosektor am Krankenhaus Friedrichshain. 1897 a.o. Prof. 1906 Pathologe des R. Virchow-Krankenhauses. 1914 Geheimer Med. Rat und Honorarprofessor. Untersuchte die Gehirne von Bunsen, Menzel und Helmholtz.

Harrison, Ross Granville: geb. 13.1.1870 in Germantown/Pennsylvania, gest. 30.9.1959 Boston. Medizinstudium an der Johns Hopkins Univ. in Baltimore. Dort seit 1889 Assistent von W K Brooks. 1892–93 bei Moritz Nussbaum in Bonn. Forschungsaufenthalt an der Zoolog. Station von Dohrn in Neapel. 1895 Phil. D., nach mehreren Aufenthalten in Bonn dort auch Dr. med. 1899.1897 Associate, 1899 Assoc. Prof. an der Johns Hopkins Medical School. Ab 1907 Prof. für vergl. Anatomie an der Yale University. 1927 Sterling Professor für Biologie. 1938 emeritiert. 1938–1946 Leiter des National Research Council. H. entwickelte Transplantationsversuche an Amphibienembryonen, arbeitete über Regeneration von Nerven und schuf die Zellkulturtechnik.

Hartmann, Nicolai: geb. 20.2.1882 Riga, gest. 9.10.1950 Göttingen. Philosoph, beeinflusst von M. Scheler und E. Husserl. Vertrat neben einer Sphäre des idealen Seins eine Gliederung der realen Welt in Seinsschichten.

Hasenjäger, Thea, später Lüers: Mitarbeiterin von H. Spatz am KWI für Hirnforschung Berlin-Buch. Heiratete später den Berliner Genetiker H. Lüers.

Hassler, Rolf: geb. 3.8.1914 Berlin, gest. 10.11.1984 Frankfurt/M. 1932–37 Medizinstudium in Berlin (E. v. Bergmann, K. Bonhoeffer, W. Trendenlenburg, Fr. Kopsch); Seit dem Studium Schüler von O. Vogt, zunächst am KWI f. Hirnforschung in Berlin-Buch, nach 1945 in Neustadt/Schwarzwald. Promotion 1939 an der Charité; seit 1947 Assistent an der Univ. Nervenklinik Freiburg; 1948 Habilitation Freiburg; 1954 apl. Prof.; 1964 Direktor der Anatom. Abteilung am MPI für Hirnforschung (Nachfolge H. Spatz). Arbeiten über Architektonik des Thalamus und der Stammganglien, in Zusammenarbeit mit dem Neurochirurgen T. Riechert auch beteiligt an stereotaktischen Eingriffen.

Hatschek E.: Chemiker. Keine Unterlagen gefunden.

Hauptmann, Alfred: geb. 29.8.1881 Gleiwitz, gest. 5.4.1948. Studium Heidelberg, München. Promotion 1905 in Heidelberg, anschließend 1905–09 Assistent bei Erb und Fleiner in Heidelberg, seit 1909–11 bei Nonne in Hamburg. 1911 Wechsel nach Freiburg zu Hoche. 1912 Priv. Doz.; 1912–26 Oberarzt von Hoche in Freiburg, unterbrochen durch kriegsärztliche Tätigkeit 1914–18 mit Arbeiten über kriegsbedingte Neurosen. 1918 a.o. Prof., 1926–35 o. Prof. für Psychiatrie in Halle (Nachfolge G. Anton) bis zur Zwangsemeritierung 1935. Die 1929 erfolgte Aufnahme in die Leopoldina wird 1937 rückgängig gemacht. Arbeiten zur progr. Paralyse, zur Barbiturattherapie der Epilepsien. 1937 Rückzug nach Freiburg, nach kurzem KZ-Aufenthalt in Dachau 1939 über die Schweiz Emigration in die USA. In Boston Konsiliararzt am Joseph H. Pratt Hospital.

Haymaker, Webb Edward: geb. 1902 Charleston, South Carolina, gest. 5.8.1984 Berkeley. Er arbeitete zunächst als Seemann, begann 1924 in Würzburg das Medizinstudium, um es in Wien fortzusetzen. 1928 Assistent für Pathologie in Charleston, anschließend in Philadelphia. Arbeiten über Leukämien, ACTH, Strahlenwirkungen auf das Gehirn, Kolloidzysten. 1932 in Paris unter G. Roussy, 1934 bei W. Penfield in Montreal, dann mehrere Wochen bei A. Carmichael in Queen Square und bei del Rio Hortega in Madrid. Sechs Jahre Neurologe Univ. of California in San Francisco und Berkeley:

Mit Eintritt der USA in den 2. Weltkrieg am Armed Forces Institute of Pathology als Leiter der Neuropathologie für 20 Jahre. Anschließend bei der NASA. Autor und Herausgeber grundlegender Atlanten zur Neuropathologie.

Hebb, Donald Olding: geb. 1904 in Chester, Nova Scotia (Canada), gest. 1985. Ausbildung und spätere Tätigkeit als Prof. der Psychologie überwiegend an der McGill University Montreal. Promotion 1936 an der Harvard University. Arbeitete vor allem im Grenzgebiet von Hirnforschung zur Psychologie.

Heberer, Gerhard: geb. 20.3.1901 Halle/Saale, gest. 13.4.1973 Göttingen. Dr. sci. nat., eugenisch orientierter Biologe. 1932 Habilitation in Tübingen, a.o. Professor 1939–45 in Jena. 1949 Lehrauftrag in Göttingen, 1961–62 Prof. an der Freien Univ. Berlin, Leiter der Anthropolog. Forschungsstelle Göttingen.

Heidegger, Martin: geb. 26.9.1889 Messkirch, gest. 26.5.1976 Freiburg. Philosoph mit Lehrstuhl in Marburg seit 1923, in Freiburg seit 1928 (Nachfolge Husserl). 1933 Rektor der Freiburger Universität.

Heidenhain, Rudolf Peter Heinrich: geb. 29.1.1834 Marienwerder, gest. 13.10.1897 Breslau. Nach Studium in Königsberg, Halle und Berlin dort Assistent von Du Bois-Reymond. 1859 o. Prof. der Physiologie und Histologie in Breslau.

Heidenhain, Martin: geb. 7.12.1864 Breslau, gest. 14.9.1949 in Tübingen. Sohn von Rudolf H. Naturwiss. Studium ab 1883 in Breslau und Würzburg. Medizinstudium in Freiburg (Wiedersheim, J. v. Kries) und Breslau (Ponfick) Seit 1889 Assistent von Wiedersheim im Anatom. Institut Freiburg, ab 1891 bei Kölliker in Würzburg. H. entwickelte hier die HE-Färbung. 1894 Habilitation in Würzburg. 1899 Berufung nach Tübingen.

Heilbronner, Karl: geb. 21.11.1869 in Nürnberg, gest. 8.9.1914 in Utrecht. Medizinstudium in München. 1894 Promotion bei Grashey. Nach kurzer Assistentenzeit bei diesem an der Kreisirrenanstalt München 1994–1998 bei C. Wernicke in Breslau. 1998 als Oberarzt zu Hitzig nach Halle. Dort Habilitation. 1902 a.o. Professor. Nach kurzer Tätigkeit an der Beobachtungsstation für geisteskranke Verbrecher in Breslau. 1904 Berufung nach Utrecht als Ordinarius für Psychiatrie (Nachfolge Th. Ziehen).

Heimann, Hans: geb. 25.4.1922 in Biel/Schweiz. Studium 1941–1947 in Genf und Bern. 1947 Staatsexamen in Bern. 1948–1952 Assistent der Psychiatr. Univ. Klinik Bern. 1953 Habilitation. 1955 internistische Weiterbildung in Bern. Anschließend wieder Oberarzt an der Waldau. 1960 Studienaufenthalt bei Pichot in Paris (St. Anne). 1963 a.o. Prof. in Bern. 1964 an die Psychiatr. Univ. Klinik Lausanne als Leiter der Forschungsabteilung für Psychopathologie. 1972 Prof. associé der Univ. Lausanne. Berufung nach Tübingen auf das Ordinariat für Psychiatrie (Nachfolge W. Schulte).

Heinlein, Heinrich: geb. 16.10.1897 Markt-Erlbach. Internist, über die Pathologie des Stoffwechsels arbeitend.

Heinze, Hans: geb. 18.10.1895 Elsterberg (Vogtland), gest. 4.2.1983 Wunstorf. Assistentenzeit bei P. Schröder an der Univ. Nervenklinik Leipzig. Direktor der Brandenburgischen Heilanstalt Potsdam bzw. Görden. 1939 Dozent für Psychiatrie und Neurologie der Berliner Med. Fakultät. 1943 apl. Professor. Als Planer, Obergutachter und Leiter der Gördnener „Kinderfachabteilung" sowie der „Reichsschulstation" für die Tötungsärzte zentrale Figur in den Tötungsaktionen von Kindern in der NS-Zeit. 1946 von der russischen Besatzungsmacht zu sieben Jahren Zuchthaus verurteilt. 1952 in den Westen entlassen. 1954 Leiter der jugendpsychiatr. Klinik an der Landesklinik Wunstorf.

Heitzmann, Carl: geb. 2.10.1836 Vinkovce (Ungarn), gest. 6.12.1896 Rom. Med. Studium in Budapest und Wien. Ab 1859 Assistentenzeiten beim Chirurgen Schuh, beim Dermatologen Hebra und dem Pathologen Stricker in Wien. 1873 Habilitation für Dermatologie. 1874 Auswanderung nach den USA. Arbeitete in New York als Dermatologe und gründete ein Institut für Mikroskopie. Vertrat die Bedeutung der Grundsubstanz (Bioplasson-Theorie).

Held, Hans: geb. 8.8.1866 Neukloster(Mecklenburg), gest. 8.12.1942 Leipzig. Studium in Rostock und Leipzig, dort im Laboratorium von P. Flechsig arbeitend. 1891 Promotion in Leipzig. Assistent am dortigen Anatom. Institut. 1893 Habilitation, 1899 a.o. Prof., 1917–1934 o. Prof. der Anatomie in Leipzig. Verfechter eines Netzwerkes der Nervenzellen und Gegner der Neuronentheorie.

Helmholtz, Hermann v.: geb. 31.8.1821 Potsdam, gest. 8.9.1894 Berlin. Studium in Berlin. Schüler von Joh. Müller. Unterrichtete auf Empfehlung von A. v. Humboldt Anatomie an der Kunstakademie. 1849 a.o. Prof., 1851 o. Prof. der Physiologie in Königsberg, ab 1855 in Bonn, 1858 in Heidelberg, seit 1871 o. Prof. der Physik in Berlin. Seit 1887 erster Präsident der neuen Physikal.-technischen Reichsanstalt. Schüler u. a. W. Wundt, H. Hertz.

Henle, Friedrich Gustav Jacob: geb. 19.7.1809 in Fürth, gest. 13.5.1885 Göttingen. Studium in Bonn (Joh. Müller) und Heidelberg seit 1827. Promotion 1831.1834 Prosektor bei Joh. Müller in Berlin. Habilitation 1837 (verzögert wegen mehrmonatiger Haftstrafe nach Studentenunruhen als Burschenschaftler). 1840 Berufung nach Zürich als Anatom und Physiologe. 1844 als zweiter Anatom nach Heidelberg, ab 1849 als Direktor. 1852 Ruf nach Göttingen, wo er bis zu seinem Tode wirkte. Arbeiten über die Epithelzellen des Darmes, über Nieren- und Leberzellmembranen. Setzte sich für die parasitäre Natur von Infektionen ein und beeinflusste damit R. Koch in dessen Forschungen.

Henneberg, Richard: geb. 22.12.1868 Magdeburg, gest. 25.1.1962 Berlin. Studium München, Berlin, Leipzig, Kiel, Freiburg. Promotion 1893 Berlin. Approbation 1894 Freiburg. Arbeiten an der Zoolog.

Station Neapel bei A. Dohrn. 1896–1907 Assistent und Oberarzt an der Psychiatr. Klinik der Charité (Jolly). 1898 Reise nach Ägypten mit Besuch in Heidelberg bei Kraepelin und Nissl; lernt dort Aschaffenburg und Weygandt kennen. 1902 Habilitation; 1904 apl. Prof.; 1924 Ruf nach Greifswald abgelehnt. In Berlin als Vertrauensarzt der Kassen enge Kontakte zu Bielschowsky, Brodmann, Hallervorden. Arbeiten über Leukodystrophien.

Henschen, Salomon (auch Samuel) Eberhard: geb. 28.2.1847 Uppsala, gest. 1930. Widmete sich zunächst der Botanik und erwarb sich 1867–69 praktische Erfahrungen in Brasilien. 1869 Beginn des Medizinstudiums in Upsala, u. a. unter Frithjof Holmgren. 1874 nach Stockholm, dazwischen Studien im Laboratorium von C. Ludwig in Leipzig, dort auch zu Weigert und Cohnheim. Stark beeinflusst durch Gustaf Retzius. Vorübergehende, später getrübte Zusammenarbeit mit Axel Key. 1879 Klinikchef in Ronneby. 1882 Prof. der inneren Medizin in Upsala, seit 1900 in Stockholm. Arbeitete über Aphasien u. a. Sprachstörungen, über Sehbahnen und -zentren und verschiedene hirnlokalisatorische Probleme. Emeritiert 1912.

Hering, Ewald: geb. 5.8.1834 Yalt-Gersdorf (Lausitz), gest. 26.1.1918 Leipzig. 1853–58 Studium in Leipzig. Dort Promotion 1860 mit zoolog. Arbeit. 1862 Habilitation für Physiologie in Leipzig; 1865 Physiologieprofessor am Wiener Josephinum. 1870 o. Prof. in Prag, 1895 in Leipzig.

Heringa, Gerard Carel: geb. 19.4.1890 Fort de Koch/Ostindien. Studium in Leiden. Seit 1926 Prof. der Histologie in Amsterdam. Schwerpunkt die Neuroanatomie des peripheren Nervensystems.

Hermann, Friedrich: geb. 7.3.1859 Neapel. Med. Studium in München und Leipzig. 1881 Assistent im Anatom. Institut Erlangen. 1883 Approbation, 1884 Promotion in Erlangen. 1887 dort Priv. Doz. für Anatomie, 1891 Prosektor und a.o. Prof.

Hermann, Ludimar: geb. 21.10.1838 Berlin, gest. 5.6.1914 Königsberg. Studium der Medizin und Naturwiss. in Berlin (Du Bois-Reymond). 1859 Promotion. 1865 Habilitation für Physiologie. 1868 Ruf als o. Prof. an die Univ. Zürich. 1884 Ruf nach Königsberg.

Herrick, Clarence Luther: geb. 1858, gest. 1904 Socorro. Promotion zum Ph. D. an der Univ. of Minnesota 1898. Breit angelegter Naturwissenschaftler mit Interessen auch in Geologie und vergleichender Neuroanatomie. Hier arbeitete er vorwiegend, so auch als Gründer des J. Comparative Neurology. Unter seiner Ägide gewann die Univ. of New Mexico wissenschaftliches Ansehen.

Herrick, Charles Judson: geb. 6.10.1868 Minneapolis, gest. 1960. Studium der Naturwiss., 1900 Promotion an der Columbia University. 1907 Prof. der Neurologie an der Univ. of Chicago. Arbeitete vergleichend neuroanatomisch.

Hertwig, Oscar: geb. 21.4.1849 Friedberg/Hessen, gest. 25.10.1922 Berlin. Studium bei E. Haeckel und dem Anatomen Gegenbaur in Jena (wie sein jüngerer Bruder Richard H.). 1869 Studium in Zürich, dann wieder in Jena und zuletzt in Bonn (M. Schultze). 1872 Promotion in Bonn. 1873 Staatsexamen. Nach gemeinsam mit dem Bruder unter Haeckel unternommenen Mittelmeer-Forschungsreise (Seeigeleier) Habilitation 1875 in Jena. 1881 Berufung nach Jena. Hier maßgebende entwicklungsanatomische Untersuchungen. 1888 Ruf nach Berlin.

Herzog, Ernst: geb. 23.5.1898 Heidelberg, gest. 25.2.1979 Santiago de Chile. Med. Studium in Heidelberg (H. Braus, A. Kossel, L. Krehl, P. Ernst). 1921 Promotion unter Krehl. 1922–23 Assistent am Anatom. Institut unter H. Braus in Würzburg und Erlangen. Hier 1928 Habilitation für Pathologie. 1930 apl. Prof. Im gleichen Jahr Berufung als o. Prof. und Direktor des Pathol. Univ. Institutes Concepción/Chile. Arbeitete über das vegetative Nervensystem.

Hess, Carl v.: geb. 7.3.1863 Mainz, gest. 28.6.1923 Possenhofen. Studium der Medizin und Naturwiss. In Heidelberg; Bonn und Straßburg. Assistent an der Augenklinik Prag (H. Sattler) und am Physiolog. Institut Leipzig (Hering). Habilitation für Augenheilkunde 1891 in Leipzig. 1895 a.o. Prof., 1896 o. Prof. in Marburg, 1900 in Würzburg, 1912 in München.

Hess, Walter Rudolf: geb. 17.3.1881 Frauenfeld, Ostschweiz, gest. 12.8.1973 Muralto/Tessin. Studium in Zürich, Lausanne, Bern, Berlin, Kiel und Paris, hier mit ophthalmologischer Weiterbildung. Staatsexamen und Promotion 1906 in Zürich. Nach vorübergehender Tätigkeit als Ophthalmologe in Rapperswil seit 1912 Assistent am Physiol. Institut Zürich unter J. Gaule. 1913 Habilitation. Vorübergehende Tätigkeit in Bonn unter Verworn. 1916 wieder in Zürich, seit 1917 als Ordinarius für Physiologie. Entwickelte Methoden zur elektrischen Reizung des Hirngewebes. 1949 Nobelpreis gemeinsam mit E. Moniz.

Heubner, Wolfgang: geb. 18.6.1877 Leipzig, gest. 26.2.1957 Heidelberg. Medizinstudium in Göttingen, Berlin, Marburg und Straßburg, wo er 1903 das Staatsexamen ablegte und promoviert wurde. 1905–06 chem. Studien in München bei A. v. Bayer und in Zürich bei Willstätter. 1907 Habilitation für Pharmakologie in Straßburg bei Schmiedeberg. 1908 Assistent am Berliner Pharmakolog. Institut (Heffter). 1908 Ruf nach Göttingen. Hier enge Kontakte zu Windaus. 1927 Rektor in Göttingen. 1928 o. Prof. in Düsseldorf, 1929 in Heidelberg und 1932 in Berlin.

Heyde, Werner: geb. 25.4.1902 Forst/Lausitz, gest. 13.2.1964 (Suizid in Haft). 1920–1925 Medizinstudium in Berlin, Freiburg, Marburg, Rostock, Würzburg. Hier 1925 Staatsexamen und 1927 Promotion. 1928–30 an der biochem. Abt. des staatl. Chemischen Laboratoriums in München. Assistent von M. Reichardt an der Psychiatr. Univ. Klinik Würzburg. Habilitation 1932, 1939 a.o. Professor und ab

1.12.1939 Nachfolger von Reichardt als Ordinarius. Als SS-Offizier und medizin. Leiter der sogen. Euthanasieaktionen vor Nitsche politisch stark belastet, daher am 26.7.1945 amtsenthoben. Arbeitete unter dem Namen Dr. Sawade in Schleswig-Holstein als gesuchter nervenärztlicher Gutachter bis zu seiner Enttarnung.

Heyer, Gustav Heinrich: geb. 29.4.1890 Bad Kreuznach, gest. 19.11.1967 Nussdorf/Inn. Studium in München und Heidelberg. Approbation 1918. Ab 1924 Psychotherapeut in München, ab 1945 in Nussdorf.

Heyck, Hartwig: geb. 1.4.1912 Ermatingen (Kt. Thurgau/Schweiz), gest. 1.10.1982 Berlin. Dort als Neurologe tätig.

Heymann, Emil: geb. 15.4.1878 Altona, gest. 11.1.1936 durch Suizid im Zusammenhang mit den Judenverfolgungen. Oberarzt und ab 1923 Nachfolger von Fedor Krause am Augusta-Hospital Berlin. Zusammenarbeit mit Kornmüller und Tönnis. Zu H.'s Schülern gehören C. M. Behrend und Georg Merrem.

Hill, Archibald Vivian: geb. 26.9.1886 Bristol, gest. 3.6.1977 Cambridge. Studium der Naturwiss. Am Trinity Coll. Cambridge. 1907 Graduierung in Mathematik. Nach der Promotion zum Dr. rer. nat. durch Fletcher zu Arbeiten an der Physiologie der Muskulatur angeregt. Studienaufenthalte in Deutschland bei Bürker und Paschen. 1914 Lecturer in Cambridge, 1920 Prof. für Physiologie in Manchester. 1923 als Nachfolger von E. H. Starrings an das London Unic. Coll., seit 1926 Research Professor der Royal Society. 1923 Nobelpreis gemeinsam mit O. Meyerhof.

Hiller, Friedrich (Frederic): gest. 28.6.1953, gest. 19.9.1970. Mitarbeiter von Spielmeyer an der Deutschen Forschungsanstalt für Psychiatrie in München. Emigration in die USA. Dort Professur in Evanstone/Ill.

Hippel, Eugen v.: geb. 3.8.1867 in Königsberg, gest. 5.7.1939 in Göttingen. Nach dem Studium in Gießen, Freiburg, Berlin, Hedidelberg und Göttingen 1889 Promotion in Göttingen. Anschließend Assistent von W. Erb in Heidelberg, ab 1892 von Leber, dem Ophthalmologen. 1893 Habilitation für Augenheilkunde. In Heidelberg. 1897 a.o. Professor. 1909 Direktor der Augenklinik in Halle. 1914 Berufung nach Göttingen.

Hirschfeld, Magnus: geb. 14.5.1868 in Kolberg (Pommern), gest. 15.5.1935 in Nizza. Nach Philosophie- und Philologiestudien in Breslau Medizinstudium in Straßburg, München, Heidelberg, Berlin, Würzburg. 1892 Promotion in Berlin. Nach Auslandsreisen 1894 Übernahme eines Sanatoriums in Magdeburg. 1896–98 prakt. Arzt in Berlin. 1897 Gründung des wissenschaftlich-humanitären Kommitees zur Anerkennung der Homosexualität. 1908 Gründung der Berliner psychoanalytischen Gesellschaft. 1918 Institut für Sexualwissenschaft. 1933 Emigration nach Frankreich und Praxis in Nizza.

Hirth, Georg: geb. 13.7.1841 Gräfentonna (Thüringen), gest. 28.3.1916 Tegernsee. Schriftsteller und Journalist., zunächst bei der „Allgem. Zeitung" Augsburg, gründete er 1871 einen eigenen Verlag in München und mit Th. Knorr eine eigene Buchdruckerei. 1881 übernahm er die „Münchner Neuesten Nachrichten", 1896 die Zeitschrift „Jugend". Interessierte sich für Kunstphysiologie und schrieb 1892 „Das plastische Sehen als Rindenzwang", 1913 „Unser Herz, ein elektrisches Organ". Hierüber wohl der Kontakt zu L. Edinger.

His, Wilhelm sen.: geb. 9.7.1831 Basel, gest. 1.5.1904 Leipzig. Studium in Basel, Bern, Würzburg und Berlin. Staatsexamen 1854 in Basel. Kontakte zu R. Virchow, R. Remak, Joh. Müller, A. v. Koelliker. 1856–72 Prof. der Anatomie in Basel, 1872–1904 in Leipzig. 1876 Gründung der Zschr. f. Anatomie und Entwicklungsgeschichte, 1886 der Anatom. Gesellschaft. Vertreter der Neuronentheorie. Arbeiten zur Entwickung des Hühnchens und der menschl. Neuralleiste. Er rekonstruierte den Schädel von J. S. Bach.

Hitzig, Julius Eduard: geb. 6.2.1838 Berlin, gest. 20.8.1907 St. Blasien. Studium in Würzburg und Berlin (Romberg, Traube, Virchow, Du Bois-Reymond). 1862 Promotion. 1874 „Untersuchungen über das Gehirn". Gemeinsam mit G. Fritsch elektrische Reizversuche an der Hirnrinde mit Entkräftung der Flourensschen These von der Unerregbarkeit des Gehirns. 1875 Prof. der Psychiatrie in Zürich (Burghölzli), 1879 Ruf nach Halle-Nietleben. 1891 Direktor der neuen Univ. Nervenklinik Halle. Verfocht Psychiatrie als Hirnforschung.

Hoche, Alfred Erich: geb. 1.8.1865 Wildenhain bei Merseburg, gest. 16.5.1943 Freiburg (Suizid?). 1882–87 Studium in Berlin, Heidelberg. Promotion bei W. Erb 1888.1888–1890 Assistent an Kinderklinik Heidelberg (v. Dusch) und zeitweise bei Erb; 1890 zu Fürstner in Psychiatr. Univ. Kl. Heidelberg und mit diesem 1891 nach Straßburg. 1891 Habilitation bei Fürstner. 1898 Niederlassung als Nervenarzt in Straßburg. 1902 Ruf auf Ordinariat in Freiburg. Arbeiten zur Diff. Diagnose Epilepsie/Hysterie, zu Traum und Schlaf, und eigene Syndromenlehre (gegen Kraepelin). 1920 mit Strafrechtler Binding Arbeit zur Euthanasie. Auf eigenen Wunsch Emeritierung mit Erreichen des 68. Lebensjahres 1933.

Hochstetter, Ferdinand: geb. 5.2.1861 Hruschau (Schlesien), gest. 10.11.1954 Wien. Studium in Wien, dort 1885 Promotion. Assistent von Zuckerkandl am Anatom. Institut. Habilitation für Anatomie 1888 in Wien, dort Prof. 1892, o. Prof. in Innsbruck 1896, 1906 in Wien. Embryologe.

Höber (nach der Emigration Hoeber), Rudolf: geb. 1873 Stettin, gest. 1952 Philadelphia. 1933 nach Großbritannien emigriert, 1934 in die USA. 1935–46 Professor der Physiologie in Philadelphia.

Hoeßlin, Rudolph v.: gest. 10.2.1936. Med. Studium in München und Straßburg (Hoppe-Seyler, Kossel, Waldeyer). Chirurg. und internist. Ausbildung als Assistent von Langenbuch am Lazarus-Krankenhaus Berlin. Studienaufenthalte in Paris (Charcot) und Wien. Assistent von Ziemssen an der Medizin. Univ. Klinik München. Übernahme der Privatklinik Neuwittelsbach in München. Stark interessiert an neurologisch-psychiatrischen Problemen, daher in Kontakt mit Kraepelin, Alzheimer, Bumke.

Hofer: Assistent von H. Spatz am Max-Planck-Institut für Hirnforschung in Gießen bzw. Frankfurt/M.

Hoff, Hans: geb. 11.12.1897 in Wien, gest. 23.8.1969 in Wien. Dort nach Kriegsdienst Medizinstudium mit Promotion 1922 (Freud, Wagner-Jauregg, Pötzl). 1932 Habilitation. 1936 Vorstand der neurol. Abt. der Wiener Poliklinik. 1938 Zwangsemigration zunächst nach Bagdad, wo er 1938–1941 als Prof. für Psychiatrie und Neurologie wirkte. 1941 in die USA. Dort am Presbyterian Hosp. der Columbia Univ. New York. 1949 Berufung nach Wien. Arbeiten zur Psychopharmakologie.

Hoffmann, Erich: geb. 25.4.1868 Witzmitz (Pommern), gest. 8.5.1859 Bonn. Studium an der Militärärztl. Akademie in Berlin. Dort 1892 Promotion. Als Militärarzt 1900 an die Dermatolog. Klinik zu E. Lesser. 1803 Habilitation, 1908 a.o. Prof., 1910 in Bonn, 1918 o. Prof. bis zur zwangsweisen Entlassung 1934. Entdeckte mit Schaudinn die Spirochaeta pallida als Syphiliserreger.

Hoffmann, Ernst Theodor Amadeus: geb. 24.1.1776 Königsberg, gest. 25.6.1822 Berlin. Studium der Rechte seit 1792 in Königsberg. 1798 Referendar, ab 1814 Richter am Berliner Kammergericht. Dazwischen Regierungsrat in Warschau und musikwissenschaftliche Ausbildung sowie 1810–12 Musikdirektor in Bamberg. Komponist und romantischer Schriftsteller

Hoffmann, Heinrich: geb. 13.6.1809 Frankfurt/M, dort gest. 20.9.1894. Medizinstudium in Heidelberg und Halle. Hier 1833 Promotion. Nach einjährigem Studienaufenthalt in Paris Niederlassung in Frankfurt als Armenarzt. 1844 Leiter der Anatomie am Senckenbergianum. Seit 1851 an der Frankfurter Irrenanstalt, für die er 1864 einen Neubau durchsetzte. Autor des „Struwelpeter".

Hoffmann, Hermann F.: geb. 6.6.1891 Leer (Ostfriesland), gest. 13.6.1944 Tübingen. Studium in Freiburg, Münster und München. 1916 Promotion in Tübingen (R. Gaupp). Unter Gaupp als Assistent und Oberarzt bis 1933. Habilitation 1922; 1927 a.o. Professor. 1933 Berufung auf Ordinariat für Psychiatrie in Gießen (Nachfolge R. Sommer), 1936 nach Tübingen (Nachfolge Gaupp).

Hoffmann Johann: geb. 28.3.1857 Hahnheim (Rheinhessen), gest. 1.11.1919. Studium in Heidelberg, Straßburg, Berlin, Heidelberg. 1882/83 Staatsexamen, 1883 Promotion in Heidelberg. Assistent an der Medizin. Klinik unter N. Friedreich, A. Weil und dessen Nachfolger W. Erb, unter dem er von 1883 bis zu dessen Emeritierung 1907 arbeitete. 1907 Lehrauftrag für Neurologie und Elektrotherapie. 1910 o. Honorarprofessor. 1919 ord. Professor für Nervenpathologie.

Hoffmann, Paul: geb. 1.7.1884 Dorpat, gest. 9.3.1962 Freiburg. Med. Studium in Leipzig, Marburg und Berlin mit Promotion 1909 am Berliner Physiol. Institut. 1912 Habilitation für Physiologie in Würzburg. 1917 als a.o. Prof. nach Freiburg/Br, dort 1924–1956 o. Prof. der Physiologie.

Holmes, Gordon: geb. 22.2.1876 in Dublin, gest. 29.12.1965 Farnham, Surrey. Medizinstudium in Dublin (Trinity College), graduiert 1897. Anschließend zwei Jahre Gastassistent in Frankfurt am Senckenbergischen Institut unter Weigert und Edinger. Hier untersuchte er das von Goltz dezerebrierte Hunde-Resthirn. Promotion 1903. Zurück in London begann er als Assistent am National Hospital in Queen Square London, wo er zu einem der führenden britischen Neurologen aufstieg, hoch geehrt in seiner Heimat wie im Ausland. Enge wissenschaftliche Beziehungen bestanden zu Grainger Stewart, David Ferrier, Frederick Batten und Henry Head sowie zu Harvey Cushing und Wilder Penfield. Holmes war ein begeisternder Lehrer am Charing Cross Hospital.

Holmgren, Emil: geb. 14.5.1866 Stockholm, gest. 1922. Studium in Stockholm und Upsala. 1898 Med. Linz. Stockholm, 1899 Dr. med. Upsala. Schüler von Retzius. 1894 Assistent am Histolog. Institut. 1899 Habilitation, 1901 Professor für Histologie am Karolinska Institut.

Holmgren, Nils Fritjof: geb. 28.9.1877. Zoologe, der sich mit der vergleichenden Anatomie des Gehirns, insbesondere mit den Myxinen befasste.

Hölscher, Fritz: geb. 1867 Köln. Studium in Straßburg 1891–95. Assistent am Pathol. Institut. Chirurg. Ausbildung in Berlin, gynäkologische in München. Chirurg. Chefarzt am Dreikönigs-Krankenhaus Köln-Mülheim.

Holst, Erich v.: geb. 28.11.1908 Riga, gest. 26.5.1962 Herrsching (Ammersee). 1939 Priv. Doz. der Biologie Univ. Göttingen. 1946 o. Prof. Heidelberg. 1950 Honorarprof. Für Zoologie und vergleichende Physiologie der Univ. Hamburg und am Max-Planck-Intitut Wilhelmshaven. Arbeitete über Nerven-Sinnesphysiologie und über den Vogelflug.

Holzer, Wilhelm: An H.- u. Pflegeanstalt Suttro-Warstein. 1920 Gast an der Deutschen Forschungsanstalt für Psychiatrie München bei Spielmeyer. Entwickelte eigene Darstellungsmethode der Astrozytenfasern. Nach 1945 an der Univ. Nervenklinik Heidelberg im Laboratorium von Rauch.

Holzmann, Wilhelm: geb. 20.9.1878. Approbation 1909. Ausbildung bei Fränkel und Nonne in Hamburg. Privatdozent für Neurologie. Niederlassung als Nervenarzt in Hamburg 1912. Da seit 1923 Parteigenosse der NSDAP 1933 Professortitel und 1934 Honorarprof. für Rassenkunde an der Medizin. Fakultät. Hamburger „Ärzteführer" während der NS-Zeit.

Hoppe-Seyler, Ernst Felix: geb. 26.12.1825 Freyberg, gest. 10.8.1895 Wasserburg. Prof. der physiol. Chemie in Straßburg. Arbeiten zu Blutfarbstoffen und zur Blutsauerstoff-Funktion.

Horner, Johann Friedrich: geb. 27.3.1831 Zürich dort gest. 20.12.1886. Med. Studium in Zürich, Studienaufenthalte in Paris, Wien, Prag und Berlin. Dort 1854–55 Assistent des Ophthalmologen Graefe. 1856 prakt. Arzt in Zürich. Dort Habilitation für Augenheilkunde. 1862 a.o. Prof. und Chefarzt der Univ. Augenklinik. 1873 o. Professor.

Hortega, Pio Rio del: geb. 1882 Portillo bei Valadolid, gest. 1945. Medizinstudium in Valadolid mit Examen 1908. Nach zweijähriger Tätigkeit als prakt. Arzt im Geburtsort Assistent des Anatomen und Histologen López Garcia in Valadolid. Studienstipendien in Paris, London und Berlin. Anschließend am Institut Cajal bei Achúcarro. Dort entwickelte er 1919 seine Ammonium-Silber-Karbonat-Imprägnationsmethode, die eine Darstellung der Mikrogliazellen („Hortega-Zellen") erlaubte. Später Direktor der Abt. für experimentelle Forschung am Instituto de Oncologia, das während des Bürgerkrieges zerstört wurde. Nach dem Ausweichen nach Madrid und Valencia floh Hortega nach Paris, wo er bei Clovis Vincent an der Pitié arbeitete, anschließend bei Cairns in Oxford. Als Gegner von Franco verweigerte er die Rückkehr nach Spanien und ging 1940 nach Buenos Aires, um dort das Cajal-Institut aufzubauen.

Horsley, Victor: geb. 14.4.1857 Kensington/London, gest. 16.7.1916 in Amarah/Tigris während des Kriegsdienstes. Studium am London Univ. College, wo er 1880 graduiert wurde. 1883 Studien in Berlin und Leipzig. 1884–1890 als Professor-Superintendant am Brown Institute als Vorgänger von Sherrington, ab 1886 als Chirurg am National Hospital. 1886–1896 Pathologe und klin. Chirurg am London Univ. College. Wissenschaftliche Zusammenarbeit mit Semon, Schäfer und Beevor. 1886 Gründungsmitglied der Neurological Society of London. 1887 erste Operation eines von Gowers diagnostizierten Rückenmarktumors. 1890 hatte er bereits 44 Hirnoperationen durchgeführt, u. a. auch Untersuchungen über Gefäßreaktionen bei symptomatischer Epilepsie.

Hübner, Gerhard: geb. 7.3.1926 Königswalde (Schlesien). Promotion in Marburg 1953, Habilitation für Pathologie in Köln 1967, wiss. Rat und Prof. 1970, Abt. leiter am Pathol. Institut München 1972.

Humboldt, Alexander v.: geb. 14.9.1769 Berlin, gest. 6.5.1859 Berlin. Studium der Geologie, Bergbauwissenschaft und Wirtschaftskunde in Frankfurt/Oder, Göttingen, an der Handelsakademie Hamburg und an der Bergakademie Freiberg. 1792 als Bergassessor im preußischen Staatsdienst. Ab 1799 ausgedehnte Forschungsreisen durch Mittel- und Südamerika, die USA und das asiatische Russland Polyhistor und Botaniker, Geologe, Ethnologe und Zoologe mit starkem Einfluss auf die preußischen Wissenschaften.

Hunt, James Ramsey: geb. 1.2.1874 Philadelphia, dort gest. 22.7.1937. Studium und 1893 Promotion in Philadelphia. Studienaufenthalte in Paris, Wien und Berlin. 1910 Assoc. Prof. der Neurologie von 1911–13 und von 1924 bis 1937 klin. Prof. an der Columbia University.

Husserl, Edmund: geb. 8.4.1859 Proßnitz (Mähren), gest. 27.4.1938 Freiburg/Br. Seit 1901 Philosophie-Prof. in Göttingen, seit 1916 in Freiburg.

***Huxley, Thomas Henry:** geb. 4.5.1825 Ealing Middlesex, gest. 29.6.1895 Hodesley/Eastborne. Studium am Charing Cross Hospital, dann Marinearzt mit vergleichend-anatomischen Studien auf Forschungsreisen u. a. nach Australien. 1850 zurück in London. Dort 1852 Fellow der Royal Soc., 1855 Prof. der Naturgeschichte an der Royal School of Mines, Fullerian Prof. der Physiologie an der Royal Inst.

***Huxley, Sir Julian Sorrell:** geb. 22.6.1887, gest. 1975. Eton School als King's Scholar. Studium am Balliol College, Oxford. Dort 1910–12 Lecturer für Zoologie. 1916 Prof. für Zoologie am Rice Institute Houston/Texas, 1927 Prof. am King's College London und Direktor des Regent's Park Zoo. 1946–48 Generaldirektor der UNESCO.

Hydén, Holger Victor: geb. 31.1.1917 Stockholm. Studium an der Karolinska Stockholm. 1945 Forschungsassistent am Nobel Institut. Seit 1949 Prof. der Histologie an der Univ. Göteborg. 1957 Rektor der Univ. Göteborg.

Ihering, Rudolf v.: geb. 22.8.1818 Aurich, gest. 17.9.1892 Göttingen. Einflussreicher Strafrechtler und Rechtshistoriker. 1845 o. Prof. in Basel, 1846 in Rostock, 1852 in Gießen

Ilberg, Georg: geb. 7.4.1862 Weimar, gest. 11.9.1942 Dresden. Med. Studium in Tübingen und Leipzig. Hier 1887 Promotion. Assistent von Ganser am Stadtkrankenhaus Dresden und anschließend bei Kraepelin in Heidelberg. Nach der Tätigkeit als Oberarzt am Sonnenstein/Pirna stellvertret. Direktor der neuen Anstalt Großschweidnitz. 1910 Direktor der Anstalt Sonnenstein. 1925 Ernennung zum Professor. 1928 Pensionierung.

Ishimori, Kuniomi: Führte 1909 Experimente über einen humoralen Schlaffaktor aus („Hypnotoxin"). Er arbeitete zeitweise bei L. Edinger in Frankfurt/Main.

Isserlin, Max: geb. 1.3.1879 Königsberg, gest. 1941 (?) Sheffield. Med. Studium in Königsberg, Promotion dort 1903.1904–05 Assistentenzeit in Gießen und Heidelberg, ab 1906 bei Kraepelin in München. Dort Habilitation 1910. 1915 a.o. Professor für Psychiatrie in München. War engagiert in der Hirnverletzen Betreuung. Leiter der Heckscher-Klinik für behinderte Kinder in München 1924–33.1938 Emigration nach England.

Iversen: Chemiker, der an der Entwicklung des Präparates 606 (Vorstufe des Lues-Therapeutikums Salvarsan) mit P. Ehrlich beteiligt war.

Jackson, John Hughlings: geb. 4.4.1835 Providence Green/Yorkshire, gest. 7.10.1911 London. Medizinstudium an der York Medical School und an der Univ. of Leeds. 1955 einige Monate am St. Bartholomew's Hospital in London (Paget). 1956 Abschlussexamen. Danach Assistent an dem York County Hospital. Wie David Ferrier durch Laycock für Neurologie interessiert. 1860 M. D.-Promotion in St. Andrews. 1859 in London gemeinsam mit seinem Freund Jonathan Hutchinson, der ihn anregte, nicht zur Philosophie als Schüler von Herbert Spencer abzuwandern, sondern bei der Medizin zu bleiben, hier zunächst als Referent für Medical Times and Gazette und als Lecturer für Pathologie an der London Hospital Medical School. 1862 trat J. vorübergehend in das National Hospital Queen Square als Assistent ein, wo Brown-Sèquard bereits (bis 1863) arbeitete. J. wechselte 1863 an das Metropolitan City Hospital und 1865 an das London Hospital. 1867 erhielt er eine Stelle am National Hospital und als Lecturer für Physiologie. 1870 erschien seine erste Arbeit über Epilepsie. 1878 Mitbegründer von „Brain". 1874–1894 am London Hospital, 1906 Emeritierung am National Hospital. Während seiner Tätigkeit am National Hospital hatte er wissenschaftlichen Kontakt mit Thomas Buzzard.

Jacobi, Walter: 5.8.1889 Buttstädt/Sachsen, gest. 1937 Greifswald. Studium in Bonn, Leipzig, Jena und Marburg. Promotion 1915 in Jena. Assistent von H. Berger an der Jenenser Psychiatr. Univ. Klinik. 1922 Habilitation. 1924 a.o. Prof., 1926 Direktor der Anstalt Stadtroda. 1930 Direktor der Nervenklinik Magdeburg und seit 1934 o. Prof. der Psychiatrie in Greifswald. Musste, obwohl begeisterter Nationalsozialist und zunächst Stellvertreter des „Reichsleiters" Rüdin, sein Amt aufgeben wegen Verschweigens der jüdischen Abkunft seiner ersten Frau.

***Jacobsohn, Paul:** geb. 30.9.1868 Berlin, gest. 11.1.1931. Med. Studium in Berlin und Freiburg/Br. Promotion 1890. Ende 1891 nach Wien, 1892–94 Assistent am Jüdischen Krankenhaus Berlin, 1894–97 an der Poliklinik von Mendelsohn. Gründete 1899 den Deutschen Krankenpflegebund, dessen Präsident er blieb. 1902 Leiter der Zentral-Krankenpflege für Berlin. 1909 Dozent für freie Krankenpflege.

Jacobsohn, Leo: 1863–?. Assistent von Emanuel Mendel und am 1. Anatom. Inst. sowie der 1. Inn. Abt. Krankenhaus Berlin-Moabit. Niederlassung als Nervenarzt in Berlin. 1900 Habilitation an der Univ. Berlin. Gab gemeinsam mit Flatau ein Handbuch der pathol. Anatomie des Nervensystems heraus. Professorentitel. Wahrscheinlich Emigration in die Sowjetunion 1933.

Jaffé, Rudolf: geb. 14.10.1885 Berlin, gest. 13.3.1979 Caracas. Studium in Berlin, München, Freiburg. 1909 Dissertation beim Pathologen L. Aschoff in Freiburg. Med. Praktikant am Hamburger Tropeninstitut (Breslauer). Schiffsarzt in ostasiatischen Gewässern. Bakteriologie bei R. Neumann. 1912 Pathologe bei Fischer-Wasels in Frankfurt/M. Im 1. Weltkrieg Militärarzt. 1919 Priv. Dozent, 1922 a.o. Prof. in Frankfurt/M. 1926 Chefarzt des Pathol. Institutes Berlin-Moabit bis zur Zwangsentlassung 1934. Nach kurzer Tätigkeit am Bucher Institut (bis dahin Ostertag, der Jaffés Stelle in Moabit übernahm) Emigration nach Venezuela 1935. Dort Aufbau eines hochrangigen Pathol. Institutes.

Jahnel, Franz: geb. 17.8.1885 Meisterdorf/Böhmen, gest. 15.10.1951 München. Studium an Deutscher Univ. Prag. Assistent von A. Pick an der Prager Univ. Nervenklinik. 1912 Assistent von Sioli an der Frankfurter Nervenklinik. Dort 1918 Habilitation für Psychiatrie und Neurologie. 1922 a.o. Prof., 1923 Berufung an die Deutsche Forschungsanstalt für Psychiatrie München als Leiter des Institutes für Spirochaetenforschung. 1937 Leiter des Inst. für Serologie und exp. Therapie dieser Forschungsanstalt (Nachfolge F. Plaut).

Jakob, Alfons Maria: geb. 2.7.1844 Aschaffenburg, gest. 17.10.1931 Hamburg. Studium in München, Berlin, Straßburg. Praktikant bei Wollenberg. 1910 Approbation. Dez. 1909–1911 Assistent unter Kraepelin in München (Arbeit in Alzheimers Labor). 1911 an die Psychiatr. Klinik Hamburg-Friedrichshain (Weygandt) als Nachfolger von J. M. Kaes. Nach militärärztl. Tätigkeit 1914–18 Habilitation 1919. Vortragseinladungen nach Südamerika und 1928 in die USA. Zahlreiche Lehr- u. Handbuchartikel. 1923 Monographie über extrapyramidale Erkrankungen. 1921 Erstbeschreibung der nach ihm und Creutzfeldt benannten Krankheit. Zahlreiche ausländische Schüler, u. a. Alpers, Hassin, Altman, Davidoff, Globus, Grinker, Kernohan, Malamud, Lüthy, Almeida Diaz, ferner Kirschbaum, Josephy, Scharenberg-Löwenberg, Balthasar.

Jakob, Chr.: Neuroanatom aus Buenos Aires. Keine näheren Angaben gefunden.

Janz, Hans-Werner: geb. 24.6.1906 Widminnen/Ostpreußen, gest. ?. Habilitation für Psychiatrie und Neurologie in Leipzig 1941, apl. Prof. in Hamburg 1952. Chefarzt der Anstalt Ilten bei Hannover.

Janzen Rudolf: geb. 3.12.1907 Bochum, gest. 22.6.1991 Hamburg. Studium der Naturwissenschaften (Buddenbrocks) in Kiel, der Philosophie und Medizin. Assistent am Physiol. Inst. Kiel, dann an der Neurol. Klinik Hamburg-Eppendorf unter H. Pette. 1941 am KWI für Hirnforschung Berlin-Buch

(H. Spatz und Kornmüller). Nach 1945 zunächst niedergelassener Nervenarzt in Nordfriesland, 1949 apl. Prof., ab 1952 Leitung der Neurologischen Klinik Dortmund. 1958 Ruf nach Hamburg (Nachfolge Pette)

Jasper, Herbert: geb. 1906 La Grande/Oregon, gest. 11.3.1999 Montreal. Ausbildung am Reed College bis 1927, für Psychologie und Philosophie an der Univ. of Oregon. 1931 Ph. D. in Psychologie an der Univ. of Iowa, D. Sc. in Physiologie an der Univ. Paris 1935. Weiterbildung an der McGill Univ. Montreal, wo er seit 1938 mit W. Penfield zusammengearbeitet hatte. Hervorragender Neurophysiologe.

Jaspers, Karl: geb. 23.12.1883 Oldenburg, gest. 26.2.1869 Basel. Jurastudium in Freiburg und Heidelberg, dann Medizinstudium in Berlin, Göttingen und Heidelberg. Assistent bei Nissl an der Heidelberger Psychiatr. Univ. Klinik bis 1915. Habilitation 1913.1916 a.o. Professor, 1920 planmäßiger a.o. Prof. für Philosophie in Heidelberg. 1922 o. Prof. der Philosophie. 1937 Versetzung in Ruhestand auf Grund der Rassegesetze. 1.4.1945 Wiedereinsetzung in die Professur. 1948 Ruf nach Basel. Emeritierung 1961.

Jatzkewitz, Horst: geb. 1.12.1912 Graudenz/Westpreußen, gest. 2001 München. Chemiestudium an TH Berlin. 1941 Promotion Dr. ing. in Berlin. 1946–1951 Ausbildung bei Butenandt am Max-Planck-Inst. für Biochemie. 1952 Leiter der Arbeitsgruppe Biochemie am MPI für Psychiatrie in München. Habilitation 1959 München. 1967 wiss. Mitglied, 1969 Direktor am Institut. Emeritierung 1978. Wesentliche Arbeiten zur Biochemie von zerebralen Stoffwechselkrankheiten, insbesondere der Sulfatid-Lipidose (Metachromat. Leukodystrophie).

Jeans, Sir James: geb. 11.9.1877 Ormskirk, Lancshire, gest. 16.9.1946 Dorking, Surrey, England. Prof. für Mathematik an der Priceton Univ. 1905–09, dann 1910–12 in Cambridge und Oxford (1922). Arbeitete als Astronom 19223–44 am Mt. Wilson Observatory. Veröffentlichte u. a. 1919 „Problems of Cosmogony and Stellar Dynamics".

Jelgersma, Gerbrandus: geb. 1.11.1859 Doeveren/Niederlande, gest. 17.8.1942 Oegstgeest. 1885 graduiert. 1899–1930 Professor der Psychiatrie in Leiden. Arbeitete neuroanatomisch.

Jensen, Paul: geb. 30.10.1868 Stuttgart, gest. 2.6.1952 Göttingen. Studium in Jena, Freiburg, Würzburg und Berlin. Promotion 1893 in Jena. Assistent an den Physiologischen Instituten Straßburg, Halle und Breslau. 1894–95 Forschungsreise an das Rote Meer. Habilitation für Physiologie 1896 in Halle. 1910 o. Prof. in Göttingen.

Jessen, Peter: geb. 13.9.1793 Flensburg, gest. 29.9.1875 Hornheim bei Kiel. Med. Studium in Berlin, Göttingen und Kiel. Hier 1820 Promotion. Bis 1845 Leiter der Irrenanstalt Schleswig. 1833 Titularprofessor Kiel, seit 1845 Vorlesungen über Psychiatrie. Gründete in diesem Jahr eine private Nervenklinik in Kiel. Arbeitete über die Entwicklungsgeschichte psychischer Krankheiten. Hauptwerk 1855: Versuch einer wissenschaftlichen Begründung der Psychologie.

Jilek, W. G. u. L. A.: Sie arbeiteten über vergleichende soziokulturelle Psychiatrie, auch unter historischen Aspekten (z. B. zu Kraepelin). Keine Angaben gefunden.

Johnston, John Black: geb. 3.10.1868 Belle Center (Ohio), gest. 1939. Ph. B. in Michigan 1893, Ph. D. 1899.1893–99 Instructor für Zoologie an der Univ. von Michigan. 1899–1900 Assist. Prof. für Zoologie an der Univ. West-Virginia. 1900–07 Assist. Prof. für Anatomie der Nervenkrankheiten in Minnesota. Studienaufenthalt an der Zoologischen Station Neapel (A. Dohrn) 1904–05. 1905 auch Freiburg. 1907–08 Assist. Prof. für vergleichende Anatomie der Univ. von Minnesota, 1908–09 Associate Prof. Arbeitete vergleichend neuroanatomisch z. B. 1913 über die Hippocampusformation.

Jokl, Ernst: geb. 3.8.1907 Breslau, gest. 13.12.1997 Lexington (Kentucky, USA). Med. Studium in Berlin und Breslau. Dort 1931 Promotion. Leiter des Inst. Für Sportmedizin und Assistent am Institut für experim. Medizin Breslau. 1933 am Schweizer Inst. Für Höhenphysiologie. 1933–44 in Südafrika. 1936 Dozent an der Univ. Stellenbosch, 1940–50 Referent im Unterrichtsministerium Pretoria. Beratender Arzt für Flugmedizin. 1950 in die USA von 1951–72 als Prof. für Sportmedizin an der Univ. of Kentucky, Lexington. 1951–52 vorübergehend Prof. an der Sporthochschule Köln. 1973 Honorarprofessor an der Freien Universität Berlin. (1363)

Jolly, Friedrich: geb. 24.11.1844 Heidelberg, gest. 4.1.1904 Berlin. Studium ab 1862 in München, dann Göttingen. Promotion in München 1866 („Über Ganglienzellen des Rückenmarkes"). Assistent bei Gudden in Anstalt Werneck, dann unter Rinecker in Würzburg. Studienreise nach England und Schottland. Ab 1873 a.o. Prof. in Straßburg (Nachfolge Krafft-Ebing), ab 1875 o. Prof. 1890 Ruf nach Berlin. Schüler u. a. R. Henneberg. Enge Kontakte zu v. Recklinghausen, Kussmaul, Waldeyer, Leyden und Schwalbe.

Josephy, Hermann: geb. 27.3.1887 in Schwaan/Mecklenburg, gest. in Chicago. Studium in Rostock. 1910 Assistent am Pathol. Inst. Univ. Rostock, 1914–1933 am Neuropathol. Laboratorium (A M Jakob) der Hamburger Nervenklinik. 1930 a.o. Prof. der Hamburger Psychiatr. Klinik (Weygandt). Nachfolger von A. M. Jakob als Laborleiter. Zwangsentlassung 1933. Emigration nach Dänemark. Dort Visiting Professor. 1940 in die USA als Neuropathologe am Chicago State Hosital.

Juba Ungarischer Gastassistent bei Hallervorden noch während des 2. Weltkrieges.

Jung, Carl Gustav: geb. 26.7.1875 Kesswil (Schweiz), gest. 6.6.1961 Küsnacht. Medizinstudium in Basel. 1900 an die psychiatr. Anstalt und Univ. Klinik Zürich (E. Bleuler). 1907 Verbindung mit S. Freud.

Infolge von Differenzen mit E. Bleuler verließ er 1909 das Burghölzli, um sich freiberuflich in Küsnacht niederzulassen und psychotherapeutisch zu arbeiten sowie seine medizinische Psychologie und seine Vorstellungen von den Archetypen niederzuschreiben.

***Jung, Emil:** geb. 23.6.1863 Wiesbaden, dort verstorben 31.5.1897. Approbation 1888. Niederlassung als prakt. Arzt in Wiesbaden 1889. 1891–97 Stadtarzt.

Jung, Richard: geb. 27.6.1911 Frankenthal/Pfalz, gest. 25.7.1986 Aachen. Medizinstudium in Wien, Freiburg, Paris, Berlin und München 1929–1934. Promotion 1935 in München bei H. Spatz 1936–37 zweijähriges Rockefeller-Stipendium am National Hospital Queen Square in London bei Carmichael. Besuche bei Lord Adrian in Cambridge. Gastassistent bei W R Hess in Zürich. Assistent am KWI für Hirnforschung in Berlin-Buch bei Kornmüller und dem ihm später eng verbunden bleibenden Jan Friedrich Toennies. 1938 zu Beringer an die Freiburger Univ. Nervenklinik. Dort 1940 Habilitation. Während des Kriegsdienstes ein Jahr bei K. Kleist. 1948 Prof. für klin. Neurophysiologie, 1951 o. Prof. für Neurologie und Neurophysiologie. Gründer der deutschen EEG-Gesellschaft. Lehrer einer großen Zahl führender deutscher Neurologen.

Kaes, Theodor Joseph Martin: geb. 7.11.1852 Amberg, gest. 22.12.1913 Hamburg. Studium in München. Assistent an der Kreis-Irrenanstalt Bayreuth, dann an der Privat-Nervenklinik St. Gilgenberg/Bayreuth. Ab 1884 an Anstalt Stephansfeld. 1890 nach Hamburg zu Reye bzw. seit 1908 Weygandt an die Anstalt Friedrichsberg. Dort Prosektor. 1907 Tafelwerk über die Großhirnrinde.

Kafka, Victor: geb. 12.10.1881 in Karlsbad, gest. 5.5.1955 Hamburg. Studium an der Deutschen Univ. Prag. Dort 1906 Promotion und Assistentenjahre an der Psychiatr. Univ. Klinik. 1911–1933 Leiter der serol.-bakteriol.-chemischen Abteilung in der Anstalt Hamburg-Friedrichsberg. 1919 Priv. Dozent. 1933 entlassen. 1938 Emigration über Norwegen nach Schweden, wo er sein wissenschaftliches Werk über die Liquorserologie wie in Oslo bis 1952 fortsetzen konnte. Anschließend als niedergelassener Nervenarzt tätig bis zu seiner Rückkehr nach Hamburg.

Kahlbaum, Karl Ludwig: geb. 28.12.1828 in Driesen/Neumark, gest. 15.4.1899 Görlitz. Studium in Königsberg, Würzburg, Leipzig, Berlin. 1854 Promotion mit neuroanatomischer Arbeit. Assistent von Bernhardi an Irrenanstalt Allenberg. Von dort an die Reimersche Privatklinik in Görlitz, deren Leitung er 1867 übernahm. 1863 Priv. Dozent in Königsberg. 1875 Unterbrechung zur neuroanatomischen Weiterbildung in Prag. Monographie „Die Gruppierung der psychischen Krankheiten"; 1866 Priv. Nervenheilanstalt Görlitz. 1874 Arbeit über Katatonie. Schüler: Hecker, Bresler, Cassirer, Hallervorden, Marcus, Rieger, Ziehen.

Kahle, Werner: Assistent von H. Spatz in Frankfurt/M.

Kahn, Eugen: geb. 20.5.1887 Stuttgart, gest. 19.1.1973 Houston/Texas. Studium in Heidelberg, Berlin, München. Dort Staatsexamen 1911. Anschließend Assistent an der Kraepelinschen Klinik. 1924 Habilitation. 1924–29 Oberarzt der Münchner Klinik unter Bumke. 1927 a.o. Professor. 1930 als Sterling Professor an die Yale Univ. New Haven berufen. Nach 1945 mehrfach zu längeren Besuchen in der Schweiz. 1956 Emeritierung in Yale, aber bis 1962 Professor am Baylor Univ. College Univ. Houston. Grundlegende Arbeiten über Psychopathologie.

Kahr, Gustav Ritter v.: geb. 29.11.1862 Weißenburg, gest. (ermordet) 30.6.1934 im KZ Dachau. 1917 Regierungspräsident von Oberbayern; 1920 Ministerpräsident von Bayern. Für Abwehr des Kapp-Putsches und des Hitler-Putsches vom 9.11.1923 verantwortlich. Anschließend Niederlegung des Amtes. Bis 1930 Präsident des Verwaltungsgerichtshofes in München.

Kalberlah, Fritz: Approbation 1900. Niedergelassener Nervenarzt in Frankfurt/Main. Keine näheren Angaben gefunden.

Kaldewey, Walter: Approb. 1922. Assistent an der Heil- u. Pflegeanstalt Eickelbronn, später an der Bremer Nervenklinik. Gastassistent am KWI für Hirnforschung Berlin-Buch.

Kalinowsky, Lothar B.: geb. 28.12.1899 Berlin. Med. Studium in Berlin, München und Heidelberg. 1922 Promotion. Assistent von Weygandt an der Hamburger Psychiatr. Univ. Klinik und von M. Nonne an der Neurologischen Univ. Klinik Eppendorf. Weitere Tätigkeit bei O. Foerster in Breslau, 1926–33 bei Bonhoeffer in Berlin und Wagner v. Jauregg in Wien. Ging 1933 zunächst nach Italien und arbeitete ein Jahr bei Cerletti in Rom zur Erlernung der Elektroschocktherapie, ferner in Perugia. 1939 Emigration nach den USA. 1940–1943 am Pilgrim State Hospital sowie 1940–59 am Psychiatr. Und Neurolog. Institut der Columbia Univ. New York. Clinical Professor of Psychiatry am New York Medical College.

Kalischer, Siegfried: geb. 7.5.1862 Thorn. Med. Studium in Berlin und Würzburg. Dort Promotion 1885. 1886–1890 an der Nervenklinik Berlin-Pankow, dann 1 Jahr Schiffsarzt in Ost- und Westindien. Gründete 1891 Privatnervenklinik Pankow und übernahm 1898 das private Nervensanatorium Schlachtensee. Beschrieb 1901 einen Fall von Teleangiektasie des Gesichtes und der weichen Hirnhäute, entsprechend der Beobachtung von W. A. Sturge von 1879 und später 1922 von F. P. Weber.

Kallius, Erich: geb. 3.8.1867 Berlin, gest. 1935. Studium in Göttingen (Waldeyer, Fr. Merkel), 1892 Promotion in Berlin. 1892–94 Assistent am Göttinger Anatom. Institut. 1894 Habilitation für Anatomie in Göttingen., 1895 Prosektor und a.o. Prof., 1907–17 o. Prof. der Anatomie in Greifswald, 1917–1921 in Breslau, 1921 in Heidelberg.

Kallmann, Franz Josef: geb. 24.7.1897 in Neumarkt/Schlesien, gest. 13.5.1956 New York. Studium in Bonn und Breslau. 1919 Staatsexamen. 2 Jahre an Anstalt Plagwitz, dann in Berlin von 1921–28 am Pathol. Institut der Charité und an der Univ. Nervenklinik (Bonhoeffer); 1928–35 als Prosektor an die Anstalt Berlin-Herzberge und Wuhlgarten. 1929–1936 bei Rüdin an der Genet. Abt. der Deutschen Forschungsanstalt für Psychiatrie in München. Arbeiten zur Zwillingsforschung und Genealoge der Schizophrenie. 1936 Emigration in die USA. 1936–1941 sowie 1952 New York State Psychiatry Inst., seit 1955 als Direktor.

Kant, Imanuel: geb. 22.4.1824 Königsberg, gest. 12.2.1804 Königsberg. Philosoph.

Karewski, Ferdinand: geb. 5.11.1858 Stettin, gest. 31.10.1923 Berlin. Studium in Berlin, Promotion 1892. Assistent unter J. Israel am Jüdischen Krankenhaus Berlin, später Leiter von dessen chirurg. Abteilung.

Karplus, Johann Paul: geb. 25.10.1866 Troppau, gest. 20.2.1936 Wien. Studium in Wien. Dort 1890 Promotion. 1894–1900 Assistent an der Wiener Univ. Nervenklinik unter Krafft-Ebing und Wagner v. Jauregg. 1901 Habilitation für Psychiatrie. Bis 1903 am Obersteiner-Institut. 1903–1917 am Physiolog. Institut unter Exner. 1909 Prof. Titel. 1912 a.o. Prof. für Physiologie und Pathologie des Nervensystems. 1917 Vorstand der Neurol. Abt. der Allgem. Poliklinik Wien. 1933 in Ruhestand.

Kaufmann, Fritz: Approbation 1898. Assistent von W. Erb an der Medizinischen Univ. Klinik Heidelberg. Niederlassung als Nervenarzt in Mannheim. Leiter der Inneren und Nervenabteilung des Städt. Krankenhauses Ludwigshafen. Während des 1. Weltkrieges berüchtigt durch seine harte Methode der Behandlung von Kriegsneurotikern durch Elektroreize.

Kehrer, Ferdinand Adalbert: geb. 19.7.1883 Heidelberg, gest. 9.3.1966 Münster. Seit 1925–1953 Direktor der Univ. Nervenklinik Münster.

Keibel, Franz: geb. 6.7.1861 Adlig Dombrowken, gest. 27.4.1929 Berlin. Med. Studium in Berlin und Straßburg. 1887 Promotion. 1887–1889 Assistent von Schwalbe am Anatom. Inst. Straßburg, ab 1889 Prosektor unter Wiedersheim in Freiburg. 1892 a.o. Prof., 1914 o. Prof. der Anatomie in Straßburg, ab 1919 Prof. in Königsberg. 1922–1929 in Berlin (Nachfolge O. Hertwig). Schwerpunkt: Embryologie.

Keller, Walter: geb. 7.2.1894 Heidelberg, gest. 20.12.1967 Freiburg/Br. Habilitation für Kinderheilkunde 1927 in Heidelberg, a.o. Prof. 1934, o. Prof. der Kinderheilkunde in Gießen, 1949 bis zur Emeritierung 1962 in Freiburg/Br. Arbeitete u. a. über Poliomyelitis.

Kennel, Julius v.: Zooologe. Vorübergehend Mitarbeiter von A. Dohrn in Neapel. Keine näheren Angaben gefunden.

Kierkegaard, Sören Aabye: geb. 5.5.1813 Kopenhagen, gest. 11.11.1855 ebendort. 1841 Prediger in Kopenhagen. 1841/42 nach Studienaufenthalt in Berlin (Schelling) theologiekritischer Philosoph. 1854 aus der Kirche ausgetreten.

Kihn, Berthold: geb. 10.3.1895 Schöllkrippen/Unterfranken, gest. 19.1.1964 Erlangen. Ab 1913 Med. Studium in Würzburg und München. Staatsexamen 1920–21 in Würzburg. Assistentenjahre in der Anstalt Lohr/Main, bei O. Vogt, in München (1923 bei W. Spielmeyer) und Erlangen. 1922–26 als Assistent an den Nervenkliniken München und Erlangen. 1927 Habilitation in Erlangen. Danach zu Wagner v. Jauregg nach Wien. Über Hamburg und Breslau kehrte er als Oberarzt nach Erlangen zurück. A. o. Prof. 1934.1936 Direktor der Anstalt Stadtroda. 1938 Nachfolger von H. Berger als o. Prof. der Univ. Nervenklinik Jena. 1945 Entlassung aus politischen Gründen. Niederlassung in Erlangen.

Kirch, Eugen: geb. 10.3.1888 Siegen, gest. 2.4.1973 Regensburg. Med. Studium in Marburg. 1912 Promotion. Assistent am Pathol. Institut unter M. B. Schmidt in Würzburg. 1949–57 o. Prof. der Pathologie in Würzburg.

Kirschbaum, Walter Rudolf: geb. 26.4.1894 Duisburg, gest. 15.8.1982. Priv. Doz. für Psychiatrie Hamburg Anfang 1933. Lehrbefugnis entzogen 26.3.1934. Einweisung in KZ Sachsenhausen 1938–39.1939 Emigration in USA. 1948 Ass. Prof. in Chicago, 1958 Assoc. Prof.; Emeritiert 1964 an Nordwestern Univ. Chicago(Ill.).

Klaesi, Jakob: geb. 29.5.1883 im Kanton Glarus, gest. 17.8.1980 Knonau bei Zürich. Medizinstudium in Zürich seit 1903; hier nach Studienaufenthalten in Kiel und München 1909 Staatsexamen. Weiterbildung zum Psychiater an der Züricher Psychiatrisches Klinik Burghölzli unter Eugen Bleuler. 1915 Oberarzt, 1920 Habilitation für Psychiatrie in Zürich. 1923–26 Oberarzt der Anstalt Friedmatt (Basel), gründete dann die Privatklinik Knonau (Kanton Zürich), die er nach seiner Emeritierung weiterführte. 1933 a.o. Prof., 1936–1953 o. Prof. der Psychiatrie in Bern-Waldau.

Klarfeld, Boguslaw: gest. 1930.1909–1910 an der Salpetrière Paris, anschließend in Wien. Ab 1919 Assistent von Bumke an der Breslauer Psychiatr. Univ. Klinik; 1921 mit Bumke nach Leipzig. Leiter des Anatom. Labors. Nach Bumke Berufung nach München Rückkehr nach Wien.

Klaue, Rudolf: geb. 20.2.1912 Bockwitz/Sachsen, gest. 27.9.1970 Berlin. 1937 Mitarbeiter am KWI für Hirnforschung Berlin-Buch als Assistent auf der klin. Station. 1942 als Stabsarzt an der Außenstelle für Gehirnforschung des Luftfahrtmedizin. Forschungsinstitutes des Reichsluftfahrt-Ministeriums. 1951 Priv. Doz. in Frankfurt/Main, dann Direktor der Bonhoeffer-Nervenklinik Berlin.

Klebs, Edwin: geb. 6.2.1834 in Königsberg, gest. 23.10.1913 Bern. Ab 1855 Studium in Würzburg (Virchow), 1858 Promotion in Berlin. 1859 Habilitation für Pathologie in Königsberg. 1861–66 Assistent von Virchow in Berlin. 1866–72 Professur für Pathologie in Bern, 1872–73 in Würzburg, 1873–82 in Prag, 1892 in Zürich. Seit 1894 Privatlabor in Karlsruhe und Straßburg. 1895–1900 als Pathologe in den USA (Ashville und Chicago), 1905–1910 als Privatgelehrter in Berlin lebend. Schwerpunkt seiner Arbeit war die experimentelle Pathologie und die Bakteriologie. Er entwickelte die Paraffineinbettung für histologische Präparate.

Kleist, Karl: geb. 31.1.1879 Mühlhausen/Elsass, gest. 26.12.1960 Frankfurt/M. Studium in Straßburg, Berlin, Heidelberg, München. 1903 Promotion in München. 1903–08 Assistent an Psychiatr. Univ. Klinik Halle (Th. Ziehen, C. Wernicke und G. Anton). Studienaufenthalte bei L. Edinger in Frankfurt/M, bei Alzheimer und Kraepelin in München. 1909 als Oberarzt zu Specht in Erlangen. 1909 Habilitation. 1915 a.o. Prof. Erlangen. 1916 Berufung nach Rostock. (Nachfolge Bumke). 1920 Ruf nach Frankfurt/M (Nachfolge Sioli). 1950 Emeritierung. Arbeiten zur Hirnpathologie auf Grund seiner Erfahrungen an Hirnverletzten. Schüler: G. Koch, Leonhard, Cl. Faust.

Klenk, Ernst: geb. 14.10.1896 Pfalzgrafenweiler, gest. 29.12.1971 Köln. Chemie- und Medizinstudium. 1931 Prof. für Physiolog. Chemie in Köln. Arbeitete vor allem über Cerebroside und Phosphatide.

Klinghardt, Franz: geb. 24.11.1882. Vergleichend neuroanatomisch arbeitender Palaeontologe. Habilitation 1914 in Greifswald., a.o. Professor dort 1921, 1930 Direktor am Museum für Naturkunde Berlin.

Kloos, Gerhard: geb. 3.5.1906 Sächsisch-Regen, gest. 22.4.1988.1939–1945 Direktor der H. u. Pflegeanstalt Stadtroda, die mit ihrer Kinderfachabteilung in die Tötungsaktionen unter dem Namen Euthanasie verwickelt war. 1947–51 Dozent an der Psychiatr. Univ. Klinik Kiel unter H. G. Creutzfeldt. Später in Göttingen als Direktor des Landeskrankenhauses tätig.

Klopstock, Friedrich Gottlieb: geb. 2.7.1724 Quedlinburg, gest. 14.3.1803 Hamburg. Ab 1745 Theologie- und Philosophiestudium in Jena und Leipzig. 1748 Hofmeister in Langensalza, 1750 auf Einladung Bodmers nach Zürich. 1751–70 nach Dänemark, dann nach Hamburg. Verfasser von Oden und des „Messias".

Klüver, Heinrich: geb. 25.5.1897 in Schleswig-Holstein, gest. 8.2.1979 Oak Lawn, Illinois. Medizinstudium in Berlin und Hamburg. Hier arbeitete er drei Jahre bei Max Wertheimer, dem Schöpfer der Gestaltpsychologie. 1923 ging er in die USA zunächst zum Psychologiestudium in Palo Alto an der Stanford University. 1924 Ph. D. in Psychologie. 1924–26 an der Univ. Minnesota, dann zwei Jahre an der Columbia Univ., und anschließend in Chicago an der Abt. für Psychiatrie und für Biological Sciences. Hier Assoc. Prof. für experiment. Psychologie. Enge Zusammenarbeit mit Earl Walker, Charles Judson Herrick, Roy Grinker und vor allem mit Paul Bucy.

Knack, Andreas: 1886–1956.1928 Leiter des Allgemein. Krankenhauses Hamburg-Barmbeck. Seit 1920 verheiratet mit der Hamburger Opernsängerin Olga Brandt-Knack. Als seit 1919 aktiver Sozialdemokrat 1933 abgesetzt und nach Peiping (China) emigriert, wo er als Neuropsychiater wirkte. Frau Brandt-Knack war 1946–1953 Abgeordnete in Hamburg.

Knauer: Arbeitete 1918 in Würzburg u. a. über Schlafkurven. Keine näheren Angaben zur Biographie gefunden.

Knorr, C. Angelo: geb. 7.1.1894.1923 apl. Prof. für physikal. Chemie und Elektrochemie an der TH München.

Knothe, Werner: geb. 16.3.1900 Bremen, gest. 7.7.1967. Approbation 1924. Priv. Doz. in Berlin. Röntgenologe. Obmann der Lehrbeauftragten für Luftfahrtmedizin während der NS-Zeit. Vorsitzender der Deutschen Röntgengesellschaft.

Koch, Robert: geb. 11.12.1843 Clausthal,, gest. 27.5.1910 Baden-Baden. Bakteriologe in Berlin. 1905 Nobelpreis.

Koch, Gerhard: geb. 7.2.1913 Neubrandenburg, gest. 27.12.1999 Nürnberg. Genetiker. Assistent von v. Verschuer. 1945 vorübergehend bei J. Hallervorden. o. Prof. für Humangenetik in Erlangen.

Koehler, Otto: geb. 20.12.1889 Insterburg/Ostpreußen, gest. 7.1.1974 Freiburg/Br. Habilitation für Zoologie 1920 in Breslau, 1921 in München. 1923 a.o. Prof. für Zoologie in München, o. Prof. 1925 in Königsberg, 1946 in Freiburg/Br.

Koellicker, Albert Rudolf v.: geb. 6.7.1817 Zürich, gest. 2.11.1905 Würzburg. 1836 Studienbeginn in Zürich; 1839–41 in Berlin bei Joh. Müller und J. Henle gehört. 1841 in Berlin erste Arbeit über Samenfädchen. Verbindung mit R. Remak. Als Hilfsassistent von Henle mit diesem 1843 nach Zürich. 1841 Promotion in Zürich (Dr. phil.) und 1842 in Heidelberg (Dr. med.). Mehrmonatige Studienaufenthalte mit Nägeli an den meeresbiol. Labors in Neapel und Messina 1842.1842 Prosektor. 1843 Habilitation in Zürich. 1847 Ruf nach Würzburg. Unterstützte Golgi und Cajal und förderte die Neuronentheorie. Schüler u. a. M. Flesch, R. Fick, M. v. Lenhossek, M. Heidenhain.

Koester, Fritz: Approbation 1912. Oberarzt an der Heil- u. Pflegeanstalt Bonn.

Köhler, Wolfgang: geb. 21.1.1887 Reval, gest. 11.6.1967 Enfield, New Hampshire. Studium in Tübingen, Bonn und Berlin. 1909 Promotion bei Psychologen C. Stumpf in Berlin. Assistent am dortigen Psychol. Institut 1910–13.1911 Habilitation in Frankfurt/M für Psychologie, 1913–1920 Direktor der

Forschungsstation für Anthropoide auf Teneriffa. 1921–1922 Lehrauftrag für Psychologie in Berlin, 1921 o. Prof. der Psychologie an der Univ. Göttingen., 1922 in Berlin (Nachfolge C. Stumpf). 1925–26 Visiting Prof., Clark Univ. Chicago., 1934–35 Harvard Univ. 1935–46 Prof. der Psychologie Swarthmore Coll., Pennsylvania., 1955–56 Inst. for Advanced Studies, Princeton. 1957 Honorarprof. der Freien Univ. Berlin. Tierpsychologe mit wegweisenden Verhaltensstudien an Affen auf Teneriffa. Mit Wertheimer Vertreter der Gestaltpsychologie.

Kohnstamm, Oskar: geb. 13.4.1871 Pfungstadt, gest. 6.11.1917 Königstein/Taumus. 1893 Promotion in Berlin. Leitete ein Privatsanatorium für Nervenkranke in Königstein/Taunus. Stand wegen hirnpathologischer Interessen in Verbindung mit L. Edinger in Frankfurt.

Kolbenheyer, Erwin Guido: geb. 30.12.1878 in Budapest, gest. 12.4.1962 München. Naturphilosophisch interessierter Schriftsteller, der während der Jahre 1933–45 wegen seiner nationalistischen, deutschtümelnden Schreibweise zu den angesehendsten und von der NS-Regierung protegierten Dichtern gehörte.

Kolle, Kurt: geb. 7.2.1898 in Kimberley, gest. 21.11.1975 München. Studium in Frankfurt, München und Jena. Promotion 1923 Jena. Anschließend Assistent der Anstalt Sachsenberg. 1925–26 Assistent von H. Berger an Psychiatr. Univ. Klinik Jena. 1926–1933 zu G. Stertz an die Kieler Klinik. 1928 Habilitation. 1933 Ausscheiden aus Kieler Klinik aus politischen Gründen und Niederlassung als Nervenarzt in Frankfurt/M. 1952 Berufung nach München (Nachfolge Stertz). 1966 Emeritierung.

Kolster, Karl Frederik Rudolf: geb. 2.7.1865 Helsingfors. Studium ab 1883, 1885–86 in Kiel, 1893 in München, 1895 in Paris und Berlin. Promotion 1892. Dozent für Pathologie 1893.1898 nach Kiel, 1899 nach Berlin und Wien., 1900 nach Greifswald, 1902 Halle. 1905 Studienaufenthalt an der Zoolog. Station Neapel (A. Dohrn), 1911 in Würzburg und München. 1905 Prof. für mikroskop. Anatomie, 1913 in Greifswald. Vergleichender Neuroanatom an der Universität von Helsingborg.

Kopsch, Friedrich Wilhelm Theodor: geb. 24.3.1868 Saarbrücken, gest. 24.1.1955 Berlin. Med. Studium in Berlin. Promotion 1892.1892 Assistent am II., 1895 am I. Anatom. Institut Berlin. 1898 Habilitation. 1908 Titularprofessor. 1919 Prosektor, 1921 a.o. Prof., 1935 o. Prof. der Anatomie in Berlin. Im gleichen Jahr emeritiert, aber von 1945–49 wieder berufen.

Kornmüller, Alois Emil: geb. 19.10.1905 Brüx/Böhmen, gest. 26.11.1968 Göttingen. Schüler von H. Berger. Direktor der Abteilung für experiment. Physiologie des Gehirns am KWI für Hirnforschung in Berlin-Buch. 1942 Honorarprofessor der Univ. Berlin. 1945 Direktor der Physiol. Abt. des KWI für Hirnforschung in Göttingen.

Korsakoff, Sergei: geb. 1853 Gus (Russland), gest. 1900. Medizinstudium in Moskau mit Abschluss 1875. 1876–79 Assistent von Kozhenikov an der Moskauer Nervenklinik. Promotion 1887, Habilitation 1888. Gastwissenschaftler bei Meynert in Wien. 1892 a.o. Professor für Psychiatrie an der neuen Moskauer Nervenklinik. Arbeitete über Alkoholschäden (Polyneuropathie, Amnestische Störungen, aber auch über Paranoioa). Eponym K.-Syndrom.

Kossel, Albrecht: geb. 16.9.1853 Rostock, gest. 5.7.1927 Heidelberg. Studium in Straßburg und Rostock. Promotion 1878.1877–1883 Assistent von Hoppe-Seyler in Straßburg. 1881 Habilitation für physiol. Chemie. 1884 von Du Bois-Reymond als Nachfolger Baumanns zum Leiter der Chemischen Abt. am Physiol. Institut Berlin berufen. 1887 a.o. Prof., 1895 o. Prof. für Hygiene in Berlin und Ruf nach Marburg als o. Prof. für Physiologie. 1901 Ruf nach Heidelberg. 1910 Nobelpreis. 1924 emeritiert.

Kotzenberg, Wilhelm: geb. 20.8.1873 Frankfurt/M. Habilitation für Chirurgie 1919, 1921 a.o. Prof. für Orthopädie an der Univ. Hamburg.

Kraepelin, Emil: geb. 15.2.1856 Neu-Strelitz, gest. 7.10.1926 München. Studium in Würzburg (Rinecker) und Leipzig (W. Wundt). Volontär bei Rinecker. 1878 Staatsexamen; anschließend bis 1882 bei Gudden in München; 1882 zu Flechsig nach Leipzig. Dort Zusammenarbeit mit W. Wundt und W. Erb. Habilitation in Leipzig nach Auseinandersetzung mit Flechsig. Nach kurzer Tätigkeit bei Gudden Oberarzt an Anstalt Leubus. 1885 Oberarzt in Dresden. 1886–90 o. Prof. in Dorpat (Nachfolge Emminghaus), 1891–1903 in Heidelberg (Nachfolge Fürstner), 1904–1922 in München (Nachfolge Bumm). 1904 Einweihung der neuen Univ. Klinik in München. 1917 Schaffung der Deutschen Forschungsanstalt für Psychiatrie. Schüler: Stertz, Alzheimer, Aschaffenburg, Gaupp, Nissl, Weygandt, Wilmanns.

Krafft-Ebing, Richard Freiherr v.: geb. 14.8.1840 Mannheim, gest. 22.12.1902 Graz. Studium Heidelberg (Nik. Friedreich) und Zürich (Griesinger). 1863 Promotion Heidelberg. Studienaufenthalte in Wien (Rokitansky), Prag und Wien. 1864 Assistent von Roller in Anstalt Illenau. 1868 Niederlassung in Baden-Baden. Habilitation in Leipzig. 1872 Psychiatr. Univ. Kl. Straßburg als a.o. Prof.; 1873 o. Prof. in Graz. 1886 Eröffnung der Privatklinik Mariagrün bei Graz. 1889 Berufung nach Wien als Direktor der Psychiatr. Univ. Klinik I (Th. Meynert leitete bis 1892 die Klinik II). Nach dem Tode von Meynert übernahm er die Klinik II, während Wagnerv. Jauregg auf die Klinik I berufen wurde.

Krall, Karl: 1863–1929. Hobby-Tierpsychologe in Elberfeld.

Kranz, Heinrich W.: geb. 30.6.1897 Göttingen, gest. 5.5.1945 (Suizid) Stassfurt. Augenarzt, während der NS-Zeit Leiter der Abt. Erbgesundheits- und Rassenpflege bei der Hessischen Ärztekammer. Beauftragter für Rassen- und Bevölkerungspolitik bei der Gauleitung Hessen-Nassau der NSDAP.

Kranz, Heinrich W.: geb. 26.1.1901 Aachen, gest. 28.1.1979 Aachen. 1926–30 Assistent am KWI für Anthropologie, menschl. Erblehre und Eugenik in Berlin-Dahlem, 1933–38 Assistent an der Psychiatr. Univ. Klinik Breslau, 1938–45 Nervenarzt in Frankfurt/M. 1945–49 Oberarzt der Psychiatr. Univ. Klinik Heidelberg. 1949–51 Direktor der Heil- u. Pflegeanstalt Wiesloch. 1951–1966 o. Prof. der Psychiatrie in Mainz.

Kraus, Friedrich: geb. 31.5.1858 Weiher bei Bodenbach(Böhmen), gest. 1.3.1936 Berlin. Studium an der Deutschen Univ. Prag. 1882 dort Promotion. Ab 1882 Assistent am Physiologisch-chem. (Hofmeister) und am Pathol. Institut (Chiari) Prag. 1888 Habilitation. 1889 mit O. Kahler nach Wien. Dort 1893 a.o. Prof. und Abt. Vorstand am Rudolf-Spital. 1902 Berufung nach Graz als o. Prof. der inn. Medizin, 1902 nach Berlin an die II. Med. Klinik der Charité (Nachfolge C. Gerhard). Emeritierung 1927. Vorsitzender der Berliner Medizin. Gesellschaft seit 1923 als Nachfolger des Pathologen Orth.

Krause, Fedor: geb. 10.3.1857 Friedland (Schlesien), gest. 22.9.1937 Berlin. Studium in Berlin, Halle und Frankfurt/M. 1897 Promotion in Berlin. Assistent in Berlin bei Hirschberg (Augenklinik), R. Koch (Bakteriol.), v. Langenbeck (Chir.). 1883–92 Assistent von v. Volkmann in Halle (dort Musikstudium); Gastassistent bei Weigert am Frankfurter Senckenbergischen Institut. 1892 Chefarzt Chirurgie Altona; 1889 a.o. Prof. Halle, 1910 Augusta-Hospital Berlin. 1914–18 Generalarzt. 1915 Honorarprof. Entwickelte in Berlin die Neurochirurgie. Schüler: E. Heymann.

Krefft, P. Braunschweig, Amphibienforscher. Keine weiteren Angaben gefunden. (610)

Krehl Ludolf: geb. 26.12.1861 Leipzig, gest. 26.5.1937 Heidelberg. Studium in Leipzig. 1886 Promotion. Weiterbildung in Pathologie bei Cohnheim, in Physiologie bei C. Ludwig, in innerer Medizin bei E. L. Wagner und H. Curschmann in Leipzig. 1888 Habilitation. 1892 an die Poliklinik Jena berufen. Es folgten Berufungen nach Marburg (1899), Greifswald (1900), Tübingen (1902), Straßburg (1904, Nachfolge B. Naunyn) und zuletzt 1907 als Nachfolger von W. Erb nach Heidelberg. 1930 emeritiert.

Kreidl, Alois: geb. 18.1.1864 Gratzen (Böhmen), gest. 6.12.1928 Wien. Med. Studium in Wien, dort 1888 Promotion. 1897 Priv. Doz. für Physiologie, 1900 a.o. Prof., 1906 o. Prof. 1918 Leiter des Institutes für Allgemeine und vergleichende Physiologe Wien. Arbeitete u. a. über den Nervus acusticus.

Kretschmer, Ernst: geb. 8.10.1888 in Wüstenrot bei Heilbronn, gest. 8.2.1964 Tübingen Studium 1906–1912 zunächst Philosophie am Tübinger Stift, dann Medizin in München und Hamburg. Medizinalpraktikant an der Anstalt Winnenden und in Tübingen. Dort ab 1913 Assistent unter R. Gaupp an der Univ. Nervenklinik. Nach kriegsärztlicher Tätigkeit 1918 Habilitation in Tübingen, wo er bis 1926, zuletzt als Oberarzt, wirkte. 1926 Ruf auf das Ordinariat in Marburg. Seit 1946 Direktor der Tübinger Klinik (Nachfolge H. Hoffmann). Seine Arbeit über den sensitiven Beziehungswahn und seine konstitutionspsychologischen Untersuchungen gründeten seinen Ruf.

Kreuz, Lothar: geb. 9.9.1888 Berlin, gest. 24.1.1969 Stuttgart. Medizinstudium in Berlin und Halle. Chirurgisch-orthopädische Weiterbildung an der Charité und in Berlin-Britz. 1926 Habilitation, 1930 a.o. Professur. 1935 Ruf nach Königsberg als Orthopäde., ab 1937 als Nachfolger seines Lehrers Gocht nach Berlin. 1948 nach Tübingen als Leiter der Berufsgenossenschaftl. Unfallklinik.

Kries, Johannes v.: geb. 6.10.1853 Roggenhausen bei Graudenz, gest. 30.12.1928 Freiburg/Br. Studium in Halle, Leipzig und Zürich. 1876 Promotion Leipzig. Nach Studienaufenthalt in Berlin bei Helmholtz ab 1877 Assistent am Physiol. Institut Leipzig (C. Ludwig). 1878 dort Habilitation. 1880 a.o. Prof., ab 1883 o. Prof. der Physiologie in Freiburg.

Kronenberg, Emil: Approbation 1890. War während des ersten Weltkrieges Chef der Sanitätskompanie, in der Spatz diente. Nach dem ersten Weltkrieg Oberarzt am Krankenhaus Solingen. Er begegnete Spatz im amerikanischen Internierungslager als ein ehemaliger Insasse des KZ Theresienstadt, (siehe Brief Nr. 1949).

Kronecker, Hugo: geb. 27.1.1839 Liegnitz, gest. 6.6.1914 Bad Nauheim. Studium in Heidelberg und Berlin. Arbeitete unter Helmholtz und Wundt. 1863 Promotion, ab 1865 Assistent von Traube, seit 1868 unter C. Ludwig in Leipzig. 1872 Habilitation für Physiologie., 1875 a.o. Prof. und 1877 Abt. Vorsteher am Physiol. Institut Berlin. 1885–1914 o. Prof. in Bern.

Kronfeld, Arthur: geb. 9.1.1886 Berlin, gest. 16.10.1941 Moskau. Med. Studium in Jena, Berlin, München und Heidelberg. Hier 1909 Promotion. 1910 Approbation. Assistent unter Nissl an der Psychiatr. Univ. Klinik Heidelberg. Ab 1.12.1913 an der Psychiatr. Anstalt Dalldorf (spätere Wittenau). Kriegsdienst im 1. Weltkrieg, dabei 1917–18 im Kriegslazarett Freiburg/Br. Ab 1.12.1918 unter H. Liepmann an der Anstalt Berlin-Herzfelde. 1919–1926 leitender Arzt am Institut für Sexualwissenschaft (M. Hirschfeld). Ab 1926 Niederlassung als Nervenarzt in Berlin. 1927 Habilitation für Psychiatrie Univ. Berlin. 1931 a.o. Professor. 1935 Entzug der Lehrbefugnis. Sommer 1935 Emigration zunächst in die Schweiz, ab 15.6.1936 in die Sowjetunion. Professor am Neuropsychiatr. Forschungsinstitut Moskau-Suizid mit der Ehefrau beim deutschen Vormarsch auf Moskau.

Krücke, Wilhelm: geb. 26.12.1911 Steinbrücken/Hessen, gest. 7.2.1988 Bad Soden. Med. Studium in Marburg, Berlin und Frankfurt/M. 1934/35 Assistent am Frankfurter Patholog. Institut, wo er promoviert wurde. 1936–37 Assistent von Froboese und Anders in Berlin. 1939–1947 am KWI für Hirnforschung unter H. Spatz und J. Hallervorden in Berlin-Buch. Während des Krieges Luftfahrtpathologe. Nach Kriegsende wieder am KWI, dem späteren Max-Planck-Institut für Hirnforschung in

Dillenburg, Gießen und Frankfurt/M. 1947 Assistent am Edinger-Institut, seit 1954 als o. Prof. und seit 1955 als Direktor des Edinger-Institutes. Schwerpunkt: Pathologie des peripheren Nervensystems.

Krumbach, Thilo: geb. 21.3.1874 Eisleben. Studium der Biologie, Schwerpunkt Meereskunde. 1908–1918 Direktor der meereszoologischen Station der KWG in Rovigno.

Kufs, Hugo: geb. 16.12.1871 Großzössen bei Borna, gest. 7.9.1955 Leipzig. Studium 1892–97 in Leipzig Staatsexamen 1897 Leipzig. Ab 1900 Assistent an Anstalten Eberswalde, Pirna-Sonnenstein, Hochweitzschen und Hubertusburg. 1913 Arbeit über Tuber. Sklerose. 1919–1936 Prosektor in Leipzig-Dösen, anschließend neuropathol. Labor der Psychiatr. Univ. Klinik Leipzig (P. Schröder). 1925 Prof. Leipzig. 1946 bis 1954 am Hirnforschungsinstitut unter R. A. Pfeifer. Bekannt durch Sonderform einer adulten Ceroidlipofuszinose.

Kuhlenbeck, Hartwig: geb. 2.5.1897 Jena, gest. 14.12.1984 Philadelphia. Philosophie- und Medizinstudium in Jena bis 1921. 1922 Promotion über Urodelenvorderhirn. Schiffsarzt. 1924–27 Gastprofessor in Tokyo, dann 1927–1933 anatom. Assistent in Breslau. Habilitation 1928. Emigration 1933 nach USA. Arbeitete mit Globus am Mount Sinai Hospital New York, dann 1935–71 Prof. in Philadelphia. Arbeiten zur Entwicklungsgeschichte des ZNS.

Kuhlenkampff, Caspar: geb. 12.11.1921 Bremen, gest. 29.3.2002 Hamburg. Nach Medizinstudium und Mililitäreinsatz Beginn der Weiterbildung zum Psychiater und Neurologe nach Kriegsende in Heidelberg unter Kurt Schneider, ab 1952 als Assistent der Frankfurter Univ. Nervenklinik unter J. Zutt. 1960 Habilitation und Übernahme der Oberarztfunktion. 1966 an die Univ. Düsseldorf berufen, zugleich als Direktor der Anstalt Düsseldorf-Grafenberg. 1962 schuf er die erste psychiatrische Tagesklinik. Als Reformer der Unterbringung psychisch Kranker gelang seiner Initiatitive, die Regierung von der Notwendigkeit einer Psychiatriereform zu überzeugen. Er leitete die 1970 eingesetzte Sachverständigenkommission, die 1975 ihre Enquete vorlegen konnte. Seine Erfahrungen als Anstaltsdirektor vermochte er in seiner späteren Position als Landesrat für Gesundheit für Nordrhein-Westfalen in die Gesundheitspolitik umzusetzen.

Kuhn, Roland: geb. 4.3.1912 Biel. Seit 1939 Oberarzt bzw. Chefarzt an der H. u. Pflegeanstalt Münsterlingen. Habilitation 1957 Zürich. Entdeckte 1956 die antidepressive Wirkung von Imipramin.

Kühne, Wilhelm: geb. 28.31837 Hamburg, gest. 10.6.1900 Heidelberg. Seit 1854 Medizinstudium in Göttingen. 1856 Assistent des Physiologen Wagner. 1856 Dr. phil., 1862 Dr. med. h. c. Nach kurzer Zeit bei dem physiolog. Chemiker C. G. Lehmann in Jena zu Du Bois-Reymond bzw. zu dessen Assistenten Hoppe-Seyler in der chem. Abteilung des Virchowschen Pathol. Inst. Berlin. Zwei Jahre bei Claude Bernard in Paris, dann in England, bei C. Ludwig in Leipzig und bei E. Brücke in Wien. 1868 o. Prof. der Physiologie der Univ. Amsterdam, 1871 in Heidelberg (Nachfolge Helmholtz).

Kunz, Hans: geb. 24.5.1904 Trimbach, Kt. Solothurn, gest. 27.4.1982 Basel. Studierte Rechtswissenschaft, seit 1927 auch Psychologie, Philosophie und Psychiatrie. 1934 Promotion, 1945 Habilitation in Basel für Psychologie und philosoph. Anthropologie. Gründete mit A. Mitscherlich und F. Schottländer die Zeitschrift „Psyche". Seit 1951 Prof. in Basel. Phänomenologe.

Kupffer, Carl Wilhelm v.: geb. 14.11.1829 Lesten bei Mitau (Kurland), gest. 16.12.1902 München. Anatomie-Professor in Königsberg 1876–1889, dann in München.

Küppers, Egon: geb. 19.2.1887, gest. ?. Priv. Doz. für Psychiatrie u. Neurologie in Freiburg/Br. Dort 1923 a.o. Prof., 1958 apl. Prof. Anstaltsarzt in der Illenau.

***Kürten, Heinz:** Direktor der Medizin. Poliklinik und 1936 Dekan der Münchner Medizin. Fakultät, im Brief Nr. 1547 von Rüdin genannt. Keine näheren Angaben eruiert. Es ist unwahrscheinlich, daß es sich dabei auch um den von Kraepelin im Brief Nr. 428 Genannten handelt, über den keine Angaben gefunden wurden.

Kussmaul, Adolf v.: geb. 22.2.1822 Graben bei Karlsruhe, gest. 20.5.1902 Heidelberg. Med. Studium in Heidelberg, dann Weiterbildung in Wien und Prag. 1850–53 Landarzt, 1855 Promotion in Würzburg., Habilitation in Heidelberg. 1859 Prof. der Inn. Medizin in Erlangen, 1863 in Freiburg/Br und 1876 in Straßburg. Tätig auch als Schriftsteller („Biedermeier")

Küster, Ernst: geb. 28.6.1874 Breslau, gest. 6.7.1953 Gießen. 1893 Studium der Botanik und Zoologie in München, 1894 bei W. Ostwald in Leipzig. 1896 in München. Nach Studienreisen ins Ausland, u. a. nach Rovigno, Assistent von Klebs in Halle. 1900 Habilitation bei Klebs. 1910 a.o. Prof. in Kiel, dann nach Bonn, seit 1918 als persönl. Ordinarius für Pharmakognosie. 1920 o. Prof. für Botanik in Gießen. Schwerpunkt Pflanzenpathologie und Protoplasmatologie sowie mikroskop. Verfahren, dies in Zusammenarbeit mit Liesegang.

Lachner, Eugen: geb. 21.11.1838 München, gest. 12.12.1884 Regensburg. Assistent an der Kreisirrenanstalt München (Solbrig). 1873 Direktor der Anstalt Karthaus-Prüll bei Regensburg.

***Lacoste, André:** geb. 15.4.1894 Sanjou, gest. 8.6.1916. Prof. der Anatomie an der Univ. Bordeaux. Keine näheren Angaben gefunden.

Ladenberg, Adalbert v.: geb. 18.2.1798 Ansbach, gest. 15.2.1855 Potsdam. Preuß. Staatsmann. Seit 1839 Abteilungsleiter im Kultusministerium, 1848–1850 Kultusminister.

Laehr, Heinrich L.: geb. 10.3.1820 Sagan/Schlesien, gest. 18.8.1905 Berlin-Zehlendorf. Studium in Berlin und Halle. 1843 Promotion. 1848–52 Assistent bei Damerow in Halle-Nietleben. Ab 1854 Privatklinik in Berlin. Redakteur der Allg. Zschr. für Psychiatrie und Mitbegründer des Deutschen Vereins der Irrenärzte.

Laehr, Max: geb. 9.11.1865 Berlin-Zehlendorf, gest. 22.4.1936 Malente-Gremsmühlen. Studium in Tübingen, Berlin und München. Dort Promotion 1890.1891–93 Assistent an Psychiatr. Klinik Giessen, 1893–99 an der Charité in Berlin unter Jolly. 1896 Habilitation. 1899 Leiter der Privatklinik „Haus Schönow" in Zehlendorf.

Lafora, Gonzalo R.: geb. 25.7.1886 Madrid. Studium dort wie Promotion 1908.1910–12 Assistant am Government Hospital for the Insane in Washington als Histopathologe. Habilitation für Neuropathologie in Madrid. Dort 1916 a.o. Prof. und Leiter des Hirnphysiolog. Laboratorium des Instituto Cajal. Beschrieb die charakteristischen Einschlusskörper bei der Myoklonus-Epilepsie.

Lamarck, Jean Baptiste Pierre de Monet: geb. 1.8.1744 Bazentin, gest. 18.12.1829 Paris. Prof. am Jardin des Plantes Paris. Prägte den Begriff „Biologie".

Lambert, Robert A: Mitarbeiter des Repräsentanten der Rockefeller Foundation in Paris, Dr. D. O'Brien, zuständig auch für die deutschen Hirnforschungsinstitute. Später Assistent von Alan Gregg, dem Direktor der Division of Medical Sciences der Rockefeller Foundation.

Lange, Johannes: geb. 25.5.1891 Wismar, gest. 13.8.1938 Breslau. Medizinstudium in Leipzig, Kiel, Straßburg und München. 1917 Promotion „Über die akute Formalinvergiftung". 1919 Assistent bei Kraepelin an der Münchner Nervenklinik und Leiter der Abt. für Experiment. Psychologie an der neueröffneten Deutschen Forschungsanstalt für Psychiatrie. 1921 Habilitation. 1922 Leiter der psychiatr. Abt. im Schwabinger Krankenhaus. 1926 a.o. Professor, 1927 Leiter des Klin. Institutes der Forschungsanstalt. 1930 o. Prof. in Breslau. In 2. Ehe verheiratet mit der Neuropathologin Dr. Herta Lange-Cosack, die Mitarbeiterin von Tönnis an der Berliner Hansa-Klinik war.

Lange-Eichbaum, Wilhelm: geb. 28.4.1875 Hamburg, gest. September 1949. Psychiater an der Hamburger Anstalt Langenhorn, der vor allem durch sein 1928 herausgekommenes Werk „Genie und Irrsin" sowie zahlreiche Pathographien (Schiller, Strindberg) bekannt wurde.

Langelüddecke, Albrecht: geb. 26.10.1889 Heinade, gest. 18.1.1977 Hofheim/Taunus. Approbation 1914.1930 Habilitation in Hamburg (Gerichtsmedizin und -psychiatrie), 1935 apl. Prof., 1940 Marburg. 1954 Direktor der Landesheilanstalt.

Langendorff, Oskar: geb. 1.2.1853 Breslau, gest. 10.5.1908 Rostock. Studium in Breslau, Berlin, Freiburg und Königsberg. 1875 Promotion in Königsberg. 1875–78 dort Assistent am Physiol. Institut. 1879 Habilitation, 1884 a.o. Prof., 1892 als o. Prof. der Physiologe nach Rostock berufen.

Langley, John Newport: geb. 2.11.1852 Newbury/England, gest. 5.11.1925 Cambridge/England. 1871 Studium St. Johns College, Cambridge, für Mathematik und Geschiche, 1973 für Biologie (M. Foster). 1875 graduiert, 1876 Demonstrator bei M. Foster am Trinity College. 1877 mehrere Monate bei Kühne in Heidelberg. Sc. D. Cambridge 1896.1883–1903 Lecturer für Physiologie am Trinity College. 1903 Nachfolger von M. Foster als Professor der Physiologie. 1893 Präsident der Neurological Society of Great Britain. Kollege des Cambridger W H Gaskell, mit dem er zusammenarbeitete.

Lannelongue, Treber Odilon: geb. 4.12.1840 Castéra-Verduzan, gest. 28.12.1911 Paris. Studium in Paris. Promotion dort 1867.1869 Agrégé und Chirurg, 1884 Pathologie-Professor mit Schwerpunkt Kinderchirurgie. Seit 1883 Mitglied der Akademie.

Laqueur, Ludwig: geb. 25.7.1839 Festenberg/Schlesien. Med. Studium in Breslau und Ausbildung in Augenheilkunde bei A. v. Graefe in Berlin sowie in Paris unter Liebreich. Promotion 1860 in Berlin, in Paris 1869. Seit 1872 Extraordinarius für Augenheilkunde an der Univ. Straßburg. Dort ab 1877 o. Professor.

Lauche, Arnold: geb. 14.9.1890 Kiyatz/Brandenburg, gest. 29.9.1959. Med. Studium 1909–12 in Bonn und München. Ab 1913 Assistent bei Nußbaum in München, 1919 bei Ribbert in Bonn. 1922 Habilitation für Pathologie in Bonn. 1926 Prosektor in Nürnberg. Oberarzt bei Ceelen bis 1933. Später Referent für Pathologie an der militärärztl. Akademie und ab Juli 1941 Kommandeur der für medizin. Wehrforschung zuständigen Lehrgruppe C. 1943–59 o. Prof. der Pathologie in Frankfurt/M, nach 1945 kommissar. Direktor des Edinger-Institutes.

Le Gros Clark: Neurophysiologe an der Univ. Oxford. Keine näheren Angaben gefunden.

Leber, Theodor: geb. 29.2.1840 Karlsruhe, gest. 17.4.1917 Heidelberg. Studium in Heidelberg. Dort 1862 Promotion. 1862–63 Assistent an der Heidelberger Augenklinik. Dann Studienaufenthalte in Berlin, Wien und Paris. 1867–70 Assistent von v. Graefe an der Berliner Augenklinik. 1869 Habilitation, 1871 a.o. Prof., 1873 Ruf als o. Prof. nach Göttingen und 1890 nach Heidelberg. Arbeiten zur Sehnervenpathologie und zu luetischen Augenerkrankungen.

Leche, Wilhelm: 1850–1927. Schwedischer Biologe an der Universität Stockholm.

Lehmann, Georg: geb. 27.5.1855, gest. 2.4.1918 Dresden. Studium in Leipzig und Straßburg. 1881 Promotion. Assistent von F. Jolly an der Straßburger Nervenklinik. 1882 mit Kraepelin zu Flechsig nach Leipzig. Kündigte dort aus Protest gegen die Entlassung von Kraepelin und wegen des Verhaltens von Flechsig. Ging später unter Vermittlung Kraepelins zu Gudden nach München, anschließend an eine Privatklinik nach Bonn, 1886 nach Pirna-Sonnenstein und wurde 1893 Direktor der Anstalt Untergöltzsch. 1901 Direktor der Anstalt Leipzig-Dösen.

Lehmann, Wilhelm: geb. 4.5.1882 Puerto Cabello (Venezuela), gest. 17.11.1968 Eckernförde bei Kiel. Studierte in Tübingen, Straßburg, Kiel und Berlin engl. Philologie, Philosophie und Botanik. 1905 Promotion zum Dr. phil. Seit 1908 Lehrer an der Freien Schulgemeinde Wickersdorf. Lyriker.

Lehotzky, Tibor: Ungarischer Neuropathologe aus Budapest.

Leibbrandt, Werner: geb. 23.1.1896 Berlin, gest. 11.6.1974 München. Medizin- und Philosophiestudium in Berlin. 1919 Staatsexamen. Bis 1933 am Städt. Gesundheitsamt Berlin, zuständig für die Städt. Fürsorge für psychische Hygiene. 1945 Direktor der Anstalt Erlangen. 1953 o. Prof. der Medizingeschichte in München.

Lenard, Philipp Eduard: geb. 7.6.1862 Pressburg, gest. 20.5.1947 Messelhausen bei Bad Mergentheim. Physikstudium in Heidelberg. Dort Promotion 1886. Assistent von H. Hertz. 1898 Prof. für theoret. Physik in Kiel, später in Breslau, Aachen und Heidelberg. 1905 Nobelpreis. Lenard trat für eine „Deutsche Physik" ein und gehörte zu den überzeugten Anhängern Hitlers.

Lenhossék, Michael v.: geb. 28.8.1863 Budapest, gest. dort 1937. Ab 1881 Studium in Budapest, dort Promotion 1886. Assistent des Vaters am Anatom. Institut. 1888 Habilitation. 1889 Prosektor der Anatomie in Basel. 1891 a.o. Prof. der Anatomie. 1893 zu Koelliker nach Würzburg und 1896 zu Froriep nach Tübingen, jeweils als Prosektor. 1900 o. Prof. in der Anatomie in Budapest. Arbeitete vorwiegend auf neuroanatomischem Gebiet und war ein Verfechter der Neuronentheorie wie sein Würzburger Lehrer Koelliker.

Lenin, Wladimir Iljitsch: geb. 22.4.1870 Simbirsk, gest. 21.1.1924 Gorki. Entwickelte eine revolutionäre Partei mit Trennung der Menschewiki von den Bolschewiki 1903. Lebte nach Scheitern der Revolution von 1905 vorübergehend im Ausland, u. a. in Zurich, kehrte mit deutscher Unterstützung 1917 nach St. Petersburg zurück, siegte gemeinsam mit Trotzki in der Oktoberrevolution und unterstützte den Separatfrieden von Brest-Litowsk. 1917–24 Vorsitzender des Rates der Volkskommissare. 1919 Bildung des Politbüros. Endete in schwerer Krankheit nach mehreren zerebralen Insulten, ärztlich betreut u. a. von O. Förster und O. Vogt.

Lennox, William Gordon: geb. 18.7.1884, gest. 21.7.1960. Ausbildung am Colorado College und Medizinstudium an der Harvard Medical School. Im ärztlichen Missionsdienst vier Jahre in China tätig. Wieder in Boston arbeitete er als Assistent des Neurologen und Neuropathologen Stanley Cobb, der seinerseits als Schüler von Spielmeyer an Problemen der Epilepsie interessiert war. Dem Thema der Epilepsieforschung war der weitere Weg von Lennox gewidmet, unterbrochen nur 1928 durch einen weiteren Missionsaufenthalt in China. Zusammenarbeit mit Erna und Fred Gibbs sowie Houston Merritt schuf die Basis für die Untersuchungen über die zerebrale Sauerstoffversorgung und die Kreislaufverhältnisse während der epileptischen Krämpfe. Das Team fand Anstellung am Boston Psychopathic Hospital bis Lennox 1944 das Zentrum für Anfallsleiden an der Bostoner Kinderklinik schuf.

Lenz, Fritz: geb. 9.3.1887 Pflugrade (Pommern), gest. 6.7.1976 Göttingen. 1912 mediz. Promotion in Freiburg/Br., 1919 Habilitation für Hygiene in München. 1923 Berufung auf Lehrstuhl für Rassenhygiene. 1933 Direktor der Abt. für Eugenik am KWI für Anthropologie in Berlin. 1946 o. Prof. für menschl. Erblehre in Göttingen. Als Rassenhygieniker während der NS-Zeit an bedeutender Position.

Lesser, Edmund: geb. 12.5.1852 Neisse, gest. 7.6.1918 Berlin. Medizinstudium in Berlin, Bonn und Straßburg. Dort 1876 Promotion. Assistent in Wien, in Berlin bei Senator am Augusta-Hospital und in Breslau bei O. Simons. 1882 Habilitation für Dermatologie in Leipzig. 1892 als a.o. Prof. nach Bern berufen, 1896 als Nachfolger Lewins nach Berlin. O. Prof. der Dermatologie mit Schwerpunkt der Syphilis-Forschung.

Letterer, Erich: geb. 30.6.1895 Nürnberg, gest. 26.5.1982 Tübingen. Med. Studium in Freiburg/Br. 1925 apl., 1931 a.o. Prof. am Patholog. Institut Würzburg. 1935 Chefarzt des Pathol. Institutes Dresden. 1939 o. Prof. der Pathologie in Tübingen

Leuckart, Siegfried: geb. 26.8.1794 Helmstedt, gest. 25.9.1843 Freiburg/Br. Med. Studium in Göttingen, 1816 promoviert. Studienreisen durch Deutschland, Österreich und Frankreich mit zoologischen Studien. 1822 Habilitation für Medizin und Naturgeschichte in Heidelberg. Dort 1829 a.o. Prof., 1932 o. Prof. für vergleichende Anatomie, Physiologie und Tierarzneikunde in Freiburg/Br.

Levaditi, Constantin: geb. 31.7.1874 Galatz/Rumänien Studium in Paris. Dort Promotion 1901. Assistent am Institut Pasteur. 1924 Professortitel. Er entwickelte die Methode zur Darstellung der Spirochaeta pallida im Gewebe.

Levi, Giuseppe: geb. 14.10.1872 Triest. Med. Studium in Florenz. Promotion 1895. 1896–98 Assistent an der Psychiatrischen Klinik, 1899–1909 am Anatomischen Institut Florenz. 1903 Habilitation für Anatomie. 1909–14 Prof. der Anatomie in Sassari, von 1914–19 in Palermo, seit 1919 in Turin.

Levi, Ettore: geb. 12.6.1880. Italienischer Pionier der Luftfahrt und Ballonfahrer. Leiter der Neuropsychiatr. Klinik Florenz. Keine näheren Angaben gefunden.

Lewandowsky, Max: geb. 28.6.1876 Berlin, gest. 4.4.1918 Berlin. Studium in Marburg, Berlin und Halle. 1898 Staatsexamen. Assistent bei H. Munk am Berliner Physiol. Institut. 1902 Habilitation für Physiologie. 1902–03 Assistent von O. Vogt. 1904 bei Bonhoeffer und Nissl in Heidelberg, 1904–05 bei Pierre Marie in Paris. 1905 Niederlassung als Nervenarzt in Berlin. Zusammenarbeit mit Th. Ziehen.

1907 eigenes Lehrbuch, 910–14 Herausgabe des Handbuches der Neurologie. Gründete gemeinsam mit A. Alzheimer die Zeitschr. für die gesamte Neurologie und Psychiatrie.

Lewin, James: geb. 1887, Assistent von Siemerling in Kiel und von Flechsig in Leipzig. 1920 Nervenarzt in Berlin.

Lewy (auch Lewey geschrieben), Friedrich Heinrich: geb. 28.1.1885 in Berlin, gest. 5.10.1950 in Pennsburg/USA. Studium Berlin und Zürich. Staatsexamen 1910 in Berlin. Arbeitete 1905–06 neuroanatomisch bei v. Monakow in Zürich,, neurologisch bei Oppenheim in Berlin, psychiatrisch bei Kraepelin, neuropathologisch 1910 bei Nissl und Alzheimer in München, neurophysiologisch 1914 bei Magnus in Utrecht. 1912 Leiter des Labors der Breslauer Nervenklinik; 1919 wiss. Assistent Charité; 1921 Habilitation, 1926 Leiter der Neurol. Abt. der 2. Medizin. Univ. Klinik. 1933 Emigration zunächst nach England, dann 1934 nach Philadelphia. 1946–50 Prof. für Neuroanatomie und -pathologie am Cushing General Hospital Framingham. Arbeiten über M. Parkinson und 1912 Erstbeschreibung der nach L. benannten Einschlusskörper.

Leyden, Ernst Viktor v.: geb. 20.4.1832 in Danzig, gest. 5.10.1910 in Berlin. Studium an der Pepiniére in Berlin. 1853 Promotion Berlin. Tätigkeit als Militärarzt an verschiedensten Dienststellen, zuletzt in Berlin bei Traube. Dort 1864 Habilitation. 1864 Berufung nach Königsberg, 1872 als Ordinarius für Innere Medizin nach Straßburg. Von 1876–1907 internist. Ordinarius in Berlin mit starken neurologischen Interessen (Nachfolge Fredrichs).

Lhermitte, Jaques Jean: geb. 20.1.1877 Heiliger-Pére, Aisne, gest. 1959. Studium in Paris (St. Etienne) mit Promotion 1907. Spezialisierung in Neurologie. Seit 1908 Chef-de-Clinique der Nervenklinik. 1910 Laborchef und 1922 agrég. Prof., später Direktor der Neurolog. Klinik der Salpêtriére.

Lichtheim, Ludwig: geb. 7.12.1845 Breslau, gest. 13.1.1928 Bern. Studium in Breslau, Berlin und Zürich. 1867 Promotion in Berlin. 1869–72 Assistent von H. Lebert an der Med. Klinik Breslau, 1872–73 an der Chirurg. Klinik Halle (Volkmann), 1873–77 an der Med. Poliklinik Breslau (Biermer). 1876 Habilitation. 1877 Ruf nach Jena als a.o. Prof. und Leiter der Med. Poliklinik. 1878 o. Prof. für inn. Med. in Bern. 1888 Ruf nach Königsberg. 1912 Emeritierung. Gründete gemeinsam mit Strümpell, Erb und Fr. Schultze die Deutsche Ztschr. f. Nervenheilkunde.

Liebermeister, Carl v.: geb. 2.2.1833 Ronsdorf bei Elberfeld, gest. 24.11.1901 Tübingen. Studium in Bonn, Würzburg (Virchow) und Greifswald. Assistent von F. Niemeyer. Habilitation für Pathologie unter diesem in Greifswald 1859. Mit ihm 1860 nach Tübingen. Dort 1864 a.o. Prof.; 1865–71 o. Prof. der Pathologie und Medizin. Klinik in Basel, 1871 Ruf als Pathologe nach Tübingen

Liek, Erwin: geb. 13.5.1878 Loeben, gest. 11.1.1935 Berlin. Studium in Freiburg und Königsberg. Dort 1902 Promotion. Assistent in Greifswald, Wiesbaden und Danzig. Leiter einer Privatklinik, was er zugunsten schriftstellerischer Tätigkeit 1931 aufgab. Naturheilkundliche Publikationen und Verfechter einer in der NS-Zeit geförderten „Neuen deutschen Heilkunde".

Liepmann, Hugo:geb. 9.4.1863 Berlin, gest. 6.5.1925 Berlin. Ab 1880 Studium der Philosophie und Naturwissenschaften in Berlin. 1885 zum Dr. phil promoviert, Medizinstudium in Berlin mit med. Promotion 1895. Assistent von C. Wernicke in Breslau 1895–1899. Gastaufenthalte bei Edinger in Frankfurt/M. 1900 an die Berliner Irrenanstalt Dalldorf, 1907 als Oberarzt. Habilitation für Psychiatrie und Neurologie in Berlin 1904, 1905 Professortitel. 1914–1917 Direktor der Anstalt Herzberge. 1919 Honorarprofessor. Wesentliche Arbeiten zum Verständnis von Apraxien. Suizid nach Verschlechterung seiner Paralysis agitans.

Liesegang, Raphael Eduard: geb. 1.11.1869 Elberfeld, gest. 13.11.1947 Bad Homburg. Nach unkonventioneller Ausbildung und zeitweisem Chemiestudium ohne Promotion in der optisch-photographischen Fabrik des Vaters tätig, später als Privatgelehrter. 1908 Mitarbeiter des Senckenbergischen Museums in Frankfurt/M bei enger Zusammenarbeit mit L. Edinger. Entwicklung von Färbungsmethoden und Auseinandersetzung mit Fragen der Kolloide. 1921 an das KWI für Biophysik Frankfurt und 1937 dort Leiter des Institutes für Kolloidforschung, nach 1944 in Bad Homburg. Beeinflusste J. Hallervorden stark in dessen Hypothesen über die Bedeutung kolloidchemischer Grundlagen von Alterskrankheiten.

[Lilly?, wahrscheinlich] Lillie, Frank Rattray.: geb. 20.7.1910 Central Falls, R. I. Amerikan. Biologie-Professor an der Universität Chicago, der über die Lautgebung der Delphine arbeitete.

Linden, Herbert: geb. 14.9.1899 Berlin, gest. 27.4.1945 (Suizid). Ministerialrat in der Abteilung Gesundheitswesen des Reichsministeriums des Inneren. Verantwortlich für die Organisation der Morde im Rahmen der sogen. Euthanasie-Aktionen.

Lindenberg, Richard: geb. 18.2.1911 in Bocholt. Studium in Bonn, München, Berlin. Promotion 1934.1934–39 neurologische und neuroanatomische Ausbildung in Hamburg und München bzw. ab 1937 Berlin unter H. Spatz. 1939–45 bei Luftwaffe unter Spatz. 1945–47 Leiter des Labors der Univ. Nervenklinik Frankfurt/M (Kleist). 1947 in die USA als „paperclip scientist" gemeinsam mit Strughold wegen seiner flugphysiologischen und -pathologischen Erfahrungen. 1951 Prof. für Gerichtsmedizin in Baltimore.

*__Lindsley, Donald B:__ Amerikan. Neurophysiologe aus dem Emma Pedleton Bradley Home, East Providence, Rhode Islands.

***Lindsley, Donald B:** Prof. an der Univ. of California Los Angeles. Arbeiten zur Psychophysiologie der Perzeption.

Link, Karl: Pathologe. Mitarbeiter von Spatz. 1946 Prosektor in Eglfing-Haar.

Linzbach, Johannes: geb. 26.12.1909 Bonn, gest. 24.3.1984 Göttingen. Prosektor am Pathol. Inst. Urban-Krhs. Berlin. 1960–1978 Direktor des Pathol. Institutes und o. Prof. der Pathologie in Göttingen.

Liphart, R v.: Livländischer Großgrundbesitzer mit starken naturwissenschaftlichen Interessen und ausgezeichneten vergleichend-neuroanatomischen Untersuchungen als Hobby.

Lissauer, Heinrich: geb. 12.9.1861 Neidenburg bei Gumbinnen (Ostpreußen), gest. 21.9.1891 Hallstadt. Studium in Heidelberg, Berlin und Leipzig. 1886 Promotion in Leipzig. Assistent von Wernicke, der ihn sehr schätzte. Nach ihm ist eine spezielle Verteilungsform der progr. Paralyse benannt.

Loeb, Jaques: geb. 7.4.1859 Mayen/Rheinprovinz, gest. 11.2.1924 Hamilton/Bermuda. Medizinstudium in Berlin, München und Straßburg. Dort 1884 Promotion. Assistent an den Physiologischen Instituten Würzburg und Straßburg. 1889–1891 an der Zoologischen Station A. Dohrn in Neapel. 1891 als Assoc. Prof. an das Bryn Mawr College. 1895 a.o., 1900 o. Prof. an der Univ. of Chicago. 1902 an die Univ. of California, seit 1910 Leiter der Abt. für allgemeine Physiologie am Rockefeller Institute for Medical Research.

Löwenberg, Richard: geb. 18.6.1898 Hamburg. Med. Studium 1917–19 in Göttingen, 1919–20 in Freiburg, 1920–22 in Hamburg mit Staatsexamen. 1920 Allg. Krankenhaus Hamburg-Barmbeck (Kinder- u. Frauenklinik), 1921 Psychiatr. Klinik, dann Pathol. Inst. St. Georg., 1924–26 Assistent an der Hautklinik Hamburg, Neuropathol. Labor. (A. M. Jakob) der Psychiatr. Klinik Hamburg. Entlassung April 1933. Emigration Sept. 1933 zunächst nach Shanghai/China (Poliklinik für Psychiatrie u. Neurologie). Sept. 1937 in die USA (St. Joseph's Hospital San Francisco). 1939–42 Nervenarzt in San Francisco, 1942–44 Bahnarzt, 1945–54 niedergelassener Nervenarzt und Mitarbeiter im Public Health Service. Clin. Prof. of Psychiatry Univ. of South California.

***Loewenstein, Kurt.:** geb. 8.1.1894 Iserlohn. 1920–21 im Patholog. Institut Heidelberg (P. Ernst), 1921–22 an der Orthopäd. Klinik Frankfurt/M, 1922–25 am Rudolf-Virchow-Krankenhaus Berlin. Chirurg (Unger). Unsicher ist, ob dies der erwähnte Schüler des Neurologen M. Nonne war, dem dieser bei der Emigration bzw. beim Fußfassen im Gastland helfen wollte.

Lombroso, Cesare: geb. 6.11.1836 Verona, gest. 1909 Turin. Medizinstudium nach literaturwissenschaftlichen Studien in Pavia, Padua und Wien. 1858 Promotion in Pavia. 1859–65 Militärarzt. 1867 a.o. Prof. der Psychiatrie in Pavia, 1871–72 Direktor der Nervenheilanstalt Pesaro. Ab 1876 Prof. für gerichtliche Medizin an der Univ. Turin., 1905 o. Prof. für Kriminalanthropologie. Zahlreiche Auslandsreisen

Lorenz, Konrad: geb. 7.11.1903 Wien, gest. 27.2.1989 Altenberg/Wien. Studium der Medizin und Zoologie in Wien. Assistent des Anatomen F. Hochstetter. 1936 Habilitation über ein Thema der Verhaltensforschung (Hirnnerven des Segler-Vogels). 1940 o. Prof. für Psychologie in Königsberg. Während des Krieges nach 1942 Heerespsychiater. 1950 an das Max-Planck-Institut für Verhaltensphysiologie (v. Holst). Nach der Emeritierung 1973 wieder nach Altenberg bei Wien mit Leitung der Forschungsstelle für Ethologie der Wiener Akademie der Wissenschaften.

Lotmar, Fritz: geb. 26.10.1876 München, gest. 24.10.1964 Bern. Med. Studium in Heidelberg, München, Bern, Straßburg. Dort biochem. Promotion (Hofmeister). Weiterbildung als Neurologe bei Dejerine in Paris, bei Oppenheim und Cassirer in Berlin, bei Alzheimer in München. Habilitation 1912/13 bei Sahli (Bern) für inn. Medizin, dann zu Spielmeyer und an die Heckscher-Klinik zu Isserlin in München. 1934 aus politischen Gründen nach Bern. Arbeiten u. a. über Aphasien.

Lotze, Rudolph Hermann: geb. 21.5.1817 Bautzen, gest. 1.7.1881 Berlin. Ab 1834 Studium der Medizin und Philosophie in Leipzig. 1838 Dr. phil. und Dr. med. in Leipzig. 1839 dort Habilitation für Medizin, 1840 für Philosophie. 1842 a.o. Prof. der Philosophie., 1844 o. Prof. der Philosophie in Göttingen, 1881 nach Berlin.

Lovèn, Sven: Kollege von G. Retzius in Stockholm.

Löwenberg (später in Scharenberg umbenannt), Konstantin: geb. Minsk. 1928 in Hamburg im neuropathol. Labor der Psychiatr. Klinik unter A. M. Jakob. 1933 Emigration in die USA. Dort Pathologe an der Univ. of Michigan in Ann Arbor.

Löwenthal, Siegfried: 1891 Staatsexamen. Assistent von Wernicke in Breslau, dann am Senckenbergischen Institut Frankfurt/M. Niederlassung als Nervenarzt in Braunschweig. 1938 Emigration in die USA.

Lubosch, Wilhelm: geb. 28.3.1875 Berlin, gest. 16.2.1938 Schloss Harness. Med. Studium in Berlin, Promotion 1898.1902 Habilitation für Anatomie in Jena, 1907 Titularprof, 1912 Ruf nach Würzburg als a.o. Prof. und Prosektor, ab 1921 als o. Prof. der Anatomie.

Lubarsch, Otto: geb. 1860 Berlin, gest. 1.4.1933 Berlin. Studium in Leipzig, Heidelberg, Jena und Straßburg. Promotion 1884 in Straßburg. 1885 Assistent von Bostroem in Gießen, 1886 unter Ponfick in Breslau und 1888 unter Virchow in Berlin. 1/2 Jahr bei A. Dohrn an der Zoologischen Station Neapel. 1898–91 Assistent von Klebs in Zürich. Dort Habilitation 1890. 1891–99 am Pathol. Institut in Rostock (Thierfelder). 1894 a.o. Prof., 1899–1904 Pathologe am Hygiene-Institut Posen. 1905–07 Prosektor in Zwickau. 1907–13 Direktor des Pathol. Institutes Düsseldorf. 1913–17 o. Prof. in Kiel und von 1917–1928 in Berlin.

Ludwig, Carl Friedrich Wilhelm: geb. 29.12.1816 Witzenhausen, gest. 24.4.1895 Leipzig. Medizinstudium in Marburg und Erlangen. 1839 Promotion in Marburg. 1841 2. Prosektor an der Marburger Anatomie. 1842 Habilitation für Physiologie in Marburg. 1846 a.o. Prof., 1849 o. Prof. der Anatomie und Physiologie in Zürich, 1855 nach Wien, 1865 nach Leipzig.

Lüers, Thea: siehe unter Hasenjäger.

Lüthy, Fritz: geb. 17.11.1895. 1931 Priv. Dozent für Neurologie in Zürich, 1951 Titularprofessor, 1955 a.o. Professor in Zürich. 1967 emeritiert. Arbeitete auch neuropathologisch.

Luxenburger, Hans: geb. 12.6.1894 Schweinfurt, gest. 7.4.1976 München. 1924–1941 Mitarbeiter von E. Rüdin am Institut für Genealogie und Demographie der Deutschen Forschungsanstalt für Psychiatrie in München.

Luys, Jules-Bernard: geb. 1828 Paris, gest. 21.8.1897 Divonne-les-Bains. Studium in Paris. Promotion 1857.1863 Assistent an der Salpetriére und am Maison de Santé in Ivry. 1877 Mitglied der Acad. de méd. Bedeutender Neuroanatom (Corpus subthalamicum Luysi).

Lyman, Richard S.: 1931 Amerikanischer Gastassistent am Hirnpathol. Institut der Deutschen Forschungsanstalt für Psychiatrie und in Shanghai. Prof. The Henry Phipps Psychiatric Clinic 1931.

Lyssenko, Trofim D.: geb. 29.9.1898 Gandja (Ukraine), gest. 21.9.1976. Russischer Biologe und Genetiker, Direktor des Instituts für Genetik Odessa seit 1940. Begünstigt durch Stalin bestimmte seine gegen Mendel gerichtete Theorie lange Zeit die sowjetische Genetik. 1965 wurde er seines Amtes enthoben.

Maase, Doris: Düsseldorfer Ärztin, die in einer in der damaligen DDR erscheinenden Zeitschrift gegen H. Spatz polemisiert hatte, dem sie vorwarf, O. Vogt aus dem Amt gedrängt zu haben.

Mädler, Hermann: Arzt in Leipzig, der vorher 7 Jahre lang Assistent von P. Flechsig war, über den er sich sehr kritisch äußert. (Sucht Stellung für mikroskop. Forschungsarbeit.).

Magnus, Rudolf: geb. 2.9.1873 Braunschweig, gest. 25.7.1927 Pontresina. Studium in Heidelberg, Berlin und München. Arbeitete dabei bei dem Physiologen Kühne und bei v. Uexküll. 1898 Promotion in Heidelberg. 1898–1908 am Pharmakologisches Institut Heidelberg (Gottlieb). 1904 Habilitation. 1908 Prof. der Pharmakologie in Utrecht. Wesentliche Arbeiten über Stellreflexe und Körperstellung.

Mahaim, Albert: 1867–1925. Arbeitete gemeinsam mit A. Forel über kriminologische Probleme in der Psychiatrie und über Fragen der Zurechnungsfähigkeit. Seit 1929 Direktor der Psychiatr. Anstalt Cery bei Lausanne.

Mann, Gustav: geb. 6.11.1864 Darjeeling, gest. 18.7.1921 in Tampico/Mexiko. Promotion 1894 in Edinburgh (Willian Rutherford). 1894–1908 in Oxford als Assistent von Gotch. 1908–16 Prof. der Physiologie an der Tulane Univ. New Orleans. Dann Laboratoriumschef der Freeport Oil Company in Texas.

Marburg, Otto: geb. 25.5.1874 in Römerstadt/Mähren, gest. 13.6.1968 in New York. Studium in Wien, Berlin und Paris. 1899 Promotion in Wien. 1900–03 Assistent am Neurolog. Institut Wien (Obersteiner). 1903–05 an der Psychiatr. Univ. Klinik unter Wagner v. Jauregg., unterbrochen durch Gastaufenthalte in Berlin bei Oppenheim und in Paris bei Pierre Marie. 1905 Habilitation. 1906–1919 am Neurolog. Institut Wien; 1912 Prof. Titel; 1916 a.o. Prof., 1919–38 Direktor des Neurol. Institutes (Nachfolge Obersteiner). 1938 Emigration in die USA an die Columbia Univ. New York.

Marchesani, Oswald: geb. 1.5.1900 Schwaaz (Tirol), gest. 1952. Med. Studium in Innsbruck und Freiburg. 1923 Promotion in Innsbruck. Dort Assistent an der Augenklinik. Nach vier Jahren an die Münchner Augenklinik zu Wessely. 1936 o. Prof. in Münster, nach 1945 in Hamburg Augenheilkunde.

Marchi, Vittorio: geb. 1851 Novellara, Reggio Emilia, gest. 1908 Jesi. Studium in Modena. 1873 Dr. der Chemie und Pharmakologie, 1882 der Medizin in Modena. Dort auch Assistentenjahre im Anatomischen Institut und Prosektor an der psychiatr. Anstalt San Lazzaro. 1883 bei C. Golgi Gastassistent, 1885 bei dem Physiologen Luciani in Florenz. Da er 1887 nur tertio loco als Prof. in Palermo genannt wurde, Entschluss, sich als Landarzt in San Benedetto del Tronto niederzulassen. Seit 1890 Leiter des Krankenhauses von Jesi mit Schwerpunkt in Neurologie und Histologie. Bereits 1886/86 Erarbeitung der nach M. benannten Markscheiden-Färbemethode mit Hilfe einer Osmiumsäure-Beizung.

Marcus, Harry: geb. 3.2.1880 Alexandria, gest. 25.1.1976 München. Anatom aus München. Keine näheren Angaben gefunden.

Marie, Pierre: geb. 9.9.1853 Paris, gest. 13.4.1940 Pradet (Var). Studium in Paris. 1883 Promotion. 1885 in die Salpetriére eingetreten als Assistent von Broca. Arbeitete, von diesem beeinflusst, auch über Aphasien, jedoch mit von Broca abweichenden Schlüssen. 1888 angestellter Arzt am Univ. Klinikum. 1889 Prof. agrégé, 1892 Hospice Debrousse, 1895 Hop. De l'Hotel Dieux, 1896 Bicêtre. 1907 Prof. für Neurologie der Pariser Fakultät. 1911 Mitglied der Académie de Médicine. 1925 Emeritierung.

Marina, A.: Vergleichender Neuroanatom an der Univ. Triest. Keine näheren Angaben gefunden.

Marinesco, Georges: geb. 26.2.1863 Bukarest. Studium in Bukarest. Assistent am Histologischen und bakteriol. Institut. 1889 unter Charcot in Paris, 1890 bei Weigert in Frankfurt/M., 1891 in Berlin bei

Du Bois-Reymond und bei Gad. Nach zahlreichen weiteren Auslandsaufenthalten 1897 Chefarzt der Neurologie in Bukarest.

Mark, Edward Laurence: geb. 30.5.1847 Hamlet (Chautauqua, NY). Graduiert 1871 an der Univ. von Michigan. 1874–75 Studienaufenthalt bei Leukart in Leipzig. Dr. med. bei E. Haeckel in Jena, dann an die meeresbiol. Station Triest (Carl Claus). 1877 Instructor für Zoologie an der Harvard Univ., 1883 Assist. Prof., 1886 Hersey Prof. der Anatomie.

Martini, Paul: geb. 25.1.1889 Frankenthal, gest. 8.9.1964 Galenberg/Eifel. Med. Studium in München und Kiel. 1917 Promotion. Assistent und später Oberarzt an der II. Medizin. Klinik München. 1922 Habilitation für Inn. Medizin. 1928 Leiter der Medizin. Klinik Berlin und 1932 o. Prof. in Bonn. Habilitation für inn. Med. in München 1922, a.o. Prof. dort 1926.

***Masing, E:** Praktischer Arzt in Dorpat mit starken neurologischen Interessen. Vater des späteren, in Dorpat und Heidelberg wirkenden Internisten. Keine näheren Angaben zu dem einer baltischen Ärztefamilie angehörenden Mann gefunden.

Maus: Mitarbeiter an den zytoarchitektonischen Untersuchungen von O. Vogt in Berlin-Buch. Keine näheren Angaben gefunden.

Mauz, Friedrich: geb. 1.5.1900 Esslingen, gest. 7.7.1979 Münster. Priv. Doz. für Psychiatrie und Neurologie in Marburg 1928 (unter Kretschmer), 1934 a.o. Prof., 1941 o. Prof. in Königsberg, 1953 in Münster.

Maxwell, Samuel Steen: geb. 4.8.1860 Manor Cunningham / Irland. Ausbildung 1889–90 an der Johns Hopkins Univ., 1887–89 Lect. für Naturwissenschaften,1995–96 in Chicago. 1896 Dr. phil. 1902–09 an der Harvard Univ., 1907–10 Ass. Prof. in Californien, 1910–22 Assoc. Prof., 1922–27 Full Prof. 1927 emeritiert. War Schüler von J. Loeb, über Galvano-Therapie arbeitend.

Mayer, Paul: geb. 20.7.1848 in Lüdenscheid, gest. 28.5.1923 in Jena. Nach Apotheker-Ausbildung Assistent am Botanischen Institut Greifswald, dann Schüler von Ernst Haeckel in Jena. Dort Promotion 1874.1875/76 Gastassistent an der Dohrnschen Station in Neapel, ab 1878 bis zur Pensionierung 1913 Mitarbeiter von Dohrn. Hervorragender mikroskopischer Techniker. Entwickelte die Haemalaunfärbung und Verbesserungen der Mikrotome.

Mayer-Gross, Willy: geb. 13.1.1889 Bingen, gest. 14.2.1961 in Birmingham. Studium in Heidelberg, Kiel und München. 1912–22 Assistent von Nissl in Heidelberg. 1922–23 an der Anstalt Rheinau/Schweiz. 1933 Emigration nach London. Tätigkeit am Maudsley Hospital. 1939 Direktor der Forschungsabteilung am Crichton Royal Hosp. Dumfries/Schottland. 1955 emeritiert.

Mayser, Paul: 1853–1922. Seit 1876 Assistent von Gudden in München, dann 1883–1885 mit Forel nach Zürich. Dort 1883 Habilitation. Wegen längerer Rekonvaleszenz nach Typhuserkrankung nur begrenzt arbeitsfähig. 1886 an die Anstalt Altscherbitz und von 1889–1918 Direktor der Anstalt Hildburghausen.

Mendel, Emanuel Ernst: geb. 28.10.1839 Bunzlau, gest. 23.6.1907 Berlin. Promotion 1960 Berlin. Prakt. Arzt in Berlin-Pankow. Militärarzt 1864, 1866, 1870–71. Privatnervenklinik ab 1868. Daneben Studien bei Virchow und Griesinger. 1873 Habilitation. 1884 a.o. Professor. Reichstagsabgeordneter der Fortschrittspartei. 1877–1881. 1882 Gründer des Neurol. Centralblattes. Langjähriger Vorsitzender der Berliner Gesellschaft für Neurol. und Psychiatrie. Arbeiten zur progr. Paralyse 1880, zur Manie 1881, Stellungnahme gegen die traumatische Neurose Oppenheims. Gemeinsam mit Albert Eulenburg Poliklinik. Schüler: Paul Schuster.

Mendel, Kurt: geb. 27.1.1874 Berlin-Pankow, gest. 2.2.1946 Berlin. Sohn von Emanuel M.; Med. Studium in Göttingen, Berlin und Kiel. Dort Promotion 1897.1899–1907 an der Klinik seines Vaters tätig. M. arbeitete 1913 bei Alzheimer in Breslau. Niederlassung als Nervenarzt in Berlin-Wilmersdorf. Langjähriger Schriftführer der Gesellschaft Deutscher Nervenärzte seit 1912. 1938 Entzug der Approbation durch die Rassengesetze. Mendel, in sogen. Mischehe lebend, konnte das Kriegsende überleben. Nach K. Mendel und Bechterew ist der Fußrückenreflex benannt.

Mendelejew, Dimitrij Iwanowitsch: geb. 7.2.1834 Tobolsk, gest. 2.2.1907 Petersburg. Studium der Chemie und Physik in Petersburg. 1956 Magister. Vorübergehend aus Gesundheitsgründen als Gymnasiallehrer auf der Krim. 1956 Habilitation in Petersburg. 1859–61 in Heidelberg. 1963 Professor am Technologischen Institut Petersburg. 1866 Dr. und Prof. der Chemie an der dortigen Universität. 1890 Aufgabe der Professur, ab 1893 Wissenschaftlicher Leiter der Eichkammer des Finanzministerium. Erarbeitete das periodische System der Elemente. Dafür Nobelpreis.

Merzbacher, Ludwig: geb. 9.2.1875 Florenz, gest. 30.9.1942 Buenos Aires. Studium in München, Straßburg und Berlin. 1900–02 Assistent am Straßburger Physiol. Institut, 1902–04 an der Psychiatr. Klinik Freiburg (Hoche). 1904–06 bei Nissl in Heidelberg. 1906–10 Leiter des neuropathol. Laboratoriums der Tübinger Nervenklinik (R. Gaupp) 1907 Habilitation. 1910 Berufung nach Buenos Aires als Vorstand des Laboratoriums der Staats-Irrenanstalt. Ab 1919 am Deutschen Hospital Buenos Aires. M. beschrieb eine Sonderform der Leukodystrophie mit erhaltenen Markinseln.

Metschnikoff, Ilja Iljitsch: geb. 15.5.1845 Iwanowka/Russland, gest. 15.7.1916 Paris. Zoologe und vergleichender Anatom. Studium in Charkow. Arbeitete anschließend auf Helgoland und bei dem Zoologen Leuckart in Gießen. 1865 nach Neapel zum entwicklungsbiologischen Studien und von dort zu J. Henle nach Göttingen. 1867 Dozentur in Odessa und Professur in Petersburg. Nach weiteren Aufenthalten in Neapel und Messina. 1870 Ruf als o. Prof. der Zoologie nach Odessa. Wieder in Messina, arbeitete er über die Phagozytose von weißen Blutkörperchen. 1908 Nobelpreis. Prof. am Institut Pasteur.

Metz, August: War als Gastassistent, abgeordnet von der Neurol. Univ. Klinik Hamburg (Nonne), 1923 Mitarbeiter von Spielmeyer am Hirnpathologischen Institut der Deutschen Forschungsanstalt für Psychiatrie München. Später Direktor der Heil- u. Pflegeanstalt Neuhaldensleben.

Meyer, Adolf: geb. 13.9.1866 Niederweningen bei Zürich, gest. 17.3.1950 Baltimore. Medizinstudium in Zürich mit Gastaufenthalten in Paris, London, Edinburgh, Wien und Berlin. In Zürich enge Kontakte mit A. Forel, C. v. Monakow, Gaule, Wlassak. Promotion 1892 über das Reptilien-Vorderhirn. 1892 in die USA gegangen, 1893 Habilitation in Chicago. 1893–95 Pathologe und Instructor für Neurologie am Illinois Eastern Hospital. 1895–1902 Direktor am Worcester Insane Hospital. 1902–1909 Direktor des Patholog. Institutes am Staatskrankenhaus New York, später als „Psychiatrisches Institut" umbenannt. 1910 Prof. der Psychiatrie an der Johns Hopkins Universität Baltimore.

Meyer, Alfred: geb. 3.2.1895 Koefeld, gest. 27.9.1990 London. 1913 Studium in Bonn. Pianistische Ausbildung bei Clara Schumann. 1914–18 Militärarzt. Ausbildung bei Nissl, Bielschowsky und 1924 bei Spielmeyer. 1920 Univ. Nervenklinik Bonn (A. Westphal, nach 1928 Arthur Hübner). 1925 Habilitation. 1931 a.o. Professor. 1924–1933 im Sommer jeweils bei Spielmeyer in München. Emigration nach England. 1963 Prof. für Neuropathologie am Maudsley Hospital London. Zusammenarbeit mit Denis Hill und Elisabeth Beck. Arbeiten über Leukotomie, Temporallappenepilepsie. Schüler: Corsellis.

Meyer, Hans Horst: geb. 17.3.1853 Insterburg (Ostpreußen), gest. 6.10.1939 Wien. Medizinstudium in Königsberg, Leipzig und Berlin, dort Promotion. Assistent von Schmiedeberg in Straßburg. Bei dem er sich habilitierte. 1881 o. Prof. der Pharmakologie in Dorpat, 1884–89 in Marburg, 1904–24 in Wien.

Meyer -Pellegrini, C.: In Argentinien lebender Sohn eines früheren Mitarbeiters von M. Nonne in Hamburg.

Meyersohn, Franz: Approbation 1915. Praktischer Arzt in Schwerin. Über das spätere Schicksal der Familie konnte ich keine Unterlagen finden.

Meynert, Theodor: geb. 14.6.1833 Dresden, gest. 31.5.1892 Wien. Studium in Wien (Rokitansky); 1861 Promotion; 1865 Habilitation. Assistent an Wiener Irrenanstalt unter Riedel seit 1865. 1866 Prosektor. 1867–68 zahlreiche Studienreisen. 1970–75 Professor und Direktor der 1. Psychiatr. Univ. Klinik Wien; 1878 o. Professor. 1875 Direktor der 2. Psychiatr. Univ. Klinik Wien. Schüler u. a. H. Grashey, C. Wernicke, A. Forel, G. Fritsch, A. Pick, S. Freud, G. Anton. Vertreter einer organischen Psychiatrie (61, 71)

Michel, Julius M: geb. 5.7.1843 Würzburg, gest. 29.9.1911 Berlin. Dort und in Zürich studiert. 1866 Promotion bei Horner. 1872 Habilitation für Augenheilkunde in Leipzig. Arbeitete dort über die Anatomie der Blut- und Lymphbahnen der harten Hirnhaut. 1873–79 a.o. Prof. in Erlangen, 1879 o. Prof. in Würzburg.

Mikorey,Max: geb. 20.3.1899 München, gest. 10.11.1977 München. Studium und Promotion in München; dort auch Assistent an der Univ. Nervenklinik (O. Bumke). 1942 Habilitation. 1952 a.o. Prof. als Oberarzt der Klinik (nun unter G. Stertz bzw. K. Kolle). 1968 pensioniert.

Mingazzini, Giovanni: geb. 15.2.1859 Ancona, gest. 3.12.1929. Studium in Rom. Promotion 1883. Nach dem Staatsexamen Assistent im Anatom. Institut (Todaro) Rom, dann zu Gudden nach München, um sich neuroanatomisch ausbilden zu lassen. Gastaufenthalte bei Oppenheim in Berlin. 1891 Direktor des Pathol.-anatom. Laboratoriums, 1895 Lehrstuhl für Neuropathologie an der Kgl. Univ. Rom. 1905 Direktor der Irrenanstalt Maria della Pietá Rom, 1921 Lehrstuhl für Psychiatrie in Rom. Wesentliche klinisch-neuroanatomische Arbeiten über Aphasie, Kleinhirnfunktionen und Mikrozephalie.

Minkowski, Mieczyslaw: geb. 15.4.1884 Moskau, gest. 1972. Med. Studium ab 1902 in Polen, Deutschland und Russland. 1905 wegen politischer Betätigung relegiert. Studium in Breslau und München fortgesetzt. Promotion 1907 bei Strümpell in Breslau. Arbeitete bei Pawlow in St. Peterburg, bei Alzheimer in München und bei Th. Ziehen in Berlin. Ab 1911 Assistent bei v. Monakow in Zürich. Habilitation 1913.1928–54 o. Prof. der Neurologie an der Univ. Zürich (Nachfolge v. Monakow).

Minot, Charles Sedgewick: geb. 23.12.1852 West Roxbury, Mass., gest. 19.11.1914 Milton, Mass. Frühes Interesse an Insekten und Pflanzen. Mit 16 Jahren zum Studium der Naturwissenschaften an der MIT, Boston, zugelassen. 1878 Dr. sc. Auf Empfehlung seines Lehrers, des Physiologen Bowditch auf Studienreise nach Europa zu C. Ludwig und Leukart in Leipzig, Ranvier in Paris und zu dem Zoologen Semper in Würzburg. 1880 Lecturer und Leiter des histolog. Labors. Hier Aufbau einer embryologischen Sammlung. 1892 Prof. der Embryologie an der Harvard University Boston. 1912–13 Austauschprof. in Berlin und Jena.

Miscolczy, Deszö: Ungarischer Neuropathologe.

Mitscherlich, Alexander: geb. 20.9.1908 München, gest. 26.6.1982 Frankfurt/M. Studium der Kunstgeschichte, Geschichte und Philosophie in München und Prag. Dissertationsversuch über Lutherbiographien scheiterte nach Tod des Betreuers, P. Joachimsen, an der Weigerung von K. A. v. Müller, die unter einem Juden begonnene Arbeit zu übernehmen. Medizinstudium in Berlin neben buchhändlerischer Tätigkeit. 1935 in die Schweiz emigriert. Beim Versuch, 1937 die deutsch-schweizerische Grenze zu überschreiten,verhaftet. Acht Monate KZ-Haft. Medizin. Promotion bei V. v. Weizsäcker in Heidelberg 1941. Anschließend Assistent bei L. Krehl, seit 1943 Leiter der neurol. Ambulanz. 1945 Gründung einer Abt. für psychosomat. Medizin in Heidelberg. Seit 1960 Leiter des Sigmund Freud-Institutes in Frankfurt, dort Prof. Titel 1966. Berichtete 1947 mit **Fred Mielke**, einem bereits 1959 verstorbenen Medizinstudenten, über den Nürnberger Ärzteprozess. 1969 Friedenspreis des deutschen Buchhandels. Mitherausgeber der „Psyche“ seit 1947.

Mittelbach, Maria: 1926 und 1927 Gastassistentin am Hirnpathol. Institut der Deutschen Forschungsanstalt für Psychiatrie München.

***Miura, Kinnosuke:** geb. 31.5.1863 Takanarita. Studium an der Kaiserl. Univ. Tokyo. 1887 graduiert. Nach internist. Assistentenzeit Weiterbildung 1889–92 in Deutschland und Frankreich. 1893 a.o. Prof. und Leiter des Städt. Krankenhauses, 1895 o. Prof. für innere Medizin in Tokyo.

***Miura, Taiei:** geb. 1901 in Nagaoka/Niigata, gest. 1995. Studierte Medizin an der Keio Gijuku University. Graduierung 1925. Begann Ausbildung in Physiologie bei Genichi Kato und promovierte unter ihm 1928. 1935–37 nach Paris zur neurologisch-psychiatrischen Ausbildung. (Ajuriaguerra, Lhermitte, Andrès-Thomas). Enge Kontakte zu Pichot. In Japan 1940 am St. John Sakuramachi Hospital als Leiter einer neurolog. Abteilung. 1953 o. Prof. der Neuropsychiatrie an der Keio Univ. (Nachfolge Uematsu).

Möbius, Paul Julius: geb. 24.1.1853 in Leipzig, gest. 8.1.1907 in Leipzig. Studium der Theologie und Philosophie, ab 1873 der Medizin. 1875 Dr. phil., 1877 Dr. med.;1879 Niederlassung in Leipzig als Nervenarzt. 1883–86 Assistent bei Strümpell. 1883 Habilitation. 1893 Verzicht auf die Venia und Beschränkung auf die Praxis.

Moeli, Karl: geb. 10.5.1849 in Kassel, gest. 4.11.1919 in Berlin. Studium in Marburg, Würzburg, Leipzig. Ab 1873 Assistent der Rostocker Mediz. Klinik, dann München bei Ziemssen und ab 1880 unter C. Westphal in Berlin. 1883 Habilitation Berlin. 1884 Oberarzt in Anstalt Dalldorf (Wittenau). 1893 Direktor der Anstalt Berlin-Herzberge.

***Mohr, Fritz:** 1874–1957. Schüler Oppenheims. Als Nervenarzt und Psychotherapeut zunächst in Koblenz, später in Düsseldorf. Dort 1947 Honorarprofessor an der Medizin. Akademie.

Möllendorf, Wilhelm v.: geb. 6.12.1887 Manila, gest. 10.2.1944 Lenzerheide (Kt. Graubünden). Habilitation für Anatomie in Greifswald 1914, dort 1918 a.o. Prof. o. Prof. der Anatomie in Freiburg und Hamburg 1922, in Kiel 1923.

Möllgaard, Holger: geb. 20.5.1885 Vissenbjerg/Dänemark, gest. ?. 1910 med. Staatsexamen. Assistent am Physiol. Institut Kopenhagen. Dort 1911 Prof. der Physiologie.

Mollier, Siegfried: geb. 19.7.1866 Trier, gest. 18.8.1954 Schlachen/Chiemsee. Med. Studium in München. Promotion 1890. Habilitation für Anatomie 1892.1901 a.o. Professor. 1902–1932 Lehrstuhl für Anatomie in München und Lehrer an der Akademie für bildende Künste.

Monakow, Constantin v.: geb. 4.11.1853 Bobrezowa (Russland), gest. 19.10.1930 Zürich. Studium in Zürich, dort Volontariat in Psychiatrie bei Hitzig; neuroanatomische Ausbildung bei Gudden in München. Promotion 1878. 1878–85 Assistent in Anstalt Pirminsberg/St. Gallen. 1885 Niederlassung als Nervenarzt in Zürich; Habilitation 1885 und Gründung einer Privatnervenklinik mit hirnanatomischem Labor. 1894 a.o. Prof. Arbeiten über Hirnnerven und Rückenmarksbahnen (Monakowsches Bündel).

Moniz, Egas (eigentlich Antonio Caetano deAbreu Freire): geb. 1874 in Avanca, dort gest. 18.12.1955. Nach dem Medizinstudium in Coimbra bis 1899 zunächst Gastassistent an neurologischen Kliniken in Bordeaux und Paris. Anschließend Prof. der Neurologie in Coimbra und danach in Lissabon. Politisch engagiert mit vorübergehend hohen Positionen (Botschafter in Madrid und portugiesischer Außenminister). Entwickelte die Kontrastmittel-Angiographie der Hirngefäße und initiierte die Leukotomie-Psychochirurgie. Nobelpreis 1949.1944 Emeritierung.

Montgomery, Bernard Law, Viscount of Alamein: geb. 1887 London, gest. 1976. Britischer Oberkommandierender an der afrikanischen Front gegen General Rommel, dann an der Westfront unter Eisenhower. 1946 geadelt. NATO-Kommandierender 1951–58.

Morley, Lord John: 1838–1923. Britischer Friedenspolitiker.

Müller, Friedrich v.: geb. 17.9.1858 Augsburg, gest. 18.11.1941 München. Studium der Naturwiss. in München, der Medizin in Würzburg und München. Hier 1882 Promotion. 1883 Assistent am Juliusspital Würzburg (C. Gerhard). Mit Letzterem 1885 nach Berlin. Dort Habilitation für inn. Medizin 1888. 1889 a.o. Prof. in Bonn, 1890 Direktor der Med. Poliklinik in Breslau, 1892 o. Prof. in Marburg und1899 in Basel. Berufung nach München 1902 als Direktor der II. Medizin. Univ. Klinik (Nachfolge Ziemssen).

Müller, Erich: Niedergelassener Nervenarzt in Koblenz. Schüler von A. Hauptmann

Müller, Erik: geb. 5.8.1866 in Helsingborg (Schweden), dort verstorben 15.7.1923. Medizinstudium in Lund, wo er von 1886–89 als Assistent am Anatom. Institut tätig war. Forschungsaufenthalte bei W. His in Leipzig. 1890 an das Karolinische Institut Stockholm. 1894 Promotion, 1899 o. Prof. der Anatomie. Arbeiten über das autonome Nervensystem und über die Ontogenese der Arterien.

Müller, Ernst Friedrich: geb. 23.12.1891, gest. 1971. Schüler von M. Nonne in Hamburg. Habilitation für Neurologie 1923. 1925 Assoc. Prof. für Dermatologie an der Columbia Univ. New York. 1927 a.o. Prof. in Hamburg. 1933 emigriert in die USA.

Müller, Friedrich v.: geb. 17.9.1858 Augsburg, gest. 18.11.1941 München. Med. Studium in München und Würzburg. 1882 Promotion. 1888 Habilitation für Inn. Medizin in Berlin. Dort 1889 a.o. Professor, 1890 in Breslau. 1892-99 o. Prof. in Marburg, seit 1902 in München.

Müller, Georg Elias: geb. 20.7.1850 Grimma/Sachsen, gest. 23.12.1934 Göttingen. Studium in Berlin, Leipzig und Göttingen. 1873 Dr. phil., 1876 Habilitation für Philosophie in Göttingen. 1889–1881 Prof. in Czernowitz, seit 1881 in Göttingen. Arbeiten zur Psychophysiologie, über Aufmerksamkeit und Gedächtnis. Dr. med. h. c. Leipzig 1897.

Müller, Johannes: geb. 14.7.1801 in Koblenz, gest. 28.4.1858 in Berlin. Studium in Bonn 1819–23, 1823–24 in Berlin. 1822 Promotion. Schüler von K. A. Rudophi, seinem späteren Schwiegervater. Preis der Fakultät für Arbeit über Atmung bei Föten. 1824 Habilitation in Bonn („Von dem Bedürfnis der Physiologie nach einer philosophischen Naturbetrachtung"). 1826 a.o. Prof, 1830 o. Prof. in Bonn, 1833 in Berlin. Arbeiten zur vergleichenden Anatomie, Pathologie und Physiologie des Nervensystems. Mit 35 J. Akademiemitglied. Mit A. v. Humboldt befreundet. Schüler: Du Bois-Reymond, Helmholtz, J. Henle, Th. Schwann, R. Virchow, E. Haeckel.

Müller, Ludwig Robert: geb. 26.4.1870 Augsburg, gest. 8.9.1962 Erlangen. Med. Studium in Tübingen, Straßburg, Breslau und München. Hier 1895 Promotion. Assistent bei Marchand und Behring in Marburg. 1896–1903 bei Strümpell in Erlangen. Hier 1900 Habilitation. 1903–1914 Oberarzt an der Med. Klinik Augsburg. 1914 a.o. Prof. und Leiter der Univ. Poliklinik in Würzburg. 1920 Direktor der Med. Univ. Klinik Erlangen. Lehrer u. a. von Bodechtel.

Munk, Hermann: geb. 3.2.1839 Posen, gest. 1.10.1912 Berlin. Physiologe. Studium in Berlin und Göttingen. 1859 Promotion in Berlin. Schüler von Joh. Müller, Du Bois-Reymond und Virchow. 1862 habilitiert, 1869 a.o. Prof. der Physiologie, 1876 Leiter des Physiol. Labor. der Tierarzneischule in Berlin. 1897 Honorarprofessor. Beschrieb den visuellen Cortex.

Münsterberg, Hugo: geb. 1863 in Danzig, gest. 16.12.1916 Cambridge/Mass.; Studium in Genf, und für Medizin und Psychologie in Leipzig. Hier 1885 Promotion zum Dr. phil. bei W. Wundt, zum Dr. med. 1887 in Heidelberg. 1887 Habilitation für Philosophie in Freiburg. 1892 Gastprofessor an der Harvard Univ., 1892 a.o. Prof. für Philosophie in Freiburg, 1897–1916 Prof. der Psychologie an der Harvard Univ., seit 1905 als Direktor des Psycholog. Institutes.

Münzer, Egmont: geb. 4.5.1865 Praschno-Augert (Böhmen), gest. 11.9.1924 Prag. Studium in Prag. 1887 Promotion, 1886 Demonstrator der Histologie, 1887 Assistent der Physiologie bei Hering. 1889 Assistent der 2. med. Klinik Prag. 1892 Habilitation für inn. Medizin. (304)

Nachtsheim, Hans: geb. 13.6.1890 Koblenz, gest. 24.11.1979 Boppard. Zoologie- und Medizinstudium in Bonn und München. Assistent am Zool. Institut Freiburg und München 1914–21. 1923 Prof. am Institut für Genetik Berlin, 1941–45 Direktor für experim. Erbpathologie am KWI für Anthropologie Berlin-Dahlem., 1946–49 o. Prof. und Direktor des Inst. Für Genetik der Berliner Universität. 1949–53 Prof. an der Freien Univ. Berlin, seit 1953 am MPI.

Nagel, Willibald: geb. 19.6.1870 Tübingen, gest. 13.11.1911 Rostock. 1892 Dr. rer. nat., 1893 Dr. med. 1895 Assistent von v. Kries in Freiburg/Br. habilitiert. 1902 Leiter der sinnesphysiol. Abt. am Berliner Physiolog. Institut. 1908 o. Prof. der Physiologie in Rostock.

Nageotte, Jean: geb. 8.2.1866 Dijon, gest. 1948 in Paris. Studium in Besancon und Paris. Hier 1893 Studienabschluss. Seine Dissertation befasste sich mit der Tabes dorsalis, der er auch noch weitere Arbeiten widmete. 1898 bekam er eine Stelle an der Bicêtre und 1912 wurde er als Nachfolger von Ranvier auf den Lehrstuhl für vergleichende Histologie am Collége de France berufen. Wie dieser arbeitete er über die Markscheide und begann auch mit neurochemischen Untersuchungen des Myelins. Nageotte war Mitglied des Stabes der Salpêtriére und arbeitete eng mit Babinski zusammen.

Nansen, Fritjof: geb. 10.10.1861 Store-Fröen bei Oslo, gest. 13.5.1930 Lysaker. Studium der Zoologie. Kustos am Zoolog. Museum Bergen. 1897 Prof. an der Universität Oslo, 1901 Leiter des Internationalen Laboratoriums für Meeresforschung. Bekannt durch seine Grönland-Expeditionen und sein Einsatz für die Hungernden in Russland und Deutschland sowie die Heimführung der deutschen Kriegsgefangenen. Fiedensnobelpreis 1922.

Nathan: Prälat, Leiter der Anstalt Branitz (s. Brief Nr. 1533). Keine näheren Personalangaben gefunden.

Naunyn, Bernhard: geb. 2.9.1939 Berlin, gest. 30.7.1925 Baden-Baden. Studium Bonn und Berlin. 1862 hier Promotion. Ab 1863 Assistent bei Frerichs an der Medizin. Klinik der Charité. 1867 Habilitation. 1868 Oberarzt. 1869 Berufung nach Dorpat, 1871 nach Bern, 1872 nach Königsberg, 1888 nach Straßburg. Emeritierung 1904.

Nauta, Walle J H: Neuroanatom mit einer allgemein anerkannten Methode zur Imprägnation von Nervenzellfortsätzen. Keine Angaben zur Biographie gefunden.

Neal, Herbert Vincent: geb. 3.4.1869 Lewiaton/Maine, gest. 21.2.1940 Pecos/Texas. 1890 graduiert am Bates Coll., 1890–92 Master of History and Latin an der St. Pauls School Garden City., Long Island, NY. 1893 am Harvard Coll. A. B., 1894 A. M., 1896 Ph. D. 1896–97 Studienaufenthalt in München. 1897–1913 Prof. der Zoologie, zunächst am Knox College, Galesburg, Ill., dann bis 1938 am Tufts College.

Negro, Camillo: geb. 6.6.1861 Biella, Italien, gest. 16.10.1927 Turin. Studium in Turin. Dort 1884 Promotion. Arbeitete schon als Student am Anatom. Institut unter Giacomini, internistisch unter Bozzolo und am Physiolog. Inst. unter Mosso. Nach der Promotion nach Heidelberg zu W. Erb und W. Kühne bis 1887. Übernahm in Turin die neurolog. Abt. der Poliklinik. 1891 Chefarzt am Ospedale Cottolengo. 1892 Habilitation für Neuropathologie. 1905 apl., 1910 a.o. Professor, dann o. Prof. in Turin.

Neisser, Albert: geb. 22.1.1855 Schweidnitz, gest. 30.7.1916 Breslau. Promotion 1877, dann dermatolog. Weiterbildung. Entdeckte 1879 noch als Assistent in Breslau den Erreger der Gonorhoe. 1880 Nachweis des Lepraerregers (angeregt durch Hansen 1873). 1880 Habilitation, 1882 a.o. Prof. in Breslau, 1907 o. Prof. und Gründer einer Gesellschaft zur Bekämpfung der Geschlechtskrankheiten. Ab 1890 Syphilisforschung, dabei mit stark kritisierten Versuchsreihen an Kindern zur Entwicklung einer Serumtherapie.

Neubürger, Karl: geb. 5.3.1890 Frankfurt/M, gest. 7.3.1972 Denver/Col.; Studium Freiburg und München. Promotion 1914 in München. Pathologie-Ausbildung in Frankfurt/M und München-Schwabing. Prosektor an der Deutschen Forschungsanstalt für Psychiatrie in München. 1931 Habilitation in München. 1938 Emigration in die USA. Prof. in Denver/Col., 1953 emeritiert.

Neumann, Wilhelm: Approbation 1910. Röntgenologe aus Baden-Baden.

Nicolas, N: Anatom. Labor. Univ. Nancy. Keine näheren Angaben gefunden.

Nietzsche, Friedrich Wilhelm: geb. 15.10.1844 Röcken bei Lützen, gest. 25.8.1900 Weimar. 1869–79 Klass. Philologe und Philosoph in Basel. Anschließend in verschiedenen Orten der Schweiz und Italiens lebend bis zur schweren Hirnerkrankung, die ihn zur Pflege in die Obhut seiner Schwester und in die Behandlung der Jenenser Psychiatr. Klinik brachte.

Nissl, Franz: geb. 9.9.1860 in Frankenthal/Pfalz, gest. 11.8.1919 in München. Studium in München, wo er 1884 den 1. Preis der Fakultät erhält für seine Arbeit über neue Färbemethoden zur Darstellung von Nervenzellen. 1885 Assistent von Gudden in München. Nach dessen Tod kurz in Anstalt Blankenhain/Thüringen, dann 1889 zu Sioli an die Frankfurter Nervenklinik, wo auch Alzheimer arbeitete; dort Kontakte mit Edinger und Weigert. 1895 zu Kraepelin an die Heidelberger Klinik. 1896 Habilitation, 1901 a.o. Professor. In Heidelberg Zusammenarbeit u. a. mit Farrar (USA), McCampbell (England), Evensen (Norwegen) und Cerletti (Italien). Kraepelin wird 1903 nach München berufen. Nach kurzem Intervall unter Bonhoeffer wird Nissl 1904 Kraepelins Nachfolger in Heidelberg. Dortige Mitarbeiter u. a. Homburger, Gruhle, Jaspers, Mayer-Groß, Wilmanns. Nissl kämpft gegen die Neuronenlehre und für ein nervöses Grau. 1918 Ruf an die Deutsche Forschungsanstalt für Psychiatrie Kraepelins in München. Schüler u. a. P. Schröder, St. Rosenthal, O. Ranke.

Nitsche, Paul: geb. 25.11.1876 Colditz, am 25.3.1948 in Dresden hingerichtet. Promotion 1902 in Göttingen. Assistent an der Irrenanstalt Frankfurt/M, dann bei Kraepelin in Heidelberg. Mit diesem 1904 nach München. 1908 Oberarzt bei Ganser in Dresden. 1913 stellvertr. Direktor der Anstalt Pirna-Sonnenstein, 1928 Direktor (Nachfolge Ilberg). Prof. Titel 1925. 1940 nach Auflösung der Anstalt Sonnenstein nach Leipzig-Dösen als Direktor. Gleichzeitig Fachreferent im Sächsischen Ministerium. Entwickelte das sogen. Nitsche-Schema zur Tötung von Kranken durch wiederholte Barbituratgaben. Maßgebend an den Tötungsaktionen der sogen. Euthanasie während der NS-Zeit.

Noell, Werner: geb. 22.6.1913, gest. 1990. Internist. und neurologische Ausbildung in Hamburg bis 1939. 1939–40 als Physiologe in Berlin, 1941–43 in Danzig. Priv. Doz. 1943–46 in Köln. Luftfahrt-Physiologe und Mitarbeiter von Kornmüller am KWI für Hirnforschung Berlin-Buch. 1947 im Rahmen der „Paperclip"-Aktion in die USA und bis 1950 an der US Air Force School for Aviation. 1950–54 Leiter der Abt. für Neurophysiologie an der Univ. of Buffalo. 1961 Visit. Prof. Buenos Aires.

Noetzel, Hugo: geb. 3.12.1910 Karlsruhe, gest. 1993. Studium in Freiburg. 1938 zu H. Spatz an das KWI für Hirnforschung nach Berlin-Buch. Okt. 1939 zur Luftwaffe eingezogen, aber weiter unter Spatz. 1942 Stabsarzt an der Außenstelle für Gehirnforschung des Luftfahrtmedizin. Forschungsinstitutes des Reichsluftfahrt-Ministerium. 1944 Habilitation in Berlin. Ab 1944 mit Hallervorden nach Dillenburg. 1945/46 franz. Gefangenschaft. 1946 Oberarzt in Dillenburg. 1947 Abteilungsleiter für Neuropathologie am Pathol. Institut Freiburg. 1953 apl. Professor. 1953–54 Gastprofessur in Brasilien.

Noguchi, Hideyo: geb. 1876 Inawashiro, gest. 21.5.1928 Accra/Goldküste. Arbeitete im Auftrag der Rockefeller Foundation über die Ursachen des Gelbfiebers in Südamerika und entdeckte dessen Erreger sowie die für die Syphilis verantwortliche Spirochaete. Während einer Afrikaexpedition wurde N. selbst Opfer einer Infektion.

Nonne, Max: geb. 13.1.1861 Hamburg, gest. 12.8.1959 Hamburg. Studium in Heidelberg, (Gegenbaur, Kühne, Bunsen, Erb), Freiburg (Bostroem sen. als Pathologe), Berlin (C. Westphal, Leyden, E. Mendel). 1884 Staatsexamen, Promotion bei Erb in Heidelberg. Assistent bei Erb, unterbrochen durch

Studienreisen zu Charcot nach Paris und zu Bernheim nach Nancy. 1886 Assistent bei v. Esmarch in Kiel. Reise zu Horsley nach London. 1887–1889 bei Eisenlohr an neurol. Abt. in Hamburg-Eppendorf. Niederlassung als Nervenarzt in Hamburg. 1896 Nachfolger von Eisenlohr. 1919 persönl. Prof. der Neurologie, 1925 Umwandlung in o. Professur. 1934 emeritiert. Arbeiten zur Paralyse, Tabes dorsalis u. zahlreichen anderen Krankheiten. Schüler u. a. A. Hauptmann, H. Pette, G. Bodechtel, G. Stertz, Schaltenbrand.

Oberndorfer, Siegfried: geb. 24.6.1876 München, gest. 1.3.1944 in Istanbul. Studium in München. 1900 Staatsexamen. Assistent von Bollinger. Für ein Jahr bei Zahn in Genf. 1906 Habilitation in München. Pathologe und Prosektor am Schwabinger Krankenhaus bei enger Zusammenarbeit mit der Deutschen Forschungsanstalt für Psychiatrie. 1934 Emigration nach Istanbul.

Obersteiner, Heinrich: geb. 13.11.1847 Wien, gest. 19.11.1922 Wien. Studium in Wien (Rokitansky, Hyrtl, Brücke). Seit 1872 Leitung der Privatanstalt Wien-Oberdöbling von Leidesdorf, seinem Schwiegervater. 1873 Dozent für Anatomie u. Pathologie des Nervensystems in Wien. 1882 eigenes Forschungsinstitut, seit 1892 „Neurologisches Institut". Zu den Schülern zählen u. a. Ramon y Cajal, Ariens Kappers, O. Vogt, P. Bailey, M. Bielschowsky, v. Economo, O. Marburg, K. Schaffer, O. Redlich.

O'Brien, Daniel: Repräsentant der Rockefeller Foundation für Deutschland und damit Helfer für viele deutsche Wissenschaftler, die aus politischen oder rassischen Gründen während der NS-Zeit ihre Stellungen verloren hatten.

Oelemann, Karl: Approbation 1912. Arzt in Bad Nauheim, nach 1945 Präsident der Hessischen Ärztekammer.

***Olivier Louis Ernest:** Publizierte 1844 ein Buch über Des Sons de la Paroles. Nicht identifiziert.

Oljenik: Holländischer Neurochirurg. Keine Angaben zur Biographie gefunden.

Oncken, Hermann: geb. 16.11.1869 Oldenburg, gest. 28.12.1945 Göttingen. Historiker, 1898 Habilitation in Berlin, 1905–06 Austauschprofessor in Chicago. 1906 o. Prof. in Gießen, 1907 in Heidelberg, 1923 in München, 1928 in Berlin.

Oppenheim, Hermann: geb. 1.1.1858 in Warburg/Westfalen, gest. 22.5.1919 in Berlin. Studium in Göttingen, Berlin und Bonn. 1883–1891 Assistent von C. Westphal an der Univ. Nervenklinik Berlin. 1886 Habilitation. 1893 apl. Professor. Eröffnete 1891 private Nervenklinik mit neuropathol. Labor. 1894 1. Auflage seines Lehrbuches der Nervenkrankheiten (7 Auflagen). 1907 Gründung der Gesellschaft Deutscher Nervenärzte gemeinsam mit W. Erb. Schüler u. a. G. L. Dreyfus, O. Marburg (beide später emigriert), A. Simons (später deportiert). Die Witwe Oppenheims verübte 1938 Suizid.

***Oppenheimer, Carl:** geb. 21.2.1874 Berlin, gest. 24.12.1941 Den Haag. Immunologe und Mitarbeiter von P. Ehrlich. Dieser setzt sich bei Engelmann für dessen Habilitation einsetzt. Weiterer Weg nicht geklärt.

Orthner, Hans: geb. 7.8.1914 in Ried bei Innsbruck, gest. 26.4.2000 Göttingen. Schüler von H. Spatz. 1942 an der Außenstelle für Gehirnforschung des Luftfahrtmedizin. Institutes des Reichsluftfahrt-Ministeriums Berlin unter Spatz. 1949 Univ. Dozent in Göttingen und Leiter des Neuropathol. Labors der Univ. Nervenklinik. 1955 apl. Professor.

Osawas, Gakutaro: geb. 25.6.1863 Toyashi, gest. 5.12.1920 Tokyo. Studium in Tokyo. Staatsexamen 1887. Ausbildung in Anatomie. 1890 Prof. der Anatomie. Deutschlandaufenthalt 1894–96.1900 o. Prof. in Tokyo. Spezialist für vergleichende Anatomie der Fische und Amphibien.

Osborn, Henry Fairfield: geb. 8.8.1857 Fairfield, gest. 6.4.1935 Garrison-on-Hudson, NY. Studium in New York City. Graduiert 1877 in Princeton mit Schwerpunkt Geologie. Nahm an Expeditionen nach Colorado und Wyoming teil. 1878/79 Anatomie und Histologie am Coll. of Physicians and Surgeons der Columbia Univ. (W. H. Welch) und am Bellevue Med. Coll. NY. 1879–80 vergleichende Anatomie in Cambridge (Fr. Balfour und Thomas Henry Huxley). 1880–83 Fellowship für Biologie in Princeton. 1881 Assist. Prof. für Naturwissenschaften, 1883–90 für vergleich. Anatomie. 1891 Ruf als o. Prof. an die Columbia Univ. NY, 1895–1910 als Prof. für Zoologie und Kurator des von ihm gegründeten Amerikan. Museums für Naturgeschichte.

Ossenkopp, Georg: Assistent an der Psychiatr. Anstalt Lübeck-Strecknitz. Am KWI für Hirnforschung neuropathologisch ausgebildeter Nervenarzt, später an der Bremer Nervenklinik tätig.

Ostermann, Wilhelm: geb. 29.1.1850 Prezelle (Kr. Lüchow), gest. 31.1.1922 Breslau. Studium der Theologie und Philosophie in Berlin, Erlangen und Göttingen. 1876 Dr. phil. 1877 Seminardirektor in Oldenburg. 1899 Preuß. Provinzialschulrat. 1908 Leiter des Provinzialkollegiums Berlin. Psychologe und Pädagoge.

Ostertag, Berthold: geb. 28.2.1895 Berlin, gest. 4.11.1975 Tübingen. Studium in Tübingen. Assistent bei R. Gaupp an der Tübinger Univ. Nervenklinik, dann Ausbildung in Pathologie bei Mönkeberg, Schminke und Lubarsch bis 1.1.1922. Neuropathologieausbildung bei Spielmeyer in München. 1925–1933 Leiter der Prosektur der Städt. Krankenanstalten Berlin-Buch. 1933 Direktor des Pathol. Institutes Berlin-Moabit nach der Absetzung von R. Jaffé; 1934–45 Pathol. Inst. am Rudolf Virchow-Krankenhaus. Arbeiten zur Onkotopik und zur Entstehung von Missbildungen. 1945–46 a.o. Prof. für Neuropathologie bis zur Emeritierung 1964.

Ostwald, Wilhelm: geb. 2.9.1853 Riga, gest. 3.4.1932 Großbothen/Leipzig. Chemiestudium in Dorpat. Dort 1877 Priv. Doz. für Chemie und 1882 o. Prof. am Polytechnikum Riga. 1887 o. Prof. Univ. Leipzig bis zur Emeritierung 1906. Nobelpreis für Chemie 1909. Setzte sich für Esperanto und für die monistische Bewegung ein.

Page, Irvin Heinly: geb. 7.1.1901 Indianapolis, gest. 10.6.1991 Hyannis Port (Cape Cod). Chemiestudium bis 1921 an der Cornell Univ., anschließend Medizinstudium. Assistent des Nobelpreisträgers James Sumner. 1928–1931 auf Vermittlung R. Willstädters Leiter der Chem. Abteilung an der Deutschen Forschungsanstalt für Psychiatrie München. Nach kurzer Tätigkeit bei Volhard in Frankfurt Rückkehr in die USA. Bis 1937 am Rockefeller Institut, bis 1945 in Indianapolis. 1945–66 Direktor der „Research Division at the Cleveland Clinic". Arbeitete maßgebend auf dem Gebiet des Renin-Angiotensin- und Serotonin-Systems.

***Pagenstecher, Alexander:** geb. 21.4.1828 Wallau bei Wiesbaden, gest. 31.12.1879 Wiesbaden. Studium ab 1846 in Gießen, Heidelberg und Würzburg. Dort 1849 Promotion. 1851 nach Paris zur ophthalmolog. Spezialausbildung bei Desmarres und Sichel sen., dann in Berlin bei v. Graefe. Als Augenarzt in Wiesbaden mit eigener Klinik tätig, dabei mit starken wissenschaftlichen Interessen. [es ist nicht klar, ob die Zitierung sich auf Alexander P. oder auf dessen Bruder Hermann bezieht, was wahrscheinlicher ist, da dieser über die Pathologie des Sehnerven gearbeitet hat]

***Pagenstecher, Hermann:** geb. 16.9.1844 Langenschwalbach, gest. 11.4.1932. Wie sein Bruder Alexander Ophthalmologe mit Weiterbildung bei v. Graefe in Berlin. Leitete gemeinsam mit seinem Bruder die Wiesbadener Augenklinik. Monographie über die Pathologie des Augapfels und Arbeiten über die Pathologie des Sehnerven. 133

Paget: Es konnten keine näheren Angaben gefunden werden

Panse, Friedrich: geb. 30.3.1899, gest. 6.12.1973 Bochum. Medizinstudium in Münster und Berlin. Promotion bei K. Bonhoeffer 1923. Assistent an der Univ. Nervenklinik Berlin. Im 2. Weltkrieg Leiter eines Nervenlazaretts und beratender Psychiater des Wehrkreises. Umstritten war seine Methode zur Behandlung von Kriegsneurosen. 1950 Leiter des Hirnverletzteninstitues Langenberg, später Bonn, seit 1954 unter dem Namen Rheinische Landesklinik für Hirnverletzte. Berufung als o. Prof. der Psychiatrie nach Düsseldorf

Parker, George Howard: geb. 1864. Amerikan. Meeresbiologe, der nach drei Sommerstudien an der amerikan. Meeresbiolog. Station in Woods Hole für ein halbes Jahr die Institute in Leipzig, Berlin und Freiburg besuchte, um 1893 an die Dohrnsche Station zu gehen. Prof. der vergleichenden Anatomie in Philadelphia (?).

Patrassi, Gino: geb. 30.8.1904 Amelia, Terni. Studium in Florenz. Dort 1927 Promotion. Assistent am Pathol. Institut Padua. 1940–43 Kriegsdienst. 1949 Titularprofessor der Pathologie. 1952 o. Prof. der Univ. Padua. Arbeiten über toxische Nierenschädigungen.

Patzig, Werner: geb. 1890 gest. 10.6.1958. Leiter der Sonderstelle zur Erforschung der Kriegsschäden des ZNS am KWI für Hirnforschung Berlin-Buch. Nach 1948 Leiter der Abt. für Humangenetik und Konstitutionsforschung des MPI für Hirnforschung in Marburg.

Pawlow, Ivan Petrovich: geb. 27.9.1849 in Riazan (Zentralrussland), gest. 27.2.1936 St. Petersburg. Als Jugendlicher zum Priester erzogen. Mit 21 J. Beginn des Medizinstudiums in St. Petersburg (Mendelejew) bis 1879.1883 Medizin. Promotion. Nach Abschluss 1884–86 Gastassistent bei dem Leipziger Physiologen C. Ludwig und in Breslau bei dem Anatomen Heidenhain. In Petersburg wirkte P. als experiment. Pharmakologe in Zusammenarbeit mit dem Kliniker Botkin. Arbeitete über Herzinnervation und über die Funktion von Drüsen des Verdauungstraktes (Pawlowsche Hundeversuche). Nobelpreis 1904.

Peiffer, Jürgen: geb. 1.12.1922 Berlin. Medizinstudium nach dem Ende des 2. Weltkrieges in München. Staatsexamen und Promotion 1950. Assistent unter G. Stertz an der Münchner Univ. Nervenklinik. Gastassistent bei R. Jung in Freiburg 1951/52. 1951–56 Assistent am Hirnpatholog. Institut (W. Scholz) der Deutschen Forschungsanstalt für Psychiatrie München. 1956–61 Univ-Nervenklinik Würzburg (H. Scheller). Dort 1961 Habilitation für Psychiatrie und Neurologie. 1962–64 Ltd. Oberarzt der neugegründeten Neurol. Univ. Klinik Gießen. 1964–1988 Direktor des Inst. für Hirnforschung der Univ. Tübingen und o. Prof. für Neuropathologie. Arbeiten zur Histochemie angeborener Stoffwechselkrankheiten, zur Pathologie der Epilepsien und anderen Gebieten der spez. Neuropathologie.

Penfield, Wilder: geb. 26.1.1891 Sokane/Washington, gest. 5.4.1976. College in Princeton. War durch den Biologen Conklin zu naturwissenschaftl. Studien angeregt, begann das Medizinstudium in Oxford und war stark beeinflusst durch Sherrington und W. Osler. Nach zweijährigem Aufenthalt in Oxford wechselte er an die Johns Hopkins Univ. Baltimore, hier auch unter dem Neurochirurgen H. Cushing arbeitend. Das letzte Studienjahr wieder in Oxford als Rhodes-Stipendiat. Ein Jahr als Research Assistent für Neurologie am National Hospital Queen Square in London. 1921 zur Chirurgieausbildung an das Presbytarian Hospital an der Columbia University unter A. O. Whipple. Wegen seiner neurophysiologischen Interessen 1928 Wechsel an die McGill Univ. Montreal. Wurde Neurochirurg am Royal Victoria und Montreal General Hospital. Mit Unterstützung der Rockefeller

Foundation konnte P. 1934 das Montreal Institute of Neurology gründen. 1954 Emeriterung an der McGill Med. Faculty, 1960 Abgabe der Direktion des Neurologischen Institutes.

Pentschew, Angel: geb. 19.2.1894 Tirnovo/Bulgarien. Promotion in Berlin 1921. Direktor der Psychiatr. Univ. Klinik Sofia. Schüler von W. Spielmeyer und W. Scholz. Nach der Vertreibung aus Bulgarien 1945 Gast an der deutschen Forschungsanstalt für Psychiatrie München bis zur Übersiedlung in die USA. 1956–59 am NIH und am Armed Forces Inst. Pathol., seit 1959 am Anatom. Inst. der Stadt Baltimore.

Pentzold, Franz: geb. 12.12.1849 in Crispendorf, gest. 20.9.1927 Erlangen. Begann 1866 Studium der Naturwissenschaften und Medizin in Jena (Gegenbaur, Czermak, E. Haeckel). 1868 nach Tübingen (V. v. Bruns), 1869 zurück nach Jena. Dort 1871 Staatsexamen. 1872 Promotion. Assistentenzeit beim Internisten W. Leube, in Wien bei Benedikt. 1874 mit Leube nach Erlangen. Dort 1875 Habilitation für inn. Med.; 1882 a.o. Prof., dann o. Prof. der Pharmakologie, 1903 Direktor der Medizin. Klinik in Erlangen.

Perusini, Gaetano: 1879–1915. Aus dem Friaul stammender Neuropathologe, der Schüler von Alzheimer war und eine wesentliche Arbeit über Mikroglia schrieb.

Peters, Gerd: geb. 8.5.1906 in Bonn, gest. 14.3.1987 in München. Studium in Bonn und Berlin. 1931 Promotion. 1932 1 Jahr Pathologieausbildung bei Ceelen, dann Assistent an der Psychiatrischen Univ. Klinik Bonn bei Gruhle. 1934–39 Neuropathol. Ausbildung bei Spielmeyer in München. Habilitation 1939 bei Bumke. 1940 Assistent von H. Spatz am KWI für Hirnforschung Berlin-Buch bzw. Luftwaffen-Neuropathologe unter Spatz, 1943–45 abkommandiert zu F. Büchner nach Freiburg. 1948 apl. Prof., 1952 1. Lehrstuhl für Neuropathologie in Bonn. 1956 Direktor der Rhein. Landesklinik für Hirnverletzte. 1961 Nachfolger von W. Scholz an der Deutschen Forschungsanstalt für Psychiatrie in München. 1974 emeritiert.

Petrilowitsch, Nikolaus: geb. 30.10.1924 Heideschütz, gest. 29.7.1970 Mainz. 1957 Habilitation für Psychiatrie und Neurologie in Mainz. 1964 apl. Prof.; arbeitete über Ethnopsychiatrie. Er fiel dem Anschlag eines Patienten zum Opfer.

Pette, Heinrich: geb. 23.11.1887 Eickel (Westfalen), gest. 2.10.1964 Meran. Studium in Marburg, München, Berlin, Kiel. 1913 Promotion („Aneurysma der Kleinhirnarterien"). Ab 1919 Assistent an der Neurolog. Klinik von Nonne, 1925 als Oberarzt. 1923 Habilitation., 1927 apl. Prof.; Direktor der Neurol. Klinik Magdeburg, 1931 Oberarzt am Krankenhaus St. Georg Hamburg. 1934 als Nachfolger von Nonne berufen. 1958 emeritiert. 1948 Stiftung zur Erforschung der spinalen Kinderlähmung gegründet und geleitet. Schüler u. a. H. J. Bauer, Magun, Demme, Környey, Kalm, Behrend, Döring, R. Janzen, D. Seitz.

Pettenkofer, Max von: geb. 3.12.1818 Neuburg/Donau, gest. 9.2.1901 München (Suizid). Ab 1837 in München Studium der Philosophie und Naturwissenschaften. 1839 Lehrling in der Hofapotheke. Ab 1841 Studium der Medizin. 1843 Apothekerexamen und medizin. Promotion. 1843 Assistent in Würzburg bei Scherer, 1844 bei Liebig in Gießen. Nach vorübergehender Tätigkeit aus finanziellen Gründen am Hauptmünzamt 1847 a.o. Professor für medizinische Chemie in München, 1852 o. Prof. und Empfänger hoher Ehrungen, so des erblichen Adelstitels.

Pfeifer, Richard Arwed: geb. 21.11.1877 Brand bei Freiberg/Sachsen, gest. 15.3.1957 Leipzig. 1901–05 Volksschullehrer. Studium bei W. Wundt. 1905 Promotion Dr. phil. Med. Studium in Leipzig und München. 1915 Promotion Dr. med. Leipzig. 1919 Assistent der Univ. Nervenklinik (Flechsig). Dort neuroanatom. Ausbildung bei Niessl v. Mayendorf. 1920 Habilitation. 1924 apl. Prof., 1927 a.o. Prof. am Institut für Hirnforschung Leipzig. 1946 kommissar. Direktor der Nervenklinik, 1947 Wiedereröffnung des Hirnforschungsinstitutes. Schüler u. a. Alexander Arendt, Hugo Kufs, Sanides, Solcher, Wolfgang Wünscher (Nachfolger Pfeifers).

Pfeiffer, Richard: geb. 27.3.1858 Zduny/Posen, gest. 15.9.1945 Bad Landeck/Schlesien. Studium an der Berliner Kaiser-Wilhelm-Akademie. 1880 Promotion. Bis 1889 Militärarzt, ab 1887 zu R. Koch abgeordnet. 1891 Habilitation für Hygiene und Bakteriologie. 1899 o. Prof. in Königsberg. Arbeiten zur Epidemiologie und Genese von Pest, Malaria und anderen Infektionskrankheiten. Neisser-Pfeiffersche Erreger-Darstellung.

Pfleger, Ludwig: geb. 6.7.1842 Ybbs, gest. ?. Med. Studium in Wien. 1868 dort Promotion. 1868–70 Demonstrator im Anatomischen Institut Wien und Hyrtl, 1869–71 Assistent von Billroth, ab 1872 Sekundararzt an der Psychiatr. Abt. des Allgemein. Krankenhauses Wien. 1873 Assistent von Th. Meynert. 1874–79 Irrenanstalt Ybbs, ab 1882 Leiter der Wiener Versorgungsanstalt.

Pflüger, Edward Friedrich Wilhelm: geb. 7.6.1829 Bonn, gest. 16.3.1910 Bonn. Medizinstudium in Marburg und Berlin. Hier Promotion 1855. Habilitation für Physiologie 1858 in Berlin. 1859 Ruf als o. Prof. nach Bonn.

Pfungst, Oskar: Schüler von Carl Stumpf, dem Berliner Psychologen. Nahm als cand. med. et phil. unter Stumpf an der Untersuchung des Elberfelder Pferdes teil und schrieb darüber eine viel beachtete und auch in Fremdsprachen übersetzte Arbeit über den « klugen Hans ». Tierpsychologe. Lehrbeauftragter an der Univ. Berlin.

Pick, Arnold: geb. 20.7.1851 Groß-Meseritsch/Mähren, gest. 4.4.1924 Prag. Studium in Wien (Th. Meynert). Assistent in dessen Klinik ab 1872. Promotion 1875. In diesem Jahr nach Berlin zu C. Westphal. und dann an die Oldenburg. Anstalt Wehnen. Ab 1877 Assistent an der Prager Irrenanstalt unter J. Fischel. 1878 hier Habilitation. 1880 Direktor der Anstalt Dobrzan. 1886 Ruf als o. Prof. an die Deutsche Univ. Prag. 1921 Emeritierung. Beschrieb die nach ihm benannte Form der Hirnatrophie.

Pick, Friedel: geb. 26.9.1867 Prag, gest. 7.4.1926 Prag. Studium in Prag und Heidelberg. 1890 Promotion. Gastassistent bei Weigert in Frankfurt/M. Dann zwei Jahre am Pathol. Institut Prag unter Chiari und sechs Jahre an der Medizin. Univ. Klinik. 1895 Habilitation für innere Medizin. 1909 a.o. Prof. und Leiter des Laryngologischen Institutes der Deutschen Univ. Prag.

Pick, Ludwig: geb. 31.8.1868 Landsberg/W., gest. 3.2.1944 KZ Theresienstadt. Studium in Heidelberg, Leipzig, Berlin, Königsberg. 1893 Promotion. Assistent an Privat-Frauenklinik v. L. Landauer in Berlin. Dort als Leiter des Pathol. Laboratoriums. 1899 Priv. Dozent, 1906 Nachfolger von D. v. Hansemann an der Prosektur in Berlin-Friedrichshain. 1909 apl. Prof., 1913–14 Einladungen zu Vorträgen nach New York. 1921 Honorarprofessor. 1931–32 Harvey- und Dunham-Lecture in Harvard. 1933 entlassen, aber noch für jüd. Patienten weiterhin tätig. Ab März 1943 interniert. Arbeiten über Meningokokken-Meningitis; Beschreibung der nach ihm und Niemann benannten Speicherkrankheit und der „Pickzellen". Zu seinen Schülern zählt Folke Henschen. Lit.: Monographie von H. Simmer.

Pighini, Giacomo: Psychiater am Osped. San Lazaro Reggio Emilia.

Pinto, Gama: Portugiesischer Neurologe, Prof. in Lissabon.

Planck, Max: geb. 23.4.1858 Kiel, gest. 4.10.1947 Göttingen. Ordinarius für Physik in Kiel und Berlin. 1918 Nobelpreis. 1930–37 Präsident der Kaiser-Wilhelm-Gesellschaft und 1945–46 der Max-Planck-Gesellschaft.

Plate, Ludwig: geb. 16.8.1862 Bremen, gest. 16.11.1937 Jena. Studium der Mathematik und Naturwissenschaften in Jena, der Zoologie in Bonn und München. 1885 Promotion in Jena. 1888 Habilitation in Marburg. 1898 a.o. Prof. für Zoologie in Berlin und Kurator am Museum für Meereskunde. 1909 o. Prof. in Jena (Nachfolge Haeckel). Befasste sich auch mit der Lavaterschen Physiognomie.

Platen-Hallermund, Alice Gräfin: Psychotherapeutin. 1946 Beobachterin des Nürnberger Ärzteprozesses, über den sie als erste in einer kleinen Monographie berichtete. Lebt in Italien.

Plaut, Felix: geb. 7.7.1877 in Kassel, gest. 27.6.1940 in Depson,Surrey. Studium in Genf, Berlin, München. 1902 Promotion in München. Assistent an der Univ. Nervenklinik. 1909 Habilitation. 1915 apl. Prof. 1918–1934 an der Deutschen Forschungsanstalt für Psychiatrie als Liquorserologe. Emigration nach England.

Podach, Erich F.: geb. 22.11.1894 Budapest, gest. ?. Honorarprof. an der TH Stuttgart für systemat. Kulturwiss. und Wissenschaftsgeschichte. Autor verschiedener Arbeiten zu Werk und Leben von Friedrich Nietzsche.

Pohlisch, Kurt: geb. 28.3.1893 Remscheid, gest. 6.2.1955 Bonn. Studium in Berlin an der Pepiniére. Nach Dienst im 1. Weltkrieg 1920 Assistent an der Univ. Nervenklinik der Charité unter K. Bonhoeffer. 1928 Habilitation über Alkoholismus und Medikamentenmissbrauch. 1934 o. Prof. der Psychiatrie in Bonn. Zwillings- und Erbforschung rückten ihn in den Kreis der Eugeniker. Daher vorübergehend entpflichtet, übernahm er 1952–55 wieder die Direktion der Univ. Nervenklinik Bonn.

Polimenti, O: Vergleichende Neuroanatom. Otricoli/Umbria. Arbeitete über den Oralsinn.

Pollak, Eugen: geb. 12.6.1890, gest. 1939 (?). Assistent von Obersteiner und Marburg am Neurologischen Institut der Univ. Wien. 1924 Habilitation für Anatomie und Pathologie des Nervensystems in Wien. 1938 Emigration nach England (Oxford und Manchester) Arbeitete neuropathologisch u. a. über die Wilsonsche Krankheit.

Ponfick, Emil: geb. 3.11.1844 Frankfurt/M, gest. 3.11.1914 Breslau. Med. Studium in Tübingen, Freiburg/Br und Heidelberg. 1867 Promotion. Seit 1868 Assistent von R. Virchow am Pathol. Institut Berlin. 1873 o. Prof. für Pathologie in Rostock, 1876 in Göttingen, 1878 in Breslau.

Poppelreuter, Walter: geb. 6.10.1886 in Saarbrücken, gest. 11.6.1939 Bonn. Studium in Berlin mit Promotion zum Dr. phil. 1908, zum Dr. med. 1915. 1919 Habilitation für Klin. Psychologie in Bonn. Assistent unter Aschaffenburg in Köln und im Psychol. Laboratorium der Berliner Nervenklinik der Charité. 1922 a.o. Prof. für Psychiatrie und Neurologie sowie klin. Psychologie in Bonn.

Portmann, Adolf: geb. 27.5.1897 Basel, 28.6.1984 Basel. Habilitation für Zoologie in Basel 1926.1931 Prof. und Direktor der Zoolog. Univ. Anstalten Basel.

Posner, Carl: geb. 16.12.1854 Berlin, gest. 20.12.1928 Berlin. Studienbeginn in Berlin 1871. Anatomieunterricht noch unter Reichert, Physiologie unter Du Bois-Reymond. Er wechselte nach Bonn (M. Schultze, Pflüger, Kekulé), stark geprägt durch die histologische Technik von Max Schultze, aber auch durch Oskar und Richard Hertwig. Nach dem Tode von Schultze nach Leipzig (C. Ludwig, H. Kronecker, Wunderlich und Thiersch). 1876 nach Straßburg, wo er 1876–77 das Staatsexamen bestand. Internistische Ausbildung bei E. Seitz und patholog.-anatomische bei Perls in Gießen. Befasste sich mit der Dunkelfeldbeleuchtung. 1880 Promotion in Gießen. 1881 Niederlassung in Berlin. Habilitation für innere Medizin 1889 in Berlin. 1902 apl. Prof. mit Schwerpunkt der Urologie. Wesentliche Arbeiten zur Sexualfunktion, auch in Zusammenarbeit mit Magnus Hirschfeld. Mitherausgeber der Berliner Klin. Wochenschrift

Pötzl, Otto: geb. 29.10.1877 Wien, gest. 1.4.1962 Wien. Medizinstudium in Wien. Während des Studiums Hospitant bei dem Physiologen Exner, nach der Promotion 1901 Assistent an der Univ. Nervenklinik Wien unter Krafft-Ebing und ab 1902 dessen Nachfolger, Wagner v. Jauregg. 1903 für einige Monate an der Landesirrenanstalt Gugging bei Wien und an der Wiener Landesirrenanstalt (Berze). 1905–1922 wieder bei Wagner v. Jauregg, seit 1912 als Oberarzt. 1911 Habilitation. (Über Hirnschwellung und ihre Beziehungen zur Katatonie). 1919 a.o. Prof., 1922 Nachfolger von A. Pick als o. Prof. für Psychiatrie an der Deutschen Univ. Prag. 1928 Berufung nach Wien.

Przibram, Hans: geb. 7.7.1874 Wien, gest. 20.5.1944 im KZ Theresienstadt an Entkräftung (einen Tag später endete seine Frau durch Suizid). 1903 Priv. Doz. der Biologie an der Univ. Wien, a.o. Prof. der Zoologie. Hatte das Wiener Vivarium, eine Biologische Versuchsanstalt, gegründet und in die Universität überführt. 1938 entlassen und in das KZ Theresienstadt verbracht.

Probst, F.: (Bergmann-Verlag) Verlagsleiter, der für die Herausgabe des Henke-Lubarsch-Handbuches der speziellen Pathologie und Histologie zuständig und damit Briefpartner von Spielmeyer und Scholz war.

Purkinje, Johann Evangelista: geb. 17.12.1787 Libochovice bei Leitmeritz, gest. 28.7.1869 Prag. Ausbildung als Novize des Piaristen-Ordens. Medizinstudium durch Stipendium des Baron Hildprandt, dessen Sohn der als Privatlehrer betreut hatte. Studium in Prag bis 1819 mit Promotion. 1822 Begegnung mit Goethe, der sich für seine optischen Arbeiten interessierte und ihn A. v. Humboldt empfahl. Protegiert auch durch seinen späteren Schwiegervater, den vergleich. Anatomen Karl Asmund Rudolphi, wurde P. schon 1823 Professor für Anatomie in Breslau. 1950 wurde er nach Prag berufen. P. war ein glänzender Mikroskopiker, der die optischen Methoden zu verbessern verstand und dadurch zu ersten Darstellungen z. B. der nach ihm benannten Kleinhirn-Nervenzellen kam.

Quincke, Heinrich Irenaeus: geb. 26.8.1842 in Frankfurt/Oder, gest. 19.5.1922 Frankfurt/M. Medizinstudium in Berlin (Helmholtz), Würzburg (Virchow, Koelliker) und Heidelberg. 1867Assistent bei Frerichs in Berlin. 1870, 3 Jahre nach der Habilitation, Ruf nach Bern und 1878 nach Kiel, wo er bis zur Emeritierung 1908 arbeitete. Q., interessiert an der Entstehung des Hydrozephalus und der Bedeutung der Hirnhautentzündungen, entwickelte die Lumbalpunktion und die Liquordiagnostik.

Rabl, Carl: geb. 2.5.1853 Wels, gest. 24.12.1917 Leipzig. Medizin- und Zoologiestudium in Wien und Leipzig, seit 1881 Demonstrator am Pathol.-anatom. Lehrstuhl in Wien. 1882 Promotion., 1883 Habilitation für Anatomie. 1885 a.o. Prof. in Wien und im gleichen Jahr in Prag. An der dortigen Deutschen Univ. o. Prof. 1886, 1903 Rektor. Seit 1904 o. Prof. der Anatomie in Leipzig.

Rabl-Rückhard, Johann Joseph Nepomuk Hermann: geb. 1.9.1839 Potsdam, gest. 10.12.1905 Berlin. Studium 1858–62 an der Berliner Universität als Eleve der Pepiniére. 1867–71 Stabsarzt, 1875–82 Kustos am Anatom. Institut. 1881 Habilitation. 1884 a.o. Prof. Zahlreiche Arbeiten über das Nervensystem der Knochenfische.

Radbruch, Gustav: geb. 21.11.1878 Lübeck, gest. 23.11.1949 Heidelberg. Bedeutender Strafrechtler. 1920–24 Reichstagsabgeordneter der SPD, 1921–22 und 1923 Reichsjustizminister.

Rademecker, G. G. J.: Belgischer Neurophysiologe und EEG-Spezialist.

Raecke, Julius: geb. 17.7.1872 London, gest. 10.3.1930 Frankfurt/M. Med. Studium in Heidelberg, Würzburg, Gießen und Freiburg. Dort Promotion 1895. Assistentenjahre unter Jolly (Berlin), Zinn (Eberswalde), Sioli (Frankfurt/M), 1899 Siemerling (Tübingen). Mit diesem nach Kiel. Dort 1903 Habilitation für Psychiatrie und Neurologie. 1906 Titularprofessor. 1911 Direktor der Irrenanstalt Frankfurt/M.

Raehlmann, Eduard: geb. 19.3.1848 Ibbenbüren, gest. 1.9.1917 Weimar. Studium in Würzburg, Halle und Straßburg. 1872 Promotion. 1875 Habilitation bei A. Graefe in Halle. 1879 Professor in Dorpat, von wo er wegen der Russifizierung nach Weimar zog, wo er vorwiegend seinen kunsthistorischen Interessen nachging.

Ramon y Cajal, Santiago: geb. 1.5.1852 Petilla de Aragon, gest. 17.10.1934 Santiago. Studium in Zaragossa. Dort Assistent im Anatom. Institut. 1880 erste wiss. Arbeit. 1879 Direktor des Anatom. Museums; 1884 Prof. für Anatomie in Valencia, 1887 in Barcelona. Entwicklung der Chromsilbermethode als Verbesserung der Golgi-Methode. 1892 Prof. in Madrid. Gegen die Netztheorie Golgis auf Grund der eigenen, die Neuronentheorie stützenden Befunde mit der selbst entwickelten Imprägnationsmethode. 1889 Besuche bei Koelliker, Edinger, Weigert und P. Ehrlich. 1892 Gründung des eigenen Forschungsinstitutes in Madrid. Nobelpreis mit Golgi 1906.1922 Emeritierung. Schüler: Achucarro, Rio del Hortega, Lorente de Nó.

Ramon, R.: (von Gaupp 1897 zitiert über Froschhirn). Keine weiteren Angaben gefunden.

Ranke, Otto: geb. 1.4.1880 Lübeck, gefallen 1917. Psychiatr. Ausbildung an der Anstalt Wiesloch ab 1905. Ab 1907 Schüler von Nissl, der den begabten Neuropathologen hochschätzte. 1908 Habilitation in Heidelberg.

Ranvier, Louis-Antoine: geb. 2.10.1835 Lyon, gest. 22.3.1922 Vendranges. Promotion 1865. Histolog. Labor. des Coll. De France. 1875 Titularprofessor für allgem. Anatomie.

Rauber, August: geb. 22.3.1841 Obermoschel/Pfalz, gest. 6.2.1917 Dorpat. Studium in München, dort Assistent am Anatom. Institut. Habilitation 1869.1872 als Prosektor nach Basel und dann mit His nach Leipzig. 1873 a.o. Prof., 1875 gab er die Prosektur auf. Berufung als o. Prof. 1886 in Dorpat. Bekanntes Lehrbuch der Anatomie.

Rauch, Hans-Joachim: geb. 12.6.1909 Wiebaden, gest. 1997 Heidelberg. Um 1940 Gastassistent bei J. Hallervorden in Berlin-Buch. War in die morphol. Aufarbeitung der Euthanasie-Opfer der Forschungsabt. Von C. Schneider einbezogen. Neuropathologe am Labor der Univ. Nervenklinik Heidelberg unter C. Schneider. Habilitation 1944 in Heidelberg. Nach 1945 Abt. Leiter und apl. Prof. für Gerichtliche Psychiatrie 1950. Tätigkeit vor allem als Gerichtsgutachter bis zur Aufdeckung seiner Vorgeschichte.

Raymond, Fulgence: geb. 29.9.1844 St.-Christophe (Indre-et-Loire). Studium der Tierarzneikunde an der Edcole dÀlfort. Dort 1867 Chef der Anatomie und Physiologie. Medizinstudium in Paris. 1870 Externe, 1871 Interne, 1876 Promotion. 1877 Chef der Clinique bei G. Sée, 1878 Médecine des Hôpitaux. 1880 Agrégé, seit 1894 Nachfolger von Charcot als Neurologe an der Salpêtrière.

Recklinghausen, Friedrich Daniel v.: geb. 2.12.1833 in Gütersloh, gest. 26.8.1910 in Straßburg. Studium in Bonn, Würzburg (R. Virchow), Berlin. 1855 Staatsexamen und Promotion. Studienreisen nach Wien, Rom, Paris. 1858 Assistent bei R. Virchow. 1864 Ruf nach Königsberg, 6 Mon. Später 1865 nach Würzburg. 1872 Ordinarius für Pathologie in Straßburg. Dort enge Zusammenarbeit mit dem Anatomen Waldeyer. Arbeiten zur Ostitis deformans, zur nach ihm benannten Neurofibromatose und zu den Wanderzellen (Makrophagen).

Redlich, Emil: geb. 18.1.1866 Brünn, gest. 7.6.1930 Wien. Medizinstudium in Wien. Promotion 1889.1888–89 sowie 1890–92 Assistent am Wiener Allgem. Krankenhaus, dazwischen an der Privatnervenklinik von H. Obersteiner in Ober-Döbling. 1892–95 unbezahlter Hilfsarzt am Wiener Versorgungskrankenhaus, abends im Labor von Obersteiner neuropathologisch arbeitend. 1894 Habilitation unter H. Obersteiner. Seit 1894 Assistent bei Wagner v. Jauregg. 1898–1903 Leiter der Privatirrenanstalt Inzersdorf und bis 1908 Nervenabt. am Mariahilfer Franz-Joseph-Ambulatorium. 1895 dreimonatiger Aufenthalt in Paris bei Dejerine. 1900 Titularprofessur, 1913 a.o. Prof. (164, 431, 989)

Reese, H. H.: Ehemaliger Mitarbeiter von M. Nonne, der in die USA emigrierte.

Reich, Wilhelm: geb. 14.3.1897 Dobryznica (Galizien), gest. 3.11.1957 Lewisburg (USA). Wiener Psychoanalytiker, der in die USA emigrieren musste. [es ist unklar, ob dieser Reich in dem Brief gemeint wurde].

Reichardt Martin: geb. 17.8.1874 Ronneburg/Thüringen, gest. 23.12.1966 Würzburg. Studium in Halle, Heidelberg und München. 1898–99 Hilfsarzt am Landeskrankenhaus Detmoldt. 1900 Promotion. 1900–02 am Städt. Krankenhaus Chemnitz. Ab 1903 Volontärassistent an Nervenklinik Würzburg (C. Rieger). 1906 Habilitation für Psychiatrie in Würzburg. 1911 a.o. Prof.; 1924 Ruf als o. Prof. nach Münster. 1925 o. Prof. für Psychiatrie Univ. Würzburg (Nachfolge seines Schwiegervaters Conrad Rieger).

Reichert, Karl Bogislaus: geb. 20.12.1811 Rastenburg, gest. 21.12.1883 Berlin. Studium in Königsberg (K E v. Baer) und Berlin. Promotion 1836. Erhielt auf Empfehlung von A. v. Humboldt die Prosektur am Berliner Anatom. Institut unter Joh. Müller (Nachfolge J. Henle). 1843 o. Prof. der Anatomie in Dorpat bei engem Kontakt zu v. Baer in Peterburg. 1853 Direktor des Physiol. Institutes Breslau und 1858 des Berliner Institutes als Nachfolger von Joh. Müller.

Reinwein, Helmuth: geb. 22.2.1895 Dudendorf/Mecklenburg, gest. 17.11.1966 Gauting. Habilitation für inn. Med. in Würzburg 1927, apl. Prof. 1931, Chefarzt Henriettenstift Hannover 1934, o. Prof. der inn. Med. Gießen 1934, Kiel 1942.1962 emeritiert.

Remak, Robert: geb. 30.7.1815 in Posen, gest. 29.8.1865 in Bad Kissingen. Studium in Berlin (Joh. Müller). Habilitation 1843 in Berlin wegen jüd. Glaubens zunächst abgelehnt. 1843–49 als Assistent bei Schönlein. 1847 Habilitation (nach Übertritt zum Christentum). 1856 Lehrstuhl für Pathologie in Berlin geschaffen. Arbeitete über Elektrotherapie und galvanische Reizung, anatomisch über die 3-Keimblatt-Entwicklung.

Remak, Ernst Julius: geb. 26.5.1849 Berlin, gest. 24.5.1911 Wiesbaden. Sohn von Robert R.: Neurologe in Berlin, bis 1911 a.o. Prof.

Rensch, Bernhard: geb. 21.1.1900 Thale/Harz, gest. 4.4.1990 Münster. Direktor des Zoolog. Univ. Museums Berlin 1925, des Landesmuseums für Naturkunde Münster 1937–55.

Retzius, Gustaf Magnus: geb. 17.10.1842 Stockholm, gest. 1919. Mediz. Studium in Upsala und Stockholm. Promotion 1871 in Lund. 1877 a.o. Professor der Histologie am Karolinska Institut, 1899 o. Prof, widmete sich aber seit 1890 nur noch seinen privaten naturwissenschaftlichen Interessen auf dem Gebiet der vergleichenden Neuroanatomie und Entwicklungsgeschichte, so zum Gehörorgan der Wirbeltiere. Hohe internationale Ehrungen.

Reymond, Carlo R.: geb. 26.10.1833 Albertville (Savoyen), gest. 8.7.1911 Turin. Medizinstudium in Turin. Promotion dort 1857. Weiterbildung in Paris, dann 14 Jahre an der Augenklinik Turin unter Sperino. 1865 Studienaufenthalt bei Donders in Utrecht. 1873 stellvertret., 1876 Direktor der Univ. Augenklinik und o. Prof. in Turin.

***Ribot, Théodule:** Vermutlich ist dieser Pariser medizin. Psychologe und Philosoph gemeint, der die Revue philosophique de la France et de L'étranger herausgab und hier viel veröffentlichte.

Richet, Charles: geb. 26.8.1850 Paris, gest. 4.12.1935 Paris. Studium in Paris, u. a. bei den Physiologen Marey und Verneuil sowie dem Biochemiker Berthelot. Promotion 1869 für Medizin, 1878 für Naturwissenschaften. Interné 1872, Agregé 1879, 1887 o. Prof. der Physiologie (Nachfolge Béclard). Emeritierung 1927. Sehr vielfältiges wiss. Werk von der Sinnesphysiologie und Anaphylaxieforschung über Muskelphysiologie und Epilepsiebehandlung bis zu Somanambulismus und Okkultismus; außerdem belletristische und geisteswissenschaftliche Publikationen und Flugzeug-Konstruktionen. 1913 Nobelpreis.

Richter, Eugen: geb. 30.7.1838 Düsseldorf, gest. 10.3.1906 Berlin. Sozialdemokrat. Reichstagsabgeordneter seit 1867, seit 1869 Mitglied des Preuß. Abgeordnetenhauses. Bekannter politischer Redner und Schriftsteller.

Ricker, Gustav: geb. 2.11.1870 Hanau, gest. 24.9.1948 Dresden. Habilitation bei Thierfelder in Rostock. Pathologe in Magdeburg seit 1906. Er schuf den Begriff der Relationspathologie. 1934 aus politischen Gründen vorzeitig pensioniert.

Riechert, Traugott: geb. 29.10.1905 Lyk (Ostpreußen), gest. 1983.1934 Assistent von K. Kleist an der Frankfurter Univ. Nervenklinik. 1934–36 in Tönnis zur neurochirurgischen Ausbildung in Würzburg, dann wieder bei Kleist. 1939 Aufbau eines neurochirurg. Krankenhauses in Bad Nauheim, 1940–45 als Sonderlazarett für Hirnverletzte. 1946 a.o. Prof. für Neurochirurgie an der Univ. Nervenklinik Freiburg unter Beringer. Begann 1948 mit stereotaktischen Operationen. 1955 o. Prof. der Neurochirurgie.

Riedel, Heinz: geb. 21.6.1904 Chemnitz, gest. ?. 1924–29 Studium in Göttingen, Freiburg, Leipzig und Wien. Staatsexamen Freiburg 1930.1931–34 Assistent an der Freiburger Psychiatr. Univ. Klinik, dann am Rüdinschen Institut an der Deutschen Forschungsanstalt für Psychiatrie München. SS-Offizier und Mitglied des SS-Ahnenerbes.

Rieger, Konrad: geb. 23.3.1855 in Calw, gest. 21.3.1939 Würzburg. Studium 1874 in Tübingen und Würzburg. Als Nachfolger Kraepelins Assistent am Juliusspital Würzburg unter Rinecker; Studienaufenthalte bei Charcot in Paris, Kahlbaum (Görlitz), in Berlin und Leipzig. Habilitation 1882 bei Rinecker in Würzburg. 1883 Lehrstuhlvertretung in Würzburg nach Rineckers Tod. 1887 Nachfolger Grasheys als a.o. Prof.; 1895 o. Prof. Würzburg. 1925 emeritiert. Schüler: M. Reichardt, E. Grünthal.

Riese, Walter: geb. 30.6.1890 Berlin, gest. 9.9.1976 Richmond, Virg. /USA. Schüler von Ernst Meyer in Königsberg, 1915–16 an Wiesbadener Klinik. 1921–24 in Frankfurt/M am Edinger-Institut unter K. Goldstein. 1924 Habilitation. 1926 Leiter des neuroanatom. Labors der Frankfurter Univ. Nervenklinik (K. Kleist). 1927–1933 Praxis in Frankfurt. Emigration nach Verhaftung 1933 zunächst in die Schweiz (Burghölzli mit E. Minkowski), dann über Lyon nach Paris zum Aufbau eines hirnanatom. Labors an der Sorbonne 1937–40. Flucht über Casablanca in die USA. Assist. Prof. für Neuropsychiatrie und Medizingeschichte an der Medical School der University of Virginia. Erhielt 1969 die Rechte eines o. Prof. der Univ. Frankfurt/M., blieb aber in den USA.

Rinecker, Franz v.: geb. 3.1.1811 in Schesslitz, gest. 21.2.1883 in Würzburg. Studium in München, Würzburg und Wien. Dort 1832 Staatsexamen. Internistische Ausbildung. 1836 Habilitation; 1837 a.o. Prof., 1838 o. Prof. in Würzburg. Holte Koelliker und Virchow an die Fakultät. 1863–1883 Direktor des Juliusspitals. Schüler u. a. Grashey, Jolly, Ganser, Rieger, Kraepelin.

Robin, Charles-Philippe: geb. 4.6.1821 Jafferon (Aisne), dort gest. 5.10.1885. Medizin. Studium in Paris. Ab 1843 Interner du Hopitaux. 1846 Promotion. 1847 Assistent und Dr. der Naturwissenschaften. Arbeitete über Fermente und biochem. Grundlagen. Gehörte als Pathologe mit vergleichend-anatomischen und embryologischen Interessen der Pariser Medizin. Fakultät an.

Rodenberg, Carl-Heinz: geb. 19.11.1904 Heide/Holstein. Ab 1937 Abteilungsleiter Erb- und Rassenpflege im Reichsinnenministerium, ab 1939 im Reichsgesundheitsamt zuständig für Erb- und Rassenpflege. T4–Gutachter. Ab 1942 als SS-Obersturmführer im Reichssicherheitshauptamt (Mitarbeiter von Eichmann und Teilnehmer an der Konferenz über die „Endlösung"). Mitte 1943 Referent für sexualpsychologische Fragen, insbesondere Homosexualität.

Roeder, Fritz: Approbation 1930. Assistent an der Psychiatr. u. Nervenklinik Göttingen. Arbeitete nach 1945 auch stereotaktisch.

Roemer, Hans: Direktor der Bad. Heil- u. Pflegeanstalt Illenau. Geschäftsführer des Deutschen Verbandes für psychische Hygiene und Rassenhygiene.

Roemer, Hellmuth: Assistent von O. Bumke an der Univ. Nervenklinik München, dann 1934 Übernahme der Privatklinik seines Vaters Carl Roemer in Hirsau.

Rohloff: Landtagsabgeordneter in Schleswig-Holstein. Keine näheren Angaben eruiert.

Rokitansky, Carl v.: geb. 19.2.1804 Königgrätz/Böhmen, gest. 23.7.1878 Wien. Studium in Wien. Promotion 1828. Ab 1829 Assistent am Pathol. Institut (J. Wagner), 1832 Kustos des Museums, 1834 a.o. Prof. für Pathologie und Prosektor am Allgem. Krankenhaus Wien. 1844 o. Prof. 1875 Emeritierung. Bedeutendster österreichischer Pathologe.

Romanes, George J.: 1848–1894. Schüler des Physiologen M. Foster in Cambridge und unter John Burdon Sanderson am Univ. College London. Beschäftigte sich seit 1873 mit dem Nervensystem der Quallen. 1876 konnte er die Ergebnisse vor der Royal Society vortragen.

Romberg, Moritz Heinrich: geb. 11.11.1795 in Meiningen, gest. 16.6.1873 in Berlin. Studium in Berlin. Dort Prakt. Arzt. 1830 Habilitation, 1832 a.o. Prof., 1840 Direktor des Königl. Poliklin. Institutes. 1845 Prof. für spezielle Pathol. und Therapie der Berliner Universität. Lehrbuch der Nervenkrankheiten des Menschen. Schüler u. a. C. Westphal.

Romeis, Benno: geb. 3.4.1888 München, gest. 30.11.1971 München. Habilitation für Anatomie 1918 München. Dort apl. Prof. 1922, a.o. Prof. 1923, o. Prof. der Histologie 1944.1956 emeritiert. Autor eines grundlegenden Nachschlagwerkes über die histologischen Färbemethoden.

Römer, Paul Heinrich: geb. 19.5.1876 Kirchhain/Marburg, gest. 30.4.1916 an der Ostfront. Studium in Marburg. Dort 1900 Promotion. 1900–1913 Assistent von Behring. 1903 Habilitation in Marburg. 1907 Prof. Titel, 1908 a.o. Prof., 1913 o. Prof. der Hygiene in Greifswald. Arbeiten über Poliomyelitis.

Rominger, Erich: geb. 3.5.1886 Freiburg/Br, gest. 28.1.1967 Freiburg/Br. Habilitation für Kinderheilkunde 1920 in Freiburg, dort 1924 a.o. Prof., 1925 o. Prof. und Direktor der Univ. Kinderklinik Kiel bis zur Emeritierung 1954.

Rose, Maximilian: 1883–1937. Polnischer Neuropathologe. 1925 zu O. Vogt an das KWI für Hirnforschung Berlin-Buch. 1927 Habilitation in Warschau. 1929 Mitglied der Polnischen Akademie der Wissenschaften und Direktor des Institutes für Hirnforschung. 1931 Prof. für Psychiatrie der Universität Wilna.

Rosenbach, Ottomar: geb. 4.1.1851 Krappitz/Schlesien, gest. 20.3.1907 Berlin. Studium in Breslau (Cohnheim) und Berlin (Traube). 1873 Promotion. Bis 1877 Assistent an der Mediz. Poliklinik bzw. Klinik Jena (Leube und Nothnagel). Habilitation 1878 in Breslau, 1887 Leiter der mediz. Abt. am dortigen Allerheiligen-Hospital. 1888 a.o. Prof., verließ aber 1896 die Breslauer Universität, um sich in Berlin niederzulassen.

Rosenbach, P.: Russischer Neurologe, der die Übersetzung von Edingers Vorlesungen ins Russische übernehmen wollte.

Rosenhagen, Hans: geb. 1901 in Hamburg. Med. Studium dort und in Marburg. Wegen Lungen-Tbc mehere Jahre in Davos arbeitend bis 1926. Dann Assistent am Patholog. Institut des Allgem. Krankenhauses Hamburg (Fahr), in der Neurolog. Abt. (Embden) sowie im neuropatholog. Labor von A. M. Jakob. 1931 an die Neurolog. Abt. Berlin-Moabit zu K. Goldstein. Nach Gastassistenz bei O. Foerster in Breslau 1932 Oberarzt in Moabit. R. übernahm 1935 die Leitung der neurolog. Abt. des Ludwig-Hoffmann-Krankenhauses in Berlin- Buch (Nachfolge des emigrierten Otto Maas) in enger Verbindung zum KWI für Hirnforschung (Spatz und Hallervorden). 1939 Einberufung als San. Offizier, ab Juli 1940 als Leiter der neurolog.-konservativen Abt. des Bucher Lazarettes für Nerven-, Hirn- und Rückenmarkverletzte. 1942 Habilitation.

Rosenthal, Isidor: geb. 16.7.1836 Labischin bei Bromberg, gest. 2.1.1915 in Erlangen. Studium in Berlin. 1859 Promotion über ein neurophysiologisches Thema. Assistent des Physiologen Du Bois-Reymond in Berlin. 1862 dort Habilitation. 1867 a.o. Prof., 1872–1913 o. Prof. für Physiologie in Erlangen.

Rössle, Robert: geb. 19.8.1876 Augsburg, gest. 21.11.1956 Berlin. Studium in München, Kiel und Straßburg. 1904 Priv. Doz. für Pathologie in Kiel, ab 1909 Prof. in München. 1911–22 Pathologe an der Univ. Jena, 1922–28 o. Prof. in Basel. 1929 Ruf an die Charité, wo er bis zur Emeritierung verblieb.

Rothfeld: Neurolog. interessierter Ophthalmologe. Keine näheren Angaben gefunden.

Roethig, Oskar Moritz Paul: geb. 24.4.1874 Berlin, gest. 7.4.1940 Berlin. 1893–99 Medizinstudium in Freiburg und Berlin. Promotion 1898. Assistent am anatomisch-biol. Institut (O. Hertwig) Berlin, 1904–08 bei H. Munk und Hans Virchow. 1908 Abteilungsleiter am Frankfurt Edinger-Institut. 1909 am Schwedischen Akademie-Forschungsinstitut Kristineberg und am Centralinstitut für Hirnforschung Amsterdam (Ariens Kappers). 1911 als Privatgelehrter in Räumen des Anatomischen Institutes Berlin (Waldeyer). Titularprofessor 1918, 1930 Honorarprofessor für vergleichende Hirnforschung. 1919–24 besoldeter Stadtrat. Zwangsentlassung 1933.1935/36 Kündigung der Räume im Anatom. Institut durch Prof. Stieve. Konnte bis 1938 dank der Initiative des früheren Institutsdirektors Prof. Fick noch in beschränktem Umfang wissenschaftlich weiterarbeiten. Tod nach nervösem Erschöpfungszustand.

Rotter, Wolfgang: geb. 17.9.1910 Berlin, gest. 9.7.2000 Frankfurt/M. Habilitation für Pathologie in Kiel 1946, 1949 apl. Prof., 1954 o. Prof. der Pathologie in Gießen, 1960 in Frankfurt/M.

Roux, Wilhelm: geb. 9.6.1850 Jena, gest. 15.9.1924 Halle. Med. Studium in Jena, Berlin und Straßburg (E. Haeckel, R. Virchow). 1877 Promotion. 1878–79 Assistent am pathol.-chem. und hygien. Institut Leipzig, dann in Breslau. 1880 Habilitation in Leipzig. 1886 a.o. Prof., 1889 o. Prof. der Anatomie in Innsbruck, 1895 in Halle. Emeritierung 1921. Wesentliche Arbeiten zur Entwicklungsmechanik.

Rubinstein, Lucien J.: geb. 15.10.1924 Antwerpen, gest. 22.1.1990. Nach der Flucht aus Belgien Studium in London am Queen Mary College und dem London Hospital Medical College. 1948 graduiert, 1952 Promotion. Nach Militärdienst Assistent am Bernhard Baron Institute of Pathology des London

Hospitals, wo er mit Dorothy Russel neuroonkologisch arbeitete. 1961 in die USA. Nach drei Jahren am Montefiori Hospital New York 1964 Professor an der Stanford University. Seit 1981 Direktor der-Abt. Neuropathologie der Univ. of Virginia. Rubinstein war ein international führender Wissenschaftler auf dem Gebiet der Hirntumoren und ihrer Klassifikation.

Rüdin, Ernst: geb. 10.4.1874 in St. Gallen, gest. 22.10.1952 in München. Studium in Genf, Neapel, Dublin, Heidelberg, Berlin und Zürich. Promotion 1901 in Zürich. Kurz Assistent des ihn stark beeinflussenden A. Forel, dann 1901 zu Kraepelin nach Heidelberg. 1903 an Gefängnis-Irrenabteilung Berlin-Moabit. 1907 Assistent von Kraepelin in München, 1909 Oberarzt und Habilitation. 1915 a.o. Prof., 1917 als Leiter der genealogisch-demographischen Abt. an die neugegründete Deutsche Forschungsanstalt für Psychiatrie. 1925 Direktor der Psychiatr. Univ. Klinik Basel. 1928 wieder an die Deutsche Forschungsanstalt. 1933 o. Prof. der Univ. München. „Reichsleiter" der Psychiatrie während der NS-Zeit. 1945 entlassen.

Rudolphi, Karl Asmus: geb. 14.7.1771 Stockholm, gest. 29.11.1832 Berlin. Studium der Medizin und der Naturwissenschaften 1790–94 in Greifswald, dann in Jena (Hufeland). Dr. phil. und Habilitation für Philosophie 1793, Dr. med. 1794, mediz. Habilitation 1796 in Greifswald. 1801 Prof. am dortigen Veterinärinstitut. 1808–1810 o. Prof. der Medizin, 1810 als Anatom in Berlin. Johannes Müller war sein Schüler.

Ruge, Georg: geb. 19.6.1852 Berlin, gest. 21.6.1919 Zürich. Studium und 1875 Promotion dort. Assistent unter Gegenbaur in Heidelberg. 1879 dort Habilitation für Anatomie. 1882 a.o. Prof., 1888 o. Prof. in Amsterdam. 1897 in Zürich.

Russell, James Samuel Risien: gest. 20.3.1939. Studium in Edinburgh (St. Thomas Hosp.), Berlin und Paris. M. D. Edinburgh. Consultatnt Physician am National Hospital Queen Square, London.

Rütimeyer, Ludwig R.: geb. 26.6.1825 Biglen (Emmenthal, Schweiz), gest. 25.11.1895 Basel. Studium der Theologie und dann der Medizin ab 1841 in Bern. Dr. med. 1850. Zoologiestudium in Paris ab 1850.1853 a.o. Prof. für vergleichende Anatomie in Bern, 1855 o. Prof. für Zoologie und vergleich. Anatomie in Basel.

Ruttke, Falk: geb. 11.11.1884 Halle, gest. 9.9.1955 Stuttgart. Dr. jur. Oberregierungsrat im Reichsjustizministerium. 1941 Honorarprofessor der Univ. Jena. Mit A. Gütt und E. Rüdin Kommentator des Gesetzes zur Verhütung von Erbkrankheiten der NS-Zeit

Rydberg: Schüler von S. Henschen in Stockholm.

Sachs, Bernhard (Barney): geb. 2.1.1858 in Baltimore als Sohn einer Familie aus der Umgebung von Schweinfurt, die 1847 von Hamburg nach den USA auswanderte, gest. 1944 New York. Studienbeginn in Harvard 1874–78, dann 1878–84 Europareise mit Weiterstudium in Straßburg (Kussmaul, Waldeyer, v. Recklinghausen, Goltz), Berlin (Westphal, Virchow), Wien (Meynert, Freud), Paris (Charcot) und London (H. Jackson). Zurück in New York, übersetzte er Meynerts Psychiatrie-Lehrbuch und arbeitete an der Poliklinik des Mount Sinai und des Bellevue Hospitals als Instructor. Zwischen 1887 und 1903 erschienen in Zusammenarbeit mit Ira van Gieson (1865–1913) seine Beschreibungen der geblähten Nervenzellen als Amaurotische Idiotie (heute GM2–Gangliosidose). Sachs war der erste Präsident der Internationalen Gesellschaft für Neurologie in Bern 1931 und galt neben Charles Loomis Dana und Moses Allen Starr als führender amerikanischer Neurologe.

***Sachs, Hans:** geb. 6.6.1877 Kattowitz, gest. 25.3.1945 Dublin. Studium in Freiburg, Breslau und Berlin. 1905 Promotion. Assistent am Senckenbergischen Institut Frankfurt/M und am Institut für experimentelle Therapie von P. Ehrlich. 1920 a.o. Prof., und Direktor der wissenschaftl. Abt. des Institutes für experimentelle Krebsforschung Heidelberg. 1935 auf Grund der Rassegesetze in Ruhestand versetzt. 1936 Emigration nach Irland.

***Sachs, Heinrich:** geb. 8.2.1863 Halberstadt, gest. 16.1.1928 Breslau. Med. Studium mit Promotion über Amyotrophe Lateralsklerose 1885 in Breslau. Nach einigen Jahren als praktischer Arzt zu C. Wernicke an die Univ. Nervenklinik Breslau. 1896 Habilitation. Niederlassung als Neurologe in Breslau.

Saenger, Alfred: geb. 25.8.1860 Bad Mergentheim, gest. 18.5.1921 Bad Nauheim. Studium in Freiburg, Heidelberg, München, Berlin und Leipzig. 1885 Promotion in Leipzig. Assistent am St. Georg Krankenhaus Hamburg und 1888–1890 bei Eisenlohr auf der inn. Abt. in Eppendorf. Seit 1899 wieder am St. Georg Krankenhaus, ab 1911 als Oberarzt. 1914 Professorentitel. 1919 a.o. Prof. für Neurologie. Arbeitsschwerpunkt die Neurologie des Auges.

Saint-Hilaire, Etienne Geoffroy: geb. 1772, gest. 1844. 1793 Prof. der Zoologie Paris am Jardin du Roi. Hier enge Zusammenarbeit mit Cuvier. 1798 Expedition nach Aegypten. 1810 Expedition nach Portugal.

***Sander, Julius:** geb. 1840, 1862 Promotion in Berlin. Assistent unter Griesinger an der Berliner Nervenklinik der Charité. Arbeiten über vergleichende Neuroanatomie des Riechorgan und des Kleinhirns [Es ist nicht klar, ob es sich um den Genannten, einen Sander, Max oder Wilhelm handelt]

***Sander, Max:** geb. 1870, gest. Nov. 1909 in Aegypten. 1894 Promotion in Halle bei Hitzig. Assistent bei Sioli in Frankfurt/M. 1901 Gefängnisarzt in Graudenz. 1908 Kairo.

***Sander, Wilhelm:** geb. 19.1.1796 Karlsruhe, gest. 14.3.1842 Rastatt. Med. Studium in Tübingen, Göttingen und Berlin. 1817 Staatsexamen. 1819–1822 Militärarzt, dann Begleitarzt des Markgrafen von Baden nach Italien. 1825 Niederlassung in Augsburg, 1835 in Rastatt. 1837 Medizinalrat.

***Sanders, Wilhelm:** geb. 6.9.1878 Mitling, Kreis Leer. Approbation und Promotion 1903 in Berlin. 1904–05 Assistent am Patholog. Institut der Charité (Orth), 1906–07 am Krankenhaus Friedrichshain, 1907–08 in der Frauenabteilung des Rudolf-Virchow-Krankenhauses Berlin. Seit 1909 Frauenarzt in Frankfurt/Oder.

Sanides, Friedrich: geb. 7.3.1914 Adalia/Türkei. Habilitation für Neuroanatomie in Frankfurt/M 1962 unter H. Spatz. Assistent am MPI für Hirnforschung (H. Spatz) in Frankfurt

Santha K. v.: Ungarischer Mitarbeiter von Hallervorden in Berlin-Buch (?).

Sarasin, Paul Benedict: geb. 11.12.1856 Basel, gest. 7.4.1929 Basel. Studium der Medizin und der Zoologie in Basel und Würzburg. Ab 1883 mehrere Jahre auf Forschungsreisen (wie sein Bruder Karl Friedrich). Lebte anschließend als Privatgelehrter in Basel, übernahm aber leitende Funktionen am Palaeontologischen und Völkerkunde-Museum. Schwerpunkt: Tierpsychologie.

Sarbó, Arthur v.: geb. 10.3.1867 Budapest. Studium und Promotion (1891) in Budapest. Weiterbildung bei Fränkel in Berlin (St. Urban), an der Salpetriére bei Charcot und bei Weigert und Edinger in Frankfurt/M. In Budapest an der Psychiatr. Univ. Klinik unter Laufenauer. 1896 Habilitation dort. 1909 a.o. Professur für neurologische Diagnostik. Arbeiten über symptomatische Epilepsien, Paralysis agitans und verschiedene neuropathologischen Themata.

Sargeant, David E.: Zoologe in Montreal. Keine näheren Angaben gefunden.

Scarpa, Antonio S.: geb. 19.5.1752 Motta di Livenza (Treviso), gest. 31.10.1832 Pavia. 1766–70 Studium in Padua bei Morgagni. 1770 von diesem promoviert. Mit 20 Jahren 1772 o. Prof. der Anatomie und theoret. Chirurgie an der Univ. Modena. Ausgedehnte Auslandsreisen nach Paris und London, nach Wien, Prag, Leipzig, Göttingen1783–1812 o. Prof. in Pavia.

Schäfer, Edward Albert (1918 in England umbenannt in **Sharpey-Schafer**): geb. 2.6.1850 Hornsey bei London, gest. 29.3.1935 North Berwick/Schottland. 1868 Studienbeginn am University Coll. London (Lehrer William Sharpey, dessen Namen er später übernahm). Graduiert an der Univ. Coll. Hospital med. School London 1874. Im gleichen Jahr Assist. Prof. für Physiologie. 1878 arbeitete Schäfer histologisch über das Nervensystem der Quallen. Er unterstützte die Neuronentheorie von W. His, Forel und Ramon y Cajal. Zur Frage der corticalen Repräsentation von Funktionen verfocht Sch. eine gegensätzliche Position zu D. Ferrier. 1883 Jodrell Professor für Physiologie. Sch. arbeitete eng mit Sherrington u. a. Britischen Neurophysiologen zusammen. In seinem Labor trafen sich u. a. R. Magnus, S. Henschen und V. Horsley. Spätere Arbeiten betrafen die Nebenniere und die Pankreashistologie. Er schuf den Begriff „Insulin“. 1899 o. Prof. in Edinburgh, wo er sich speziell der Hypophysenforschung zuwandte. 1933 Emeritierung.

Schaffer, Karl: geb. 7.9.1864 Wien, gest. 15.10.1939 Budapest. Studium in Budapest. Dort 1888 Promotion. Arbeit im histol. Labor. (Laufenauer). Anatom. Ausbildung bei Lenhossék und Th. Meynert. Arbeitete mehrere Monate bei Weigert und Edinger in Frankfurt/M.; 1893 Habilitation. 1895 Leiter der Neurol. Poliklinik; 1901 a.o. Prof. 1912 Leiter des Hirnforschungsinstitutes in Budapest. 1925 o. Prof. für Psychiatrie und Neurologie in Budapest. 1935 emeritiert. Arbeitete über Speicherkrankheiten des NS („Schafferscher Zellprozess“) und über systemat. Heredodegenerationen.

Schaltenbrand, Georges: geb. 26.11.1897 in Oberhausen, gest. 24.10.1979 in Würzburg. Studium in Breslau, Göttingen, München. Dort Approbation 1923. Dissertation unter Kraepelins Einfluss 1921, dann als Assistent an die Neurol. Klinik Hamburg zu Nonne bis 1928.1928 Habilitation. Anschließend für 2 J. als Ass. Prof. nach Peking. Zurück als Oberarzt zu Nonne. 1924–25 Studienaufenthalt bei Magnus, Brouwer und De Jong in Utrecht, 1926 bei Cushing als Rockefeller-Stipendiat. 1935 nach Würzburg. 1938 a.o. Prof., 1950 o. Prof. der Neurologie. 1952 USA-Reise. Arbeiten über Multiple Sklerose, Liquorzellen, Stereotaxie. Schüler u. a. Hopf, Zülch, Wahren, Kahle, Bammer.

Scharenberg siehe Löwenberg, R.

Scharrer, Ernst: geb. 1.8.1905 München, gest. 29.4.1965 (Schwimmtodesfall bei Sarasota/Florida). Maximilianeums-Stipendiat. Zoologiestudium in München(v. Frisch), dort auch Medizinstudium. 1927 Promotion über neuroendokrine Zellen im Zwischenhirn. 1929–30 Sterling Fellowship an Yale Univ. Boston. Aufenthalte an der Zool. Station Neapel mit Bargmann. 1933 Gastassistent bei W. Spielmeyer an der Deutschen Forschungsanstalt für Psychiatrie in München. 1933 Leiter des Edinger-Institutes. 1937 Emigration in die USA nach Chicago. 1938–40 Rockefeller Fellow in Chicago, 1938–40 Rockefeller Institut New York. 1940–46 Ass. Prof. der Anatomie Case Western Reserve Med. School Cleveland, Ohio. 1946–54 Prof. für Anatomie in Denver/Col. Er arbeitete eng zusammen mit seiner Frau **Berta Scharrer** (geb. 1.12.1906 München)

Schaudinn, Fritz: geb. 19.9.1871 Roesingken/Ostpreußen, gest. 22.6.1906 Hamburg. Studium der Naturwissenschaften. 1894 Promotion. Assistent am Zoolog. Institut Berlin. 1898 Habilitation für Zoologie in Berlin. Nach Forschungsaufenthalten bei einer Eismeerexpedition und in der Station Rovigno 1904 Leiter des Protozoenlaboratoriums in Kaiserl. Gesundheitsamt. Hier entdeckte er gemeinsam mit E. Hoffman den Erreger der Syphilis, die Spirochaeta pallida.

Scheele, Hans: Nervenarzt an der Psychiatr. Anstalt Arnsdorf.

Schleiden, Matthis Jakob: geb. 5.4.1804 in Hamburg, gest. 23.6.1881 in Frankfurt/M. Studium der Rechte, der Medizin und Botanik in Heidelberg, Göttingen und Berlin. 1839 Prof. in Jena, 1863 in Dorpat. Wirkte später in Dresden, Wiesbaden und Frankfurt. 1842–43 Grundzüge der wiss. Botanik.

Scheidt, Walter: geb. 27.7.1895 Weiler, gest. 9.8.1876 Lindenberg/Allgäu. 1923 Priv. Doz. für Anthropologie in München, 1928 Prof. in Hamburg als Direktor des anthropolog. Institutes.

Scheler, Max: geb. 22.8.1874 München, gest. 19.5.1928 Frankfurt/M. Studium der Philosophie, Psychologie und Medizin in München und Berlin. Philosoph. Promotion bei Eucken in Jena. Dort auch Habilitation für Philosophie. Umhabilitation nach München München. Verlust der Dozentur aus persönlichen Gründen 1910. Privatgelehrter mit Verbindungen zu E. Husserl. Nach dem 1. Weltkrieg Prof. der Philosophie in Köln und Frankfurt/M.

Scheller, Heinrich: geb. 1901 St. Avold, gest. 1972 bei Freiburg/Br. 1925 Assistent von Bonhoeffer an der Berliner Charité. 2 Jahre Ausbildung unter E. Bleuler in Zürich. 1945 Chefarzt an der Neurol. Abt. St. Georg Hamburg. 1948 o. Prof. in Erlangen, 1951–1970 in Würzburg.

Scherer, Hans Joachim: geb. 14.5.1906 Bromberg, gest. 16.4.1945 Landsberg (Bombenangriff). 1925–30 Med. Studium in München. 1930–32 Assistent am Hirnpathologischen Institut der Deutschen Forschungsanstalt für Psychiatrie (W. Spielmeyer) sowie in der klin. Abt. (K. Schneider). 1932–34 Assistent am Pathol. Institut der Univ. Berlin (R. Rössle). Nach Emigration am Institut Bunge in Antwerpen (L. van Bogaert) und nach vorübergehender Tätigkeit in Gent Rückkehr nach Deutschland im März 1942 an das Neurologische Forschungsinstitut von V. v. Weizsäcker in Breslau als Leiter des neuropatholog. Labors.

Schevill, William Edgar: geb. 2.7.1906 New York. Studium der Zoologie. 1932–43 Kurator am Museum für vergleichende Anatomie der Harvard Univ., 1943–55 Kurator für Palaeontologie, seit 1954 am Ozeanograph. Institut Woods Hole. Neurobiologe und Verhaltensforscher.

Schiefferdecker, Paul: geb. 26.2.1849 Königsberg, gest. 12.4.1931. Med. Studium in Königsberg. Dort Promotion 1872. Anschließend Assistent bei Goltz am Physiologischen und bei Waldeyer am Anatom. Institut Straßburg. Prosektor in Rostock unter Merkel. Mit diesem nach der Habilitation 1876 für Anatomie nach Göttingen. Ab 1888 in Bonn, 1889 a.o. Professor. Emeritierung 1923.

Schipperges, Heinrich: geb. 17.3.1918 Kleinenbroich bei Düsseldorf, gest, 10.5.2003 Heidelberg. 1937–1945 Wehrdienst. Studium der Medizin und Philosophie 1946–51 in Düsseldorf und Bonn. 1951 Dr. med., 1952 Dr. phil. Von 1951–54 bei P. Martini internistische Weiterbildung, dann in Zürich bei Krayenbühl neurochirurgische und bei M. Bleuler psychiatrische Tätigkeit. 1954–59 Studium der Arabistik und Islamwissenschaft in Bonn. Habilitation für Geschichte der Medizin 1959 in Bonn. Lehrauftrag und apl. Prof. 1960 in Kiel. 1961 o. Prof. und Direktor des Medizinhistorischen Institutes Heidelberg. 1986 emeritiert.

Schmidt, Martin Benno: geb. 23.8.1863 Leipzig, gest. 27.11.1949 Mittenwald. Studium in Leipzig. 1886 Staatsexamen. Kurz zu C. Ludwig an das Physiolog. Institut. 1887–89 Assistent von J. Arnold am Patholog. Institut Heidelberg und 1890–1906 am Pathol. Institut Straßburg (v. Recklinghausen). 1892 Habilitation. 1900 a.o. Prof., 1906–07 o. Prof. in Düsseldorf, 6 Mon. später nach Zürich, 1911 nach Marburg und 1913 nach Würzburg, hier als o. Prof. bis zur Emeritierung 1934.

Schmidt-Kraepelin, Toni: geb. 26.3.1887 Dorpat, gest. 5.10.1962 München-Grünwald. Tochter von E. Kraepelin. Nervenärztin

Schmidt-Ott, Friedrich: geb. 4.6.1860 Potsdam, gest. 28.4.1956 Berlin. 1895 vortragender Rat im Preuß. Kultusministerium, 1898 Referent für die Hochschulen, 1908 Ministerialdirektor für Kunst und Wissenschaft. 1918 Kultusminister. Gründer der Notgemeinschaft der deutschen Wissenschaft (die spätere Deutsche Forschungsgemeinschaft) und deren Präsident 1920–1934.1920–1937 Vizepräsident der Kaiser-Wilhelm-Gesellschaft.

Schmiedeberg, Johann Ernst Oswald: geb. 11.10.1838 Laidsen (Mähren), gest. 12.7.1921 Baden-Baden. Studium in Dorpat mit Promotion 1868. Habilitation für Pharmakologie 1867.1869 a.o. Professor, 1871 o. Prof. in Dorpat, 1972 in Straßburg.

Schneider, Carl: geb. 19.12.1891, gest. 10.12.1946 (Suizid in Haft). Nach dem Studium Assistent an der Leipziger Univ. Nervenklinik unter Flechsig, dann an der Anstalt Arnsdorf/Sachsen. Gastassistent an der Deutschen Forschungsanstalt für Psychiatrie in München. 1930 ärztl. Leiter der v. Bodelschwinghschen Anstalten in Bethel-Bielefeld. 1933 Direktor der Anstalt Untergölzsch und Berufung als o. Prof. nach Heidelberg (Nachfolge des entlassenen Wilmanns). Starkes Engagement bei den sogen. Euthanasie-Aktionen.

Schneider, Kurt: geb. 7.1.1887 in Crailsheim, gest. 27.10.1967 Heidelberg. Studium in Tübingen und Berlin. 1910 Staatsexamen in Tübingen. 1911 Assistent an der Nervenklinik Tübingen (R. Gaupp) und an der Inn. Abt. Ludwigsburg. 1912 Promotion in Tübingen. 1913 als Assistent zu Aschaffenburg an die Kölner Nervenklinik. 1919 Habilitation. 1921 Dr. phil. Köln. 1922 a.o. Prof. in Köln. 1931 Leiter der klin. Abt. der Deutschen Forschungsanstalt für Psychiatrie (Nachfolge Joh. Lange). 1945–1955 o. Prof. Heidelberg. Wesentliche Arbeiten zur Psychopathologie. Schüler u.a. Janzarik, G. Huber.

Schneider, Karl Camillo: geb. 28.8.1867 Pomsen/Sachsen. 1897 Priv. Doz. in Wien für Tierpsychologie und Parapsychologie. 1902 dort a.o. Prof.

Schob, Franz: geb. 15.1.1877 in Meerane/Sachsen, gest. 20.8.1942 in Dresden. Studium in Tübingen, Leipzig. Militärärztl. Ausbildung mit Kommandierung an die Leipziger Nervenklinik zu Flechsig. 2 Jahre an der Anstalt Pirna-Sonnenstein, dann Anstalt Dresden. 1926 Studienaufenthalt bei Spielmeyer in München. 1923 Direktor der Siechenanstalt Dresden. 1924 Habilitation über Psychopathologie des Kindesalters. 1930 apl. Prof.

Scholz, Willibald: geb. 15.12.1889 Greitz (Thüringen), gest. 7.8.1971 in München. Studium inTübingen, München und Jena. 1914 Approbation. 1914–19 Truppenarzt. 1919–1926 Assistent der Nervenklinik Tübingen (R. Gaupp). 1920–21 Gastassistent an der Deutschen Forschungsanstalt für Psychiatrie (Spielmeyer). 1925 Habilitation. 1926 als Oberarzt zu P. Schröder an die Univ. Nervenklinik Leipzig. 1931 Rockefeller-Stipendiat bei Spielmeyer. 1936 Nachfolger Spielmeyers in München. 1937 Gastprof. in China, Japan und den USA. 1950 Einladung an die Duke Univ. 1960 emeritiert. Arbeiten zur „Diffusen Sklerose", zur Pathologie der Epilepsien und zu Sauerstoffmangelzuständen.

Schöpe, Martin: Assistent an der Berliner Univ. Nervenklinik. 1948 Gastassistent an der Deutschen Forschungsanstalt für Psychiatrie.

Schottky, Johannes: geb. 17.9.1902. Assistent an der Deutschen Forschungsanstalt für Psychiatrie in München. Bis 1936 Leiter der Gesundheitsabteilung beim Reichsbauernführer. Mitglied des Sachverständigenbeirates für Bevölkerungs- und Rassenpolitik des Reichsinnenministers. 1936–45 Direktor der Landesheilanstalt Hildburghausen/Thüringen. Nach 1945 Nervenarzt in Herford.

Schottmüller, Hugo: geb. 22.9.1867 Trebbin/Mark, gest. 19.5.1936 Hamburg. Studium inTübingen, Berlin und Greifswald. 1893 medizin. Staatsexamen in Greifswald. Anschließend ein Jahr auf der Chirurg. Abt. Hamburg-Eppendorf (M. Schede), ein Jahr unter Löffler. Seit 1895 beim Internisten H. Lenhartz. 1906 Ltd. Oberarzt der III. Medizin. Abteilung in Eppendorf. 1914 Professorentitel. 1919 a.o. Prof. der inneren Medizin, 1925 o. Prof. und Direktor der II. Med. Klinik. Spezialist für Infektionskrankheiten.

Schrader: Assistent von Gudden. Keine näheren Angaben gefunden.

Schreiber, Walter P.: geb. 21.3.1893 Berlin. Prof. Dr. med., Generaloberarzt und seit 1.2.1944 Kommandeur der für Forschung zuständigen Lehrgruppe C der Militärärztl. Akademie. Lebte nach 1945 in Rio Negro/Argentinien.

Schröder, Paul: geb. 19.5.1873 in Berlin, gest. 7.6.1941 in Leipzig. Studium in Berlin und Graz. 1897 Promotion. Assistent bei C. Wernicke in Breslau bis 1900, 1900–1903 bei Kraepelin in Heidelberg. 1904 zu Bonhoeffer nach Königsberg und mit diesem nach Breslau und ab 1912 nach Berlin. Bis 1913 Oberarzt an der Charité. 1905 a.o. Prof.; 1913 Berufung nach Greifswald (Nachfolge Ernst Schultze), 1925 o. Prof. in Leipzig (Nachfolge Bumke). 1938 emeritiert. Präsident der internation. Gesellschaft für Kinderpsychiatrie.

Schubert, Hans v.: geb. 12.12.1859 Dresden, gest. 6.5.1931 Heidelberg. 1892 Prof. in Kiel,1906 o. Prof. der evang. Theologie an der Univ. Heidelberg

Schubothe, Helmut: geb. 4.11.1914 Mannheim, gest. 20.8.1983 Freiburg/Br. Mitarbeiter von Prof. Büchner am Pathologischen Institut Freiburg. Experimentelle Arbeiten gemeinsam mit Altmann zu Fragen der Sauerstoff-Mangelversorgung.

Schuchardt, Carl: geb. 6.8.1959 Hannover, gest. 7.12.1943 Arolsen. Archaeologe. Ausgrabungsreisen nach den Balkanländern und den Orient 1883–87.1886–87 Ausgrabungen in Pergamon. 1888 Direktor des Kestner-Museums, 1908–1925 Direktor der vorgeschichtl. Abt. des Museums für Völkerkunde Berlin.

Schultz, Johannes Heinrich: geb. 20.6.1884 Göttingen, gest. 19.9.1970 Berlin. Studium in Lausanne, Göttingen und Breslau. Ab 1907 Assistent von L. W. Weber in Göttingen, ab 1912 in Jena (O. Binswanger). 1915 apl. Prof. Jena. 1936–45 Leiter des Berliner Institutes für Psychotherapie. Erarbeitete das autogene Training.

Schultze, Friedrich: geb. 17.8.1848 Rathenow/Havel, gest. 14.10.1934 Bonn. Studium in Berlin und Bonn mit Unterbrechung durch 1870/71er Krieg. Promotion 1871 bei N. Friedreich in Heidelberg, der ihn als Assistent übernahm. 1876 Habilitation in Inn. Med. in Heidelberg. 1880 a.o. Prof., 1887 o. Prof. in Dorpat, 1888 nach Bonn. Dort bis zur Emeritierung 1918. Mitbegründer der Deutschen Zschr. f. Nervenheilkunde.

Schultze, Max: geb. 25.3.1825 Freiburg/Br, gest. 16.1.1874 Bonn. Med. Studium in Greifswald und Berlin. 1850–1854 Prosektor bei seinem Vater, dem Anatomen Karl August Sigismund Sch.; Staatsexamen 1849/50 in Berlin. Habilitation in Greifswald. 1854 a.o. Prof. der Anatomie in Halle, 1859 Berufung als o. Prof. nach Bonn. Wissenschaftlicher Schwerpunkt die vergleichende Neuroanatomie.

Schultze, Oskar: geb. 10.8.1859 Bonn, gest. 30.6.1920 Würzburg. Studium in Bonn, Jena und Berlin. Promotion 1883 in Bonn. 1884–91 Prosektor in Würzburg. 1911 o. Prof. der Anatomie (Nachfolge Stoehr) in Würzburg. Emeritierung 1920.

Schulz, Bruno: geb. 20.6.1890 Braunschweig, gest. 7.2.1958 München. Studium in Jena. Assistent unter Berger in Jena und in Berlin-Buch. Seit 1924 Mitarbeiter von E. Rüdin am Genealogisch-demograph. Institut der Deutschen Forschungsgemeinschaft für Psychiatrie München. Leitete die Abteilung stellvertretend von 1925–28 während Rüdin in Basel lehrte, ferner nach Rüdins Verhaftung 1945. Habilitation 1949, a.o. Prof. 1954. Schulz war kein Mitglied einer NS-Organisation.

***Schumm, Otto:** geb. 3.8.1874 Stade. Studium der Chemie in Marburg, Pharmazie in Hannover. 1898 Assistent am physiol.-chem. Laboratorium Hamburg-Eppendorf, ab 1909 als Leiter. 1919 Titularprofessor., 1931 a.o. Prof. für physiologische und pathologische Chemie. Arbeitete über Blutfarbstoffe, Porphyrin, Bleivergiftung und Liquor-Chemie. Letzteres spricht dafür, daß er identisch ist mit dem von Soury 1913 Erwähnten.

Schürmann, Paul: geb. 25.7.1895 Gütersloh. Gefallen 2.7.1941 an der russischen Front. Med. Studium in Freiburg/Br und Heidelberg. 1920 Promotion. 1920–21 Assistent am Krebsforschungsinstitut Heidelberg und an der Deutschen Heilstätte Davos. 1921–26 am Patholog. Institut Dresden-Friedrichstadt (Schmorl) und Hamburg (Fahr). 1927 Habilitation für Pathol. Anatomie, 1930 ao. Prof. und Prosektor an der Charité Berlin. 1936 Ltd. Pathologe der Militärärztl. Akademie und von 1.3.1939 bis zu seinem Tode Kommandeur der für medizin. Wehrforschung zuständigen Lehrgruppe C.

Schuster, Paul: geb. 1.9.1867 in Köln, gest. 1940 in London. Studium in Bonn, München und Berlin 1886–1891. 1892–93 Assistent im Pathol. Institut Berlin. 1893–1904 Mitarbeiter von Emanuel Mendel in dessen privater Nervenklinik in Berlin. Leiter der geriatrisch-neurologischen Abteilung am Hufeland-Krankenhaus. 1903 Priv. Dozent, 1910 a.o. Prof., seit 1920 Direktor der Nervenabteilung des Hufeland-Krankenhauses Berlin. 1933 entlassen. Emigration nach England. Arbeitete über Zwangsgreifen. Mit Bielschowsky befreundet, neben dem er in London beerdigt wurde.

Schütz, Erich: geb. 6,9,1902 Wesel, gest. 13.4.1988 Münster. Med. Studium in Tübingen, Bonn, Wien und Kiel. Promotion 1927. Ab 1927 Assistent in Tübingen und Berlin, hier 1930 Habilitation für Physiologie. 1935 a.o. Professor, 1937 o. Prof. in Münster. Während des 2. Weltkrieges am Luftfahrtmedizinischen Institut Forschungsinstitut der Luftwaffe in Berlin., nach 1945 weiterhin als Ordinarius für Physiologie in Münster.

Schütz, Walter: Es handelt sich wahrscheinlich um den am 2.8.1907 in Neckarsteinach geborenen HNO-Arzt, der 1932 promoviert wurde nach Studium in Heidelberg, München, Königsberg und Frankfurt/Main. 1931–35 an der Heilstätte Seltersberg. 1936 wegen Ehrengerichtsverfahren gekündigt. 1937 an die Charité. 1939 als Dozent im Kreisamt für Volksgesundheit VI des Gaues Berlin tätig und 1941 als unabkömmlich für die Dienststelle des Reichsgesundheitsführers vom Wehrdienst befreit wurde. Seit 1.1.1943 war er [nach Auskunft des Bundesarchivs] als SS-Sturmbannführer im Hauptamt für Volksgesundheit in München beschäftigt.

Schwalbe, Gustav: geb. 1.8.1844 Quedlinburg, gest. 23.4.1916 Straßburg. Studium Berlin, Zürich und Bonn (Max Schultze). 1866 Promotion. 1870 Privatdozent, 1871 Prosektor in Freiburg/Br., 1871–73 a.o. Prof. in Leipzig, 1873–81 o. Prof. und Direktor des Anatomischen Institutes. 1881–83 Königsberg, seit 1883 Ordinarius in Straßburg.

Schwann, Theodor: geb. 7.12.1810 in Neuss/Rheinland, gest. 14.1.1882 in Köln. Studium 1829–31 in Bonn und Würzburg (L. Schönlein). 1834 Staatsexamen. Dissertation bei Joh. Müller, 1834–38 Hilfsassistent von Joh. Müller in Berlin. 1938 Prof. in Löwen, 1848 in Lüttich, dort seit 1858 o. Prof. für Physiologie. Arbeiten zur Nervenleitung und zur Markscheidenanatomie („Schwannsche Scheide“)

Schwartz Philipp: geb. 19.7.1894 im Ungar. Banat, gest. 1.12.1977 Fort Lauderdale/Florida. 1919 nach Deutschland. 1920–33 am Pathol. Institut der Univ. Frankfurt/M (Fischer-Wasels). 1923 Habilitation, 1927–33 a.o. Professor. 1933 Emigration in die Schweiz und von dort in die Türkei. Aufbau einer Medical School in Istanbul und 1933–53 Direktor des Pathol. Institutes in Istanbul. 1950 in die USA als Direktor des Pathol. Institues am Warren State Hosp. /Penn. 1967 Direktor des State Inst. of Geriatic. Arbeiten zur Perinatal- und Kinderpathologie. Erhielt 1951 die Rechte eines o. Prof. der Univ. Frankfurt/M.

Schweninger, Ernst: geb. 15.6.1850 in Freistadt/Pfalz, gest. 13.1.1924 in München. Seit 1883 Leibarzt von Bismarck. Extraordinarius für Dermatologie in Berlin bis 1902. Leitete ab 1900 das Kreiskrankenhaus Berlin-Lichterfelde als „Naturheilschule“.

Schwenninger, Alfred: Approbation 1914. Nervenarzt und Oberarzt der Psychiatr. Anstalt Wiesloch.

Seeligmüller, Otto Ludwig Gustav Adolph: geb. 1.4.1837 Naumburg, gest. 25.4.1912 Halle. Studium in Würzburg, Leipzig, Halle und Berlin. 1861 Promotion in Halle. Studienaufenthalte in Paris (Duchenne) und Wien (Benedikt). 1862–65 an der Anstalt Halle-Nietleben (Damerow), unterbrochen durch internist. Ausbildung an der Medizin. Klinik. 1865 als Nervenarzt in Halle niedergelassen. 1876 Habilitation für Neurologie. 1882 a.o. Prof. und Leiter der Nervenpoliklinik. 1904 Eröffnung einer Privatklinik.

Seguin, Edouard C.: geb. 20.1.1812 Clamecy, gest. 28.11.1880. Errichtete 1839 die erste Idiotenanstalt nach den Anregungen durch Equirol und Itard. 1848 nach Ohio, Cleveland und Portsmouth. 1861 Promotion in New York. Auch dort initiativ in der Errichtung von Anstalten für Schwachsinnige. Sein 1843 geborener, 1898 verstorbener Sohn Edward Constant war in New York als Elektrotherapeut und Neurologe tätig.

Seif, Leonhard: gest. 1949 München. Individualpsychologe als Adlerschüler. Nervenarzt und Psychotherapeut in München

Seitelberger, Franz: geb. 4.12.1916 Wien. 1952 Gastassistent zur Neuropathologie-Ausbildung bei Hallervorden in Giessen. 1954 Habilitation. 1959 o. Prof. Univ. Wien und Direktor des Obersteiner Institutes für Hirnforschung. 1984–86 Arbeit am NIH in den USA. 1987 emeritiert.

Selbach, Helmut: geb. 31.5.1909 Köln, gest. 3.1.1987. 1936 Assistent an der Univ. Nervenklinik Köln. 1939 Mitarbeiter von H. Spatz am KWI für Hirnforschung in Berlin-Buch. Habilitation 1940 in Berlin als Oberarzt der Univ. Nervenklinik. 1941 Leiter der Chem. Abt. am KWI für Hirnforschung. 1949 apl. Prof. in Marburg. 1950 o. Prof. an der Freien Univ. Berlin.

Semon, Richard Wolfgang: geb. 22.8.1859 Berlin, gest. 27.12.1918 München (Suizid). Schüler von E. Haeckel in Jena. Wirkte als Anatom und als Privatgelehrter in Jena und entwickelte eine eigene, 1912 publizierte Mneme-Theorie. Anhänger Lamarcks. Enge Beziehungen zu A. Forel.

Semon, Felix, Sir: geb. 8.12.1849 Danzig, gest. 1921. Med. Studium in Heidelberg, Berlin, Wien, Paris, London. 1872 Promotion. 1874 am Hosp. für Diseases of the Throat, 1883–97 am St. Tomas' Hospital. Laryngologe am National Hosp. Queen Square.

Semper, Karl Gottfried: geb. 6.7.1832 Altona, gest. 29.5.1893 Würzburg. 1851–54 Ingenieurstudium an der TH Hannover, dann Studium der Zoologie und Histologie sowie vergleichenden Anatomie in Würzburg. 1856 Promotion. 1858–65 Forschungsreisen auf die Philippinen und die Palau-Inseln. 1866 Habilitation in Würzburg. Dort 1869 o. Prof. der Zoologie.

Sherrington, Charles Scott, Sir: geb. 27.11.1859 London,, gest. 4.3.1952 Eastbourne. Studium in Cambridge (Foster, Gaskell, Langley). Studienreisen zu R. Virchow, R. Koch, Goltz und Pflüger nach Deutschland. 1895 Lehrstuhl für Physiologie in Liverpool, 1913 in Oxford. Bedeutendster britischer Neurophysiologe. Nobelpreis 1932 zusammen mit E. D. Adrian.

Shimazono, Yasuo: Japanischer Mitarbeiter von Walter Spielmeyer in München.

Siemerling, Ernst: geb. 9.11.1857 Müssow bei Greifswald, gest. 7.1.1931 Berlin. Studium in Marburg und Leipzig. 1882 Promotion. 1881–82 Assistent am Physiol. Institut (Külz) Marburg. 1882–83 bei Hitzig in Nietleben/Halle, 1884–93 Assistent an der Berliner Univ. Nervenklinik der Charité unter C. Westphal bzw. F. Jolly. 1892 a.o. Prof. in Berlin, 1893 o. Prof. in Tübingen. Seit 1900 o. Prof. in Kiel. 1925 emeritiert.

Simma, K: Mitarbeiter von E. Grünthal an der Psychiatr. Univ. Klinik Bern-Waldau, später an der Psychiatr. Anstalt Valduna

Simon, Hermann: 22.3.1867 Zweibrücken, gest. 1947. Studium in München, Straßburg, Heidelberg und Berlin. 1898 Promotion in Straßburg. Fünf Jahre lang Assistent in der Anstalt Saargemünd, 1905 Direktor der Anstalt Warstein. 1914 nach Gütersloh zum Aufbau der 1920 eröffneten neuen Anstalt. Pensionierung 1934. Simon entwickelte das Konzept der Arbeitstherapie.

Singer, Ludwig: geb. 16.5.1896 Neu-Ulm. Habilitation für Pathologie in München 1930. apl. Prof. 1936. Chefarzt des Pathol. Institutes am Städt. Krankenhaus München-Schwabing. Luftgaupathologe während des 2. Weltkrieges.

Sioli, Ernst Franz: geb. 29.7.1852 in Lieskau bei Halle, gest. 16.6.1922 in Friedrichsdorf/Taunus. 1875 Promotion in Halle. Assistent am Anatom. Institut Straßburg unter Waldeyer. Psychiatr. Ausbildung in Anstalt Nietleben-Halle (E. Hitzig), von dort zu C. Westphal an die Berliner Psychiatr. Univ. Klinik. 1880 Oberarzt an Anstalt Leubus. 1881 Direktor der Anstalt Bunzlau. 1888 Direktor der Irrenanstalt Frankfurt/M (Nachfolge H. Hoffmann). 1907 Titel Professor. 1914 o. Prof. Frankfurt/M. 1919 emeritiert. Schüler u. a. Alzheimer, Nissl.

Sjövall, Per Gustaf Einar: geb. 7.6.1879 Lund. Studium in Lund und Stockholm. 1906 Promotion. Ausbildung in gerichtl. Medizin in Kiel und Berlin. Assistent am Pathol.-anatom. Institut Lund und in Stockholm. 1906 Habilitation für Nervenpathologie in Lund. 1914 Prof. für Pathol. und gerichtl. Medizin.

Smith, Elliot Grafton: geb. 1871 in Australien, gest. 1937. Vergleichender Neuroanatom. 1896 auf Einladung von Wilson durch Stipendium der Univ. von Sidney nach England, wo er Kontakt zu Cunningham aus Edinburgh und zu MacAlister aus Cambridge bekam. MacAlister verschaffte ihm 1900 den Lehrstuhl für Anatomie in Kairo, wo er acht Jahre lang lehrte und sich für die altaegyptische Kultur und die laufenden Ausgrabungen interessierte. 1909 Prof. der Anatomie in Manchester. 1919 übernahm er den Lehrstuhl am Londoner University College, wo er mit Hilfe der Rockefeller Foundation ein neu konzipiertes Institut aufbauen konnte. Emeritierung 1936.

Soeken, Gertrud: geb. 14.5.1897, gest. 21.10.1978 Berlin. Studium in Rostock u. München. Weiterbildung als Kinderärztin in Berlin. Seit 1932 Ass. am KWI für Hirnforschung unter O. Vogt, ab 1937 Oberärztin der Forschungsklinik. Später am Bucher Ludwig-Hoffmann-Hospital. 1942 Verpflichtung für den „Reichsausschuss", die Organisation für die Euthanasie-Aktionen. Nach 1945 Kinderärztin in Berlin.

Soemmerring, Samuel Thomas: geb. 25.1.1755 Thorn(Westpreußen), gest. 2.3.1830 Frankfurt/M. 1774 Studienbeginn in Göttingen. 1778 Promotion in Göttingen. Nach Reisen durch Norddeutschland, Holland und Großbritannien 1779 Lehrer der Anatomie in Kassel am Carolinum. 1784 Berufung als Prof. der Anatomie und Physiologie nach Mainz. Nach der Einnahme von Mainz durch die französ. Armee Entlassung. Niederlassung in Frankfurt. 1805 an die Münchner Akademie der Wissenschaften. 1820 Rückkehr nach Frankfurt.

Sommer, Robert: geb. 19.12.1864 Grottkau(Schlesien), gest. 2.2.1937 Gießen. Studium der Philosophie und Medizin in Berlin. 1887 Promotion zum Dr. phil. 1888–89 Assistent bei W. Wundt am Psychologischen Institut Leipzig. 1889 an die Univ. Nervenklinik Würzburg zu K. Rieger. 1892 Habilitation in Würzburg. 1895 Ruf nach Gießen. 1933 Emeritierung.

Sommer, Wilhelm: geb. 8.7.1852 Frankfurt/Oder, gest. 10.1.1900 Allenberg(Ostpreußen). Studium in Berlin, Würzburg und Leipzig. 1879 Staatsexamen. Seit 1879 in der Anstalt Allenberg, zuletzt als Direktor. 1888 Promotion in Würzburg. Auf S. geht die Bezeichnung „Sommerscher Sektor" des Ammonshorns zurück, begründet durch die Arbeit „Erkrankungen des Ammonshorns als ätiologisches Moment der Epilepsie" (1879, ein halbes Jahr nach dem Beginn seiner psychiatrischen Tätigkeit!)

Soury, Jules: geb. 1842 Paris, verst. dort 1915. Dr. phil. (Philosophie, Anthropologie und vergleich. Religionswissenschaft). Hauptwerk «Le systéme nerveux central, structure et fonctions: histoire critique des théories et des doctrines», Paris 1899.

Spatz, Hugo: geb. 2.9.1888 München, gest. 27.1.1969 Frankfurt/M. Studium in München und Heidelberg. Famulatur bei Nissl. 1913 am Deutschen Krankenhaus Istanbul. 1914 Staatsexamen. Dissertation bei Nissl 1914.1920 Assistent von Nissl und Spielmeyer in München. 1921 Monographie über Reaktionsweisen des unreifen Gehirns. Leiter des neuroanatomischen Labors der Münchner Univ. Nervenklinik. 1937 als Nachfolger von O. Vogt Direktor des KWI für Hirnforschung in Berlin-Buch. Nach Kriegsende und Internierung Weiterführung des Institutes in Giessen und Frankfurt/M bis zur Emeritierung 1959. Zu den Schülern gehören u. a. R. Lindenberg, Thea Lüers, Klaue, Welte, Eicke, Noetzel, Krücke, G. Peters, H. Becker, Orthner, Diepen, Kahle, Stephan.

Speer, Ernst: geb. 20.6.1889 München, gest. 30.3.1964 Lindau. Seit 1919 in Jena durch J. H. Schultz in die Psychotherapie eingeführt. Ab 1921 niedergelassener Nervenarzt. 1942 Dozent in Jena. 1953 Honorarprof. In Tübingen.

Spiegel, Ernst: geb. 24.7.1895 in Wien, gest. 1985 in Philadelphia. 1918 Promotion in Wien. Assistent am Neurologischen Institut Obersteiners in Wien 1916–1938. Emigration in die USA.

Spielmeyer, Walter: geb. 23.4.1879 in Dessau, gest. 6.2.1935 in München. Studium in Greifswald und Halle. Psychiatr. Ausbildung bei Aschaffenburg in Halle. Anregung zur Morphologie durch Heilbronner im Labor von E. Hitzig. 10 Mon. Pathologie bei Eberth in Halle. 1902 Promotion, dann zu Hoche an die Freiburger Univ. Nervenklinik (mit O. Bumke, K. Goldstein, A. Hauptmann, G. Steiner). 1906 Habilitation. 1911 Buch über Technik der mikroskop. Untersuchung des Nerv. Systems. 1912 nach München (Nachfolge Alzheimer). 1913 a.o. Prof.; 1917 Honorarprofessor und Übernahme der Histopathol. Abteilung an Kraepelins Deutscher Forschungsanstalt für Psychiatrie. 1922 Lehrbuch Histopathologie des Nervensystems. Schüler u. a. Pentschew, van Bogaert, Gellerstedt, Opalski, Scheidegger, Uchimura, Grünthal, Ostertag, v. Braunmühl, H. G. Creutzfeldt, Munk-Petersen, Scholz.

Spitzer, Alexander: geb. 22.10.1868 Miscolc (Ungarn), gest. 1944 im KZ Theresienstadt. Med. Studium in Wien. Dort 1892 Promotion. 1893–1901 Assistent an der II. Psychiatr. Univ. Klinik Wien unter Krafft-Ebing, dann am Neurologischen Institut von Obersteiner. 1914–18 Assistent am Anatom. Institut. 1919 Habilitation für Anatomie. 1919–1933 am Neurologischen Institut Wien. 1924 a.o. Professor. 1942 Einweisung in das KZ.

Spoerri, Theodor: geb. 7.4.1924 Uster, gest. 18.11.1973. Med. Studium in Bern und Tübingen. Promotion in Medizin und Philosophie. 1951–56 Assistent bzw. Oberarzt an der Psychiatr. Univ. Klinik Bern (Waldau). 1954 Professor. 1957–58 Stipendiat des Schweizer Nationalfonds. 1959–63 Direktor der Anstalt Münsingen. 1963–65 Direktor der Psychiatr. Poliklinik der Univ. Bern.

Springer, Ferdinand: geb. 29.8.1881 Berlin, gest. 12.4.1965 Heidelberg. Verleger der Spielmeyerschen Werke und des Handbuches der speziellen Pathologie und Histologie.

Springer, Julius: geb. 10.5.1817 Berlin, gest. 17.4.1877 Berlin. Verleger

Spurzheim, Johann Caspar: geb. 31.12.1776 Longwich bei Trier, gest. 10.11.1832 Boston/USA. Studierte ab 1791 Theologie in Trier und Wien. Medizinstudium hier ab 1799.1800 Kontakte zu Gall. 1894 Promotion in Wien. Begleitete Gall auf seinen Reisen, 1807 in Paris. 1813 Trennung von Gall. Zahlreiche Auslandsreisen. 1832 von England in die USA. Starb in Boston an Typhus.

Staderini, Rutilio: 1861–1942. Med. Studium in Bologna. Assistent am Anatom. Institut Florenz. 1918 an das Anatom. Institut Siena. Dort Habilitiert und Professur bis 1934.

Stark, Dietrich: geb. 29.9.1908 Stettin, 1945 Prof. der Anatomie an der Univ. Frankfurt/M., 1949 o. Prof.

Starr, Moses Allen: geb. 16.5.1854 Brooklyn, gest. 1932. Studium an der Univ. Princeton. A. B. 1876, A. M. 1879. Weitere Ausbildung an der Columbia Univ. New York, Coll. Physician and Surgeons. 1877–80. M. D. 1880.1884–88 an der New York Poliklinik. 1904 Studienaufenthalte in Heidelberg, Wien und Paris. 1888–1917 Prof. für Nervenheilkunde. 1917 emeritiert. Amerikanischer Neurologe und Neurochirurg.

Stauder, Karl Heinz: geb. 3.7.1905 Nürnberg, gest. 11.4.1969 Tutzing.1929–1937 Assistent und Oberarzt an der Psychiatr. Univ. Klinik München unter O. Bumke. Schriftleiter der „Medizin. Klinik".

Steiner, Gabriel: geb. 26.5.1883 Ulm, gest. August 1965 Detroit. Studium inMünchen, Würzburg und Freiburg. Promotion 1908 in Straßburg. 1913–18 Priv. Doz. in Straßburg, 1919–33 a.o. Prof. und Leiter des neuroanatom. Labors der Univ. Nervenklinik Heidelberg. 1936 Emigration in die USA. 1937 Louisiana State Univ. New Orleans. 1937–1965 Wayne Univ. Detroit als Neuropathologe und Neurologe. Arbeiten über Trypanosomen des ZNS, Multiple Sklerose (angebl. Spirochätennachweis).

Stephan, Heinz: geb. 7.2.1924. Neuroanatomisch orientierter Assistent von Hugo Spatz.

Stern, William: geb. 29.4.1871 Berlin, gest. 27.3.1938 Durham/North Colorado/USA. Seit 1888 Studium der Philosophie und Psychologie in Berlin. 1893 Dr. phil.; 1897 mit seinem Lehrer Ebbinghaus nach Breslau. Dort im selben Jahr Habilitation für Psychologie. 1906 Gründung des Institutes für angewandte Psychologie in Berlin. 1907 a.o. Prof. in Breslau. 1916–18 Professor am Colonial-Institut Hamburg. Mitbegründer der Hamburger Universität und o. Prof. für Psychologie 1919–1933. Zwangsemeritiert. Emigration in die USA. 1934–38 Prof. an der Duke Univ. Durham.

Stertz, Georg: geb. 19.12.1878 in Breslau, gest. 19.3.1959 in München. Studium in Breslau. 1903 Promotion. Volontär am Pathol. Institut (E. Fraenkel) am Krankenhaus Hamburg-Eppendorf. 1904 an Pathol. Inst. Freiburg (Ziegler). 1904–06 Assistent von Nonne an der Neurolog. Klinik Hamburg-Eppendorf. 1907 Assistent von Bonhoeffer an der Nervenklinik Breslau. 1910 zu A. Westphal an die Bonner Klinik. 1911 Habilitation in Bonn. 1912 als Oberarzt zu Alzheimer nach Breslau. 1914 a.o. Prof. Nach Alzheimers Tod stellvertret. Direktor und nach Bumkes Antritt dessen Oberarzt in Breslau. 1919–1921 Oberarzt der Münchner Nervenklinik unter Kraepelin. A. o. Prof. in München und ab 1921 in Marburg. 1926 o. Prof. Kiel. 1937 zwangsemeritiert (mit Alzheimers Tochter verheiratet). 1946 nach München und 1947 o. Prof. (Nachfolge Bumke).

Sterzi, Giuseppe: geb. 19.3.1876 Cittadella/Padua, gest. März 1919 Arezzo. Promotion 1899 in Pisa. 1894–99 Assistent am Anatom. Institut Pisa. 1899 Prosektor, 1904 Habilitation für Anatomie in Padua. 1911 a.o. Prof. in Cagliari o. Prof. der Anatomie in Messina.

Stewart, James Purves, Sir: geb. 20.11.1869 Edinburgh, gest. Studium in Edinburgh, Jena und Frankfurt/M. Promotion in Edinburgh 1898. Assistent an der Royal Infirmary und im Physiologischen Institut sowie im National Hospital Queen Square in London. Dort 1918 Senior Physician. Arbeitete über Hirntraumata und Hirntumoren.

Stiefler, Georg: geb. 26.12.1876 Linz, gest. 10.8.1939 Linz. Studium und Assistentenzeit in Innsbruck. 1904 als Schiffsarzt nach Südamerika. Dann Oberarzt an der Innsbrucker Nervenklinik. Vorübergehend bei Wagner v. Jauregg in Wien. 1920 Habilitation in Innsbruck. 1925 a.o. Prof. Niederlassung als Nervenarzt und Gerichtspsychiater in Innsbruck.

Stieler, Conrad: geb. 23.9.1841 Oederan (Erzgebirge), gest. 3.6.1895 München. Aus vermögendem Haus stammend, unterstützte er nach Jurastudium und längerem Romaufenthalt 1866–67 die dort lebenden Maler und Bildhauer Hans von Marées, Anselm Feuerbach und Adolf von Hildebrand. Er wirkte selbst als Maler und Kunstschriftsteller.

Stier, Ewald: geb. 28.10.1874. Oberarzt an der Berliner Nervenklinik, der sich 1922 gegen die Anerkennung von Kriegs- und Unfallneurosen als entschädigungs- und rentenpflichtige Krankheiten aussprach. Nervenarzt

Stieve, Hermann: geb. 22.5.1886 München, gest. 6.9.1952 Berlin. Med. Studium in München und Innsbruck. Promotion 1912. Assistent am Anatom. Institut der Univ. München. 1918 Habilitation für Pathologie in München und Prosektor für Anatomie in Leipzig. 1921 o. Prof. der Anatomie in Halle, 1935 [1939?] bis 1952 in Berlin.

Stilling, Jakob: geb. 22.9.1842 Kassel, gest. 30.4.1915 Straßburg. Studium in Göttingen, Marburg, Würzburg, Berlin und Paris. 1865 Promotion. Prakt. Arzt in Kassel. Nach Auslandsreisen als Augenarzt tätig. 1880 nach Straßburg. Dort Habilitation für Augenheilkunde. 1884 a.o. Prof.

Stockert (-Meynert), Franz Günther Ritter v.: geb. 9.1.1899 Wien, gest. 1967. Habilitation Halle 1928, a.o. Prof. der Psychiatrie 1935 in Frankfurt/M (K. Kleist), 1954–58 o. Prof. der Psychiatr. Univ. Klinik Rostock.

Störring, Gustav E.: geb. 3.4.1903 Zürich. 1928–32 Assistent von Heyde in Würzburg. Habilitation München 1933, im selben Jahr nach Göttingen. Apl. Prof. 1939, o. Prof. der Psychiatrie an der Medizin. Akademie Düsseldorf 1949, an der Univ. Kiel 1954.

Stöhr, Philipp: geb. 12.4.1891 Würzburg, gest. 22.1.1979 Bonn. Habilitation für Anatomie in Würzburg 1921. 1922–23 in Freiburg/Br, 1924 wieder in Würzburg. 1925 a.o. Prof. in Gießen, 1927 o. Prof. der Anatomie in Bonn. Beschäftigte sich vorwiegend mit der Histologie des vegetativen Nervensystems.

Storch, Alfred: geb. 1888 in Hamburg, gest. 2.2.1962 in Münsingen bei Bern. Studierte Medizin mit Abschluss in Heidelberg. Nach militärärztlicher Tätigkeit im 1. Weltkrieg Assistent von R. Gaupp in Tübingen bis 1927, dann bis 1934 bei R. Sommer in Gießen. 1928 Habilitation in Gießen. 1934 in die Schweiz emigriert, um an der Anstalt Münsingen weiterzuarbeiten. Arbeiten zur Pathographie (Strindberg) und zur Schizophrenie. Honorarprofessor der Univ. Gießen 1958.

Straßburger: Mitarbeiter des Neuroanatomen Ariens Kappers.

Stransky, Erwin: geb. 3.7.1877 Wien, gest. 28.1.1962 Wien. Studium in Wien. Promotion 1900. Nach dermatolog. und internistischer Tätigkeit ab 1902 Assistent von Obersteiner und J. Wagner v. Jauregg an der Wiener Univ. Nervenklinik. 1903 Priv. Dozent für Psychiatrie und Neurologie. 1915 apl. Prof.; 1938 als „Halbjude“ entlassen. 1945 Direktor der Nervenklinik Wien-Rosenhügel. 1946 o. Prof., 1947 emeritiert.

Straus, Erwin Walter Maximilian: geb. 11.10.1891 in Frankfurt/M, gest. 20.5.1975. 1914–19 Sanitätsoffizier. Promotion in Berlin 1919.1925–30 Assistent an der Berliner Univ. Nervenklinik (Bonhoeffer). 1927 Habilitation. 1931 a.o. Prof.; 1935 Entzug der Lehrbefugnis. 1938 Emigration in die USA. Prof. für Psychiatrie am Black Mountains College, 1944–46 Johns Hopkins-Research Fellow. 1946–61 Direktor Lexington Vet. Admin. Hosp.

Streeter, George Linius: geb. 12.1.1873 Johnstown, gest. 27.7.1948. M. D. an der Columbia Univ. New York 1899. Internship am Roosevelt Hospital New York City. Zwei Jahre neurolog. Ausbildung bei Henry Hun in Albany. Dort 1901/02 Demonstrator für Anatomie. 1902/03 bei Edinger, His und Hertwig in Deutschland. Einen Sommer über in der Zoolog. Station Neapel. 1903/04 Assistent an der Johns Hopkins Univ., dort 1905/06 Instructor. Dann 10 Jahre o. Prof. für Neurologie am Wistar Institit für Anatomie und Physiologie in Philadelphia. 1914–18 als Embryologe an die Carnegie Institution Washington. 1918–1940 in der Division of Animal Biology. 1940 emeritiert, aber wissenschaftlich an der Johns Hopkins Univ. weiterarbeitend. Publizierte in Frankfurt 1903 zwei Arbeiten über das Rückenmark des Strausses und über die Anatomie des Bodens der Rautengrube. Prof. der Anatomie an der Carnegie Institution of Washington, Dept. of Embryology.

***Stroescu:** Rumänischer Gastassistent von H. Spatz.

Strughold, Hubertus: geb. 15.6.1898 Westinnenen, gest. Sept. 1988. Promotion zum Dr. phil. in Münster 1922, zum Dr. med. in Würzburg 1923. Assistent am Physiol. Inst. Würzburg 1924–28; 1929–35 Ass. Prof. für Flugmedizin. 1928–29 Rockefeller-Stipendiat an der Western Reserve Univ. Cleveland und Chicago. 1935–47 Direktor des Physiologischen Institutes in Berlin. 1949–59 an der US Air Force School für Aviation Medicine, 1959–62 Direktor des Dept. of Space Medicine Randolph Field.

Strümpell, Adolf v.: geb. 28.6.1853 Neu-Autz (Kurland), gest. 10.1.1925 Leipzig. Studium in Leipzig. 1875 dort Promotion. Internistische Ausbildung bei Wunderlich in Leipzig, unterbrochen durch neurologische Weiterbildung bei Meynert und Benedikt in Wien. 1878 Habilitation in Leipzig über ein neurologisches Thema. In Leipzig Zusammenarbeit mit Flechsig, His, Cohnheim und Erb, mit dem er lebenslang befreundet blieb. Nach kurzer Tätigkeit 1882 als niedergelassener Nervenarzt in Leipzig 1883 Ernennung zum a.o. Prof. (Nachfolge W. Erb) als Direktor der Medizin. Poliklinik. 1903 Berufung nach Breslau, 1909 nach Wien und 1910 wieder nach Leipzig (Nachfolge H. Curschmann). Mitbegründer der Gesellschaft deutscher Nervenärzte und der Deutschen Zeitschrift für Nervenheilkunde.

Studnicka, Frantisek Karel: geb. 25.1.1870 Prag. Dort Medizinstudium an der Tschechischen Universität. 1901–19 Bibliothekar an der Universität. 1900 Lehrauftrag für Histologie und mikroskop. Anatomie in Prag, 1902 für allgem. Zoologie und vergleichende Anatomie an der TH Brünn. 1909 Titularprofessor. 1919 o. Prof. für Histologie und Embryologie an der neuen Univ. Brünn.

Stumpf, Carl: geb. 21.4.1848 Wiesenheid (Unterfranken), gest. 25.12.1936 Berlin. Studierte bei Franz Brentano und H. Lotze in Göttingen und Würzburg. 1869–70 Priesterseminar Würzburg. 1870 Habilitation für Philosophie und Psychologie in Göttingen. 1973 o. Prof. in Würzburg, 1879 in Prag, 1884 in Halle, 1889 in München und ab 1894 bis zur Emeritierung 1921 in Berlin. Nachfolger wurde sein Schüler Wolfgang Köhler. 1907–08 Rektor der Friedrich-Wilhelm-Universität. Schwerpunkt seiner Arbeit war die Tonpsychologie. Er baute das erste deutsche Phonogramm-Archiv auf.

Szilasi, Wilhelm: geb. 19.1.1889 Budapest, gest. 1.11.1966 Locarno. Philosophiestudium in Budapest. Dort Habilitation. Seit 1918 o. Prof. in Budapest. 1932 Übersiedlung in die Schweiz nach Brissago. 1947 Lehrstuhl für Philosophie in Freiburg (Schweiz).

Théel, H.: Mitarbeiter von G. Retzius, Meeresbiologe. Keine näheren Angaben gefunden.

Telschow, Ernst: geb. 31.10.1889 Berlin, gest. 22.4.1988 Göttingen. Studium der Chemie in München und Berlin. 1912 Promotion bei O. Hahn an der Berliner Universität. Assistent bei Emil Fischer. Ab 1930 Mitarbeiter am KWI für Silikatforschung Berlin, 1931 Verwaltungsassistent der KWG, 1933 2. Geschäftsführer, 1936 Verwaltungsdirektor der Kaiser-Wilhelm-Gesellschaft. Mit Gründung der Max-Planck-Gesellschaft als Nachfolger der KWG Generalsekretär bis 1960.

Terplan, Cornel: Studierte an der Deutschen Universität in Prag, wo er später am Pathol. Institut arbeitete. 1922–30 Assistent unter Spielmeyer an der Deutschen Forschungsanstalt für Psychiatrie in München. Nach der Emigration am Children Hospital Buffalo. Arbeiten zur Neuropathologie kindlicher Erkrankungen des ZNS.

Thannhauser, Siegfried: geb. 28.6.1885 München, gest. 18.12.1962 Brookline. Studium der Medizin und anschließend der Chemie in München. Promotion 1910 zum Dr. med. unter Fr. v. Müller, 1913 zum Dr. phil. unter A. v. Bayer und O. Piloty. Privatassistent v. Müllers, 1924 Direktor der Medizin. Poliklinik Heidelberg, 1930 o. Prof. der inn. Medizin in Freiburg/Br. 1934 zur Emigration gezwungen. Durch Vermittlung der Rockefeller Foundation zu dem Bostoner Internisten Joseph Pratt. Thannhauser war einer der ersten physiolog. Chemiker unter den Internisten.

Thiersch, Carl: geb. 20.4.1822 München, gest. 28.4.1895 Leipzig. Studium in München. Promotion 1843. Hört weiter in Berlin L. Schönlein, Jüngken und Diffenbach sowie in Wien Hebra und Rokitansky. 1844–46 an der Chirurg. Klinik München, dann 1847 nach Berlin. 1848 Prosektor in München. Dort Habilitation und 1853 a.o. Professor. Seit 1854 chirurg. Ordinarius in Erlangen, ab 1867 in Leipzig.

Thilo, Otto Wilhelm: geb. 15.5.1848 Sassenhof bei Riga. Med. Studium in Dorpat 1869–75, vorher Jurastudium. 1875–76 Reisebegleiter durch verschiedene Länder. 1877–78 Regimentsarzt an der russ.-

japanischen Front. 18789–82 am Physiolog. Institut Dorpat. Promotion 1880. Seit 1883 Arzt in Riga. Arbeitete auch als Vergleichender Neuroanatom über Nilwelse und über Schwimmblasen bei Fischen.

Thums, Karl: geb. 5.4.1904 Wien, gest. 2.11.1976 St. Pölten. Medizinstudium Wien 1922–27. Philosophiestudium dort 1927–32.1928–32 Weiterbildung zum Psychiater und Internisten in Wien. Ab 1933–1940 Mitarbeiter von E. Rüdin am Genealogisch-demograph. Institut der Deutschen Forschungsanstalt für Psychiatrie München. Seit 1940 a.o. Prof., 1943 o. Prof. für Rassenhygiene in Prag. Hoher SA-Rang.

Tiedemann, Friedrich: geb. 23.8.1781 Cassel, gest. 22.1.1861 in München. Medizinstudium inMarburg ab 1798, ab 1802 in Bamberg (Marcus) und Würzburg (v. Siebold). Promotion 1804 in Marburg. Studienaufenthalte zur Weiterbildung in Zoologie und vergleich. Anatomie in Würzburg und Paris. Prof. in Landshut ab 1805. 1816 o. Prof. in Heidelberg.

Timmermans, Felix: geb. 5.7.1886 Liers, gest. dort 24.1.1947. Holländischer Erzähler.

Timofèeff-Ressovsky, Nikolai Wladimirovich: geb. 7.9.1900 Provinz Kaluga/Russland, gest. 28.3.1981 Obninsk/Russland. 1917–1923 Biologiestudium in Moskau. Als junger Genetiker 1925 von O. Vogt an sein Institut für Hirnforschung nach Berlin-Buch geholt. Dort zunächst Assistent, später selbständiger Leiter der Abteilung für Genetik. Grundlegende Arbeiten zur Zellgenetik und zur Wirkung von Röntgenstrahlung auf Mutationen. Zusammenarbeit mit Max Delbrück, Hans Born und Karl G. Zimmer. 1945 nach Rußland verschleppt, zunächst inhaftiert, später 1988 rehabilitiert.

Toennies, Jan Friedrich: geb. 1902. Elektronik-Ingenieur am KWI für Hirnforschung in Berlin-Buch unter Kornmüller, vorübergehend am Rockefeller-Institut in den USA arbeitend, nach dem Kriege bei R. Jung in Freiburg/Br., aber mit eigenem Ingenieurbüro. War maßgebend für die technische Entwicklung des EEG durch Differentialverstärker sowie des Kathodenfolgers als Voraussetzung zu Mikroelektrodenableitungen einzelner Nervenzellen.

Tönnis, Wilhelm: geb. 16.6.1898 Kley/Dortmund, gest. 12.9.1978 Köln. Nach Medizinstudium in Marburg und Hamburg mit Promotion 1923 chirurg. Weiterbildung 1924 bei Schmieden in Frankfurt/M sowie ab 1926 bei F. König in Würzburg. 1931 Gastassistent bei M. Nonne in der Hamburger Neurolog. Univ. Klinik. 1932 Forschungsaufenthalte als Rockefeller-Stipendiat bei dem neurochirurgischen Cushing-Schüler H. Olivecrona sowie dem Neuroradiologen E. Lysholm in Stockholm und an den Anatomischen und Physiologischen Instituten der Hamburger Universität. 1929 Habilitation in Würzburg. Dort 1934 Eröffnung der ersten neurochirurg. Abt. in einer deutschen chirurg. Klinik. 1937 a.o. Prof. für Neurochirurgie in Berlin und Direktor der Abt. für Tumorforschung und experimentelle Pathologie am KWI für Hirnforschung (H. Spatz). 1939 Gründung der Deutschen Gesellschaft für Neurochirurgie. Während des 2. Weltkrieges beratender Neurochirurg der Luftwaffe und Leiter von Speziallazaretten für Hirnverletzte. 1946 Leiter der neurochirurgischen Abteilung am Knappschaftskrankenhaus Bochum-Langendreer. 1949 o. Prof. der Neurochirurgie an der Univ. Köln. Emeritierung 1968.

Trendelenburg, Paul: geb. 24.3.1884 Bonn,gest. 4.2.1931 Berlin. Studium in Grenoble, Leipzig und Freiburg/Br., dort 1909 Promotion. 1912 Habilitation für Pharmakologie in Freiburg. 1916 a.o. Professor, 1919 o. Prof. Rostock, 1923 Freiburg, ab 1927 Berlin. Arbeiten über Hypophysenpathophysiologie.

***Tretjakoff, Dimitri:** geb. 1868 Meerane. Arbeitete über die Anatomie von Fischen.

Trömner, Ernst: geb. 1868, gest. 27.5.1930 Hamburg. Nach dem Studium neurol.-psychiatr. Weiterbildung ab 1893 in Jena (O. Binswanger, Th. Ziehen), dann in Leipzig (His, Wundt). 1895 zu Kraepelin und Nissl nach München. Nach kurzer Tätigkeit am Siechenhaus Dresden (Ganser) als Oberarzt an die Charité (Jolly). 1910 Entwicklung des Trömner-Reflexhammers. Niederlassung an Hamburg mit privater Nervenpoliklinik. 1919–1930 Leiter der Nervenabteilung des Krankenhauses St. Georg (Nachfolge Saenger). 1929 Professortitel.

***Tschiriew:** Russischer (?) Physiologe

Turczek (Tuczek?), Franz: geb. 11.6.1852 Köln, gest. 19.12.1925 Marburg. Studium in Berlin und München. 1876 Promotion. Studien bei E. Brücke in Wien, zwei Jahre am Kölner Bürgerhospital (Riegel), Histopathologische Arbeiten bei C. Westphal in Berlin. Ab 1897 Assistent an der Anstalt Marburg (H. Cramer). 1884 dort Habilitation, 1891 Oberarzt und a.o. Professor. 1894 o. Prof. und Anstaltsdirektor in Marburg. 1914 emeritiert.

Uchimura, Yushi: geb. 12.11.1897. Medizinstudium in Tokyo, Assistent an der Univ. Nervenklinik bei Shuzo Kure. 1924 Forschungsaufenthalt in München bei W. Spielmeyer zur neuropathologischen Weiterbildung. 1926 zurück nach Japan mit Berufung auf den Lehrstuhl für Psychiatrie in Hokkaido. Dort bis 1936 mit neuropathologischen und ethnopsychiatrischen Arbeiten hervorgetreten. 1936 Ruf als Direktor der Univ. Nervenklinik nach Tokyo.

Uexküll, Jakob v.: geb. 9.9.1864 Keblas (jetzt Mihkli)/Estland, gest. 25.7.1944 Capri. Zoologie-Studium in Dorpat 1884–89. Assistent von Kühne am Physiolog. Institut Heidelberg. 1907 Dr. med. Heidelberg. 1925 Honorarprof. für Physiologie in Hamburg. Dort Leiter des Institutes für Umweltforschung bis 1940. Anschließend Privatstudien in Puhtu, wo er eine private Biolog. Station aufbaut.

Ule, Günther: geb. 28.1.1920 in Tilsit. Studium in Halle, Prag, Göttingen. Promotion in Göttingen. 1947–50 Assistent von Hallervorden am MPI für Hirnforschung Giessen. 1950–53 Psychiatr. Univ.

Klinik Giessen. 1953–56 Oberarzt der Univ. Nerven-Poliklinik Kiel. 1957 Habilitation. Diätendozentur am Pathol. Institut Kiel (W. Doerr). 1964 o. Prof. für Neuropathologie Univ. Heidelberg.

Unger, Ludwig: geb. 1.10.1848 Marienthal (Ungarn). Studium in Wien. Dort Promotion 1870.1871–73 Assistent am St. Josephs-Kinderspital. 1874–75 Studienreisen durch Deutschland, Schweiz, Italien und Frankreich. Seit 1877 niedergelassener Kinderarzt in Wien. 1886 Habilitation. Arbeitete u. a. über die kindliche Epilepsie.

Unna, Paul Gerson: geb. 8.9.1850 Hamburg, gest. 29.1.1929 Hamburg. 1875 Promotion in Straßburg bei Waldeyer. Dermatologische Weiterbildung 1876 bei Hebra, Kaposi und Auspitz in Wien. Niederlassung in Hamburg, ab 1881 mit Privatklinik. 1907 Titularprofessor. 1908 Oberarzt am Eppendorfer Krankenhaus, 1919 o. Honorarprofessor. Spezialist für Hautpathologie. Entdeckte die Plasmazellen.

Valentin, Gabriel Gustav: geb. 8.7.1810 Breslau, gest. 24.5.1883 Bern. Medizinstudium in Breslau (Purkinje) 1828–32. Promotion bei Purkinje, der sein Interesse an der Mikroskopie weckte. Legte der Pariser Akademie eine Preisarbeit vor. 1836 Ruf als o. Prof. der Physiologie und Zootomie nach Bern. V. wirkte dort bis zu seiner Emeritierung 1881, seit 1853 auch als Leiter des Anatomischen Institutes. Er entwickelte u. a. die Polarisationsmikroskopie.

Van Wijhe: Keine näheren Angaben gefunden.

Vazquez-Lopez: Spatz macht aufmerksam auf dessen Arbeit von 1942 über Hormonrezeptoren im Hypophysen-Hypothalamus-System. Keine näheren Angaben gefunden

Veraguth, Otto: geb. 13.5.1870 Chur, gest. 17.12.1944. Medizinstudium in Zürich und Heidelberg. 1894 Staatsexamen in Zürich, 1895 Promotion beim Pathologen Hugo Ribbert. Assistent in der Irrenanstalt Breitenau, dann nach kurzer Kurarzt-Tätigkeit zur neurologischen Weiterbildung nach Paris zu Pierre Marie, Jean-Martin Charcot und Eduard Brissaud sowie nach England zu Victor Horsley. Arbeitete nach der Rückkehr nach Zürich bei C. v. Monakow. 1897 Niederlassung als Nervenarzt. Habilitation für Neurologie 1900.1918 Extraordinarius für physikal. Therapie bis 1940.

Veronese: Nervenarzt aus Triest, der sich mit Fragen der Schlaf- und Traumforschung befaßte. Keine näheren Personaldaten eruierbar.

Verschuer, Otmar Freiherr v.: geb. 16.7.1896 Richelsdorfer Hütte bei Kassel, gest. 8.8.1969 Münster. Nach Teilnahme am 1. Weltkrieg Med. Studium in Marburg, Hamburg, Freiburg/Br und München. 1923 Promotion. 1927 Habilitation für Genetik in Tübingen. 1927 Leiter der Abt. Menschl. Erblehre am KWI für Anthropologie, Menschl. Erblehre und Eugenik in Berlin. 1933 a.o. Prof., in Unterstützung der NS-Erblehre 1935 o. Prof. für Erbbiologie und Rassenhygiene in Frankfurt/M, 1942 Direktor des o. a. KWI in Berlin. 1951 o. Prof. für Humangenetik in Münster.

Verworn, Max: geb. 4.11.1863 Berlin, gest. 23.11.1921 Bonn. Studium der Medizin und Naturwissenschaften in Berlin und Jena. 1887 Dr. phil. in Berlin, 1889 Dr. med. in Jena. Nach Studienreisen nach Italien und den Sinai 1891 Habilitation für Physiologie in Jena. 1901–1910 Lehrstuhl in Göttingen und 1910–21 in Bonn (Nachfolge Pflüger). 1912 Silliman Lecture an der Yale University mit Studienreisen durch Arizona und Mexiko. Grundlegende Arbeiten zur Nervenphysiologie.

Vierordt, Oswald: geb. 5.4.1856 Karlsruhe, gest. 5.9.1906 Heidelberg. Nach Militärzeit Studium in Heidelberg und Leipzig. 1881 Promotion. 1882–87 Assistent an der Medizin. Klinik Leipzig. Dort 1884 Habilitation. 1888 a.o. Prof. der Med. Univ. Klinik Jena, seit 1890 o. Prof. der Inn. Med. und Leiter der Med. Poliklinik in Heidelberg.

Villaret, Albert Heinrich Alexander: geb. 28.2.1847 Düsseldorf-Emmerich, gest. 9.5.1911 Eisenach. Medizinstudium an der Berliner Pepiniére. Wirkte als Generaloberarzt. Er gab 1899 das Handwörterbuch der gesamten Medizin heraus.

Villinger, Werner: geb. 9.10.1887 Besigheim, gest. 8.8.1961 Innsbruck (Bergunfall?). Studium in München, Kiel und Straßburg. Nach der militärärztlichen Tätigkeit im 1. Weltkrieg internist. Ausbildung bei G. v. Bergmann in Marburg und kinderärztl. bei v. Pfaundler in München. Nervenärztl. Weiterbildung unter R. Gaupp in Tübingen. An der dortigen Univ. Nervenklinik Gründung der ersten Kinderabteilung. 1926–1933 Leitender Oberarzt am Landesjugendamt Hamburg. 1934–1939 Chefarzt in den Anstalten Bethel bei Bielefeld. Ab 1.1.1940 o. Prof. für Psychiatrie in Breslau (Nachfolge J. Lange). 1945 nach Kriegsende kommissarischer Direktor der Tübinger Nervenklinik. 1946 Ruf nach Marburg. Umstritten war die Tätigkeit als Gutachter für die sogen. Euthanasieaktionen.

Virchow, Hans: geb. 10.9.1852 Würzburg, gest. 10.5.1940 Berlin. Sohn von R. Virchow. 1852–1940.1875 Promotion. 1882 Habilitation für Anatomie in Würzburg. 1886 Anatomiedozent an der Hochschule für bildende Künste in Berlin. 1889 a.o. Professor.

Virchow, Rudolf: geb. 13.10.1821 in Schivelbein/Pommern, gest. 5.9.1902 in Berlin. Studium 1839–43 in Berlin. 1844 Assistent des Prosektors R. Froriep an der Charité. 1846 dessen Nachfolger. 1847 Habilitation für Pathologie. 1849 Ruf nach Würzburg, 1856 nach Berlin. 46 Jahre lang Direktor des Pathol. Institutes. Schöpfer der Zellularpathologie. 1862 Landtagsabgeordneter, 1880–93 Reichstagsabgeordneter.

***Voeltykow:** Russischer (?) Anatom.

Vogt, Carl: geb. 5.7.1817 Gießen, gest. 7.5.1895 Genf. Studium ab 1833 in Gießen. 1839 Promotion. Fünf Jahre private kulturhistorische Studien in Neuchatel. 1844–46 in Paris. 1847 Habilitation für Zoologie und Geologie in Gießen. 1848 aus politischen Gründen nach Bern. 1852 Professor für Geologie, später auch für Zoologie in Genf. Vergleichend neuroanatomische Arbeiten.

Vogt, Cécile: geb. 27.3.1875 Annecy, gest. 4.5.1962 Neustadt/Schwarzwald. 1893–99 Medizinstudium in Paris. 1897–99 Interne bei Pierre Marie an der Bicêtre. Hier neurologische und neuroanatomische Ausbildung. Promotion 1900. Nach der Heirat mit Oskar Vogt arbeitete sie an dessen Institut mit wesentlichen Arbeiten z. B. über den Status marmoratus

Vogt, Oskar: geb. 6.4.1870 in Husum, gest. 31.7.1959 in Neustadt/Schwarzwald. Schon als Schüler Insektensammler. 1888–90 Studium in Kiel (Philosophie, Psychologie, Zoologie, Medizin) und 1990–93 in Jena (E. Haeckel). 1893 Staatsexamen, anschließend an die Nervenklinik Jena (O. Binswanger). 1894 zu A. Forel nach Zürich und von diesem 1895 nach Leipzig zu P. Flechsig. Nach Auseinandersetzungen mit diesem zu W. Wundt und Möbius. 1897 nach Paris zu Charcot, Pierre Marie, Babinski, Brissaud, Déjérine und Raymond. 1900 These in Paris über Myelinisation gegen Flechsig. 1898 Gründung seiner Neurobiologischen Centralstation in Berlin. 1913 Professorentitel. 1914 Gründung des Institutes für Hirnforschung der KWG. 1931 Einweihung des Neubaues in Berlin-Buch. 1936 Entlassung als Institutsdirektor. Weiterarbeit in privatem Stiftungsinstitut in Neustadt/Schwarzwald. Schüler u. a. M. Rose, I. Klatzo, J. Olschewski, H. Meessen, L. Gerhard, A. Hopf

Volkmann, Alfred Wilhelm: geb. 1.7.1800 Leipzig, gest. 21.4.1877 Halle/Saale. Med. Studium in Leipzig (Physiologe E. H. Weber), 1826 Promotion. Studienreisen nach London und Paris. 1828 Habilitation in Leipzig. Dort 1834 Prof. der Zootomie. 1837 o. Prof. in Dorpat, 1843–72 in Halle/Saale. 1854–1876 o. Prof. der Anatomie

Volland, Walter: geb. 22.11.1908 Gadderbaum bei Bielefeld. Mitarbeiter von Hallervorden am KWI für Hirnforschung in Berlin-Buch und Dillenburg. Nach 1945 an der Kölner Univ. Nervenklinik. a.o. Professor für Pathologie und Neuropathologie.

Voss, Georg v.: geb. 17.9.1872 Petersburg. Studium in Dorpat 1890–95. Arbeitete während seiner Weiterbildung zum Neuropsychiater 1897 an der Psychiatr. Univ. Klinik Heidelberg. Seit 1898 niedergelassener Nervenarzt in St. Petersburg.

Wagenseil, Ferdinand: geb. 5.9.1887 Augsburg, gest. 28.2.1967 München. 1922 Habilitation für Anatomie in Freiburg, dort apl. Prof. 1928.1923–31 Prof. an der Univ. Shanghai, 1935 Abt. Vorsteher in Bonn, 1940 o. Prof. der Anatomie in Gießen.

Wagner v. Jauregg, Julius: geb. 7.3.1857 in Wels, gest. 27.9.1940 in Wien. Studium in Wien; ab 1881 Assistent im Pathol. Institut (S. Stricker), 1883 in der Psychiatr. Klinik von Leidesdorf in Wien. 1885 Lehrstuhl-Vertretung von Leidesdorf. 1889 Ruf nach Graz (Nachfolge v. Krafft-Ebing). 1893 Ruf auf den Lehrstuhl von Krafft-Ebing in Wien, der die Nachfolge von Meynert antrat. 1911 Direktion der beiden psychiatr. Kliniken. 1928 Nobelpreis für die Einführung der Fiebertherapie der Paralyse. 1928 emeritiert. Schüler u. a. C. v. Economo, J. Gerstmann, O. Pötzl, E. Redlich, P. Schilder, E. Sträußler, E. A. Spiegel,E. Stransky.

Wagner, Cosima: geb. 24.12.1837 Como, gest. 1.4.1930 Bayreuth. Ehefrau von Richard Wagner

Wagner, Rudolph: geb. 30.7.1805 Bayreuth, gest. 13.5.1864 Göttingen. Studierte seit 1922 in Erlangen, seit 1824 in Würzburg. Hier Promotion 1826. Studienaufenthalte in Paris (Cuvier) und zu meeresbiologischen und anatomischen Untersuchungen an den Mittelmeerküsten. 1829 Habilitation in Erlangen. Nach weiteren Reisen 1832 nach Triest a.o. Prof. der Zoologie, 1840–1864 o. Prof. in Göttingen. Wesentliche Arbeiten zur Physiologie und Anatomie. Entdeckte den Keimfleck im menschlichen Ei. Wissenschaftliche Auseinandersetzung mit Carl Vogt wegen seiner spiritualistischen Einstellung.

Wagner, Werner: geb. 26.1.1904 Immenstadt/Allgäu, gest. 24.1.1956 München. Studium in Heidelberg, Dorpat, Oxford und München. 1929 Promotion in Heidelberg. Assistent am Hygiene-Institut Heidelberg und an der Medizin. Klinik Düsseldorf, dann 1931–32 an der Düsseldorfer Psychiatr. Univ. Klinik, 1932–33 Assistent von P. Schuster in Berlin am Hufeland-Krankenhaus. Ab 1933 bei Joh. Lange in Breslau, seit 1935 als Oberarzt. 1936 Habilitation. Ab 1.4.1940 Leitend. Oberarzt unter Bostroem an der Leipziger Univ. Nervenklinik. 1942 Berufung nach Straßburg. 1942–1946 Lehrstuhlvertretung in Leipzig. 1948 erster Oberarzt unter G. Stertz in München. 1949 Direktor des Klin. Institutes der Deutschen Forschungsanstalt für Psychiatrie München.

Wahren, Waldemar: geb. 17.3.1921 Gera, gest. 1992. Mitarbeiter von Schaltenbrand an der Neurolog. Univ. Klinik Würzburg mit Schwerpunkt der Neuroanatomie und der Mitentwicklung eines stereotaktischen Atlas des Gehirns. 1957 Habilitaion. 1965 apl. Professor. für normale u. patholog. Anatomie des Gehirns an der Univ. Würzburg. Später Chefarzt der Neurol. Abteilung am Nordwest-Krankenhaus Sanderbusch.

Waldeyer-Hartz, Wilhelm v.: geb. 6.6.1836 in Hehlen bei Braunschweig, gest. 23.1.1921 in Berlin. Studium der Naturwissenschaften und Medizin in Göttingen (J. Henle), Greifswald (Budge), Berlin (Du Bois-Reymond und Reichert). Promotion 1861 in Berlin. 1862 an das Physiol. Institut Königsberg, ab 1964 an das Anatom. Institut Breslau (R. Heidenhain). 1865 a.o. Prof., 1867 o. Prof. für pathol. Anatomie. 1872 o. Prof. in Straßburg. 1883–1917 o. Prof. für Anatomie der Berliner Universität (Nachfolge Reichert). Schuf die Begriffe Neuron, Chromosom. Schüler u. a. C. Weigert, L. Edinger.

Wallach, Hans: Wahrscheinlich in die USA emigrierter Arzt, der Edingers Buch übersetzen wollte. Es konnten keine näheren Angaben gefunden werden.

Wallenberg, Adolf: geb. 10.11.1862 in Stargard, gest. 10.4.1949 bei Chicago. Studium in Heidelberg und Leipzig. 1886 Promotion in Heidelberg. Anschließend Assistent in Danzig. Dort Niederlassung als prakt. Arzt. 1896 Zusammenarbeit mit L. Edinger in Frankfurt/M.; 1907 Leitd. Arzt der inn. und psychiatr. Abt. des städt. Krankenhauses Danzig. 1910 Professortitel. Im 1. Weltkrieg Generaloberarzt. 1928 pensioniert. 1929 Erb-Gedenkmünze. Arbeiten über Neuroanatomie der Hirnnerven. Beschreibung des nach ihm benannten Syndroms des Verschlusses der A. cerebell. post. 1938 Entzug der Approbation. 1939 Emigration über Holland nach England und 1943 weiter in die USA. Als Konsiliararzt in Chicago tätig.

Walter, Friedrich Karl: geb. 20.2.1881 Grüssow/Mecklenburg, gest. 14.10.1935 Bremen. Studium in Rostock und Leipzig. 1908 Promotion in Rostock. 1907–1910 Assistent an der Psychiatr. Univ. Klinik Basel, dann zurück nach Rostock (F. Schuchardt, O. Bumke). 1911 Habilitation für Anatomie in Rostock, 1912 Umhabilitation für Neurologie und Psychiatrie. 1916 a.o. Professor, 1927 Direktor der Anstalt St. Jürgen Bremen.

***Walthardt, Bernhard [Karl M. ?]:** geb. 29.5.1897, gest. 12.5.1993. Med. Studium in Bern, Zürich, Basel, Leipzig und Wien. 1928 Assistent am Pathol. Institut Bern. Priv. Doz. der Pathologie in Bern 1932, a.o. Prof. 1940, o. Prof. 1946 (Nachfolge seines Lehrers Wegelin). Schweizer Neuropathologe. 1924 Gastassistent von Spielmeyer in München.

Wartenberg, Robert: geb. 19.6.1887 in Grodno, gest. 16.11.1956. Studium in Kiel, München, Freiburg, Rostock. 1920 bei Cassirer in Berlin, 1921 an die Freiburger Univ. Nervenklinik zu Hoche. 1922 an der Neurol. Klinik Hamburg bei Nonne, 1924 in Breslau bei O. Foerster. 1928–34 Dozent an der Freiburger Klinik, ab 1930 neurol. Oberarzt. 1933 apl. Professor. 1935 Emigration nach San Francisco, dort 1943–54 Prof. für Neurologie. 1954 Honorarprof. Freiburg.

Wasmann, Erich: geb. 29.5.1859 Meran, gest. 27.2.1931 Valkenburg(Holland). Zoologe, seit 1875 Mitglied des Jesuiten-Ordens. Arbeitete über Tierpsychologie und Entwicklungsgeschichte. Bekannt durch Studien über das Seelenleben der Ameisen.

Wassermann, Paul v.: geb. 21.2.1866 Bamberg, gest. 16.3.1925 Berlin. Medizinstudium in Erlangen, München, Wien und Straßburg. Dort 1888 Promotion. 1890 an das Hygiene-Institut von R. Koch, 1891 in das Inst. für Infektionskrankheiten. Er wurde bei seinen Arbeiten zur Toxin-Antitoxin-Bindung gefördert von P. Ehrlich 1906. Auf W., A. Neisser und C. Bruck geht die nach ihm benannte Syphilis-Nachweisreaktion zurück. Vorstand der Abt. für experim. Therapie und Biochemie. 1913 an das von ihm geleitete KWI für Experim. Therapie in Berlin-Dahlem.

Waterman, G. A.: (1907 aus Boston zur Institutseröffnung). Keine Daten gefunden

Weber, Alfred: geb. 30.7.1868 Erfurt, gest. 2.5.1958 Heidelberg. Soziologe und Volkswirtschaftler. 1899 Habilitation Berlin, 1904 o. Prof. an der Deutschen Universität Prag, 1907 in Heidelberg. 1933 emeritiert.

Weichbrodt, Raphael: geb. 21.9.1886 Labischin bei Posen, umgebracht im KZ Groß-Rosen 31.5.1942. Studium in Berlin, Heidelberg, Freiburg und München. Mediz. Staatsexamen München 1911, Promotion 1912. Assistent an der Edelschen Heilanstalt Berlin und dem Städt. Krankenhaus B-Schöneberg, 1913–14 im Sanatorium Hubertus B-Schlachtensee. 1914–15 Nervenklinik der Charité Berlin, 1915 Univ. Nervenklinik Frankfurt/M. 1920 Priv. Doz. Frankfurt, 1926 apl. Prof. 1933 Entzug der Lehrbefugnis. Weichbrodtsche Sublimat-Reaktion nach ihm benannt. Ende Mai 1942 mit Tochter in das KZ Groß-Rosen deportiert.

Weidenreich, Franz: geb. 7.6.1873 Edenkoben, gest. 21.7.1948 New York. Medizinstudium in München, Kiel und Straßburg. Promotion 1899 unter G. Schwalbe. 1901 Habilitation in Straßburg für Anatomie und Anthropologie. 1903 a.o. Prof. der Paläoanthropologie in Straßburg, 1919–1928 in Heidelberg (Krebsforschungsinstitut), doch 1924 zwangsemeritiert, dann an der Josefine und Eduard von Portheim-Stiftung für Wissenschaft und Kultur. 1928–1935 o. Prof. der Anthropologie in Frankfurt/Main, 1934 beurlaubt nach Chicago. 1935 Entzug der Lehrbefugnis. Daher Emigration nach Peking, dort Professor seit 1935. 1941–48 am Museum of Natural History in New York.

Weigert, Carl: geb. 19.3.1845 Münsterberg (Schlesien), gest. 4.8.1904 in Frankfurt/M. Studium in Breslau und Berlin. Gehilfe bei Virchow, Assistent bei R. Heidenhain und Waldeyer, 1874 beim Pathologen J. Cohnheim in Breslau, ab 1878 in Leipzig. Habilitation 1874 in Breslau unter Cohnheim. 1879 a.o. Prof. in Leipzig. 1884 nach Frankfurt/M an das Senckenbergische Institut. Dort Entwicklung von Glia- und Markscheiden-Darstellungsmethoden.

Weil, Arthur: geb. 3.10.1887 Braunschweig, gest. 1969 München. Med. Studium in München, Berlin und Halle. Arbeitete 1909–1911 in Berlin unter Abderhalden am Physiol. Institut der tierärztl. Hochschule, und weiter in Halle. 1917 Promotion in Halle. 1914–18 Militärarzt. 1918–22 wieder bei Abderhalden in Halle, emigrierte dann aber in die USA. Als Endokrinologe am Montefiore Hospital New York und für drei Jahre als Leiter der neuropatholog. Abteilung. 1928 Chicago als Mitglied des Neurol. Institutes der Northwestern University. 1944 zurück nach New York. Mitbegründer des J. of Neuropathology and experim. Neurology.

Weimann, Waldemar: 1893–1965. 1920 aus der Psychiatr. Univ. Klinik Berlin an die Deutsche Forschungsanstalt für Psychiatrie nach München. Später Gerichtsmediziner in Berlin.

Weinberg, Arthur v.: geb. 11.8.1860 Frankfurt/M, gest. 20.3.1943 im KZ Theresienstadt. Studium der Chemie in München (A. v. Bayer). 1883 Dr. phil. Direktor der Pharmazeut. Werke Casella und später Vorstandsmitglied der I. G. Farben. Dr. med. h. c.

Weiss, Paul: geb. 21.3.1898 in Wien, gest. 8.9.1989. Kurator am Biol. Forschungsinstitut der Österreich. Akademie der Wiss. Wien. 1929–30 Gastaufenthalt an der Yale Univ. Boston. 1933 Prof. der Zoologie in Chicago. 1954 an die Rockefeller Univ. New York. Wiss. Berater der amerikan. Regierung und des amerik. Hochkommissars. Arbeiten über Axon Flow und Gewebezüchtung.

Weischedel, Ewald: geb. 12.1.1910 Konstanz, gest 20.8.1975 Berlin. Habilitation für Chirurgie in Berlin 1947, apl. Prof. in Freiburg 1954. Chirurg. Chefarzt in Konstanz (1662)

Weitbrecht, Hans Jörg: geb. 30.54.1909 Baiersbronn, gest. 2.1.1975 Bonn. 1956 o. Prof. der Psychiatrie in Bonn.

Weizsäcker, Viktor v.: geb. 21.4.1886 Stuttgart, gest. 8.1.1957 Heidelberg. Medizinstudium ab 1904 in Tübingen und Freiburg (Joh. v. Kries). Freundschaft mit Franz Rosenzweig, der mit Martin Buber das Frankfurt Lehrhaus gründete. 1908 an die Univ. Heidelberg, wo v. W. auch Philosophie hörte (W. Windelband). Nach dem Staatsexamen für sieben Jahre zu Ludolf Krehl an die Medizin. Klinik, unterbrochen durch Forschungsaufenthalte bei v. Kries in Freiburg, A. V. Hill und J. N. Langley in Cambridge. 1917 Habilitation für innere Medizin in Heidelberg. 1920 Gastassistent bei M. Nonne und A. M. Jakob in Hamburg. 1920 übernahm er die Nervenabteilung an der Heidelberger Medizin. Klinik (Nachfolge des Erbschülers Joh. Hoffman). 1941 Ruf auf den Breslauer Lehrstuhl von O. Foerster. 1945 Berufung auf den Lehrstuhl für Allgem. klin. Medizin Heidelberg. 1952 krankheitshalber emeritiert.

Welcker, Hermann: geb. 8.4.1822 Gießen, gest. 12.9.1897 Winterstein (Thüringen). Studium der Medizin und Naturwissenschaften in Gießen und Heidelberg. 1851 Promotion in Gießen. Dort mehrere Jahre Assistent der Medizin. Klinik. 1853 Priv. Doz. der Anatomie in Heidelberg. 1859 a.o. Professor in Halle. 1866 o. Professor der Anatomie in Halle (Nachfolge Volkmann). 1893 Emeritierung. Arbeitete über Schädelmessungen und Anthropologie (Schillers Schädel).

Welte, Eduard: geb. 18.4.1911 Kreuzlingen (Schweiz). Mitarbeiter von H. Spatz am KWI für Hirnforschung in Berlin-Buch. Habilitation 1944 in Bonn, apl. Prof. 1950. Chefarzt Inn. Abt. Krankenhaus Maria-Hilf; Mönchen-Gladbach.

Wentzler, Ernst: geb. 3.9.1891 Hannoverisch-Münden, gest. dort 2.8.1973. Kinderarzt in Berlin und ab 1929 Leiter einer Privatklinik in Berlin-Frohnau. Wentzler gehörte zu den Planern und Obergutachtern der sogen. Euthanasie während der NS-Zeit.

Wernicke, Carl: geb. 15.5.1848 in Tarnowitz, gest. 17.6.1905 in Dörrberg /Geratal. Studium in Breslau. 1870 Promotion. Assistent der Augenklinik (R. Förster) in Breslau und nach dem Krieg von 1870/71 an der psychiatr. Klinik (H. Neumann). $^1/_2$ Jahr Gastassistent bei Th. Meynert in Wien. 1875 zu C. Westphal nach Berlin. Dort 1876 Habilitation. 1878 Niederlassung in Berlin. 1885 Berufung auf Extraordinariat in Breslau (Nachfolge Neumann). 1890 o. Prof. in Breslau, ab 1904 in Halle. Schüler u. a. K. Bonhoeffer, O. Foerster, R. Gaupp, K. Goldstein, K. Heilbronner, K. Kleist, H. Liepmann, H. Lissauer, B. Pfeifer, H. Sachs, P. Schröder.

Wertheimer, Max: geb. 15.4.1880 Prag, gest. 12.10.1943 New York. 1898–1901 Jurastudium in Prag, ab 1901 Philosophiestudium in Prag, Wien, Berlin und Frankfurt/M. 1904 Promotion bei Külpe in Würzburg. Arbeitete als Schüler des Philosophen G. E. Müller zunächst in Göttingen. 1916 Lehrauftrag an der Berliner Univ., Umhabilitation dorthin für Philosophie 1919.1922–29 a.o. Prof. am Berliner Psychologischen Institut (C. Stumpf). 1929 o. Prof. der Psychologie an der Univ. Frankfurt/M. W. entwickelte die Gestaltpsychologie. 1933 Emigration über die Tschechoslowakei und Frankreich in die USA.

Westphal, Alexander: geb. 18.5.1863, gest. 9.1.1941 Bonn. Med. Studium in Heidelberg und Berlin. Promotion in Berlin 1888. Assistenzjahre bei Erb und Curschmann in Heidelberg bzw. Leipzig sowie bei Jolly in Berlin. 1894 Habilitation für Neurologie und Psychiatrie in Berlin. 1900 nach Greifswald, zunächst als Vertreter, dann als Direktor der dortigen Klinik. 1904 o. Prof. in Bonn. 1928 Emeritierung.

Westphal, Carl Friedrich Otto: geb. 23.3.1890 in Berlin, gest. 27.1.1890 in Berlin. Studium in Berlin (Schönlein, Romberg), Heidelberg, Zürich (A. Fick, K. Ludwig). 1855 Promotion in Berlin. Studienreise nach Wien und Paris. Ab 1858 Assistent an der Pockenabt. der Charité, anschließend unter Ideler an der Psychiatr. Klinik. Während der Direktion von Griesinger leitete W. die inn. Abteilung, um nach Griesingers Tod 1869 dessen Nervenabteilung zu übernehmen. 1874 o. Prof. bis zur Erkrankung, die zur Emeritierung führte. Beschrieb das Kniephänomen (Patellarsehnenreflex) und arbeitete über Thomsensche Muskelatrophie, Syringomyelie und Epilepsie. 1868 Mitbegründer des Archivs für Psychiatrie und Nervenkrankheiten. Schüler u. a. Siemerling, Thomsen, Oppenheim, Samt.

Westphal, Alexander: geb. 18.5.1863 in Berlin(Sohn von Carl W.), gest. 9.1.1941 in Bonn. Studium in Heidelberg und Berlin. 1888 Promotion in Berlin. Assistent von W. Erb in Heidelberg, H. Curschmann in Leipzig sowie F. Jolly in Berlin. 1894 Habilitation in Berlin. 1900 Prof. in Greifswald. Ab 1904 o. Prof. der Psychiatrie in Bonn. 1928 emeritiert.

Weygandt, Wilhelm: geb. 30.9.1870 in Wiesbaden, gest. 22.1.1939 in Hamburg. Studierte in Straßburg und Leipzig Philologie, dann in Freiburg, Berlin und Heidelberg Medizin. 1893 Dr. phil. in Leipzig bei W. Wundt, 1896 Dr. med. in Würzburg („Über die Entstehung der Träume"). 1797–98 Assistent von Kraepelin in Heidelberg. 1899 Habilitation in Würzburg unter K. Rieger. 1903 dort Leiter der psychiatr. Poliklinik. 1904 a.o. Prof.; 1908 Direktor der psychiatr. Klinik Hamburg-Friedrichsberg. 1919 o. Prof.; 1934 vorzeitige Emeritierung.

Whitacker, R.: Professor der Anatomie an der University of Edinburgh.

Wiedersheim, Robert Ernst: geb. 21.4.1848 Nürtingen, gest. 12.7.1923 Bad Schachen. Studium in Tübingen, Würzburg und Freiburg/Br. 1872 Promotion in Würzburg. Assistent im Anatom. Institut, 1873–76 als Prosektor. 1876 als Prosektor nach Freiburg. 1878 a.o. Prof., 1883 o. Professor der Anatomie in Freiburg/Br.

Wiesenhütter, Eckard: geb. 7.2.1919 Rothsürben bei Breslau, gest. 1995 Bad Kreuth. War Schüler von Viktor-Emil v. Gebsattel, bei dem er sich 1958 in Würzburg habilitierte. 1965 apl. Prof. und Leitend. Arzt an den v. Bodelschwinghschen Anstalten Bethel. Dann niedergelassener Psychotherapeut mit starken philosophischen Interessen. Gehörte zu den Initiatoren und Organisatoren der Lindauer Psychotherapiewochen.

Wieting, Julius (Pascha): geb. 13.1.1868 Geestemünde bei Hannover, gest. 28.3.1922 Bremerhaven. Studium und Promotion in Marburg. 1902 nach Konstantinopel berufen zur Reorganisation des medizin. Unterrichtes. 1915 Leitender Arzt am Seehospital der Nordheim-Stiftung in Cuxhaven. Kriegschirurgische Erfahrungen, die sich in mehreren Publikationen niederschlugen.

Wilbrand, Hermann: geb. 22 5.1851 Gießen. Studium in Gießen, Straßburg und Breslau. Promotion 1875. Auf Anregung Försters der Augenheilkunde zugewandt. 1876 Assistent in Marburg (Laqueur) und bei Förster in Breslau. 1879 Niederlassung als Augenarzt in Hamburg. 1919 o. Prof. der Augenheilkunde in Hamburg. Arbeitete über das optische Wahrmehmungszentrum und Gesichtsfeldbestimmungen.

Wilder, Burt Green: geb. 11.8.1841 Boston, gest. 1925. Mit 18 J. auf die Harvard Lawrence Scientific School (Jeffries Wyman) zum Studium der vergleichenden Anatomie. 1860 Lecturer, 1862 B. S. Arbeit am Judicians Square Hospital Washington, D. C., 1963 Examen, dann zwei Jahre Militärchirurg. 1966 M. D. in Harvard und Assistent bei Agassiz. 1867 Professor für Zoologie an der Cornell Univ., 1874–84 Prof. der Physiologie. Meeresbiologe und vergleichender Anatom. Arbeitete u. a. über Oktopus.

Wilke, Günther: geb. 12.7.1909 Langenweddingen bei Magdeburg. Mitarbeiter von J. Hallervorden am KWI für Hirnforschung in Berlin-Buch und Dillenburg. 1943 Habilitation in Berlin bei Hallervorden. Apl. Prof. 1952 in Gießen am Max-Planck-Inst. f. Hirnforschung (H. Spatz). Chefarzt der psychiatr.-neurol. Abt. des Krankenhauses Gelsenkirchen.

***Williams:** Psychochirurg, nicht eindeutig identifiziert.

Wilmanns, Karl: geb. 26.7.1883 in Mexiko, gest. 23.8.1945 in Wiesbaden. Studium in Bonn, Göttingen, Berlin. 1897 Promotion in Bonn. Assistent in psychiatr. Kliniken Bremen und Bonn, ab 1902 bei Kraepelin in Heidelberg. Ab 1904 Oberarzt unter Nissl. 1906 Habilitation in Heidelberg. 1912 a.o. Prof.; 1917 Direktor der Anstalt Konstanz, 1918 Berufung als o. Prof. nach Heidelberg. 1933 aus politischen Gründen entlassen.

Wilson, Kinnier: geb. 1878 Cedarville (New Jersey), gest. 1937. Studium in Edinburgh, B. M. 1902, B. Sc. 1903. Nach dem Abschluss Assistent von Bramwell Byrom an der Royal Edinburgh Infirmary. Gastwissenschaftler in Paris (Pierre Marie und Babinski) sowie in Leipzig. In London Anstellung am National Hospital Queen Square, wo er sich 1912 mit einer Dissertation über die Progressive lentikuläre Degeneration mit Leberbeteiligung einen Namen machte. W. arbeitete später auch über Epilepsie und Bewegunsstörungen, Aphasie und Apraxie.

Winkler, Cornelis: geb. 25.2.1855 Sianen (Holland), gest. 1941. Studium und 1879 Promotion in Utrecht. 1878–81 Assistent am Krankenhaus Den Haag, 1881–86 in der Poliklinik (Talma). 1886 Lektor, 1891 Prof. der Neurologie und Psychiatrie in Utrecht., 1896 in Amsterdam.

Wirth, Wolfgang: geb. 2.11.1898 Newport, gest. 12.6.1996. Ab September 1924 wiss. Mitarbeiter an der Biologischen Reichsanstalt Berlin-Dahlem unter Prof. Haase, über chem. Kampfstoffe arbeitend. 1926–32 mehrfach auf längeren Forschungsaufenthalten in Russland zu toxikologischen Versuchen mit Stickstoff-Lost. 1927–35 Assistent am Pharmakologischen Institut Würzburg unter Flury. Hier 1935 Habilitation für Pharmakologie und Toxikologie. 1936 am Heereswaffenamt in der toxikolog. Abteilung in Spandau. 1938 als Oberstabsarzt Leiter des Institutes für Pharmakologie und Toxikologie an der Militärärztl. Akademie. 1940 ao. Prof. in Berlin. Während des 2. Weltkrieges Cheftoxikologe der Wehrmacht. 1942–43 Kommandeur der für Forschung zuständigen Lehrgruppe C der Militärärztl. Akademie. 1948 in der Pharmakolog. Abt. der Farbenfabrik Bayer in Elberfeld, seit 1954 als Leiter. 1949 Umhabilitation nach Düsseldorf und dort a.o. Prof.

Wiskott, Alfred: geb. 4.3.1998 Essen, gest. 24.8.1978 Hattenhofen bei Mammendorf (Obb). Promotion 1922, Habilitation für Kinderheilkunde 1932 München. 1938 o. Prof. der Kinderheilkunde in Marburg, 1939 in München. 1966 emeritiert.

Wlassak, Rudolf: geb. 27.3.1865 Brünn, gest. 10.3.1930 Wien. Studium der Medizin in Leipzig (C. Ludwig) und Zürich (Gaule). Dort Assistent in der Anatomie unter Gaule. Privatdoz. In Zürich. Nach Forschungsaufenthalten nin Wien, Rom und Florenz an die Psychiatr. Klinik Zürich zu Bleuler. 1919 in Wiener Neustadt Nervenarzt unter Mitarbeit an der Klinik Theresienschlössel (Redlich). 1922 Leitung der Trinkerheilstätte „Am Steinhof". Arbeitete über Kleinhirnanatomie und Myelinaufbau. Aktiv in der Alkohol-Abstinenzbewegung.

Wolff, Gustav: geb. 18.3.1865 Karlsruhe, gest. 25.10.1941 Basel. Promotion zum Dr. phil. 1889 in München, zum Dr. med. 1894 in Tübingen. Habilitation 1897 in Würzburg für Psychiatrie. Sekundärarzt an der Anstalt Friedmatt bei Basel. 1899 Lehrbefugnis in Basel. 1904 Direktor in Friedmatt und 1907 o. Prof. der Psychiatrie in Basel. 1925 Emeritierung. Bekämpfte die Darwinsche Selektionstheorie.

Woods, Andrew, H: Direktor des Psychopathic Hospital der Universität von Iowa/USA. Bekannter von W. Spielmeyer

Wohlwill, Friedrich Joachim: geb. 20.8.1881 in Hamburg, gest. 15.7.1958 in Boston. Pathologieausbildung bei v. Recklinghausen und E. Fraenkel. 1912 Niederlassung als Nervenarzt. Weiterbildung bei Nonne in Hamburg (bis 1924) und G. Anton in Halle. 1924 Prosektor am Krankenhaus Hamburg-St. Georg bis zur Entlassung 1933. Emigration nach Lissabon 1936. Dort als Pathologe tätig bis 1946. In USA Leiter des Warren-Museums an der Neuropathol. Abt. (Yakovlev) in Boston.

Wolff: Kathol. Theologe an der Univ. Würzburg.

Wollenberg, Robert: geb. 9.2.1862 Pelplin (Westpreußen), gest. 16.8.1942 Berlin. Med. Staatsexamen 1884 in Königsberg, 1885 Promotion in Leipzig. Assistent an der Psychiatr. Anstalt Nietleben bei Halle und an der Berliner Charité. 1892 Habilitation für Psychiatrie in Halle. 1901 o. Prof. in Tübingen, 1906 in Straßburg, 1919 in Marburg und 1921–30 in Breslau (Nachfolge Bumke).

Wollny, Arthur: Approbation 1914. Nervenarzt und Leiter der Heckscher Klinik in München-Schwabing.

Wundt, Wilhelm Maximilian: geb. 16.8.1832 in Neckarau, gest. 31.8.1920 in Großbothen bei Leipzig. Studium in Tübingen und Heidelberg. 1855 Dr. med., 1857 Habilitation, ab 1858 Assistent von H. Helmholtz am Physiol. Inst. Berlin. 1864 a.o. Prof. in Berlin, 1871 in Heidelberg. 1874 o. Prof. in Zürich, 1875–1917 in Leipzig. Wesentliche Arbeiten zur experim. Psychologie. Starker Einfluss auf seine Schüler, darunter E. Kraepelin, O. Vogt.

Wüst, Walter: geb. 7.5.1901 Kaiserslautern, gest. 21.3.1993 München. 1932 a.o. Prof. für Indologie. Während der NS-Zeit Leiter der SS-Forschungseinrichtung „Ahnenerbe". SS-Sturmbannführer. Mitglied es Stiftungsrates der Deutschen Forschungsanstalt für Psychiatrie in München. 1941 Rektor der Münchner Universität.

Wustmann, Otto: geb. 16.7.1896 Gross-Strelitz (Oberschlesien), gest. 27.3.1971 Worms. Chirurg, ursprünglich in Königsberg, später in Worms.

Wuth, Otto: War zu Beginn des 2. Weltkrieges Leiter der Abteilung für Psychiatrie an der Lehrgruppe C, der Forschungsinstitution der Militärärztl. Akademie Berlin.

Wyrsch, Jakob: geb. 12.6.1892 Stans, gest. 29.1.1980 Bern. Medizinstudium in Zürich. 1920/21 Assistent an der Züricher Psychiatr. Univ. Klinik Burghölzli, 1921 Promotion. Studienaufenthalte in Paris und London. 1925 Direktor der Psychiatr. Anstalt St. Urban, Luzern. 1934–52 Oberarzt der Psychiatr. Univ. Klinik Bern-Waldau. 1945 a.o. Prof. für gerichtliche Psychiatrie der Univ. Bern.

Yerkes, Robert Mearns: 1876–1956. Vergleichender Neuroanatom und Psychobiologe Boston/Mass. Primatenforscher.

Zander, Richard: geb. 18.7.1855 Königsberg, gest. 28.10.1918 Königsberg. Studierte in Königsberg unter v. Kupffer und Neumann. 1881 Promotion. Assistent 1880–82 am Pathol. Institut Halle und am Anatom. Institut Königsberg. 1882 dort Prosektor. 1884 Habilitation. 1892 a.o. Professor der Anatomie. Arbeiten über Hirnnerven und periphere Nerven.

Zeh, Wilhelm: geb. 3.11.1915 Rhöndorf. Habilitation in Bonn unter Weitbrecht 1957, apl. Prof. für Neurologie und Psychiatrie 1963. Oberarzt und Leiter der Forschungsstelle für allgem. Psychiatrie.

Ziegler, F.: Verfertigte in Freiburg Plastikmodelle von Präparaten.

Ziegler, H. E.: geb. 15.7.1858 Freiburg/Br, gest. 1.6.1925 Stuttgart. Tierpsychologe und Zoologe an der TH Stuttgart.

Ziehen, Theodor: geb. 12.11.1862 Frankfurt/M, gest. 29.12.1950 Wiesbaden. Studium in Würzburg und Berlin. 1885 Promotion in Berlin. Assistent von Kahlbaum in Görlitz, ab 1886 bei O. Binswanger in Jena. Dort 1887 Habilitation für Psychiatrie und Neurologie. 1892 a.o. Prof., 1900 o. Prof. in Utrecht, 1903 in Halle. 1904 Berufung nach Berlin (Nachfolge Jolly). 1912 Aufgabe des Amtes. Privatgelehrter in Wiesbaden. 1917 Berufung als o. Professor der Philosophie an die Univ. Halle. 1930 emeritiert.

Zilboorg: 1890–1959. Medizinhistorisch arbeitender Psychologe und Psychoanalytiker aus New York.

Zuckerkandl, Emil: geb. 1.9.1849 Raab, gest. 28.5.1910 Wien. Ab 1876 Med. Studium in Wien. Dabei von Hyrtl wegen des Interesses an Anatomie als Demonstrator herangezogen. Noch als Student als Prosektor nach Amsterdam vermittelt. 1873 bei Rokitansky als Assistent. 1874 Assistent am Anatom. Institut (K. Langer). 1880 a.o. Professor (ohne Habilitation), 1882 Ruf nach Graz, 1888 nach Wien.

Zuckermann Amerik. vergleich. Neuroanatom und Paläontologe.

Zülch, Klaus Joachim: geb. 11.4.1910 in Allenstein/Ostpreußen, gest. 2.12.1988 in Köln. Studium in Marburg, Rostock, Wien, Berlin, Heidelberg. Staatsexamen 1935 in Berlin. 1932-33 bei dem Chirurgen und Neurochirurgen Learmonth in Aberdeen. Promotion bei O. Foerster in Breslau. 1936 als Rockefeller-Stipendiat zu Schaltenbrand und Tönnis nach Würzburg. 1937-45 am KWI für Hirnforschung unter Spatz, Hallervorden und Tönnis in Berlin-Buch. 1939 zum Militär eingezogen aber im Rahmen der Luftwaffe in Kontakt zu Tönnis und Spatz. 1943 an der Neurol. Forschungsabt. Breslau unter V. v. Weizsäcker. 1945-50 in Bochum (Tönnis) und Hamburg (Pette) als Neurologe. 1950-51 in Rio de Janeiro. 1951 an das Hirnforschungsinstitut Köln. 1959 Direktor des MPI für neurol. Forschung in Köln. 1978 emeritiert. Wesentliche Handbuchartikel und Lehrbücher über die Pathologie der Hirntumoren und über Kreislaufstörungen des ZNS.

Zutt, Jürg: geb. 28.6.1893 Karlsruhe, gest. 13.11.1980 Nonrod (Odenwald). Habilitation 1933 in Berlin unter K. Bonhoeffer, a.o. Prof. 1937, o. Prof. in Würzburg 1946-50 (Nachfolge Heyde), dann 1950-63 in Frankfurt/M.

Zwirner, Eberhard: geb. 11.10.1899 Löwenberg (Schlesien), gest. 11.10.1984 Nottuler-Schapdetten. Dr. med. 1924, Dr. phil. 1925. Habilitation Göttingen 1950, Rückgabe 1954, 2. Habilitation Münster 1956, apl. Prof. 1958, 1963 Köln. 1964 o. Prof. Köln, emeritiert 1969. Arbeitete zunächst am KWI für Hirnforschung in Berlin-Buch unter O. Vogt, mit dem es aber zu einem schweren Zerwürfnis wegen unkollegialen Verhaltens Zwirners kam, der auch durch eine Denunziation die Entlassung Bielschowskys provozierte. Leitete anschließend das Deutsche Spracharchiv in Berlin bzw. Braunschweig und Münster 1932-1971.1963-69 Direktor des Inst. f. Phonetik Köln.

Namen- und Stichwortverzeichnis

Die Spalte 1 nennt den Bezugsnamen, die Spalte 2 mit „an", an wen der Brief gerichtet ist bzw. bei „von", von wem der Brief abgesandt wurde. Ein „Z" weist auf eine Zitierung des Namens in einem Brief hin, wobei in der Spalte 3 die laufende Nummer des Briefes genannt wird, die sich aus der chronologischen Anordnung im Regestenteil ergibt. In der Spalte 4 sind dagegen die Seitenzahlen in den Kommentaren aufgeführt, in denen der Name des Gesuchten zitiert wurde. Fett gedruckt wurden die laufenden Nummern derjenigen Briefe, von denen die Originaltexte in chronologischer Reihung abgedruckt wurden. *Kursiv* wurden die nicht namensbezogenen Stichwörter gedruckt.